谨以此书
献给人类医学事业

董竞成题
韩天衡书

中国传统医学学科发展比较研究

董竞成　刘文先 / 编著

上海科学技术出版社

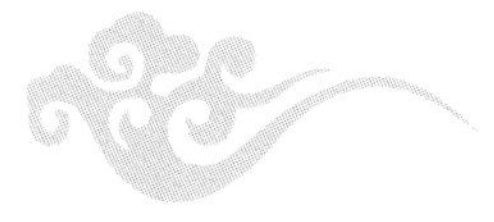

图书在版编目（CIP）数据

中国传统医学学科发展比较研究 / 董竞成, 刘文先编著. -- 上海 : 上海科学技术出版社, 2020.9
ISBN 978-7-5478-5018-3

Ⅰ. ①中… Ⅱ. ①董… ②刘… Ⅲ. ①中国医药学－学科发展－研究－中国 Ⅳ. ①R2

中国版本图书馆CIP数据核字(2020)第129143号

中国传统医学学科发展比较研究
董竞成　刘文先　编著

上海世纪出版(集团)有限公司
上海科学技术出版社　出版、发行
(上海钦州南路71号　邮政编码200235　www.sstp.cn)
浙江新华印刷技术有限公司印刷
开本 889×1194　1/16　印张 26.5
字数 650 千字
2020年9月第1版　2020年9月第1次印刷
ISBN 978－7－5478－5018－3/R·2144
定价：128.00元

本书如有缺页、错装或坏损等严重质量问题，请向工厂联系调换

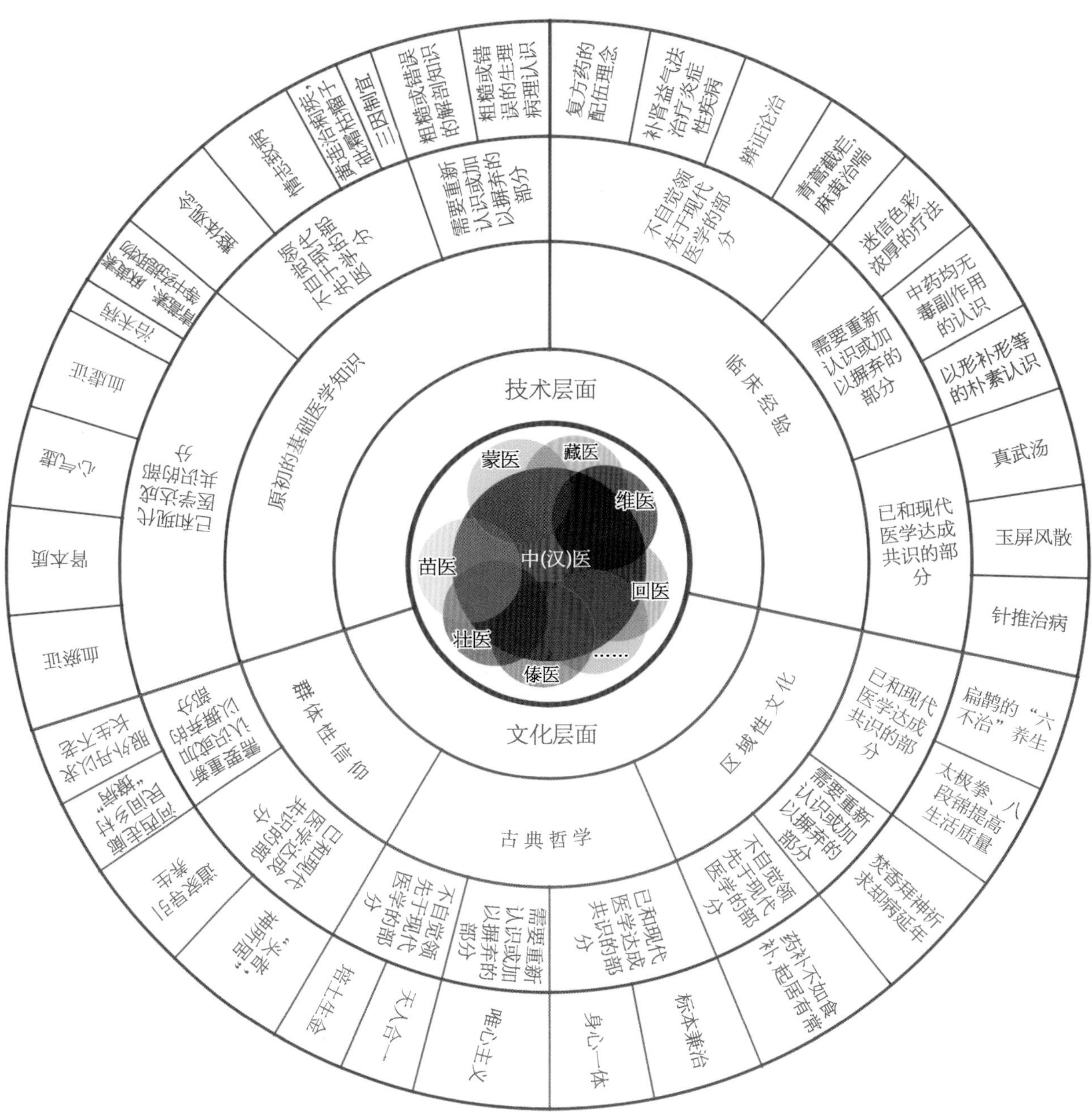

基于本系列丛书创新性核心理念的中国传统医学架构图

编著者简介

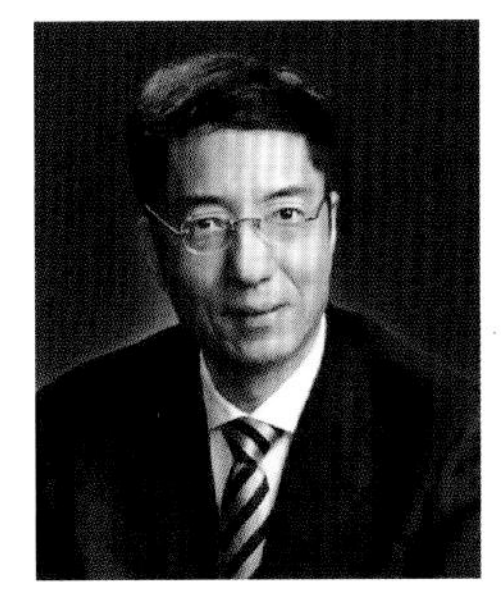

董竞成，男，医学博士、二级教授、主任医师、博士生导师、博士后合作导师，上海市第十三届政协委员，国家中医药传承与创新“百千万”人才工程(岐黄工程)岐黄学者，复旦大学中西医结合学科带头人，复旦大学中西医结合研究院院长，复旦大学中西医结合学系系主任，复旦大学附属华山医院中西医结合科主任，复旦大学中西医结合博士后流动站站长，世界卫生组织复旦大学传统医学合作中心主任，科技部国家“973”项目首席科学家，卫生部国家临床重点专科负责人，教育部高等学校中西医结合类教学指导委员会委员，国家中医药管理局重点学科建设(中医老年病)负责人，中国中西医结合学会理事兼呼吸病专业委员会主任委员，世界华人医师协会理事，世界华人中医医师协会副会长兼秘书长，中国医学促进会理事兼中医分会副会长等。长期从事中西医结合内科及异病同治、肺肾相关、补肾益气、清热活血理论与应用(包括理、法、方、药)相关的医教研工作，特别在肺部疾病、肿瘤和老年病，以及相关中药的研发等方面有较高造诣。对若干炎症性疾病和肿瘤性病变的认识较为深入，对人类心理—神经—内分泌—免疫网络、应激系统、机体自身致炎/抑炎平衡调控机制以及相应干预的影响等充满了学术兴趣，也致力于多个民族传统医学的研究、比较研究及整合，如中(汉)医、藏医、蒙医、维医、傣医、苗医、壮医等的比较研究与中国传统医学的一体化构建。1998 年入选上海市卫生系统“百人计划”，2008 年荣获复旦大学“上海医学院杰出贡献奖”，2009 年入选“上海市优秀学科带头人计划(A 类)”，2010 年入选“上海市医学领军人才”，2017 年荣获复旦大学“十大优秀医生”。2017 年所引领的中西医结合学科入围国家“双一流”学科建设名单，是我国在该领域入选的两个团队之一，成为继 2015 年该学科入选上海市高峰学科后又一里程碑事件。2019 年其所引领的学科又入围复旦大学上海医学院高水平地方高校建设的重点学科。承担包括国家“973”计划项目(首席科学家)、科技部重点研发计划项目和国家自然科学基金在内的国家级、省部级科研项目 20 余项，获得省部级以上奖项 6 项，完成和发表论文 270 余篇，包括 SCI 论文约 100 篇，主编参编专著 8 本(包括主编颇具影响力的《中国传统医学比较研究》)，申请专利 17 项，授权 4 项。

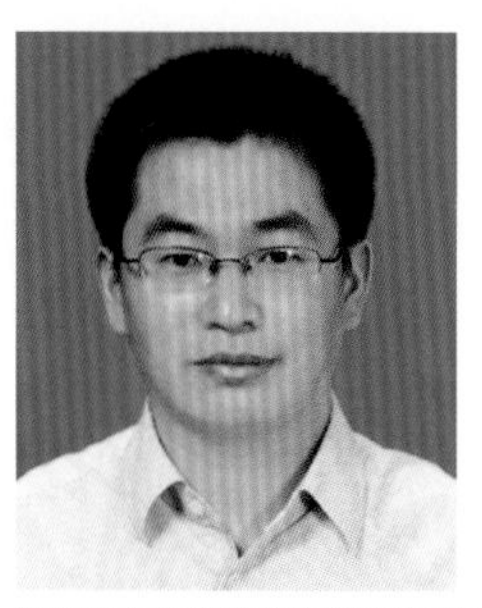

刘文先，男，博士，先后就读、工作于新疆师范大学、新疆医科大学。现为复旦大学中西医结合博士后流动站在站博士后。主要从事传统医学理论、方法和相关文化层面的研究，以及中国传统医学与中华民族共同体建设的研究。多年来，发表SCI、中国科技核心、中文核心期刊等论文20余篇，作为副主编/编委参编《中国传统医学比较研究》《中国民族药辞典》等多部学术著作，主持第六十二批中国博士后科学基金面上基金项目1项，参与中国复旦-乌兹别克斯坦国家科学院中医药国际合作项目等多项省部级或国际合作项目。曾获教育部博士研究生国家奖学金、中华医学科技进步奖三等奖等。

本书中国主要民族传统医学简称一览

汉族传统医学：中(汉)医学

藏族传统医学：藏医学

蒙古族传统医学：蒙医学

维吾尔族传统医学：维医学

傣族传统医学：傣医学

苗族传统医学：苗医学

回族传统医学：回医学

壮族传统医学：壮医学

内容提要

在已出版的《中国传统医学比较研究》中，我们主要从宏观的、相对静态的角度出发，展示了中国传统医学整体结构和中国不同民族传统医学之间的比较研究。作为本系列丛书的第二本，本书主要从动态的、发展的、跨区域的角度出发，对中国传统医学学科发展进行比较性研究和展示。本书内容主要分成三个部分：第一部分是基于大视角、大环境、大学科，动态地审视医学学科，主要探讨了医学文明与人类文明的关系；中西传统医学交流与古代丝绸之路的关联；学科的概念、医学学科的概念、传统医学学科的特点及其研究的方法，并提出了相应的历时性与共时性、结构性与关联性、相似性与差异性、中西传统医学对称性、地上史料与地下实物一致性、自然科学与社会科学相结合、医学科学与医学人文相结合、宏观层面与微观层面相结合等研究方法；传统医学与历史、哲学、宗教等学科的相关性研究；古代简帛医书中体现的中医学动态版图，中西传统医学学科的历时性梳理及共时性比较等。

第二部分聚焦传统医学中相关分支学科的概念及其内涵，以及有关重要问题的比较研究。主要有："中医""中药""西医"等作为学科概念的发展变迁及内涵实质的动态变化，对"大中医"、少数民族传统医学"归中"、中药的现代化、"西医"概念的重塑等问题进行了探讨；聚焦新疆罗布泊麻黄遗存，分析还原了古人对药物的认知模式和使用特点；从金鸡纳到氯喹、从青蒿到青蒿素、从洋地黄到地高辛、从山羊豆到二甲双胍、从狗爪豆到左旋多巴、从古柯叶到普鲁卡因、从洋金花到抗胆碱能药物、从八角茴香到奥司他韦、从黄连到小檗碱，研究药物从"传统"向"现代"的演进方式和过程，以及"现代"从"传统"汲取用药和开发药物的智慧，进行有针对性的科学挖掘等问题；从《黄帝内经》和《希波克拉底文集》的对比研究中探讨中西传统医学学科发展模式和道路的异同；从科学、技术、文化的综合维度探讨传统医学学科"两个层面"（技术层面与文化层面）以及传统医学学科未来发展走向。

第三部分主要是结合时代发展与科技进步，根据笔者团队所开展的与传统医学相关的工作，为传统医学学科如何结合时代发展的特点，融入现代社会、现代医学的洪流并实现更好更快发展提供一些思考。主要有：基于笔者团队（国家中西医结合“双一流”建设学科、上海市高峰学科）开展中西医结合的创新性实践，谈对改革创新我国中西医结合教育的问题；基于笔者团队开展的中西医结合肺部疾病的相关研究工作，谈中医学科与人工智能的对接问题；基于笔者团队作为国家中医药管理局重点学科建设（中医老年病）项目的承担单位，谈中西医结合学科与新时代“医老养老”工程衔接和作用发挥的问题；基于笔者团队“慢病相对时空”公益性医疗项目多年的实践及成效，谈新时代医学人文的探索与实践等问题。

本书的创新体现在三个方面：一是提出了传统医学学科动态及其比较研究的方法，并将此类方法一以贯之体现在本书的立意和内容之中，并与笔者团队之前提出的“大中医”“三分法”“五要素”“两个层面”“三个融合”等理念与方法一脉相承、合为一体。二是对传统医学学科进行了学科内外的宏观、动态审视，有助于引导人们科学认识传统医学学科及实践。三是本书的体例和叙述方式，与《中国传统医学比较研究》一书文医结合的风格类同，有别于一般的医学史研究、医学文化类研究、医学比较类研究等惯用的研究体例和叙述方式，诸如编年体、断代史、纪传体等体例，以及按朝代、人物、疾病等传统的叙述方式，此亦是本书的创新之处。

前言

人类本身及文明的发展由古及今，医学始终相伴相随，并努力为人类的繁衍生息和进步提供保障。在此漫长的历史过程中，医学自身也同样经历了由被动到主动、由粗浅到精深、由稚嫩到成熟的过程。在此数千年的历史过程中，医学从最初富有神学巫术色彩的救治行为到具有理、法、方、药体系的古典医学实践，从零散的个体经验到医学理论的相对成熟及系统化，从经验的医学到实验的医学再到以循证医学、精准医学为特点的医学科学，从生物医学模式到"生物—心理—社会"医学模式，诊断技术从传统望、闻、问、切等诸诊合参到今天B超、CT、MRI、基因检测等诊断方法的综合运用，从以前未有明确分类解析出的医学概念到今天名目繁多的中医、西医、民族医学、现代医学、补充与替代医学、整合医学等概念，人类的医学，以及人类认识和处理健康、疾病、生命等问题的观念、模式、方法等均发生了广泛而深刻的变化，且从未像今天这样丰富多彩。当然，不同文化背景下形成的医学对人类自身及疾病的初步认知是有所相似，但也有所不同的，即便植根中华文化产生的中医药，其"大同"之下亦有"小异"。但现代生命科学技术和数理统计等的飞速发展，或多或少为传统医学科学性和实用性的评判提供了某种程度的坐标参考；多元文化间的交流互鉴，也让今天的传统医学家更有可能超越传统医学发展过程中形成的藩篱，有据取舍。当然，不同医学学科间动态比较的目的不是为了分出优劣高下，而是为了融合创新和生发，"融合"的结果是取其精华、优势互补，而"生发"的结果则可能是形成一种新的医学形态，从而促进医学学科的迅猛发展。

传承创新发展中医药，推动中西医的深度融合与协同发展，进而发挥其在国家乃至世界卫生健康事业中的重要作用，已被提到了新的战略高度、理论高度和实践高度。2017年7月实施的《中华人民共和国中医药法》，是中华人民共和国成立以来的第一部中医药法，其"总则"中明确规定："中医药是指包括汉族和少数民族医药在内的各民族医药的统称，是反映中华民族对生命、健康和疾病的认识。"并提出"中西医并重"的方针。2019 年 10 月 25 日召开的全国中医药大会，是中华人民共和国成立以来第一次以国务院名义召开的全国中医药大会。大会强调要"遵循中医药发展规律，传承精华，守正创新""推动中医药在传承创新中高质量发展，让这一中华文明瑰宝焕发新的光彩"。同时，大会发布了《中共中央国务院关于促进中医药传承创新发展的意见》，文件指出："中医药学是中华民族的伟大创造，是中国古代科学的瑰宝，也是打开中华文明宝库的钥匙，为中华民族繁衍生息做出了巨大贡献，对世界文明进步产生了积极影响。""传承创新发展中医药是新时代中国特色社会主义事业的重要内容，是中华民族伟大复兴的大事，对于坚持中西医并重、打造中医药和西医药相互补充协调发展的中国特色卫生健康发展模式，发挥中医药原创优势、推动我国生命科学实现创新突破，弘扬中华优秀传统文化、增强民族自信和文化自信，促进文明互鉴和民心相通、推动构建人类命运共同体具有重要意义。"

多年来，我们团队致力于倡导和践行"大中医"理念，致力于推动传统医学与现代医学的融合。从 2009 年开始这项工作至今我们已经坚持了 10 余年，我们的足迹遍及新疆、青海、内蒙古、宁夏、甘肃、云南、广西、贵州等少数民族聚居地区，也即藏医、蒙医、维医、回医、傣医、壮医、苗医等少数民族传统医学发达的地区，我们在少数民族地区和传统医学领域做了很多创新工作，也结交了很多各民族的朋友、专家。随着在中国传统医学这块处女地上的辛勤耕作，我们越来越认识到加强中国传统医学一体化建设的重要意义，在中国传统医学领域自觉地加强中华民族共同体建设的重要意义。鉴于此，我们始终在努力传播传统医学领域研究的要义，搭建中国传统医学一体化的平台，总结传统医学在理论和实践方法层面的共性，争做促进民族传统医学融合的典范，包括本书的编著，都是我们在这些方面的努力和尝试。

本书围绕传统医学的学科概念和学科发展，对整个文明历史进程中出现的传统医学及其相关的学科形态，比如中国各民族的传统医学、中西方的传统医学、传统医学与现代医学等，在动态的基础上开展历时性与共时性的比较研究、结构性与关联性的研究、相似性与差异性的研究、自然科学与社会科学的研究、医学科学与医学人文的研究、宏观层面与微观层面的研究，通过对传统医学进行时序、模块、方法等方面的分解，发现传统医学学科成长的一般规律，揭示传统医学未来发展的方向，探讨中国传统医学一体化构建的重要性、必要性、科学性、可行性，铸牢传统医学领域的中华民族共同体的意识与实践。具体而言，一是进一步补充、阐释和验证我们提出的"大中医""三分法""五要素""两个层面""三个融合”等关于传统医学的系列创新理念，进一步筑实中国传统医学一体化的理论基础。二是提出了历时性与共时性、结构性与关联性、相似性与差异性、中西传统医学对称性、地上史料与地下实物一致性、自然科学与社会科学相结合、医学科学与医学人文相结合、宏观层面与微观层面相结合等多种研究方法，进一步丰富和充实传统医学及其比较研究的方法学基础。三是结合传统医学兼有的医学学科与人文社会学科特点，分别在医学基础知识、临床经验、医学文明、群体信仰、古典哲学、交通交流、语言文字、人文建设等多领域进行了全景式的概览，也做了相关性的研究探讨，以期描绘出一幅中国传统医学多种视角、动态发展的学科图景，为人们认识医学特别是传统医学提供新的参考。

在本书之前，笔者团队已创新性地编著了《中国传统医学比较研究》一书，并获国家科学技术学术著作出版基金资助。该书是一部基于本团队多年来在中医、现代医学、中西医结合这三大领域及临床实践、人才培养、科学研究、药物研发等诸多工作的基础上，所形成的思想与经验的总结凝练，是基于10余年倾情援助新疆、青海、云南等少数民族地区传统医学并解析其相似性与差异性的集大成之作。书中的中国传统医学，我们的认识是包括中(汉)医以及藏医、蒙医、维医、傣医等少数民族传统医学的“大中医”理念；提出传统医学可分为不自觉领先于现代医学的部分、与现代医学达成共识的部分、需要重新评价或加以摒弃的部分的“三分法”理念；强调传统医学是由临床经验、原初的基础医学知识、古典哲学、区域性文化、群体性信仰等五个核心要素构成；阐释了多数传统医学皆为技术层面和文化层面的统一体，技术层面宜融会贯通、文化层面应求同存异的理念；倡导了中国的未来医学宜进行具有中华民族共同体特点的中国传统医学内部的融合、人类命运共同体特点的世界传统医学之间的融合、同属于人类共同医学文明的传统医学与现代医学融合的“三个融合”理念。这些想法和理念为科学认识和架构人类医学，特别是传统医学及中国传统医学，提供了新的科学的视角、思想和方法。《中国传统医学比较研究》自出版以来，持续受到业界和社会广泛的好评和赞誉。

作为中国传统医学比较研究系列丛书的第二本书，本书的出版具有若干方面的重要意义：一是有利于贯彻落实《中华人民共和国中医药法》提出的，以及编著者始终一贯积极倡导的“大中医”理念，符合国家“中西医结合”的医药卫生方针政策，符合国家中医药发展战略、中医药国际化战略、健康中国行动等。二是有利于促进医学学科的融合、整合，即我们提出的“三个融合”理念：其一是中国各民族传统医学之间的融合，中(汉)医、藏医、蒙医、维医、傣医等各民族医学的融合，建立一种基于中华民族共同体之上的中国传统医学新体系；其二是世界各民族传统医学之间的融合，建立一种基于人类命运共同体之上的世界传统医学新体系；其三是力促同属于人类医学文明的传统医学和现代医学的融合，即打破壁垒，积极引进吸收和利用现代科学（包括生命科学、现代医学以及人工智能等）技术、理论和方法，科学阐释传统医学内涵的基础上，推动形成一批基于现代科学技术的创新理论、方法和药物，并与传统理论、方法和药物互参，促进中外互参、古今并用。在科学阐释中国传统医学的过程中，科学认识和构建具有中国特色的医学学科，更加科学地提升文化自信，在医学领域铸牢中华民族共同体意识、助力中华民族共同体建设。三是本书对医学从学科角度的动态分析，包括"历时性"地描述医学学科从传统到现代的动态演变，"共时性"地对中西传统医学进行对称性的研究，"结构性"地对传统医学进行异同性的比较分析、技术层面与文化层面的解析，"关联性"地对医学和传统医学置于人类文明、科学、技术、文化、哲学、宗教等"大镜像"中进行跨学科研究等，旨在尝试从一种全新的广阔视角描绘出一幅生动的传统医学学科诞生、成长、发展、壮大的图景，同时尝试揭示一些与人类历史发展、社会发展、学科发展等相适应的传统医学发展规律。此举有利于引导人们科学地认识人类传统医学学科及实践，启发人们对整个人类医学发展历程和当今医学状况的思考。

此外，书的最后几章主要是试图通过结合几种富有时代特点的医学思考及实践，在操作层面践行我们的相关认识方法、思想和理念，从而探索出一些可行的方法和路径。

本书与《中国传统医学比较研究》一书，在编著立意、思想与内容、文医结合的风格等方面是一脉相承的，是我们在中西医结合研究思路与方法学层面的新尝试，是"复旦智慧"的新体现，可供医学爱好者、医药领域的科研人员、临床工作者及广大师生等参考阅读。在本书编著过程中，复旦大学中西医结合研究院同仁，特别是杜懿杰、罗清莉、高振、魏颖、马梦雨、邓晓红等团队成员对书中部分内容进行了很好的补充和修正，发挥了团队多学科、多专业合作的优势，在此一并感谢！

董竞成　刘文先

2020年6月21日

目录

上篇
传统医学学科与方法总论

下篇

新时期传统和现代医学学科融合发展初探

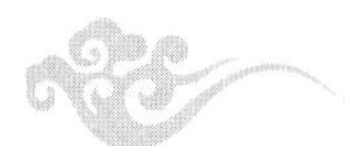

上篇

传统医学学科与方法总论

第一章

学科及医学学科概论

自古及今,人类作为“宇宙之精华、万物之灵长”(莎士比亚),在地球这个家园进行了敢叫“日月换新天”般的创造,缔造了伟大的人类文明。其中,由各类学科组建的科学王国,作为人类知识和智慧的源泉,无疑是人类文明发展的巨大引擎,为人类文明的持续发展源源不断地提供动力。而医学学科,担负着保障人之繁衍、生息、发展的重要使命,这是人类文明存在、前行、发展的前提与关键,所以自始至今,医学都是人类科学王国中一个最为古老和极其重要的门类。人类漫长的历史,既是一部与疾病不断斗争的历史,也是医学学科不断演进、成熟的历史。

第一节
学科的定义及其内涵实质的变迁

一、中外关于“学科”的最初定义

学科是一个历史的范畴,它既是时代精神孕育的结果,又总是处于过渡和发展状态,或者说,人类对它的认识也有一个不断深入深化的过程[1]。今天“学科”一词,英文通译为 discipline。从词源上看,“学科”一词译自英文 discipline,与其在法文(discipline)、德文(disiziplin)以及拉丁文(disciplina)中的含义类似,一方面指知识的分类和学习的科目,另一方面又指对人进行的培育(侧重于强力性质的规范和塑造)[2]。查阅相关 discipline 的解释,其释义大抵如下。如《远东英汉大词典》:“一是教训、训练(尤其指人格与思想者);二是服从规律;三是纪律、风纪;四是惩戒、惩罚;五是修行、宗教戒律;六是方法;七是学科、学问;八是规律性。”[3]《英汉大词典》:“一是(智力、道德)训练,训导,磨练;二是克制,遵守纪律;三是纪律,风纪,行为准则,符合准则的行为;四是规章制度;五是惩罚、处罚、处分;六是学科、科目;七是宗教用语,教规戒律;八是指宗教的苦行修炼。”[4]

在中国古代,对“学科”一词的释义关键在于对“科”字的理解。据《古代汉语词典》关于“科”之释义,一是条,枝条;二是等级、类别;三是法令;四是判处;五是科目、课程;六是科举取士的名目。古时分科取士,以所设科目而言,如有博学鸿词科、经济特科等,同一科目中以等级而言,进士为甲科,举人为乙科。以开科年岁而言,有甲子科、乙丑科之类;七是科举考试(图 1-1、图 1-2);八是考核、考试;此外,封建王朝官事的分类亦曰科,如明代洪武二十四年(1391 年),设都给事中六人,分吏、户、礼、工、刑、兵六科,每科一人,这就是六科制度。六科官职品级虽低,然职权很高[5]。当然,对“科”义为中国古代士人学习科目及科举取士等人才选拔制度而言,在汉代即已有之[6]。如《汉书·元帝记》载:“诏丞相、御史,举质朴敦厚逊让有行者,光禄岁以此科第郎、从官。”[7]《后汉书·徐防传》载:“立博士十有四家,设甲乙之科,以勉励学者。"[8]其后注释曰,岁课甲科四十人为郎中,乙科二十人为太子舍人。而"学科"二字合并后,其"科目课程、科举取士名目"之意更为明显。如《新唐书·儒学上》载:"玄宗诏群臣及府郡举通经士……自杨绾、郑馀庆、郑覃等以大儒辅佐,议优学科,先经谊,黜进士,后文辞,亦弗能克也。"[9]宋代孙光宪在《北梦琐言》卷二中称:"咸通中,进士皮日休进书两通,其一,请以《孟子》为学科。"此学科之意,已近于当代。但是如果将其与当代的"学科""学系""专业""课程"等相近的概念进行比较,古代的"学科"更近似于"学系""专业""课程"等概念。因为古代的学科和今天的课程、专业等类似,都具有人才培养的初衷,是为了培养人才而划分设置的科目。直至近代科学发展起来之后,人类开拓的知识领域、知识谱系急剧扩充,"学科"在世界范围内,逐渐用以表述人类科学体系下面的众多派系分支,于是就有了我们今天关于"学科"概念的主要内涵及所指。

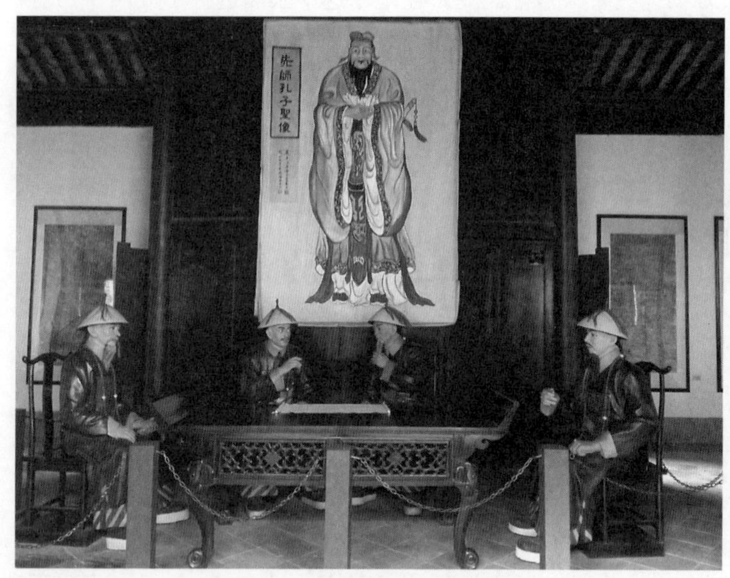

图 1-1　古代中国分科取士,图为中国清代科举考试考官评判考卷现场模拟场景

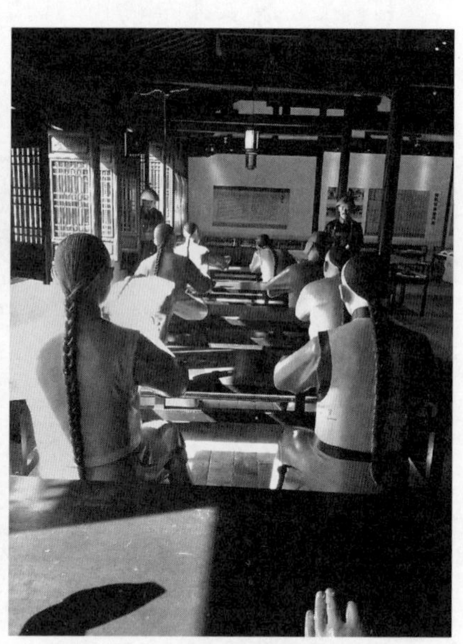

图 1-2　科举考场现场模拟场景

综而论之,中外关于"学科"这一概念的来源释义颇为近似。一是都与戒律法令、惩戒惩罚相关;二是都与学习训练的科目相关。可见中外关于学科的认识,首先都是源于一种对国家法度法令等的学习、训练,进而引申出惩戒处罚之意,直至学习训练的方法、规律及相关考核,进而形成了以所学知识领域、所训技能领域等来划分的一种科目以及科学领域的众多分支和组成部分。

二、近代以后"学科"定义及分类

衍沿至今,学科概念越来越多义,而且在不同领域,往往有不同的定义。有的根据现实的方法给它下定义,有的按照建构的模型给它下定义,有的依据研究的对象给它下定义等[1]。

德国学者黑克豪森(H. Hechhausen)运用经验和事实分析的方法来考察学科,认为它是对同类问题所进行的专门的科学研究,以便实现知识的新旧更替、知识的一体化以及理论的系统化与再系统化。法国学者布瓦索(M. Boisot)运用结构和形式分析的方法来考察学科,认为它是一个结构,是一个由可观察或已形式化并且受方法和程序制约的客体与作为客体间相互作用具体化的现象,以及按照一组原理表述或阐释并预测现象作用方式的定律等三种成分组合成的集合体。法国另一学者莫兰(Morin

Edgar)运用科学学的方法来考察学科,认为它是科学知识领域内的一个组成部分。比利时学者阿波斯特尔(L. Apostel)运用科学社会学的方法来考察学科,认为它是以建立模式为目的(基础学科)和以改变客体为目的(应用学科)的活动。中国学者陈燮君运用发生学的方法来考察学科,认为它是一种创造活动,是一个集学科精神、学科风格、学科价值、学科内容、学科方法、学科模式、学科素质、学科优势于一身的统一体。他还总结了人类学科划分的十二种类型,分别为：思维特征性学科划分说(代表人物英国唯物主义哲学家和科学家弗兰西斯・培根),链式学科划分说(代表人物德国古典哲学创始人康德、德国物理学家普朗克),纵向式学科划分说(代表人物法国空想社会主义者圣西门和西方实证主义开创者孔德),知识体系型学科划分说(代表人物德国哲学家黑格尔),科学方法型学科划分说(代表人物英国哲学家和社会学家斯宾塞、德国新康德主义者文德尔班),辩证唯物主义学科划分说(代表人物德国思想家、哲学家卡尔・马克思),三角形学科划分说(代表人物苏联自然科学和技术史专家凯德洛夫),能级性学科划分说、群体性学科划分说(代表组织联合国教科文组织,代表人物钱学森等),以及特点式学科划分说、综合式学科划分说、全息式学科划分说等[10]。

正是因为定义"学科"自身的复杂性,所以研究者往往通过学科划分的标准和分类的原则等作为方式或方法,来间接地对学科的定义予以阐释,如此反而有利于增进人们对科学体系的结构和学科概念等的认识,并且有利于学科实际功能的发挥。比如我国著名科学家钱学森,他认为现代科学结构可分为自然科学、社会科学、数学科学、系统科学、思维科学和人体科学六大部门。自然科学从物质运动,社会科学从人类社会发展运动,数学科学从量和质的对立统一、量和质的互变,系统科学从系统观,思维科学从认识论,人体科学从人天观,它们都从各自的着眼点或角度去认识和研究整个客观世界[11]。

当代的学科分类也有更官方的界定,当然,这种界定也随着时代、国情变化以及科学与学科本身的不断发展而处于不断的调整和更新之中。以我国为例,一是教育部新近更新的《学位授予和人才培养学科目录》(2018 年 4 月更新),其将学科分为哲学、经济学、法学、教育学、文学、历史学、理学、工学、农学、医学、军事学、管理学、艺术学 13 个学科门类。二是国家质量监督检验检疫总局、国家标准化管理委员会颁布的中华人民共和国学科分类与代码简表(国家标准 GBT 13745 - 2009),该标准将学科分为五类,分别为自然科学类、农业科学类、医药科学类、工程与技术科学类、人文社会科学类。当然这两种官方层面对于学科的界定,其实也是基于不同发展角度和社会需求而设计的,前者主要是从人才培养的角度,后者则主要是从有利于服务国家科技政策和科技管理等实用性的角度而划分的。

上述是作为知识分类体系的学科概念。当然,学科作为人类知识的体系分类和汇总,同时也是进一步推动人类科技和人类文明向前发展的基础和依托。这就意味着人类的学科,作为人类科学活动的基本单元,必须纳入整个人类科技文明甚至于整个人类的活动之中,其注定是一项综合系统工程,这也决定了学科将不仅仅是作为知识分类体系的学科,还是人类以此来进行知识的组织管理、创新创造的重要依托,这是学科概念的内涵在新的历史时期的延伸与拓展。以我国为例,随着中国国家综合实力以及在全球竞争力、影响力、领导力等的提升,对于科学技术、人才培养特别是高精尖技术和人才的要求也越来越高,在高等教育领域,"211"工程、"双一流"建设项目(国际一流大学、一流学科)的建设也相继实施。这就将学科作为知识体系的本体含义推展至划分和组合学术活动的基本方式,包括学科发展方向、学术梯队、人才培养、科学研究和基础设施等,并指向以创造和发展知识为其内在职责的专门化的组织系统。虽然万变但不离其宗，其所谓专门化的组织体系也还是围绕着学科作为相对独立的标准化的科学知识体系的核心意义而展开的，但这样富有创意的指谓已越出传统学科定义的界阈……它把作为知识系统的学科概念拓深拓展至发展知识和创造知识的专门组织系统……然而，不得不指出的是，它毕竟是一个“放大”了的学科概念，与传统的学科定义已迥异其趣[1]。杨天平认为：学科概念有四个要义。其一，一定科学领域或一门科学的分支；其二，按照学问的性质而划分的门类；其三，学校考试或教学的科目；其四，相对独立的知识体系。这四要义既包括学科的原初义和发展义，亦包括了学科的窄指义与宽指义[1]。《辞海》中对“学科”的解释更为言简意赅：一是指学术的分类，指一定科学领域或一门科学的分支。如自然科学部门中的物理学、生物学，社会科学部门中的史学、教育学等；二是指教学的科目。学校教学内容的基本单位，如语、数、外、地、生、化等[12]。

所以，学科自身也是一个随着时间和形势变化而变化的复杂概念。学科的概念从古代的宗教戒律、国家法令，进而发展成学习考核的科目，渐而演变为科学领域的门类或人类知识的体系分类，此定义无疑是近现代以后学科的主流要义或基本定义。而后，因为学科的发展同时还受到时代因素、政治因素、科技因素、人才因素等影响(这一点和科学概念不一样，科学是纯粹的，不受这些科学以外因素的影响而改变)，学科的概念又逐渐引申和拓展成为组织和管理科技活动、实施创新创造活动的基本单元和主要抓手，比如关于科学研究、平台建设、学术梯队、人才培养等系列工作，都纳入学科建设的范畴。故而今有的学者把学科分为科学领域中的学科和教育领域中的学科；有的学者把学科分为学术学科和学校学科等。需要强调的是，此虽为学科概念的扩延，但是万变不离其宗，究其本质，仍然不跳出学科是“人类科学领域的知识体系门类”的基本范畴。本研究探讨的“学科”亦紧紧围绕学科的基本义，并不涉及作为人类知识活动的组织、管理、创新等层面的“学科”。

第二节 医学学科的定义及分类

正如学科自身定义和内涵的丰富性多样性一样，具体到某一学科门类，明确其定义依然是一件棘手的事情，但这又是必须首先要去尝试解决的问题。

纵然人类的学科王国越建越大，人类的学科图景越来越壮观，但是具体到某一学科及其下属学科(所谓的一级学科、二级学科、三级学科等)，其研究边界和研究内容又是相对清楚的，其学科“个性”还是相对独立的。医学学科及其在漫长的历史发展过程中构建的学科分类，同样既表现为发展的复杂多样性，同时也延续着其之所以为医学学科的恒定性和独立性。

我们试着给医学学科及其常见的形态进行一个界定和说明。

什么是医学(medicine)？是指以防治疾病、保护和增强人类健康为目的，研究人体自身以及人与自然、人与社会关系的一门综合学科，包括世界上各国现有或曾有的传统医学，基于生物医学模式、“生物—社会—心理”模式的现代医学，以及后基因时代系统生物学兴起后形成的系统医学等。《辞海》将医学定义为：研究人类生命过程以及同疾病作斗争的一门科学体系[12]。《现代汉语词典》的定义是：以保护和增进人类健康、预防和治疗疾病为研究内容的科学[13]。维基百科的定义是：医学是关于疾病诊断、预后、治疗和预防的科学和实践[14]。总之，医学是研究人类生命过程、以增进人类健康为目的，关于疾病诊断、预后、治疗和预防的科学和实践。

什么是现代医学(modern medicine)？不同的文化背景、不同的医学发展道路，决定了人们对什么是现代医学的概念认识及其方式呈现复杂的多样性。一般认为，目前世界上绝大多数国家只有主流医学(常规医学)以及补充与替代医学(complimentary and alternative medicine)之分，现行的主流医学(或常规医学)就是现代医学。而在中国，现代医学通常是指"近现代以来的西方国家医学体系"，与中国传统医学即"中医"相对应的医学体系，是指建立在现代科技基础上，以解剖学、生理学、组织胚胎学、生物化学与分子生物学、病理学等学科为基础而建立的防治疾病的科学与实践。此医学虽起源于西方国家，短短数百年间已发展成为世界的主流医学。

什么是传统医学(traditional medicine)？传统医学是指在现代医学产生以前，已经独立发展起来的多种医疗知识体系，它似乎有别于现代医学的主流体系部分，如实验医学(experimental medicine)、对抗医学(allopathic medicine)等。根据世界卫生组织对此的定义：传统医学是在维护健康以及预防、诊断、改善或治疗身心疾病方面，使用的种种以不同文化所特有的理论、信仰和经验为基础的知识和技能及实践。世界上的文明古国以及有着相对悠久历史的民族几乎都有或曾经拥有自己的传统医学，比如大家熟知的古埃及医学、古印度医学、古希腊医学等。世界各国的传统医学虽然整体上都属于经验医学的范畴，但是很明显也因国家、民族、区域文化、地理环境等因素而异，故而涵盖广泛多样的各种疗法和实践。在现代医学兴起之后，随着医学格局的打破和重新调整，其中一些国家和地区的传统医学发展式微或消失，另有一些国家的传统医学仍然在变化和革新中继续得到发展。比如在中国，从"中医"的一元格局发展为"中医、西医、中西医"结合的多元发展状态；在一些西方国家，传统医学在否定扬弃中也保存和延续了部分的"传统"成分，汇聚并形成了主流医学(常规医学)之外的"替代医学"或"补充医学"[15]。

什么是中国传统医学(Chinese traditional medicine)？中国传统医学是指中华民族在长期的生产、生活和与疾病作斗争的医疗实践中，不断积累、反复总结而形成的具有中国特色的独特理论与实践体系。中国传统医学即"中医"，是一个随着中国传统医学史的演进和医学实践的发展而不断变化、深化和丰富的概念。从学科的角度而言，其经历了从一个原初的区域性的医学概念，到一个表述与西医/现代医学某种程度上相对应的医学体系的概念的变迁过程；从主要表述单一的汉族传统医学的概念演变为表述包括汉族和少数民族医药在内的中国各民族传统医药统称概念的变迁过程[16]。2014年，笔者及其团队在《人民日报》等主流媒体撰文，就架构中国传统医学提出了"大中医""三分法""五要素"等理念[17,18]。所谓"大中医"理念，指新时期的中医学，是包括中(汉)医、藏医、蒙医、维医、傣医、壮医、苗医、瑶医、回医等中国各民族传统医学在内的中国传统医学，是建立在中华大地、中华民族共同体之上的我国各民族传统医学的统称。2017年国家实施的《中华人民共和国中医药法》，其"总则"中对中国传统医学(中医药)的概念进行了法律上的明确界定："中医药，是包括汉族和少数民族医药在内的我国各民族医药的统称，是反映中华民族对生命、健康和疾病的认识，具有悠久历史传统和独特理论及技术方法的医药学体系。"需要说明的是，在中国传统医学中，由于汉族人口最多，文字产生最早，历史文化源远流长，古典哲学思想发达，相应的传统医学体系更加健全完善，临床实践更加丰富，其作为一门学科也相对更早更为成熟，故而始终处于引领的地位。除此之外，藏医、蒙医、维医、傣医等少数民族传统医学也拥有体系相对独立、完善，诊疗经验丰富，疗效确切的本民族传统医学。但是总体而言，中国各民族传统医学大都以汉族传统医学为引领和辐射，师出同宗，多元一体，其相似性远大于差异性。

什么是中西医结合(integrative medicine)？中西医结合是具有中国特色的医学学科，其诞生于20

世纪 50 年代。毛泽东在 1956 年首先提道:“把中医中药的知识和西医西药的知识结合起来,创造我国统一的新医学、新药学。”[19]这是“中西医结合”的定义。这个界定既指出了中西医结合学科的基本来源,也强调了中西医结合学科创造性的意义和在中国医学大学科门类中的重要地位。从世界医学学科发展来看,它在世界大部分国家早期独宠现代医学而后期摒弃传统医学的大背景之下,显得弥足珍贵。同时又在近些年世界大部分国家认识到现代医学局限性又转而重新开始重视传统医学建设的新形势下独树一帜,成为一种可以代表未来医学发展方向的医学学科,并受到关注。随着几十年来医学的发展以及中西医结合事业的进步,当前中西医结合的新内涵越来越表现为:指运用现代科学技术的理论、技术和方法,特别是现代生命技术的理论、技术和方法,研究和挖掘包括各少数民族传统医学在内的中国传统医学体系中的精华,使其融入现代医学,提升传统医学的发展水平,丰富现代医学的发展内涵,从而为中华民族和全世界服务。所以,中西医结合,实际代表着传统医学与现代医学的结合,是一种大医学体系内部的综合与交叉,这个学科它首先是中国的,是中国的创造,但是它又是属于世界的,某种程度上代表着一种未来医学的发展方向。

当然,医学学科除了按传统、现代等人类两大医学体系为依据划分为总纲外,实际上两大医学体系之下再细分,则往往采取不同的分类方法。对于传统医学,其发展往往和某一地区及某一民族的文化息息相关,长期深受某一古典哲学思维、区域性文化、民族群体性信仰、民族习俗等影响,因而传统医学的相异性往往由此体现,传统医学的命名或分类也往往采取以国别、地区、民族为前缀和限定的分类方法。比如古希腊医学、古印度医学、阿拉伯医学、欧洲传统医学、中医学等,比如中医学科其下又分中(汉)医学、藏医学、蒙医学、维医学、傣医学等。

而现代医学的分类方法则不同,作为代表当前人类共同的医学认知和技能的现代医学,是一种“放之四海而皆准”的医学,不同的国家和地区只有学科发展水平高低的差异,而并无来自学科体系以及学科本质的差异。所以,虽然欧洲的医学研究和医疗水平普遍高于非洲,但是并无欧洲现代医学和非洲现代医学之分,虽然美国等发达国家的医学研究和医疗水平整体高于中国等国家,但是也并无美国现代医学、中国现代医学之别。中国有中国特色、约定俗成的“中医”“西医”这两大相对称的医学体系之说,同时中医学下有藏医、蒙医、维医、傣医等之分,但是也绝无美国西医、英国西医等的区分,以及某一民族的现代医学之别。

故而关于医学的定义和分类,从不同的角度去阐释和划分,往往会得到不同的结果。当前常见的医学分类方法是,既尊重和关照“传统”与“现代”的体系划分,同时更注重学科内部的知识领域以及实践实用层面的区别。如教育部新近更新的《学位授予和人才培养学科目录》(2018 年 4 月更新)认定的医学学科分为基础医学、临床医学、口腔医学、公共卫生与预防医学、中医学、中西医结合、药学、中药学、特种医学、医学技术、护理学 11 个分支学科。国家质量监督检验检疫总局、国家标准化管理委员会颁布的《中华人民共和国学科分类与代码简表(国家标准 GBT 13745 - 2009)》中的医药科学类下属基础医学、临床医学、预防医学与公共卫生学、军事医学与特种医学、药学、中医学与中药学 6 个学科分支。首先依然清晰可见“传统”与“现代”医学的划分,如中医学作为一级学科单列,药学学科很明显划分为现代医学的“药学”和传统医学的“中药学”。而中国以外,世界上很多国家,都将医学分为主流医学和非主流医学,正统医学和补充与替代医学等,其虽具有明显的发展先后之分、主次之分,而究其实质也还是“传统”与“现代”的区别。

概而言之,在人类宏大的学科图景中,医学始终是一个重要的门类,不管人类学科的图谱如何演变,医药学科始终占据着关键的地位。中华人民共和国学科分类与代码简表(国家标准 GBT 13745-2009)医药科学类设一级学科 6 个,二级学科 84 个,三级学科的数量更多,相对而言,在目前众多的医学学科分类中,其代表着一种较为权威和科学的界定(详见表 1-1)。

第三节
医学学科的结构要素

法国学者莫兰(Morin Edgar)指出:“学科是科学知识领域内的一个组成部分,在科学范围内确定自己的研究领域和特长,迎合科学各方面的需要。尽管科学涵盖百科,但每一个学科由于有自己特定的边界,有自建的学术用语、研究方法和理论,因而都是独立的。”[1]德国波库大学教授黑克豪森认为,某一学科的本质特征并使其区别于其他学科的有以下七项标准[20]。下面结合医学学科的特点予以阐释说明。一是学科的“材料域”。材料域包括根据常识可以理解的一组研究对象。对医学而言,医学学科的材料域无疑是人体、健康、疾病、生命等。二是学科的“题材”。一门学科总是从一定角度来考察某一材料域的,这就从某一材料域所提供的可观察现象的一切可能集合中将某一部分划分出来。比如人的结构是解剖学的题材,传统的动物、植物、矿物可以成为传统药学的题材。三是学科的“理论一体化水平”。这是衡量学科最重要的标准。所有实证性学科都试图在理论上揭示题材的“真面目”,通过概念和定律把握它,并解释或预测与“题材”相关的观察与事件。比如中医学就构建了一个以阴阳、五行、运气、藏象、经络等学说为组成的“理论一体化水平”。四是学科的方法。学科一旦有了自己的方法,也就建立了独立性。方法的进步能促进理论发展,反过来,新的理论概念又促进新方法发展。比如中医学通过揆度奇恒、司外揣内、取象比类等朴素的方法形成了中医的阴阳五行理论,之后又在实践中将此理论完善,使得整体观念和辨证论治发展成为中医理论的基本特色,这些成为中医学发展壮大的理论源泉,也是中医学科特有的符号标签。同样现代医学,在现代科技的助推下,以还原论为指导,相继构建了以细胞—分子—基因等多维度、多层次的现代医学学科体系。五是学科的“分析工具”。分析工具是以逻辑、数学推理和模型结构为基础的,还包括计算机模拟、信息论、控制论、系统论等。对于传统医学而言,包括中西方传统医学,也包括中(汉)医、藏医、蒙医、维医、傣医等,几乎所有的传统医学都无一例外的以望、闻、问、切等为手段来收集获取资料,进而辨病辨质、辨证施治、对症下药。而现代医学一般认为始终受到了自笛卡尔、牛顿等人发展而来并不断壮大的还原论思维的影响。当然也有学者认为中医的思维其实是一种系统论的思维,而现代医学的发展,也开始更加注重整体,呈现从还原向整体的发展。六是学科在实践领域中的应用。医学是应用型很强的一类学科,从上述学科门类的划分看,不管学科门类如何划分变化,医学学科始终是人类生产生活中举足轻重、不可或缺的学科,医学及其各分支学科,都有相对明确的实践领域和“用武之地”。七是学科的“历史偶然性”。所有学科都是历史发展的产物,并且是处于过渡状态以及继续发展的状态。学科的发展除了受其内在因素影响外,还受许多变化着的外在因素影响,如经济状况、政治思想、公众舆论、社会传统等,所有的外在偶然性汇合成了科学家们的时代精神。医学因为研究对象的特殊性,研究题材的宽泛性,自古就是一门融科学性、社会性、人文性于一体的学科,其基础是一门自然科学,但是始终不失人文社会科学的属性。

医学的结构要素。从历时性,或者从理论层面来看,在历史的纵向发展中先后出现了传统医学、现代医学以及两者的结合形态。从共时性，或者实践的层面看，世界上大部分国家施行的是以现代医学为主流、补充替代医学为非主流的医学，中国实行的是中医[中(汉)医、藏医、蒙医、维医、傣医等]、现代医学、中西医结合并举的医学发展道路。据国家卫计委《中国卫生与计划生育统计年鉴》显示，2015 年全国医院共计 27 587 所，其中综合医院 17 430 所，占据绝大部分，另外中医医院 3 267 所，中西医结合医院 446 所，民族医院 253 所，专科医院 6 023 所[21]。这种中国医院的分布格局，与医学学科的分布结构大体上是一致的。现代医学作为当前主流医学，已经覆盖了全球的大部分医疗市场，但是依然有数量不小的医院，它们的业务以继承发展传统医学为主，并使得传统医药占据着当地一部分的医疗市场。

此以物理学科的发展为例来补充说明。物理学在经典力学的基础上产生了广义相对论、量子力学等现代物理学理论，一方面现代物理学技术在不断地被运用到新的科技领域，同时，经典力学同样在其适用的原有领域发挥作用。所以就人类医学大的体系门类而言，无非传统与现代之分；而就人类医学发展方向而言，鉴于人体及其生命现象的特殊性与复杂性，鉴于医学的科学性以外具有的永恒人文性和社会性，传统医学与现代医学属于各有特点、各有千秋的医学体系，同时又是各有缺点和不足的医学体系，在治疗疾病的效能上可协同作战、取长补短，从某种意义可以说，在今后一个较长的历史时期彼此并不具备互为替代或完全取代的基础与条件。“传统”与“现代”依然是当今医学学科划分最主要的依据。所以在将来较长的一段历史时期，传统医学与现代医学的共处、融合无疑将是未来医学学科结构的主要特点，也是学科发展趋向的现实依据。

具体到医学学科门类下的分支学科，比如聚焦于传统医学，同样具有其之所以为一门独立学科的通融性和独立性。笔者及研究团队，多年致力于传统医学的研究，并根据对传统医学的结构要素和整体构建的研究，提出了“五要素”理念，即各民族传统医学构成要素大致相同，均为临床经验、古典哲学、区域性文化、若干群体信仰、原初的基础医学知识等五种构成要素的混合体。各种传统医学的五种构成要素中，相似的要素是临床经验和原初的医学基础知识，相异的是不同的古典哲学、区域性文化和若干群体信仰。“五要素”中相似要素和相异要素的共同作用，使得人类的传统医学呈现同中有异、异中趋同的特点。因为受到不同的群体性信仰、古典哲学、区域性文化等要素的影响渗透，东西方传统医学呈现差异化发展，比如古希腊医学以体液气质论为其理论框架，中医学以阴阳五行学说为其理论框架，但是总体而言，均不出经验医学的归属，其实质是中西方不同的哲学基础、文化背景、宗教理念、认知方式等在医学思维和医学实践上的体现，可以理解为不同的东西方文化给传统医学披上了不同的外衣，但是作为传统医学的基本内核还是相通的，比如都注重天人合一的思想，追求人与自然的和谐；都注重体内稳态和平衡，不过是西方讲体液平衡而中国讲阴阳平衡，都普遍采用“补其不足，泄其有余”的补泻法、“寒者热之，热者寒之”的对抗法等方法，使身体重归平衡。又比如人之脉络，由于是人类生命重要信息和血液流动的通道，其中无疑蕴藏着一些潜在的关于人体健康状态、疾病表征等的丰富信息；又因为脉搏的解剖位置往往位于人体表浅与明显的部位，故而切脉无疑是一种源自人类本能的医学行为，是一种简便实用的人体状态的诊察方式，也是一种人类不同的古典医学容易共同作出的选择，而并非中医独有，也并非东方才有。相互之间的差异，很大程度上是因为不同的哲学思维、宗教习俗、文化背景等对人体经络血脉和切脉等生理现象和医疗诊断方式的差异化认知和具体实践。比如在西方是在触摸全身一律的脉搏，基本没有超出动脉与心脏的关系范围，在中国则是在触摸反映人体不同部位信息的众多的脉，即中西方脉学背后的哲学基础不同。而中国传统医学内部(如中国不同民族传统医学之间)的差异不是体现在脉诊的哲学理论基础和方法论上,而是体现在一些脉诊具体概念和临床含义上,属于同一脉学体系内部的不同。故深入传统医学结构要素的分析可知,趋异是东西方传统医学发展的必然,而趋同却是东西方传统医学本质的要求。医学大学科及其分支学科的结构框架、结构要素等,是谋划探索医学学科未来发展的重要依据。

第四节 医学发展的学科概述

学科是一个历史的概念,是一个随着历史演进而不断变化、丰富的概念。如果把学科看作是一个“生长”的过程,则其形成过程大抵是一个经验累积、知识总结、实践验证、理论凝练并同质归类的过程[16]。学科是一个具有现代意义的词汇,而“学科”实质却是属于历史范畴的一种现象。从发展的视野检视,不管学科概念的内涵及其实质如何丰富,事实上学科的产生、发展自始至终是伴随着知识的演进而进行的[16]。包括医学学科在内的很多学科,发展至今已经经历了漫长的学科积淀和累积。我们倾向于把“学科”视为一个完整的不间断的“生长”过程,既考察历时性纵向的动态的医学发展历程,也把握共时性横向的东西方医学“共同关照”,以期描绘出一幅生动的医学学科“生长”图景。

一、医学“学科前”期

学科虽然是一个近现代以来才有的“学科之名”,但是“学科之实”却早已有之,这是一个不争的事实。所以溯源学科的发展,有必要回到学科“生长”的最初原点。针对这一点,有学者就认为:“当前,有关学科的界定众说纷纭、莫衷一是,很难形成一个共识。我们认为解决这一问题,不妨暂且抛开给学科下定义的方式,换一种思路,回到学科之前,探讨学科之前知识是什么状态,学科是怎样形成的,通过这种梳理澄清学科的真实本义,并以此为基点,给学科一个相对客观的概念界定。”[22]人类的医学文明历史悠久,故一般而论,医学和人类相伴而生,自从有了人类,就有了医学。正如著名的医史学家阿尔图罗·卡斯蒂廖尼说:“医学是随着人类痛苦的最初表达和减轻这份痛苦的最初愿望而诞生的。”[23]但是严格地说,在那个钻木取火、刀耕火耨、飞土逐肉的原始农业和狩猎时期,人类还没有医学,甚至还不能称之为医术。人们用火取暖、兽皮裹身、泥巴驱虫等简单的行为,可能更多的还只是出于人类本能的防御和救治行为。

后来随着人类文明的发展,比如在人类原初语言的基础上形成了简单的文字,从群居到定居再到城邦的出现等,人类本能的防御或救治行为,抑或是人类原初的医疗行为等,逐渐具有了上升成为医学学科的条件和基础。总之,人类社会及其生产力、生产水平的进步,为医学的进步创造了条件。医学文明作为人类文明的重要构成,开始以一种可呈现的方式展示在世人面前。用楔形文字写成的《汉谟拉比法典》(图 1 - 3)、用象形文字写成的埃及纸莎草医书等,留下了最早的关于西方传统医学的记载,我国古代镌刻在龟甲兽骨上的殷墟卜辞,同样记录了古代人民关于“医”(时人并无“中医”概念)的最初认知。所以大概从那个时候开始,在人类文明最早出现曙光的两河流域、尼罗河流域、黄河流域等地区,本质上均为经验医学的传统医学虽有先后但几乎不约而同地出现在了人类东西方的文明版图中(图 1 - 4),至此人类医学发展可谓初见端倪。

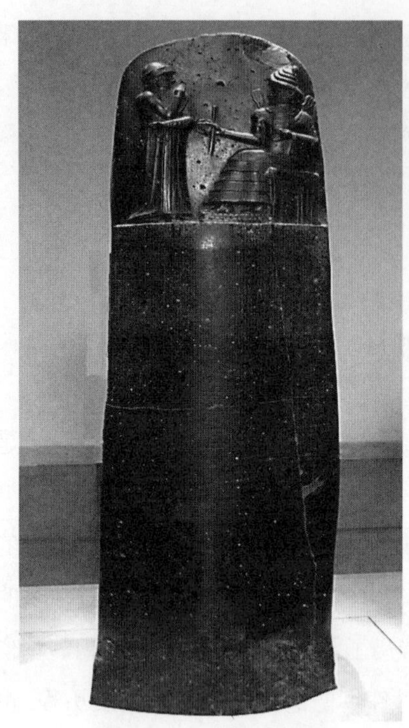

图 1-3 《汉谟拉比法典》石碑图，藏于巴黎卢浮宫博物馆

(https://en.wikipedia.org/wiki/Hammurabi#/media/File:P1050763_Louvre_code_Hammurabi_face_rwk.JPG)

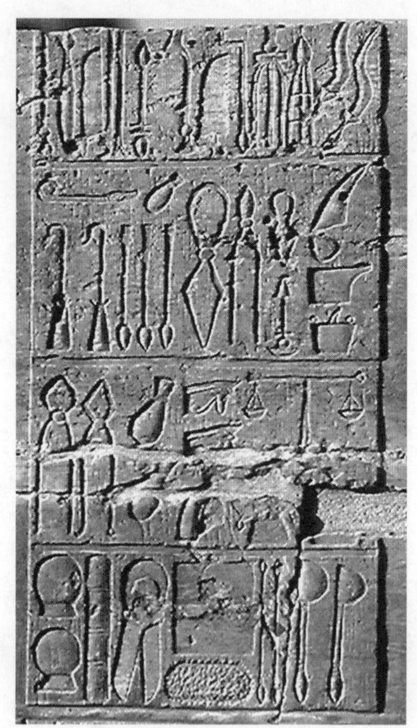

图 1-4 考姆翁布寺庙题字中描绘的托勒密时期古埃及医疗仪器

(https://en.wikipedia.org/wiki/Ancient_Egyptian_medicine#/media/File:Ancient_Egyptian_medical_instruments.jpg)

早期人类认识和改造自然的能力极其有限，在这种情况下，原始宗教在世界范围内几乎无一例外地成为人类知识的重要源头，其中当然也包括医学，从这个意义上讲，早期的医学在宗教硕大的体系之内，经历了一段与之共生的历史。《素问·移精变气论篇》言："余闻古之治病，唯其移精变气，可祝由而已。"[31]祝由术在中国古代的盛行，与古希腊人流行的生病的时候拜谒医神阿斯克勒庇俄斯神像及其庙宇并接受托梦治疗等并没有实质性的区别。所以，早期的医学是具有神巫性质的医学，巫医是最早的医生，巫术是最早的医术，"医巫共混"是中西方传统医学无一例外的早期特征和必经阶段。

逐渐步入文明时代的古人和今天我们现代人一样，也在试图溯源医学的起源。比如在中国就有一直沿袭下来的诸如"神农尝百草""伏羲制九针"等医药起源的传说以及诸如"神农氏尝百草，始有医药"等医学起源的观点。事实上，关于医药的起源，因为时间久远、遗存文物不足等原因，不足以确切考证，所以今人似乎并不比古人知道得更多。但是神农、伏羲这些虚构的先哲形象，毕竟代表了中华民族在医药方面的最初探索，因而被国人约定俗成视为中国传统医学的源头。而后随着人类原初的医学基础知识和临床经验不断累积，并在不同区域文化、古典哲学、宗教信仰等引导、影响、刺激下，开始寻求医学自身知识体系的构建，人类医学开始步入独立发展和多样性发展的历程。原初的、简单的、零散的医学知识和经验构成的"医"，逐渐向一种具有逻辑关系、系统医学理论以及丰富实践为特点的"医学"迈进。

二、医学学科"形成"期

理论的形成及在其指导下医学实践的成熟，是医学学科确立的标志。人类医学发展的第一个高峰，出现在德国思想家卡尔·雅斯贝尔斯所谓的"轴心时代"。他在《历史的起源与目标》一书中把公元前500年前后同时出现在中国、西方和印度等地区的人类文化突破现象称之为"轴心时代"。以希波克拉底及其《希波克拉底文集》为代表的西方传统医学和以《黄帝内经》为成熟标志的中国传统医学，均出现于这个时代。从此时的医学发展水平和内容看，中西方传统医学均表现出对神学巫术的摒弃、对哲学的突破、对医学自身特点的探寻和对医学理论体系整体性的探索与发展等特点。西方传统医学在古希腊哲学家的影响下，找到了“体液”“气质”理论，中国传统医学则在《周易》、老庄哲学等古典哲学的影响下找到了“阴阳”“五行”理论(图1-5)。由此，人类医学在历史上第一次散发出理性的光辉，也第一次出现了中西医学遥相辉映的盛景。

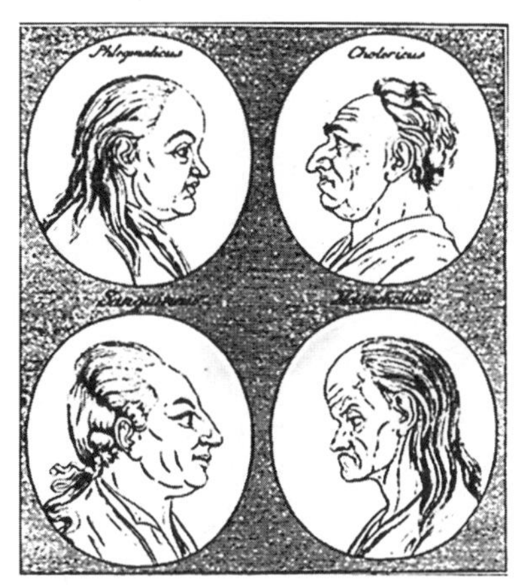
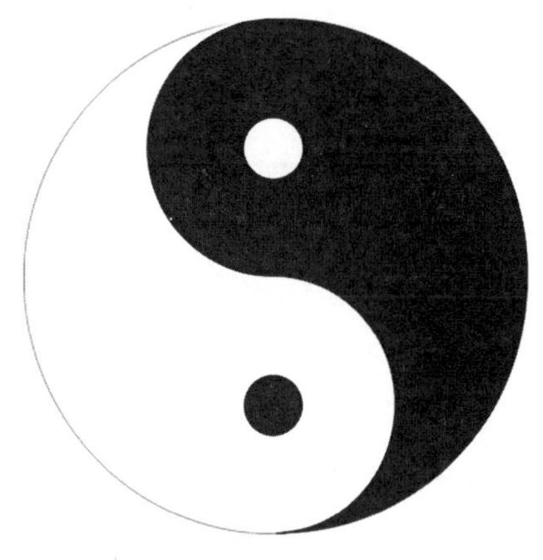

图1-5　18世纪西方关于四大气质的描述；中医太极阴阳图解

(https://en.wikipedia.org/wiki/Four_temperaments#/media/File:Lavater1792.jpg)

中西方传统医学在人类发展的轴心时代，分别形成了各自医学的奠基性理论，后来的医学大都沿着《希波克拉底文集》和《黄帝内经》指引的道路继续着新的征程。突出的表现是以盖伦为代表的古罗马医学成就(图1-6)，和以张仲景为代表的中医学发展。前者继承了希波克拉底医学的衣钵，并在古朴的气质论、解剖学、生理学等方面颇有建树，使西方传统医学注重解剖、临床观察和实证的医学体系

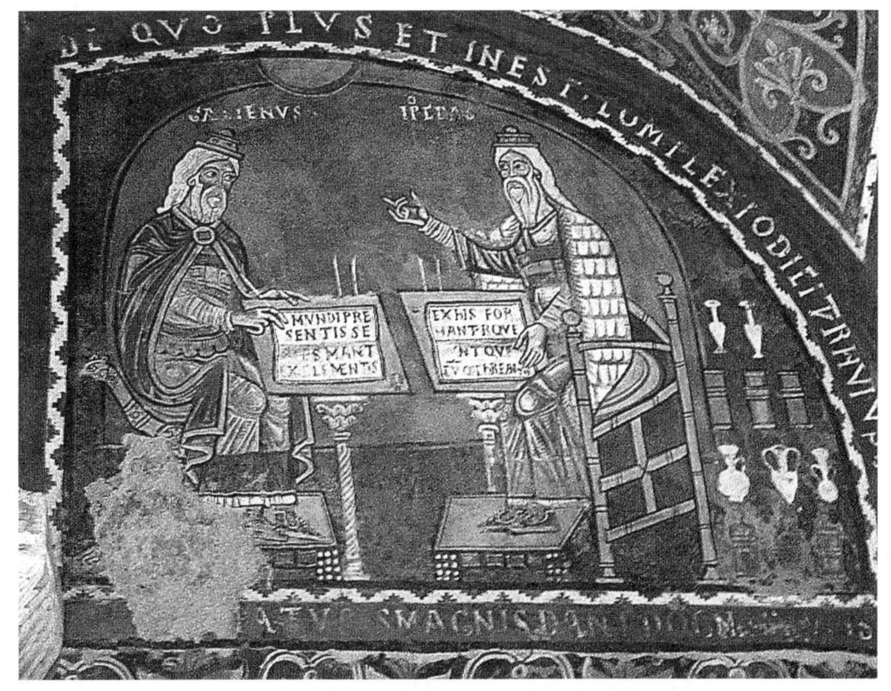

图1-6　12世纪意大利画家笔下的希波克拉底和盖伦

(https://en.wikipedia.org/wiki/Hippocrates#/media/File:Galenoghippokrates.jpg)

更加健全。后者奠定了中医辨证施治和理法方药的基础,促进了中医理论和临床实践的有机融合。随着《黄帝内经》《难经》《伤寒杂病论》《神农本草经》等中医学四大经典的出现(图 1-7),中医学在这一时期也初步完成了自身的体系构建。这一时期,可以看作是“轴心时代”的延续,是中西方传统医学发展共同出现的第二次发展高峰,基本上完成了中西方医学各自作为一门学科的基础性构建。

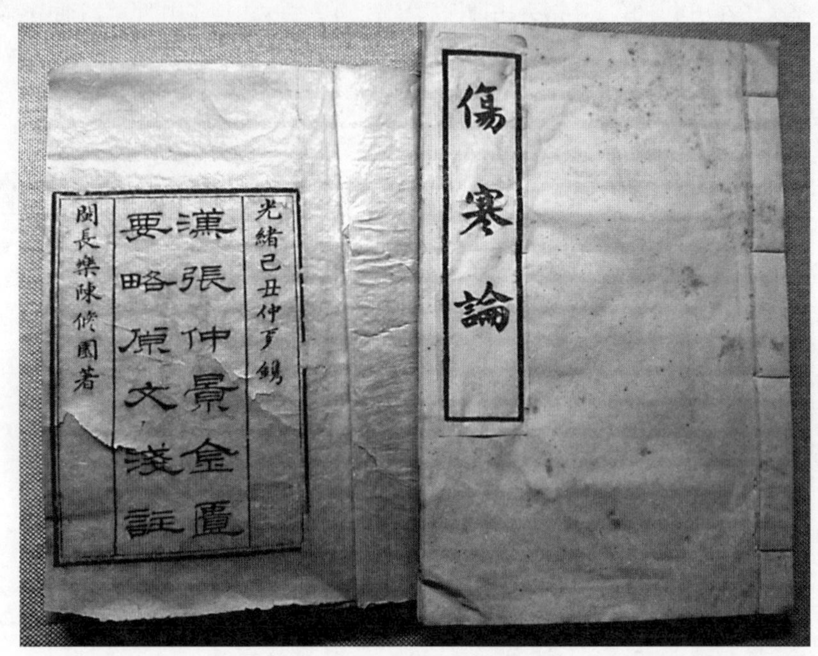

图 1-7 《伤寒论》及《汉张仲景金匮要略原文浅注》书影

(上海中医药博物馆藏)

三、医学学科的“分化”期

从人类的认识发展来看,初期关于自然界的知识是一个囫囵含糊的“整体”,随着人类自然认识史的演进,人们通过对自然界知识的不断探求,并对囫囵整体进行逐块逐层的分解研究和有效管理,就出现了知识分类体系的学科的不断分化[25]。医学学科的分化情况,与不同的时代、不同的地域,以及医学自身具有的传统与现代之别均有关系,但是总体而言,这些都是外在因素,真正对学科分化起决定作用的依然还是医学知识的不断演进、丰富。

就传统医学学科而言,正如我们一直认为的其实质为临床经验、原初的基础医学知识、古典哲学、群体性宗教信仰、区域性文化等结构要素的混合体。传统医学的分化,首先来源于学科之外的分化,这是一种天然的分化。大抵是因为古时交通的阻隔,人类生活的家园被天然隔成了我们今天所谓的东方、西方以及不同的地域和不同的民族,正是因为这种与生俱来的医学地域性,产生了来自不同地域、不同民族及其不同的哲学基础、民族习性等带来的医学差异性,这种特殊的地理环境和人类群分的自然属性,带来了传统医学学科的约定俗成的一种划分,即以地域或民族来划分,这种划分方法一直是传统医学界的主流。比如古巴比伦医学、古埃及医学、古希腊医学、古印度医学、中医学,以及中医学体系之内,尚有中(汉)医学、藏医学、蒙医学、维医学、傣医学等。

传统医学的其他主要的分化,无疑是指基于各自民族传统医学内部知识体系和实践体系的演进、丰富而带来的分化。比如奠基于希波克拉底的古希腊医学,在古罗马盖伦等人的传承中,保持了古希腊医学关于医学理论、医学逻辑等总体不变情况下的发展,包括理论的完善、实践的丰富等,后来这一支系传统医学在阿拉伯地区进一步得到复兴和发展,出现了阿维森纳(又作伊本·西拿)及其影响深远的著作《医典》(图 1-8)。

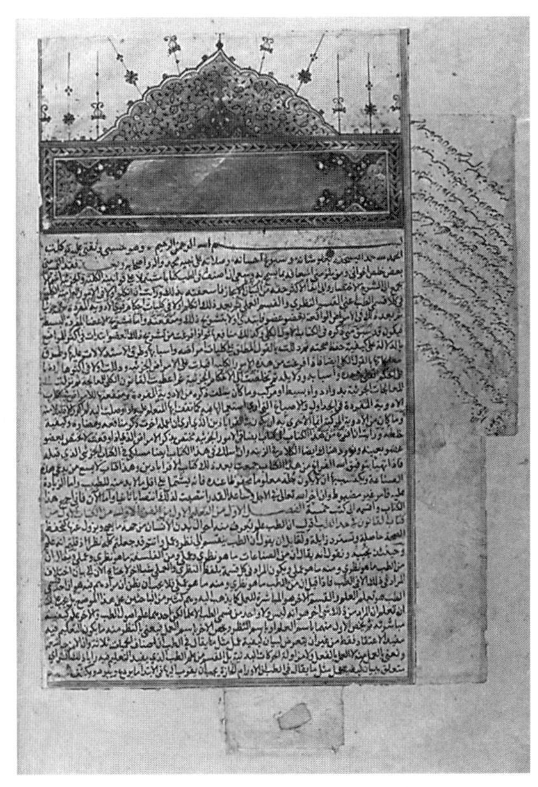

图 1-8　藏于耶鲁大学图书馆的阿维森纳《医典》手稿

(https://en.wikipedia.org/wiki/Avicenna#/media/File:Avicenna_canon_1597.jpg)

作为 17 世纪以前亚欧大陆广大地区的医学教科书以及一部百科全书式的著作,《医典》内容十分丰富,全书分 5 卷[26]。第一卷为总论,综合概述了医学定义、基本学说和一般方法,论述了人体构造、疾病与自然环境的关系,首创性地把人的疾病分为脑科、内科、神经科、胸科、妇科、外科、眼科等,并分门别类地对各种疾病的起因、症状的治疗加以详细记述。第二卷为药物学,书中列举的药物达 670 种之多,对各种药物性质、功效、用途做了详细的叙述。第三卷为病理学,是对各类疾病的病因、病理的分析。第四卷为各种发热病、流行病及外科等病状。第五卷为诊断、治疗方法及配方。从阿维森纳的著述可知时人对医学学科较为科学合理的“分化”情况,其思想和成果无疑代表了当时西方传统医学的最高水平。同时也说明,自古希腊开始一直延续而来的西方传统医学,其在“分化”中不断壮大,形成了古希腊—古罗马—阿拉伯医学—中世纪欧洲等具有阶段性发展特点的西方传统医学(图 1-9),正是在这个前后相继、代代相传的

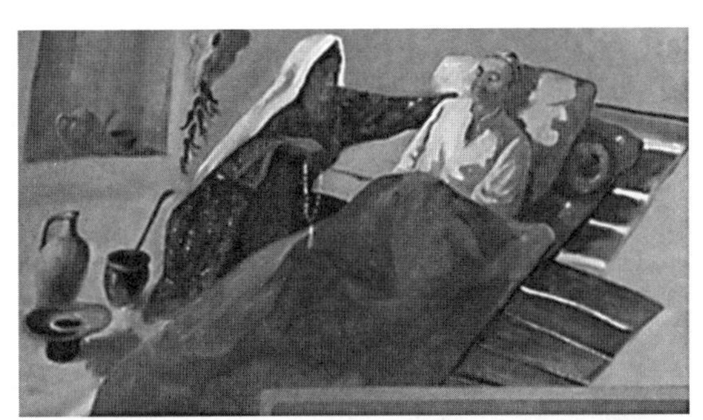

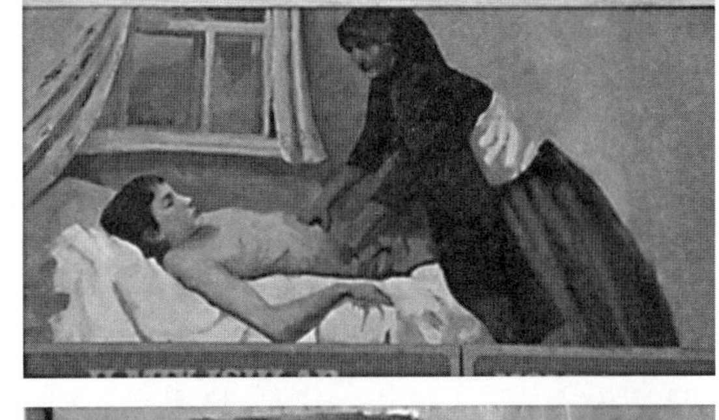

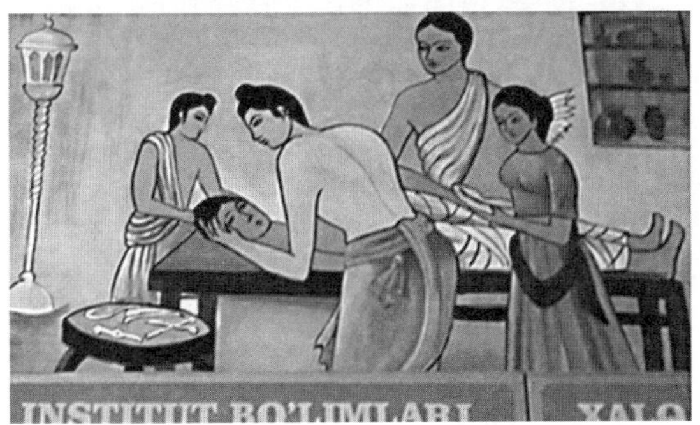

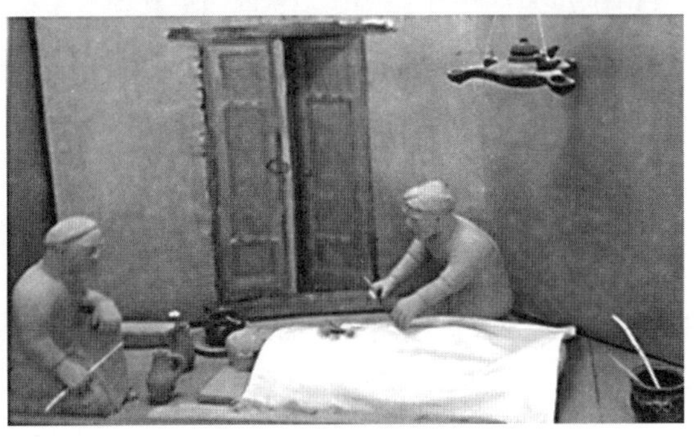

图 1-9　乌兹别克斯坦壁画中描绘的传统医学学科变迁

(乌兹别克斯坦阿维森纳医学院博物馆藏)

“分化”和发展中,使得古希腊医学的理论体系和临床实践更加丰富完善。可以说,正是这种某一学科体系内部的不断的分化,使得古希腊医学体系相应不断壮大、成熟和完善,并成为西方传统医学的代表。

同样,中国的中医学科,在文明的历史进程过程之中也处于不断的“分化”与发展的状态。《周礼·天官》设有食医、疾医、疡医、兽医的制度,又置医师掌医之政令,这是医学分科的滥觞[27]。《汉书·艺文志·方技略》进一步把中医学科分为“医经”“经方”“神仙”和“房中”四类[28],可视为时人对汉以前中医学科的一个分类,比如《黄帝内经》就被列为医经类。作为中医学科的奠基之作,《黄帝内经》既反映了中医学科作为一种知识体系或理论体系的建立,也反映了中医学科下属各分支的发展,这其实是一个辩证的关系。分化是在整体基础上的分化,而整体是在分化发展中整合。比如《黄帝内经》作为中医第一部集大成之作,已经囊括了阴阳、藏象、经络、病因、病机、病证、诊法、治疗、针灸等重要的分支学科内容。而《黄帝内经》《难经》《神农本草经》《伤寒杂病论》等经典的完成,又标志着中医学科理论体系的进一步发展,即理、法、方、药体系基本形成。自张仲景的伤寒、杂病开始,中医学科又进一步分化和深化,分支学派不断兴起,如王叔和的脉学,孙思邈的方药,巢元方的病理,皇甫谧与王惟一的针灸,钱乙的儿科,唐宋的官修本草,金元四大流派之刘完素火热派、张从正攻邪派、李东垣脾胃派、朱丹溪养阴派,清吴鞠通温病派等。除此之外,随着中华民族内部各民族之间的交流交往日益频繁,今天我们称之为藏医、蒙医、维医、傣医、壮医、苗医、瑶医、回医等少数民族传统医学也得到了发展。至此,中医学作为一门传统医学学科在理论层面其体系和内容趋于完备,在实践层面其作为中华民族基本医疗保障体系的重要地位和作用也得到充分的发挥。需要强调的是,此“分化”的意义,是学科体系内部的分化,主要指医学学科作为一种知识体系细化深化地丰富与发展,并非强调对学科的肢解、剥离。分化是整合的前提和基础,整合是分化的总结和提升。

从世界传统医学后期的发展看,医学学科的“分化”日渐减弱。这实际上也是事物发展规律在医学学科发展上的一种体现。医学发展至中世纪,西方传统医学进入了发展的迟滞阶段。中国传统医学则在不间断的中华文明和中华文化的滋养下,继续保持着稳健的发展态势,在后期特别是宋金元时期可以说又达到了一个高峰。但此后的中国传统医学发展虽不似同时期西方传统医学那般沉寂停滞,却也表现出继承有余、创新不足的迹象,从而使中医学发展的速率和成绩明显地逊于前期。而正所谓物极必反,传统医学的式微也意味着现代医学的酝酿和积蓄。医学学科在整个历史上最大的发展,也即整个医学学科体系最大的“分化”,无疑是在现代医学横空出世及其迅猛的发展阶段。这是整个人类医学裂变式的“分化”,人类医学由此步入一个全新的时代!

在工业革命和科技革命的刺激下,现代医学在仅仅几百年的时间内取得了飞速的发展。16 世纪以维萨里为代表的人体解剖学,17 世纪以哈维为代表的人体生理学,18 世纪以莫干尼为代表的器官病理学,19 世纪以魏尔啸为代表的细胞病理学、以巴斯德为代表的微生物学,20 世纪强势发展的临床医学,以及其他如医学影像学、免疫学、遗传学、预防医学、生物医学、分子医学等均取得巨大成绩。这些里程碑式连续不断地发展,铸就了现代医学辉煌的基础。到了 20 世纪中叶,之前对人类生命造成巨大威胁的传染病基本得到了控制,人类的整体健康水平和平均预期寿命达到了前所未有的高水平。与此同时,以还原论为指导的医学思想,取代了之前体液学说的病理生理观,在科技的助推下,现代医学逐渐从最初的人体和器官宏观层面,层层还原深入到细胞水平、分子水平、基因水平等微观层面。循证医学、流行病学、精准医学、靶向治疗、免疫治疗、基因编辑等先进的医学和治疗理念及方法层出不穷。可以说,现代医学作为一种有别于传统的新医学,在短短的几个世纪里,创造了人类医学发展的奇迹。

四、医学学科"融合"期

知识分类体系的学科的分化，集中表现在"专业日益增多趋势化"和"越来越多的知识领域表现出内在的深奥性和固有的自主性"的近代。16—18世纪各门学科的革命，导致了古代混沌的、笼统的哲学的分化，尤其是自然科学方面形成了一门门独立的、系统的学科体系，如生物学、生理学、医学、天文学、数学、物理学、化学等，形成了呈树状发展的学科结构。到19世纪上半叶，知识体系开始膨胀并变得复杂起来，科学分化已达到了相当精细的程度，各门学科也因之丰富多彩。20世纪中叶，知识的发展出现了新的变化，高度分化和高度综合得到有机统一。一方面，知识的分门别类的研究比近代科学更精细、更深入；另一方面，横断学科、综合学科、学科交叉的出现使知识综合化、整体化的趋势更加突出[2]。

以物理学为例。物理学是研究物质运动一般规律和物质基本结构的学科。在亚里士多德、阿基米德、欧几里得、阿里斯塔克等人创建的西方传统的朴素物理学的基础上，伽利略用实验和科学分析的方法总结出惯性定律、自由落体定律和相对性原理等，推翻了亚里士多德物理学的许多臆断；开普勒发现了行星运动的三大定律，将经典力学的研究又向前推进了一大步；之后牛顿发现著名的运动三定律和万有引力定律，经典力学学科完成了理论体系的建构并用于实践。学者们根据经典力学定律曾经精确地预言彗星和小行星等的运动，预言并发现了新的行星。经典力学的成功曾使19世纪末一些物理学家以为物理学在原则上已是完善完美的。但是人类物理学科的发展并没有在此停止。牛顿力学之所以称之为经典力学，"经典"，意味着其在物理学领域的开山奠基作用，同时也意味着其历时性的不足，其理论只适用于宏观的且小于光速的物体的运动规律的局限性也渐为人知。所以经典力学常被认为是20世纪以前的力学。20世纪以后，物理学昂首阔步地朝着高速（接近光速）、微观（量子尺度）等领域前进，于是相应地就有了爱因斯坦相对论和量子力学。相对论和量子力学的提出给物理学带来了革命性的变化，它们共同奠定了现代物理学的基础。相对论是关于时空和引力的理论，极大地改变了人类对宇宙和自然的"常识性"观念，提出了"同时的相对性""四维时空""弯曲时空"等全新的概念。而此后，相对论直接和间接地催生了量子力学的诞生，又为研究微观世界的高速运动确立全新的数学模型。所以近现代以来物理学的发展实际上也是一种递进式、精进式、压茬式的分化和发展过程，前期的发展往往是后期发展的基础条件和必经阶段。

医学学科的发展同样呈现这种分化和综合的特点。经典力学之于传统医学，现代力学之于现代医学，从经典力学到量子力学与从传统医学到现代医学，从人类学科演进变化的进程、速率、程度等看，还是具有类同性。现代力学的大发展，并不意味经典力学的出局或对经典力学的否定，其依然具有其相对固定的应用区域；同样，现代医学的大发展，也不能意味着对传统医学的摒弃，传统医学依然具有在一些领域的用武之地。还需特别强调的是，医学学科，作为一种生命科学，是整个人类科学王国中最复杂、精微的学科之一，目前其还未能像物理学、化学、数学等自然学科一样，在全世界范围内实现完全的"统一"，这主要体现为自古而来的各地传统医学（区域性传统医学或叫补充与替代医学）至今依然在世界范围内不同程度的存在，并在防病治病中依然发挥着不可替代的重要作用。其地域性、社会性、人文性以及人体生命现象本身具有的系统性、复杂性等，都与当今主流的现代医学所追求的绝对科学性有大的区别，这是一种深层次的源于医学文化和医学思维上的差别。所以从某种意义上可以说，同时重视传统医学与现代医学的发展，注重学科之间的互补、融合，发挥不同医学体系共同致力于解决人类疑难疾病、揭示生命现象的作用，显得更为重要。下面我们进一步从医学学科发展的情况，以及医学目前遭遇的困境和挑战两个方面探讨医学学科的整合融合问题。

（一）医学学科融合的学科基础

医学学科之树，不断地汲取营养，特别是在工业革命、科技革命等相继刺激下，在近代以后的几百年间，人类医学的学科枝蔓迅速地生长蔓延，达到了前所未有的程度。比如，医学学科中明显具有现代新建的及具有交叉学科或学科整合特点的医学学科（或分支学科）就有：中西医结合学及中西医结合基础医学、中西医结合医学导论、中西医结合预防医学、中西医结合临床医学、中西医结合护理学、中西医结合康复医学、中西医结合养生保健医学、中西医结合老年医学等分支学科，医学生物化学，医学遗传学，放射医学，医学微生物学，医学统计学，医学影像学，药物化学，生物药物学，微生物药物学，放射性药物学等。除此之外，尚有一大批在传统学科基础上发展演进的学科，比如传统的解剖学科，按照研究方法分已经从系统解剖学、局部解剖学发展到了显微解剖学、特种解剖学等；传统的诊断学科，发展到症状诊断学、物理诊断学、机能诊断学、医学影像学（包括放射诊断学、核素诊断学、超声诊断学等）、临床放射学、实验诊断学以及临床诊断学其他学科；传统的病理学科，发展到病理生物学、病理解剖学、病理生理学、免疫病理学、实验病理学、比较病理学、系统病理学、环境病理学、分子病理学以及病理学其他学科；传统的药理学科，发展到基础药理学、临床药理学、生化药理学、分子药理学、免疫药理学以及药理学其他学科；传统中药学科，新增中药化学、中药药理学等学科。

近代以来随着新建制的践行而引发的新兴学科的丛生以及其所获得的制度性基础等，一方面，使得学科向纵深方向发展；另一方面，学科又得以向广延方向伸张，意在寻找一套共同的解释、共同的传统、共同的工作假设、共同的理论模型、共同的研究方法和共同的语言系统等，呈现出越来越综合的整体化趋势。现在，这两大趋势已演绎为学科发展的两条主要道路[20]。如何通过“寻找一套共同的解释、共同的传统、共同的工作假设、共同的理论模型、共同的研究方法和共同的语言系统”似乎是医学学科研究的一个重要方面。比如传统医学领域中的中国传统医学。中国传统医学，现在已经分化发展成为中（汉）医学、藏医学、蒙医学、维医学、傣医学、壮医学、瑶医学、苗医学、回医学等，而这些医学分支学科的发展，其中一个重要历史原因是中华人民共和国成立后，国家为了拯救和扶持少数民族传统医学的发展，对其实行了相对倾斜的政策。在特定的历史时期内，该政策发挥了积极正向的重要作用，藏医、蒙医、维医、傣医等少数民族传统医学普遍得到了较好的传承和发展。但是实际上考察这些分支学科的发展，它们绝大部分既不是土生土长的，更不是舶来品，而是在中华传统文化的哺育下，在各自所在区域内人们原初的基础医学知识、临床经验、用药经验和习惯等的基础上，经过中医药文化的激荡发蒙而产生的，是中国传统医学与当地民族优秀传统文化相结合的产物。比如维医、回医，在古代西域地区有着悠久历史的中（汉）医学对这两种传统医学的形成和发展起了决定性的作用，成为其发展的基石，而古波斯医学、古印度医学以及后来的阿拉伯医学也成为维医、回医发展过程中的重要知识来源和有益补充。中国民族传统医学，与中国民族的构成一样，是“多元一体”。当前，各民族传统医学的发展已经较为充分地体现了其“多元性”，而在“一体性”方面的建设则相对不足。

当前中医学科下面还是习惯上分为中医学和民族医学，其中中医学包括中医基础理论（含经络学等）、中医诊断学、中医内科学、中医外科学、中医骨伤科学、中医妇科学、中医儿科学、中医眼科学、中医耳鼻咽喉科学、中医口腔科学、中医老年病学、针灸学（包括针刺镇痛与麻醉等）、按摩推拿学、中医养生康复学（包括气功研究等）、中医护理学、中医食疗学、方剂学、中医文献学（包括难经、内经、伤寒论、金匮要略、腧穴学等）以及中医学其他学科。上述的“中医”其实均为汉族传统医学。而按照当前《中华人民共和国中医药法》（以下简称《中医药法》），其已经对“中医药”的概念内涵及其外延作出了权威和科学的界定:“中医药,是包括汉族和少数民族医药在内的我国各民族医药的统称,是反映中华民族对生命、健康和疾病的认识,具有悠久历史传统和独特理论及技术方法的医药学体系。”“国家大力发展中医药事业,实行中西医并重的方针。”从医学学科的学术体系和发展规律而言,《中医药法》所定义的“大中医”“中国传统医学”“中西医结合”等是具有整合、融合意义的概念,无疑是正确和符合事物发展规律的,含传统医学和现代医学在内的中国医学各学科之间的整合势在必行。

同样,对于传统医学与现代医学的整合,中国无疑已经做出了开创性的努力,目前也取得了理论和实践层面的丰硕成果。比如屠呦呦在青蒿素领域的研究,获得了 2015 年诺贝尔生理学或医学奖;陈可冀院士关于血瘀证与活血化瘀的中西医结合研究;沈自尹院士关于肾本质的中西医结合研究;吴咸中院士关于急腹症治疗八法的中西医结合研究;陈竺院士、王振义院士、张亭栋教授等关于白血病的中西医结合研究等。这种基于整合或者融合的创新,实际上越来越符合当前医学学科的发展趋势,而要取得更加辉煌的成就,关键可能还在于如何把这项开创性的工作继续做好,取得更多更大的标志性成果。

(二) 医学学科融合的现实基础

当前,现代医学虽然一路高歌猛进,但历史和实践越来越表明,先进的现代医学并非所向披靡,医学不是万能的,现代医学也是如此。人类医学的发展正在新的历史节点上面临新的问题和挑战。比如在现代医学面前曾经节节败退甚至销声匿迹的一些传染病如疟疾、结核等而今大有卷土重来之势;受细菌耐药性影响,现代医学曾经辉煌的成果正在被一点点侵蚀,抗生素的作用正因细菌耐药而不断受到质疑,重症急性呼吸综合征(SARS)、埃博拉、寨卡、中东呼吸综合征(MERS)、新型冠状病毒等超级病毒带来的传染性疾病表明人类始终会面临新的威胁;艾滋病和癌症的研究和治疗整体上仍未有重大突破;在常见病、慢性病的治疗方面,甚至对于病毒不断变异的流行性感冒,现代医学都表现欠佳;对一些神经退行性疾病如阿尔茨海默病等的发病机制至今无法科学解释等。除此之外,现代技术不断催生下的现代医学,诊断技术越来越进步,但是诊断水平和医患满意度等却没有同步得到提升,医学人文领域的诸多问题,也是现代医学发展需要更好地去解决的问题。正如《剑桥医学史》中所言:“人们从来没有像今天这样如此健康、长寿,医学的成就也从来没有像今天这样如此巨大。然而,具有讽刺意味的是,人们也从来没有像今天这样如此强烈地对医学产生疑惑和提出批评……我们已开始厌倦医学的进步。”[29] 当然,上述这些问题,不纯粹是属于现代医学的,传统医学同样有责任和义务去解决。这些问题更不是现代医学引发的,现代医学大大推进了医学发展的进程,大大提升了人类的健康质量,这是毋庸置疑的。上述只是现代医学或者说医学目前尚不能解决的,是当前医学面临的共同问题和任务。

时下的传统医学,发展过程中也存在诸多问题。从世界范围看传统医学,以希波克拉底为代表的古希腊医学体系曾经盛行的欧洲国家、阿拉伯地区,现在传统医学已经难觅踪迹;古代的阿育吠陀医学在印度也没有得到很好的传承,只有类似于瑜伽等技艺还不同程度地在世界范围内流行。曾经的文明古国及与之相应的传统医学形态,目前仅有中华文明及其中国传统医学得到了较好的来自理论和实践层面的系统传承和创新。西方国家曾经为发展现代医学而怒怼、否定传统医学,目前又重新开始重视发展所谓主流医学之外的补充与替代医学,这是否从某种程度上意味着世界范围内传统医学发展的复兴以及医学新格局的酝酿诞生,或意味着现代医学遇到了发展中的瓶颈,必须向传统医学寻求借鉴、帮助和支持。这些都是值得去探讨和求解的重要医学问题。

同样,对于传承发展做得较好的中国传统医学,也存在诸多问题。首先是概念不清,中国传统医学至今始终存在诸多不够精确的观念与认识,影响其健康发展。比如什么是“中医”,什么是“西医”,什么是“中国传统医学”，什么是“传统医学”，什么是“民族传统医学”，以及如何正确认识和应用传统医学等。这些困惑造成的问题显而易见，大到中华民族的共同认同感，中到学科的设置，小到具体患者的诊治。其次是藏医、蒙医、维医、傣医等民族传统医学在少数民族聚居地区相对集中和封闭的建设和发展模式，不同程度上阻碍了它们与其他医学的交流，这是其自身发展难以快速提升的一个重要原因，也是民族地区的民族医院病源群体相对单一的原因之一。解决此类问题，不仅可以促进中国传统医学自身更好的发展，有利于中国传统医学整体实力和核心竞争力的提升，同时也有利于铸牢中华民族共同体意识。

各民族传统医学归属中国传统医学（“大中医”）的问题（以下简称“归中”问题），是当前我们传承、发展、创新中国传统医学的一个不可忽视的重要课题。下面我们以维医为例来探讨各民族传统医学的“归中”问题。一般而言，传统医学往往在医学本体的基础上杂糅一些哲学概念，医学本体体现得更多的是科学技术层面的问题，而其所杂糅的哲学概念则更多体现了传统医学背后的世界观和方法论。传统医学基本上都是由原初的基础医学知识、古典哲学、区域性文化、群体性信仰、临床经验五要素组成。在此过程中，原初的基础医学知识、临床经验属于技术水平层面的问题，其不断吸收其他医学的先进认识是对该传统医学的有益补充。但如果涉及古典哲学、区域性文化、群体信仰层面，即哲学思维基础和理论体系层面，则无疑会引起传统医学本身属性的改变，会牵涉到其体系归属的问题，更会引起此医学到底是此医学还是彼医学的争执。所以，研究传统医学的归属分类不仅是对其所使用技术方法的比对，更是对这些技术方法背后哲学基础和方法论的思考，而往往后者才是决定因素。

以维医为例。维医产生于中国古代西域（现中国新疆）地区，由于地处祖国边陲，与异域医学文化接触交流较多而特色鲜明，但是其与内地中（汉）医学在学术产生和传承过程中依然有很深的渊源。比如维医理论方面，维医和其他少数民族传统医学一样，最初脱胎于中国古代西域原初用药习惯和医疗实践，经过中华文化和中医药文化的激荡发蒙而产生的，是中国传统医学与当地民族优秀传统文化相结合的产物。比如在维医辨证论治方面，维医和中（汉）医一样，其所针对的主体始终是患病或者易于患病的人；其所用的诊断方法也是以望、闻、问、切等宏观诊断为主，皆由他体感来认识气机变化的程度和轻重，医家必须通过自已的觉知去感知病家。其诊断所形成的结论皆类似中医“证候”对于患者症状、体征之综合表述。随着现代生命科学的发展，其疗效评价的指标体系与中（汉）医亦逐渐趋于一致，即渐渐分成中国传统医学的疗效指标评价体系和现代医学的疗效评价体系两种。不同民族医学有关病因和现象的解释、解决问题的手段虽有不同，但实为相同过程的不同文本表述，相似性远大于差异性。又比如在维医的方药方面，历史上，中国西域的道地药材源源不断输入内地，被中（汉）医学吸收利用，并被赋予“中药”的概念（如性味归经、功效主治和使用宜忌等）后反哺中国古代西域，进而在复方组方规律和命名上影响维医。我们研究发现，部分维药复方的命名方式与组方原理与中（汉）医趋同，尤其是近现代整理的方剂，主要有如下 5 种，即以主要功能加剂型命名、以所治疗的疾病名称命名、以处方中主要药材名称命名、剂量加剂型命名和主药名加剂型。同时，一些维药成药的说明书也大都采用中（汉）医的功效表述方式，即剔除一些特定的概念表述和称谓，大部分维药成药用中（汉）医化的语言可以明确表述其功效主治。部分维药成方在实际操作中利用中（汉）医理论或类中（汉）医理论来解释病理、辨证用药，但对外阐释时却较多利用了一些非中（汉）医词汇，以突显其特色。这或许也是出于一种药物保护层面的考量。所以，维医实际是中华文化和中（汉）医药文化激荡发蒙下的地域原初医疗经验和用药总结。维医等中国少数民族传统医学都不同程度地带有本民族医学的鲜明特色，但究其根本，绝大部分都是植根于中华文化和中(汉)医药文化的土壤演变发展而来,是中国传统医学与其民族优秀传统文化相结合的产物,与中(汉)医药同宗同源,血脉相连。虽然它们经过长期的发展形成了自己的理论体系,但与中(汉)医学依然具有源头上、部分理论上、诊断和治疗上的可通约性。故而当下中国传统医学体系内部的关系梳理和归属问题,特别是各少数民族传统医学的"归中"问题等,需要引起我们的思考和重视。

所以,未来医学学科,既需要整体前提下的分化,也需要更加注重分化基础上的融合。既需要传统医学与现代医学的融合,也需要传统医学内部以及现代医学内部的融合。分化和融合没有绝对的界限,它们可以是并行共时的,是学科发展的重要手段,也是学科发展的主要途径。

第五节
医学学科的未来展望

当前现代医学在一些领域的局限,一方面激励着当代的医学科学家和临床专家,不断深化研究,改进医疗技术,攻克医学难题,继续展望着现代医学以及未来医学的美好前景。另一方面,也促使人们更加理性和辩证地看待现代医学、整个医学以及生命和健康,其中也包括更加理性地、辩证地看待传统医学。在现今的欧美等国家,在主流的现代医学/医学之外,所谓的补充与替代医学正越来越受到欢迎,冥想疗法、催眠疗法、顺势疗法、按摩疗法、香味疗法、维生素疗法等,以及来自中国的针灸、中药、气功、太极,印度的瑜伽等都被纳入补充与替代医学的范畴。而在中国,人们同样抱有这样的想法,大家在倚重现代医学的同时,普遍对包括中(汉)医、藏医、蒙医、维医、傣医等各民族传统医学在内的中国传统医学,依旧笃信,这些传统医学依然占据着不小的医药市场份额。根据不同的疾病不同的病情,选择不同的医学,或者综合两种医学的优势,所谓"取中医之所长""取西医之所长""取中西医结合之所长",已经成为社会和医患双方的共识。

如何正确理性地看待传统医学和现代医学,以及两者并存的当今医学的现状,我们也提出了"三分法"的理念。所谓"三分法",是指各民族传统医学相似性大于差异性,其基本架构均可以分为三个部分,即不自觉地领先于现代医学的部分、已和现代医学达成共识的部分、需要重新认识和加以摒弃的部分。传统医学与现代医学,属于各有特点、各有千秋的医学体系,同时又是各有缺点和不足的医学体系,在治疗疾病的效能上可协同作战、取长补短,且某种意义可以说,在今后一个较长的历史时期,彼此并不具备互为替代或完全取代的基础与条件。比如中国传统医学,目前来看,是对经验医学吸收最完整、融合最多的医学,其庞大的体系充满了实用的和逐渐被现代医学所认同的医疗技术和医学经验,也蕴含着预示人类医学某些发展方向和面貌的胚芽。故而和谐共处、取长补短、优势互补,共同致力于对某些疾病及疾病的不同阶段提出最优的解决方案,共同致力于人类医学难题、疑难疾病的攻克,才是两者正确的"相处之道"。当然,传统医学千百年来传承下来的东西并非都是金玉良言、金科玉律,可谓精华与糟粕同在,故而传统医学的发展过程,本身也是一个在不断扬弃中的演进提升的过程。

历史和时代的发展越来越证明,传统医学和现代医学,属于各有特点的医学体系,求同存异、和而不同,才是未来医学发展的阳光大道[30]。展望未来医学,融合是大势所趋。对整个医学史长河来说,现代医学发展至今不过400年左右的时间,虽然其发展迅猛,是医史长河中最为湍急、流速最快的阶段,但是从整个时空来说,仅仅是一个发展的阶段或者过程而已。在现代医学诞生之前的很长一段历史时期内,因为地域相隔、交通不便,医学更多的是一种区域内的医学,当时医学并无传统和现代之分、中医和西医之分,也没有今天诸如藏医、蒙医、维医、傣医等民族层面的医学之分。人们更多的只有生死、疾病、疼痛、医生、患者等要素的概念,以及这些要素构成的所谓医学行为。从概念及其内涵实质来说,这或许就是人类医学的本质和原初,医学原本就是一种解除疼痛、防病治病、增进健康的科学和行为。让医学回归其普适性、回归其本质,可能是我们思考和展望未来医学的出发点和落脚点。

未来医学如何融合,如何发展?当今传统医学与现代医学并存的二元医学格局,当前世界医学发展的现状、问题和挑战,是展望未来医学绕不开的最大实际和关键立足点。尽管现代医学已是当今人类共同的医学文明,是人类医学认知的共同阶段,但传统医学能够丰富和助推现代医学文明的发展。传统医学与现代医学唯有融合,才能创造人类共同的医学文明。基于此,我们又提出了未来医学发展的"三个融合"理念:一是中国各民族传统医学之间的融合,建立一种基于中华民族共同体之上的中国传统医学新体系;二是世界各民族传统医学之间的融合,建立一种基于人类命运共同体基础之上的世界传统医学新体系;三是传统医学和现代医学的融合,利用现代科学和现代医学的技术、理论与方法挖掘和阐释传统医学的精华,丰富现代医学的内涵,提高现代医学的发展水平。三种融合之间并无发展先后的关系,是一种同向并行的关系。

当然,就当前时代发展和人类医学整体而言,虽然我们认为要注重体现和发挥传统医学的重要作用,但是也要清醒地看到,现代医学已是当今人类共同的医学文明,是人类医学认知的共同阶段。与现代科学技术息息关联的现代医学,依然是当今人类共同的主流医学,是人类医学发展的重中之重。特别是当前,世界科技发展呈现新的潮流,量子力学、人工智能等崛起,势必将为医学的发展增添新的动力和机遇。

站在新的历史起点,展望未来医学。一方面借助现代科技的力量,大力发展现代医学。对现代医学而言,是一个不断修正、完善、发展的过程,是一个不断靠近绝对真理的无限过程。另一方面,在大力发展现代医学的同时,传统医学的重要性和地位同样应该受到重视。对传统医学而言,也是一个取其精华、与时俱进的过程,要让古老的医学智慧绽放异彩,使其融入人类当代医学文明的洪流。以中国传统医学(中医)为例,其核心在于传承创新好"中医"学科之所以为"中"的独特品质,特别是中医独特的原创思维,如天人合一的整体观、辨证论治的个性治疗、众多理法方药支撑的实践经验、治未病的养生理念等,在坚持"中医"本色的同时,以开放的姿态拥抱现代科学和现代医学,使其在此新的进程中,得到新的发展,展现新的内涵。故而传统医学和现代医学,其方向和力量在于融合,借融合之势,不断激发中医学的特色与优势,丰富传统医学的内涵,推动现代医学的发展,从而催生出兼容传统医学与现代医学的新医学和新学科[30]。我们相信,未来的医学学科一定是传统医学与现代医学共谱的恢宏与和谐的交响乐章,是一种"各美其美、美人之美、美美与共、天下大同"的医学学科。终归其一,要让人类医学更好地服务于人类的生命和健康,并在砥砺前行中回归医学的本质、回归医学的初心。

第六节
医学学科研究的方法纲要

构成科学的并非事实本身,而是整理事实的方法[卡尔·皮尔逊(Karl Pearson)]。学科一旦有了自己的方法,也就建立了独立性。方法的进步能促进理论发展,反过来,新的理论概念又促进新方法发展[20]。同样，陈旧甚至于错误的方法还会阻碍理论的创新与发展。医学，作为一类学科，探讨如何从宏观层面对其进行架构、研究，可以促进深化人们对医学学科的宏观思考，对更加科学、理性及辩证地认识医学学科并促进其健康发展，具有重要的意义。此外需要强调的是，本研究的方法，是将医学作为一类学科，并从学科演化角度和较为宏观的层面总结的学科研究方法，并非具体到某一医学现象、某一作用机制、某一医学行为等所采用的研究方法。

一、医学学科研究方法

大体而言，医学学科的研究方法，要注重把握历时性与共时性的研究方法；结构性和关联性的研究方法；地上史料与地下实物相结合的研究方法(二重证据法)。它们分别由瑞士作家、语言学家费尔迪南·德·索绪尔(Ferdinand de Saussure)，美国管理学家理查德·L·达夫特(Richard L. Daft)，以及我国近代著名学者王国维提出。

(一) 历时性研究

注重从"生长"的观点、动态的演进去看待医学学科的发展。历时性和共时性是索绪尔(Saussure)提出的一对术语，指对系统的观察研究的两个不同的方向。历时性，就是指一个系统发展的历史性变化情况(过去—现在—将来)。在人类社会的早期，人们对学科的认识比较简单；近代以来，学科沿着分化、交叉、综合的道路向前发展，其内涵也日趋丰富繁杂，这是学科发展的共性。所以任何一门学科总有一个从稚拙到逐步成熟丰满的过程，一个从简单的、经验的、零散的存在形态，到复杂、理性的、系统的具有一定知识范畴的逻辑体系的过程。故而学科都是一个历史的概念，是一个随着历史演进而不断变化、丰富的概念。如果把学科看作是一个"生长"的过程，则其形成过程大抵是一个经验累积、知识总结、实践验证、理论凝练并同质归类的过程。欲对学科进行较为全面的了解和把握，我们就必须去了解这门学科的"前世今生"以及它的古今变迁，甚至包括其成为学科前的"前学科"历史。经济学家哈耶克说过："我们应该经常地拣出有争议的专门术语，并如实地追究它到底是怎么一回事。"[31]比如，本研究对"中医""中药""西医"等从学科角度进行的研究，发现它们都是一个随着历史演进和医学实践的发展而不断变化、深化和丰富的概念。而这些研究，不仅对准确把握这些医学分支学科的概念内涵及其实质，对当下医学实践中困惑的消除，以及对未来医学的发展趋向和体系构建的思考与展望，都具有积极的意义。

(二) 共时性研究

注重从比较的视域、分化的角度去看待医学学科共时的发展。共时性，就是在某一特定时刻该系统内部各因素之间的关系。这些因素，可能是经过不同的历史演变而形成的，甚至属于不同的历史发展阶段。但是，既然它们共存于一个系统之中，那么它们的历史演变情况就暂居背景地位，显现的是各因素共时并存而形成的系统关系。比如传统医学中，西方传统医学和中国传统医学，在不同的历史时期也即不同的学科发展阶段，分别属于什么样的发展现象、发展水平；在同一个历史时期，比如当代，中西方对待传统医学和现代医学各持什么态度、什么政策；当前的人类医学，包括传统医学和现代医学，共同面临什么样的医学困境和挑战；如何看待拥有几千年历史的传统医学和只有几百年历史的现代医学，以及传统医学和现代医学分别之于整个医学的意义；针对某一种疾病、某一种医学理论、某一种医学诊断方法等，中国传统医学、西方传统医学、现代医学等不同医学学科对其认识与实践的比较研究等，都可以是共时性研究的范畴。其优势是可以就某一研究对象或要素进行系统内各层面、各时间段、各因素等的综合研究，因而更能体现对该研究对象较为全面和系统的一种把握。

（三）结构性研究

注重从学科组织与演进的内在逻辑、内部构造等方面分析医学学科。根据理查德 · L · 达夫特(Richard L. Daft)的观点，组织的维度分为两类：结构性和关联性。结构性维度描述了一个组织的内部特征，关联性维度描述了影响和改变组织维度的环境。结构是一切事物所固有的结构属性的本质概括，是事物的内部构造和事物间或系统内诸要素互相联系、相互作用所形成的结合形式、组织方式。学科结构是学科的知识纤维、理论板块、学科体系发展演进而形成的有机构成，是学科内在逻辑的集中反映，学科时代精神的构造性体现，学科空间分布和时态变换的结合方式的选择[10]。故而把握学科结构，是我们认识和梳理纷繁复杂学科的有效方法，是揭示学科发展演变规律的有力武器，是完善、改造和重构现有学科的依据和抓手，是思考和展望学科未来发展方向的主要关键。所以，把握学科的结构性，就把握了学科的思维方式、组合方式、内在逻辑和本质属性。故认识学科，包括医学学科，重在深化对学科的“结构性”认识，把握学科的“结构性”演变，掌握学科的“结构性”规律。笔者及研究团队提出的“大中医”“三分法”“五要素”“三个融合”等关于传统医学、现代医学以及人类医学的理念，均是对医学及其分支学科的“结构性”认识。它们是分别对传统医学(五要素)、中国传统医学(大中医)、传统医学与现代医学(三分法)、人类整体医学(三个融合)等医学形态的内在逻辑、内在构成的深刻阐释，对把握学科的本质属性、演进规律和发展方向等皆为关键。故而，把握结构，才能看清学科的构成要素；把握结构，才能看到互相之间的共时性和个性、相似性和差异性；把握结构，才能看到学科优化的意义、融合的趋势等。

（四）关联性研究

注重从医学的人文性、社会性等学科外的属性去看待医学学科的发展。根据理查德 · L · 达夫特(Richard L. Daft)观点，组织的维度分为两类：结构性和关联性。结构性维度描述了一个组织的内部特征，关联性维度描述了影响和改变组织维度的环境。每门学科都有着自身的独立与独特性。这是学科研究要认识到的前提，但是任何学科，都是人类社会发展中的学科，都不同程度地携带着影响和改变学科组织维度的环境。医学作为一种需要博爱、博学的人类学科与人道职业，其研究和服务的对象是人，是人的疾病疼痛、生老病死、健康安乐等。这种特性，决定了医学学科在自古及今的发展过程中，除了所谓的科学性之外，始终还拥有深厚的人文性和社会性。所以说，医学学科，既是一门自然科学，还是一门人文社会科学；既有作为一种生命科学学科自身的复杂性，也有其关联的研究对象特别是人的复杂性和所处社会环境的复杂性。这是医学学科的一个重要特点，也是其区别于其他自然科学学科，如数学、物理、化学等学科的重要区别，也说明其学科自有的一套学术体系和关联体系。关联性研究更能看到影响和改变学科组织维度的环境，而这一点，对于医学这门特殊的学科而言，是其研究的重要的补充，并非无关紧要。

（五）异同性研究

异同性研究，我们团队在传统医学的研究中又将其称为相似性与差异性的研究。中国各民族传统医学皆根植于优秀中华传统文化而产生，具有明显的中国哲学思维特点，如朴素的辩证唯物主义思想、对立统一观念等，这首先从文化层面促成了中国各主要民族传统医学的相似性。中国周边被沙漠、海洋、高山所环绕，自然而然地形成了一个相对封闭的自然地理单元，在这个文明区域中，中(汉)医学不仅起步最早，并且水平也是最高的，其他民族除了对汉文化的认同外，不同传统医学体系之间对技术层面内容的借鉴和吸收也是趋之若鹜，且往往具有自发性，中(汉)医在技术层面也引领着中国其他民族的传统医学，这也是中国各主要民族传统医学在文化和技术层面相似性大于差异性的主要原因之一。

当然，还有一个不容忽视的因素是中(汉)医学在发展过程中始终争取集中中国各民族、各地区的医疗经验于一体，这种努力往往也促进了彼此之间的融合，使得相似性更加明显。而且这种相似性不仅体现在对疾病的病因、病机、诊断、治则、治法和用药等方面，也体现在这背后的哲学思辨和方法学基础等方面，即医学思维过程中。当然，由于中国地大物博、地形复杂，民族众多，加之古时交通不便，信息交流并不密切，故而传统医学的表现形式仍具有一定的地域属性与民族属性，在不同的民族传统医学之间理论和实践手段也各有侧重，这种差异性主要体现在具体的医学概念表述的形式和临床涵义上。所以在传统医学学科的研究中，注重从全局、本质等方面厘清哪些属于相似性，哪些属于差异性，哪些方面可以融会贯通，哪些方面可以求同存异，这对于传统医学的融合发展，特别是中国传统医学的融合发展、一体化建设等具有重要意义。

(六) 跨文化的对称研究

医学学科的研究，自有其作为一种生命科学(不管是古代人的生命科学观，还是现代人的生命科学理论)与生俱来的特殊性，以及由历时性发展演变带来的复杂性。如果我们分段来看。在现代文明和现代科学尚未登临之前，中西方世界均处传统医学大一统的时期。这一时期，纵然因为不同的哲学基础、区域性文化、民族习性等因素，成为不同民族医学标新立异的“基因”，并进而形成了不尽相同的民族传统医学，但是总体而言，在当时世界上形成了以“中医学”“印度阿育吠陀医学”“古希腊医学”等为代表的传统医学体系。从宏观的古代的医学格局而言，这是几支对等的医学力量，立足其一，择选另一或二，进行医学但又不限于医学(哲学基础、宗教信仰、民族性格等诸方面)的比较研究，显然就是一种跨文化的对称研究。时至后来，众所周知，西方社会在文艺复兴思潮和科技革命的刺激下，世界范围内的医学整体上经历了从传统医学向现代医学的转变过程，原有的古希腊医学支系的传统医学被现代医学取代，其医学实现了脱胎换骨的巨变。与此相适应，受现代医学的冲击，以中国为代表的中医学也在中西医对抗、中西医汇通、中西医结合等变化发展中，最终奠定了传统医学与现代医学并存并且试图结合的格局。尤其要强调，现代医学经过百余年的高歌猛进，其凶猛的势头有所减弱，其曾经被认为无与伦比的优势面在接连不断的质疑声中趋于缩小或停滞不前，并未实现在整个医疗市场份额中的绝对控制。反而是世界范围内对传统医学(或称之为补充与替代医学，或与之类似的传统治疗手段等)的“热度”和需求，始终处于一个稳中有升的发展趋势。当今医学传统与现代并存、未来医学传统与现代融合的特点越来越明显。而从跨文化对称的视角去观察中西医学的这种曲折、多样的演变轨迹，发现医学发展背后深层的文化因素，揭示医学作为一门由生物—社会—心理—人文等因素综合形成和作用的特殊学科的特殊性及其发展规律和趋势，是十分必要的。故不管是传统医学大一统的时代，还是当今时代传统医学与现代医学并存的时代，基于不同的文化土壤，抑或是不同的医学思维、指导思想下，诞生的中西方传统医学、传统医学与现代医学，均符合一种跨文化研究和对称研究的特点。我们认识和审视医学，不能不参考和运用这种中西跨文化对视、传统与现代对等的研究方法。本书中，即一以贯之体现了这种研究方法的运用。立足于中医，从医学但又不限于医学，透过中国和西方不同的历史镜像中，从中进行不同地区、不同民族、不同文化之间的共性与个性、相似性与差异性的比较研究。

(七) 二重证据一致性研究

二重证据法由王国维提出，意思是运用“地下之新材料”与古文献记载相印证，以考证古代历史文化，这后来发展成了一种公认的学术正流。后来陈寅恪将该研究方法进一步发扬光大，其提出三个方面：一曰取地下之实物与纸上之遗文互相释证；二曰取异族之故书与吾国之旧籍互相补正；三曰取外来之观念，与固有之材料互相参证。二重证据法被认为是20世纪中国考古学和考据学的重大革新，曾经在学术领域中取得了许多重大的发现和突破。医学，特别是传统医学，以及探源早期医学的发展情况，往往要借助于历史史料以及考古发掘的实物，才能有助于新发现和新观点的产生。传统医学实际上是一种跨学科特征明显的学科，受制于医学学科的科学性强、专业性强、跨学科研究者偏少等原因，该领域一直处于一种不温不火甚至偏冷的状态。在当前地下史料不断得到丰富和充实的情况下，将“地下之实物”与“纸上之遗文”互相释证，“异族之故书”与“吾国之旧籍”互相补正，“外来之观念”与“固有之材料”互相参证，以此对中外传统医学进行纵深挖掘，不失为一种可取的方法，对整个医学学科的发展方向，以及其人文社会性等的挖掘，也是一种补益。

在本研究中，我们既希望在历时性研究方面，看到医学学科及其分支，从“传统”走向“现代”的过程，是一部流动的动态的学科发展史；也希望通过共时性研究，针对某一医学问题、医学现象、医学行为等，能够从“传统”和“现代”进行共同的综合考察；希望从中西跨文化的对视中，从传统医学与现代医学对等的研究中，去发现一部跨文化的医学学科思想史；还希望通过不断挖掘不断更新和丰富的地下实物，与地上现有丰富的史料相结合，特别是关于医学内容的史料，以及医学关联学科的史料中涉及医学的内容，将史料和实物的考证引入医学学科的研究当中。

综上，既立足把握医学学科的“结构性”，以更好地对医学学科进行定性的本质的研究，也注重把握其演进规律、优化或重构其发展，明晰其未来方向，同时兼顾其医学学科研究对象及其所处社会环境、人文环境的重要性和丰富性，希望将人们对医学的研究，能从自然科学到人文科学，将医学与人文研究、社会研究有机统一起来。从时空变换的角度、体系内外的视野，展现一部生动的、全景式的人类医学学科图景。

二、医学学科融合的研究思路

现有的学科结构是漫长的学科发展延续至今的产物，然而学科结构周期重演律的探索却可以缩短时间跨度，成功地改善以至于改造现有的学科结构。对学科结构的演变进行历史性梳理，有利于反思学科发展的轨迹。而对于当代学科结构的理论思考，则有助于重建当代学科的合理布局，对未来学科的发展进行超前思维、战略决策[10]。医学学科最大的“结构性”要素是“传统”和“现代”，两种医学体系分别建立在经验医学、理论医学、现代科学等人类不同的认知面以及认知的不同阶段，传统医学更多的是经验医学与理论医学的结合，当然也有与现代医学达成共识的地方，但也有很多现代医学仍然无法解释或待揭示的现象。现代医学更多的是现代科学与理论医学的结合，讲究实验实证，尽力排除医学作为经验的成分。所以，“传统”和“现代”虽然均为医学学科的两个最大的分支学科，但是各有其“结构性”要素，比如指导思想、医学思维、诊断思路方法手段等均有很大差异。这也是不少人认为传统医学与现代医学“互不相容”“不能兼容”等，以及造成两者医学互怼、互相否定的一个重要原因。而实际上，这只是看到了两者的表面，如果对医学学科进行深入的时空研究、结构性把握，可能会发现医学学科的融合，“传统”与“现代”的兼容，才是医学学科最大的共性，是“传统”医学与“现代”医学的最大公约数。传统医学和现代医学，虽然属于医学王国中两大迥异的学术体系，但是两者之所以共同称之为医学或归属于医学学科的最重要因素，就是两者研究的客体都是人以及人的疾病、健康、生命。“从认识论的原理来看，人们对于同一客体的认识，往往表现出层次和角度的不同，而不同层次、不同角度的认识，只要具有同一的研究客体，就能在交流过程中实现真实反映客体本质这一基础上的统一。”[32]下面，根据成中英关于医学融合研究的观点以及刘仲林的分析，探讨医学学科融合，即传统医学与现代医学如何融合的问题[33]。

1. **找寻焦点** 两个以上的方法与观点同时关照就有焦点可言，找寻焦点是方法，获得焦点是目的。传统医学与现代医学“同时关照”的最大焦点，无疑在于均为对人及人的疾病疼痛、生老病死、健康安乐等的“同时关照”“共同关照”，这是它们之间最大的焦点。具体一点来说，它们共同致力于对医学现象和行为进行研究，共同致力于某一疑难疾病等复杂的综合问题的攻克，这是它们的交互点、交聚处，这就是焦点。虽然两种医学采取不同的研究方法、解决路径，但是这并不能认为是对“焦点”的偏移，反而都是对“焦点”的聚集，是人类医学的“殊途同归”，依然体现“同时观照”的原则。它们的研究和实践，在时间上是共时的，在空间上是共点的，既包含各自必要的分析，更强调医学学科主体的“一以贯之”的整体把握。

2. **建立融合** 两组以上的概念需要融合起来以扩大视野，但融合可以是对立互补，可以是同中生异、异中显同。建立融合是方法，取得融合是目的。融合有融合贯通之意，把不同学科的概念或知识，通过恰当的交叉方法，融合贯穿，通达一体。这里还应当强调，融合不是同化，不是强求同一，而是在相异的背景下达到内在和谐。“融合”的要诀是相互协调的“和”，而不是简单一刀切的“同”。所以融合可以是对立互补，可以是同中生异、异中显同。所以我们说传统医学与现代医学的融合，“焦点”的找寻和获得，“融合”的方法和目的，并不要局限于“器”的拼组（有形物件组合），有时更需要“道”的结合（理论或方法或目的或方向的融合）。针对医学学科的复杂的系统性，同时要达到医学学科解决“研究人类生命过程，提升疾病诊断、治疗和预防水平，增进人类健康”的目的，我们应该鼓励不同方法的“关照”，“殊途”下的“同归”。我们一直倡导求同存异、和而不同，如此才能多元一体。“多元”是医学学科发展的初期和必经阶段，“一体”是医学学科发展的方向和必然结果。

3. **挖掘共源** 任何不同的事物在其历史的深处都有共同的因子。认识共源是方法，说明共源是目的。挖掘共源，揭示不同事物在历史深处的共同因子，是交叉研究统一的基础。研究的客观依据来源于历史深处的共同因子。这个共源，可以理解为是医学的初心，不管人类历史上医学经历什么发展阶段，比如医巫共混时期、医学哲学时期、轴心时代时期、中世纪停滞时期、近代以来的飞速发展时期等，也不论曾经出现什么医学形态，传统医学、现代医学（中医学、西医学、中西医结合）等，也不管面临什么样的医学挑战，比如历史上曾经发生鼠疫、天花、疟疾、结核等传染病的肆虐，还是现今各类慢性病、神经退行性疾病、各类癌症、病毒感染等高发疾病带来的新挑战，医学征服疾病、增进健康的初心和目的都未曾改变。这种共源性，并不因历史时代而变，也不因医学是传统或现代而变。

4. **扩大境界** 两个以上的观点的交合应能扩大世界观与知识的境域。促使扩大是方法，印证扩大是目的。视野扩大和境界提升是交叉、融合研究在学术和精神方面的展现。融合的目的，就是要促进传统医学之间、现代医学之间、传统医学与现代医学之间的理论上的融会贯通，实践中的互相打通。打破传统与现代之间，中医与西医之间互相对立、互相否定，使不同分支学科的知识域连通一片，不同的医学分支学科共同致力于医学难题的攻关。当然，医学学科还应该继续打破大学科的局限，与人文学科、社会学科相结合，与物理、化学、生物、计算机、人工智能等学科相结合，提升医学学科的综合创新能力。

5. **灵活应用** 如何使两个以上的观点应用于实际经验与生活、产生价值就是兼方法与目的的实践理性的发挥。灵活应用是交叉研究在生活与实践方面的展现。把交叉研究应用于实际经验与生活，产生其特有价值，是交叉研究追求的重要目标。如前所述，从国外来看，国外对现代医学以外的补充与替代医学的需求不断上升。而在中国，医学学科之间的融合及其实践更为充分，中西医结合学科已经和中医学、现代医学并列，成为医学学科门类下面的一级学科，除了中医医院（狭义中医）、民族医院（藏医医院、蒙医医院、维医医院、傣医医院等)、综合医院(以现代医学为主)以外,以融合形式出现的“中西医结合”医院、医院内的中西医结合科室等几乎遍地开花。“取中医之所长(包括取藏医、蒙医、维医、傣医等各民族传统医学之长)”“取西医之所长”“取中西医结合之所长”,是民众求医问药多样化的自主选择。

故总体而论,传统医学与现代医学,中医与西医,在面对生命现象的复杂性、疾病的复杂性以及医学自身复杂性等方面,彼此相对独立,差异性、个性明显,但是相似性和共性亦不可撼动,均毫无争议地归属于人类的医学学科,且彼此之间都具有相互之间不可取代、不能替代的方面。所以,和而不同、求同存异是未来医学的趋势,也是未来医学的力量源泉。而探讨和优化医学学科的研究方法以及促进医学融合的原则思路,无疑有助于增进对医学学科及其未来发展之路的认识。罗伊·波特谈及著述《剑桥医学史》的目的之一:“医学一直在不断地重新塑造自己,推翻老教条,在过去的基础上建立新观点,重新定义它的目的。当然,在这一方面,医学总是处理同一事件,治疗疾病,但是它所承担的任务,无论是想象上、制度上,还是科学上、人道上,永远处于变化之中。”[48]运用辩证唯物主义的观点,在历时性中梳理医学,在共时性中比较医学,在结构性中把握医学,在关联性中理解医学,在二重证据法中考证医学,在异同性中分析医学,透过人类文明的面纱,历史的镜像,看到人类医学发展的助推力量、当下的问题和未来的方向,以期在某种程度上重新认识、重塑重构医学。

＊小结与讨论

(1) 学科是一个历史的范畴,它既是时代精神孕育的结果,又总是处于过渡和发展状态,或者说,人类对它的认识也有一个不断深入深化的过程。学科的概念从古代的宗教戒律、国家法令,进而发展成学习考核的科目,渐而演变为科学领域的门类或人类知识的体系分类,此定义是近现代以后学科的主流要义或基本定义。

(2) 医学学科及其在漫长的历史发展过程中构建的学科分类,同样既表现为发展的复杂多样性,同时也延续着其之所以为医学学科的恒定性和独立性。本章节梳理了医学、传统医学、现代医学(西医)、中国传统医学(中医)、中西医结合等目前主要的医学学科形态,及其定义和分类的原则标准。介绍了我国教育部、国家质量监督检验检疫总局、国家标准化管理委员会等颁布的医学学科分类。大体而言,关于医学学科的分类,不管是中国还是西方,宏观上还是以“传统”与“现代”为纲(中国分中医、西医、中西医,西方分为主流医学和非主流医学,正统医学和补充与替代医学等),此原则以下再根据具体的国情、医药卫生政策、本国医药卫生市场等,呈现不同的医学分科以及医学实践。

(3) 医学学科的结构要素。结合法国学者莫兰、德国学者黑克豪森的理论,具体分析了学科的七项标准,并从医学学科的角度进行了解析。掌握学科的结构性要素,对科学认识该学科具有重要的意义。具体到中国传统医学,从学科的结构性要素进行剖析,对科学认识和建构多元一体的“大中医”等具有重要的意义。

(4) 对医学发展进行学科角度的概述,分别从医学“学科前”期、医学学科“形成”期、医学学科的“分化”期、医学学科的“融合”期等四个分期,从医学的历时性动态发展和中西方医学的共时性比较方面,创新性地梳理了医学发展的重要阶段、重要进程、代表性人物和成果,展现了一种从学科诞生、发展、分化、融合等为角度和特点的医学动态演变过程。

(5) 对医学学科的研究方法,进行了纲要式的概述。构成科学的并非事实本身,而是整理事实的方法。学科一旦有了自己的方法，也就建立了独立性。方法的进步能促进理论发展，反过来，新的理论概念又促进新方法发展。本章创新性地将几组研究方法引入传统医学学科研究领域，分别是历时性与共时性的研究，结构性和关联性的研究，中西传统医学对称性研究，地上史料与地下实物一致性研究，相似性与差异性研究等。此对促进人们对医学学科的宏观思考，对更加科学、理性及辩证地认识医学学科并促进其健康发展，具有重要的意义。并对新时代如何进行医学学科之间的融合，包括传统医学与现代医学的融合（中西医结合）、传统医学内部的融合、中国传统医学内部的融合、医学与人文的融合，提出了找寻焦点、建立融合、挖掘共源、扩大境界、灵活应用等富于建设性的思路和方法。

参考文献

[1] 杨天平. 学科概念的沿演与指谓[J]. 大学教育科学，2004(1)：13－15.

[2] 宣勇，凌健. "学科"考辨[J]. 高等教育研究. 2006(4)：18－23.

[3] 梁实秋. 远东英汉大词典[M]. 台北：远东图书公司，1977：576.

[4] 陆谷孙. 英汉大词典：上卷[M]. 上海：上海译文出版社，1989：887－888.

[5] 古代汉语词典编写组. 古代汉语词典[M]. 北京：商务印书馆，2012：871.

[6] 〔清〕陈廷敬，张玉书编撰；王宏源新勘. 康熙字典（修订版）[M]. 北京：社会科学文献出版社，2011：985.

[7] 班固. 汉书[M]. 北京：中华书局，1999：201.

[8] 范晔. 后汉书[M]. 北京：中华书局，1999：1012－1013.

[9] 欧阳修，宋祁. 新唐书[M]. 北京：中华书局，1999：4328.

[10] 陈燮君. 学科结构理论史纲[J]. 上海社会科学院学术季刊，1990(1)：5－15.

[11] 钱学森. 现代科学的结构——再论科学技术体系学[J]. 哲学研究，1982(3)：21.

[12] 辞海编辑委员会. 辞海[M]. 上海：上海辞书出版社，1979：383.

[13] 中国社会科学院语言研究所词典编辑室. 现代汉语词典[M]. 6版. 北京：商务印书馆，2014：1532.

[14] 世界卫生组织. 传统医学[EB/OL]. http://www.who.iht/topics/traditional_medicine/zh/.

[15] WHO Traditional Medicine Strategy：2014—2023[R]. World Health Organization, 2013：15.

[16] 董竞成. "中医"作为学科概念的变迁过程及意义[J]. 人民论坛·学术前沿，2018(9)：62.

[17] 董竞成. 中国传统医学的哲学思考[N]. 人民日报，2014－10－17.

[18] 董竞成. 论中国传统医学的哲学思想意蕴[J]. 人民论坛·学术前沿，2014(18)：84－94.

[19] 此系1956年8月24日毛泽东会见中国音乐家协会负责人时的谈话（《同音乐工作者的谈话》），原内容为"要以西方的近代科学来研究中国的传统医学的规律，发展中国的新医学"。中华医学会，中国中西医结合学会. 中国中西医结合学科史[M]. 北京：中国科学技术出版社，2010：3.

[20] 刘仲林. 国外"学科"与"跨学科"概念介绍[J]. 科学学与科学技术管理，1988(9)：26－28.

[21] 国家卫生和计划生育委员会. 2016中国卫生和计划生育统计年鉴[R]. 北京：中国协和医科大学出版社，2016：4.

[22] 谢利民，代建军. 回到学科之前——学科概念界定的另一种思考[J]. 常州工学院学报（社科版），2005(3)：104－107.

[23] 阿尔图罗·卡斯蒂廖尼著;程之范,甄橙译.医学史：上[M].南京：译林出版社,2014：9.

[24] 黄帝内经素问白话解：上[M].郭霭春注解.北京：中国中医药出版社,2012：83.

[25] 刘仲林.现代交叉科学[M].杭州：浙江教育出版社,1998：37.

[26] 阿维森纳.医典[M].英格儒勒原译,朱明等译.北京：人民卫生出版社,2010：2.

[27] 陈邦贤.中国医学史[M].北京：团结出版社,2011：17.

[28]〔汉〕班固.汉书·艺文志[M].北京：中华书局,2012：1566-1569.

[29]〔美〕罗伊·波特编著.剑桥医学史[M].张大庆译.长春：吉林人民出版社,2000：1.

[30] 董竞成,刘文先.在新时代推动中医学更好发展[N].人民日报,2018-10-25.

[31] 詹姆斯·M·布坎南.经济学家应该做什么[M].成都：西南财经大学出版社,1998：24.

[32] 中华医学会,中国中西医结合学会.中国中西医结合学科史[M].北京：中国科学技术出版社,2010：1.

[33] 刘仲林.科际整合的哲学与方法——评成中英、傅伟勋的跨学科观[J].哲学研究,1999(1)：70-74.

附：中华人民共和国学科分类与代码简表(国家标准 GBT 13745-2009)——医药科学类

表 1-1 中华人民共和国学科分类与代码简表(国家标准 GBT 13745-2009)——医药科学类

一级学科	二级学科	三级学科或说明
基础医学	医学史	
	医学生物化学	
	人体解剖学	系统解剖学;局部解剖学;人体解剖学其他学科
	医学细胞生物学	
	人体生理学	
	人体组织胚胎学	
	医学遗传学	
	放射医学	
	人体免疫学	
	医学寄生虫学	医学寄生虫免疫学;医学昆虫学;医学蠕虫学;医学原虫学;医学寄生虫学其他学科
	医学微生物学	
	医学病毒学	
	病理学	病理生物学;病理解剖学;病理生理学;免疫病理学;实验病理学;比较病理学;系统病理学;环境病理学;分子病理学;病理学其他学科
	药理学	基础药理学;临床药理学;生化药理学;分子药理学;免疫药理学;药理学其他学科
	医学实验动物学	
	医学心理学	
	医学统计学	
	基础医学其他学科	

一级学科	二级学科	三级学科或说明
临床医学	临床诊断学	症状诊断学;物理诊断学;机能诊断学;医学影像学(包括放射诊断学、核素诊断学、超声诊断学等);临床放射学;实验诊断学;临床诊断学其他学科
	保健医学	康复医学;运动医学(包括力学运动医学等);老年医学(包括老年基础医学和老年临床医学);保健医学其他学科
	理疗学	
	麻醉学	麻醉生理学;麻醉药理学;麻醉应用解剖学;麻醉学其他学科
	内科学	心血管病学;呼吸病学;结核病学;消化病学(原名为“胃肠病学”);血液病学;肾脏病学;内分泌病学与代谢病学(原名为“内分泌学”);风湿病学与自体免疫病学;变态反应学;感染性疾病学;传染病学;内科学其他学科
	外科学	普通外科学;显微外科学;神经外科学;颅脑外科学;胸外科学;心血管外科学;泌尿外科学;骨外科学;烧伤外科学;整形外科学;器官移植外科学;实验外科学;小儿外科学(包括小儿普通外科学、小儿骨外科学、小儿胸外科学、小儿心血管外科学、小儿烧伤外科学、小儿整形外科学、小儿神经外科学、新生儿外科学等);外科学其他学科
	妇产科学	妇科学;产科学;围产医学(亦称围生医学);助产学;胎儿学;妇科产科手术学;妇产科学其他学科
	儿科学	小儿外科学(归入32027);小儿内科学;儿科学其他学科
	眼科学	
	耳鼻咽喉科学	
	口腔医学	口腔解剖生理学;口腔组织学与口腔病理学;口腔材料学;口腔影像诊断学;口腔内科学;口腔颌面外科学;口腔矫形学;口腔正畸学;口腔病预防学;口腔医学其他学科
	皮肤病学	
	性医学	
	神经病学	
	精神病学	包括精神卫生及行为医学等
	重症医学	
	急诊医学	
	核医学	含放射治疗学
	全科医学	
	肿瘤学	肿瘤免疫学;肿瘤病因学;肿瘤病理学;肿瘤诊断学;肿瘤治疗学;肿瘤预防学;实验肿瘤学;肿瘤学其他学科
	护理学	基础护理学;专科护理学;特殊护理学;护理心理学;护理伦理学;护理管理学;护理学其他学科
	临床医学其他学科	
预防医学与公共卫生学(原名为“预防医学与卫生学”)	营养学	
	毒理学	
	消毒学	
	流行病学	
	媒介生物控制学	
	环境医学	亦为环境卫生学

续 表

一级学科	二级学科	三级学科或说明
预防医学与公共卫生学(原名为“预防医学与卫生学”)	职业病学	
	地方病学	
	热带医学	
	社会医学	
	卫生检验学	
	食品卫生学	
	儿少与学校卫生学(原名为“儿少卫生学”)	
	妇幼卫生学	
	环境卫生学	
	劳动卫生学	
	放射卫生学	
	卫生工程学	
	卫生经济学	
	卫生统计学	
	计划生育学	
	优生学	
	健康促进与健康教育学	
	卫生管理学(原名为“健康教育学”)	卫生监督学;卫生政策学;卫生法学(归入82030);卫生信息管理学;卫生管理学其他学科
	预防医学与公共卫生学其他学科	
军事医学与特种医学	军事医学	野战外科学和创伤外科学(原名为“野战外科学”);军队流行病学;军事环境医学;军队卫生学;军队卫生装备学;军事人机工效学;核武器医学防护学;化学武器医学防护学;生物武器医学防护学;激光与微波医学防护学;军事医学其他学科
	特种医学	航空航天医学;潜水医学;航海医学;法医学;高压氧医学;特种医学其他学科
	军事医学与特种医学其他学科	
药学	药物化学	包括天然药物化学等
	生物药物学	
	微生物药物学	
	放射性药物学	
	药剂学	
	药效学	
	医药工程	
	药物管理学	
	药物统计学	
	药学其他学科	

续 表

一级学科	二级学科	三级学科或说明
中医学与中药学	中医学	中医基础理论(包括经络学等);中医诊断学;中医内科学;中医外科学;中医骨伤科学;中医妇科学;中医儿科学;中医眼科学;中医耳鼻咽喉科学;中医口腔科学;中医老年病学;针灸学(包括针刺镇痛与麻醉等);按摩推拿学;中医养生康复学(包括气功研究等);中医护理学;中医食疗学;方剂学;中医文献学(包括难经、内经、伤寒论、金匮要略、腧穴学等);中医学其他学科
	民族医学	藏医药学;蒙医药学;维吾尔医药学;民族草药学;民族医学其他学科
	中西医结合医学	中西医结合基础医学;中西医结合医学导论;中西医结合预防医学;中西医结合临床医学;中西医结合护理学;中西医结合康复医学;中西医结合养生保健医学;中西医结合医学其他学科
	中药学	中药化学;中药药理学;本草学;药用植物学;中药鉴定学;中药炮制学;中药药剂学;中药资源学;中药管理学;中药学其他学科
	中医学与中药学其他学科	

第二章

医学文明是人类文明的独特镜像

人类所建立的物质文明和精神文明,统称为人类文明。在人类学和考古学中,文明也可以指人进化脱离了动物与生俱来的野蛮行径,用智慧建立了公平的规则社会,如我们所认为的中华文明、古埃及文明、古印度文明、古希腊文明等所谓的"四大文明",也指文化类的群体,例如佛教文明、道教文明、儒家文明、伊斯兰文明等。文明出现的判定标准,主要是成熟文字的产生、道德规范的出现、城市的建立、国家公平规则制度的建立等。文化变迁或区域性的文化对于文明的产生有很大的作用,比如农耕文明、游牧文明、城市文明等。生产生活方式的固化、劳动的分化、统治阶级和社会阶层的出现等都是文明产生的重要特征。一般认为,当人类彻底脱离了丛林法则和弱肉强食的兽性,人类社会发展建立了相对公平合理的规则规范,文明才真正意义上产生。人类的医学文明,也是人类文明的一种,医学文明开始摆脱动物本能、脱离巫术神性,转向经验、理论以及经验和理论指导下的医药实践,则是医学文明产生和发展的过程。考查人类的医学文明,将其置于整个人类文明进程中,是认知医学文明的一种视角和方式,医学文明是人类文明的独特镜像。

第一节 人类文明及其发展概述

一、文明及其特点

文明是一个非常广的范畴。关于文明的定义,《中国大百科全书·哲学卷》对文明的解释为:"文明是人类改造世界的物质成果和精神成果的总和,是社会进步和人类开化的进步状态的标志。"[1]在中国,文明一词的出现较西方为早,《周易·乾卦》中有"见龙在田,天下文明"。《周易·贲卦》中有"小利有攸往,天文也。文明以止,人文也。观乎天文,以察时变,观乎人文,以化成天下"的说法[2]。《史记·乐书》中记述:"德者,性之端也;乐者,德之华也……是故情深而文明。"[3]这些典籍中出现的"文明"一词,基本上与"文化(观乎人文,以化成天下)"同义,类比一种文治、教化及由此带来的欣欣向荣景象。可知当时的文明,并没有今天所指文明那样宽广的含义和所指,且并不包括物质文明。美国人类学家路易斯·亨利·摩尔根(Lewis Henry Morgan)于 1877 年出版了《古代社会》一书,专门探讨了人类文明起源问题,他认为人类社会进入文明时代的标志是氏族的解体和国家制度的建立,国家的建立是人类进入政治社会的标志,亦是文明的标志[4]。马克思和恩格斯非常重视对文明的研究,恩格斯在其《家庭、私有制和国家的起源》一书中,具体考察了人类社会有由蒙昧时代到野蛮时代再到文明时代的发展过程及其特点,用历史唯物主义的观点揭示了文明的内涵、文明的基本特点和文明的发展规律。

对于文明概念的理解，说法纷纭，没有公认的一致的说法，因为它是一个相当广的概念，事无巨细，都是文明所及的范围，这给文明的界定带来了很大麻烦，太宏观难以描述其细微；太具体，面面俱到反而不能得其全面和实质。我们认为，一种文明的产生、形式和判断标准，必定是建立在一定的地理空间、一定的历史时间、一定的优秀文明创造基础之上的，这是判断一个文明产生、文明形态和发展水平的基本点。

历时性：文明是人类的一种进化状态、发展的状态。它脱胎于蒙昧、野蛮、无知，所以是与蒙昧、野蛮、无知相对的一个概念，但是又不止于此，因为不同的历史发展阶段，始终存在着与时代相符合、相进步的文明，比如我们常说的原始文明、奴隶文明、封建文明、现代文明等，就是从不同的社会阶段来定义文明形态的。纵观人类文明史，人们在不断地创造和实践，在已有的文明之上不断地进行新的创造。人们已经创造的人类文明的成果，包括这个创造实践本身整个过程，都是文明。所以，文明也是一个不断变化发展的过程。从形态上讲，有静止的文明，或者说已经消失的文明，更有延续的、动态的文明。如我们熟知的古代人类文明，如古巴比伦文明、古埃及文明、古印度文明等，当前已是静止的、固化的文明，但是埃及金字塔、埃及的纸莎草医书、古巴比伦的空中花园、古巴比伦的《汉谟拉比法典》等，这些古代文明的遗迹，抑或是其他历史遗存中的描述，在现实中或在史料中，都有确切的呈现。这些古文明的成果，既属于过去，当然也一定程度上属于现在，对现代文明依然有诸多的价值和意义。正如哲学家维特根斯坦所言："先前的文明将变成一堆废墟，最后变成一堆灰烬，但精神将在灰烬的上空迂回盘旋。"所以文明都有一定的时间性，其停止静止和绵延不绝并没有绝对的界限。所以，从历时性的角度看，一个至今已然消逝的，这是相对静止的文明；一个是今天依然现存的，比如当前创造的时新的东西，如互联网、手机、微信、高铁、"一带一路"等本身，都是现代文明的载体和存在的形式。所以一般论文明，总要以其历时性所处的历史阶段来论，而无疑，现有文明的生气活力往往胜于过往的文明，历时弥新是文明的基本特征之一，包括人类医学文明在内，亦不例外。

共时性：共时性是和历时性相对应的一个概念。文明的历时性侧重讲文明的过往、当下和未来，是人类发展史的"纵轴"。而共时性侧重于是基于人类发展中某一点或某一阶段延伸的人类生产生活的整个图景或"横断面"，是人类发展史的"横轴"。就人类文明而言，其"横断面"无疑是包罗万象的。所以，理论上可以说文明实际上囊括了人类社会的一切事务。如著名的史学家塞缪尔·菲利普斯·亨廷顿(Samuel. Phillips. Huntington)说："文明是一个最广泛的文化实体。乡村、宗教、种族群体、民族、宗教群体都在文化异质的不同层次上具有独特的文化。"[5]托夫勒说："没有其他词一样像它(文明)一样可以包罗万象，囊括技术、家庭、生活、宗教、文化、政治、生意、等级、领导、价值、性道德和认识论等完全不同的事务。"[6]所以，将人类文明纳入考察对象，既要考虑历时的动态、流动性，也要考虑其共时性包罗万象的特点。所以，某种意义可以这样描述，文明是包括诸多历时性和诸多共时性，是诸多历时性动态演变(纵向)和诸多共时性包罗万象(横向)，共同构织的整个人类时空范围、整个历史。

进步性：这是文明的共性要素，是文明最大的共性特征。一般我们概括文明，都要以举例引以为傲的文明成果作为标志。例如我们常以城邦的出现、文字的出现、先进技术的出现等去衡量早期的文明及其发展水平。文字的使用是文明伊始一个最准确的标志，埃及人的象形文字到有单音符的文字，成为当时可圈可点的古埃及创造，然实已穷尽当时人的智慧，腓尼基人继续古埃及人的未竟事业，凭借着16个神奇的字母，带来了至今仍然深刻影响西方社会的书面语言[7]。古印度文明，因为摩亨殊达罗和哈拉巴两座古城遗址的出现，直接将其文明的历史向前推移了1 000多年。比如近代以后的人类物质文明,人们也常以标志性的文明成果来加以区分。比如劳动工具或生产方式的变革,往往被纳入成为一个重要的显性标准。又如牛耕取代刀耕、机器取代牲畜、人工智能代替简单机械等,往往意味着人类相继从原始社会步入农耕社会、工业社会以及目前方兴未艾的人工智能社会、信息社会等。孔德说:"文明一方面指人类理性的发展,另一方面又指由此而来的人们对自然的影响和发展。"[8]文明毕竟是进步的,每一个重要的时代应该有一代文明的新的进步,文明往往意味着人类征服自然的进步,意味着更加有序、理性、进步。我们认为这是文明最大的同质性。所以,文明她总是指社会的文明,是关于人的关系和人的活动,不能离开社会独立存在,也不能离开人而独立存在。从某种意义上可以说,文明是一种变化着的人类改造物质世界和精神世界的活动和状态,是一种人和人之间关系的发展状态。

差异性:差异化发展是人类文明发展的个性,也是人类文明发展的必经之路和必经阶段。首先地域性是文明,特别是早期人类文明的明显特征。比如我们熟知的人类四大古文明,中华文明、古巴比伦文明、古印度文明、古希腊文明,都是以地理空间命名的;农耕文明、游牧文明、海洋文明等同样是以基于一个特定地理空间之上人们的创造和改造世界的主要方式和特点来命名的。在人类社会发展的早期,相对阻隔的地理空间、不尽相同的气候环境,带来了不同的文化形态、人群习性、民族性格、思维差异等,这些均为文明构成的结构性要素,是文明趋异发展的主要推动因素。一方面,人类漫长的历史发展进程中,正是这种趋异性的发展,构成了而今我们异彩纷呈的文明及遍布于整个世界的种种表现形态和存在方式。另一方面,不能否认的是,正是这些差异性因素的存在,特别是一些如民族种族、宗教信仰等敏感指数相对较高的差异性指征,片面化、极端化等不正确的行为,易成为不同文明冲突、对抗的导火索,抑或是易被贴上文明冲突对抗的标签。但是可以肯定的是,未来随着人类地域性界限的消失、交流交往的更加频繁,甚至宗教信仰习性等精神文明的趋同等,人类文明发展的趋同性胜于趋异性的趋势会越来越明显。当然,这无疑是一个复杂的共时性相互磨合的过程,以及一个漫长的历时性的相互融合的演进过程。

二、文明交流的开始

文明作为人类摆脱蒙昧、无知和野蛮的一种进步的状态,无疑是在人类产生之后才出现的。自达尔文人类进化论的提出开始,人类关于人类起源问题的思考和研究才有了科学理论的指导。从世界各大洲出土发现的早期人类猿人化石看,借助于现代的碳元素检测、基因检测、遗传学分析等技术,人类起源的历史不断被改写,目前较为主流的说法是人类的第一个故乡,也就是人类第一次出现于天地之间,是在距今约400万年前的非洲大陆。刚开始,作为一种新的灵长类物种,他们和两栖类、爬行类、飞禽类以及别的哺乳类动物混迹在一起,但是他们和身边的其他动物相比,又表现出一定的"超凡脱俗",他们更知道如何在严寒酷暑的季节和危机四伏的夜晚去保护自己和自己的同类,更知道如何趋利避害并发挥团队协同作战地去规避风险和危险,他们比别的动物更知道寻找到食物、获取食物等。正是在这些千磨万砺中,这些与我们相距遥远的人类祖先最终让其他动物"望尘莫及",并最终拥有了两种特异的功能——他们解放了自己的双手,学会了直立行走。正是因为拥有了这两项技能,所以他们开始具备了新的实力并踏上新的领地,以及寻找更加适宜的生存条件。故大约130万年前人类开始从非洲"出走","首站"到了中亚地带,并经中亚向东西扩散,约在5万年前完成了人类在各大洲的布局。也就是说最早的人或者说"前"人状态的人,他们从非洲大草原到亚洲再到世界各地,经历了我们难以想象的几十万年甚至几百万年的旷日持久的迁徙，这个过程中，他们逐渐地解放了双手，习惯了直立行走，提升了脑容量，健全了身体素质。再到后来，他们学会了使用火，这无疑是一个巨大的进步，他们还造出了第一把具有人类智慧的石斧、弓箭，以及第一个具有房子外形和功能的居住场所等，并逐渐有了差异化的用于表达和交流的语言，有了较高级的思维能力以及对外部世界和自己内心世界的知解力……正是这些与恶劣生存环境的不断斗争、不断积累的生活经验、不断完善的知解能力和思维能力，使得人类适应自然的能力和改造自然的能力越来越强，成为在进化中更加全面和完善的人，直至最终完成从这个星球上由平凡的物种向这个星球的主宰的过程(图 2-1)。难怪莎士比亚赞誉人类实乃“宇宙之精华，万物之灵长”。

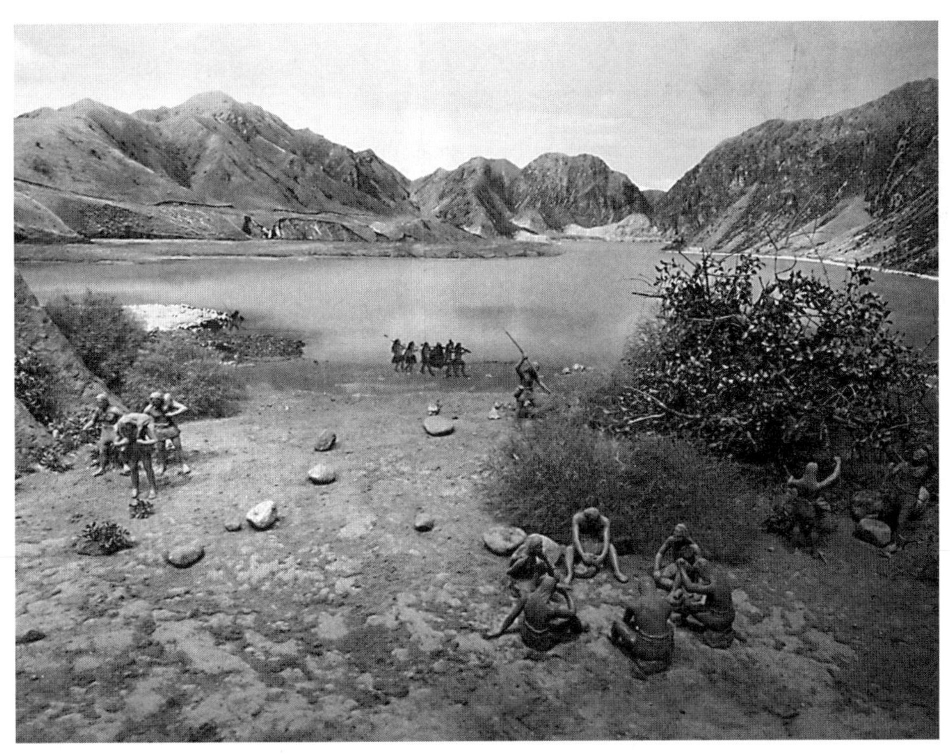

图 2-1　原始人类生产生活图景

(摄于新疆维吾尔自治区博物馆)

不管是单点起源，还是多点起源，“可以肯定的是到距今约 1 万年即最后一次冰河期的末期，各种族在全球的分布已和现在大致一样”[9]。人类之间不管是“由一点向多面”的大规模的迁徙，还是“由多点向多面”的较小规模的迁徙，都源于早期人类对更适宜的自然环境和生存条件的寻找(当然其中包括同类与异类以及同类与同类间的野蛮屠戮和残杀)，源于早期人类在具备人的智慧后的第一次“涉外冒险”，事实上正是这种渐进式的而且是旷日持久的大迁徙，最终完成了文明曙光出现之前人类在全球的第一次“布局”，为今后文明时期的交流创造了条件。

我们认为，文明的形成和成熟是一个渐进的过程，但是一旦找到了这种具有刺激或催化功能的因素或条件，这个文明进程的速率是明显加快的。所以人类结束蒙昧无知的年代的过程无疑是艰辛的、旷日持久的，但是一旦具备一定的成熟的条件后，在一定的历史时期内其文明的发展又必将是一个“加速度”的过程。这些有利条件就包括比如灌溉技术的发明与改进，意味着人类从食物的采集者向食物生产者的过渡；比如动植物的驯化圈养，意味着“断竹、续竹、飞土、逐肉”的原始狩猎时代的结束；牛拉

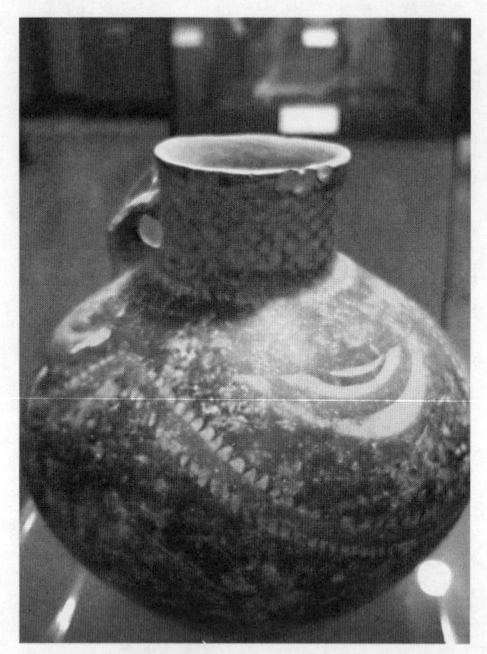

图 2-2　网格弧线纹彩陶单系罐，属于新石器时代晚期的马家窑文化，半山类型，年代约公元前 2900—公元前 2350 年

（复旦大学博物馆藏）

犁技术的推广使用意味着原始的刀耕火种时代的终结；简单陶器的制作意味着农业之外的手工业的兴起等（图 2-2），这些最开始萌发的技术革命明显促进了早期文明的开化和社会的进步。比如，古人从最初的食物采集者变成了食物的种植者、看守者，从最初四处游荡的猎人变成了相对安定的牧养者，农业产量的剧增带来的食物相对充裕甚至剩余，由此促进商品贸易的出现、阶级的出现、城市的出现、文字的出现、国家的出现等，这些都是人类文明形成和发展的主要“构成要素”，特别是文字和城邦的出现，这是一个先进文明最为显性的标志，其往往是支撑一个富庶、伟大文明的基础。

正如早期人类历尽千辛万苦从非洲大草原进入亚洲陆地一样，丰沛的水源，宜人的气候，更适合居住的环境，这是一片优越于非洲大草原以及非洲大沙漠的土地。在大概位于今天伊拉克南部的底格里斯河和幼发拉底河的广袤的冲积平原，这块得天独厚的丰饶广袤土地，后来事实上也成为学界所认为的人类第一个成熟的文明——美索不达米亚文明诞生的地方。“人类文明就是从这里诞生，在亚当、夏娃生活的伊甸园里，贤明的上帝种下了一棵棵花树和果树，人们普遍相信，那地方就是底格里斯河和幼发拉底河之间富庶的田野。”[10,11]

这个人类目前已知的最早由苏美尔人、阿卡德人、巴比伦人缔造的文明，给我们带来了巨大的惊喜：建造了一个所谓城邦的地方，让饥不果腹、衣不遮体、居无定所的早期人类，停下匆忙的脚步，在此“安营扎寨”，续写更加辉煌的文明。两河流域的苏美尔人、阿卡德人、巴比伦人，不仅给我们带来了距今 3 500～4 000 年的古代城邦，还带来了管理维护这个城邦、治理这个国家的智慧记囊——《汉谟拉比法典》，这个举世闻名的典章制度，几乎涉及了当时各行各业、方方面面的法规。而这些古老的优秀的文明遗产之所以能够在当时得以执行，在现今得以重现并得到释读，又是因为智慧的两河流域人，给我们创造了见证其文明的重要表现形式——楔形文字，这种写于泥板之上，少数刻于金属或石头之上，嵌于断壁残垣之间的文字，经过暴晒或烧烤后变得异常坚硬，它的存在似乎就在于等待千年后的发迹，并由此揭开它所在时代文明的面纱。

稍后时期发源于尼罗河的古埃及文明，表现丝毫不逊于它的近邻古巴比伦文明，携带着其作为世界八大奇迹之最的金字塔，以及最早的书写载体纸莎草的古埃及象形文字等，进一步延[illegible]和问鼎着古代文明的辉煌。古埃及的纸莎草医书和木乃伊技术等，让后人见证了当时盛极一时的文明[illegible]展程度和医学发展水平。

作为文明诞生和实践最早、地理位置相近的两河流域文明和古埃及文明，可能是最早开始[illegible]文明之间的交流交往，当然后来又有古希腊文明加入其中。比如在《荷马史诗》中，就已经有了关于时[illegible]使用木板及可能使用钉子造船，可以制造铁剑、铁钺、手斧、铁锤等铁制工具的记载[12]。所以在当时的[illegible]中海沿岸，短程的内海出行应该是没有问题的，由此也可能形成了人类历史上第一个文明交流圈。如果从一种动态的东西方角度而言，这可能是人类历史上第一个规模性的东西方的文明交流（于爱琴海文明而言,两河流域、尼罗河流域的文明,分别处于其东面)。诸如此类,人类文明的交流由点成面、由面成片,逐渐汇聚形成了不可阻挡的中西方文明洪流(图 2-3)。

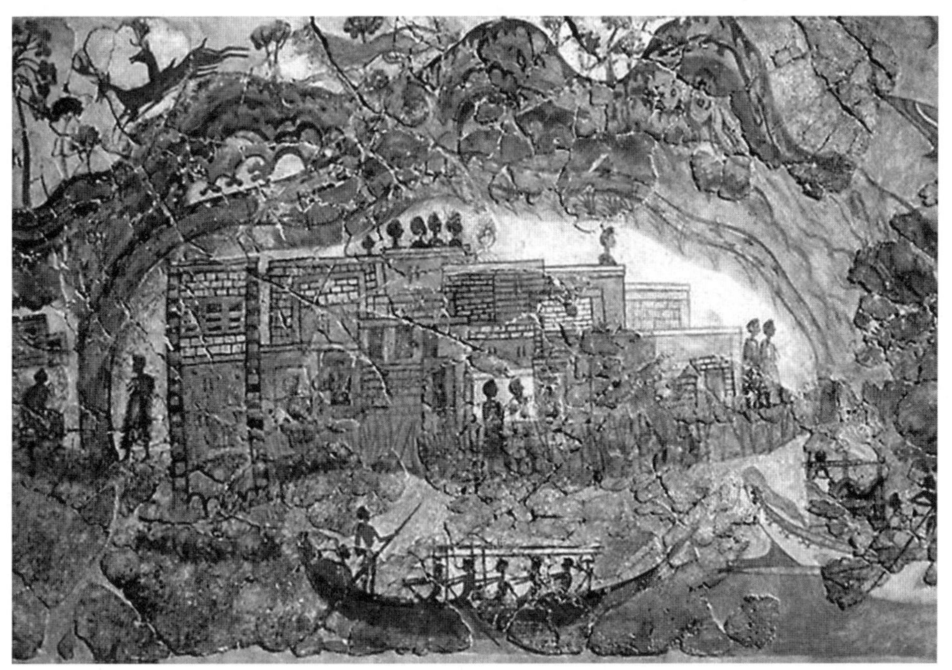

图 2-3 壁画船队和城镇的兴起

(https://en.wikipedia.org/wiki/Akrotiri_(Santorini)#/media/File:Minoan_fresco,_showing_a_fleet_and_settlement_Akrotiri.jpg)

当然,古印度文明、古希腊文明、中华文明等,同样表现出卓越的影响世界的文明发展水平,不再逐一赘述。从文明历时性演进的先后、共时性所具有的影响力而言,文明又可分为原生文明和派生文明。比如在我国,常被界定为四大文明的分别是古巴比伦文明、古埃及文明、古印度文明、中华文明,其对应的四大文明发源地分别是两河流域、尼罗河流域、恒河流域和黄河长江流域,而深受东方埃及文明影响的稍后的古希腊文明,未被列为四大文明范畴,概因其原生性不够充分,而被列入了派生文明的范畴。当然,这种划分只是代表着一类观点。比如,著名的《全球通史》作者国斯塔夫里阿诺斯,就将四大文明界定为是中东文明、欧洲文明、印度文明和中国文明。他说:"中东、印度、中国和欧洲这四块地区的肥沃的大河流域和平原,孕育了历史上最伟大的文明。这些文明使欧亚大陆成为起重大作用的世界历史中心地区。更明确地说,中东的文明中心包括尼罗河流域、底格里斯河和幼发拉底河流域及伊朗高原;古中国的文明中心是黄河流域和长江流域;欧洲的文明中心在地中海北岸地区——这一地区从米诺斯文化时期至中世纪末期,一直在经济和文化上占有明显的优势。"[13]

三、文明涌动的内力

早期文明之间的交流目的相对简单,主要是为了寻找更好的生存条件,互通有无,各取所需、互惠互利等。后来自有城邦的出现、政权的出现、私人财产的出现、阶级的出现,以及交通的完善带来的地理空间的突破等,类似的因素促成或加速了一种文明或文化对其周围文明的熟悉了解,特别是当统治阶级的财富积累和各种力量达到一定程度的时候,文明的交往就往往有了政治或经济方面的考量。所以,前面我们认为的文明含义,更多的是从理论层面对文明的阐释,更倾向于关注了“静止”的文明,事实上,从执行、落实等“动态”层面的角度上去理解文明的定义,文明的交流和发展必须关照政治和经济。政治是文明的外在推力,而经济则是文明的内生动力。

文明具有政治性。文明和政治同源,当城邦出现后,一个地方的政治、经济、社会、文化、生活等方方面面的事务,都是要依靠一个国家或政权的治理来推行和落实,这是毋庸置疑的。政治是文明推进的抓手或推手,政权的稳定发展,人民安居乐业,涵盖农业、手工业、商业、文化等在内的文明,其发展才有良好的环境和条件。反之政权的动荡、解体或更迭直接可导致文明的改变,或灭亡或新生或融合,这样的史例古今文明史上发生了很多。当然,政治的改变和文明的改变不能对等,有些政权改变了,但是文明的根脉依然存在。根深蒂固、绵延发展的文明显然比盛极一时的政权更有生命力和持久力。

文明具有经济性。经济基础决定上层建筑。在文明的互相交流中,往往存在着一个暗流涌动的潜在因素,也是一个亘古不变的潜在规律,就是文明的涌动往往源于或离不开经济利益的追逐。从文明发展史的角度而言,不管是个人还是一个政权,对经济利益的估算和谋求,这恰恰是文明交流、文明涌动的最直接也是最深远的动力。“天下攘攘,皆为利往;天下熙熙,皆为利来。”从经济学角度看,文明具有两个性质:① 它认为合作比不合作要好。② 它从多次博弈的结果来计算成本和受益。第一个性质说明,文明是一种解决人们之间冲突的方式,而冲突的解决会给人们带来新增的福利;第二个性质既可以说明文明是如何形成的,又可以解释为什么人们会遵循文明的规则[14]。正如《丝绸之路》的作者彼得·弗兰科潘(Peter Frankpon)所言,早在20多个世纪以前,我们的祖先就曾尽力收集各国的信息,并派遣出各种特使和代表,探索哪里是世界上最佳的市场,探索如何抵达沙漠、山脉另一端的国度和城镇。无论探索后的报告写成于哪个年代,它们都是试图给罗马和巴格达、洛阳和北京、吉特拉和高知、福特塔斯和非斯、基辅和莫斯科、伦敦和塞维尔的统治者们提供信息和智慧,都带回了其他民族生活和劳作的相关景象,汇报了贸易交流的情况,告知人们可能遇到的风险和可能收获的利益[15]。

文明具有对抗性(冲突性)。只有看到文明背后政治利益和经济利益的存在,我们才可以对文明予以更全面和客观的解读。人类的联合,有两种方法,一种是无分彼此,通力合作,一种则分出彼此的界限来。既分出彼此的界限,而又要享受他人劳动的结果[16]。这其实说的就是文明的方式,有和平的方式,也有暴力的方式,战争属于后者。战争对于文明的发展,就像是一把“双刃剑”,运用得好,则对文明反而是一种促进,虽然它带有短期的暴力讨伐和伤亡的一面,长期看它也是文明推进或转化的一种方式或者是直接的动力。比如亚历山大大帝的东征,既是一场征服世界的战争,也是一个发现世界、改变世界的方式。公元2世纪的历史学、《亚历山大远征记》的作者阿德里安记述:“他(亚历山大)永远要把目光投向远方,寻找那些他还未曾见过的东西。”但是另一方面,不带有治理性、互鉴性的文明对另一种文明的征服,对另一种文明则是摧残性的。征服的最后结果往往意味着一种曾经归属或主导某地的文明的塌方和远去。

任何事物都有两面性,文明同样如此。文明是和愚昧、无知、野蛮相对应的概念,但是文明的进步和社会的发展,并不能完全消灭愚昧、无知和野蛮,有时甚至还会带来新的社会矛盾和不公平。比如恐怖主义这种与文明、与人性背道而驰的野蛮行径至今存在,成为全世界的一种隐忧。文明是指人类进步的发展、理性的发展,但是事实上,各种不同文明之间、不同文化之间的冲突始终存在,而且也在随着历史的变化而变化,或缓和或升级或消弭。文明的对抗性,往往有着极其复杂、深刻、多样、棘手的原因。

而随着历史的发展、时代的进步,文明除了历时性、共时性、进步性、差异性、政治性、经济性、对抗性等特征之外，还应该具有包容性。文明存在冲突不代表文明有高低优劣、先进落后之分，文明是多元的，这种多元化的文明必然是包容的，求同存异，兼收并蓄。人类文明的正常发展应该是差异化的共同和谐发展，所以尊重差异，谋求共识，和而不同，美美与共，这是破解当前文明冲突的困局，也是未来文明交流发展的必由之路。历史和实践证明，中华文明的多元性和包容性，正是中华文明五千多年延绵不绝、传承不息的主要原因之一。

故从"文明动力"或者"文明驱动"的角度看，文明相互交流的原因主要有：首先是文明的异质性。由于所处的区域性地理环境的不同，面临的外部环境挑战的不同，资源与文化禀赋的不同，思维趣向的不同等，不同的民族或种群呈现出不同的文明景观。因相异而相吸，这是文明间交流的前提。二是文明的层阶性，文明的交流是双向的，一般表现为落后文明向先进文明的学习，先进文明对落后文明的影响、改造和提升，这是文明间交流的动力。三是对于利益的追求，其中就包括政治利益、经济利益等。不同的文明形态、不同的国家，对利益的追求不尽相同。比如古时中国的对外扩张，政治利益居多，经济利益次之，如汉武帝经营西域，明代郑和七下西洋；西方早期的殖民扩张，则以经济利益为主，后期表现为政治利益和经济利益相得益彰，共谋图之。四是对美好的向往。这无疑是文明史发展的主流，也是现代文明、新时期文明交流的主旋律，美好的生活、和谐的发展、共同的提升是人类共同的期许，以往的暴力掠夺、殖民占有、血腥侵略已是过往时代的产物，和平与发展才是时代的主题和共识，逆文明、逆历史而动的任何行为必然要遭到文明和历史的唾弃。当今社会，我们不否认文明交流的同时还存在文明的冲突，对冲突的智慧破解，本就是人类文明实践和发展进程中一个重要内容。期冀文明之向上即是对美好之向往，这是从民族、国家、个人的角度而言的，也是从历史的发展趋向而言的，唯有开放包容，共趋美好，才是文明交流与进步的本真。文明发展，本意即为对蒙昧、无知和野蛮的渐行渐远，而对美好的追求，建立一个以诚信、公信、秩序、自由、平等、理性、高效、幸福、卓越等为特点的现代社会，其实质是一种对高级文明的追求，也是一种文明本质属性的回归。英国史学家汤因比说："文明乃整体，它们的局部彼此相依为命。在这个整体里，经济的、政治的和文化的因素都保持着一种非常美好的关系。"[17]对这种美好关系的构建和追求，是对新时期文明发展的一种追求和期许。

四、文明交流的初状

"广观大势，人类全部历史，不外自塞而趋于通。"[16]这是文明交流的过程，也是文明交流的结果。历史发展到今天，人类文明程度以及交通发展水平已经发生翻天覆地的变化。今天我们出行较之古人已是天壤之别，飞机、高铁等现代化的交通工具，使得古人需要行走长年累月的路程，在技术上已经可以轻易地实现全球范围的朝发夕至；古人难以征服的沙漠、戈壁、雪山、大海，今天都可以在万里高空或者不断延伸的铁轨中轻松地逾越。古人梦想的"九州通衢""九天揽月"今天已经成为现实。然而在文明肇始的年代，文明的开拓需要巨大的智慧和勇气，甚至是"九死一生"的风险。古人筚路蓝缕，在开辟人类文明的征程中却付出了巨大的努力。

晋代法显(337—422)从敦煌西行到鄯善，在途经沙河时记载："沙河中多有恶鬼、热风，遇则皆死，无一全者。上无飞鸟，下无走兽，遍望极目，欲求度处，莫知所拟，唯以死人枯骨为标识耳。"[18]唐代玄奘途经竭盘陀国时记载："东北行五日，逢群贼，商侣惊怖登山，象被逐溺水而死。贼过后，与商人渐进东下，冒寒履峻，行八百余里，出葱岭至乌铩国。"[19]亨利·裕尔(Henri Yule)在其《东域纪程录丛》中记载了东罗马帝国派往突厥的使团在行进途中差一点受到波斯人的伏击[20]。即使是作为汉代的官方使团，众所周知的张骞的出使也并非想象中的顺利。中途历经艰难万险不说,还几经被俘,后趁匈奴内乱逃出,待其穿越帕米尔高原绕道大宛而至大月氏,时间距离其出发长安已时隔13年,出行百余人的团队,最后只甘父一人追随。

古人如此,近代人的经历亦如同。我们曾翻阅斯文·赫定(1865—1952)深入亚洲腹地的考古探险记录。作为第一个掀开罗布泊楼兰古国神秘面纱的外国人,他的真实记录和体会,一定程度上可以反映古代文明交流的最初模样,以及开辟未知世界的古人可能拥有的心境。下面摘录他第一次攀越帕米尔高原所经历的艰辛和心路历程。

> "我想一步步地探访人迹未至的沙漠地带乃至西藏高原,这心中的渴望实在难以抗拒。"
>
> "我的计划是一直走到最西边的城市喀什噶尔(Kashgar),而喀什噶尔尚在连接天山与帕米尔高原的高山群峰的那一边。这其中最为高耸的垭口人称'极地关隘',它的海拔高度有13 000英尺(3 963米)……暴风雪的季节即将来临,只有那些性情坚韧的吉尔吉斯人认得路,敢冒险翻垭口。"
>
> "我拿望远镜往地平线上张望,除了一个小黑点子,什么也看不到。但是那马车夫连朝我们驰来的那些马匹是什么颜色,都说得一清二楚。这些吉尔吉斯人的草原生活经历的确将他们的感官磨炼得极其敏锐,有点神乎其神。就算是半夜三更,四周一片漆黑、浓云密布,他们也认得路。"
>
> "和'世界屋脊'之上的寒冬大雪决一高下,这正是我心向往的……次日一大早,我们顺着吉尔吉斯人先前挖好的小路出发了。阿莱山的山脊巍然高耸在我们面前。我们进入了一条陡然上升的小道,四周山岩犹如白垩。在这厚达6英尺的积雪之上,吉尔吉斯人踏出一条狭窄的通道,跟沼泽地上的浮板一样吃不住重,一不小心踩空一步,就会陷到深雪里。这么千回百转地绕了半天,我们上到海拔12 500英尺(3 810米)高的垭口,眼前积雪覆盖的山脊连绵广袤,好生壮美!"
>
> "吉尔吉斯人再一次恭喜我们:如果早到一天,我们就会葬身雪崩;倘若我们晚一天来,也会遇上暴风雪,统统给冻死在里面。"[21]

壮观与艰辛同在,生机与危险并存。其中有对美好的向往,有对死生的敬畏,有对未知领域的征服,有对钟爱的未竟事业的执着。几千年来人类的文明交流史,无不如此。地理的隔断,空间的广袤,路途的艰险等客观因素阻碍了人与人之间、文明与文明之间的交流,但是各种好奇、分享、征服以及对美好的向往,又促使人不断地冲破这种阻碍,虽"九死而不悔"。古往今来,从个体到群体,从群体到一个国家、一个民族,都不自觉地投入到文明交流的洪流之中,在交流中学习,在学习中互鉴,在互鉴中完善,在完善中提升,这就是人类文明和人类社会共同的发展机制和成长途径。人类历史上的中西方交流特别是其早期的交流,艰难中更能看见一种可贵的人类精神和文明力量。正如林梅村所言:"论地理,欧洲跟中国遥相睽望,然而艺术史家和文明史家都知道,这地域的悬隔未尝阻碍东西方所建立的必不可少的相互接触,跟今天的常情相比,古人大概比我们要坚毅,要大胆。"[22]

五、文明交流的意义

早期的文明仅在相对有限的区域空间内缓慢前行。随着商品生产和交换的出现,交通的便利通达等,文明之间开始有了更加广泛的交流、比较和借鉴。当历史之船驶入"世界历史"的广阔海洋后,文明的交流、比较、借鉴就成为一种常态,成为一种必然和必须。也只有在不断交流、比较、借鉴中,文明才能被注入无限的生机和活力，才能驶入更加宽阔的海洋。任何一种裹足不前的文明，都必然要在世界的文明竞演中遭到淘汰。

大约在150万年前，古人类在体格与生理功能上和现代人类已经没有太多的差异，但是，他们一直徘徊于蒙昧中，因为“在蒙昧中摆脱蒙昧”需要一个长期的过程；而大约在距今5万年前，得益于掌握了初始的技能，比如说学会了使用火、渔猎、弓箭使用、动物圈养等。他们得益于一定地域内文明的交流、学习，学会了“在文明的曙光里摆脱蒙昧”，因而早期人类开始变得越来越聪明，人脑就会越用越发达，因而文明的进程就越加明显。而相比之下，位于美洲的印第安人，澳大利亚、新西兰的原住民和毛利人等，却因为与世隔绝，在现代文明时代依然保持着原先的生活方式，必然要消失。

古希腊荷马时代之前的克里特文明和迈锡尼文明较之于邻近比较成熟的古巴比伦文明和古埃及文明是落后的，而且后来相继消失（消失的原因除了战争等其他因素，也证明其文明不够强大有力）。但是古希腊人并没有抱残守缺，断层的古希腊人如饥似渴地勤学邻近的古埃及的天文、历法、数学、哲学、医学、艺术，在古埃及文明的优秀遗产上（而非自己前辈的文明），再加上优越的内外部环境和当时先贤天才般的创造，占据天时、地利、人和的古希腊人很快在爱琴海流域锻造了影响深远的古希腊文明（爱琴文明）。古罗马文明的繁荣同样如此。史前的古罗马文明只集中在“狼奶孕育的城市”这样的轻描淡写中，是一个没有悠久正史的民族。但是后来古罗马充分吸收借鉴了古希腊文明的养分，就像当年古希腊人学习古埃及文明一样，不断地学习、积累、完善、提升，后发展壮大成为强盛的罗马帝国，生动诠释了“罗马不是一天建成的”以及“条条大道通罗马”的道理。

中华文明在交流交往中为世界做出了重要贡献。“四大发明”的西传加速了西方文明的进程。造纸术和印刷术为欧洲文艺复兴和宗教改革运动的宣传做足了努力，火药的西传及时为欧洲民众送去了摧毁封建堡垒的有力武器。而中华文明对周边日本、韩国等东方各国的影响更是深刻而久远。当然，中华文明在学习借鉴外来文明的实践中也促进了自身的发展，如印度佛教的东传与中国的儒家思想结合，融合形成了中国特色的佛教文化，近代西方科技的传入，直接促发了中国科技的深刻改革，比如所谓西医的进入造成对中医强烈冲击的同时，促进了中医的改革，促进了我国中西医结合事业的发展。马克思在《路易·波拿巴的雾月十八日》说：“人民自己创造自己的历史，但是他们并不是随心所欲地创造，并不是在他们自己选定的条件下创造，而是在直接碰到的、既定的、从过去承继下来的条件下创造。”习近平指出：“文明因交流而多彩，文明因互鉴而丰富。文明交流互鉴，是推动人类文明进步和世界和平发展的重要动力。”[23]

第二节 丝绸之路与人类文明

一、丝绸之路的诞生

关于丝绸之路诞生的时间，一般存在两种观点，这两种观点实际上并不冲突。因为一个是理论上的，是一般认为的丝绸之路的起源。另一个是在研究界的，综合丝绸之路上考古的最近研究进展，推演出来的更接近于实际上丝绸之路诞生的时间。理论上追溯丝绸之路的起源，必然要和张骞这个历史人物联系在一起。公元前140年，一个来自中国汉代中央的官方使团，带着汉武帝联合大月氏共抗匈奴的“政治任务”，从帝都长安整装出发，西出玉门关，穿越戈壁沙漠，途经西域各国，跨越葱岭。但是因为各种客观原因,我们知道这个张骞团长领导的使团,其"规定的任务"完成得其实并不好,倒是"自选任务"超额完成,因为他带回来了关于西域政治、经济、地理、人口、风情、物产等丰富的第一手资料,带来了古代中国第一次对西域较为清晰的认知,为后面中原政权对西域的政策制定和运营奠定了基础,更促成了中西方交通第一次的全面贯通,正式拉开了中西方文明交流的序幕。一次略带瑕疵的出使,促成了彪炳千秋的伟业。《史记》载:"西北国始通于汉矣,然张骞凿空,其后使往者皆称博望侯,以为质于外国,外国由此信之。"[24] 司马迁赞誉张骞此举,称之为"凿空"(图 2-4)。

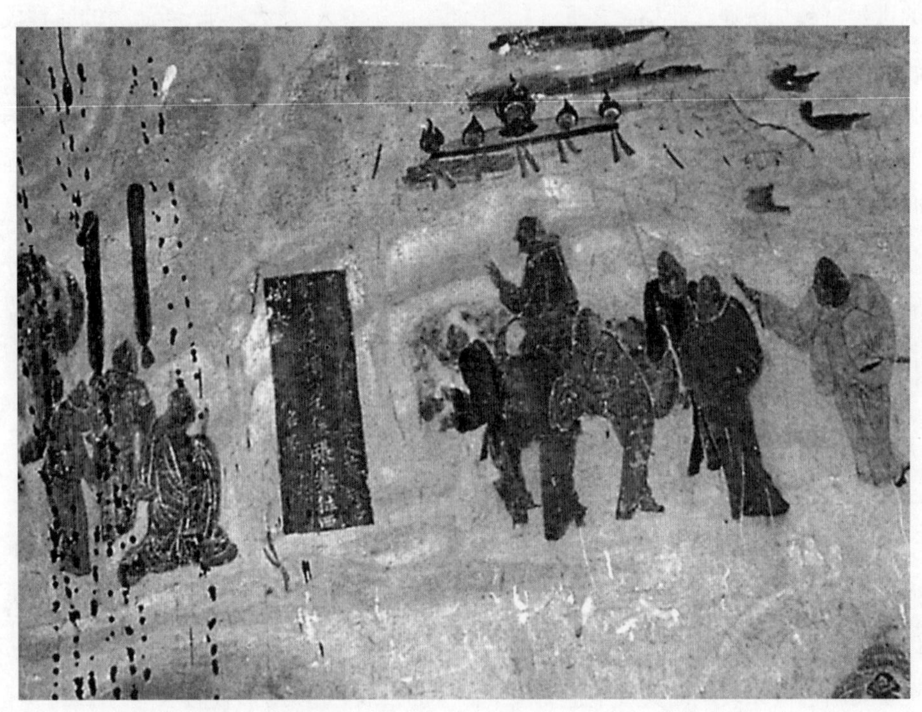

图 2-4 莫高窟 323 洞窟唐高宗时期所作的张骞公元前 130 年前后出使西域图

(https://en.wikipedia.org/wiki/Zhang_Qian#/media/File:ZhangQianTravels.jpg)

然而自张骞始,这条越走越宽的大道一直没有一个统一的固定名称。直到 1877 年,德国地理学家、地质学家费德南·冯·李希霍芬(F. von Richthofen)在其著作《中国》中首次将中国经西域达古希腊和罗马的交通路线予以命名[25]。自此中文"丝绸之路"、英文 silk road、德文 seidenstrassen 成为公认的热点词汇被世界知晓。人们公认的不仅是"丝绸之路"这一名称,更是公认这条文明之路给古今世界带来的重大而深远的影响。李希霍芬当时定义的丝绸之路的时间跨度为公元前 114 年至公元 127 年,路线范围为汉代中国和中亚南部、西部以及印度之间的丝绸贸易为主的交通路线。其后,同为德国历史学家的赫尔曼(A. Herrmann)在 1910 年出版的《中国和叙利亚之间的古代丝绸之路》一书中,根据新发现的文物考古资料,进一步把丝绸之路延伸到地中海西岸和小亚细亚,确定了丝绸之路的基本内涵,即它是中国古代经由中亚通往南亚、西亚以及欧洲、北非的陆上贸易交往通道,因为大量的中国丝和丝织品经由此路西传,故为"丝绸之路"。

另一个关于丝绸之路的起源是研究界的,根据东西方出土的考古资料,认为以中国为代表的古代东方文明与通常认为包括欧、亚、非的古代西方文明的接触及其互相的影响,远在张骞开通丝绸之路之前便早已有之。比如:阿尔泰山西麓巴泽雷克墓葬群发现了公元前 5 世纪左右的中国铜镜和丝织品[26]。而据王炳华考证,位于吐鲁番盆地托克逊县西南的阿拉沟遗址中同样发现了约为公元前 5 世纪，与巴泽雷克丝织物相近的文物[27]。河南安阳殷墟妇好墓中出土了755件玉器，经鉴定，“所出玉器多为软玉，即所谓闪石玉”[28]，“中国(软)玉器的原料，从前曾一度认为都是中国新疆和阗(包括附近的叶尔羌)所产”[29]，所以认为殷墟妇好墓中的玉器应来自于阗地区。后来这种说法存在争议。如果说其中一部分属于和田玉，此说似乎更为妥当。相应的，也似可说明，在殷商时期就可能就存在从西域于阗到中原的贸易之路。但是“可以肯定的是汉代已经大量输入和田软玉”[29]。故可推论在张骞丝绸之路的凿通之前，其前身玉石之路就已确在。晋人郭璞《穆天子传》记载周穆王西巡故事，大致回答了和田玉输往中原的路线。《穆天子传》虽非信史，但书中记载的山川、湖泊、关隘、风土人情及产玉、采玉、琢玉部落等，则有一定的史实依据。林梅村认为，先秦小说《穆天子传》中介绍了不少西域地理情况，颇像一本商业旅行指南，它的产生大概就以丝绸之路的前身——玉石之路的开通为背景[30]。《史记·赵世家》载，公元前283年，苏厉给赵惠文王的信说，如秦国出兵，“逾句注，斩常山而守之，三百里而通于燕，代马胡犬不东下，昆山之玉不出，此三宝亦非王有已”。这个记载为后人考证古代“玉石之路”路线提供了信史依据[31]。美国学者麦高文认为，远在有史记录以前，地处文明发源地的近东(西域等地)，和欧洲、亚洲其他各地之间，就已经有文化刺激力的传播和流通了[32]。张国刚认为，先秦时期黄河流域与葱岭以西地区的密切联系、遥远古希腊对远东地区的模糊认识、昆仑山玉石的东输、斯基泰人的东迁南下等历史印记均表明东西方的交通道路在远古时期便已存在[33]。而《史记·大宛列传》记述：“骞曰，臣在大夏时，见邛竹杖、蜀布。”[34]从上述关于这些商品的质地、产地、路线的汇报看，这些来自中国内地的商品在张骞到达之前已经在千里之外的中亚市场上捷足先登了。张骞亲身的见闻，或许更能说明，丝绸之路及其前身比如草原之路、玉石之路等的存在。当然，不管是草原之路、玉石之路，还是后来的丝绸之路，这些名称实际上皆为后人所冠，道路的名称本身其实并不重要。不管是张骞凿空的官方大道，还是早期以游牧民族为主的草原丝路，抑或是斯文·赫定探险中提到吉尔吉斯人踩踏出来的民间之路，其实质都是人员交流、文化交流、货物交换的道路，是一条文明大道(图2-5)。

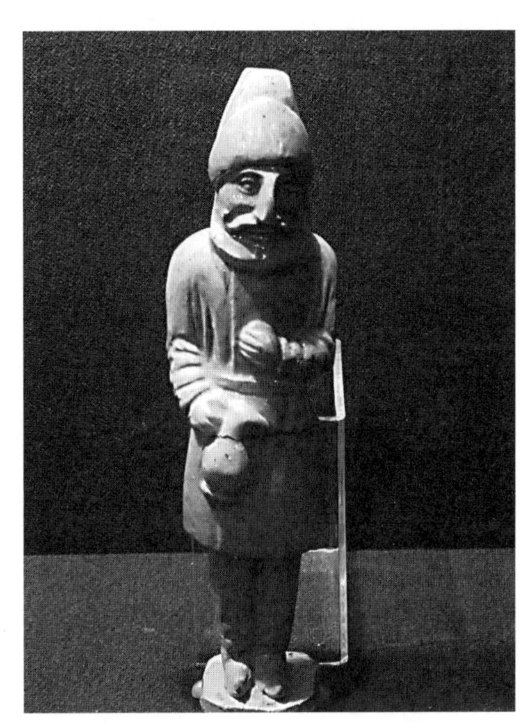

图2-5　唐代黄釉胡人俑

(复旦大学博物馆藏)

二、丝绸之路是文明之路

在世界未确定以“丝绸”来命名这条古代人类文明的“大动脉”之前，与丝绸之路称谓相近的还有玉石之路、陶瓷之路、漆器之路、茶叶之路、香料之路等，皆因这些路上不同的流通商品来命名。最后众所周知人们最终找到了“丝绸”，这一个当时最能体现这条国际线路的“明星商品”作为其代表。古代中国的丝绸让西方人趋之若骛，如痴如醉。所以，以丝绸名此路，既体现中国元素及中国的影响，同时还颇具有“国际化”的意味。公元前后，东方的汉王朝和西方的罗马帝国，是当时世界上并列的超级大国，罗马帝国在中国古籍称作大秦，后罗马分裂为东西罗马。东罗马帝国即拜占庭帝国，中国古籍称作佛菻。

作为当时东西方遥相辉映的两个超级大国，一直都有强烈的双边外交愿望，但是无奈于地域阻隔，再加上中间的"安息"帝国阻挠，两国之间一直属于传闻盛名、隔空相望，并无实质性的直接交往。在中国人看来，罗马是极为富饶富庶之地，珍奇异宝满地流金。《后汉书·西域传》"大秦国"条载："土多金银奇宝，有夜光璧、明月珠、骇鸡犀、珊瑚、琥珀、琉璃、琅玕、朱丹、青碧。刺金缕绣，织成金缕罽、杂色绫。作黄金涂、火浣布……凡外国诸珍异皆出焉。"[35]实际上有一些珍宝并非罗马所产，而是波斯、印度的物产。但中国人宁愿相信，这些宝物就是来自遥远的大秦帝国[36]。同时，古代中国人对当时遥远国度的尝试探访实际上也从未停止。《后汉书·西域传》记述："从安息陆道绕海北行出海，西至大秦，人庶连属，十里一亭，三十里一置，终无盗贼寇警。而道多猛虎、狮子，遮害行旅，不百余人，赍兵器，辄为所食。"又言："有飞桥数百里可度海北。诸国所生奇异玉石诸物，谲怪多不经，故不记云。"[35]据载，甘英穿越安息国后抵达波斯湾，准备渡船前往大秦，但终被安息人劝阻折返。

正如当时中国人对西方罗马的情有独钟一样，处于地球另一端的古罗马人对丝绸/赛里斯（古罗马称 seres）及丝绸王国充满了好奇，其美丽和飘逸，成为古罗马人痴迷的尤物。一方面，美丽的 seres 被古罗马的古典作家们赋予了浪漫的异域风情和细腻情思：维吉尔（前 50—15）的《田园诗》记载，赛里斯人从他们那里的树叶上采集下了非常纤细的羊毛。普罗佩提乌斯（前 50—15）《哀歌》："赛里斯织物和绚丽的罗琦怎能抚慰他们（不幸情人）的忧伤。"老普林尼（23—79）《自然史》："在那里所遇到的第一批人是赛里斯人，这一民族以他们森林里所产的羊毛而闻名遐迩。他们向树上喷水而冲刷下树叶上的白色绒毛，然后再由他们的妻室来完成纺线和织布这两道工序。由于在遥远的地区有人完成了如此复杂的劳动，罗马的贵妇人们才能够穿上透明的衣衫而出现于大庭广众之中。"[37]另一方面，来自中国的丝绸堂而皇之被请进了古罗马的上层社会，因为丝绸纤薄柔软，对于崇尚形体之美的西方人而言，可能最吻合古罗马人审美特点，是最能体现身份地位的衣料，所以古罗马人对其宠爱有加。但是丝绸来自遥远的东方中国，运输成本极高，再加上在丝路中段安息国的盘剥，等量的丝绸的价格在古罗马的价格不亚于黄金，这就促成了丝绸在古罗马成为地地道道的奢侈品，古罗马每年不得不为进口丝绸支付巨额的费用。为了获得中国的丝绸、阿拉伯的珍珠等奢侈品，按最低之估算，每年流入印度、赛里斯中国及阿拉伯半岛三地的钱币不下一亿 sesterces（罗马货币名）[38]。据称，"对丝绸服装的追求已经到了奢侈浪费和伤风败俗的地步，使得罗马元老院多次下令，禁止穿用丝织服装，但没起多大作用"[39]（图 2-6）。

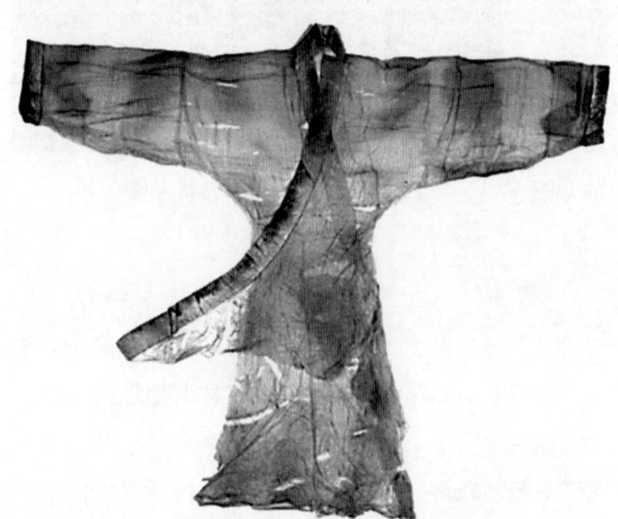

图 2-6　长沙马王堆出土的汉代古襄邑素纱禅衣，重量仅为 48 g

（http://www.suixian.gov.cn/news/html/2012/6/5502.htm）

这是一个很有意思的历史现象。丝绸代表的东方对西方而言，是一个令人向往的国度。虽然他们并没有到过中国（目前史料无确切记载），但是通过丝绸之路和丝绸之路上活跃的商队，他们却享用到了来自中国的高端物产。同理，当时的中国人始终没有踏入古罗马的土地，但是以甘英为代表的中国人靠近罗马帝国的愿望和努力始终没有停止。这就是丝绸之路的魅力，也是文明交流的力量。丝绸之路自东向西，跨越黄河和长江流域、印度河和恒河流域、尼罗河流域、底格里斯河和幼发拉底河流域，覆盖中华文明、古埃及文明、古巴比伦文明、古印度文明所及之处，覆盖儒释道、佛教、基督教、伊斯兰教所及之地，它以文明共同体的身份，把之前几大相对隔绝的文明第一次进行了跨时空的整合，为曾经消失的文明增添了文明的力量，为当代文明提供永不枯竭的前行动力和智慧，共同面对针对人类的各种挑战，构筑人类共同的家园。

丝绸之路中西融通，是中国融入世界的主要方式，也是世界拥抱中国的重要方式。丝绸之路，本身就有玉石之路、瓷器之路、漆器之路等的别称，这些具有中国特色的元素或商品，以及古代的“四大发明”，都是中国献给世界的礼物，展示中华文明的方式；与此同时，世界也为中国带来了独特的物产，先进的天文、历法等，促进了中国的科技发展。佛教源自印度，在中国发扬光大。儒家文化起源中国，受到欧洲莱布尼茨、伏尔泰等思想家、科学家的推崇。所以，中国的孔子、老子、韩非子等，不仅仅属于中国，希腊的苏格拉底、柏拉图、亚里士多德，也不仅仅属于古希腊，在丝绸之路的传播和文明的扩散中，其智慧和思想更属于全世界。丝绸之路，这一条物流、人流、思想交流的大动脉，在人类发展史上实现了中西方物质特产和精神智慧的大融合。虽经两千多年的沧桑岁月，丝路时兴时衰，几度切换，但凝聚成的影响力和带来的创新进步无处不在，时至今日也并未消散。所以说，丝绸之路是人类文明的奇迹，过去它经历辉煌，现在又迎来了新生。

第三节
医学是人类文明的影像

影像是医学上的常用术语，是指对人体或人体某部分，以非侵入方式取得内部组织影像的技术与处理过程，例如X线片、CT图像、磁共振图像等。医学犹如文明的“影像”，是一种相对独特的解读文明的方式。政治、经济之于文明，其映射的方式，犹如相机拍摄的照片，是对文明原型的直接反映，从中“本体”的真实状态一目了然；哲学、文化之于文明，其映射方式，犹如中国的山水画，往往要透过意境去揣测“本体”可能的真实；而医学之于文明，其映射的方式，则要通过一定的解析技术，通过成像和处理，才能看出“本体”的真实状态，是对文明的另一种呈现。

一、文明是医学的土壤

从客观规律和成像的原理而言，有什么样的“本体”，就会有相对应的“成像”。文明的基础，是模塑医学的重要前提和条件。文明的发展程度，社会的发展水平，决定了其医学的发展程度、医学的创新能力和其所能达到的高度。

一是文明的高度决定医学的高度。文明的整体发展水平，决定了医学的发展程度及其所能达到的高度。早期人类受到生产力、智力、认知能力等的制约，对疾病往往不能正确认识，也没有科学的途径去处置，这就给了神灵巫术大行其道的空间。所以神灵巫术的存在是人类医学文明孩提时期的体现。可以说在今天世界的绝大部分地方，巫医巫术已经消亡，当然也不排除极个别角落或极为闭塞的地方依然存在。早期医学的发展，和文明的开化状态及生产力发展水平密切相关。史密斯·艾伯斯纸莎草医书向我们展示了一个在当时来说高度发达的外科水平，这与当时相对发达的古埃及文明，特别是与其木乃伊文化是紧密相关的。

二是文明的形态模塑医学的形态。不同的文明形态,塑造不同的医学类型。古印度文明和中华文明,都具有农耕文明的特点,倾向于内敛、低调,不事张扬,所以比较重视医学理论的演绎,身心医学比较发达,医学较之于古希腊医学更加注重修身养性。古希腊的经典时代无疑是受到早期唯物主义哲学思想影响,希波克拉底四大体液论的建立,也是古典哲学推动下的一个产物,类似于"人不能两次踏入同一条河流"那样的哲学思辨智慧,估计也曾影响到古希腊医学,但是终究没有被西方传统医学吸收借鉴,因为古希腊属于典型的海洋文明,他们沿着古巴比伦医学、古埃及医学重视外科的发展路径,最终还是走上了重视解剖实践、临床观察,轻视理论发展、漠视整体辨证的医学模式。当然医学的发展是历史选择的结果,而其根本还是受到特定文明形态模塑的结果。

三是文明的发展与医学的发展同向同行。文明的发展,政治、经济、文化的繁荣,能为医学发展创造良好的发展环境和条件,一般而言,文明昌运,社会发展,则医学繁荣。反之,则医学停滞甚至落后。古希腊医学的伯里克利时代,是希腊的黄金时代,同时也是西方传统医学的黄金时代,诞生了希波克拉底以及《希波克拉底文集》;先秦时期,也是中华文明的第一个大发展、大繁荣时期,同样诞生了名医扁鹊以及《黄帝内经》这样的医学经典。后期西方传统医学中,基于古罗马帝国、奥斯曼帝国的强盛,古罗马文明与阿拉伯文明在政治、经济、文化上持续繁荣,同样为古罗马医学、阿拉伯医学的发展提供了坚实的基石和丰富的养分,使得继承古希腊医学衣钵的罗马医学、阿拉伯医学,在气质体液论、外科学等方面持续发力、持续繁荣。希波克拉底、盖伦、阿维森纳是为西方传统医学的三大代表人物,古希腊医学、古罗马医学、阿拉伯医学是为西方传统医学发展的三个重要阶段,而这三大医学发展均处于古希腊文明、古罗马文明和阿拉伯文明三大文明的重要历史推进期,得益于三大文明的滋养。反观欧洲中世纪,历时将近 1 000 年,被称为"黑暗时代",其间医学的表现亦是乏善可陈,既没有诞生可圈可点的成果,也没有诞生出像希波克拉底、盖伦、阿维森纳、雷塞斯等影响医学发展的大家。欧洲中世纪黑暗的千年,也是其医学发展停滞的千年(图 2-7)。

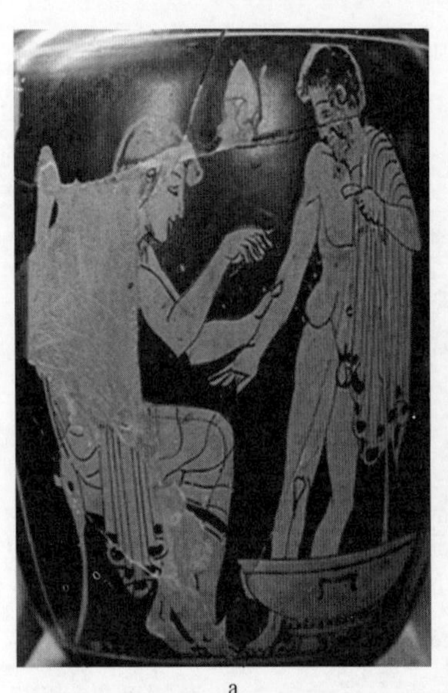

a

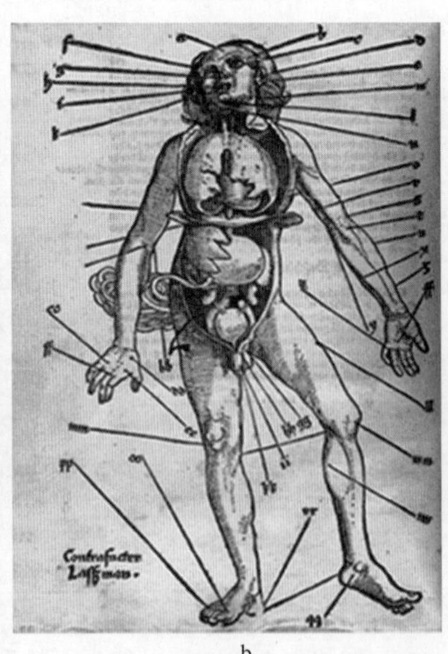

b

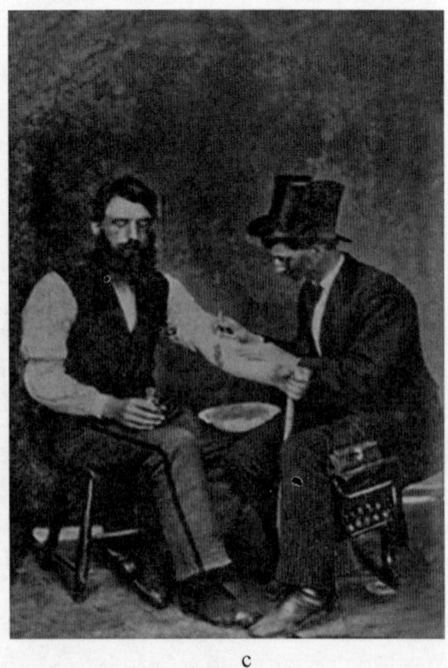

c

图 2-7　放血,是欧洲传统医学一种盛行的治疗疾病的方法,从古希腊体液医学创建以来,即已有之。图 a 为瓷器中描绘的正在给患者施以放血疗法的古希腊医师。图 b 为 1517 年外科医生 Hans von Gersdorff 所绘的放血部位图。图 c 为摄于 1860 年关于西方传统医学放血疗法的照片

(https://en.wikipedia.org/wiki/Ancient_Greek_medicine;https://en.wikipedia.org/wiki/Bloodletting)

四是文明的交流与医学的创新同频共振。古希腊地中海文明早期的文明形态，分别是来自克里特文明和希腊南部伯罗奔尼撒半岛的迈锡尼文明，克里特文明早于迈锡尼文明，但是两者文明的发展程度比起邻近的古埃及文明，要逊色不少，加之两大文明在荷马时代即已经消失，所以留给后来希腊人的遗产包括医学遗产非常有限。那么这个医学发展的动力在哪？在于向周围先进的埃及文明、印度文明学习。所以古希腊医学的发展除受古希腊哲学的影响和推动，古希腊人主动向埃及文明学习，受到东方医学的影响，也不排除受到一定程度印度医学甚至中医学的影响。此后在交流学习借鉴的基础上，在希波克拉底等一批医学天才的卓越发挥下，才有了古希腊医学的整体创新和提升，并最终成为后世西方传统医学所认为的正统医学。研究古希腊的医学，实应从其与周边文明的交流史、医学的交流史开始。

医学的创新与文明的进程同频共振，还表现在不同的历史发展阶段，医学交流的方式方法的不同，以及医学内生力和创新能力的不同。随着文明的进步，社会的发展，医学交流的范畴也随之拓展，之前主要与古典哲学、巫术文化等交集，后来随着现代科学技术的兴起，医学与外界交流的形式，也逐渐从向传统学习过渡到向现代学习，学习和交流的形式由“虚”向“实”发展，在近代科学技术进步的推动下，医学获得了新的变革需求和动力。故随着文艺复兴带来的思想革命，以及近代工业文明催生下物理、化学、计算机等学科的发展，医学同样迎来快速发展的时期，西方现代医学发展的迅猛，与其对西方传统医学抨击、否定一样，同样来得迅猛。故在17—19世纪，西方新兴的工业文明携带着一门新兴的医学腾飞的同时，也把传统的医学滞留在了历史的时空里。

二、医学是文明的“影像”

一是医学窥见文明的过去。比如，一般而言，不同的文明发展程度、不同的历史发展阶段，平均预期寿命是存在差异和规律的。一个平均预期寿命，可以反映一个时代、一个地区的文明发展程度，医疗卫生水平、经济社会发展水平等。又比如，对考古发现的一种医疗器械、一种技术方法等，同样可以折射出当时所处的文明发展水平。对一些诸如疟疾、鼠疫、结核、霍乱重大传染性疾病的处置能力，反衬着一个文明或特定时代的整体水平和其所拥有的资源和实力。以中国古代东汉末年至魏晋时期的瘟疫和中世纪欧洲的鼠疫为例。东汉末年至魏晋时期的瘟疫在我国历史中多有记载。张仲景在其《伤寒杂病论》序言中言：“余宗族素多，向余二百。建安纪年以来，犹未十稔，其死亡者三分有二，伤寒十居其七。”这些文字不仅反映了张仲景本人著述《伤寒杂病论》及立志从医的初衷原委，更是通过其撰述，折射出了其所处的东汉末年时代战争连年不断、百姓民不聊生，特别是伤寒、疟疾等传染性疾病大面积流行的情况。按其描述，家族一共200余口人，不到10年的时间，就有2/3约120人因病去世，其中伤寒致死的就有100余人，10年来，其家族子嗣不仅不增反而锐减。可见，当时这种流行性疾病的猖獗。曹氏父子以政治家心系苍生社稷的情怀和以文学家的笔触，同样描述了东汉末年至魏晋时期传染性疾病的猖獗并由此带来的触目惊心的景象。曹操《蒿里行》曰：“铠甲生虮虱，万姓以死亡。白骨露于野，千里无鸡鸣。生民百遗一，念之断人肠。”曹植《说疫气》：“建安二十二年(217年)，疠气流行，家家有僵尸之痛，室室有号泣之哀。或阖门而殪，或覆族而丧。或以为：疫者，鬼神所作。夫罹此者，悉被褐茹藿之子，荆室蓬户之人耳！若夫殿处鼎食之家，重貂累蓐之门，若是者鲜焉。此乃阴阳失位，寒暑错时，是故生疫，而愚民悬符厌之，亦可笑也。”而魏文帝曹丕则表达了对昔日好友著名的“建安七子”(指孔融、陈琳、王粲、徐干、阮瑀、应玚、刘桢七位著名诗人)中的四人因在疫情中被感染去世的感慨之情，其《与吴质书》中沉痛回忆："昔年疾疫，亲故多罹其灾。徐、陈、应、刘一时俱逝，痛可言邪！"此外，当时许多著名的上层人士，如著名的"竹林七贤"、王弼、何晏等人，也都属于因时疫而英年早逝。同样的记述也出现在我国古代的相关正史中。如《晋书·武帝纪》记载："是月[咸宁元年(275年)十二月]大疫，洛阳死者太半。"而著名的赤壁之战曹军之所以战败，除了我们常认为的曹军将士不习水性等原因之外，遭遇了时疫的侵袭，也被认为可能是其中的一个重要原因。从张仲景记载的某一宗室人口的锐减，到曹氏三父子针砭时弊的文字，以及《晋书》中"洛阳死者太半"的记述，从一个家族到一个村庄到一个城市再到整个国家朝代，从条件落后的下层百姓，到养尊处优的王公贵族，都无一例外地身处这场巨大的灾难之中。疾病、瘟疫、早逝、死亡这些字眼，和东汉末年以及魏晋时期的政权更迭、连年战乱、经济凋敝、民不聊生等一起，成为那个常被认为是动荡不安的社会的标签，并且一定程度上深刻影响了当时政治、经济、社会发展以及人们的社会心态、生死观念等。"反复的、大规模的爆发，除了造成人口的减少，经济上的损失之外，更对人们的心态及社会文化的取向有深刻的影响。"[40]当然正向方面，此情也激励了时人，特别是向张仲景这样的医学有识之士，投身于"上以疗君亲之疾，下以救贫贱之厄，中以保身长全"的伟大事业中。而其中，透过对这一时期时疫发生情况，透过时疫这一多棱镜，仍然可以折射出当时社会和人们生活的方方面面。比如曹植在其《说疫气》中还难能可贵地指出了疾疫横行乃"阴阳失位，寒暑错时"所致，而并非时人所谓的"鬼神所作"。而综合种种时人的描述，从另一方面说明，面对当时可能是史无前例的大面积流行的疾病，当时政府、社会力量的不济及整个医疗卫生保障体系的脆弱，时人对这种流行性疾病的认识非常有限且无有效的应对措施，而"鬼神所作"的观念却是相当普遍的，包括东汉以来人们追求的神仙方术以求长生等现象，都有着其盛行的基础。可见，医学也是一定历史阶段或时期的特殊呈现，一定历史时期的生产力水平、国力及经济的强弱等对医学的发展至关重要；而医学的发展，包括整个国家的医药卫生保障体系建设、医学体系薪火相传的自身发展与完善、医学实践中对一些常见重要疾病的处置能力建设等，对其所在的时代和社会的方方面面，其影响同样是广泛的、多领域的，有时甚至是决定性的、深远的。

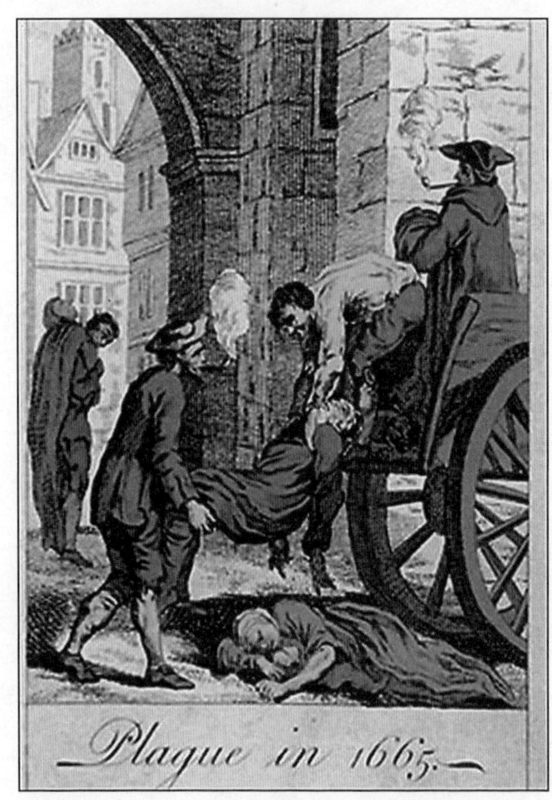

图2-8　1665年英国伦敦发生的鼠疫，造成了10万人的丧生

(https://en.wikipedia.org/wiki/Black_Death#/media/File:Great_plague_of_london-1665.jpg)

众所周知，鼠疫是人类历史上的头号烈性传染病，其中最严重的一次鼠疫，发生在中世纪的欧洲，大家称之为黑死病(图2-8)。所以黑死病常指1347—1352年在欧洲及北非、部分亚洲国家爆发的瘟疫。黑死病的说法，有多种解释，比如有的认为该病名源于伴随疾病出现的皮肤变色；有的认为源于该病发病情况的恐怖，而冠以"黑色"之意。黑死病对人类社会特别是当时的欧洲社会带来了多方面的重要影响。首先，最直接最显著的影响是对人口的影响。大面积的流行、处于高位的感染率和病死率，带来了世界人口前所未有的减少，特别是欧洲人口

的锐减。虽然具体的死亡数字因为一些客观原因人们并不能精确地掌握，目前各种数字其实也多是推测或臆测，或是某一小范围较为准确的数字。但是综合来看，黑死病在 1347—1352 年可能造成了约 50％欧洲人口的死亡，也就是说当时的黑死病吞噬了半个欧洲。而疫情之后，尽管官方试图提高生育率，但直到一个半世纪后欧洲人口才恢复到黑死病爆发前的水平。其次是对社会和经济的广泛影响。黑死病的爆发，使得当时欧洲经济停摆，社会发展陷入停顿，有的村庄直接消失，有的城市一蹶不振，而因为疫情给人们带来的各种剧烈反应、过激的言行以及心理的影响等，都是疫情带给经济社会的各种变化。而在疫情之后，因为人口的减少，社会资源和财富的再分配，教会和政府职能的调整完善等，又都对欧洲后来的社会发展进程产生了重大的影响[41]。

二是医学也是解读文明的方式。工业文明的进步，带来了一种新兴的医学——西医或现代医学，并且在全世界范围内迅猛发展。现代医学对中国传统医学造成的巨大冲击，也反映着中华文明第一次如此严峻地受到外来文明的挑战和巨大压力，“中医废存”之争的背后反映的是中华文明与西方文明的激烈博弈。崇尚西洋医学，废除传统中医，除了西医确实具有所谓科学的名义、科技的含量以及眼见为实甚至立竿见影的疗效之外，从文明的角度看，其实质就像洋火、洋油、洋皂在当时的普及一样，是西方文明在某一领域占据了上风的体现。所以当时医学界提出中西汇通，而不是抵制西医、废除西医，其实是当时那个备受欺辱的时代，不甚自信的中华文明向西洋文明的一种妥协，抑或是一种权宜之策。后来中医的续存，一方面来自中医自身确实具有坚实的基础和条件，比如千百年来富有成效的医学实践，广泛认为的确切疗效，在群众中有深厚的基础，后继有人的医学教育和医学人才等。另一方面更重要的是来自中华文明的根脉依然存在，中华文明强大的内生力，使得包括传统医学在内的事业，能够一直在曲折中发展，在发展中完善。中华人民共和国成立后，我们国家始终倡导中西医并重、中西医结合的方针，其既是看到了中西医学各自的长处和优势，医学发展特有的规律，以及预见到了未来医学的发展方向，从另一个角度看，也是中华文明的一种包容，这是中华民族处理文明冲突的一种智慧，是一种文明向前发展、不断完善的动力，包容和创新是中华文明五千多年能够延绵不绝的重要原因。其实从医学发展要求不断地创新的角度看，两种医学并行发展，互学互鉴，共同提高，又何尝不是医学发展创新的动力源泉。

有时候，我们觉得文明很大，因大而虚，但是若是具体到某一落脚处或某一门类，才会觉得实，觉得存在，觉得有力量。比如具体到中医，从今天阴阳理论、脏腑经络等中医理论中，从针灸推拿等中医技艺中，特别是看到中医走出国门或者外国人对中医趋之若鹜、赞不绝口的时候，你才会感觉到文明的存在，文化的力量，并相信中医的伟大。除了中医，还有中国的音乐、书画、建筑以及留存在民间的各样遗产、各种技艺，都续存着中国文明的精髓根脉，体现着中国的智慧，蓄积着中国的“软实力”。

管中窥豹，可见一斑。其实医学史也是一部文明史，其中既有古代史，也有近代史，还有有待预见和可待书写的未来史。因此，应结合具体的文明背景看待以中医为代表的中国传统医学，以中西医结合为代表的中国医学之路以及其他国家以现代医学为主、补充与替代医学为辅的医学之路，甚至整个未来的人类医学。正如习近平强调，“中医是打开中华文明的钥匙”，我们要用好这把解析文明的钥匙，面向未来，我们更应“遵循规律、传承精华、守正创新”，在历史和文明的镜像中寻找解决当下医学问题的合理途径，并使得未来医学的发展方向趋势更加明朗、更加科学。

如前所述，医学影像是指以非侵入方式取得内部组织影像的技术与处理过程。它包含以下两个相对独立的研究方向：医学成像系统（medical imaging system）和医学图像处理（medical image processing)。所以,从某种意义上言,医学作为文明的“影像”,其呈现和揭示文明的方式,与我们惯用的从政治层面、经济层面、社会层面、文化层面等解读文明的方式不尽相同,就像医学影像本身一样,它需要先解决自身一些技术层面的问题,然后再去对疾病进行诊断,对健康进行评价。但是其和其他的呈现和解读方式一样,可以很大程度上窥见文明的过去,预见文明的方向。

第四节 丝绸之路与医学学科的发展

一、丝绸之路也是医药之路

首先,丝绸之路是我国各民族之间的医药交流之路。自张骞凿空开辟西域,继而又有班超治理西域,以及历朝历代中央王朝在西域的经营,在保持了丝绸之路的开通,汉族与西域各少数民族之间政治经济文化交流的同时,也始终存在着频繁的医药交流。一方面,西域的医药卫生知识带到了中原,西域的物产葡萄、石榴、胡桃、胡麻、苜蓿等被带入和引种到中原。比如《肃州新志》言:“不是张骞通西域,安能佳种自西来。”西域丰富的动植物以及道地的药材,丰富了汉族的物质生活和医药知识,扩充了中华本草的容量。出现了记述西域药物学的专著《胡本草》《海药本草》等,同时,我国唐以后各官修本草中专列西域产地药材予以论述。另一方面,中(汉)医源源不断通过丝绸之路传播到沿途各地,甘肃武威医药简牍、甘肃敦煌汉简、内蒙古额济纳河流域居延汉简、新疆吐鲁番医药文书等出土医药文物的挖掘,清晰地描绘了一部中(汉)医学向西域各民族及向西传播的途径,以及西域各民族传统医学之间吸收、运用中(汉)医药的过程,提升了西部各民族传统医学的水平。中(汉)医和各少数民族传统医学自古以来的交往交融,是形成中国传统医学“一体多元”和“大中医”格局的重要基础之一。

其次,丝绸之路是跨国度的中西方医药交流之路。在张骞丝绸之路凿通之前,就可能已经存在着一定程度上的最初的中西医药交流,特别是通过亚历山大大帝的东征,东方希腊化特征明显,地处我国西部的我国古代史书中称为塞人等我国西域少数民族,其质朴的医学中,除主要吸收了中原相对先进的中(汉)医学知识之外,可能也吸收了一定的西方医学的知识作为其医学体系的辅助和补充。汉以后,当我们源源不断向西方输出优柔华贵的丝绸时,来自古代中国西部的古罗马、波斯、阿拉伯人也源源不断地为古代中国人送来了钟爱的檀香、安息香、苏合香等品种繁多的各类香药,这些具有调味、美容、薰衣、治病之功的香药,丰富了古代中国的物质文化生活,香料和香药作为一种兼具生活和医学特点,具有食药、养生功能的物产,大大丰富与拓展了中国传统医药的内容。比如,粟特人是曾经有名的活跃在欧亚大陆从事转贩贸易的中介商,其经营的商品中,香药更是大宗,这从吐鲁番出土的文书中可见一斑。《高昌内藏奏得称价钱帐》是吐鲁番出土文书中颇有分量的一件。据相关研究统计,仅这一件文书中涉及的香料交易额高达 1 466.5 g,而广义的香药的交易额竟高达 2 060.5 g,远非文书中所载丝和金属的小笔交易量所能比。故香药贸易在丝绸之路贸易的份额中占有举足轻重之地位。以香药换丝绸,是中古时代东西方贸易的主要推动力。全汉昇曾云:“说到当日(指唐代)扬州国际贸易的商品,当以珠宝及贵重药品为多。”比利时学者亨利·皮郎在《中世纪欧洲经济社会史》谈及中世纪国际贸易的主要商品香药时候说:“香料是这种贸易(指国际贸易)的首要商品,一直到最后,香料所占的首要地位始终未变。”[42]

今天的藏医、蒙医、维医、回医等,在扎根中华大地吸取中华文明养料,以及深受汉族传统医学影响的同时，一定程度上也吸收了古希腊-阿拉伯医学、印度医学等外来医学知识，作为其医学知识的来源之一，故而形成了在中华文明统摄下，具有中(汉)医学、本土医学和外来医学兼容并蓄特点的传统医学。这也可视为古代中国传统医学中的"中西医结合"之体现。与此同时，中国传统医学也沿着丝绸之路，对世界医学做出了重要贡献。比如在公元14世纪初，在中亚地区就发现了一本用波斯文写成的、系统介绍中国科学与医学成就的百科全书《唐苏克拉玛》(*Tansuqnamah*)，中国医学史上称该书为《伊儿汗的中国科学宝藏》，该书是由波斯国(今伊朗)蒙古可汗时期的宰相拉什德主持并组织学者编译的。该书残本内容经考证为我国宋元时期流行的《脉诀》的注译本，该书的发现，可认为是中国医药学知识真正系统地向西传播的实证，并将可考证的西传时间前移至了14世纪[43]。

二、丝绸之路与医学学科的建构

丝绸之路的客观存在，在历史上参与了"中医"学学科的构建，在丝绸之路建设的新时代新时期，其正在也必定将参与未来医学学科的共建与发展的过程。如上所述，古老的丝绸之路作为古代中西方交流的重要的商贸之路、人文之路，同时也是一条医药之路，其在参与医学学科的形成与演变中，也扮演了一定的角色，发挥了一定的作用。主要体现在：

首先，在丝绸之路诞生与发展的早期，由于中原地区率先开发和中(汉)医的率先形成，相对先进的汉文明以及率先成熟的中(汉)医学，随着西汉时期中央政权的强盛以及"西进"战略的逐步推进，中(汉)医学西传的布局也伴随着王朝政权向西开疆拓土，开始了中(汉)医向西辐射和传播过程。这个过程，也是中医作为一门学科从单纯的中(汉医)逐渐演变为中(汉)医及藏医、蒙医、维医、傣医等的糅合与融合的过程，同时也是藏医、蒙医、维医、傣医等我国边疆少数民族医学的自身医学理论和实践初步形成的过程。其具有倾向性的中医学学科发展情况为：随着丝绸之路的开通及运行，我国古代边疆的开发和中(汉)医辐射圈的形成也步入了一个加速发展的时期。当时河西、河套、西域一带的开拓，百越之地的开发等，分别带来了当地传统医学的初兴，比如具有西北地域特色的西北医学，具有南方地域特色的岭南医学等。其中的发展态势，大抵可分两种情况：一是仍以汉族为主的地方，比如今甘肃河西走廊段，古被称为蛮夷之地的今岭南一代，接受和发展中(汉)医的条件好，因而发展迅速，其医学与汉医基本无异，只是略带些地方医派特色而已；二是开发相对较晚，且少数民族聚居和少数民族政权相对独立的地方，虽然在政权上归属中原王朝，在医学上也深受汉文化和中(汉)医影响，但是因为受到民族习俗、语言、区域性文化等综合影响，其一边接受中(汉)医的知识和理论，另一方面也在结合当地的气候环境、病理特点、道地药材等，包括利用本民族的语言文字等，开始建构自己的医学的过程。受多种因素影响，其形成自身医学的过程相对滞后。

其次，随着丝绸之路的运行，特别是唐宋时期丝绸之路的再度繁盛，一方面，带来了中(汉)医及其与藏医、蒙医、维医、傣医等少数民族传统医学的交流交融进一步广泛和深入，中医从单纯的中(汉)医演变为包括了中(汉)医、藏医、蒙医、维医、傣医等各少数民族传统医学在内的"大中医"，其"一体化"程度也越来越高。另一方面，前面已述，在接受中(汉)医的速率和程度方面，受到来自政权、民族、语言、区域性文化等综合因素的影响，民族区域和汉族区域的进度和程度是不一样的，前者较之后者显然要滞后一个时期。而且与此同时，随着古代丝绸之路由陆上丝绸之路扩增为海上丝绸之路，民族聚居地区除了受到汉文明的主要影响外，尚有其他外来文明的影响，体现在医学上，以中(汉)医的知识和理论为主体，同时也开始吸收其他外来医学的知识为补充，同时在自己民族习俗、区域性文化等这个"大熔炉"

中进行加工。这些综合因素的影响,加速了"各民族医学"的形成(包括从经验到理论的强调与构建)。在各民族医学"博采众长"的构建中,中(汉)医的影响是最早的也是深远的,外来医学的影响是一时的,具有时效性的,而本民族的宗教习俗、语言文字、哲学思维等,往往赋予该民族传统医学强烈的个性化色彩,也一并被吸纳和融进了其自身民族医学的构建之中。当然,交流都是双向的,少数民族一些特色的疗法和道地的药材等也在此过程中被中(汉)医吸收运用。

今天,丝绸之路在人类历史发展进程中再一次吸引了全人类的聚焦,这条横贯中西并且承载了中西方贸易往来、人文交流、文明互鉴的交通大动脉,如今被赋予了人类命运共同体建设的新使命,从之前绘就总体布局的"大写意"阶段,正在步入聚焦重点、精雕细琢的"工笔画"阶段。其中,包括中(汉)医药、藏医药、蒙医药、维医药、傣医药等各传统医药在内的中医药现代化和国际化、世界各国传统医学的交流互鉴,也迈出了重要的实质性步伐。在中国传统医学即"大中医"的国际化进程中,以中(汉)医为主导,以教育培训为途径,以中药、针灸等为代表的传播工作产生了广泛的国际影响,也取得了许多诸如被纳入国际主流医学分类标准体系[见《国际疾病分类第十一次修订本(ICD－11)》]等系列成果。据悉,截至2018年底,中医药已传播到全球183个国家和地区。据世界卫生组织统计,有103个会员国认可使用针灸,其中29个设立了传统医学的法律法规,18个将针灸纳入医疗保险体系。中药逐步进入国际医药体系,已在俄罗斯、古巴、越南、新加坡、阿联酋等国以药品等形式注册。

当然,在中医药的国际化进程中,我国藏医、蒙医、维医、傣医、壮医、回医等少数民族传统医学,表现也颇为活跃。由于地缘上的邻近、民族习俗上的相近,特别是随着丝绸之路凿通、历史上疆域变化等带来的互相之间多领域的交流,处于我国边境的一些少数民族,与其邻近国家或丝路沿线国家的联系始终存在。比如在当今积极推进中医药国际化的进程中,我国的蒙医与蒙古国之间的医学交流,维医和回医与阿拉伯、中亚国家的医学交流,傣医与东南亚国家的医学交流等,无疑也是中医药国际化中的重要组成部分。

故需强调和指出的是,我国近年颁布的《中医药法》,其"总则"中已经明确了"中医药"的内涵外延,即中医药,是包括汉族和少数民族医药在内的我国各民族医药的统称,是反映中华民族对生命、健康和疾病的认识,具有悠久历史传统和独特理论及技术方法的医药学体系。故而在新的时代,新的丝绸之路,在大力实施和推进中医药国际化的进程中,把"多元"的各民族传统医学纳入"一体"的中国传统医学即"大中医"之中,铸牢具有中华民族共同体意识的"大中医",打好"组合拳",扩大中国传统医学的优势,提高中国传统医学的竞争力,是未来中医药发展一个不可回避且需要高度重视的问题。我们相信,古丝绸之路和古老的中医药[涵盖中(汉)医药、藏医药、蒙医药、维医药、傣医药等在内的中华民族医药的统称],也一定能在当今这个新的历史阶段以及丝绸之路新的通途中,绽放新的光彩,为人类文明和医学文明做出新的更大贡献。古人说:"不为良相,即为良医。"医者同样具有兼济天下的胸怀,悬壶济世正是医者兼济天下的表达。同样,医学也并非一般的技艺或科学,它是源于古代哲学,融通古人智慧,关乎人民疾苦的学科,像今天一样,除了政治、经济、教育(文化),恐怕对一个国家、一个民族参与度和影响力最深的也就是医学。清代龚自珍说:"欲知大道,必先为史。"历史是对人类文明进程和社会发展的记录,从历史的足迹中探寻发展的经验和规律,是烛照和启迪当下和未来的重要方式。对医学的研究,特别是对传统医学的研究,将其置于链接文明,沟通世界的视角,与古今丝绸之路一起,是看中医、看中国、看中西医学乃至整个医学文明发展的一种独特视角和方式。

* 小结与讨论

(1) 人类所建立的物质文明和精神文明，统称为人类文明。在人类学和考古学中，文明可以指人进化脱离了动物与生俱来的野蛮行径，用智慧建立了公平的规则社会。一般认为，当人类彻底脱离了丛林法则和弱肉强食的兽性，人类社会发展建立了相对公平合理的规则规范，文明才真正意义上产生。人类的医学文明，也是人类文明的一种，医学文明开始摆脱动物本能、脱离巫术神性，转向经验、理论以及经验和理论指导下的医药实践，则是医学文明产生和发展的过程。考察人类的医学文明，将其置于整个人类文明进程中，是认知医学文明的一种视角和方式，医学文明是人类文明的独特镜像。

(2) 一种文明的产生、形式和判断标准，必定是建立在一定的地理空间、一定的历史时间、一定的优秀文明创造基础之上的，这是判断一种文明产生、文明形态和发展水平的基本点。我们认为文明具有历时性、共时性、差异性、进步性。历时性是人类文明的一种进化、发展的状态。共时性是人类发展中某一阶段延伸的人类生产生活的整个图景。进步性是文明的共性要素，是各大人类文明最大的共性特征。差异性是人类文明发展的个性，也是人类文明发展的必经之路和必经阶段。未来人类文明发展的趋同性胜于趋异性的趋势会越来越明显。当然，这是一个复杂的共时性的磨合过程，也是一个漫长的历时性的演进过程。

(3) 本章尝试分析了人类各大古代文明交流开始的初状，认为人类摆脱野蛮蒙昧即文明的形成成熟，是一个漫长的渐进过程，生产方式的变迁、商品贸易的出现、阶级的出现、城市的出现、文字的出现、国家的出现等，这些都是人类文明形成和发展的主要“构成要素”，特别是文字和城邦的出现，是一个先进文明最为显性的标志，其往往是支撑一个富庶、伟大文明的基础。

(4) 文明具有政治性、经济性、对抗性、包容性。政治，包括战争，是文明构建、固化以及革新的重要推力，而经济性，对经济利益的追逐则是文明内在涌动发展的决定性因素。同时，各种不同文明之间、不同文化之间的冲突始终存在，而且也在随着历史的变化而变化，或缓和，或升级，或消弭。文明的对抗性，往往有着极其复杂、深刻、多样、棘手的原因。但是文明存在的冲突性不代表文明有高低优劣、先进落后之分，文明是多元的，这种多元化的文明必然是包容的，求同存异，兼收并蓄。人类文明的发展应该是差异化的共同和谐发展，所以尊重差异，谋求共识，和而不同，美美与共，这是破解当前文明冲突的困局，也是未来文明交流发展的必由之路。历史和实践证明，中华文明的多元性和包容性，正是中华文明五千多年延绵不绝、传承不息的主要原因之一。

(5) 从“文明动力”或“文明驱动”的角度看，文明交流的原因主要有：首先是文明的异质性。由于种种因素，不同的民族或种群呈现出不同的文明景观。因相异而相吸，这是文明间交流的前提。二是文明的层阶性，文明的交流是双向的，一般表现为落后文明向先进文明学习，先进文明对落后文明的影响、改造和提升，这是文明间交流的动力。三是对于利益的追求，其中就包括政治利益、经济利益等。四是对美好的向往。这无疑是文明史发展的主流，也是在现代文明、新时期文明交流的主旋律。文明发展，本意即为对蒙昧、无知和野蛮的渐行渐远，而对美好的追求，建立一个以诚信、公信、秩序、自由、平等、理性、高效、幸福、卓越等为特点的现代社会，实质是一种对高级文明的追求，也是一种文明本质属性的回归。

(6) 丝绸之路，这是一条由中国主导创建的古代物流、人流、思想交流的大动脉，在人类发展史上实现了东西方物质特产和精神智慧的大融合。虽经两千多年的沧桑岁月，几度兴衰，但凝聚成的影响力和带来的创新进步时至今日也并未消散。丝绸之路是人类文明的奇迹，过去她经历辉煌，现在又迎来了新生。

(7) 医学是对人类文明的另一种解读和呈现。文明的高度决定医学的高度；不同的文明形态，塑造不同的医学类型。同时，医学的发展与文明的发展同向同行，从历时性的角度看，某一历史时期一个国家和社会对伤寒、疟疾、结核、鼠疫、天花、麻疹等疾病的防控能力，能较明显地"映射"折射出一个文明的成熟程度、发展水平。

(8) 丝绸之路也是医药之路，其首先是我国各民族之间的医药交流之路，其次是跨国度的连接东西方古代传统医学的医药交流之路。丝绸之路的客观存在，在历史上参与了"中医"学学科的构建，承担了一定的古代东西方传统医学交流合作的使命。在丝绸之路建设的新时代新时期，其正在也必将参与未来医学学科的共建与发展，参与"大中医"建设和中医药国际化等新的时代工程中。

(9) 历史是对人类文明进程和社会发展的记录，从历史的足迹中探寻发展的经验和规律，是烛照和启迪当下和未来的重要方式。对医学的研究，特别是对传统医学及其历史和文化的研究，将其置于链接文明，沟通世界的视角，与古今丝绸之路一起，是看中医、看中国、看中西医学乃至整个医学文明发展的一种独特视角和方式。

参考文献

[1] 中国大百科全书. 哲学卷[M]. 北京：中国大百科全书出版社，1987：924.

[2] 周易[M]. 杨天才译注. 北京：中华书局，2016：15，126.

[3] 司马迁. 史记[M]. 北京：中华书局，1999：1065.

[4] 黄旭东. 文明概念辨析[J]. 贵州大学学报(社会科学版)，2006，24(4)：7－10.

[5] 〔美〕塞缪尔·亨廷顿. 文明的冲突与世界秩序的重建[M]. 北京：新华出版社，1998：24－26.

[6] 〔美〕阿尔温·托夫勒. 创造一个新的文明——第三次浪潮的政治[M]. 上海：三联书店，1996：14.

[7] 〔美〕路易斯·亨利·摩尔根. 古代社会：上册[M]. 杨东莼，等译. 北京：商务印书馆，1983：30.

[8] 圣西门选集：第二卷[M]. 董果良，赵鸣远译. 北京：商务印书馆，1982：470.

[9] 斯塔夫里阿诺斯. 全球通史：上[M]. 北京：北京大学出版社，2012：12.

[10] J. Dulumeau. History of paradise：the garden of Eden in myth and tradition（New York，1995）Genesis 2：8－9.

[11] 彼得·弗兰科潘. 丝绸之路——一部全新的世界史[M]. 邵旭东，孙芳译. 杭州：浙江大学出版社，2016：前言 3.

[12] 〔美〕路易斯·亨利·摩尔根. 古代社会：上册[M]. 杨东莼，等译. 北京：商务印书馆，1983：30－31.

[13] 斯塔夫里阿诺斯. 全球通史：上[M]. 北京：北京大学出版社，2012：50.

[14] 盛洪. 什么是文明[J]. 战略与管理，1995(5)：88－98.

[15] 彼得·弗兰科潘. 丝绸之路——一部全新的世界史[M]. 邵旭东，孙芳译. 杭州：浙江大学出版社，2016：中文版序言，第Ⅺ页.

[16] 吕思勉. 中国通史[M]. 上海：上海古籍出版社，2009：75.

[17] 汤因比. 历史研究：下册[M]. 上海人民出版社，1986：463.

[18]〔东晋〕法显撰. 法显传校注[M]. 章巽校注. 北京：中华书局，2008：6.

[19]〔唐〕慧立，彦悰. 大慈恩寺三藏法师传[M]. 孙毓棠，谢方点校. 北京：中华书局，2000：24－25，118－119.

[20]〔英〕裕尔著，〔法〕考迪埃修订. 东域纪程录丛[M]. 张绪山译. 昆明：云南人民出版社，2002：177－178.

[21] 斯文·赫定. 亚洲腹地旅行记[M]. 周山译. 南京：江苏文艺出版社，2014：51，87，103，108.

[22] 林梅村. 丝绸之路考古十五讲[M]. 北京：北京大学出版社，2006：1.

[23] 2014年3月27日习近平在联合国教科文组织总部的演讲[EB/OL][2015－07－21]. http://cpc.people.com.cn/xuexi/n/2015/0721/c397563－27337517.html

[24] 司马迁. 史记[M]. 北京：中华书局，1982：2404.

[25] F. Von Richthofen, Über die zentralasiatischen Seidenstrassen bis zum 2 Jahrhundert. n. Chr. Verbandlungen der Gesellschaft für Erdkunde zu Berlin4(1877), 96－122.

[26] C. И. 鲁金科. 论中国与阿尔泰部落的古代关系[J]. 潘孟陶译. 考古学报，1957(2)：37－48.

[27] 芮乐伟·韩森. 丝绸之路新史[M]. 张湛译. 北京：北京联合出版公司，2015：16.

[28] 张培善. 安阳殷墟妇好墓中玉器宝石的鉴定[J]. 考古，1982(2)：204－206.

[29] 夏鼐. 汉代的玉器——汉代玉器中传统的延续和变化[J]. 考古学报，1983(2)：125－143.

[30] 林梅村. 开拓丝绸之路的先驱——吐火罗人[J]. 文物，1989(1)：74.

[31] 司马迁. 史记·赵世家[M]. 北京：中华书局，1999：1475.

[32] W. M.，麦高文. 中亚古国史[M]. 章巽译. 中华书局，1958：11－15.

[33] 张国刚. 丝绸之路与中西文化交流[J]. 西域研究，2010(1)：1－3.

[34] 司马迁. 史记·大宛列传[M]. 北京：中华书局，1999：2401.

[35] 范晔. 后汉书[M]. 北京：中华书局，1999：1974.

[36] 李伟. 穿越丝路[M]. 北京：中信出版集团，2017：39.

[37]〔法〕戈岱司. 希腊拉丁作家远东古文献辑录[M]. 耿昇译. 北京：中华书局，1987：1－10.

[38] 温翠芳. 唐代的外来香药研究[D]. 西安：陕西师范大学，2006：绪论，1.

[39] 荣新江. 丝绸之路：东西方文明交往的通道，中古中国与外来文明[M]. 北京：生活·读书·新知三联书店，2014：3.

[40] 赵夏竹. 汉末三国时代的疾疫、社会与文学[J]. 中国典籍与文化，2001(3)：101－105.

[41]〔美〕约瑟夫·P·伯恩. 黑死病[M]. 王晨译. 上海：上海社会科学院出版社，2013：12－13，59－73.

[42] 温翠芳. 唐代的外来香药研究[D]. 西安：陕西师范大学，2006：3－5.

[43] 朱明，弗利克斯·克莱·弗兰克，戴琪. 最早的中医西传波斯文译本《唐苏克拉玛》[J]. 北京中医药大学学报，2000，23(2)：8－11.

第三章

古文字中承载的早期中西方医学

文字是文明最为显性的标志,通常在文明发展的初期阶段,一代文明皆有一代文字(书面语言)作为其文明的考量和见证。故而世界四大文明古国皆产生了与文明发展程度和地位相匹配的文字体系,比如两河流域人拥有楔形文字,古埃及人拥有古象形文字,古印度人拥有梵文,古代中国拥有最早的甲骨文等。这些文字的存在既展示了一代文明之成就,也包括展示了早期的医药文化成果,为后人解读包括早期医学在内的人类文明成果,提供了独此一份的珍贵信息来源。

第一节 四大古文字与早期世界传统医学

语言和文字,是人类文明开化与进步的重要标志。按照出场顺序,先有语言后有文字。文字的起源最早开始于某一部落氏族,开始只是为了帮助记忆,传达信息,渐而有了用标记、刻画的方式以表达某种特定的含义。最初人类外出猎物采集,最简单的传递信息的方式就是类似于结绳记事,通过在树上套一个可见易分辨的东西或在树干的某个高度或部位用锐器刻画一些符号等,通过若干人之间的言语(包括肢体语言)交流,达成一种"一定范围内一定人群的信息共享",形成一种互相之间具有约定性质的记事方式。结绳记事的方式只是语言交流的一个简单延伸,还远未达到文字的水平,它更多地类似于我们今天的"路标",具有一种告知方位、方向的功能,这和我们今天在没有任何通信工具等辅助设备下,置身于深山老林或者大漠戈壁是一样的。人估计只有到真正在野外生存的时候,才会有这样一种接近早期人类的原始考验。但是不能否认的是,这种刻画的标记和符号,毕竟是文字萌发的胚芽,当这种描摹事物形状的刻画越来越形象(形象的本义就是象其行),渐渐就有了最初的"象形文字",也有了最初的关于日月山河、雷电风雨以及当地动植物等最为常见的"视觉呈现",也即有了最初常见的而且是区域性的象形文字。这样在这个部落内部,就基本完成了"扫盲"的过程,以及可以满足上传下达等部落管理的需要。当然,随着部落向部落联盟的扩张,此时信息传递的重要性、信息流的大小、信息辐射的广度,都较之之前单一部门或某一群体之间的交流,有所不同。所以就渐渐有了专司记载和研究"横竖撇捺"的人员,以期能够构成一种"形象"并且相对固定的符号,记录部落或部落联盟的事宜,这样就可以使得本部落的语言,能够转化、固化为一种与之相通相对应的有形的文字。传说中的轩辕黄帝命仓颉造字,估计大类于此。故古人造字,皆不能脱离其形,美索不达米亚的楔形文字、古埃及的象形文字,包括我国的甲骨文字,皆始于形,合乎象,以达成一种集体的认知符号。而随着这种关于笔画笔顺的运用越加成熟,集体的接受度认知度越来越高,传播的范围越来越广,这种约定俗成的认知符号,就成了古代文字的雏形和肇始。当然,从早期以刻画为主的象形符号到后期相对成熟固定的书写文字,这中间肯定要经历一个相当漫长的历史时期。

一、楔形文字与古巴比伦医学

一般而言,文明的称谓以所在的地域或国度为名,诸如美索不达米亚文明(两河流域文明)、古埃及文明、古印度文明、中华文明等。美索不达米亚,意为两河地区,即指幼发拉底河和底格里斯河之间的区域,大概为今天的伊拉克、叙利亚东北部、土耳其东南部和伊朗西南部的地区。早期人类在该地区上先后建立了苏美尔王国、阿卡德王国、巴比伦王国和亚述王国等政权。限于地域和国度的描述,也为了方便与其他古文明一致表述,故而把美索不达米亚文明(两河流域文明)发展程度最高、最兴盛的时期巴比伦帝国(属于该文明的还有苏美尔帝国、阿卡德帝国和亚述帝国)作为代表,故今人一般称为古巴比伦文明,实际上涵盖了苏美尔文化、阿卡德文化、亚述文化,而我们说的古巴比伦医学同样实际涵盖了苏美尔医学、阿卡德医学和亚述医学。无疑,美索不达米亚文明(两河流域文明)是人类历史上第一个可以以"文明"二字冠名的人类发展阶段。苏美尔人、阿卡德人、巴比伦人、亚述人是最早出现的人类文明群体,他们建造了世界上第一座城邦,颁布实施了第一个足以彰显其文明程度的著名法典——汉谟拉比法典;他们建造了目前虽已不存在但是依然被列为世界七大奇迹的"空中花园(hanging gardens)";他们根据月亮盈亏规律制定了我们今天依然在使用的周、月、年的周期;他们同样也创造了人类历史上最早的文字——楔形文字(图 3-1)。在公元前 3 000 多年,两河流域最早的先民苏美尔人创造了楔形文字,其后经历了阿卡德、巴比伦、亚述各朝代,是人类历史上最早出现也是最早达到成熟水平的文字。

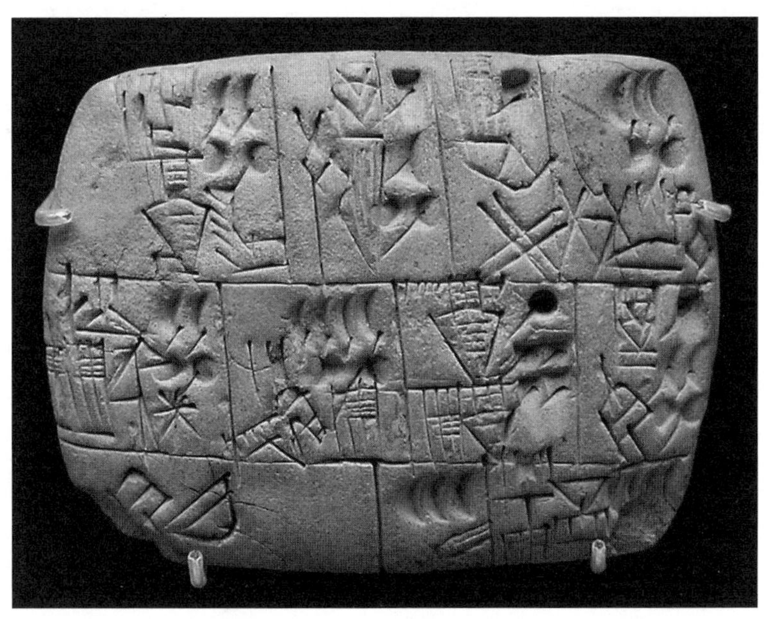

图 3-1 发现于现伊拉克南部公元前 3 000 多年的楔形文字手稿

(https://en.wikipedia.org/wiki/Cuneiform#/media/File:Early_writing_tablet_recording_the_allocation_of_beer.jpg)

古老的文字成形应该是一个不断摸索和不断创新的过程。最早的文字可能写于沙滩上或土地里,但这无疑不易保存,不能满足较长时效性的需要,所以记载文字的载体首先要求具备经久耐用的品质。所以古代苏美尔人把泥土变成泥块再变成泥版,覆以芦苇秆或树枝木棒在软泥版上进行压写,这种书写方式也形成了楔形文字一端粗一端细的风格,英语 cuneiform 本意即为 cuneus(楔子)和 forma(形状)的组合,义为楔子的形状,阿拉伯人称为钉头文字(图 3-2)。写有文字的泥版再复以烈日暴晒或高温烧烤,使之变得坚硬且不易变形,最后再将这些泥版用于一些建筑中,使之类似于砖块一样嵌入在当时的寺庙楼宇之中。正是这种开化的两河流域先民不断地创新创造,今人才得以通过这些遗存下来的文字,进而有所凭依地去遥想人类最早的文明形态的景象,包括古巴比伦医学初期的整体情况。比如著名的亚述巴尼拔图书馆(Asshurbanipal Library),这个图书馆位于尼尼微的国王宫殿内(亚述巴尼拔是最后一位亚述王),随着历史的演进,宫殿必然要经历自然的侵蚀、人为的侵略和破坏,但是约 2 万块泥板书历经万劫至今幸存。我们今天的认识,若没有古人这种匠心独特的创造和"精心"留下的这份遗产的支持,遥远的古巴比伦医学的模样估计难以找寻和想象。

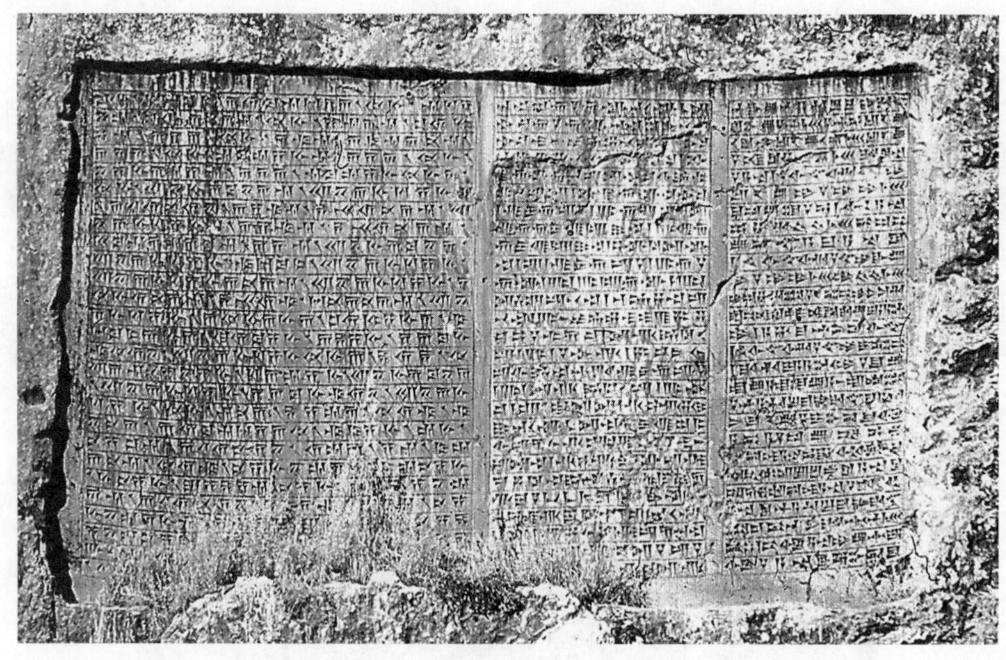

图 3-2 保存完好的古代楔形文字

(https://en.wikipedia.org/wiki/Cuneiform#/media/File:Xerxes_Cuneiform_Van.JPG)

对大自然万物万象的不可解释性,对人疾病疼痛、生老病死现象的无法解释性,寄望于神灵超自然力量以祈福消灾去祸,是古代世界各民族之共性,最早开启人类文明曙光的两河流域人即是如此。楔形文字中记录了古巴比伦医学不可避免的神巫医学的特点。两河流域先民把疾病和病痛的原因归咎于神灵或鬼怪,诸如瘟疫、中风、肺痨、肿瘤、精神病以及各种热病、皮肤病等,对这些病态特征明显却又不能以当时医学水平认知的疾病,常被认为是由魔鬼所致。而对疾病的疗愈,又往往诉诸具有超自然的神灵,而且对神灵的信奉不集中于某一神灵,因为两河流域人认为每一种疾病都有一个神灵掌管,现在看来西方社会普遍盛行众神的崇拜和信奉,有其悠久的历史传承。比如,在古巴比伦医学,最高神安努的女儿拉玛什图(Lamashtu)被认为是掌管疾病和死亡的女神;月神丝阴(Sin)是专门掌管药物生长的神,有些药只能在月光下采集才具有消除病魔的作用;女神伊思达(Istar)是类似于中国的月下老儿或送子娘娘的角色。所以,巴比伦医学中以巫术符箓治病的认识依然还是占据着重要的比例。一方面对人体的生命现象有一定的揭示,另一方面断然不能摆脱神巫医学对其的重要影响。

楔形文字中记录了两河流域先民朴素的医学知识和病理生理观。古巴比伦占星术(星相学)相对比较发达,太阴历即为古巴比伦人带给世界的礼物。相应的在医学上,他们认为天体是大宇宙,人体则是小宇宙,人体的疾病和健康,与天体的运行和天象的变化规律有着密切的关联。疾病和健康是互为变换或交替的,人体在一定时期呈现病象,犹如大宇宙之日月星辰的运行规律,大自然的阴晴风雨之变化,都合乎一定的规律,有发生、发展和转变的过程。同时,人体内体液(主要指血液)的运行,也受到天体运行的影响。所以,这种大小宇宙互为参照、互为影响的关系,是古代医学中最早关于天人相应的朴素表达。在病理生理方面,古巴比伦医学也有其鲜明的特点,突出表现在对血液和造血器官肝脏的推崇。肝脏被认为是人体血液的来源和储藏输送器官,是人体生命的基础,因此在巴比伦医学和星相学中具有重要的地位,尼尼微图书馆中的多个楔形文字史料均有肝脏相关术语的记载。在巫师的占卜中,肝脏被分成几个部分,每个部分代表一个特定的神,巴比伦人通过观察精心挑选而来的肝脏(一般为羊肝脏)的变化"迹象",进行推演和解释,从而发现神的意志。但是这个做法并非一般人所能及,而是由经过严格而正规的训练被称为 bārû 的牧师才能完成。这种做法在《以西结书》中提道:"巴比伦国王站在岔路口,他和牧师一起察看切割下来的肝脏,根据肝脏的变化来推演神的意志,决定欲行之事。"[1](图 3-3)

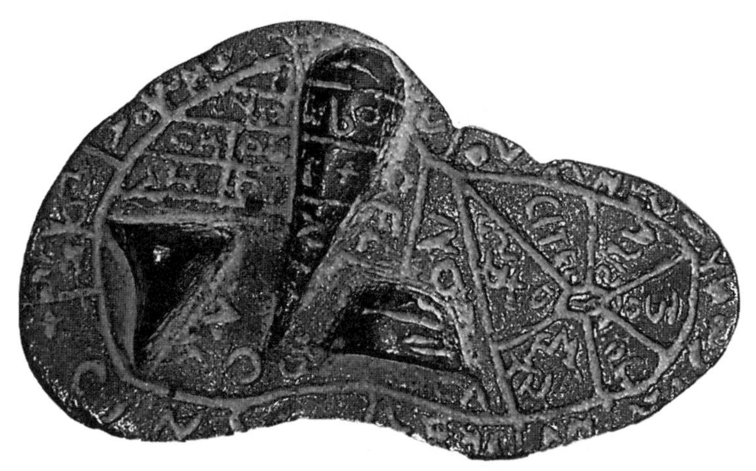

图 3-3　在皮亚琴察(Piacenza)附近发现用于占卜的刻有"伊特鲁里亚铭文"(Etruscan inscriptions)的青铜羊的肝脏图

(https://en.wikipedia.org/wiki/Haruspex#/media/File:Piacenza_Bronzeleber.jpg)

楔形文字中保存下来了规模最大的医学著作《医学诊断和预后论》(*Treatise of medical diagnosis and prognosis*)是由法国学者雷略·拉巴特所收集和研究的 40 块泥板书组成,年代约为公元前 1600 年,汇集了美索不达米亚地区几个世纪以来的医学知识。《医学诊断和预后论》按照特定顺序编排,内容涵盖了惊厥性疾病、妇科、儿科、热病、寄生虫病、性病、皮肤病等。楔形文字中还记载了两河流域先民使用草药的情况。当时的医生除了巫师以外,还有擅长于草药治病祛痛的医生阿苏(Asu),阿苏的苏美尔语意为液体专家,应是最早的内科医生,因为早期的内科治疗,实际上主要就是以植物药为主的治疗。据楔形文字记载,当时的阿苏已经知道并掌握伤口清洗、包扎,简单制作和敷贴膏药的方法。其中特别提到,某些多种药物混杂在一起的膏方制作,常把植物树脂与动物脂肪和碱一起加热,加热后的这种混合物生成一定浓度的黏稠液体,从而有助于防止细菌感染和伤口愈合。据楔形文字记载,在 3 000 多年前的古代巴比伦城就已经有了最早的草药种植地,古巴比伦王都卡帕·亿狄纳据说种植了 64 种植物,包括苹果、莳萝、玫瑰、香菜、小茴香、大蒜、洋葱等,甚至包括更具有药物治疗作用的藜芦、罂粟。当时人们已经学会用水、牛奶、类似于酒类制品等为辅助,制作简易药方,最早的药剂师阿苏常用形象化的名称来描述药物,如“狮子肥肉”等,在已经确认的药物中,很大一部分为具有杀菌作用的植物,这可能与恶劣环境之下外伤疾患导致感染居多的原因有关[2]。

楔形文字中还粗线条地反映了古巴比伦外科学的发展情况。最能代表古巴比伦医学水平的是其外科学,其重要的地位,以及职业化、规范化的发展特点,在著名的《汉谟拉比法典》中得到了充分的印证。这部以古巴比伦第六代王汉谟拉比名义颁布的法典中,用楔形文字刻写了 282 款法律约束条文,其中关于医学的多达 40 余款,占据了法典条文总数的 1/7,其中对当时的外科手术的实施、医疗事故的处置等都有着明确的规定,古巴比伦对医学的重视以及医学发展的程度由此可见一斑。比如,《汉谟拉比法典》对外科医生医疗实践,特别是对其权责利和应承担的刑事、民事责任进行了规定。又如,医生用青铜刀给患者做大手术,如果治愈,或者用手术刀切开眼周脓肿,并能保证患者视力不受损,收费十银币;若患者是奴隶,则他的主人应酬劳医生两银币。但是,如果将患者治死,或者将患者的眼睛毁坏,则要将医生以断手之罪论处。如果治死或治瞎的患者是奴隶,则医生可以免于断手之罪,取而代之的是赔偿主人同等价格的奴隶即可。对医生出诊时的装备也有明确的要求,比如必须携带出诊包,包里必须要有诸如绷带、药物、外科工具等。此外,对传染病和公共卫生的关注和积极应对,同样体现着古巴比伦医学的发展水平,也侧面体现了当时城邦文明确实已达到一定高度。如果奴隶患了 bennu、siptu(癫痫、麻风)类疾病,则奴隶的卖身契可以失效,而且必须面临驱逐出市的处罚。对于一些传染性疾病,古巴比伦人认为是携带致病因素的小动物所致,他们将这种状如昆虫的小动物称为瘟神。从遗存的地中海遗迹,发现大量石头做的厕所和排粪沟渠。可见古巴比伦当时对传染性疾病和公共卫生已经有一定的认识和应对措施。

文字是文明的活化石,是历史的见证。通过发迹于古代建筑遗址、类似于“平躺”的三角形形状的楔形文字,我们看到了人类历史上第一个文明形态的发展情况,也得以据此遥想和勾勒早期两河流域医学的概貌。毫无疑问,从目前已经占有的材料来看,两河流域文明是人类历史上第一个惊艳于世的文明,而古巴比伦医学是目前今人第一个能够找到实证支撑、有据可考的西方传统医学,她和灿烂的古巴比伦文明一样,取得了源于人类文明的第一个时代又高于那个时代的成就。

二、象形文字和古埃及医学

美索不达米亚平原一路向西,就到了古埃及的疆域。上帝把丰饶的美索不达米亚作为人类创世的“伊甸园”,同样也并没有忽略尼罗河流域这片沃土。在两河流域出现绚烂的文明形态的同时或之后,在尼罗河流域,古埃及人创造了同样令人赞叹的文明。埃及文明较之于美索不达米亚文明,由于其所处的优越的地理位置,慢慢还呈现出一定的文明交流的特征。这种交流一是体现为人类早期的民族纷争和战争逐渐增多,这也是一种特殊的不同文明的交流方式。二是体现为与东方的古老民族可能存在的接触和一定的商贸往来,所以在世界上其他一些文明尚未诞生或相对沉寂的情况下,埃及文明可能吸收了美索不达米亚文明或其他东方古老文明的智慧,成就了其伟大,同时又以其自身文明的悠久(约前 3150—639)和成就,对后来地中海文明的发展产生了重要的影响。

在文字的发明和书写载体方面,古埃及同样表现出可圈可点的创造力。从其文字的演变看,一般认为,埃及在公元前 4000 年(约距今 6 000 年)就已发明了象形文字(hieroglyphic),最早的象形文字可能刻于石碑上,后来又有写在纸莎草上的僧侣行书体文字(hieratic glyph)和大众体文字(demotic glyph)。不同于两河流域人选择泥土作为书写载体,古埃及人就地选材,选择了一种更具有区域性特色的书写载体——纸莎草(图3-4),这是一种大量生长于尼罗河畔三角洲直立、高大、坚硬的水生植物。古埃及人取其茎,削成长条薄片,经过晾晒、去除水分、打磨、成串等系列处理,类似于中国古代的竹简制作方式,但明显程序要更为繁琐,最终完成从纸莎草到纸莎草书的过渡。古埃及人这种草制的书写载体曾被希腊人、腓尼基人、罗马人、阿拉伯人使用,历经3 000年而不衰。至8世纪以后,中国造纸术传到中东及西方世界,才逐渐取代纸莎草的地位。纸莎草文书是古埃及文明的一个重要组成部分,也正是倚赖于这种传承媒介,我们今天才得以再次目证那古老文明和古老医学的踪迹。后来腓尼基字母文字的发明,也是直接受益于埃及文字,才得以走上历史舞台。

图3-4　藏于牛津大学萨克勒图书馆附有珍贵彩色线条图的赫拉克勒斯纸莎草

(https://en.wikipedia.org/wiki/Papyrus#/media/File:P._Oxy._XXII_2331.jpg)

纸莎草医书是目前关于西方传统医学记载最早的记录,较为全面地展示了埃及医学的整体成就。埃德温·史密斯纸莎草医书(Edwin Smith papyrus),又名埃德温外科纸莎草,是目前已知最古老的关于外科、创伤的文集,手抄副本约产生于公元前1500年的古代埃及,原稿一般认为是公元前3000—公元前2500年。纸莎草的绝大部分内容都是关于外伤和外科手术的。记载了外科手术、火棍、冷敷、药物等治疗方法,包括用缝线闭合伤口,用蜂蜜等预防和治疗伤口感染,以及头部和脊髓损伤的固定等。埃德温·史密斯纸莎草医书可能是当时通用的外科教材,其中的象形文字详细描述了48种医疗问题,记载的所有病例都有症状描述、诊断、预后和治法。比如对骨折,提及创口缝合要确保密接,裹紧绷带;对于脱臼,如提及锁骨和肩胛骨脱臼,令患者卧床,旋转肘臂求得合适位置后再予以整复;记载了脑血管痉挛和脑膜,是目前最早关于脑的记述,对脑精神功能的特点有一定的认识。比如预后良好,则有“我将治愈此病”;预后不良,则有“此病没有办法或患者将死去”等描述。整部医书中,仅有一次提到使用巫术,可见巫医分离在这部外科医书中的体现是较为明显的。该文书于1930年翻译,揭示了古埃及医学的复杂性和实用性(埃德温·史密斯纸莎草医书现收藏于美国纽约医学研究院)。

艾伯斯纸莎草医书(Ebers papyrus),手抄副本约产生于公元前1550年的古代埃及,原稿一般认为是公元前3400年。据说,该医书是在一个古墓的木乃伊中发现的,长达110卷的卷轴中包含约700种神奇的公式、制药配方、补救方法,涉及内科、外科、妇产科方面的描述,是一部综合性的古埃及医学文集。比如对疾病所涉及的解剖学结构及其相应的治疗措施的案例研究,内科方面则指出了心脏为人体的供血中心等,涉及的其他章节还包括:有关避孕,怀孕和其他妇科疾病诊断,肠道疾病和寄生虫,眼睛和皮肤问题，牙齿和脓肿的手术治疗，骨固定和烧伤的章节（艾伯斯纸莎草医书现藏于德国莱比锡大学图书馆）。

卡洪妇科纸莎草书（Kahun gynaecological papyrus）和莱莫苏姆纸莎草书（Ramesseum medical papyrus），产生年代接近，均产生于公元前1800年前后。卡洪妇科纸莎草书分为三十四个部分，主要涉及妇女的健康和妇科疾病，如生育、怀孕、避孕等，故以妇科纸莎草书之名传世，对儿科、兽医学也有一定的介绍（卡洪妇科纸莎草书现藏于伦敦大学）。莱莫苏姆纸莎草书在其第三部分、第四部分和第五部分收集了古埃及的医疗文件，主要涉及身体结构和相关疾病的介绍，例如肌肉、肌腱的介绍，对眼科、妇科、儿科相关疾病的介绍以及治愈这些病痛的措施等。其中关于妇科方面的介绍，与卡洪妇科纸莎草书的内容高度相似（莱莫苏姆纸莎草书现藏于伦敦牛津阿什莫林博物馆）。此外，同时期的还有赫斯特纸莎草书（Hearst papyrus），其中有关于泌尿、血液、头发和虫子叮咬问题的介绍，赫斯特纸莎草书现藏于加州大学班克罗夫特图书馆。

纸莎草医书的象形文字记述古埃及人朴素的医学知识及其病理生理观。生活在尼罗河畔的埃及人，把天象、河水与人体建立了密切的联系，认为人体由固态成分（近似于“土”）和液态成分（近似于“水”）构成，红色的血液是生命的源泉，空气中灵气（pneuma）是生命的灵气，此二者在体温（近似于“火、太阳”）的助推下，流注人体经脉，赋予古埃及人健康的力量，犹如尼罗河及其上空的日月星辰，生生不息。与古巴比伦医学有所区别的是，古埃及人认为呼吸是最重要的生理功能，灵气是最重要的生命物质。支撑这一理论的一个例证就是人的生命停止时，呼吸的停止先于血流的停止，而灵气作为来源于天地并经人体吸纳、转换、利用而形成的精微之气，是有优于血液之于人的重要性的，虽然古埃及人并不否认血液的重要性。他们认为人体由土（固体）、水（液体）、火（体温）、气（呼吸）等构成，气与血应处于平衡状态，气血失衡就会产生疾病。这些观点与中（汉）医的五行（木、火、水、金、土）及气血理论基本类似。此类医学的描述和理解，在古埃及医学中较为普遍，可能一定程度上已经孕育了西方传统医学体液学说的种子。与古巴比伦医学一样，作为诞生于大河流域和热带地区的国家，寄生物往往是主要的致病原，疾病就是由这些肉眼能见到的虫子以及肉眼看不见的虫子所导致的。所以，与此相关的疾病，比如血吸虫病等的处理等，估计是当时医疗实践的重要内容。

纸莎草医书的象形文字还记述古埃及人突出的外科成就。与古巴比伦医学一样，古埃及人的外科成就依然是突出的。除了埃德温·史密斯纸莎草医书的内容，古埃及外科学的进步还体现在如下方面：一是外科器械的改进和提升。古埃及人的外科器械已经由古巴比伦人的石制或青铜制器械转而使用铁质外科器械。二是木乃伊技术的成熟。古埃及人相信人死后会在另一个世界继续存在，可以实现长生不死，所以木乃伊技术应运而生，因为木乃伊这项工作与生俱来携带着的宗教的庄重感，以及其具有的严谨而复杂的程序等，这项工作的执行者一般都由训练有素的技术人员担任，而不是医生，而且这种技术一般都在王宫的高墙大院内，所以纵然知其包含有丰富的与医学相关的知识和技术，但是现实还是在一定程度上剥离了其与医学的关系。但是，木乃伊制作技术无疑是一个集尸体解剖、防腐、缝合、包扎、存储于一体的外科技术，其中包括取出大部分的内脏器官，并且殓尸官要对尸体采用大量的防腐措施等，所以当时的古埃及人有近乎天然的条件可以了解人体的构造，通过对有问题的器官的观察，进而了解一些关于死亡的原因、疾病的病理呈现等。虽然木乃伊技术是一项秘而不宣的制作技术，但是古埃及人相对丰富的医学知识，比如病理生理知识和精细的外科学技术等，与古埃及人具有的这种独特的木乃伊制作技艺应该还是有直接或间接的联系。象形文字记载的纸莎草医书、秘而不宣的木乃伊制作技艺等，都是古埃及医学发展的生动体现。

纸莎草医书的象形文字还描述了古埃及医学折射出的社会生活。古埃及医生和古巴比伦医生一样,其行医受到法律法规和宗教条文的严格规范和限制。在古埃及,医生的社会地位和名望有所提升,他们享有和祭司一样的尊荣和地位,并逐渐形成了一个特殊的阶层,这可能与统治阶级重视生老病死并追求长生不老有很大的关系。但即使如此,医生依然要在国家法规、宗教条文或者是国家颁布的行医规范的约束下,依法依规行医。可见在古埃及,可能就存在由官方牵头组织名医制定的类似于今天"国家标准""部颁标准"的文书。有研究者认为埃德温·史密斯纸莎草医书,很可能就是这样一部权威的官方标准医书。医生按照既定标准规范行医,如果致患者身亡,即使遭遇控诉仍可无罪;但如果违背既定标准行医,则要遭受处罚,致患者身亡要以死罪论处。所以,西方传统医学严谨规范、谨小慎微的特点,受宗教法律条文约束较之中(汉)医更甚的特点,实际上很大程度上影响了西方传统医学创造力的发挥,中规中矩的特点,影响了其医学理论和实践向纵深发展,这一特点,在后续西方医学的发展中,特别是中世纪西方医学发展的停滞不前,都可以得到体现和印证。埃及医学突出的特点是经验主义和神秘主义结合,医学和宗教联系紧密,很多卫生法规和宗教条文难以区别,或者说就是来自巫术和宗教礼节。比如祭祀只准穿白衣服,禁食猪肉和豆类,只允许饮用白水。古埃及法令严禁人工流产和弃婴、经期性交,手淫作为一种可耻的罪行也是明令禁止的。婴儿的卫生是极其重视的。新生儿须一席白麻布裹身(不宜裹紧),断乳后续之以牛乳并加青菜,5 岁前不穿衣服,年龄幼小的儿童提倡多做游戏,年长的儿童多做运动等也都一一涉及。所以古埃及医学是严谨的医学,因严谨而规范,因规范而精进,因精进而瞩目,对后世医学,特别是古希腊医学产生了重要影响。

三、梵文和古印度医学

古印度文明可以说是一种具有多元、复杂、神秘特点的文明形态。这种特殊性的产生,可能是一个多种复杂因素长期促成的结果。比如,印度多样复杂的地形,其南部沿海和北部山区分界明显、差异很大;其种族种姓复杂,宗族观念、宗法制度等级森严;其宗教盛行无所不在,神秘保守和异域风情并存;其历史上长期处于纷争割据不断,不利于文明的延续传承等。总之,特殊的地理环境、政权状态、宗教文化等,使得这个处于东西方交界处的古代文明,一直以多元、复杂、神秘的姿态面世,让人费解又让人心生向往。早在公元前 2 000 多年前,印度的原始居民达罗毗荼人就建立了当时相对发达的城市文明——哈拉巴文明,位于今天巴基斯坦境内的摩亨殊达罗和哈拉巴的古代遗址就是证据。由于哈拉巴文化的出现,印度文明史的开端从之前的雅利安人的入侵为界,向前推移了 1 000 多年。而以哈拉巴文化为代表的古印度河文明,作为一种"失落的文明"形态,包括医学的情况,已经难以知晓。关于印度医学与苏美尔和巴比伦文化之间的关系,关于印度医学更早期的发展形态和源流,甚至于印度医学与希腊医学的关系,都是史学家、人类学家、语言学家等争论比较多的问题,没有正面的史实可考。

一如印度文明的整体特征,古印度的文字也是几经兴替,让人费解。古印度人最早创制的文字是印章文字,它和哈拉巴文明一样古老。在哈拉巴古城中,人们发现了错综复杂又设备完善的排水系统和许多巨大水井,却没有见到美轮美奂的建筑物。同样,人们发现了大批石制印章、陶器、碑文等文物上的神秘的象征性符号——即所谓的印章文字,但是研究者对这些神秘符号的破译,以及是否可为印度文字的滥觞,一直争论不断[3]。不管古印度在哈拉巴文明时期,是否存在古文字或者古文字的雏形,但是很明显,该文字的成熟程度并不能达到美索不达米亚和尼罗河文明的水平。后来古印度在相当于我国周代的公元前 6 世纪左右,再次出现新的古文字,一是婆罗米文,可能源于塞姆人的字母,是印度南方诸国所有文字的起源；二是佉卢文，可能源于阿拉美亚人的字母，通用于印度次大陆西北部和中亚的阿富汗一带，曾一度在古丝绸之路流行，我国的和田、喀什、吐鲁番等地都曾经是佉卢文书传播的地方，后来也逐渐失传。而婆罗米文在公元7世纪时发展成梵文。古印度的写作材料是铁笔和经过处理的树皮，直到17世纪时，还存在这种木质的纸，比如佛经中的贝叶经就是写在贝树叶子上的经文。

对于古印度医学的梳理，只能从大家公认的经典医著等说起，这可能是我们获得关于印度医学的最佳途径。古印度医学一般称为阿育吠陀医学，阿育吠陀(Ayurveda)为梵语，Ayur意指生命，Veda为科学，阿育吠陀的意思是指生命的科学，是印度医学体系的主要组成部分。阿育吠陀医学最早在《吠陀经》中可以找到渊源。《吠陀经》是婆罗门教和现代印度教最重要和最根本的经典，因为《吠陀经》内容篇幅冗长，为便于传承和接受，又分解为《梨俱吠陀》《沙摩吠陀》《耶柔吠陀》和《阿达婆吠陀》四部经。在《吠陀经》系列成书时间最早的《梨俱吠陀》中，介绍了印度医学的起源；在《吠陀经》系列成书时间最晚的《阿达婆吠陀》中，记载了一些疾病的名称以及对蛇虫叮咬等外伤的治疗。在阿育吠陀医学体系中，医学分为三种，外科、内科和巫医。和其他文明古国的医学类似，印度医学经历了本能医学、神巫医学和经验医学的混合时期。后来随着宗教的兴盛，医学被僧侣阶层掌控，僧侣医学多限于药物和巫术，医学理论发展乏善可陈。后来内科学和外科学为代表的实用医学获得突破，渐而成为印度医学的主流。故一般认为，《妙闻集》和《阇罗迦集》的出现，标志着印度医学作为一个系统的医学体系的形成确立。

印度外科学一如其他文明古国的医学，也是阿育吠陀医学的强项，一般认为，古印度医学特别是外科学，在古代印度就已经独立发展，其重视程度和发展水平并不亚于同时期的其他医学。外科学家妙闻(约公元前5世纪)及其著作《妙闻集》(*Susruta samhita*)是印度外科医学的杰出代表和实践者。《妙闻集》详细记载了各种外科器械，其中手术刀具、烧灼器、灌洗器、杯具、剪、钩、镊、锯、钳、探子、导管、套管针、缝合针等一应俱全，第七章提到的钝器就有101种，各类形状长度曲度的探子就有28种。一般认为印度外科所用金属器械和方法要早于欧洲若干世纪。这既反映了印度外科学的发展程度，也反映了早期印度曾有的文明程度，特别是手工业的发达。《妙闻集》对外科手术中各种“切”，进行了全面的介绍。如对于脓肿的切除，切法要根据身体各部的疮肿的形状、成熟程度予以区别，脓肿的切除一般要深入到二指的深度方可进行。对于一些眼睑、颞颥、唇部、腋窝等特殊部位宜采取横切，手掌部位应环切，肛门和阴茎宜半环形切。外科切除应向体腔方向进行。术后要用热水清洗。对于溃疡应用手指将脓挤干净，后用收敛液洗涤。对于脓肿的创口，附上用香油或蜂蜜浸渍过的布条，再在布条上敷上消炎消肿的糊状药物，最后用薄厚适宜的布缠裹。《妙闻集》中还提及痔瘘手术、扁桃体切除术、难产取胎术、骨折脱臼整复术、膀胱结石术等。其中最有特点和最负盛名的是其鼻整形术(图3-5)。削

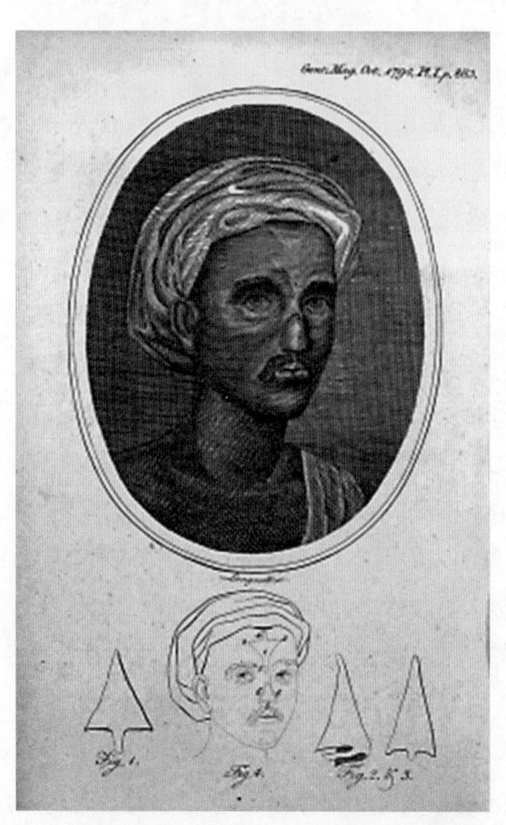

图3-5 印度整鼻术，1794年的《绅士杂志》插图

(https://en.wikipedia.org/wiki/Plastic_surgery#/media/File:Indian_method_of_nose_reconstruction,_illustrated_in_the_Gentleman%27s_Magazine,_1794.png)

鼻在印度是一种刑罚,安装假鼻的需求很大,鼻整形术盛行于印度。据《妙闻集》记载,医生先拿一片树叶,按照所削去鼻子的大小裁量好,然后在颊上照样取下一块皮来,随即将此块组织安在鼻根上加以缝合,后在鼻孔内放入两管子以便呼吸。如果耳翼等需要修补时,方法类同。当然,鼻整形术的执行不一定限于官方或医生,在民间,比如从事假鼻材料制作的陶艺工人等这些技艺类的能工巧匠也能做。这是古印度医学最有趣和富有魅力的地方,也应该是古代医学第一次面向大众的普及。

另一个是内科学家阇罗迦为代表的《阇罗迦集》(*Caraka samhita*),其介绍了印度医学特有的病因病机阐释、治则治法、遣方用药特色等医药学知识,并强调了精神调摄和医德修养的重要性。关于病理学,阿育吠陀医学认为生物都是由风(气)、胆(热)、痰(水)三种物质或元素构成的,三元关系的紊乱,比如关系的异常、比例的失衡是疾病产生的根源。作为医生,最重要的职责是通过望诊、听诊、叩诊、嗅诊、味诊等,对患者做出仔细的观察和谨慎的诊断。由于印度处于热带地区,热病无疑是多发病、常见病,所以印度的医学文献对热病的论述最多,认为其是由湿婆神发怒导致的。热病根据病因和体液紊乱的情况,又分为多种类属,其中最危险的热病是风、胆、痰三种体液均紊乱者,一般无法治愈。阿育吠陀医学偏好外用药,催吐剂、泄剂、冲洗剂、油灌肠剂(偏好油脂的内服和外用)、喷嚏剂、软膏、蒸汽浴等是比较常用的治疗方法。印度医学讲究饮食调摄和身心的调摄。作为印度医学独具特色的瑜伽术,就是强调身心的合一,身心体魄与自然万物的合一,以此增进身心的健康。故印度医学认为健康的状态,并非仅仅是远离疾病的状态,还应该是一种肉体、精神和灵魂的幸福与充实状态。这是印度医学与古巴比伦医学和古埃及医学相比之独具特色的方面,又是和中国传统医学(中医学)趋同的地方。

处于东西方中间地带的印度医学,自古就像一个巨大的容器,通过海上贸易,它可能吸纳了古巴比伦医学或古埃及医学的特点,或者它们之间彼此互相影响。但是同时,印度医学更像是医学的发射器,对世界范围内的医学都产生过影响,通过海上的贸易、通过战争的接触、佛教的传播,古印度医学几乎涉足和丰富了当时世界上几乎所有的医学体系,包括通过佛教东传对中国传统医学,特别是对我国藏医学、蒙医学、傣医学等产生了一定的影响。

第二节
甲骨文字与早期中国传统医学

根据笔者及其团队关于中国传统医学概念及构成要素的"大中医""三分法""五要素""两个层面"等理论,中医学实质是包括中(汉)医、藏医、蒙医、维医、傣医等各少数民族医学在内的我国各民族医学的统称[4]。后 2017 年 7 月开始实施的《中医药法》"总则"中进一步从法定的角度科学界定了中医药的概念及其内涵,即中医药,是包括汉族和少数民族医药在内的我国各民族医药的统称,是反映中华民族对生命、健康和疾病的认识,具有悠久历史传统和独特理论及技术方法的医药学体系。鉴于中(汉)医较之于其他民族医学,成医时间最为悠久,理论和实践博大精深,影响辐射最广等特点,本章节中国传统医学对应的文字,仅涉及汉字的最初形态——甲骨文。

一、甲骨文——中国最早的医学档案

甲骨文,顾名思义就是刻在龟甲、兽骨上的文字(图 3-6),是殷商王室及其他贵族利用龟甲兽骨占卜吉凶时写刻的卜辞和与占卜有关的记事文字。关于甲骨文的称谓,因其最早发现于殷商时期,又称

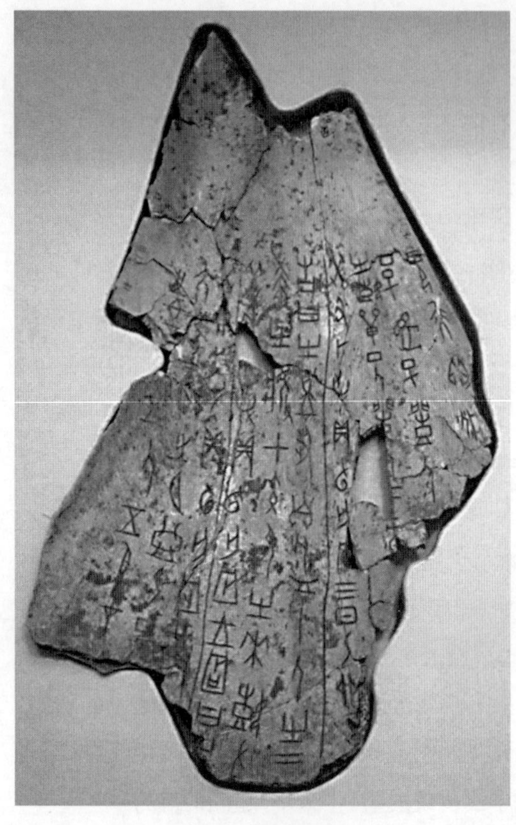

图 3-6 殷商甲骨文

(https://en.wikipedia.org/wiki/Oracle#/media/File:Shang_dynasty_inscribed_scapula.jpg)

殷商文字或殷商甲骨文;因其性质主要用于卜筮祭祷,又称卜辞文字;因其刻写在乌龟的甲壳、牛骨等动物的骨骼之上的方式,又称为契文或甲骨刻辞等。甲骨文是目前中国最早的成熟的文字。

古人迷信,当然也受到当时生产力发展和认知世界的客观限制,常以甲骨来占卜吉凶。通行的做法是,将提前准备好经过加工、磨光、钻孔,符合占卜要求的甲骨,经过巫这种职业人员(卜官)在火上炙烤,根据炙烤出现的裂纹形状、长短、方向等(卜兆),获得占卜的结果。这个结果在时人看来,其实就是代表了上天的旨意,成为各类决策、决定判断的依据,所以当时关系到政治军事、社稷民生等的国家大事的重大决定就是这样做出来的。而占卜以后,按照惯例或习俗或程序,专职人员往往还在所占的甲骨上的有限空间里,简单地写刻与卜筮内容、结果相关的叙述性文字(卜辞),也正是这种后续的不可或缺的收尾工作,为后来留下了中国历史上最早的"文字档案"。这些甲骨文字诞生于何时、来源于何地,从目前出土挖掘和整理研究的情况看,这是比较集中和明确的。从时间上看,比较集中在商代,当然周代甲骨文也有,但是出土数量很少,所以我们说甲骨文一般指殷商甲骨文。从地点来看,出土源地比较集中,就是当时殷商都城所在地今河南安阳一带[5]。从甲骨文的性质和内容上看,甲骨文实际上就是当时殷商王室占卜的记录,受限于当时的认知水平和崇尚占卜的浓厚氛围,殷商王室对祭祀、征伐、气候、农事、田猎、疾病、生孕等大小事情都要先卜而后定。正如《礼记·表记》所言:"夏道尊命,事鬼敬神而远之……殷人尊神,率民以事神,先鬼而后礼……周人尊礼尚施,事鬼敬神而远之。"[6]其所言指出,虽然夏商周对待政令、礼仪等政策有所不同,对鬼神的态度也不尽相同,但是"事鬼敬神"确是三代的共性。而对事关个人健康、疾病、生死等以及事关王室子嗣繁衍的生孕等内容,无疑是占卜的重要内容之一。甲骨文的发现无疑相当于当时一个国家档案馆的发现,刻写于甲骨之上的卜辞是研究商代历史和社会生活方方面面的第一手资料,具有划时代的重大意义,成为人们重新认识和评估中华文明的一个重要前提基础。因为,在甲骨文发现之前,中国古代可信可靠的历史一般认为开始于西周[7],比如对司马迁《史记·殷本纪》中记载的内容,过去史学界许多人对这些记载将信将疑,因为没有当时的文字记载和留存的实物资料可作印证。20 世纪初,罗振玉在他搜集整理的《殷墟书契考释》中,指认出卜辞中商王名 22 个,外加示壬、示癸两个先王名号,证实了安阳市西北的小屯村周缘就是司马迁笔下的"洹水南、殷墟上"的殷墟所在地。后来王国维在罗振玉的基础上更进一步考证,他综合《史记》及其他古代文献与卜辞相应,在其《殷卜辞中所见先公先王考》及《续考》中,运用其提出的"二重证据法",对整个商王室世系作了更加总体翔实的考证,取得重大学术成果。这些研究成果,证实了《史记·殷本纪》的可信性,同时也把中国有考据可信的历史提早了 1 000 年[8]。我们也由此得知了商系的血脉传承关系,殷墟是商朝第十代王盘庚于公元前 1318 年,把都城从奄(今山东曲阜附近)迁到殷(小屯村一带),从此历经至八代十二王,在此建都达 273 年之久。可见小小甲骨中,自有大乾坤于方寸之间。

二、甲骨文字与早期中国传统医学

甲骨文,因其最早和集中发现于商王盘庚故城河南安阳殷墟,故又称殷墟文字。甲骨文是中国目前发现的最古老的文字,是汉字的早期形式,它上承原始刻绘符号,下启青铜铭文,是汉字发展的关键形态。对我国传统医学而言,甲骨文字记载的疾病、生育内容及其背后反映的殷商时期人们对医学和人体的认知程度、生命意识,包括我们对传统医学的溯源、演变等研究都具有重要的意义。甲骨文的发现与中国传统医学密切相关,是古文字和古医学不经意的一场邂逅。中药"龙骨"一般是指远古哺乳动物的骨骼化石,中(汉)医认为其可入药,具有镇惊安神、敛汗固精、止血涩肠、生肌敛疮等作用。后来,甲骨代替龙骨,用于药用。清末时期,河南安阳小屯村一带的农民,是首次见证并让这些湮没千年的甲骨文字重见光明之人,遗憾的是医学知识和认知的局限使得当地的农民仅能意识到这些东西就是中药"龙骨",出于谋生致富的观念,大量刻有文字的甲骨被源源不断送到全国各地的中药铺房,大量的文字甲骨当作一般的中药甲骨被贱卖。这种情况一直持续到 19 世纪末才得以改变。这个改写历史的人物叫王懿荣(1875—1908),时为国子监祭酒,相当于今天中国中央高等学府的校长,其博学多识,尤擅古代金石器皿研究。光绪二十五年(1899)的某日,王懿荣染疾服药,方中"龙骨"一药引起了他的好奇,职业的敏感让他对"龙骨"这一药方进行了穷追不舍的跟进,由此发现了一把洞悉千年中华文明的秘钥。最后通过他及相关人士的呼吁、努力抢救,一场进行已久的文明浩劫随之戛然而止,甲骨文字的巨大价值终被重新认识。目前,经抢救下来并被国内外收藏的甲骨文约 15 万片[9]。据《甲骨文合集》,论及医学相关有 1 000 余片,约 3 500 条,这些文字遗存无疑是目前最早的我国医学的实证材料,因而具有非常珍贵的价值。

首先,甲骨文字积累了当时医学对疾、病和治疗等相关医学术语内涵的认识,折射出时人对疾病和治疗认知水平。在甲骨文中,含疒、疾、病的意思的字形有 27 种,重复出现达 1 000 多次。而且这些字形整体上都由和(或)为主干构成,表示疾病的意思,并且这些字形在或的基础上加一点、二点、三点或四点,它们均可释为"疒""疾""病",点的多少表示疾病的轻重,并无其他特殊含义[9]。所以疒、疾、病虽皆为现在意义上的疾病,但是在古代中国,它有非常明确的界定。《说文解字》:"疒(音 ne),倚也。人有疾病,象依著之形。""疾,病也,从疒,矢声。""病,疾加也。"可见,"疒"通指各种疾病,"疾",指轻病,"病"才是指重病。《韩非子 · 喻老》中讲述了我们非常熟悉的讳疾忌医的故事,从中的用词也可看出其中的差异。扁鹊初见蔡桓公,言"君之疾在腠理,不治将恐深",桓侯答"寡人无疾",并批评扁鹊"医治好治不病以为功";后桓侯之疒在肌肤、在肠胃、在骨髓,皆以"病"为指称,可见在古代,人们对疒、疾、病是非常清楚的,而这在早于韩非子近 1 000 年的殷商时期就已如是区分。疒、疾、病是甲骨文中的高频词汇,占到了所有卜辞字数的十分之一强,胡厚宣指出:"此字在武丁时期卜辞中,无屡数十百见,明乎字之为疾,然后可以论殷人之疾病问题。"

二是透过甲骨医学文字的介绍,可映射出殷商医学已经达到了其所处时代的较高水平。胡厚宣《殷人疾病考》指出:"殷人之病,凡是头、眼、耳、口、牙、舌、喉、鼻、腹、足、趾、尿、产妇、小儿、传染等十六种,具备今日之内、外、脑、眼、耳、鼻、喉、牙、泌尿、产妇、小儿、传染诸科。"比如:① 头部疾病有:疾首、疾天、疾旋。② 胸腹部疾病有:腹不安、疛(腹部急症类疾病)、疾否(通痞,消化道痞满积滞类疾病)、疾身(胃肠类疾病)、疾腹(疝气类疾病)、疾旨(腹泻类疾病)、疾心(心烦、心悸、心疼、心胸闷胀等疾病)。③ 全身性疾病:疾人(全身性、体质类疾病)、疾软(全身酸软无力类疾病)、鬼梦(梦魇、神经衰弱等心理疾患)。④ 泌尿类疾病:疾尿(泌尿系统疾病)。⑤ 关节类疾病:疾膝、雨疾(风湿类疾病)。⑥ 外科疾病:伤(外伤、创伤、箭矢所伤等)、疾骨(骨折等骨科疾患)、疾臀(臀部疾患,多为疮疖类)、疾趾(脚癣或创伤类)等。⑦ 五官科疾病:疾口、疾齿、疾龋、疾舌、疾耳、耳痨、疾鼻、疾音(声音受阻、沙哑等咽喉类疾患)、疾目、疾(类绳)(失明)等。⑧ 流行性传染性疾病类:祸风(伤风感冒类疾病)、疾疫(泛指传染病)、疟疾、蛊(血吸虫病类)、疾蛔(蛔虫病)等。除此之外,还特别值得一提的是甲骨文中首次提及了针刺、艾灸和按摩疗法,胡厚宣在《论殷人治疗疾病的方法》指出:"我国的传统针灸学,在世界上享有盛誉,这一医学宝库,在甲骨文中已早有记载。"[9] 综合这些涉医文字,从其中对病名的辨析、疾病的分类、字义的剖析可以看出,至迟在公元前 1600 年之久的殷商时期,当时中(汉)医学的发展实际已经处于一个较高的发展水平。

三是甲骨文字对疾病的记载表明当时医学已具有一定的语辞规格和书写特点。疾病有治,谓之"疒辞";疾病好转,谓之"疒正";病有起色,谓之"起";病情恶化,谓之"辪";祈求鬼神愈疾,谓之"宠";病情迁延变化,谓之"延";患病之初,谓之"民(萌)";病而无治,谓之"死";诊而无病,谓之"亡疒";诊而有病,谓之"有疒";病而治愈,谓之"克";疾病离身,谓之"去"。在甲骨文中,还可见同块甲骨上记载两条卜意相反的卜辞,如"亡疒"与"不亡疒"、"宠"与"不其宠"、"其丧明"与"不其丧明"等,这表明当时人们对疾病的整体认知,特别是其可能的发展演变过程和预后有较高的认识[9]。

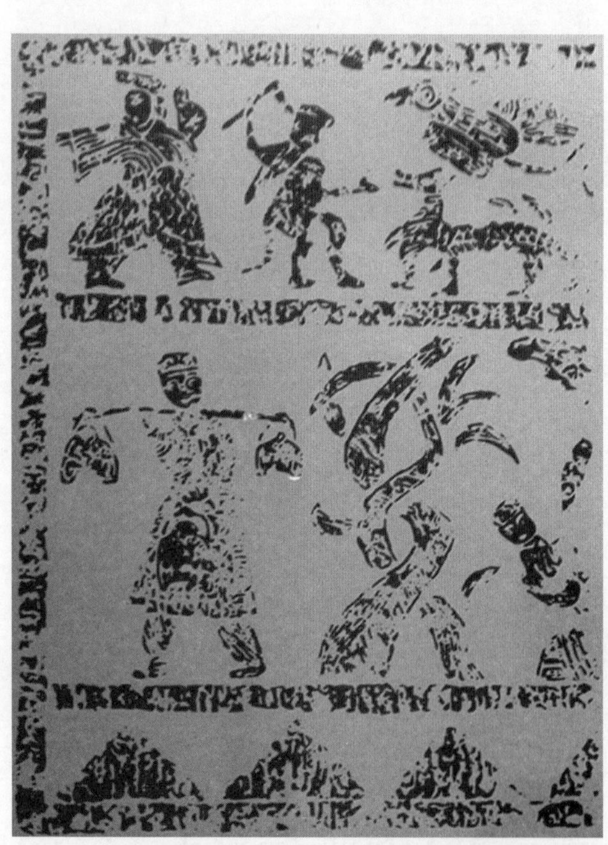

图 3-7 我国最晚在夏代已能人工酿酒,甲骨文中就有"鬯其酒"的记载。此图为提榫沽酒图,出自河南永城市西汉"天汉六年(前 100 年)画像石",描绘墓主人与生前故友把酒言欢,并遣仆人提榫沽酒宴宾的情景

(上海中医药大学博物馆藏)

四是对于疾病的病因,甲骨文字总结有鬼神致病、外伤虫兽致病、环境治病和内生疾病等。比如甲骨文中的"它"可释为"跎",亦即"蛇",因为古时蛇出没频繁,常易伤人,甚至危及生命,故"它"的使用频率甚高。而某些自然因素的变化也会导致疾病的发生。如有三条卜辞涉及下雨的环境造成的疾病:"贞,今日其雨疒?""贞,今夕其雨疒?""□骨,雨疒?"[9] 根据病因及症状的描述,此可能是中医学关于风湿性关节炎的最早介绍。

五是甲骨文字折射出了早期人们使用药物的情况。甲骨文字约记载了 100 多种可入药的动植物名称,当然其中并不一定皆具备医药之义。如"鬯"指的是古代祭祀用的酒,一般用黑黍和香草酿制而成,也常用作香草类药物。《白虎通・考黜篇》:"鬯者,以百草之香,郁金合而酿之成鬯。"[9] (图 3-7)甲骨文字描述的药物治疗大概有以果为药、以草木为药、以酒为药、以龟鳖蛙之属为药、以食物为药等几种。比如卜辞中提及以鱼为药治疗腹痛之证,"丙戌卜,贞:疛,用鱼?"(《库》1212)。有以枣为药的记载[9]："□□卜，宾贞……疒，王秉枣？"（《续》6. 23. 10）"甲戌卜，贞，有疟，秉枣？"（《明》105）。前卜辞问是否以大枣为药来治病，后卜辞问能否以大枣来治疟。还有以酒为药的记载。中华酒文化源远流长，这在甲骨文中亦有充分体现，甲骨文字中关于酒的记载较多，并明确指出既能治病亦能致病。卜辞曰："甲子卜，宾贞，卓酒在疒，不从？"[9]（《甲》2121）

此外，殷人还注重病后的用药调养，其认为先天不足，体质为虚，重病之后，体质亦虚。比如殷人认为鸟类是补虚调养的上等佳品。卜辞云："……无疒，呼鸟。"诸如此类在甲骨文中记载甚多。事实上，许多禽鸟比如鸡、鸭、鸽、雀等，确实是补益之佳品，这种中国传统医学的用药特点，自殷商时期就认识到了。麻雀是分布最广、为数较多且易被捕捉的飞鸟之一，甲骨文中专门有以雀肉作为病后调养用药的记载。

三、理性认识甲骨医学文字的价值

首先，从甲骨文字的性质来看，甲骨文作为卜筮占卜之文字，本身具有浓厚的宗教迷信属性，这种属性决定了其自身对疾病的治疗、诊断、用药的排斥，故有"殷契无医字""卜辞无药字"的说法。所以我们从现存的甲骨文字中，几乎只能看到疾病的名称和对疾病卜筮的结果，几乎看不到对疾病的病情、病因、病机、预后等的分析研判。这种在当时深宫大院的而且宗教用途明显的甲骨文字，只是对当时医学的浮光掠影、"捎带"言之，且宗教和巫术本质上都是排斥科学的，包括对当时具有唯物思想色彩的朴素医学的排斥。所以，这些文字，从占卜巫术的角度是可以成文的，但是从医学的角度而言，仅仅只是零散的文字。二是从甲骨这种甲骨文的书写介质来看，甲骨文字一般是在卜筮祭祷之后的一种例行的"程序"，需要把卜筮的事项和结果刻写在甲骨上予以"存档"，多为此意。所以这种例行的程序和格式，可能没有很多别出心裁的思想和创新在其中，特别是受到甲骨这种书写载体空间的限制，方寸之间难有深微大意可写，这种书写介质和写于泥版中的楔形文字以及写于纸莎草卷轴中的古埃及文字是不一样的。

上述说明，我们从甲骨文中窥得的殷商医药学知识，一方面，很可能只是当时医学的冰山一角，远不能反映当时医学的面貌和真实水平。但是另一方面，作为中国古代最早的医学文字档案，其存在本身的重要价值，以及其关于医或医学零星描述的背后折射出的重要历史价值和医学学术价值，自然不可小觑。我们综合所有的甲骨文中的医学文字和医学内容，从其严谨准确的字义区分、多样准确的病名描述等，依然可以从这样一种极力回避科学（哪怕是经验医学）、具有宗教迷信性质的"文字汇编"中，推演出当时处于高位的中国传统医学发展水平。所以，对于甲骨中的医学文字，我们首先要看到殷商甲骨文字中已经反映出的殷商医学的水平。将零散的文字汇集，管中窥豹，看到殷商甲骨文字之外的殷商医学的可能的模样和发展水平。虽然甲骨文字的宗教性很强，巫术特点明显，这从本质上讲，是"反科学"的，也是反医学的，这是甲骨卜辞文字的局限性，但是我们依然要充分认识到殷商甲骨医学文字本身存在的意义和价值。甲骨文不仅验证了商代具有可信的历史，也验证了商代具有可信的医学，同时也从侧面反映出了商代医学可能具有较高的水平。

第三节
古文字与古代医学——兼论中西方医学的起源时间

古文字是发现中西文明和中西医学的载体和方式。古文字是古代先民的智慧和创造，凡一代文明之兴盛，必以文字为源始和助推。古巴比伦文明、古埃及文明、古印度文明、中华文明，都是人类星空中璀璨的文明形态，他们或在泥版中留下了楔形文字，或在纸莎草中留下了象形文字，或在印章或贝树叶中留下了梵文经典，或在龟甲兽骨中留下了方正的甲骨文字。这些文字，如果以年幼的孩子作画为比方，都是人类早期先民涂鸦式的发明创造，是文明在孩提时期留下的作品。但是这些文字无疑是我们目前唯一可以凭借的看待古代文明的方式。解读这些文字，无疑是我们看待中西世界和中西医学的一种重要方式。

人类的医学，是与人类相伴相生的医学，是与文明同频共振的医学，是共同面对疾病、共同战胜疾病的医学。宽泛意义来说，只要有人的地方，有文明诞生的地方，就有医之存在，尽管早期仅仅是古朴的不知其然的经验医学。世界上的传统医学不仅仅是中国才有，也不是只有传统中医一种。曾经的两河流域、尼罗河流域先民创造了比中医历史还要悠久、当时发展水平并不逊于中医的传统医学，古巴比伦法典记录的外科医生行医准则、古埃及木乃伊千年不腐的传奇、楔形文字和形象文字记录的当时古朴的病理生理知识以及与发达的城邦文明共同产生的先进卫生理念和实践等，这些都是早期西方传统医学的成就。而这一时期，仅从时间上看，因为古人类文明在地球上出现的先后，古代中国的文明进程和中医尚处于相对低位的发展状态。所以在人类最早的医学谱系中，就已经事实上存在了东西方医学在地理上的分布，在这个天然的分布中，中医既不是诞生最早的，也可能不是最出色的，但是属于后来居上的。就像一个班级，中医属于人类传统医学班级中那个有悟性、勤奋上进的学生。故在古文字的视域下，通过中西方医学的比较，有必要重新认识传统中医[此仅指中(汉)医，因为中医里中(汉)医无疑是起源最早、发展最成熟、影响最大的医学]起源的历史。甲骨文字作为我国最早的成熟的文字类型，其存在代表着中国自殷商王朝就进入了记载确切的信史阶段，甲骨文中的医药文字，理应成为我们推断中医历史的一个重要依据。

关于中医[实际上为中(汉)医]的最早起源，说法不一，一般认为中(汉)医有成熟的理论体系始于《黄帝内经》无异议，但是中(汉)医起源于何时，众说不一。有人认为中(汉)医的源头起于《易经》，此《易经》实际上是《周易》，即司马迁所说的"文王拘而演《周易》"。后来儒家、道家文化又在文王《周易》基础上发展，被演绎成广大精微、包罗万象的中华文明的源头活水，成为群经之首，大道之源。但是从本质上讲，最早的《易经》为夏代的《连山易》、商代的《归藏易》、周代的《周易》，此三者只有《周易》传世。而且从本质上来讲，《易经》是阐述关于变化之书，长期被用作"卜筮"。和殷商甲骨卜辞，并无二致，甚至于其可读性和可理解性远不如殷商甲骨卜辞，因为严格意义上的《周易》"本为象，不是后世理解的书，也没有文字，只有六十四卦的挂画"，所以才有后来文王演《周易》之说。盘庚迁殷一般认为是发生在公元前1300年左右，周文王(姬昌)(前1152—前1056)演《周易》在文王晚年时期，所以从文王所演的《周易》，到其影响到医学的发展，中间尚需时日，这距离殷商甲骨文的时间要最少晚约3个世纪。如果再算上孔子作《易传》，或若认为《黄帝内经》成书于西汉，如此算来，则其中的时间更长，甚至达到了10个世纪，这显然不甚合适。所以对中医起源比较科学的界定，应以信史为证，中(汉)医在殷商时期就已经是一门有确切历史记载的医/医学，而且是具有一定发展水平的医/医学，传世的甲骨文字就是最好、最早的中国传统医学"文字档案"。正如医学史专家蔡景峰所说："我们不能否认甲骨医学中的医药文化已经具有一定的水平，更不能否认它就是中医药的文化，所以也就很难说中医药文化源于《周易》了，而认为中医药源于周易的观点，恐怕是把中医药成体系的、完整的理论体系作为中医药文化的起点了。""作为商代甲骨文化的一个组成部分，医药文化在这里占有重要的地位，以至于有人已经提出了甲骨医学的名称来。的确，仅就已有的甲骨文来看，商代的医学也已达到相当的水平，在世界医学史上应当占有重要的地位。”[10]

所以，中医发展至《黄帝内经》，乃是传统中医相对比较成熟的阶段，医学理论的综合性、系统性比较强。我们从《黄帝内经》中的深微大义、成熟体系以及被后世尊为不二圭臬，就可看出其之于中医的重要地位和深远影响，这点毋庸置疑。也正是因为如此，一般意义上，不少人认为的以《黄帝内经》作为中医源始，固然不可取。这正如西方传统医学，把希波克拉底尊为“医学之父”，把希波克拉底医学作为西方传统医学的起源同样值得商榷一样，忽视了古希腊医学乃是吸取了东方医学(地中海以东)特别是古埃及医学而壮大的历史。故基于以上分析，我们可以推测，传统中医学的始源，之所以和《周易》紧紧捆绑在一起，这与周文王的演绎(使得六十四卦象有了卦辞，有了文字解释)，据说又是孔子的补充不无关系(关于孔子撰《易传》一说，一直有争议，但是无疑《易传》经过了儒家的加工改造)。这既是出于政治教化、政权巩固的考虑，也确实因为自文王、孔子始，“使得《周易》具备了义理富瞻、博大精深的思想内容，同时，也赋予《周易》推天道以明人事的学术地位和思想智慧”。[11]总之，中医学的历史，应该比我们目前认识的更久远、更深邃(表3-1)。

表3-1　八宫卦

宫次 世位	乾	坎	艮	震	巽	离	坤	兑
上世	乾为天	坎为水	艮为山	震为雷	巽为风	离为火	坤为地	兑为泽
一世	天风姤	水泽节	山火贲	雷地豫	风天小畜	火山旅	地雷复	泽水困
二世	天山遁	水雷屯	山天大畜	雷水解	风火家人	火风鼎	地泽临	泽地萃
三世	天地否	水火既济	山泽损	雷风恒	风雷益	火水未济	地天泰	泽山咸
四世	风地观	泽火革	火泽睽	地风升	天雷无妄	山水蒙	雷天大壮	水山蹇
五世	山地剥	雷火丰	天泽履	水风井	火雷噬嗑	风水涣	泽天夬	地山谦
游魂卦	火地晋	地火明夷	风泽中孚	泽风大过	山雷颐	天水讼	水天需	雷山小过
归魂卦	火天大有	地水师	风山渐	泽雷随	山风蛊	天火同人	水地比	雷泽归妹

注：八宫卦，为汉代象数派的重要代表人物京房创制，展示了从八卦演绎成六十四卦的形式。据杨天才译注《周易》(中华书局)。

所以，如果追根溯源，传统中(汉)医源于最早的《易经》，即周文王学习的《易经》，彼时的《易经》可能是伏羲“观物取象”的产物，是中国古代先民探究事物发展及其规律的一种特殊的思维。最早《易经》无文字的挂画，与殷商甲骨文关于占卜的实录，其实质都是一种占卜算卦的功能，一种“预测”“占卜”的活动，这种活动不一定就是迷信糟粕，只是一种带有特定时代烙印的思维方式，它或许已经是那个遥远时代时人认识和理解世界的"最高"境界,这些才是与传统中(汉)医思想真正产生"共鸣"之处,才是传统中医一个非常直接的思维"来源"。所以,中医的起源,和古人的占卜活动不无联系。甲骨文字的出现,让我们完全可以以文字为证,以信史为据,把传统中医的历史合理地往前推移。当然,目前还有研究者认为,甲骨文发现于河南安阳殷墟,但甲骨文并非商代特有,可能早在商代之前就已经存在。因为种种迹象表明,夏代的文字是存在的。目前已知的商代的甲骨文已经是一种较为完备和成熟的文字,而文字的发展很明显必须经历一个漫长的历史过程,因此从文字的发生和演变的规律看,殷商以前的朝代文字的存在是可信的。但是目前的考古挖掘还没有发现夏王朝的文字资料,比如被认为最具夏文化特征的河南洛阳二里头文化遗址,出土有可观的石器、陶器、玉器、铜器、骨角器及蚌器等遗物,但是也没有发现文字方面的资料。如果确有文字材料做出支撑,那么关于古代中国信史和中(汉)医的历史,还要继续前移。

基于上述分析,从中西传统医学的视域,以客观科学评价中西方传统医学的始源时间。一般认为,两河流域文明诞生于公元前4000年,古埃及在公元前3200年就建立了第一王朝,到最后的王朝灭亡,文明史长达3 000多年。不否认,两河流域文明、古埃及文明,可能比中华文明发源要早,也不否认,两河流域的医学、尼罗河三角洲的医学,可能要比黄河流域的医学要早,甚至于同一历史时期比较,其医学发展程度可能更高。但是也并不是说在西方文明产生之初,就是医学起源之处。比如,我们认为中华文明在"三皇五帝"的时候已经可以视为文明的滥觞时期,但是并不能说那时候就有医学,至多是一些与医或医疗相关的带有原始本能的防御或保护行为。所以,文明的诞生不代表是医学的诞生。夏代(约前21世纪—约前16世纪),是中国史书中记载的第一个世袭制朝代,因为目前并没有发现关于夏代文字的证据,更没有发现医药文字,空说无凭,不足为信,所以医学的诞生时间亦不宜前推至公元前21世纪或公元前16世纪之间(当然后期如果还有关于早期文明的重大发现,我国文字记载的历史甚至于传统医学的历史还有可能往前推移)。同理,关于古巴比医学和古埃及医学的认识也应如此。埃及王朝3 000多年的文明史也不等于其医学史就有3 000多年的历史。据考证,目前发现的最早的纸莎草医书约产生于公元前2500年,而可以映射两河流域外科学成就的《汉谟拉比法典》,出自汉谟拉比王(约前1792—前1750)征服了苏美尔人和阿卡德人,统一了美索不达米亚平原之后,估计相对成熟的古巴比伦医学也诞生于这一历史时期。所以两河流域、尼罗河流域的历史也并没有大家想象中的悠久,同时也没有想象中的发达。因为时空久远,历史里留给我们今人的遗产少之又少,且多为残缺不全,文字特别是古文字作为其中的一种,数量和质量也极其有限。所以这给今人试图"全面"了解古人带来很大的阻碍。比如古埃及最早的文字形态是象形文字(圣书体),后来又在象形文字基础上出现了世俗体(僧侣体),后人对这些文字并不能解读,因为随着古埃及文明的消逝,这些文字又随着时间的推移被腓尼基文字取代,西方社会通行的已经是基于腓尼基文字的拉丁文、希腊文、阿拉伯文等。文明的断裂,文字的更改,朝政的更迭,西方文明"改天换地"的局面,使得处于新文明的居民已经不能完全释读旧文明遗存的含义,文字的留存只剩下符号,文字变成了"死文字"。历史证明,古巴比伦的楔形文字和古埃及的文字都遇到此类遭遇,又都幸运地得到了破解的方式。比如,当惊世的纸莎草医书发现后人们并不能破译这些文字,直到1799年一位法军上尉皮耶-佛罕索瓦·札维耶·布夏贺在埃及海港城市罗塞塔(亦称拉希德)发现了一块巨型石碑(现藏于大英博物馆,是大英博物馆的镇馆之宝),石碑上用古埃及象形文字(圣书体)、世俗文字(僧侣体)和古希腊文字三种文字刻写了同样的内容——古埃及国王托勒密五世登基的诏书,也正是有了这块石碑及其中可以释读的古希腊文字,才使得失传千年的古埃及象形文字和世俗文字同时“复活”，并互相比较，互相印证（图3－8）。

同样，对于比古埃及文字更早的楔形文字，同样幸运地迎来了复活的生命。1835年英国学者罗林生在伊朗克尔曼沙汗省发现了著名的贝希斯敦铭文。公元前522年，大流士一世称霸波斯，建立起了世界上第一个地跨亚非欧的大帝国，为了颂扬自己，他让人用埃兰文、波斯文、阿卡德语的三种楔形文字把其战绩刻在悬崖上，史称“贝希斯敦铭文”（图3－9）。大流士一世一时的战绩，成了更加使其声名远扬的丰功伟绩，多种语言文字的贝希斯敦铭文的发现，成为破译两河流域文明及其医学的金钥匙。印度的梵文亦经历着类似的浩劫。作为曾经印度流传最广的一种古代语言，甚至作为一种随着佛教传播走向世界的“国际语言”，在政权的更迭和历史的发展中也濒临消失，目前能释读梵文者越来越少，梵文正在遭遇和楔形文字、古埃及文字一样的厄运。

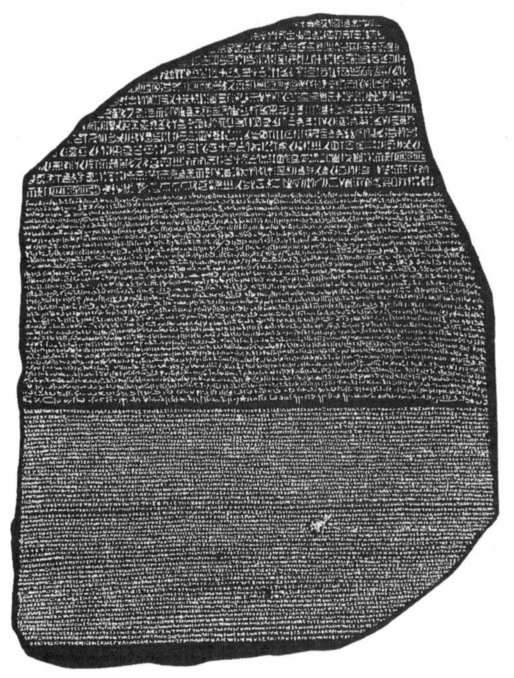

图3－8　罗塞塔石碑（前196年）的存在，使语言学家开始了埃及象形文字的解密过程

（https://en.wikipedia.org/wiki/Ancient_Egypt#/media/File:Rosetta_Stone_BW.jpeg）

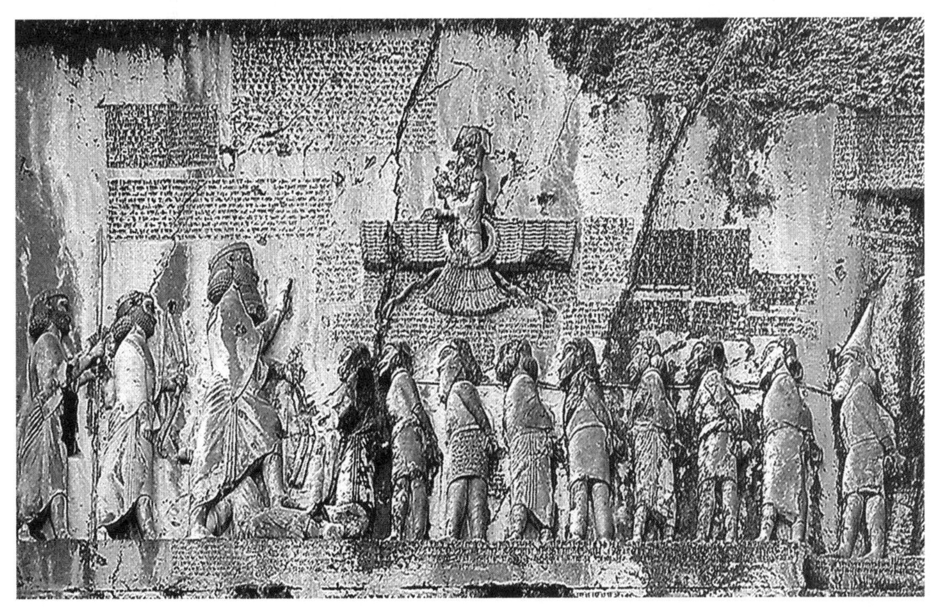

图3－9　贝希斯敦铭文

（https://en.wikipedia.org/wiki/Behistun_Inscription#/media/File:Bisotun_Iran_Relief_Achamenid_Period.JPG）

所以说，这些人类文明早期遗留下来的不可多得的文字遗产，数量上已经是少之又少，质量上可遇不可求，未来是否有更大更惊世的发掘更是可遇不可求。而不管是藏匿于寺庙楼宇中的楔形文字，誊写于纸莎草上的象形文字，还是刻写在龟甲兽骨上的甲骨文字，抑或是镌刻在石碑器鼎上的铭文，事实上今人能解的又只是留存文字遗产中的一小部分，这些遗落人间的只言片语其实只能展示整个文明的一角，或者属于当时医学的一小部分。然“物以稀为贵”，越是稀少，越弥足珍贵。若没有这些文物的留

存，文字的留存，文明的存在和中西医的发展历史更无从谈起。有人总结，判断一个文明的产生，有三者为重，文字、青铜器和城市，这三者中首先是文字。文明的承载要通过文字著录，经典的思想要通过文字传承，民族的精神要通过文字延续，故从某种意义上可以说，文字是文明的“望眼”，古文字是探寻文明的“望远镜”。因为古文字的存在，使得今人可以穿越至人类文明肇始的年代，并发现文明的种子是如何找到合适的阳光雨露，并破土萌发的那个状态。同样，遵循“文”和“医”的结合，从文化的角度，从社会的角度，从文明的环境和土壤，去探寻医学发轫时期，是如何由一粒种子并在特定的环境中破土新生并最终长成参天大树的。古代文字的出现，让我们的“望眼”的视线得以延伸，得以去观察古代医学这个“破土新生的过程”，也得以去透视古代医学萌发时的那个特定的“土壤环境”。这就是文字的力量，是已然消逝的文明在新时代的重生，是溯源寻找中西方传统医学踪迹的密码。

第四节 语言文字是医学学科融合发展的重要基础

除了文字在科学界定和认识世界各国传统医学方面的重要作用，我们还应该指出的是，语言文字在传统医学学科发展的过程中，还是融合和促进传统医学发展的一个重要的基础条件。语言文字是语言学等研究的“专项”，其他人文社会学科也常涉及，但是对自然科学而言，就相对涉猎较少。但是随着人们研究的深入，越来越多的研究特别是交叉性质较强的学科研究，如心理学、文化人类学、神经生物学、脑科学、生理学、传统医学等众多方面的学者都越来越关注这一领域的问题。不少中外学者认为：在全球化时代，为了透彻地理解中西文化哲学的异质性和最有希望的契合部分，深入到语言之维是大有必要的[12]。而且，这个必要性在传统医学领域无疑体现得更为明显。首先，我们知道，世界上各地的传统医学，往往因区域、因民族为划分依据，被划分为某某地区的医学或某一民族的医学，这种划分虽只是一种通用的划分方法，事实上也并非完美，但是无疑却肯定了民族传统医学所具有的地域性的不同自然地理环境、区域性的不同文化、在某一民族医学体系构建中某一民族人民的主体作用等，而除此之外，实际上语言文字的不同，也在医学学科的构建中扮演了不容忽视的重要角色。正如我们提出的传统医学“五要素”理念，即各民族传统医学皆为临床经验、原初的医学基础知识、古典哲学、群体性信仰、区域性文化的混合体。换言之，不同的区域、不同的民族、不同的区域文化等，构成了区域性特点明显、民族文化多样性明显的各民族传统医学，这种特点决定了各民族传统医学在整个的发展过程中，始终具有个性化的语言文字的参与，即很大程度上喜欢或惯用本民族的语言和文字去阐释疾病及其病因病机、治则治法、药物及其名称功用等，有时同一个概念被不同的民族语言变成了似乎是不同的概念。而这种民族医学语言学上的特点和差别，就决定了在各民族传统医学的研究中，语言学的价值和意义。而关于这一点，研究者关注涉猎的比较少，概因语言文字和医学皆属专业性较强且具有博大精深之状，各国各地语言文字差异性大，故非研究知识广博、研究功底深厚者不能胜任。

语言文字是人类创造的文化符号系统，但各民族文化符号系统却并不相同，对世界的理解和人们的实践方式必然会产生相当大的差异。因此，语言文字不仅是一个符号系统，不仅是信息传递或社会交际的工具，语言文字本质上是一个民族的意义系统和价值系统，是民族精神的体现，是一个民族的世界观。汉语言文字承载着中华民族独特的思维，穿越了五千年历史文化隧道。汉字和汉语模塑和规范了中国思维，其中也包括医学思维。据统计，在现有发现的甲骨文中，关于人类自身机体和行为相关的字为数最多，占 20%以上，且具备了原初的字、形、义三者的统一，是中国传统医学理论表达的雏形，也体现了汉字构形的基本方略。《说文解字》中保存了大量传统医学的资料，它在有关人体、病状、医疗、保健等方面有相当丰富的内容。《说文解字》中对人体各部分生理功能的认识，标志着当时医学已达到了一个较高的水平。成中英指出：中国语言决定了中国思维，而中国思维又反过来决定中国语言；掌握了中国语言就意味着掌握了中国思维，反之亦然。在西方，语言学与文字学可以截然分科，而中国的语言学却很难与文字学相分离。方块汉字以形达意，可以同思维直接联系。汉语中的许多字和词语，都藏着历史，需要通过训诂，才能破解其秘，走进历史。诚如陈寅恪给沈兼士的信中所说："依照今日训诂学之标准，凡解释一字即是作一部文化史。"汉语言文字与中国哲学、历史、文艺、科技、医药以及中华民族思维方式等诸多方面都具有文化的通约性。黑格尔讲："民族的科学、艺术和技能都具有民族精神的标记。"指的就是这种文化通约性(图 3－10)。

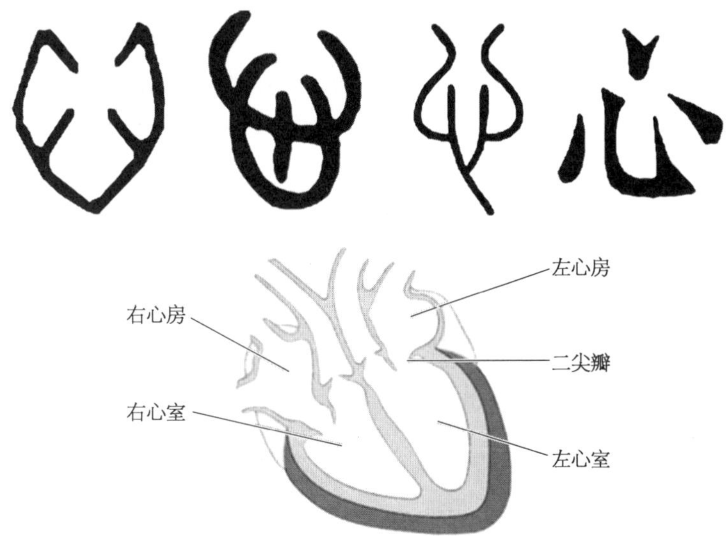

图 3－10　甲骨文、金文、小篆、康熙字关于"心"的写法以及心脏示意图

当然，我国是一个统一的多民族国家，国家通用语言文字是普通话和规范汉字。我国众多的少数民族，除了掌握和使用国家通用语言文字外，还有自己民族的语言文字，有的只有语言没有文字，情况不一而同。比如藏族的藏语藏文，蒙古族的蒙古语蒙古文，维吾尔族的维吾尔语维吾尔文，傣族的傣语傣文，当然也有很多少数民族目前只有自己的语言，已经没有自己的文字。应该说，少数民族这种掌握语言文字的情况，在参与"中医"及大中医学科的建设中，有着正反两方面的作用，正向的作用主要体现在其助力本民族传统医学，通过自己独特的语言表述和文字书写，在中华民族这个大熔炉中和对中(汉)医及其他医学的博采众长中，依然能保持着一定程度的本民族的特色，组建构成中华医学大家庭中"多元"的部分，彰显了"大中医"之大。在中国除了汉语汉字是使用人群最多最广泛的语言文字外，还有藏语藏文、蒙古语蒙古文、维吾尔语维吾尔文、傣语傣文等，以及一些曾经在历史上流行但现在基本已经消亡的波斯文、梵文、佉卢文等。它们作为一种地方性的话语和书写体系，无疑促进和固化了地域性医学的形成，促进了我国少数民族地区传统医学的发展，使我们今天可以看到用古汉语书写的《黄帝内经》《本草纲目》，藏文书写的《四部医典》《晶珠本草》，蒙古文书写的《四部甘露》《蒙药正典》，维吾尔文书写的《福乐智慧》等。可见特有的语言文字及文化为区域性的传统医学增色添彩，也才有了今天中国传统医学多彩纷呈的发展状态。

而另一方面，特有的语言和文字在“中医”学科体系的构建中同样存在一定的负向作用，主要体现在各民族传统医学在本民族语言和文字的助推下，使得本民族医学越来越成为“本民族医学”，其开放性和包容性不够，只在本民族聚居区域内发展，造成了本民族医学发展空间狭小、病源单一、融合创新程度有限等系列问题，这既阻碍了此民族医学的发展，也不利于我国传统医学的一体化构建，削弱了中国传统医学对外整体竞争力和实力的提升。钱穆说：“在中国史上，文字和语言的统一性，大有裨于民族和文化之统一，这已是尽人共晓，而仍应该特别注意的一件事。”这句话，对于我们构建在技术层面融会贯通、文化层面存异求同、具有中华民族共同体意识的“大中医”体系，具有重要的启示意义。

针对未来医学的发展，笔者及团队提出“三个融合”的理念：一是中国各民族传统医学之间的融合，建立一种基于中华民族共同体之上的中国传统医学新体系；二是世界各民族传统医学之间的融合，建立一种基于人类命运共同体基础之上的世界传统医学新体系；三是传统医学和现代医学的融合，利用现代科学和现代医学的技术、理论与方法挖掘传统医学的精华，丰富传统医学的内涵，提高现代医学的发展水平。而未来“中医”学科的发展，无疑需要在第一个融合和第二个融合处努力，即中国各民族传统医学之间的融合与世界各民族传统医学之间的融合。如何实现这两种融合，从语言文字的维度来看，可考虑分别构建中国传统医学共同语系和世界传统医学共同语系。一是要在“大中医”体系的框架下，积极使用和推广国家通用语言文字的问题，把优秀的各民族传统医学的精华充分展示出来，把中国传统医学的凝聚力和竞争力体现出来。二是要在人类命运共同体的倡议下，积极推进中医药的国际化进程，把中国传统医学(包括汉族医学和各少数民族医学)相对艰涩难懂的理论、专业术语、方剂方药等转化成国际通行语言，转化成接近于现代科学或现代医学的“科学话语”，在此基础上，在国际上建立中医学的标准等，提升中医药的影响力和防病治病的可信力，同时增强中国的文化软实力。

最后，谈及古代的文明、古老的文字以及传统的医学，中华儿女应该为中华文明已经延续了 5 000 多年，而今依然继续阔步前行感到骄傲和自信。习近平在一次讲话中提道：“中国字是中国文化的标志，殷墟甲骨文距离现在三千多年，三千多年来汉字结构没有变，这种传承是真正的中华基因。”[13]基辛格在《论中国》一书中，十分形象地说：“在距今 3 000 多年的商代中国有书写文字时，古埃及正处于鼎盛时期。希腊辉煌的城邦尚未兴起。罗马帝国的建立还是 1 000 年以后的事。而今天有十多亿人仍在使用直接从商代延续下来的书写体系，今天的中国人可以看懂孔子时代的碑文。”[14]而今，其他文明古国的古文字，已经灰飞烟灭湮没在了历史的长河，而中华儿女，依然可以凭借着方正中国文字，与古代先贤进行着畅通无阻的对话和交流。对于传统的医学文明而言，中华儿女同样应该值得骄傲和自信的是，当西方人只能在展览馆的文物中瞻仰和追寻古代医学的遗迹时，我们依然还可以普遍享用着传统中医学的智慧赋予我们的启示，得到来自传统医学和现代医学两者共同的健康保障。

当然，西方的古代文明虽然消逝了，但是文明没有消逝，西方的传统医学虽然消逝了，但是西方的医学并没有消逝，更没有停止。历史的车轮已经奔上了现代文明的轨道，不管是中医学，还是西医学，不管是传统医学，还是现代医学，都应该珍视历史，展望未来，既重视面向过去的医学历史研究、医学人文研究，又重视面向未来医学的前沿研究和技术创新。古今互鉴，中西互鉴，传统与现代互鉴，才能创造出世界医学更加美好的未来。

* 小结与讨论

(1) 文字是文明最为显性的标志，通常在文明发展的初期阶段，一代文明皆有一代文字(书面语言)

作为其文明的考量和见证。故而世界四大文明古国皆产生了与其文明发展程度和地位相匹配的文字。这些文字的存在既展示了一代文明之成就，展示了一代的医药文化成果，为后人解读包括早期医学在内的人类文明成果，提供了独此一份的珍贵信息来源。

(2) 从殷商甲骨文字的性质和书写介质和方式看，从甲骨文中窥得的殷商时期的医药学知识，一方面，很可能只是当时医学的冰山一角，远不能反映当时医学的面貌和真实水平。但是另一方面，作为中国古代最早的医学文字档案，其存在本身的重要价值，以及关于医或医学零星描述的背后折射出的重要历史价值和医学学术价值，自然不可小觑。我们综合所有的甲骨文中的医学文字和医学内容，从其严谨准确的字义区分、多样准确的病名描述等，依然可以从这样一种极力回避科学(哪怕是经验医学)、具有宗教迷信性质的“文字汇编”，推演出当时处于高位的中国传统医学发展水平。甲骨文不仅验证了商代具有可信的历史，也验证了商代具有可信的医学，同时也从侧面反映出了商代医学可能具有的较高水平。

(3) 古文字是发现中西文明和中西医学的载体和方式。古文字是古代先民的智慧和创造，凡一代文明之兴盛，必以文字为原始和助推。这些文字，是文明在孩提时期留下的作品，是我们看待中西世界和中西医学的一种重要方式。一般认为，两河流域文明、古埃及文明，可能比中华文明发源要早，甚至同一历史时期比较，两河流域的医学、尼罗河三角洲的医学，可能要比黄河流域的医学要早，其医学发展程度也可能更高，然而文明的诞生不代表是医学的诞生。甲骨文字的出现，让我们完全可以以文字为证，以信史为据，把传统中医的历史合理地往前推移。所以，科学客观判断各古代传统医学始源的时间，宜跳出医学的单一视域，遵循“文”和“医”的结合，从文化的角度，从社会的角度，从文明的环境和土壤中，去探寻医学发轫的时间和样貌。

(4) 语言文字是融合和促进传统医学发展的一个重要的基础条件，在医学学科的构建中扮演了不容忽视的重要角色。不同的区域、不同的民族、不同的区域文化等，构成了区域性特点明显、民族文化多样性明显的各民族传统医学，这种特点决定了各民族传统医学在整个的发展过程中，始终具有个性化的语言文字的参与，即很大程度上喜欢或惯用本民族的语言和文字去阐释疾病及其病因病机、治则治法、药物及其名称功用等。而这种民族医学语言学上的主要特点，就决定了在各民族传统医学的研究中，语言学的价值和意义。

我国少数民族各不相同的语言文字的情况，在参与“中医”及“大中医”学科的建设中，有着正反两方面的作用。正向的作用主要体现在其助力本民族传统医学，通过自己独特的语言表述和文字书写，在中华民族这个大熔炉中和对中(汉)医及其他医学的博采众长中，依然能保持着一定程度的本民族的特色，组建构成中华医学大家庭中“多元”的部分，彰显“大中医”之大。反向作用主要体现在各民族传统医学在本民族语言和文字的助推下，使得本民族医学越来越成为“本民族医学”，其开放性和包容性不够，只在本民族聚居区域内发展，造成了本民族医学发展空间狭小、病源单一、融合创新程度有限等系列问题，这既阻碍了此民族医学的发展，也不利于我国传统医学的一体化构建，削弱了中国传统医学的整体竞争力。

在医学学科的构建中，正确看待世界各国的语言文字，特别是我国不同民族的语言文字情况，并将之正确引导和运用，对我们构建在技术层面融会贯通、文化层面存异求同、具有中华民族共同体意识的“大中医”体系，具有重要的意义。

参考文献

[1] Darshan. Guy. the meaning of bārē(Ez 21,24) and the prophecy concerning nebuchadnezzar at the crossroads(Ez 21, 23-29)[J]. ZAW 128, 2016: 83-95.
[2] 薛史地夫.中道的医学[M].成都:四川科学技术出版社,2016:23.
[3] 唐若水.4 000年前古印度没有文字[N].光明日报,2012-03-19(12).
[4] 董竞成.论中国传统医学的哲学思想意蕴[J].人民论坛·学术前沿,2014(18):84-94.
[5] 梁永宣.甲骨文和王懿荣[J].中国中医药现代远程教育,2004,2(7):45-46.
[6] 礼记(下)[M].胡平生,张萌译注.北京:中华书局,2016:1056-1057.
[7] 司马迁.史记[M].北京:中华书局,1999:67-80.
[8] 陈其泰.王国维"二重证据法"的形成及其意义(下)[J].北京行政学院学报,2005(5):74-77.
[9] 李良松,刘学春.甲骨文化与中医学[M].北京:中国中医药出版社,2017:24-25,32,37-39,73,83.
[10] 蔡景峰.岐黄之道——中医药与传统文化[M].北京:学苑出版社,2013:4-5,37.
[11] 周易[M].杨天才译注.北京:中华书局,2016:6.
[12] 殷平善,庞杰.汉语言文字与中医学的整体思维[J].北京中医药大学学报,2011(6):365-383.
[13] 2014年六一儿童节前夕,习近平在北京看望少年儿童时的讲话。
[14] 人民论坛"特别策划"组.文化自信之根基,中国的文字自信[J].人民论坛,2017(27):30-31.

第四章

简帛医书勾勒的中国传统医学学科动态版图

医学是具有地域性的,尤其是传统医学。那么现代医学是否具有地域性? 众所周知,现代医学已然遍布世界各地,成为全世界的主流医学。抛开现代医学地域间发展程度的先进落后等外部的差异,单纯从现代医学作为学科角度而言,其并没有体系内的实质性的差异,并据此来划分美国的现代医学、英国的现代医学、中国的现代医学、日本的现代医学等,因为所有的现代医学都是一个标准,就是我们所谓的"科学"的标准,一个放之四海而皆可重复和验证的循证医学证据,也正是因为现代医学发展,使得全世界医学逐渐趋于大同,医学的地域差异甚至体质等个体差异,在现代医学的处置体系中,并没有太大影响。当然,现代医学有些新开发的药物,疗效方面可能具有种族的细微差异。

与现代医学不同,传统医学始终具有明显地域性。古今中外皆如此。从世界范围看,四大文明之地均诞生了区域性明显的大区医学,如两河流域的古巴比伦医学,尼罗河流域的古埃及医学,印度河与恒河流域的阿育吠陀医学和我国的中医学;西方传统医学之父希波克拉底的名篇《气候水土论》,从标题就可看出其明显的地域性[1];我国传统医学的第一部医学经典《黄帝内经》中《异法方宜论》《五常政大论》等章节中已明确指出了不同的地理环境、气候寒热、生活习俗、群体体质等可引发地域性明显的常见多发病及其不同的治则治法等,提出了重要的因地制宜治疗思想和原则。如其《素问·异法方宜论》言:"西方者,金玉之域,沙石之处,天地之所收引也。其民陵居而多风,水土刚强,其民不衣而褐荐,其民华食而脂肥,故邪不能伤其形体,其病生于内,其治宜毒药。故毒药者,亦从西方来。北方者,天地所闭藏之域也。其地高陵居,风寒冰冽,其民乐野处而乳食,脏寒生满病,其治宜灸焫。故灸焫者,亦从北方来。南方者,天地所长养,阳之所盛处也。其地下,水土弱,雾露之所聚也。其民嗜酸而食胕,故其民皆致理而赤色,其病挛痹,其治宜微针。故九针者,亦从南方来。中央者,其地平以湿,天地所以生万物也众。其民食杂而不劳,故其病多痿厥寒热。其治宜导引按跷,故导引按跷者,亦从中央出也。"[2]又其《素问·五常政大论》在不同地域的对比中给出了治疗思路。其曰:"天不足西北,左寒而右凉……阴阳之气,高下之理,太少之异也。东南方,阳也,阳者其精降于下,故右热而左温。西北方,阴也,阴者其精奉于上,故左寒而右凉。是以地有高下,气有温凉,高者气寒,下者气热,故适寒凉者胀,温热者疮,下之则胀已,汗之则疮已,此腠理开闭之常,太少之异耳……西北之气,散而寒之,东南之气,收而温之,所谓同病异治也。"[2]可见,地域因素,是中西传统医学,特别是中国传统医学阐释病机和治疗的重要原则之一,是中医因时、因地、因人"三因制宜"治则的内容之一。

从我国传统医学的组成看,《中医药法》已经明确,我国的中医药是指包括中(汉)医以及藏医、蒙医、维医、傣医、苗医、壮医等在内各民族医学的统称,各民族明显的地域分布很自然凸显了各民族医学的地域性；且从中(汉)医内部看，中国地大物博，根据流经地域的不同的特点，又进一步细化了《黄帝内经》为我们勾勒的最初的医学版图，形成了新安医学、吴中医学、盱江医学、钱塘医学、岭南医学、西北医学等地域性医学。所以，传统医学无疑具有地域性，这种地域性不仅体现在人们对传统医学的理论认识上，还体现在传统医学因地制宜的治疗实践中；不仅体现于传统医学的早期，而且一以贯之地体现于传统医学发展的整个阶段。所以接下来我们要探讨的主要问题就是：我们今天传统医学的发展版图，实际上在《黄帝内经》的时代就已经初步勾勒形成。东西南北中，具有整体性，又各有地方特色，这几乎是一个亘古未变的方案，而且事实上它确实是一个久经考验具有生命力的方案，而且依然和我国《中医药法》界定的“大中医”理念契合。我们习惯性地接受《黄帝内经》为我们提供的智慧成果，很少去思考和探究《黄帝内经》的这个医学版图是怎么来的，而且我们是否可以溯源《黄帝内经》之前的医学，把这个医学的版图绘制得更加完整，同时也把自有文字以来殷商时期到秦汉时期的医学的演进过程进行整理，以期更完整地解释我国传统医学(大中医)的动态演变过程。

第一节
我国现今传统医学版图及其特点

我国传统医学实际上就是各民族传统医学的集合，我国传统医学的格局，从某种意义上就是各民族传统医学的分布格局。千百年来，各民族在长期的生产生活和与疾病斗争的历史中创造了具有一定地域特点以及用药和治疗特色的独特医药理论体系。中国传统医学是具有明显的民族性和地域性的医学，如果说“我国是统一的多民族国家”这句话准确地总结了我国的民族构成特点，那么我国传统医学的总体特点也是统一的多民族传统医学。在这个总体格局的框架下，如果从各民族医学的构成来看，中(汉)医无疑是起源最早、分布最广、惠及人群最广、影响最大的民族传统医学，当之无愧是我国传统医学的重中之重，也正因为如此，一直以来认为近乎约定俗成形成了中医和中(汉)医对等的概念和观念。各民族医学中，由于受到地域环境、文化背景、经济社会发展程度等因素的影响，中(汉)医以下，各少数民族医学的发展程度也是参差不齐，情况各异。有的民族医学没有本民族的文字，丰富的医药临床经验和知识以口耳相传积累形成，没有理论积淀，比如苗医；有的民族医学虽有零星医药文献传世，但是理论体系不够完整系统；有的医疗技术、经验和文献均过于分散和零碎，在后期的保护、挖掘和整理中才日渐成熟。一般认为，少数民族传统医学中理论和实践最为成熟的是藏医、蒙医、维医和傣医，因而它们也常被认为是除中(汉)医以外的四大民族医学。

如果从各民族传统医学的地域分布来看，中(汉)医的分布主要在中部、东部，且其广泛的影响无疑已经遍及各少数民族地区，比如在新疆、青海、内蒙古等很多少数民族地区，往往都是本民族医学、中(汉)医、现代医学“三医”并存发展的局面。不同于中(汉)医的遍及全国，少数民族传统医学则集中分布在西部，比如西北方向的维医、蒙医、回医、哈医等，西南方向的藏医、傣医、苗医、壮医等，这和我国少数民族的分布区域情况基本是一致的。据 2016 年的统计数据，我国东、中、西部的少数民族医院的分布情况是东部 9 所，中部 14 所，西部 230 所[3]，西部地区是少数民族传统医学分布最广、最多、群众基础最深厚的地区。历史上，各民族传统医学在长期的交流交融中，逐渐形成了你中有我、我中有你的局面，比如回医，在中西方丝绸之路的要道上，其理论和实践除了具有本民族特点外，明显受到了中(汉)医的深刻影响；各少数民族医学之间也有交流交往，蒙医既有游牧民族的医学特色，同时又深受藏医的影响；

维医和哈医(哈萨克医学)同处我国西北方域,然而一个基于沙漠绿洲文明发展而来,一个基于草原游牧民族发展而来,所以亦表现出不同的医学面貌。

第二节 研究早期中国传统医学的一种重要方法

研究中国传统医学,首先要认识传统医学的特殊性。传统医学是中国文明特别是历史、文化和哲学、自然科学和人文科学的统一体。众所周知,中国传统医学不仅仅是传统的医学,其扎根汲取中国文明的土壤发展而成,其天人合一、阴阳五行、脏腑经络、治未病等核心理论,特色的辨证论治、针灸、太极、导引等诊治技术,“凝聚着深邃的哲学智慧和中华民族几千年的健康养生理念及其实践经验,是中国古代科学的瑰宝,也是打开中华文明宝库的钥匙”(习近平语)。作为与中华五千年文明同频共振、相携相伴、现在仍在发挥巨大作用的古代科学,它的发展深刻、全面地呈现中华文明和中国社会的方方面面。如果说传统医学是打开中华文明宝库钥匙,那么如何找到这把钥匙,正确的方法和路径是关键。所以首先传统医学的学科特点,决定了我们的研究方法不能仅仅是就医论医,而是要在多学科的视角中去认识和考证。所以医学史,“不仅仅是医学科学和技术的历史,更是对生命、生、死以及与之相关的人生问题的认识史;它不仅是经验的、逻辑的,同时也应是哲学的、审美的、人文的”。其次,认识传统医学,尤其是早期的传统医学,因为受制于史料的匮乏以及不确定性,往往比较棘手,而且仅从现有文献的挖掘,似乎不能满足医学史发展的要求,特别是早期医学史的发展。所以先秦的医学研究或以《黄帝内经》为界限的早期医学史的研究,大有挖掘和整理的必要。正如韩启德在《中国医史》再版序言中提出:“对于中国医学界来说,关注医学史不能仅仅关心现代医学史,而同时应该回到祖国传统医学的源头去寻找我们的根。”[4]当然,这种寻根溯源不能无所凭依,近些年来,诸如郭店楚简、马王堆帛书、里耶秦简等一批战国和秦汉涉医简牍的发掘,为我们重新梳理早期医学,包括本研究拟进行的早期传统医学理论发展情况、医学发展环境、融合情况、演进路线、流变关系等,提供了新的支撑材料,为在传统的以地上文献为主的研究之外,开辟地下地上文献互相补正的研究方式提供了可能。这种将“纸上之材料”与“地下之新材料”相互印证的研究方法,就是王国维提倡的二重证据法,作为一种公认科学的学术正流,曾经在学术领域中取得了许多重大的发现和突破。而传统医学作为一种跨学科的特征比较明显,且在当前地下史料不断得到丰富和充实的情况下,以此方法对我国传统医学进行纵深挖掘,不失为一种可取的方法。

事实上,《黄帝内经》时期的中(汉)医,已是具备相对完整、成熟医学体系的医学。此前,以中(汉)医为主的我国传统医学在各地其实已经开始“谋篇布局”,传统医学的版图已经开始勾勒,而且在一定范围内已经成型,所以仅仅以《黄帝内经》开始的中(汉)医故事讲述,可能并非完整,故事的开始应该追溯到更加遥远的时代,丰富的考古医药文物的发掘,为人们重新认识和研究中国传统医学的演进变化提供了新的视角和素材。一些各地零星发掘出的简帛文物,其中关于中医药内容的部分记载,为认识早期中医即中国传统医学及其传播路径和范围提供了新的视角。

第三节 简帛医书中的中国传统医学全景式概览

简牍和帛书,是秦汉时期的主要书写载体,既不同于殷商时期的兽骨、龟骨,也不同于东汉以后蔡伦发明并日渐改进和普及的纸张。简帛医学,是指先秦以及秦汉时期书写在简牍和帛书上的医学文献(绝大部分是竹简),并且在近现代以来挖掘出土的医学文献。根据出土简帛的年代不同,我们将这些简牍帛书分为先秦简、秦简和汉简。对这些简帛医学文献的认识,是认识中医动态传播发展的方法和证据。春秋以降至西汉前,特别是战国、秦汉甚至西汉时期,是我国传统医学理论脉络还未能清晰理顺的时期,包括我国传统医学最重要的经典《黄帝内经》诞生于何时,先秦还是秦汉,是一人写成还是多人写成,都未有定论。同样对于医学实践,当时医学实践依然处于神学巫术与独立之医学牵绊最多的时期,所以当地上现存的文献对我们认识和评价这个特殊时期的医学形成较大阻力的时候,一直以来不断出土的先秦、秦汉医简,对传统的以地上文献为主的医学史研究来说,无疑是一个有力补充。"地下之新材料以补正纸上之材料""取地下之实物与纸上之遗文互相释证",这种王国维、陈寅恪等学界鸿儒积极倡行的研究和认识方法,之于先秦及秦汉医学的研究是合适的。

下面按照出土简帛文物的年代为序,分别就一个世纪以来出土的涉医类简帛文献归整如下。

一、楚简

(一) 望山楚简

望山楚简是指1965—1966年在湖北江陵望山一、二号楚墓所获竹简,一共207枚,内容主要是围绕墓主的仕途和健康进行的卜筮,其中占卜疾病凶吉占了绝大部分,从中我们可以发现墓主生前患有心病、胸疾、首疾和足骨疾等,对病情的描述有既危、不内食等,对预后的用词有迟瘥、速瘥、有瘳、不死等[5,6]。

(二) 包山楚简

包山楚简是指1987年在湖北荆门十里铺镇王场村包山岗地二号楚墓所获竹简,经整理为26件简书,其中2件为记叙卜筮之事,4件为祷祠之事。和疾病有关系的内容11件,如"既有病,病心疾,少气,不内食,尚毋有恙""病腹疾,以少气,尚毋有咎""既腹心疾,以上气,不甘食,久不瘥,尚速瘥,毋有奈"等,和之前发现的望山楚简实则大同小异[7]。

(三) 九店楚简

九店楚简是指在湖北江陵县九店五十六号墓所获的一批竹简,一共205枚,这批楚简是1978年发现,1981—1989年发掘,1995年公布的,内容除了关于衡量换算的部分、《日书》部分,还有与医学相关的简单的四时阴阳、死生阴阳思想。比如:"死生阴阳,央生于丑,即生于寅,衰生于卯;央旺于辰,即旺于巳,衰旺于午。""央病于未,即病于申,衰病于酉;央死于戌,即死于亥,衰死于子。"(简114～简115)这种思想在当时而言是非常有价值的[8]。

(四) 天星观楚简

天星观楚简是指1978年在湖北江陵县天星观一号墓所获的竹简,一共70枚,内容还是属于卜筮祷祠类、遣策类,部分内容和疾病的占卜有关。如简139、简140:"瘳,有间,疾瞭肰(然)迟疸(瘥),至荆尸(从示)之月安良疸(瘥)。"[9]

(五) 上图楚简

上图楚简是指于1994年上海博物馆从香港回购的数量多达1 200枚、涵盖80多篇文章的战国楚简,内容涉及儒家、道家、杂家、兵家等,年代为楚国迁郢之前。其中,和医学密切相关的是《性情论》《彭祖》,前者是不可多得的一篇先秦时期哲学方面的佚文,涉及对人性、人情、人心的起源、概念的认识和思考。比如其中提到悲喜皆有心打动,无论是悲或喜,"至其情"都会伤其心,悲、喜、忧、思、怒、惊、恐等情志都会对人体造成伤害，同时该批竹简还较大篇幅提到了声音、音乐同人之身心和病理的关系。《彭祖》主要是涉及早期人们朴素的养生意识。上图竹简对中(汉)医哲学思想及情志、心理及养生理念的形成等的认识具有独特的价值[10]。

(六) 葛陵楚简

葛陵楚简是指1994年在河南新蔡葛陵平夜君成墓中所获的1 500枚残断竹简，经整理可知其内容分为两大类：一类是卜筮祭祷记录，占绝大多数，多为墓主人平夜君成生前的占卜祭祷记录，与望山楚简、包山楚简中的卜筮祭祷类相似。另一类是遣策类，存简10余枚，通过简中所载事件等，人们可以了解墓主人显赫的政治地位[11]。

二、秦简

(一) 睡虎地秦简

睡虎地秦简是指1975年在湖北云梦县睡虎地十一号墓所获竹简，一共1 000余支，主要涉及当时秦国的法律、大事记、治吏方面的内容，其中与医学相关的主要集中在甲种、乙种两种《日书》之中，比如甲种"病篇"："丙丁有疾，王父为祟，得之赤肉、雄鸡、酉。庚辛病，壬有间，癸酢。若不酢，烦居南方，岁在南方，赤色死。"简中以十天干记日，对生病的时日、病情、预后等都有简单而完整的描述[12]。

(二) 放马滩秦简

放马滩秦简是指1986年在甘肃天水放马滩一号秦墓发现的竹简，一共460支，内容有《日书》和纪年竹简两类。前一类内容与湖北云梦睡虎地出土的基本相同，同定名为《日书》，并分为甲、乙种。比如都涉及仕途、置业、建房、农作、婚丧嫁娶、生老病死等内容，但是作为一种在中国北方发现的竹简，其与集中在南方楚地的秦简而言，在内容的表述、内容的侧重点和体现的认识思想方面等还是折射出了南北差异，故而天水放马滩秦简的出现，有着独特的价值[13]。

(三) 王家台秦简

王家台秦简是指湖北江陵县荆州镇郑北村王家台十五号墓发现的竹简，一共800余支。在内容上，除了和睡虎地秦简、放马滩秦简等具有《日书》及其生老病死等卜筮内容外，王家台秦简的重要价值在于其中有《易》占简394支，4 000余字。据荆州博物馆出土报告，这些《易》占其体例均以易卦开头，随后是卦名及解说之辞。解说之辞与今本《周易》的象、爻辞都不相同，多采用古史中的占筮之例，是"一部过去从未见过的《易》占"。[14]所以有学者认为这些《易》占简可能是历史上一直佚传且争议不断的《归藏》[15,16]，这为重新认识我国传统哲学的源头以及具有智慧之源的《周易》，提供了佐证和素材。

(四) 周家台秦简

周家台秦简是指在湖北省荆州市沙市区关沮乡周家台三十号秦墓所获的简牍，竹简381枚、木牍1方，内容分为《历谱》(三种)、《日书》和《病方及其他》。其中和医学直接相关的是《病方及其他》，而且这些药方属于秦代时期的遗存，比同时期的马王堆《五十二病方》还要早(《五十二病方》也认为是秦汉时期的医籍)，所以对《病方及其他》的研究具有重要意义。比如对于治疗肠辟(即痢疾)，《病方》言："取肥牛胆盛黑叔(菽)中，盛之而系，县(悬)阴所。干，用之，取十余叔(菽)置鬻(粥)中而饮之，已肠辟。不已，复益饮之。鬻(粥)足以入之肠。"(简309、简301)此方是周家台秦简中保存完整的一则药方，可以看出其已经渐渐脱离了卜筮祭祷的色彩，而且对于方剂、使用事项、疗程、预后等都有明确的介绍。又如治疗温病不汗者，"以淳(醇)酒渍布，饮之"(简311)[17]。

(五) 里耶秦简

里耶秦简是指2002年在湖南龙山里耶古城(始建于战国,废弃于秦末)一号井所获的38 000多枚简牍,以及2005年在里耶古城11号坑出土的51枚简牍,主要内容为官署来往文书和各种簿记,涉及秦代政治、经济、文化、军事、法律、教育等方面,当然也包括医学及药方。目前已整理公布的《里耶秦简》(一)中共有19枚涉医简牍,周祖亮、方懿林等对这些简牍做了系统的整理和校释。据考证《里耶秦简》涉医简牍是一批比马王堆《五十二病方》还要早的医书[18]。

(六) 北大秦简

北大秦简是指2010年由北京大学从香港冯燊均国学基金会捐赠获得的简牍,其中竹简762枚(约300枚为双面书写)、木简21枚、木牍6枚、竹牍4枚、木觚1枚。北京大学藏秦简牍数量可观,内容涉及秦代政治、地理、社会经济、文学、数学、医学、历法、方术、民间信仰等诸多领域。目前简牍缀连与文字释读已初步完成,深入的整理和研究工作尚待进行。从这批简牍的字体都是秦隶,只有很小的一部分近于篆书,特别是简文中的具体年份记载,初步考证这批简牍的抄写年代为秦始皇时期,另据并从竹简卷四关于江汉地区水陆交通情况的记述,以及以往秦简多集中在荆楚之地,推断此简牍亦出自湖北中部江汉平原地区。其中第四卷有一批数量不小的医方,共80余枚,这批医简的整理出版将是对现有医方文献的有益补充[19]。

(七) 马王堆简帛

马王堆简帛是指在湖南长沙马王堆三号汉墓所获的帛书及部分竹木简,这是迄今为止我国发现的保存最完整、发掘数量最客观的简帛医书。仅是简帛中就有抄录的15种医书:《足臂十一脉灸经》分为"足"与"臂"两篇,分别记述了足太阳脉、足少阳脉、足阳明脉、足少阴脉、足太阴脉、足厥阴脉、臂太阴脉、臂少阴脉、臂太阳脉、臂少阳脉、阳明脉11脉的循行部位、所主病候和灸法治疗。《阴阳十一脉灸经》有甲、乙两种写本,全书分为"阳"与"阴"两篇分别论述了足巨阳脉、足少阳脉、足阳明脉、肩脉、耳脉、齿脉、足巨阴脉、足少阴脉、足厥阴脉、臂巨阴脉、臂少阴脉11脉的循行部位及与该脉相应的两大类病症(即"是动病"与"所生病")的灸法治疗。《脉法》论述了人体中的气在经脉中的传导、用在砭石和灸法治疗疾病以及根据脉搏诊察疾病的方法。《阴阳脉死候》论述了与人体三阴脉与三阳脉相关的死亡证候及其病机。《五十二病方》有52篇,每篇记述一种疾病的治疗方法,涉及内、外、妇、儿各科病症。《却谷食气》主要记载导引行气的方法与四时宜忌。《导引图》为彩绘的导引练功图式帛画。《养生方》记述了可供养生的补养药方,以及个别病症的治疗药方。《杂疗方》现存内容主要有补益药方、埋线法以及治疗虫、蛇蜇咬方等。《胎产书》上半部记有十月胚胎形成、产母调摄及20余首医方。《十问》分为10篇,各篇以古人问答形式编写,主要论述房中养生,以及呼吸、服食诸法。《合阴阳》记述房事活动的准备、进程以及有关房事养生的意义等。《天下至道谈》主要讨论了有关性保健的问题。《杂禁方》记载了当时方士进行厌禁消灾求福之法。

三、两汉简帛

(一) 敦煌汉简

敦煌汉简是指在甘肃河西疏勒河流域汉代烽燧遗址中所获简牍,一共9批约25 000余枚,因最先发现于敦煌而得名。由于历史原因,其发掘时间跨度长,从1907—1992年先后均有发掘,故而又分为旧敦煌汉简和新敦煌汉简之说。从1907年斯坦因第一次发现敦煌汉简,到1913年法籍汉学家沙畹据此写成《斯坦因在东土耳其斯坦考察所得汉文文书》及进行的初步整理，再到1912年侨居日本的罗振玉、王国维看到沙畹著作，再进一步进行整理，形成《流沙坠简》，开启了国内简帛研究的先河，也完成了旧敦煌汉简的挖掘和研究工作。中华人民共和国成立后特别是20世纪70年代以后，我国专家又先后在附近的烽燧遗址发掘，收获颇丰，其中最大的一次是20世纪90年代，在敦煌汉代悬泉置遗址的发掘，所获简牍23 000余枚，帛书10份[20]。可以说敦煌汉简是我国发现年份最早、开启研究最早、发掘时间最长，也是国际影响最大的简牍。敦煌汉简内容丰富，包罗万象，但是涉及医学的还是相对较少，累计医药简100余枚，多为戍边士卒所患疾病及其治疗的介绍，戍边士卒死伤情况的记录以及留存的信札中提及的关于健康疾病方面的内容。

（二）居延汉简

居延汉简是指在额济纳河流域鄣隧遗址，大概为今内蒙古自治区额济纳旗的居延地区和甘肃省嘉峪关以东的金塔县地区所获的简牍，一共3万余枚，和医学相关的内容只占一小部分。和敦煌汉简一样，居延汉简发掘研究的时间比较长，根据发掘先后所得，分为旧居延汉简和新居延汉简。旧居延汉简包括1908年帝俄时期的柯兹洛夫考察黑城遗址时所获以及1930—1931年瑞典的贝格曼所获。新居延汉简和敦煌汉简一样，所述疾病及治疗多与戍边生活和戍边士卒相关，只是与医学相关的内容偏少。裘锡圭对其中的疾病名和当时的医药情况进行了全面梳理。居延汉简和敦煌汉简一样，所获汉简均为戍边医学或为古代军事医学的集中反映，同时也是早期随着边疆开拓，中(汉)医学不断西拓的体现[21]。

（三）旱滩坡汉简(武威医简)

武威医简是指1972年甘肃武威旱滩坡汉墓所获的简牍，一共92枚，其中简78枚，牍14枚，年代上限为汉代早期。不同于在西北地区发现的敦煌汉简和居延汉简，旱滩坡汉简为医药类的专简，故而也称武威医简。因为其中1枚仅书写“右治百病方”五字，可能系这批医简原来的名称，所以武威旱滩坡汉简又惯以“右治百病方”之称谓。该批医简内容上极为丰富，涵盖了内科、外科、妇科、针灸、五官科、药价等多方面的内容(图4-1)，所载医方31个，体例多是一病一方，记录中药100余味，极有研究价值。对

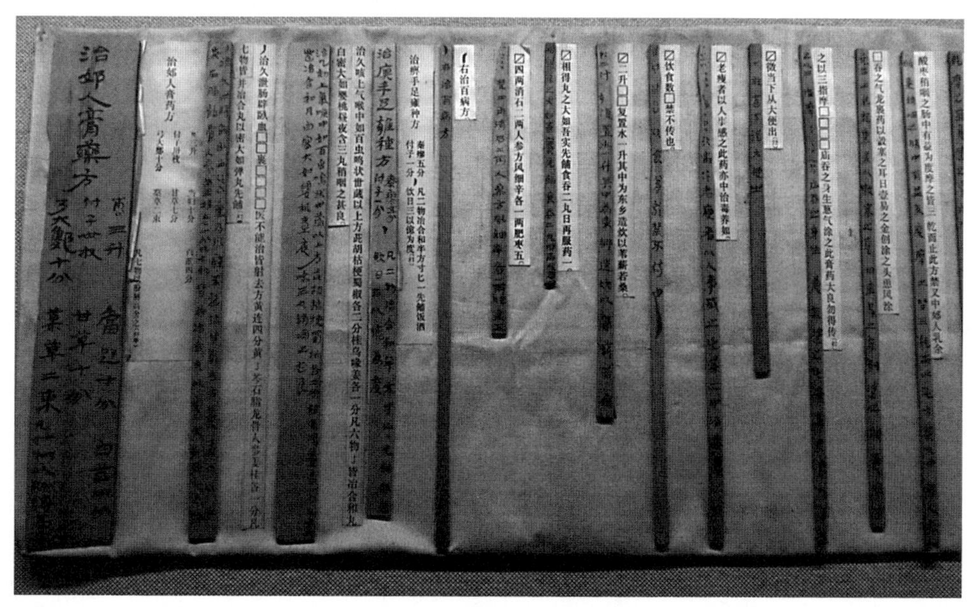

图4-1　武威医简之治妇人膏药方

（上海中医药大学博物馆藏）

各科疾病、诊断、治疗、药物、药量、用药禁忌、制药、主药、辅药等,以及针刺的腧穴、经络、深度、留针时间等都有介绍,表明中(汉)医在当时的中国,即便是在靠西部的甘肃地区,也已形成较完备的医学体系,普及应用程度很高[22]。

(四) 双古堆汉简

双古堆汉简是指于1977年在安徽阜阳双古堆一号汉墓所获的竹简,一共200余枚,与医学相关的主要有《万物》和《行气》两篇。《万物》之名,取自001号简文"口(天?)下之道不可不闻也,万物之本不可不察也,阴阳(之)化不可不知也",虽不是原书标题,却亦有"名从主人"或符合简文内容之意。《万物》内容庞杂,但大体上可以归为两类:一类是医药卫生方面,另一类是物理、物性方面。医药卫生方面内容,主要是关于各种药物的效用,这是《万物》内容的主体,篇幅最多,比如"梓根汁可为坚体也"(W004),"使人倍力者以羊与龟"(W033),"牛胆皙目可以登高也,理石朱臾(茱萸)可以损劳也"(W035)等。除此之外,还有记述关于各种疾病的成因,以及与神仙方术相关的内容。从以上内容大概可知,《万物》可能是最早期的"本草"书、"方术"书,它并不能代表西汉初期医药学的最高水准,《万物》出自汝阴侯夏侯灶之墓,它抄成的时间在西汉初,而撰写的时间可能早得多,故《万物》属于古代方术本草之书,也可以说是我国迄今发现最早的药物学著作。它与《山海经》《博物志》《淮南万毕术》《神农本草经》等,均有某种内在联系。依其时代顺序来看,其列次序应为《山海经》《万物》《淮南万毕术》《神农本草经》《博物志》,是考察我国药物学发展史的重要一环。《行气》残简存数枚,简文载行气的方法与功能,是一部通过呼吸导引进行养生的著作[24]。

(五) 张家山汉简

张家山汉简是指1983—1984年湖北江陵张家山M247、M249、M258三座西汉前期墓葬所获的简牍,近2 000枚。内容有《汉律》《奏献书》,属于当时与法律相关的文献;《盖庐》属于兵家文献;《算数书》是早于《九章算术》的在数学史上的重大发现;和医学相关的文献有《脉书》《引书》《日书》。《脉书》的内容,相当于马王堆帛书之《阴阳十一脉灸经》《脉法》《阴阳脉死候》三种的合订本。马王堆帛书缺字所导致的缺憾,通过《脉书》可以弥补。以《脉书》作为整体观察,更能看出它是《灵枢·经脉》的一种祖本。同样,《引书》是用文字讲述导引的专门著作,详细描述了导引的各种单个动作,以及治疗诸般疾病的导引方法,可以和马王堆的《导引图》的图解方式进行互相参照。《引书》还有一部分论疾病的原因,如:"人之所以得病者,必于暑湿风寒雨露,奏(腠)理启阖,食饮不和,起居不能与寒暑相应,故得病焉。"所以《脉书》《引书》的发现,对中国医学史研究的价值,较之马王堆帛书医书并无逊色,而且与帛书相得益彰[25]。

(六) 古人堤简牍

古人堤简牍是指1987年在湖南张家界古人堤所获简牍,竹简90支,木牍2块。由于简牍是作为废弃物随意丢弃的,所以残损严重,几经修复,才识得内容初貌,湖南省文物考古研究所和中国文物研究所人员对其中一块较为完整的名为"赤穀方"的简文进行了释读,其中提及乌头、朱臾(茱萸)、细辛、防己、桂、术、白沙参、黄芩、茯令(茯苓)、麻黄、干姜、付子(附子)、桔梗、人参、贷堵(代赭),共十五味药,与该简文"凡十六物当熬之令色"的十六物还差一物。另一篇简文仅残存白芩和付子(附子)两味药名[26]。

(七) 额济纳汉简

额济纳汉简是指于1999—2002年在内蒙古额济纳旗汉代烽燧遗址所获的简牍等,一共500余枚,形制有简、两行、牍、觚、封检等,存二件较完整册书,其一尚有编绳,保存了册书的原貌。成书时代以西汉中期至东汉早期居多,内容大体与以往出土的居延汉简相同,以行政文书居多,涉及汉代政治、经济、军事诸领域。其中,书檄类下有“病书”小类。病书,就是现在的病假报告,是由患者先给所在部门呈送请假报告,再由所在部门逐级上报,病假制度与当时的行政法规和劳绩的计算有关。另外,有一枚方剂残简,只残存药名和剂量,“□一分,石膏二分,□□二分,□参一分,弓一分,厚朴一分,杏亥中人一分,并合”(2000ES14SFI)。“受□□故,为病卒市药”(99ES16STI: 18A)[27]。

(八)孔家坡汉简

孔家坡汉简是指2000年在湖北省随州市孔家坡墓地M8出土的一批竹简及木牍,内容主要是《日书》,孔家坡《日书》和云梦睡虎地、天水放马滩秦简的《日书》内容相似,大部分都是一些日辰凶吉和举事宜忌事宜,比如“建除”,三种版本的内容基本相似。《日书》出土状况良好,抄写篇目较多,内容丰富,是西汉《日书》更为成熟和完整的形态[29,30]。

(九)老官山汉简

老官山汉简是指2012—2013年在四川成都金牛区天回镇西汉墓所获竹简,一共736支,整理者将其整理为八部医书,分别是《五色脉脏论》《敝昔医论》《脉死候》《六十病方》《病源论》《诸病证候》《经脉书》《归脉数》以及一部律令《尺简》。对这批医学简牍的研究有助于进一步梳理中(汉)医的医学传承脉络。比如老官山墓葬为汉景帝、武帝时期,《六十病方》的成书年代的下限即为此,虽然其要晚于秦汉时期的马王堆《五十二病方》,但是比张仲景的《伤寒杂病论》要早300余年,且《六十病方》与《五十二病方》在病方的来源、特点、表述等方面还是有较大的差异。目前,对于该批医简的研究正在深入[30,31]。

(十)北大汉简

北大汉简是指2009年北京大学接受捐赠获得了一批从海外回归的西汉竹简,总数达3 346枚。医简共711枚,其中整简516枚,残简185枚。这批医简没有书名,根据简文内容,大致可分为“医方目录”“医方甲”“医方乙”“医经”四类。“医方甲”是“医方目录的本文”,“医方目录”和部分“医方甲”还有编号。医方内容十分丰富,涵盖内科、外科、妇科、儿科、五官科等多个科目的病方,所用药物有植物药、动物药和矿物药。该批医简抄写时代大概在西汉武帝时期,介于马王堆帛书和武威汉简医简之间,且数量可观,保存完好,具有重要的学术价值[32]。

第四节
简帛医学描绘的中国传统医学动态版图分析

从出土的简帛文物当时所处的时间和地点来看,我们前面所述的出土于河南安阳殷墟的甲骨医学文字,无疑是属于最早的记录。如果以文字,作为文明的不可或缺的核心要素,则殷商时期的甲骨文字,不仅是中华文明存在的实证,也是中医存在的实证。此后,和医学有关的竹简,较为集中在战国时期的荆楚一代,这一方面说明战国时期江汉平原一代的楚地,政治经济社会发展处于一个相对较高的高位水平,同时也说明竹简作为一种盛行的记录载体,与当时当地的人文习俗等不无关系,所以才造成了大量的墓葬竹简集中于荆楚大地的情况。如上,出土于湖北的竹简最多,达到11处,湖南的竹简3处,甘肃河西走廊一带(包括今属内蒙古自治区额济纳旗等地)5处,河南1处,安徽1处,四川1处。按照古代中国“九州”的概念,大概主要分布在冀州、兖州、豫州等组成的中原地带,以湖北为中心的荆州,以及靠西面的雍州。从今天的说法而言,主要分布在中原地区、江汉平原、西北河西走廊一代的地区(表4-1)。

表4-1 涉医简帛布局分析

类 别	涉医简帛	地 点	备 注
甲骨	甲骨医学文字	河南安阳	中原地区
楚简	望山楚简	湖北江陵	中原地区，荆楚地区
	包山楚简	湖北荆门	
	九店楚简	湖北江陵	
	天星观楚简	湖北江陵	
	上图楚简	战国楚国界	
	葛陵楚简	河南新蔡	
秦简	睡虎地秦简	湖北云梦	荆楚地区、西北地区（河西走廊个别地方）
	放马滩秦简	甘肃天水	
	王家台秦简	湖北江陵	
	周家台秦简	湖北荆州	
	里耶秦简	湖南龙山	
	北大秦简	推测：荆楚之地	
	马王堆简帛	湖南长沙	
两汉简帛	敦煌汉简	甘肃河西疏勒河流域	荆楚地区、西北地区（今河西走廊一带）、西南地区等
	居延汉简	内蒙古额济纳	
	武威医简	甘肃武威	
	双古堆汉简	安徽阜阳	
	张家山汉简	湖北江陵	
	古人堤简牍	湖南张家界	
	额济纳汉简	内蒙古额济纳	
	孔家坡汉简	湖北随州	
	老官山汉简	四川成都	
	北大汉简	不详	

整体而言，虽然这个布局仍有值得进一步商榷的问题，比如在古代的青州（今山东一带）、梁州（今陕西一带）等并未有相关的文物发现，这可能很大程度上与竹简在北方一代相对稀有及当地习俗不同等有关。但是整个中医的分布，在汉代张骞丝绸之路开辟西域之前，中医的分布基本是从中原地区为核心和辐射，逐步推广到了当时以江汉平原为主要构成的长江中下游平原，以及河西走廊甘肃段。很明显，以此为基准，中医在更南面的分布，比如江西、福建、广东、广西、云南、贵州等一带，这些地方的医学显然尚未成熟，故而至今未见汉及之前的出土医书出现。又比如中医的西传也未至甘肃以西的新疆等地，至少在张骞出使西域之前，其中可能存在零散的民间的医学交流，大规模的西传肯定是没有的，但是张骞之后，随着汉代中央王朝对西域的管辖和经营，中医在这些地方的传播自然不可避免。又比如我国中医流派中的岭南医派，真正发源于广东一带，即当时是晋代葛洪、支法存、仰道人等人活跃的

地方,岭南医派是晋代中原移民及其带来的先进医术与岭南地区医药相结合的产物[33]。这些均可印证:从中国文化的发源地来看,中国文化的主流发源于中原一带,中国医学的主流也是发源于中原一带,并与经济社会的发展疆域的开拓和变化相应,逐渐传播到其他地方,由此逐渐壮大和发展了中医的分支流派,形成了扎根于中华大地上、由中华民族共同创造的医学。与此同时,地域性因素或地域医学的存在,恰说明我国传统医学(中医学)本身具有的张力、动力和持续的影响力。正如《岭南医学与文化》一书中指出:"从历史上看,中国传统医学不断随着政治区域与文化影响的扩展向周边转播。形成于中原地区的医学理论,在向不同地域发展时常常遇到新问题,于是不断提出解决问题的新理论,这成为中医发展的内在驱动力之一。这种受地域因素影响而萌生的新理论,并不是突如其来,都有其理论根源,是因地域的扩展为这些理论提供了较充分的集中研究条件,从而取得突破。这些突破源自对中医理论框架丰富内涵的深入开发。"[33]

中国地大物博,南北自然气候地理差异较大,东西各民族文化习俗等差异较大,这些由当地的习俗、信仰、生活方式等构成的区域性因素都不可避免地渗透到传统医学的发展之中,并影响传统医学的发展。特别是由于气候干湿燥寒等的环境、饮食、道地药材等因素形成的地区病因病理方面和用药特点方面的客观特性,是地域医学形成、发展的客观条件和基础。然而,纵然有地域性的存在,以及地域医学的合理性,但是总体而论,中华医学文化的主流始终没有变,包括以阴阳五行、藏象经络、辨证施治等为基础的主流医学理论、医学思维和逻辑、医学论治的原则等始终没有改变。这些地域医学和主流的中(汉)医具有一脉相承的同源性和同构性。所以,我国传统医学实际上就是各民族传统医学的集合,我国传统医学的格局,从某种意义上就是各民族传统医学的分布格局。千百年来,各民族在长期的生产生活和与疾病斗争的历史中创造了具有一定地域特点以及用药和治疗特色的独特医药理论体系。中国传统医学是具有明显的民族性和地域性的医学。如果说"我国是统一的多民族国家"这句话准确地总结了我国的民族构成特点,那么我国传统医学的总体特点亦是我国传统医学是统一的多民族传统医学。在这个总体格局的框架下,如果从各民族医学的构成来看,中(汉)医无疑是起源最早、分布最广、惠及人群最广、影响最大的民族传统医学,所以其是我国传统医学的重心、核心和引领,也正因为如此,一直以来认为近乎约定俗成形成了"中医"和"中(汉)医"对等的概念或观念。中(汉)医以下,各民族传统医学由于受到地域环境、文化背景、经济社会发展程度等因素的影响,其医学的发展程度也是参差不齐,情况各异。有的民族医学没有本民族的文字,丰富的医药临床经验和知识以口耳相传积累形成,没有理论积淀,比如苗医;有的民族医学虽有零星医药文献传世,但理论基本没有形成完整体系;有的医疗技术、经验和文献均过于分散和零碎,在后期的保护、挖掘和整理中才日渐成熟。

而从发展驱动的角度看中国传统医学的动态版图,我们认为其延伸和发展的动力因素主要有:一是自身医学理论的趋于健全完善,以及社会进步带来的逐渐增长的健康需求;二是随着中国疆域变迁和扩大、交通的便利、交流的频繁等,医学的延伸特别是先进医学对新开发地区、较偏远地区医学的覆盖和渗透,是社会发展和医学学科发展的必然;三是中国地大物博、地理和人文差异较大,中(汉)医学传播延伸之地,因为当地相对独特的自然条件,比如西北的寒燥、南方的湿热,与之相适应的不同病因病理特点,当地道地的药材和自己的用药习惯等,又使得经典的中(汉)医学与当地的医药实践相结合,故而在中(汉)医核心理论、治则治法等基本不变的情况下,又在中国传统医学的大版图中内生形成了不同的地方医学,比如新安医学、旴江医学、岭南医学等地方医学,以及今天称之为藏医学、蒙医学、维医学、傣医学等民族医学。虽然这些医学(或称之为中国传统医学学派或中医学派)在长期的历史发展中受到区域性文化、本民族信仰习俗以及外来医学等因素的影响而有所差异，但是其核心的医学思想、医学理论、治则治法等并没有质的改变，在其与中(汉)医学依然是同根同脉的沿袭和发展关系的前提下，这些文化层面的差异还是为不同的民族传统医学增添了特有的色彩。比如藏族的天葬文化、藏传佛教、高原文化等就给藏医学增添了许多相关的色彩。藏医学的解剖学基础由于受到天葬文化等因素的影响，相对于其他民族传统医学而言，其解剖学就更为先进。藏传佛教、高原文化也使得藏医学宗教色彩、高原元素更加丰富。

此外，地下文物是考察医学源流的一种重要方式，地下出土文物和地上已有史料互相印证、补证，是研究传统医学的一种重要的方法。比如当1956年在居延汉简中出土了一则治疗伤寒的方剂时，当时就有研究者认为这是我国最古的医方[34]。而当1973年，长沙马王堆医书《五十二病方》等医书出现时，最早医书的历史又被重新改写[35]。且从字体和内容考证，《五十二病方》的成书年代要早于《黄帝内经》。后又出现周家台秦简《病方及其他》、里耶秦简，有研究考证，这两批古医书皆为秦代作品，其成书年代又要早于长沙马王堆的《五十二病方》，最古医书的历史又再一次被改写[36]。所以，这些地下文物的发现，不断地再填补或修正关于医学发展源流的一些观点或看法。比如说《黄帝内经》，虽然《黄帝内经》的成书年代也一直存疑待考，或认为成书于战国，或认为成书于西汉，或认为非出自一时和一人之手，是历代医家智慧的结晶[37]。然而无疑，《黄帝内经》并不是我们考察中医源流的唯一视角或素材，甲骨文文化之后至东汉纸张尚未出现之前的简帛医书的研究，对解读中医的形成及其分布，比如中医版图的动态演变过程等亦有着独特的价值。当然，《黄帝内经》等代表的是具有成熟理论和形成体系的中医学经典，而且很多东西和很多研究，并不是时间越早越好，很多时间过早的史料，往往只言片语，内容瑕瑜互见、糟粕和精华同在或糟粕多于精华。比如很多楚简中，和甲骨涉医文字一样，很多是卜筮之辞，到了汉代的简帛，所记述的涉医内容，医学的专业性才逐渐变强。所以这些简帛医书的内容也是有一定规律的，越往后内容往往相对更加完善。这似乎也说明，诸如《黄帝内经》、马王堆出土医书等，出自一时或一人之手的可能性不大，可能是一个历时的累积和共时的医家合作的结果。

* 小结与讨论

(1) 医学是具有地域性的，尤其是传统医学。与现代医学的地域性仅表现为区域发展不均衡性而并无体系内实质的差异不同，中西方传统医学的地域性始终是其一个重要的特征，是其阐释病因病理病机和确定诊治方案的重要法则之一，也是一种传统医学体系内部各学派、流派形成发展的一个重要条件和基础。

(2) 我们今天传统医学的发展版图，实际上在《黄帝内经》的时代就已经初步勾勒形成，东西南北中，具有整体性，又各有地方特色，这几乎是一个亘古不变的方案，而且事实上它确实是一个久经考验具有生命力的方案，依然和我国《中医药法》界定的“中医药”理念和本书编著者提出的“大中医”理念契合。我们习惯性地接受《黄帝内经》为我们提供的智慧成果，很少去思考和探究《黄帝内经》的这个医学版图的来源。故而溯源《黄帝内经》之前的医学，把这个医学的版图绘制得更加完整，同时也把自有文字以来殷商时期到秦汉时期的医学的演进过程进行整理，可以更完整地推演和解释我国传统医学(大中医)的演变过程。

(3) 我国传统医学实际上就是各民族传统医学的集合。我国传统医学是统一的多民族传统医学。

我国传统医学的格局，从某种意义上就是各民族传统医学的分布格局。地域性因素或地域医学的存在，恰说明我国传统医学(中医学)本身具有的张力、动力和持续的影响力。从历史上看，中国传统医学不断随着政治区域与文化影响的扩展向周边传播。形成于中原地区的医学理论，在向不同地域发展时常常遇到新问题，于是不断提出解决问题的新理论，这成为中医发展的内在驱动力之一。这种受地域因素影响而萌生的新理论，并不是突如其来，而是有其理论根源，是因地域的扩展为这些理论提供了较充分的集中研究条件，从而取得突破。这些突破源自对中医理论框架丰富内涵的深入开发。纵然有地域性的存在，以及地域医学的合理性，但是总体而论，中华医学文化的主流始终没有变，包括以阴阳五行、藏象经络、辨证施治等为基础的主流医学理论、医学思维和逻辑、理法方药的原则等始终没有改变。这些地域医学和主流的中医学(汉医)具有一脉相承的同源性和同构性。

(4) 从出土的简帛文物当时所处的时间和地点来看中国传统医学的版图分布，早期的中国传统医学，按照古代中国“九州”的概念，大概主要分布在冀州、兖州、豫州等组成的中原地带，以湖北为中心的荆州，以及靠西面的雍州。从今天的说法而言，主要分布在中原地区、江汉平原、西北河西走廊一带的地区。从中国文化发源来看，中国文化的主流发源于中原一带，中国医学的主流也是发源于中原一带，并与疆域的开拓和变化相应，逐渐传播到其他地方，由此逐渐壮大和发展了中医的分支流派，形成了扎根于中华大地上、由中华民族共同创造的医学。当然需要指出的是，从秦汉简帛中的涉医内容看，其中多为简单或单一的病名、药方、药材及养生知识的介绍，缺乏医学理论的痕迹，也无明显辨证论治等的内容，可见秦汉时期的中(汉)医学的理论建构仍处于一个初级阶段，系统性的中(汉)医理论及其指导下的医学实践，并未在全国范围得到普及与运用。

(5) 从驱动发展的动力学角度看中国传统医学的动态版图分布，其延伸和发展的动力因素主要有：一是自身医学理论的趋于健全完善，以及社会进步带来的逐渐增长的健康需求；二是随着中国疆域变迁和扩大、交通的便利、交流的频繁等，医学的延伸特别是先进医学对新开发地区、较偏远地区的医学的覆盖和渗透，是社会发展和医学学科发展的必然。

(6) 从方法学的角度而言，认识传统医学，尤其是早期的传统医学，因为受制于史料的匮乏以及不确定性，往往比较棘手，而且仅从现有文献的挖掘，似乎不能满足医学史发展的要求，特别是早期医学的发展。所以先秦的医学研究或以《黄帝内经》为界限的早期医学的研究，大有挖掘和整理的必要。地下文物是考察医学源流的一种重要方式，地下出土文物和地上已有史料互相印证、补证，是研究传统医学的一种重要的方法。

参考文献

[1] 希波克拉底文集[M]. 赵洪钧，武鹏译注. 北京：中国中医药出版社，2007：15－30.

[2] 黄帝内经素问白话解：上、下[M]. 郭霭春注解. 北京：中国中医药出版社，2012：81，450－451.

[3] 国家卫生和计划生育委员会. 2016 中国卫生和计划生育统计年鉴[R]. 北京：中国协和医科大学出版社，2016：4.

[4] 韩启德. 医史学对我们的拷问[N]. 健康报，2009－07－31.

[5] 湖北省文物考古研究所，北京大学中文系. 望山楚简[M]. 北京：中华书局，1995：3－6.

[6] 陈伟. 望山楚简所见的卜筮与祷祠——与包山楚简相对照[J]. 江汉考古，1997(2)：73－75.

[7] 陈伟. 试论包山楚简所见的卜筮制度[J]. 江汉考古,1996(1): 86-89.
[8] 李零. 读九店楚简[J]. 考古学报,1999(2): 141-152.
[9] 许道胜. 天星观1号楚墓卜筮祷祠简释文校正[J]. 湖南大学学报(社会科学版),2008,22(3): 8-14.
[10] 高毓秋,孙文钟. 战国楚简《性情论》医学内容探讨[J]. 中华医史杂志,2004,34(4): 238-241.
[11] 曾晓敏,宋国定,贾连敏,等. 河南新蔡平夜君成墓的发掘[J]. 文物,2002(8): 4-19.
[12] 季勋. 云梦睡虎地秦简概述[J]. 文物,1976(5): 1-6.
[13] 何双全. 天水放马滩秦简综述[J]. 文物,1989(2): 23-31.
[14] 荆州地区博物馆. 江陵王家台15号秦墓[J]. 文物,1995(1): 37-43.
[15] 廖名春. 王家台秦简《归藏》管窥[J]. 周易研究,2001(2): 13-19.
[16] 林忠军. 王家台秦简《归藏》出土的易学价值[J]. 周易研究,2001(2): 3-12.
[17] 刘金华. 周家台秦简医方试析[J]. 甘肃中医,2007,20(6): 24-26.
[18] 方懿林,周祖亮.《里耶秦简(壹)》医药资料初探[J]. 中医文献杂志,2012,30(6): 10-13.
[19] 北京大学出土文献研究所. 北京大学藏秦简牍概述[J]. 文物,2012(6): 65-73.
[20] 何双全. 敦煌悬泉汉简内容概述[J]. 文物,2000(5): 21-26.
[21] 裘锡圭. 居延汉简中所见疾病名称和医药情况[J]. 中医药文化,2008(6): 16-19.
[22] 甘肃省博物馆,甘肃省武威县文化馆. 武威旱滩坡汉墓发掘简报——出土大批医药简牍[J]. 文物,1973(12): 18-22.
[23] 周一谋. 阜阳汉简与古药书《万物》[J]. 中医药文化,1990(1): 36-38.
[24] 胡平生,韩自强.《万物》略说[J]. 文物,1988(4): 48-54.
[25] 张家山汉墓竹简整理小组. 江陵张家山汉简概述[J]. 文物,1985(1): 9-15.
[26] 湖南省文物考古研究所,中国文物研究所. 湖南张家界古人堤简牍释文与简注[J]. 中国国家博物馆馆刊,2003(2): 72-84.
[27] 雷长巍.《额济纳汉简》注释[D]. 重庆: 西南大学,硕士论文,2008: 1,80.
[28] 张昌平,湖北省文物考古研究所,随州市文物局. 随州市孔家坡墓地M8发掘简报[J]. 文物,2001(9): 22-31.
[29] 何有祖. 孔家坡汉简丛考[J]. 中国国家博物馆馆刊,2012(12): 81-85.
[30] 成都文物考古研究所,荆州文物保护中心. 成都市天回镇老官山汉墓[J]. 考古,2014(7): 59-70.
[31] 和中浚,李继明,赵怀舟,等. 老官山汉墓《六十病方》与马王堆《五十二病方》比较研究[J]. 中医药文化,2015(4): 22-34.
[32] 李家浩,杨泽生. 北京大学藏汉代医简简介[J]. 文物,2011(6): 88-89.
[33] 郑洪. 岭南医学与文化[M]. 广州: 广东科技出版社,2009: 1-4.
[34] 罗福颐. 祖国最古的医方[J]. 中医杂志,1956(12): 31.
[35] 钟益研,凌襄. 我国现已发现的最古医方——帛书《五十二病方》[J]. 文物,1975(9): 49-60.
[36] 周祖亮. 试论帛书《五十二病方》的方药渊源与传承[J]. 时珍国医国药,2013,24(1): 176-178.
[37] 达美君,张宁.《黄帝内经》成书年代述考[J]. 上海中医药杂志,1994(7): 34-37.

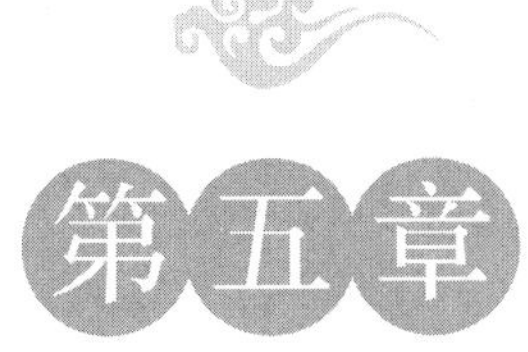

第五章

中西传统医学从本能向经验及理论的变迁

任何一个学科，都有其发展史，特别是对那些历史由来已久的传统学科，比如文学史、哲学史、思想史、音乐史、艺术史等，包括医学史，这些学科的一个共性就是其发展都具有一个漫长的演变发展过程，而且还将在很长一段时间继续持续地发生新的变化。梳理这些学科的发展，势必要涉及其悠久的历史，分析其发展的轨迹，总结其发展的规律，预示其下一步的发展趋势等，以史为镜，知古鉴今，在学科发展的过往经验、教训和智慧中，汲取学科未来前行发展的养料，规避发展中的误区，使学科得到持续健康快速的发展。对于医学史，特别是传统医学史及传统医学学科的发展而言，关照、总结和辨析其历史，同样具有这样的重要意义。

在本章节中，我们在前人关于此问题研究的基础上，进一步进行了梳理，并将整个传统医学按照时代和医学的阶段性典型性特征，将其概括分为：传说与传统医学、本能与传统医学、劳动与传统医学、巫术与传统医学、经验与传统医学以及理论与传统医学几个部分。其中有意识地体现并进行如下区分：一是按照人类认知的层级，我们将人类的传统医学概括分为不知其然的传统医学、只知其然的传统医学、知其所以然的传统医学三个阶段。传说中的传统医学阶段、本能的传统医学阶段、巫术的传统医学阶段，我们认为是不知其然的医学阶段，其中巫术医学是不知其然的医学的高级形态。二是从学科的角度，并兼顾传统医学史研究的动态性和整体性，将人类传统医学在其成“医”或“医学”之前的很长一段时间的稚嫩、朦胧发展期，概括总结为“前”医学时期，比如我们提到的本能的传统医学、传说中的传统医学等。从历时性的观点看，这是一个医学发展不可逾越的阶段，然而从共时性来讲，可以支撑医学始源观点的素材可谓是凤毛麟角，但这并不是说其没有了认识和研究的价值。人类医学从巫医巫术开始，开始呈现实践中的“医疗”特点和理论上传统医学的“学科”的雏形，医学作为一门学科，当从巫术医学开始，并逐渐发展成为成熟的经验医学或理论医学。而后期往往是传统医学作为学科的成熟发展阶段，且经验和理论相互之间往往处于融合又并无明显界限的状态。

第一节 神话传说与传统医学

人类起源是一个复杂的科学难题，而人类医疗活动的出现无疑也是多种因素长期作用的结果，经历了一个漫长的过程。自然选择、劳动、语言、大脑功能的完善等因素如何影响人类医疗实践的诞生，其具体机制尚需深入研究[1]。这种问题及其对问题的解释，同样适合于回答关于人类医学始源的问题。

正是这种无法科学考证的不确定性，使得神话传说等自然地成为传统医学始源的一种“常规”的解释。其观点大抵认为医学始源于圣人，这些圣人一般为传说人物或具有半神半人性质的超凡之人。例如中国传统医学的伏羲、炎帝、黄帝、岐伯等人物(图 5－1)，埃及传统医学的医神印和阗(Imhotep)、古希腊传统医学的代表阿斯克勒皮厄斯(Asclepius)等(图 5－2)。

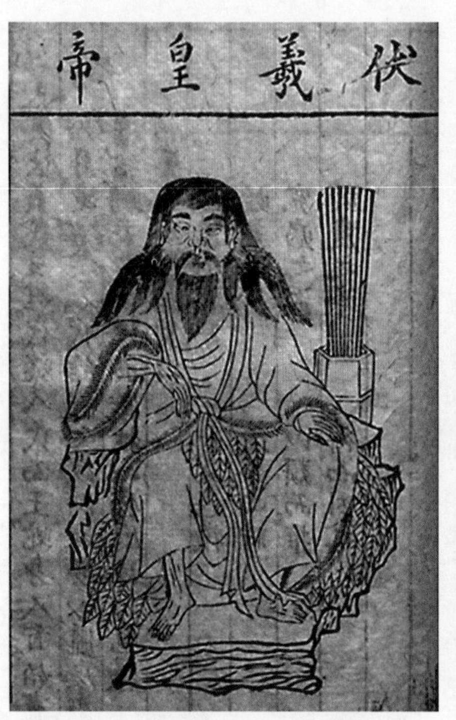

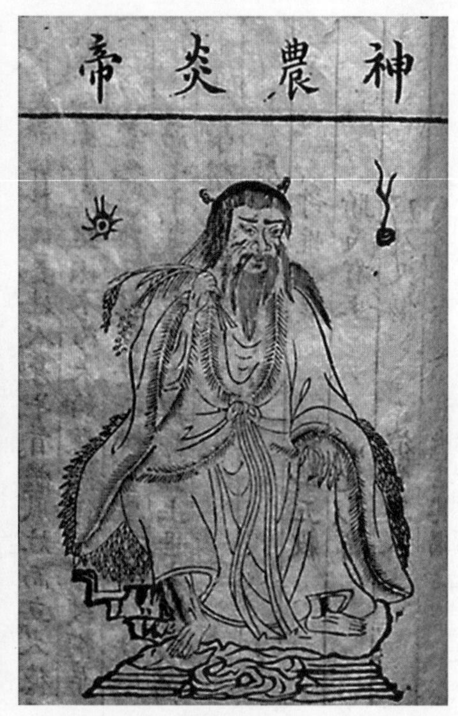

图 5－1　黄帝和岐伯，明代《本草蒙筌》中重刻增补图像

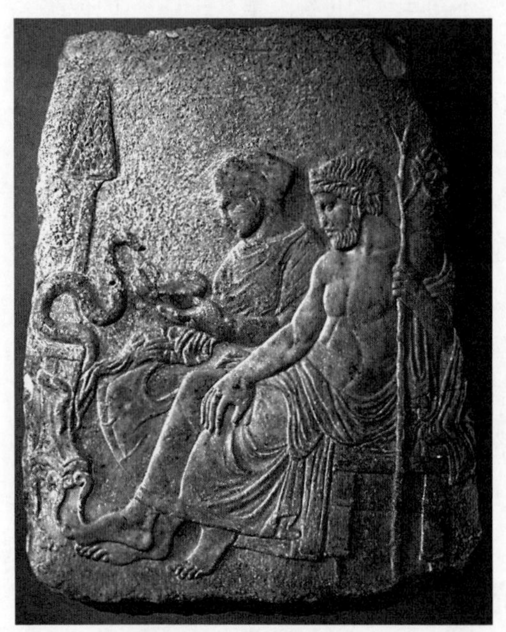

图 5－2　阿斯克勒皮厄斯和他的女儿 Hygieia，古希腊医学认为她是负责健康、清洁、卫生的神

(https://en.wikipedia.org/wiki/Asclepius#/media/File:Asclepius_and_hygieia_relief.jpg)

中(汉)医学的起源，知名度最大的传说莫过于“神农尝百草”，而类似于这样的传说，同样还有不同的“圣人”和“版本”，比如“炎帝尝百草”“伏羲尝百草”“岐伯尝百草”等，以及炎帝和神农是否为同一圣人等，皆无定论，亦无法定论[2]。

炎帝尝百草：“古者民有疾病，未知药石，炎帝始味草木之滋，察其寒温平热之性，辨其君臣佐使之义，尝一日而遇七十毒，神而化之，遂作方书，以疗民疾，而医道自此始矣。复察水泉甘苦，令人知所避就，由是斯民居安食力，而无夭折之患，天下宜之。”

伏羲尝百草：“伏羲氏仰观象于天，俯观法于地，观鸟兽之文与地之宜，近取诸身，远取诸物，于是造书契以代结绳之政，画八卦以通神明之德，以类万物之情。所以六气、六腑、五脏、五行、阴阳、四时、水火升降，得以有象。百病之理，得以有类。乃尝味百药而制九针，以极夭枉焉。”“伏羲始尝草木可食者，一日而遇七十二毒，然后五谷乃形，非天本为人之生也。”

黄帝、岐伯尝百草:“(黄帝)又使岐伯尝味百草,典医疗疾,今《经方》《本草》之书咸出焉。”“岐伯,黄帝臣也。帝使岐伯尝味草木,典主医药,《经方》《本草》《素问》之书咸出焉。”

众所周知,这是一种人们对生命、对医学的敬畏并在此基础上甘心情愿的一种民意的集中投射,大抵是认为非圣人不可能创造医学,非圣人不能保障人间凡世的健康福祉等诸如此类的原因。这种观点在现代科学意识尚未产生之前的古代,是关于这一问题的主流认识。比如《淮南子》载:“世俗之人,多尊古而贱今。故为道者,必托名神农、黄帝而后能入说。”[3]“书传之微者,唯圣人能论之。”[4]而谓圣人:“世人以人所尤长,众所不及者便谓之圣。”“圣者,人事之极号也。”社会的变革或任何一门学科的发展都需要这样的人,医学也不例外。没有他们,医学只能有量的发展,难以出现质的变化[5]。这大概是医学始源之圣人说一个切中肯綮的解释了。除了中(汉)医学,我国传统医学大家庭中的藏医学、蒙医学、维医学、傣医学等,其医学作为一个学科或者其具备系统理论及其指导下的实践之前,即我们所谓的“前”医学时期,同样因为各种神话传说、圣人演绎、宗教色彩等而显得扑朔迷离,真假莫辨。

西方传统医学所处的“前”医学状态,同样是一个医学研究或者涉医类话题中一个常被提及的话题,尽管其中充斥着没有“科学依据”的推测,但是人们仍然饶有兴致地将之提起。罗伊·波特所著的《剑桥医学史》,在“医学的起源”章节提道:“大约在1570年,巴塞尔(Basle)大学内科医生兼医学教授茨温格(Zwinger. T)将医学和技艺的鼻祖溯源到古希腊时期。作为一个虔诚的新教徒,尽管他不完全相信一个像阿波罗那样的异教徒的神灵曾经创造了医术而造福于人类,他却接受了半神的阿斯克雷庇亚(Asclepius)为医学奠基人之一,神话了的半人半马的开隆(Chiron)为药物学缔造者的说法。但是他认为在很早以前上帝就把用于治病的所谓药物置于这个世界,以期后人去发现……有人可能会讥笑茨温格对于历史的虚构,但他借助于神话传说表明了一个基本的事实,即医术和药物的出现要早于任何文字记载或历史事件。”

藏医学所处的“前”医学时期,古老的苯教文化及其中通达的先知人物往往容易被推举为藏医药的开山鼻祖。苯教文化是藏民族两大传统文化体系之一,与佛教文化一样,它也是藏族古代文化的基石之一。通过对一些苯教史料的研究和分析,有的学者提出藏族最早的医学著作是苯教文献中的《医学九经四部》(《朵古崩习》),还有学者认为辛饶米沃且的八大弟子之一杰普赤席实为藏医之鼻祖。据苯教文献记载:“杰普赤席王子即辛饶由身化现之第二子,系挥萨杰美夫人于赤门杰席所生,受教于其父并发大心,掌握医疗术等苯教诸法,贯通二万一千《疗续》大典,成就医药本师不二者,审编《疗方三十万》等。”在苯教中,辛饶米沃被看作是生来就有超自然能力的大彻大悟的圣人神人,他在苯教文献及教义的形成及传承中起了举足轻重的作用,而杰普赤席即承袭了其医学等方面的知识,并加以发展而成为后世藏医的渊源。从中我们不难看出这种论述中“圣人创造医学”的痕迹,与中(汉)医曾认为黄帝、伏羲、神农为中(汉)医药之始祖的观点极为相似,将一种学科的创立都归功于某个无所不能的圣人[6]。

同样在维医所处的“前”医学时期,同样流传着关于本民族医圣的传说。据说在维吾尔族中,代代流传着一个有关医圣“罗克曼艾克木”的传说,罗克曼艾克木作为维吾尔族人的医神,人们对其无比尊重,连自然界的植物花叶、飞禽走兽、矿山沙漠、河川树木每见到这位医圣,都自报家门说:“我乃人间之圣药。”并诚恳地介绍自己的性味功能。有一天国王宴请各部落首领时,在吃羊肉的时候不幸被一刺骨梗于喉中,请遍诸医均无良策,最后请来了医圣罗克曼艾克木。医圣诊完病说:“此病非杀王子,饮其血不可治。”国王听后,怒而不治,数日过去,国王病情更加危急,再次请来医圣,罗克曼艾克木仍如前说,国王不忍心杀王子,拒绝治疗,几日后,国王病重危在旦夕,众部落首领恳求国王接受治疗,认为以国王之尊，国家可以无王子，而不能无国王。国王终于同意接受治疗。医圣将国王双目用布蒙裹，让他站在房梁下，又将一山羊吊于梁上，山羊哭声酷似王子的哭声，医圣使人杀了羊，鲜血淋入国王口中，国王顿时放声大哭，使刺骨从喉中飞出。事后，国王看到王子安然无恙，病也很快痊愈[7]。这个传说虽然离奇，但是无疑表达了古代的维吾尔族人对其心目中医圣的爱戴以及对医学的崇敬。

第二节
动物本能与传统医学

神话传说与传统医学起源的观点比较，持传统医学始源于动物本能的观点的人，亦不在少数，可谓是与前者相对等。医学始源于动物本能，主要是指人作为地球上的一种生物，当其面对疾病和疼痛时，基于动物体内天然的自我抵抗和防御机制引发的具有医学意义的防护行为，与后来人的医护行为类似，故而认为医学的始源来源于所有动物的共性。

众所周知，人是一种高级动物。这既指出了人具有动物的共有的某些行为，也具有高于一般动物的行为。我们可以用动物本能和人类行为两者予以区分，这也是我们考察人类医学行为和动物本能关系的基础。谈到这个问题，我们先从黑猩猩搬运箱子取香蕉这个熟知的实验说起。黑猩猩为了取得它熟知的但是因位置太高够不上的美味，会发现角落中的箱子可以助它"一臂之力"，借此登高如愿以偿。设想，如果把这只黑猩猩换成是一只受伤的流血的黑猩猩，把香蕉换成是一块悬挂飘扬在空中的纱布绷带，它是否还依然会借箱登高取下那个它认为不甚熟悉的东西，并用它包扎伤口呢？其中可能会发生的情况，就涉及黑猩猩的动物本能、黑猩猩的经验、黑猩猩的智力等杂合的因素。这其中可能发生的情况，可能就是医学实践和非医学实践，人类医学实践和动物本能之间的界限问题，或者处于一个模糊的地带。动物的本能行为，是指完全正常的动物，不需经过学习、练习、适应、模拟或经验，即能表现出某种协调一致的复杂固定性行为。本能不单是对简单刺激的局部性反应，而是按预定程序进行的一系列行为活动，其程序有繁、有简，延续的时间有长、有短，但都是同种动物所共有的，是一种与生俱来而且不会轻易丧失的行为。动物本能行为可以分为两个层级，一是不借助于任何工具的动物本能行为，这种行为遗传性和固定性均比较强，比如我们熟知的蜜蜂采蜜、蜘蛛织网、孔雀开屏、鸟类筑巢迁徙等，这种既定的遗传的固定的行为，一般是一种"天性使然"，一般不纳入医学视野，纳入医学视野的，可能与医学相关的，是动物更高一级的本能行为，这一层级应该是"介于天性"又高于"天性"的行为，这类本能活动，一般要借助自然物或外力，并带有一定的救护、护理的动物行为，一般指动物缓解疾病或痛苦的行为。比如，水牛入水以解热驱蚊、老鼠中毒寻饮泥水以祛毒、犬类肠胃不适吃草以催促呕吐、动物舔舐伤口以减轻疼痛等。

其实光有这些动物本能行为，我们可能比较确信地认为，人类的医学和这些动物的本能救护行为，还是不能不加区别地混为一谈。那么该如何看待和认识这些动物的行为呢？一方面因为每一个生物个体在受伤的时候或者遭到"外敌"侵害等的时候，总会调动自身的防御机制，采取一些来自本能的救护行为，比如舔舐伤口、休息、饮水等措施，以及其他的诸如遇到危险的退缩、变色、伪装等救护行为。另一方面因为人是高级动物，有着其他动物永远也无法达到的智商和认知，这是质的区别。黑猩猩是我们考察一般动物和高级动物——人的一个很好的参照。黑猩猩能够做出各种接近于人的行为，比如一般动物不会使用树枝，但是黑猩猩却可以利用树枝(貌似接近于人类的工具)做各种接近于人类的活动，比如从树洞中掏取食物、剔牙、挠痒、掏耳洞等；又比如一般动物伤口出血，如猫狗等，最多会去舔舐创面,但是黑猩猩却可以找来树叶等予以敷盖或者以前肢摁住以止血,这些正好说明黑猩猩作为一种"正在形成中的人",它的动物本能正在脱离"天性"(动物本能)而升级为一种"人性"(人的行为),它作为一个过渡,把天性和人性既做了一个隔离,又说明了一种天性与人性的天然联系,属于藕断丝连的状态。我们不探讨和争论医学是否来源于动物本能的行为,但是不能否认,处于早期时代的原始人,也是一个智力正在完善、实践在不断成熟的人,其对于医疗上具有的简易的基于本能的处置,和一些动物特别是较高级的动物类似。中外医史学家在这方面也有精彩的论述。比如陈邦贤说:"因为人类是有理智的,他能够集合许多经验的疗法,并且愈传愈广,由每个各人的进步,而愈熟练,这种极简单之经验,即为日后医学发达之萌芽。"[8]比如阿尔图罗·卡斯蒂廖尼说:"假使我们认为'医学'一词是指自己或借助于他人以解除痛苦,或修补由外伤或疾病所致的损伤,那么首先便应想到医学起源于人的本能,正如痛苦最初的表现也来自本能一样,这种本能的医学甚至常见于动物。"[9]而动物为什么没有在这些本能基础上发展出来动物医学?因为他们没有一个文而化之的过程或机制。如马伯英所说:"人类残存过一些动物本能,但是在人类进化过程中,人类越进化,本能越退化。"[10]

作为动物本能的自救行为,因为是内源的、遗传的,学习和经验的色彩很淡,很少因经验的积累而有所进步和改变,故很难发展成为一类有意识的、自觉的、较系统的医疗救护行为。这就是千百万年来动物的救治本能基本上依然踏步于原地的根本原因所在[11]。即使是和人类的早期医疗行为相比,动物的那种自救本能依然还有层次上和本质上的差别。所以我们认为,人类的医之行为,源于动物本能又高于动物本能,人类进化的过程和医学发展的过程,是人类之经验、技能、理论等愈加凸显而本能愈加退化和弱化的过程。比如"神农氏尝百草,一日而遇七十毒",这已是古代中原人民有意识、有目的、主动"寻医问药"的探索和实践;古代藏族先民受天葬这种传统丧葬方式的影响逐渐建立发展起来的藏医解剖学;青藏高原地区先民受青稞酿酒和酥油提取技术启发形成的一整套消毒、止血、治疗外伤的方法;古代新疆地区利用天然的自然环境和地缘条件,喜欢以浸泡温泉的方式缓解劳累、用灼热的细沙掩埋肢体来解除关节疼痛,由此发展起来的温泉疗法和埋沙疗法,一直沿用至今。上述这些人类行为,已然从动物的本能行为跃升为人类的医疗行为,两者之间已经有霄壤之别。

第三节
劳动实践与传统医学

严格意义上说,在早期原始的人类群体中,最初只有疾病疼痛的存在,而并无严格意义上的医学抑或是传统医学的存在,因为医学是通过科学或技术的手段处理各种疾病或病变的学科,而原始人那时还没有积累起医学的经验和技术。但是广义上说,疾病是与生俱来的,其历史甚至要早于人类。从理论上说,疾病与地球上的生命是同时出现的,像骨折、关节炎、龋齿、寄生性疾病、各种炎症等总会不可避免地出现在恐龙等古代生物当中,这从遗留下来的恐龙等化石中得到印证(图 5-3),所以从病理学的角度,疾病在人类尚未出现在地球的时代,就已经先于人类而存在。

当人类诞生于地球之时,作为芸芸众生的一种,这些共性的疾病同样会发生在人(猿类或智人)身上,故人类的医学是伴随着"人类痛苦的最初表达和减轻这份痛苦的最初愿望而诞生的"。原始人的疾病和痛苦是全方位的,他们居住环境阴冷潮湿,以致"阴多滞伏而湛积,水道壅塞,不行其源,民气郁阏而滞着,筋骨涩缩不达";他们的外部环境"兽多民少",以致经常面临皮肉之伤和生命危险;他们在发明

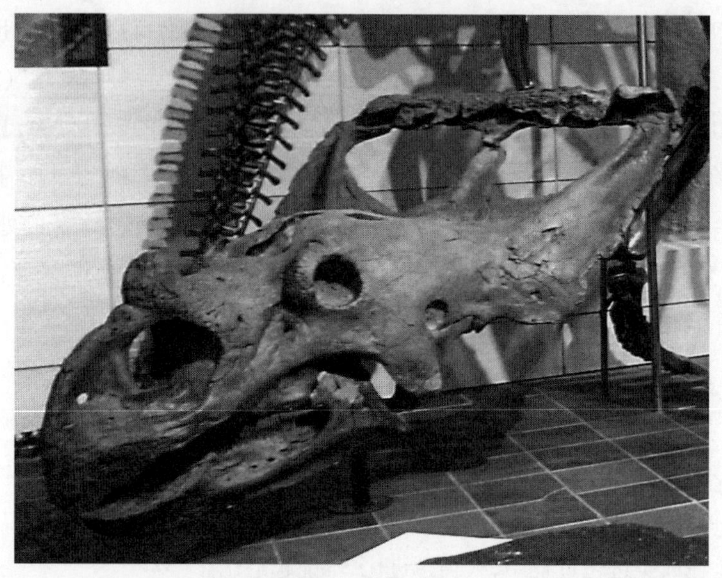

图 5-3 生病的恐龙

(https://en.wikipedia.org/wiki/List_of_pathological_dinosaur_specimens#/media/File:Vagaceratops_irvinensis,_skull.jpg)

火之前,多吃生食,以致"伤害脾胃,民多疾病"等,可以说这些都是原始人群的职业病、常见病。虽然我们现在并不知道原始人怎么样去处理肯定会在他们身上遇到的疾病,但是广义上说,只要对疾病采取一定的措施,就已经具有医疗行为的意义。比如简单地让孱弱的患者走出山洞晒晒太阳、靠近火源接受热量、递上食物以补充能量等。这些生活中习以为常的行为,事实上已经是一种无意识的医学行为。至于后来传说中的巢氏教人构木为巢,燧人氏教人钻木取火,伏羲氏教人渔猎,神农氏尝百草等,这些"三皇五帝"可能不一定真有其人,然而说这些是原始人们生活的真实写照以及人类文明进步的真实体现,倒是恰如其分。医药的出现不可能是任何个人的聪明才智和短暂的一生所能创造的……但是一定程度上折射了医学起源的真实历史进程,"圣人"是先民集体智慧的代称[12]。所以传说及圣人医学的背后实质,还是劳动的医学、实践的医学。此外,正如我们对火、舞、酒的论述,对于古代先民来讲,这些就是对古人"职业病、常见病"的一种应对和缓解,虽然不属于针对疾病的医学实践,但是某种意义上可认为其属于预防医学的范畴,符合医学解除病痛、促进健康、预防疾病的初衷。宽泛意义上讲,在预防和卫生保健方面,原始人类的进步还是非常明显的,最早的原始人类的类似于医疗活动的实践更像是一种预防医学。

关于日常劳作与传统医学的起源,我们先梳理相关的观点并试着分析几种与传统医学诞生紧密相关的发明创造。有些叙述可能还带有些时代的特点。1978 年由北京中医学院主编的全国高等医药院校试用教材《中国医学史》对医药起源的问题,持这样的观点:长期以来一直存在着唯物论和唯心论、辩证法和形而上学两种根本对立的世界观的尖锐斗争。斗争的焦点是:医药在人们的生产劳动实践中产生,还是某个"神仙""皇帝""圣人"的天才创造……恩格斯在《自然辩证法》中论述劳动的伟大意义时深刻地指出:劳动创造了人本身。这个科学论断不仅阐明了人类起源的根本规律,同时也揭示了"劳动创造世界"包括劳动创造医药的伟大真理。但是,自从进入阶级社会以来,剥削阶级为了维护他们的阶级利益,在医药起源问题上编造出种种唯心主义的谎言,用以欺骗和麻痹劳动人民。例如:医源于动物本能、医源于巫、医源于圣人等,就是他们宣扬的唯心主义谬论[13]。

1997年甄志亚主编的高等医药院校教材《中国医学史》(供中医、中药、针灸专业用)第一章"医药的起源"(远古至公元前21世纪)提道:"生活、实践的观点,是认识论的基本观点。不同门类的学科,来自性质不同的实践活动的经验总结。医药知识是人们对疾病和治病过程的认识,它的发生和发展自然离不开人类的社会实践以及同疾病斗争的实践。"为了阐释这个医学起源问题,该书分了"卫生保健"(包括居处、衣着、用火、导引、婚姻)、"医药知识"(药物、针灸、外治法)以及其他几种医药起源论(医源于圣人、医源于巫、医源于动物本能)[14]。

如何去看待上述两种以"劳动和实践"为中心的医学始源的观念。客观地讲,前者教材的观点无疑与那个时代的政治相关,过分强调政治性和劳动的绝对性是其弊端,后者教材同样重视劳动和实践在传统医学诞生中的作用,并指出这种劳动实践的过程是相关的知识、经验和技术的积累和实践的过程,同时也介绍了关于医学起源的其他观点,是一种比较客观的介绍。

一般在"前"医学时期,原始社会时期的先民并没有明显的医药意识,最初面对一些外来危险或周遭环境的变化、侵袭等采取的防御、防护行为,也常常被认为是人的本能使然。而至于有着明确主观意识的医药实践或活动,则无疑产生于当时的劳动和生活,故追溯医学的起源的最佳路径,可能还是要将单一的医学,置于原始社会时期先民立体化的劳动和生活实践,从原始的生活中去发现原始的医学,特别是那些与医学相关,并推动人类文明进程的发明创造,对医学产生直接或间接的影响,是我们关照原始医学的视角。正如有的医史研究人员指出:"把医学起源问题理解为一个环环相接、相当漫长的发生发展过程,并把这一过程放回到人类演进的宏观背景中加以考察,能更好地解释历史,说明问题。"[11]

首先,医学的诞生,无疑是人类文明开化的结果。茹毛饮血、钻木取火、结绳记事、穴居野处、衣不遮体、食不果腹、啼饥号寒、刀耕火耨……这些一连串模拟早期人类生活的成语,一定程度上代表了人类自身对那个遥远年代的想象和认识。比如《礼记・礼运》曰:"昔者先王未有宫室,冬则居营窟,夏则居橧巢。未有火化,食草木之实、鸟兽之肉,饮其血,茹其毛。未有麻丝,衣其羽皮。"[15]《庄子・盗跖》曰:"且吾闻之,古者禽兽多而人民少,于是民皆巢居以避之,昼拾橡栗,暮栖树上,故命之曰有巢氏之民。古者民不知衣服,夏多积薪,冬则炀之,故命之曰知生之民。"[16]《韩非子・五蠹》曰:"上古之世……民食果蓏蚌蛤,腥臊恶臭,而伤害脾胃,民多疾病。"《淮南子》曰:"古者,民茹草饮水,采树木之实,食蠃蛖之肉,时多疾病毒伤之害。"[17]这些先秦诸子们对古人的认识和想象,一定程度上又成了我们这些后世研究者引经据典的"证据"。而事实上究其实质,都是人们对遥远时代的认识和推断。人类的远古时期,断然是没有医学可言的,但是毋庸置疑的是,医或者医学,又肯定是从那个时候走出、萌生的。原始人类开化、进步的过程,无疑就是他们对疾病、健康、人体、生命等认识逐渐建立的过程。所以按照我们的研究方法,一方面,我们需要在历时性研究方面,重视这一不可或缺、相当漫长的"医"之前状态;另一方面,又要在共时性和关联性中,把医或医学的诞生置于人类文明史演进的宏观背景中去予以考察,置于与"医"相关的事物中去考察。

一、火

火,是人类的第一个杰出的发明,也是和"医"最大关联的发明之一。从文明的角度而言,其重要意义马克思、恩格斯给予了高度评价:"摩擦生火第一次使人支配了一种自然力,从而最终把人同动物界分开。"[18]火的发明和驾驭,使人类进一步征服了严寒、黑夜和野兽的侵袭,人们得以摆脱气候、地域的限制,得以"烧山林、破增薮、焚沛泽、逐禽兽"(《管子・揆度》),得以开疆扩土,不断扩大生活的半径,并逐渐完成对人类的形成和进化具有重要意义的迁徙过程。从医学的角度而言，火意味着能为人类提供熟食，为人体提供热能，对食物进行杀菌消毒，缩短食物在体内消化的过程，促进食物的消化吸收，增进人体的新陈代谢，促进大脑容量的扩容和智力的开发及提升，从而延长原始人类的寿命。“上古之世……民食果蓏蚌蛤，腥臊恶臭，而伤害脾胃，民多疾病。”(《韩非子·五蠹》)原始社会，生活艰苦，环境恶劣，卫生条件极差，因此各种伤痛疾病经常发生。古人的平均寿命很短，有研究认为史前人类平均寿命约为18岁。所以，火的使用不仅是人类文明的重要开端，对于医学而言，也有着极其重要的意义，它直接提供了熟食，改善了居住环境，减少了早期人类的疼痛疾病，有效地提升了早期人类的生存本领和生活质量。故从某种意义上可以说，火是原始人类的第一剂良药，第一保健之道。人们生火、发明火的伟大技能，以及利用火用于烧烤食物、驱赶动物的最初实践，甚至简单的抱团烤火取暖的行为，已经明显区别于动物的本能行为，可能已经处于一种不自觉的主动的医药实践当中。当然，关于“火”，这只是一种医学的萌芽或者说是促使“医”出现的一种文明动力，还远算不上是“医”，更谈不上是医学，充其量是一种医事行为的前状态。但是意义，正如其将人类的行为与动物分开一样，“火”对于医而言，某种程度上也意味着其是与动物本能的防御或保护等行为的分界。“北方者……真地高陵居，风寒冰冽，其野处而乳食。脏寒生满病，其治宜灸焫者，亦从北方来。”(《素问·异法方宜论》)可见灸法始于原始人取火用火领域的不断扩大之实际，亦是合理之推论。

二、舞

这里的舞，是指原始的舞蹈，是一种简单古朴的模仿型舞蹈。原始舞蹈是另一个和“医”有关的人类发明。舞蹈是用身体动作表演的一种艺术，在没有文字，甚至没有语言的原始社会里，以丰富的肢体和简单的发声糅合在一起的形式——舞蹈，是人类最古老的表情达意的方式，是一种有声的文字，有形的语言。人喜则舞，舞蹈的原型在于对生活的再现，舞蹈的原动力则在于演绎对生活的庆祝和畅怀生命的欢喜。《礼记·檀弓下》曰：“人喜则斯陶，陶斯咏，咏斯犹，犹斯舞。”[19]人内心喜悦就高兴，高兴了就会唱歌，一唱歌就会随着身体摇动，一摇动身体就会跳舞。作为最古老的一种再现原始生活的方式，原始舞蹈的出现，首先在于其是对狩猎这一人类最早的获取生活资料方式的再现和表达。狩猎之前的手舞足蹈，在于表达对此行任务的交代分配以及对此行预期的期望；狩猎满载而归的手舞足蹈，则在于表达对凯旋或丰收的庆贺。“原初的舞蹈必定是对人类狩猎活动的再现。”后来，随着早期人类生活的逐渐丰富，才和祭祀庆典、生殖崇拜、巫术文化、图腾文化等联系在一起。可以说，在人类文明社会发源前，在人类语言和文字产生之前，原始的舞蹈是连接原始先民朴陋的物质生活和匮乏的精神生活的重要纽带，在祭祀、庆典、礼仪、娱乐等方面承担了重要的社会职能。从原始的舞蹈之于原始先民生活的重要性反观原始医学。首先，虽然原始的舞蹈只是一种模仿性的舞蹈，比如模仿飞禽走兽的模样、姿态、动作，模仿日常狩猎及采集劳作时的情景等，但是作为一种手舞足蹈式的肢体活动和一种表达宣泄的方式，它对于原始先民体质的提升和身心健康无疑是至关重要的。正如《吕氏春秋·古乐》曰：“昔陶唐之始，阴多滞伏而湛积，水道壅塞，不行其源，民气郁阏而滞著，筋骨涩缩不达，故作为舞，以宣导之。”(陶唐一般指尧)[20]故而对于穴居野处，常年处于阴暗潮湿环境中的古代先民，“舞”之功效和“火”之功效一样，对于提升他们的体质，提高他们的生存能力和生存质量极为重要。

如果尧时期原始舞蹈就已经存在，那么到了夏禹时期，这种舞蹈就更加成熟了，形成了后来称之为“禹步”的舞蹈，晋代葛洪在《抱朴子·内篇》中分别在“仙药”和“登涉”中提到这种舞步：“前举左，右过左，左就右。次举右，左过右，右就左。次举左，右过左，左就右。如此三步，当满二丈一尺，后有九迹。”可见古时的舞蹈及其“禹步”在后世依然盛行。同时，作为一种治疗的行为也更加明确，这从长沙马王堆出土的古代医书中可以看出：“蚖，湮汲一杯入奚蠡中，左承之，北乡，乡人禹步三。问其名？即曰，某某年□今□。饮半□，曰：病□□已，徐去徐已。即复奚蠡，去之。”这当然是后来人为之，但是舞蹈之于医学的关系却已甚明了。后来中(汉)医的导引，诸如五禽戏、太极拳、八段锦乃至气功等，作为一种具有医疗保健的养生术，最初可能就是从原始的舞蹈动作中启示和发展而来，因为它们核心的思维都是模仿动物的动作，以有助于健康之效。只是两者的发展归属后来发生了改变，舞蹈成了艺术的一个门类，而导引成了医学养生保健的重要方式。

三、酒

酒的历史不如火、舞出现那么久远，因为酒的出现是基于古代先民生活相对安定、生活资料相对富足的前提之下，才可能产生的。比如农产品的日渐丰富，盛水装酒的陶制器皿的出现等。但是尽管如此，酒依然是出现较早的和医有关的发明创造，而且其具有的“医”的功能更加明显。

酒的酿造，最初可能是古代先民从采摘的野果和储存的谷物自行发酵得到的启示，中西方均具有悠久的酒文化。在西方，“早在 4 500 年前的美索不达米亚和埃及就有葡萄栽培和制酒的记载”[21]。在中国古代，考古发掘表明，我国在新石器时代的中期即仰韶文化时期(约前 5000—前 3000)就已经开始酿酒，到了新石器时代晚期的龙山文化(约前 2500—前 2000)已经发掘出专用的陶制酒器。相传禹之孙就是因为“甘酒嗜音”而被放逐。到了商代，农产品不断丰富，为酿酒业的兴盛提供了物质基础，在郑州二里岗、河北藁城台西村的商代遗址中均发现了酿酒遗址，至于商周时期更是出现了大量的青铜酒器。可见，作为一种游离于物质基础和文化情趣之间的物质，古人对酒是情有独钟的。一方面说明古人智慧的逐步开化、古代生产力的逐渐进步、古代文化生活的逐渐丰富，同时也可见当时古人好酒嗜酒并非虚传，对酒的需求旺盛，且中西方都有着源远流长的酒文化。

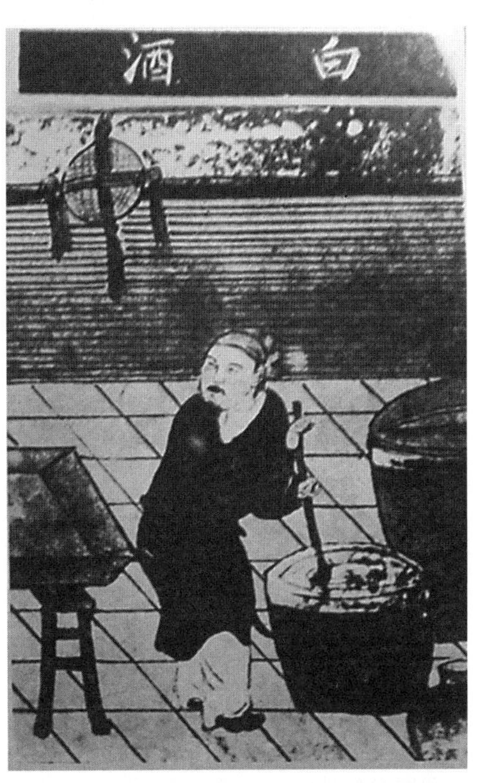

图 5－4　酿酒图：出自明代医家卢和的食疗专著《食物本草》，该书中对酒的性味、功效、毒副作用、产地、主治病症、用法和禁忌等做了详细描述

（上海中医药大学博物馆藏）

酒在医疗上的应用是医学史上的一项重大发明。众所周知，一般认为它具有兴奋作用，可作为兴奋剂；有麻醉作用，可作为麻醉剂；有杀菌作用，可作为消毒剂；有挥发和溶媒的性能，用以“通血脉”“行药势”，故后世常用酒来加工炮制药物。古代饮酒治病较为普遍，尤其是其对“外感风寒”“劳伤筋骨”等病有缓解甚至治疗作用。后来随着医药知识的不断丰富，人们又从单纯用酒治病发展到制造药酒(图 5－4)。甲骨文中就有“鬯其酒”的记载。《黄帝内经》一书也提到古人曾作“汤液醪醴”，并把它的治疗作用归结为“邪气时至，服之完全”。另从汉字构造来看，“醫”字从“酉”，系将患者的呻吟声和治病时不可缺少的酒，会

意组合而成。它生动地体现了"酒"在当时医疗中的突出作用和在医药学发展史上的重要地位。故而《汉书》尊酒为"百药之长"[23]。在西方,"酒"同样被认为和医药有着密切的联系。"当第一位醉酒者开始对自己身上发生的一切感到好奇时,有关药物的科学——药物学就成为必需。"[22]

综上,关于劳动实践与传统医学,我们认为,最早的医学来源于原始人类的劳动和生活,是一种对象主体没有医学、医药、疾病、治疗意识和概念,但是客观上确有医和药的效果、有助于提升体质和健康生活的水平。原始人类的医学,寓医于生活、寓医于劳动,医学现象和行为潜藏于劳动和生活之中,是一种不自觉的、无意识的医学现象和行为,故称为不知其然的医学。这种因劳动而呈现出的文明的曙光并具有的重要价值和意义,人类学家列利斯 · A · 怀特有很好的说明:"由尚未使用文字的诸原始民族发展起来的知识、技能、工具、机械和技术,为文明和所有高等文化奠定了基础。"[23]

第四节 巫医巫术与传统医学

医学始源于巫术或是医巫同源,这主要是基于在人类社会普遍还不具备正确认识生命、疾病现象的早期,古人针对疾病的疗愈而普遍采取的方式,是早期医学的一个共性。关于医学始源问题我们可以尝试从医学的要素切入。医学的要素,首先是疾病,疾病存在的历史比人类在地球上的历史都要长,疾病先于人类存在而存在这是无疑的。比如我们今天通过有关技术手段,就可以从遥远年代的动物化石中,推测出其当时可能的健康状况和疾病类型。其次是病的人。有人就会有病,是人就会生病,况且古代之人,"民茹草饮水,采树木之实,食蠃蚘之肉,时多疾病毒伤之害"。人类的疾病与人类一直是相生相伴的。广义上讲,地球上有人类的出现,就有人的行为,当然这种行为可能最初仅仅是一种本能或出于本能的防御行为等。因而,人类"医"的诞生,肯定是在人类出现之后,是人类自身智力、体格等进化的必然结果。第三个要素是治病的人。人和一般的动物不同,动物世界里没有"疾病—医生"的概念,医生作为疾病和患病的人以外的人员,这是人类特有的。所以,在这几个要素中,狭义地讲,只有"看病的人"介入的医疗活动,才是人类"医"的开始,人类的医事行为才和动物的本能行为等分道扬镳,呈现出明显的差异。巫这种"前医师"群体及其活动,一般作为审视医学始源的重要环节,是人类医学萌生的开始。也因此,一般认为,医学往往起源于巫术,医学在发展的早期,是一个医巫共混的时期。早期的医学,是一个巫术的医学。

随着脑的发达,为医师思维活动的萌发和交际符号的产生,创造了生物学的基本条件。作为早期知识形态的一些观念开始酿生、形成。当然,这些观念只可能是巫术的,万物有灵、天人混同和互渗等可视为主格调……旧石器时代中晚期以后,医学形态逐渐进化为"巫术医学"。这是真正属于人类具有的最早医学形态,也是人们追溯史前医学状况时必定首先加以注重的医学形态。其之肇始,距今不超过 10 万年历史,在此意义上说人类的医学起源于巫术,是有充分逻辑依据的[24]。我们可以推测,最初的人类,如有轻疾,应该是置之不顾不理的,有了重疾,才会采取一定的干预措施,而这种干预措施可能就是医学的萌芽。但是限于古代的生产力水平和古人的认知水平,古人遇疾的首选解决方案应是诉诸神的护佑,神的意旨和力量才是疗愈的唯一良药,普通之人显然不具备有这种能力,这估计也是早期人类中的事实。所以这时候"巫"这种职业(人群)便应运而生了。"原始社会后期,随着体力劳动者和脑力劳动者的分离,人类社会的第一批知识分子——'巫'登上了历史舞台。"[25]无疑,这并不是所有人都能胜任的,一定要有声望、能力和基础。正如《国语·楚语》所说:“是古巫者,必有智、圣、聪明者为之。”[26]

埃及医学和美索不达米亚医学一样,宗教和巫术之间有着千丝万缕的联系。虽然埃及医生会使用众多的药物,但仍然相信只有具有巫术的药物才能发挥作用。古埃及最著名的医生印和阗(Imhotep)既是古埃及祭司的同时,还是左塞法老时期梯形金字塔的建筑师。所以古时的“巫”至少扮演了以下的社会角色:是经常出席古代各大祭祀庆典活动的“座上宾”,是当时先民中鹤立鸡群的“知识分子”,是自诩也被别人认为是沟通宇宙神灵的“通天人物”,同时也应该是能够降服各类妖魔和驱赶瘟神病痛的“时代战士”。所以在古代社会,巫医这种身份和职业相对清楚的特殊人群,既在宗教信仰上,也在经验信仰的基础上工作。在《汉谟拉比法典》中,医生的形象就是如此。约公元前3000年,一位巴比伦医生就留下了这样的文字:“哦,救援产妇的Girra神的侍从Edinmugi,医生Ur-Lugaledina是你的仆人。”(图5-5)

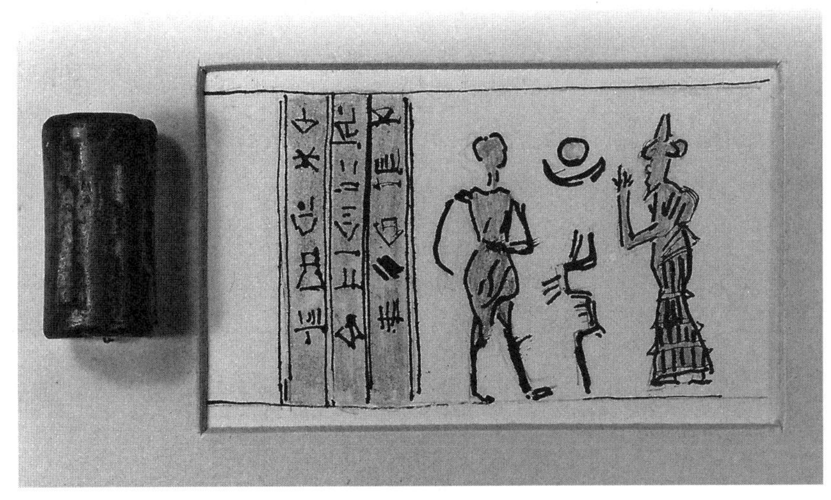

图5-5　藏于密缸中的巴比伦瘟神草图

(https://commons.wikimedia.org/wiki/Category:Babylonian_medicine#/media/File:Cylinder_seal_and_sketch_depicting_Nergal,_God_of_plague._Wellcome_M0014665.jpg)

埃及纸莎草书中多处提到巫术的治疗。其中有一章专门讲述如何用符咒和祈祷来促进治疗,其中提道:“巫术和医学如影相随,相得益彰。”[27]该医书中有一份治疗烧伤的药方具体显示了治疗的宗教取径和自然取径多么紧密地交织在一起,一段咒语明确说明它是药方的组成部分:“哦神的儿子荷罗斯!大地上有火啊!尽管有水,但现在没有,水在你的口中哪,你来灭火的时候,尼罗河在你脚边。”念诵此咒,生育过儿子的妇女的乳汁、糕饼、公羊毛,敷在烧伤处[28]。此外,古埃及纸莎草医书中提到如何判定婴儿性别的方法:每日用女人的尿液浸湿一小撮大麦或小麦。如果大麦生长,则是男婴;如果小麦生长,则是女婴;如果大麦、小麦都没有生长,则没有怀孕[27]。

中国的《山海经》中多次提到“巫”这一社会角色[29]。《山海经·大荒西经》云:“大荒之中……有灵山。巫咸、巫即、巫盼、巫彭、巫姑、巫真、巫礼、巫抵、巫谢、巫罗十巫,从此升降,百药爰在。”《山海经·海内西经》云:“开明东有巫彭、巫抵、巫阳、巫履、巫凡、巫相、夹窫窳之尸,皆操不死药以拒之。”《素问·移精变气论》言:“余闻古之治病,唯其移精变气,可祝由而已。”[30]《说苑·辨物》中更是对巫医行巫术之情形做了具体的描绘:“吾闻上古之为医者,曰苗父;苗父之为医也,以管为席,以刍为狗,北面而祝,发十言耳;诸扶而来者,舆而来者,皆平复如故。”系用草扎成的狗的样子,“刍狗,束刍为狗,以谢过求福”,是汉以前巫术仪式流程中的一种。

故而在特定的人类文明发展程度,生产力发展水平和早期人类的认知水平,巫医的出现是必然的社会现象,也是医学必然要经历的发展历程,这在古代的中西方皆然。我们今人往往以现代人的眼光,对"巫"通过咒语、祈祷、占卜、托梦等方式手段(或法术)疗愈疾病不屑一顾,或认为是迷信糟粕,不是科学,事实上在没有科学甚至于文明初现的时代,这就是必需的手段,还是古代先民唯一认可的手段,是古人共同的选择。"巫"必须要有沟通人神的能力,必须能够代表神的意旨,所以先民看重"巫",可能并不是"巫"本身,而是"巫"背后可能具有的强大的神力。换作现代医学的角度看,巫术治疗也是一种心理治疗,是引人积极向上、冀疾病好转的治疗,至少其对心理的慰藉作用和心理疗效是值得肯定的,我们不可以今人已经普遍具有的"知识"和"眼光",去妄自评价或驳斥当时的巫医巫术的迷信或欺骗,在当时阶级意识尚无、私有观念尚无的社会,不排除巫医对患者的衷心诚意,也完全相信患者对神和神力的无比崇敬,以及对巫医巫术的绝对依赖和相信,"有如神助"可能就是古人的灵丹妙药。此外,而且完全可以认为,作为当时最先进的"先知",不排除这类人员已经先人一步发现神力并不存在、治疾必须倚重人类自身力量的真理,只是不能言说;也不排除这些人员已经知道如何让病患身体与周边环境达成和谐,并一定程度上能够熟练地预判疾病的预后,并已经"吸取和运用民间关于辨别、采集、制备药物的知识和治疗经验"。[31] 为我所用,只是不能点破。关于这方面,亦有文字记载。如《山海经》的"皆操不死之药以拒之"。《吕览・尽数篇》曰:"巫医毒药,逐除治之。"《逸周书・大聚》曰:"乡立巫医,具百药以备疾灾。"当然,这些是巫医巫术中趋向于医或药的部分,也是随着社会进步和民智开化,"巫"呈现的一种趋向于"医"而背离"巫"的成分。这当然是进步的、可取的。如果从医学发展的动力层面因素而言,作为人类医学史上最早的医生或医生的前身或最早的治疗者,也作为远古社会具有显赫地位和"先知"意味的巫,巫最可能是最早从"不知其然"的医学无意识,上升到"知其然"的有意识的经验的积累,并随着其"见多识广"和"巫医并用的观察和实践"(如果算是临床经验丰富的话),其还是最有可能从"知其然"的经验医学向"知其所以然"的理论医学转化的实际推动者。

但是事实上并非所有巫医巫术都是这样的,特别是在早期,巫医巫术中"巫"趋向于迷信、神力的作用还是非常明显的。如《世本》曰:"巫咸祝树树枯,祝鸟鸟坠。"《抱朴子》曰:"吴越有禁咒之法,能禳灾袪鬼,蛇虫虎豹不伤,刀刃箭镞不入;又能禁水使逆流,禁疮使血止,禁钉使自出。"可见巫医巫术之"法力无边"。而孙思邈在《千金翼方・禁经》中更是提及古人认为的毒法咒语具有的神乎其神的力量:"百药之长,不如吾之膏唾;吾仰天唾杀飞鸟,唾南山之木,木为之折;唾北山之石,石为之裂;唾北方之水,水为之竭;唾百虫之毒,毒自消灭;唾百疮之毒,生肌断血,连筋续骨,肌充肉实。"[32] 从某种意义上来说,这可能就是一种治疗的自然手段和宗教手段以及神力和人力你中有我、我中有你的混杂时期,一个古代巫与医混杂的特殊时期,往前一步就是医学,退后一步就是巫术。而巫医,从这个角度看,其实已是古时候医生的前身。我们对当时的巫医、巫术,也应该有重新的审视和辩证客观的评价。"巫医的双重性质(对医药的应用与阻碍),决定了其对医药学发展的参半功过。"[33] "巫第一次将过去各种零散的医疗经验和卫生知识系统化,巫术医学是人类医学史上第一个有结构的医学体系。尽管巫术医学从本质上讲是荒诞的,它把疾病的原因、诊断过程和治疗作用归之于超自然的神秘因素,但它仍不失为人类医学理论大道上初次迈出的蹒跚一步。"[36]

总之,早期人类认识和改造自然的能力极其有限,在这种情况下,原始宗教在世界范围内几乎无一例外地成为人类知识的重要源头,其中当然也包括医学,从这个意义上讲,早期的医学在宗教硕大的体系之内，经历了一段与之共生的历史。巫医是最早的医生，巫术是最早的医术，“医巫共混”是中西方传统医学无一例外的早期特征和必经阶段。

第五节 经验与传统医学

在哲学上经验指人们在同客观事物直接接触的过程中通过感觉器官获得的关于客观事物的现象和外部联系的认识。辩证唯物主义认为，经验是在社会实践中产生的，它是客观事物在人们头脑中的反映，也是认识的开端。经验有待于深化，有待上升到理论，理论源于实践，实践又检验理论，循环往复，不断演化。故而以经验为主导的经验医学，上一阶段，是为不自觉不知其然的具有医学萌芽的实践，下一发展阶段，就是有意识在经验基础上深化为理论、并着力构建理论、并以理论为指导的医学。也就是说单纯从医学发展的角度而言，只知其然的经验医学是一种高于无意识或不自觉状态的前医学，但是又尚且未进入理论医学的阶段。古代经验医学的一个特点就是，逐渐智化的古人，将生老病死等生理规律，发生在自己身上可见可感的生理变化，生病的病态和健康的常态等，与周围的世界和环境，开始做客观的观察和认识，并在这种过程中建立起某种联系，形成一种以经验为主要导向的医疗活动。

人对于一种事物的认识，必先有一定的经历，在经历的基础上得到一定的认识，即为经验。在医学上，医学经验就是古代先民在生产生活实践中积累起来的对生命、健康、疾病的认识。比如，对于火的发明和使用，最开始的基本功用可能只是御寒、驱赶野兽、带来熟食；对于石头，最开始的基本功用可能就是用以投掷驱赶野兽，后来改进打磨变成尖锐石头，从而可以正面与野兽搏斗。而当火与石头进行结合的时候，古人发现经火炙烤的石头，可以用来熨烫，温暖身体及其某一特定部位，使疼痛的地方得到缓解，或用烧热的石头炙烤溃烂的创面，可以使其免受感染，并加速愈合；或进一步将石头打磨成尖锐或扁平的石器，并于火中炙烤，用于伤口处理中的挑、刮、刺，异物的处理等，这些渐渐就形成了“经验”，并进而演进成为一种原始的医学治疗方法——砭石疗法。《山海经・东山经》载：“高氏之山，其上多玉，其下多箴石。”[34]《礼记・内则》载：“古者以石为箴，所以刺病。”《说文解字》曰：“砭，以石刺病也。”可见，在青铜器和铁器时代远未到来的时代，基于“火”的功能的石头功效的发挥，是人的经验一步一步地累积，关于石头在医疗上的功用也是一步一步拓展深化，石头熨烫疗法可以说是后来灸法之滥觞，砭石之术可以说是后来针刺疗法的前身，是中国最早的外科实践。众所周知，砭、针、灸、药、引是为中国传统医学五大医术，其中“火”与“石”的结合，对砭、针、灸三术的诞生有着直接重要的影响；“舞”的出现又是后来导引术的成功移植，而“药”的制备和饮用本身就与药物疗法有着密切的联系。所以从某种意义上说，正是这些在原始社会就已经存在的宝贵经验和实践，成为后续医学矗立在远处、若隐若现的方向路标。

关于经验在传统医学中的地位和作用，我们也可以尝试从现代的原始部落中寻找答案。对于医学史“只知其然”这一阶段的医学现状，有一个“古今互证”且真实呈现的方式。随着克里斯托弗・哥伦布、费迪南・麦哲伦等导演的新航路的开辟和新大陆的发现，世界也随之更加紧密地成为一个整体，一些之前人迹罕至的原始部落也随之呈现在现代文明的眼前。故而当时的探险家或者传教士亲眼所见的关于原始部落人们的记述，实为了解原始人类的生活和医学提供了一面“镜子”。耶稣会传教士雅可布・比格特(Jacob Bargert)于 1750—1767 年生活在加利福尼亚的印第安人中间，我们从他所见的印第安人的场景中可以寻找到一些“原始部落＋经验医学”的影子：“尽管食物粗劣，生活艰辛，加利福尼亚人却很少生病。他们通常很强壮，能吃苦耐劳，而且比起数以千计的衣食富足、每日享用巴黎厨师烹饪出来的美味佳肴的人要远为健康。”像其他美国人一样，加利福尼亚人也从欧洲人那里感染了天花，而且这种疾病在他们中间呈现的感染性最强。1763 年一个出天花刚愈的西班牙人送给一个加利福尼亚人一段布料，随之也把天花传给了这个加利福尼亚人群体。短短 3 个月内，便有 100 人患此病死去。“也许有人会根据我对这些加利福尼亚人所作的介绍，推断他们是亚当的最不幸、最可怜的孩子。但是这种推断完全错了，我可以向读者保证……比起欧洲的文明居民，无疑他们过着更为快乐的生活。”[35]又如对生活在南非卡拉哈日沙漠中的亢人的记述：“他们的记忆力非常好，能用近 500 种不同类型的动植物作食物、药品、化妆品、毒药或其他用品。其中单是昆虫，他们就吃甲虫幼虫、毛虫、蜜蜂蛹、白蚁、蚂蚁和蝉。据现代研究，白蚁的蛋白质高达 45％，而蝉蛹的食用至今仍是被人津津乐道的一道菜肴。”[35]

事实证明，亢人的食物是相对充裕的，因为他们在那片熟悉却不被外人所知的广袤领地上，他们非常清楚地知道动植物的季节分布、地理分布、食药属性、毒性等，因此他们在一定人口规模的前提下，食物供应应该是充足的，基本的医药保障也是可以保证的。他们经常食用这些富含蛋白质、粗纤维、维生素、矿物质的纯天然健康食品，以及充满运动的生活，他们“经济平等、雨露均沾”的单纯的快乐的社会生活和“国民待遇”，使得他们很少有患高血压、高血脂、高血糖、肥胖、静脉曲张、糖尿病、肿瘤以及抑郁等现代意义上的疾病。但是另一方面，因为缺医少药，特别是在应对极端气候、意外伤害等带来的各种急重疾病，以及是偶有发生的传染疾病，他们的医学经验、技术和医药显然不足以完全应对。同时，年轻时期身体的过度消耗，对健康的忽视，养老意识和实践的不足等，又促使他们纵然食用丰富和享有健康的食品，但是却不能拥有健康长寿的生命质量。据科学家统计，“活过 60 岁的亢人只占其总人数的 1/10”。

在对付疾病方面，史前诸民族绝不是完全依赖于巫术。他们懂得利用夹板进行断肢再续，懂得使用止血带，懂得敷用药膏和绑系绑带，懂得将放血作为一种疗法，还懂得灌肠疗法——南美的印第安人甚至使用橡胶注射器来进行灌肠[38]。在药物方面，原始部落的人群限于自己所处的方寸天地，也因此对当地的动植物药材极为熟悉，对于当地道地药材的属性、适应证、疗效等方面的经验更是熟稔于心。比如印楝树在印度视为自由之树，在治病防病方面，印楝树“浑身是宝”，根、枝、叶、花、果均可入药，被用来治疗感冒和流行性感冒、糖尿病、各种溃疡、便秘等疾病，还可以缓解疟疾、皮肤病和脑膜炎。在抗菌杀虫方面，印楝树的抗霉菌性质和用途就为人们所熟知，印楝树的衍生物被用来制作驱蚊剂、化妆品、肥皂、牙齿清洁剂以及避孕药等。作为一种天然的农药，其提取物可用于对抗数百种害虫和真菌，保护粮食作物[36]。在中国，和印楝树具有类似效果的是菖蒲。菖蒲可以提取芳香油，有香气，是中国传统文化中可防疫驱邪的灵草，端午节悬菖蒲、艾叶于门窗，夏秋之夜燃菖蒲、艾叶以驱蚊灭虫。类似于这些动植物的功用，都是古人长期生产生活和治疗疾病的经验积累，这是他们对大自然掌握的第一手资料。

凡是不需要理论指导，可以重复的有效治疗方法，都应视为经验医学。经验获得是多途径的，偶然性在其中往往起重要的作用。另一方面，伴随着人类日见丰富的社会生产活动，创造了将各种知识、技术应用于防病治病的客观条件[37]。传统医学中这样的例子还有很多。比如“藕节止血出于庖丁，牵牛利水传自野老”；又比如茵陈，或叫茵陈蒿，草本植物，经冬不死，因陈根而生，嫩苗可食，可入药。但是其用作药用的时间和药效却遵循着一套自古沿袭的经验，谚云：“三月茵陈四月蒿，五月六月当柴烧。”顾名思义，是说只有三四月茵陈可采食或入药，而到了五六月的茵陈就只能当柴烧了。

上述医学仅处在一种“知其然”的发展阶段，且是处在一种实用和实践基础上的经验（认识的初级阶段),尚未从理论上去思索“为何所以然”的问题,因而也就没有形成理论上的知识,更不用说医学的理论和体系的建构了。但是从认识论和实践论的发展规律而言,这种主要基于实用基础上的经验,必将上升为医学的理论,也必将在理论的指导下产生新的医学实践。

第六节 理论与传统医学

医学从“只知其然”到“知其所以然”,是认识论的规律,也是实践论的必然要求。一般而言,医学发展到开始探知“其所以然”的阶段,需具备以下几个特点或条件。

一是文明和社会的进步。只有文明和社会发展到一定程度,才会抛弃掉由来已久的神巫医学以及禁锢的经验主义,才有“闲情逸致”去探知自然和宇宙的本原,以及和人体、和医学之间的关系。这其中就包括政权的统一稳定、文化的繁荣、文字和书写载体的日渐成熟,特别是医学实践的丰富、经验的不断累积等,这是一个漫长的过程,而这一过程往往是一定文明和社会进步积累到一定程度的行为。亚里士多德说:“哲学和科学的诞生需要三个条件。第一是好奇心,探索外部世界;第二是闲暇不必为生计而忧虑;第三是自由,不受他种目的和利益的支配。”[38]马克思也说:“经济基础决定上层建筑。”医学学科成熟的标志之一,就是在经验的基础上医学开始从文化的襁褓中独立出来,并具备了自我独立发展的自觉和能力。

之前论述的,劳动实践、求生本能以及圣人的率先垂范,这些只是零散的医药经验的积累和本能的医疗活动,并不能构成系统的医学体系。要形成“医学”,不仅仅限于客观经验的积累,还必须倚赖于社会的进步、文明的开化、古人智力的开化、原始人类思维的提升。同样,之前所论的巫术,巫是人类史前历史发展到一定阶段才产生的,巫可能是脱离生产劳动,从事祭祀与文化事务的专职人员。他们在当时固然从事着神秘色彩的宗教事务,其中一部分却利用他们的条件,在带有神秘色彩思维指引下,对医学知识做了比较系统的总结,并逐渐使医学成为一种专门的知识体系……在巫作为历史发展新生事物诞生及其发展之初期,巫医作为有知识的人在总结、利用、积累医药知识方面,其作用应当给予充分的肯定。然而,医学发展到运用唯物主义方法探求疾病病因、发病机制和治疗的阶段时,巫医则因继续维护其唯心主义的思想方法而与医学科学的发展出现了对抗,从而不再是医学学科发展的促进力量,而成了消极的阻碍力量。

二是体现为对神权巫术的摆脱。巫术是医学发展中特定阶段的产物,虽然其在那个特定阶段曾经起过一定程度的积极作用,也不否认其在很长一段历史时期内仍将具有存续的空间,但是医学毕竟是一门对生命、健康和疾病的科学认识和实践的科学,与神权巫术背道而驰是医学必须完成的一大任务。中西方医学的发展都是在努力摆脱神权巫术的桎梏下寻求独立发展的。比如癫痫是一种慢性反复发作性短暂脑功能失调综合征,以脑神经元异常放电引起反复发作为其特征。但是在古代,这样一种奇特的疾病,很容易被披上神性使然的色彩,故而在古希腊被认为是“神圣病”。希波克拉底曾专门论及这种神圣病,他指出:“该病同样由自然的原因引起,一点也不比别的病神圣、非凡,它最初被视为神圣,乃是由于人的无知,人们不知道此病的特点……最早赋予该病以神圣含义的是诸如我们今天说的术士、精炼者、江湖骗子和庸医……神圣病和一些更严重的病一样,病因在大脑里。”[39]然而就在对神圣病等有清晰的唯物主义观点的希波克拉底的同时代,却依然是不能抵挡当时民众对太阳神阿波罗的儿子阿斯克勒庇俄斯的崇拜之情,来来往往奔赴阿斯克勒庇俄斯神庙的人络绎不绝。患者可以在神庙中献上适当的祭品并付给祭司酬劳,然后患者在通向神庙庭院的回廊,即所谓圣所(abaton)中入眠,神明会在夜间化作蛇身来到患者梦里,告诉患者如何才能治愈。治愈后心怀感激的患者屡屡留下碑刻的证词:"患头痛的 Hagestratus,他因头痛而失眠。他来到圣所的时候睡着了,还做了个梦。他觉得神治好了他的头痛,神还让他裸身站起来,教他使用竞技场的套马索。白昼来临的时候他健康地回去了,不久后在尼米安竞技大会上比赛得胜。"[40]

在中国古代,后期巫医分离的焦灼状态亦是如此。《素问·五脏别论》中提到,"拘于鬼神者不可与言至德"。《史记·扁鹊仓公列传》中提及战国时期扁鹊关于病有"六不治"的理论:"骄恣不论于理,一不治也;轻身重财,二不治也;衣食不能适,三不治也;阴阳并,藏气不定,四不治也;形羸不能服药,五不治也;信巫不信医,六不治也。"[41]然而就是同为扁鹊本人,其治疗思想中依然还保留着巫术的思想残余。《史记·赵世家》记载:"赵简子疾,五日不知人,大夫皆惧……扁鹊曰,血脉治也,而何怪!在昔秦缪公尝如此,七日而寤。寤之日,告公孙支与子舆曰:我之帝所甚乐……居二日半,简子寤。语大夫曰:我之帝所甚乐,与百神游于钧天……有一熊欲来援我,帝命我射之,中熊,熊死。"[42]此描述可见,扁鹊虽然以血脉论治,并认为此病不足为奇,且后确使赵简子起死回生,其中肯定使用了非巫术的成分,但是其在阐释病机和缘由时候,却还是绕不开迷信和虚无。扁鹊尚且如此,可见当时医与巫虽有分道扬镳之势,但是互相之间的斗争还是非常尖锐,其中必然是一个复杂漫长的过程。

中国的"医"字的繁体字毉、醫,上半部分是表示箭矢所伤而卧床状,最终完成由"毉—醫—医"的演变过程,字里看医,"医"字和医学史本身的发展历程一样,经历了最早从巫术盛行到巫、医混杂,再到巫、医分立的局面,经历了巫、医"水乳交融"到巫、医"相煎太急",再到巫、医"水火不容"的艰难和长期的过程。但是不管怎样,摆脱巫术的桎梏,追问世界的本原,探寻医学的真理,中西方医学都是由此而走上朴素的唯物主义道路,并在此指导下逐渐完成中西方传统医学学科的构建体系。

三是要有医学自身的丰富实践和规律的探寻。"知其所以然"阶段的传统医学,是开始具有理论指导下的医学实践。医学理论来源于医学丰富的实践和医学临床经验不断的累积,这不是某一个人的医学实践或个人经验,而是在每个人实践和经验基础上的汇聚汇总,形成一种群体性的共性认识,最终这种认识是形成医学理论的基础和来源。并在古典哲学思维的引领下完成医学知识理论的系统构建。"思维的发挥意味着哲学的萌芽。哲学的萌芽使得对医学进行初步哪怕是陋谬的探索而形成理论体系成为可能。"[43]中西方医学理论的形成和构建大率如此。比如中(汉)医理论的构建。皇甫谧《帝王世纪》:"(伏羲氏)仰观象于天,俯观法于地,观鸟兽之文与地之宜,近取诸身,远取诸物,于是造书契代以结绳之政,画八卦以通神明之德,以类万物之情,所以六气六腑、五脏五行、阴阳四时、水火升降得以有象,百病之理得以类推,乃尝味百草而制九针,以拯夭枉焉。"[44]中医认为,天地万物变化皆由道始,"人法地,地法天,天法道,道法自然",由道贯穿始终,道分阴阳,以象为承载,在象的基础上进一步抽象、细化、延展,形成了独具特色的中(汉)医阴阳五行基础理论。此中的"得以有象""得以有类"正是早期中(汉)医与天地万物之间建立起来的一种内在的规律性的联系,这种具有内在的规律性的东西,往往就是感性认识上升到理性认识的桥梁,是经验认识上升到理论知识的开始。如阴阳五行理论转变和固化,成为中医理论的基石,促使中医实现了由经验医学向理论医学的过渡。早在西周时期,就已经出现了阴阳的概念,《国语·周语上》中西周伯阳父有言:"夫天地之气,不失其序。若过之序,民之乱也。阳伏而不能出,阴迫而不能蒸,于是有地震。"[45]地震是阴、阳二气的对立、消长,破坏了大自然的秩序(平衡)而产生的。阴和阳被认为是自然运动的两股力量。《周易·系辞上传》中则言:“一阴一阳谓之道,继之者善也,成之者性也。”认为阴阳的矛盾对立和变化统一就是事物发展的规律,即“道”。继承这个“道”是善行之事,成就这个“道”则是事物内在的固有本质[46]。包括《老子》曰“万物负阴而抱阳”,《庄子》曰“易以道阴阳”等,这些表明中国古典哲学引导下的“阴阳”理论的确立,及其被广泛运用到解释当时的宇宙及自然、社会生活等。大约在战国时候,阴阳学说开始和五行学说相结合。比如在《尚书·洪范》对五行的性能做了高度的概括:“五行,一曰水,二曰火,三曰木,四曰金,五曰土。水曰润下,火曰炎上,木曰曲直,金曰从革,土爰稼穑,润下作咸,炎上作苦,曲直作酸,从革作辛,稼穑作甘。”[47]这种混合或统一是基于两者都从某些根本功能和力量的相互作用以及关系中来解说论证宇宙和人生。重要的是,阴阳与五行的相结合,使五行的结构组织有了两种内在的普遍动力,从而使五行结构具有了确定的自我运动、自我调节的功能。也就是说五行之所以能有“相生”“相胜”的具体运转,是由于阴阳作为两种彼此依存、互补而又消长的功能或矛盾力量,在不断推动的缘故[48]。所以从哲学到医学,从经验到理论,中(汉)医逐渐有了阴阳五行这一最基本的固定的理论范式,用于统摄和阐释其对天人、健康、疾病等认识,后续又不断发展,再有藏象经络、辨证施治、药性药味等其他理论予以充实完善,并最终构建了具有中国智慧、绵延至今的中医学。

西方的传统医学也是如此,从大自然中择取了具有代表性的并具有冷热干湿等明显属性差异的“火、气、水、土”四大物质,比附人体的“冷、热、干、湿”,从而建立了某种内在的规律性的认识,在四大物质基础上,产生了表露于形的血液质型、胆液质型、黏液质型、黑胆质型的“四大气质”论,以及潜藏于内由血液质、胆液质、黏液质、黑胆质构成的“四大体液”论,成为西方传统医学的病理生理的基础理论。除此以外,不同于中(汉)医的五元、古希腊医学的四元,古印度医学、藏医学、蒙医学都是三元学说,但是其构建的原理以及形成的过程,皆大同而小异。可见,中西各民族传统医学大都从道法天地、道法自然开始,遵循天人合一理念,在唯象基础上构建理论,反之又用唯象理论等将经验抽象化、规范化,从而使零散的经验在统一的古典唯象理论中汇集,形成各种学说,以使经验医学得以保存、发展、交流和传授[49]。故而医学的丰富实践,医学临床经验的不断累积,对世界本原和医学规律的探寻,是以理论为指导的“知其所以然”传统医学前期发展的一个明显特征,也是其发展的内在基础、动力或条件。

而当医学走上理论医学的道路,某种意义上也就开始踏上医学科学(不限于现代科学,亦包括古代科学)的大道。作为一门科学,其对未知领域的探索是不断深入完善和永无止境的,医学科学一直处于“知其所以然”的征途,传统医学是然,现代医学亦如此。对于医学实践来讲,经验特别是理论指导下的经验很重要,对于强调“医者意也”,讲求“悟性”的传统中医,这里的悟性和“意”,从某种角度而言,就是一种中医临床经验的积累沉淀,是一种医学理论和临床实战经验的结合体,故而名老中医,经验弥足珍贵,也说明,对于传统医学而言,在排挤出迷信的成分之后,经验的医学和理论的医学往往是交织在一起、不分你我的。但是对于传统医学的早期实践而言,“不知其然”的医学、“只知其然”的医学、“知其所以然”的医学三者有着明显的认知的层次性和发展的阶段性,故而这种方法对于医学始源的探析和界定应该是有意义的。

小结与讨论

(1) 关于传统医学始源的分类,有共识也有分歧,有绝对也有相对,有人对其重视,有人对其淡化,而且不同时期的政治和意识形态，也影响到这个问题的见解。或许，对于这个在中外均没有确切古老文字或文物佐证的前提下，这个问题只能做定性的研究和过程的描述。由于医学起源问题自身的复杂性，决定了任何试图用一句话、一个观点来概括地、圆满地解释医学起源的努力，都注定不会成功。因为在这个问题下，实际上包括了本能行为、经验医学、医学理论等几方面的事实，这些事实之间既有密不可分的联系，又有本质的差异[12]。我们关于此问题的观察，认为大家还是要倾向于汇聚那些达成共识的部分，这些认识和观点，可能是最为接近原始始源的那一个。而关于这一段传统医学发展的历史，从传统医学作为一门技艺，或者一门学科生长、成长的角度，其肯定是不可或缺的，故而不妨将其称之为"前"医学状态。特别是古代医学的发展并不是独善其身、孤立发展的，文明的进步、社会的发展、人类智力的开化等是其发展的基础和条件，也是其发展的助力。溯源传统医学的发展，需将传统医学置身于整个文明的进程、文化的背景中去关照，在人类文明的映射下，才能看见"医"之端倪，医学的初貌。传统医学的起源，我们倾向于将其定义为是人类社会早期这个特定的历史发展阶段下与医药实践有关的所有行为的集合。

(2) 关于传统医学发展的几个阶段：在本章节中，我们在前人关于此项研究的基础上，进一步进行了梳理，并将整个传统医学按照时代和医学的阶段性典型特征，将其概括分为：传说与传统医学、本能与传统医学、劳动与传统医学、巫术与传统医学、经验与传统医学以及理论与传统医学几个部分。其中有意识地体现并进行如下区分：一是按照人类认知的层级，我们将人类的传统医学概括分为不知其然的传统医学、只知其然的传统医学、知其所以然的传统医学三个阶段。上述我们认为的传说中的传统医学阶段、本能的传统医学阶段、巫术的传统医学阶段，我们认为是不知其然的医学阶段，不知其然的医学，是对医学所涵盖的基本要素，包括生命、健康、疾病等，尚处于没有清晰认知、无法解释、无法掌控的状态，是医学的前身。这一阶段的特点是看到了医学的现象(比如与生俱来的疾病、生老病死的规律、男女有别的生理特点、随年龄增长的生理变化等)，但是无法做出医学意义上的认知，而从医学发展的角度而言，该过程又孕育了医学的胚芽，呈现出医学的曙光。故称之为不知其然的医学。这一医学发展阶段，大概有三个范畴：一是原始人类劳动和生活中蕴含的不自觉的医疗实践；二是出自人类本能的医学活动；三是关于介于神灵和巫术之间的医学。其中巫术医学是不知其然的医学的高级形态。知其然的医学，是一种以经验为主导的医学。在哲学上经验指人们在同客观事物直接接触的过程中通过感觉器官获得的关于客观事物的现象和外部联系的认识。辩证唯物主义认为，经验是在社会实践中产生的，它是客观事物在人们头脑中的反映，也是认识的开端。经验有待于深化，有待上升到理论，理论源于实践，实践又检验理论，循环往复，不断演化。故而以经验为主导的经验医学，其上一阶段，是不自觉不知其然的具有医学萌芽的实践；下一发展阶段，就是有意识在经验基础上深化为理论、并着力构建理论、以理论为指导的医学。也就是说单纯从医学发展的角度而言，只知其然的经验医学是一种高于无意识或不自觉状态的前医学，但是又尚且未进入理论医学的阶段。医学从"只知其然"到"知其所以然"，是认识论的规律，也是实践论的必然要求。再从学科的角度，并兼顾传统医学史研究的动态性和整体性，将人类传统医学在其成"医"或"医学"之前的很长一段时间的稚嫩、朦胧发展期，概括总结为"前"医学时期，比如我们提到的本能的传统医学、传说中的传统医学等。从历时性的观点看，这是一个医学发展不可逾越的阶段，但是共识性来说，可以支撑医学始源观点的素材可谓是凤毛麟角。但这并不是说其已经没有认识和研究的价值。人类医学从巫医巫术开始，便呈现实践中的"医疗"特点和理论上传统医学的"学科"雏形。医学作为一门学科，当从巫术医学开始，并逐渐发展成为成熟的经验医学或理论医学。而后期往往是传统医学作为学科的成熟发展阶段,且经验和理论相互之间往往处于融合又并无明显界限的状态。

(3) 上述将传统医学与人类认识层级以及从学科"生长成长"等进行关联的方法,因为它涉及传统医学在人类的一般认识链条中的阶段与层次,可形成一种研究上的对称关系和认识上的递进关系,是解读传统医学可资参考的一种方法。同时,探讨古代传统医学的始源,运用历时性、共时性、结构性和关联性的方法,对其进行过程的描述、整体的关照、定性的概括等,可能要比试图具体的描述,要更能体现或更接近古代医学的初貌,也是解读和研究传统医学新的方式方法。

参考文献

[1] 聂菁葆. 对几种不同医学起源观的评析[J]. 江苏中医药,1989(3): 45-47.
[2] 贾利涛. 从"神农尝百草"看本草起源的神话建构[J]. 中医药文化,2017(2): 11-15.
[3] 刘安. 淮南子[M]. 高诱注. 上海: 上海古籍出版社,1989: 215.
[4] 刘文典. 淮南鸿烈集解[M]. 北京: 中华书局,1989: 657.
[5] 廖育群. 试论医学起源[J]. 大自然探索,1986,5(4): 158.
[6] 甄艳. 藏医起源浅析[J]. 中国民族医药杂志,2001(2): 39-40.
[7] 王登正,王海鹰. 维吾尔医学发展概述[J]. 新疆中医药,1988(4): 44-46.
[8] 陈邦贤. 中国医学史[M]. 北京: 团结出版社,2011: 4.
[9] 阿尔图罗·卡斯蒂廖尼. 医学史: 上[M]. 程之范,甄橙译. 南京: 译林出版社,2014: 18.
[10] 马伯英. 关于我国医学起源问题的辩证思考[J]. 医学与哲学(人文社会医学版),1991(8): 38.
[11] 张晔. 关于医学起源的多元性探讨[J]. 医学与哲学(人文社会医学版),1993(2): 54.
[12] 聂菁葆. 对几种不同医学起源观的评析[J]. 江苏中医药,1989(3): 46-47.
[13] 北京中医学院. 中国医学史[M]. 上海: 上海科学技术出版社,1978: 3-4.
[14] 甄志亚. 中国医学史[M]. 上海: 上海科学技术出版社,1997: 3-14.
[15] 礼记(上)[M]. 胡平生,张萌译注. 北京: 中华书局,2016: 198.
[16] 庄子[M]. 方勇译注. 北京: 中华书局,2010: 508.
[17] 刘文典. 淮南鸿烈集解[M]. 北京: 中华书局,1989: 629-630.
[18] 马克思恩格斯选集: 第5卷[M]. 北京: 人民出版社,1972: 154.
[19] 刘宗迪. 百兽率舞——论原始舞蹈的文化效应[J]. 文艺研究,2000(3): 106-115.
[20] 吕氏春秋: 上[M]. 陆玖译注. 北京: 中华书局,2011: 148.
[21] 〔美〕罗伊·波特,等. 剑桥医学史[M]. 张大庆译. 长春: 吉林人民出版社,2000: 394.
[22] 甄志亚. 中国医学史[M]. 上海: 上海科学技术出版社,1997: 23.
[23] 斯塔夫里阿诺斯. 全球通史: 上[M]. 北京: 北京大学出版社,2012: 15.
[24] 张晔. 关于医学起源的多元性探讨[J]. 医学与哲学(人文社会医学版),1993(2): 55.
[25] 聂菁葆. 对几种不同医学起源观的评析[J]. 江苏中医药,1989(3): 46.
[26] 蔡景峰. 岐黄之道: 中医药与传统文化[M]. 北京: 学苑出版社,2013: 20.
[27] 薛史地夫. 中道的医学[M]. 成都: 四川科学技术出版社,2016: 25-26.

[28]〔美〕约翰·伯纳姆.什么是医学史[M].颜宜葳译.北京：北京大学出版社,2010：13-14.
[29] 袁珂.山海经校注[M].北京：北京联合出版公司,2013：334,263.
[30] 黄帝内经素问：上[M].郭霭春注解.北京：中国中医药出版社,2012：83.
[31] 甄志亚.中国医学史[M].上海：上海科学技术出版社,1997：27.
[32] 陈邦贤.中国医学史[M].北京：团结出版社,2011：8.
[33] 程雅君.中国哲学的萌芽与中医学的起源[J].江西社会科学,2009(3)：58-63.
[34] 袁珂.山海经校注[M].北京：北京联合出版公司,2013：94.
[35] 斯塔夫里阿诺斯.全球通史：上[M].北京：北京大学出版社,2012：10-16.
[36] 李芳芳.关于民间传统知识的国际法律保护研究——以1994年印度楝树案为例[J].社科纵横,2013,28(4)：69.
[37] 李如辉.中医学究竟是"经验医学"还是"理论医学"[J].陕西中医药大学学报,2016(5)：4.
[38] 王光辉.论中西方思维方式上的差异及其原因[J].经营管理者,2016(25)：207.
[39] 希波克拉底文集[M].赵洪钧,武鹏译注.北京：中国中医药出版社,2007：105-108.
[40]〔美〕约翰·伯纳姆.什么是医学史[M].颜宜葳译.北京：北京大学出版社,2010：15.
[41] 司马迁.史记[M].北京：中华书局,1999：2149.
[42] 司马迁.史记[M].北京：中华书局,1999：1454.
[43] 程雅君.中国哲学的萌芽与中医学的起源[J].江西社会科学,2009(3)：58-63.
[44]〔晋〕皇甫谧.二十五别史：帝王世纪[M].济南：齐鲁书社,2000：3.
[45] 国语·周语：上[M].陈桐生译注.北京：中华书局,2013：28.
[46] 周易[M].杨天才译注.北京：中华书局,2016：340.
[47] 尚书[M].王世舜,王翠叶译注.北京：中华书局,2016：146.
[48] 李泽厚.中国古代思想史论[M].北京：生活·读书·新知三联书店,2008：167.
[49] 董竞成.论中国传统医学的哲学思想意蕴[J].人民论坛·学术前沿,2014(18)：84-94.

第六章

中西传统医学从哲学向医学的变迁

人类置身于宇宙万物,难免会有羡宇宙之浩瀚、“哀吾生之须臾”诸如此类的感慨和探究世界本源的猎奇。所以当文明达到一定程度的时候,总是有一批人率先站出来反对神灵创世的观点,而认为世界的本原至少应该是可触可感的物质性的元素,而不是具有无边法力却无法感知的神灵。这种源自对世界本原探究基础之上的朴素的唯物主义哲学家,就成了我们已知的探索世界本原的先驱,他们最早用自然本身来解释世界的生成和变化规律。从文明发展的共性和规律而言,摆脱对神灵创世说或神灵决定论等牢固的意识(精神信仰层面除外),转而对世界的物质性及其规律的探索,是一个漫长和艰难的过程,也是一个文明巨大的进步。

第一节
古典哲学是传统医学发展的核心要素

关于哲学和科学的关系,爱因斯坦曾论述:“如果把科学理解为在最普遍和最广泛的形式中对知识的追求,那么,显然,哲学就可以被认为是全部科学研究之母。”作为富集人类探索和认识世界的规律、方法、逻辑和思想的学科,哲学往往被视为传统学科之母。人类的众多学科,都是探索和发展人类知识体系的某一支系和门类的知识总结和实践,均有可能从哲学这个庞大的体系中汲取营养,犹如参天大树撑展开的支系。中西方传统医学的理论和实践均表明,传统医学虽然有其作为医学学科自身发展的规律,但是其和某一区域、某一民族的古典哲学无疑息息相关,甚至可以说古典文明的萌生和发展,特别是其医学理论,肇始于哲学、脱胎于哲学。正如编著者提出的传统医学“五要素”理念,即指各民族传统医学核心构成要素大致相同,均为临床经验、原初的基础医学知识、古典哲学、区域性文化、若干群体信仰等构成要素的混合体。其中古典哲学是传统医学构成不可或缺的结构性要素之一。

当科学发展到追问一种关于世界或宇宙存在的实体和逻辑时,往往就意味着是对迷信和神灵这个体系的削弱和摆脱。同理,当人们面对人体的生理现象、病理问题,逐渐发现最先倚赖的神灵、巫术等并不能很好地解释和解决面临的现象和问题的时候,往往就需要寻找另一种更好的方式方法来替代,这既是人类社会向前发展的体现,也是传统医学自身发展的必然要求。而哲学对包括传统医学在内的古代科学的影响,其中一个重要的方面就是因为其具有思辨思维指导下的良好预见性,并可以提供模式化、系统化方面可塑性的内容。因为哲学所研究、所探讨的是具有最普遍意义的概念、范畴和理论,既是人们对世界终极本质、普遍特征和一般关系的理解和把握,同时也是科学理论得以形成、建构的概念框架和逻辑基础。与现代医学不同,现代医学体系的构建很大程度上是基于近现代以来解剖学、生理学、物理学、化学等的发展而发展起来的。但是作为传统医学,不管是古代中国的传统医学,还是以古希腊医学为代表的西方传统医学,作为一种逐渐走向理论化、体系化的成熟传统医学,它们的诞生都肇始于哲学,它们的发展都脱胎于哲学。古希腊医学风、土、水、火为组成的四物质学说,血液质、黏液质、胆液质、黑胆质为构成的四体液学说,都有泰勒斯水原说、阿那克西美尼气原说、齐诺弗尼斯的土原说、赫拉克利特火原说、毕达哥拉斯数及比例说、恩培多克勒四原说等诸多古典哲学家及其哲学思想的痕迹,正是在这些哲学家对世界本质、普遍特征和一般关系的追问中,以希波克拉底为代表的古希腊的医生们找到了用以解释医学问题、构建医学理论的智慧与素材。而在中国传统医学中(以汉族医学为代表),其同样是一个先由哲学"统领",继而"分化"出独立的医学的过程。在此过程中,道家、阴阳家、儒家等关于"道""气""阴阳""五行"等用于解释世界本原和一般共性关系的思维与智慧,被运用到医学领域,成为中医学理论与实践的"源头活水",并奠定和支撑了中医学的长远发展。中西方传统医学脱胎于哲学的发展历程,正如爱因斯坦所说的那样:"科学就是一种历史悠久的努力,力图用系统的思维,把这个世界中可感知的现象尽可能彻底地联系起来。说得大胆一点,它是这样一种企图:要通过构思过程,后验地来重建存在。"所以,哲学为包括医学在内的学科提供世界观和方法论的指导,反过来,医学在内的科学的发展和进步又为哲学提供验证和说明的材料。这是一般与个别、共性与个性的关系。哲学对人类学科的影响是深远的,对人类医学的影响也是深远的。即使在医学发展已至较高水平的当代,人类对诸多医学现象的认识、对病因病情的研判、一些医学的研究方法以及医学的社会性、人文性等,都仍然不同程度地要受到哲学的影响,需要哲学的指导。富于哲学性的医学,是更加科学、智慧、人性化的医学。需要补充说明的是,纵然哲学对医学的影响是一贯的、深远的,但是不可否认,早期的医学及传统医学,与古典哲学的关系更为密切,受之影响也更多。而基于中西方民族思维的差异、文化的差异等原因,中西方传统医学的共性与个性同在,相似性与差异性并存。中西方古典哲学的差异,也是导致中西方传统医学差异的一个重要原因。

第二节 古希腊的哲学与医学

哲学在古希腊称为"智慧之学",并被赋予其循理论智、探究天地社会人间万象演变因由的任务。公元前7世纪至公元前5世纪,一批古希腊有影响力的人物对此问题的探究一度形成了百家争鸣的现象,是西方哲学最初发生和发展的阶段,也是医学作为一门科学的起源时期。

一、泰勒斯的水本原说

对世界本原的探索开始于最早的希腊哲学学派米力都学派,学派的代表人物泰勒斯(Thales,约前624—前546)被认为是古希腊及西方的"科学与哲学之祖"。在哲学方面,泰勒斯认为万物皆由水生成,水是世界初始的基本元素,水生万物,万物复归于水。这个观点的形成来自其游历尼罗河看到河水涨退后,不但留下肥沃的淤泥,还在淤泥里留下无数微小的胚芽和幼虫,于是受到启发。埃及的祭司宣称大地是从海底升上来的,而泰勒斯则认为地球就漂在水上。关于世界的本原是什么,这个人类经典永恒的问题,泰勒斯肯定不是第一个思考的,但是泰利斯从哲学上提出这个问题,拒绝以超自然的力量,选择以经验的观察、理性的思维和哲学的层面来寻找合理的答案,这的确把人类的思维带入了一个新的领地。泰勒斯的这种创新和突破，还不仅仅在于此，他在科学方面的建树也很突出。学过几何的我们都知道，如果一个圆上三点，这三点连成的直线中，有一条线是直径的话，那么这个直径所对的那个角一定是直角。这个大家并不陌生的基础的几何学现象，就是由泰勒斯首先发现和证明的，所以叫泰勒斯定理。同样，泰勒斯被认为是第一个利用日影来测量金字塔的高度的人，这个在我们今天看来还是比较容易实现的目标，在当时人类还不知何为科学、科学为何的时代，确实是不可思议的。泰勒斯同样以智慧和亲身的实践告诉人们，什么是科学，什么是哲学，什么是科学和人文精神。所以，作为西方古典哲学的先知人物，泰勒斯的思想对他的学生以及毕达哥拉斯、德谟克利特等都产生了重要的影响。

二、阿那克西曼德及其无限定本原说

阿那克西曼德(Anaximander，约前 610—前 545)，泰勒斯的学生，他认同泰勒斯关于万物都出于一种简单的元质，但是那并不是水，或者是我们所知道的任何其他的实质，而是一种他称作阿派朗的无限定(apeiron 或 boundless)。这种无固定限界、形式和性质的物质在运动中分裂出冷和热、干和湿等对立面，从而产生万物。世界从它产生，又复归于它。他的名言，比如："万物所由之而生的东西，万物毁灭后复归于它，这是命运规定了的，因为万物按照时间的秩序，为它们彼此间的不正义而互相偿补。"其观点充满哲思和辩证，耐人寻味。和泰勒斯一样，阿那克西曼德致力于把古巴比伦和古埃及的科学传播到希腊，据说他是绘制世界上第一张全球地图的人，也是第一个使用日晷的希腊人。阿那克西曼德的这种说法，显然只是一种猜测和想象，但却是最早试图用物质本身来说明宇宙起源和状况的一种朴素唯物主义的宇宙论。他和德谟克利特的原子学说，让今人听了依然会脑洞大开。如果德谟克利特的观点，属于我们已经认知的"原子世界"的话，阿那克西曼德是否已经提前预感到了"量子世界"的存在。

三、阿那克西美尼及其气本原说

阿那克西美尼(Anaximenes，约前 570—前 526)是阿那克西曼德的学生，他认为气是万物之源，不同形式的物质是通过气体聚和散的过程产生的，其中火是最精纯或是稀薄化了气体，他继承了前两位米利都学派哲学家的传统，努力以生活中的客观存在来支撑他的理论，解释世界。比如他从固态的香料和气态的香味来说明，气体是稀薄化了的固体，固体是压缩了的气体，第一次向人们展示了密度的概念。从气到火，从火到风，从风到土，从土到石，都是一个气体不断压缩的过程，也是一个自然界不断演化循环的过程。

四、齐诺弗尼斯的土本原说

与阿那克西美尼同时期的齐诺弗尼斯(约前 570—前 480)认为世界的本原是土，他根据在山顶上发现贝壳这一事实，提出地球外貌随岁月而发生变化的结论，是地质学说最早的思想雏形。

五、赫拉克利特及其火本原说

赫拉克利特(Heraclitus，约前 530—前 470)是一位富有传奇色彩的哲学家，是爱菲斯学派的代表人物，他的理论学说一定程度上是米利都学派的拓展和深化。赫拉克利特的理论以毕达哥拉斯的学说为基础。他借用毕达哥拉斯"和谐"的概念，认为在对立与冲突的背后有某种程度的和谐，但是他更倾向认为冲突使世界充满生气。他认为这个有秩序的宇宙既不是神也不是人所创造的,它过去、现在和将来永远是一团永恒的活火,按一定的方式燃烧和熄灭。但是以何种方式,他却并没有明确说明。火是诸元素中最精致,并且是最接近于没有形体的东西;更重要的是,火既是运动的,又能使别的事物运动。赫拉克利特的至理名言"人不能两次踏入同一条河流",至今仍被世界津津称道,后期哲学关于世界是不断变化发展的,他用一句名言就解释完美了;虽然他自己并没有明确提出"对立统一"这样的命题,但他注意到各种对立面统一的现象,注意到了运动变化的同时的矛盾对立。没有什么东西的性质不变,没有什么东西具有永恒的性质。有这种对立,才能有世界。对立和矛盾统一起来才能产生和谐。万事皆有规律,毕达哥拉斯用数和和谐来解释,他用一个词"逻各斯",就已经将米利都时期的世界的本原论深入到了世界的本质;发展变化、矛盾统一、有规律,这些超前的理念集于一身,不得不说赫拉克利特是个天才的哲学家。

六、德谟克利特及其原子学说

德谟克利特(约前 460—前 370),是古希腊极具预见性的哲学家,他继承和发展了留基伯的原子论,认为万物的本原是原子和虚空。原子是不可再分的物质微粒,虚空是原子运动的场所。原子没有性质上的差异,只有形状、排列、状态的不同。人们的认识是从事物中流射出来的原子形成的"影像"作用于人们的感官与心灵而产生的。德谟克利特的原子论,是近代物质结构学说的先导。为现代原子科学的发展奠定了基石。"原子""影像"这些我们今人依然在使用,并仍然觉得富有"科技含量"和专业性的术语,无不表明古人那种穿越时空、历久弥新的智慧。虽然德谟克利特的学说只是当时所有唯物主义哲学家认识的一种,他的原子学说也可能仅仅是一种哲学上的推测,但是其超前的思想足以成为现代原子论等现代科学的萌芽,形成古今科学的交相辉映的现象。

七、毕达哥拉斯及其数本原说

毕达哥拉斯(Pythagoras,约前 580—前 500)毕达哥拉斯学派认为数是万物的本原,事物的性质是由某种数量关系决定的,万物按照一定的数量比例而构成和谐的秩序。从他开始,希腊哲学开始产生了数学的传统。毕氏曾用数学研究乐律,而由此所产生的"和谐"的概念也对以后古希腊的哲学家有重大影响。他的哲学思想具有一定的神秘主义特点。毕达哥拉斯还第一次将四季及其冷热燥湿与"数"建立了联系,认为从数量上看,夏天是热占优势,冬天是冷占优势,春天是干占优势,秋天是湿占优势,最美好的季节则是冷、热、干、湿等元素在数量上和谐的均衡分布。

八、恩培多克勒及其四元本原说

恩培多克勒(Empedocles,约前 483—前 435)在前人相继提出水本原论、火本原论、气本原论、土本原论后,其学说的主要意义还是在于抛弃了一元论,提出了土、气、火与水四元素共同构成世界本原的观点,并且这四种物质是永恒存在的,他们的量是恒定的,产生的年代也相同,每一种元素代表不同的特性,并且具有制约其他元素和被其他元素制约的特点。人体和其他生物一样,都由四种元素按照不同组合和排列构成的,并且在力的作用下使得元素产生分离并以新的排列重新组合,如此物质就发生了质的变化。这是他思想的可贵之处,他和赫拉克利特都认识到事物发展的对立统一的关系或者说是不和谐与和谐的转化关系，所以他用爱和斗争两个原则来解释这种力的牵引和变化，似乎比赫拉克利特直接的矛盾对立显得柔和。当四种元素在内部达到和谐的状态的时候，就处于健康的状态，反之则是疾病状态。此外，恩培多克勒认为机体与外界物质间的交换是由极小的物质(类似于现在的分子)通过皮肤的毛孔等完成的。他认为人体的呼吸，不仅仅通过肺，还通过皮肤。这些学说可能受到了阿那克西曼德无限定本原说和德谟克利特原子本原说的影响，且进一步将这些理论移植到了医学。所以，恩培多克勒是古希腊医学形成链条中的关键一环，他直接影响了希波克拉底等的医学理论。

九、阿尔克迈恩及其医学学说

阿尔克迈恩(Alcmaeon，约前 510)生活在毕达哥拉斯晚年的时代，他是当时的一位名医，他被认为是第一位以研究为目的而实施解剖的人物，在解剖方面有重要发现。据说他是毕达哥拉斯学派的成员。和毕达哥拉斯不同的是阿尔克迈恩的医学哲学中没有“数”的概念，但是“对”的概念比较看重，比如冷热、干湿、轻重、高低等，且对毕思想中“对立物中的和谐”观点，更多地从医学的角度，与疾病和健康联系了起来，主张用平衡的观点解决人体生理上的对立矛盾。他是第一个提出并且身体力行将医学和哲学进行结合的人，他提出同律(isonomia)的理论，认为构成人体的物质是完全和谐的，所以他认为保持健康，一方面要使各种能力平衡，湿和干、冷和热、苦和甜等，一旦其中之一占到优势，就产生疾病，因为任何一方占优势就是破坏；另一方面，健康是这些性质按比例地融合。在涉及健康向疾病转化的根源时，阿尔克迈恩就充分显现了他的专业特点，提出了医学上的科学根据：疾病的发生直接由于冷或热的过度，间接则由于营养的过量或不足，而其中心或者是血液，或者是骨髓，或者是大脑。就医学发展的轨迹看，阿尔克迈恩关于健康与疾病间转化的认识及体质能影响疾病发生的思想，对希波克拉底的四体液病理学说有着直接影响。西方科学史家认为，《希波克拉底文集》中有些篇章是出自阿尔克迈恩门生之手，看来是有道理的，因为他认为不正常的营养，外部的气候、环境，或患者家乡的地理特点原因，都能扰乱元素相互间的关系，因而致病。不管是否部分章节出自阿尔克迈恩，毫无疑问，其医学的专业水准以及医学与哲学结合的水平都处于古希腊希波克拉底医学诞生之前的高峰。

十、希波克拉底时期的医学

历史的发展，除了自身内部发展的规律，从其形式上看，也必须符合一定的规律。就像一部电影，总要有一些看点，才能抓住观众的眼球。历史也是一样，璀璨的文明、标志性事件和杰出人物，往往就是历史的看点。对于古代西方而言，伯里克利时代就是这样一个可以傲视全球的时代，对于古代西方医学而言，希波克拉底医学，就是这样一个可以流芳后世的医学。从当时的医学发展情况而言，伯里克利时代的良好氛围，古希腊哲学家们关于世界的探索成果，阿尔克迈恩、恩培多克勒在医学上的已有积累，为希波克拉底医学的诞生创造了各种天时地利的条件。

关于希波克拉底，在他在世的时候，他并没有像我们冠之于他的那些名头和荣誉，关于他本人的记载，只有在柏拉图的《普罗塔哥拉篇》《斐多篇》、亚里士多德的《政治篇》中能够寻得只言片语。他的生平不详，据 2 世纪的《希波克拉底传记》的作者索兰纳斯记载，希波克拉底于公元前 460 年生于科斯岛，他的作品《希波克拉底文集》部分篇章的作者依旧认为存疑待考，但是这丝毫不影响其作为最有名的医生、最渊博的医家和最温暖的医者形象，丝毫不影响其之后与日俱增并直至今日在医学界的知名度和影响力。

希波克拉底学派集前人之大成，形成了四大体液的医学思想，奠定了古代西方传统医学的理论基石。希波克拉底体液论观点在其《体液论》和《自然人性论》中有较充分的体现。例如：① 血液、黏液、黄胆液和黑胆液，这些要素决定了人体的性质。人体由此而感到痛苦，由此而赢得健康。当这些要素的量和能互相适当结合，并且充分混合时，人体便处于完全健康状态。当这些要素之一太少或过多，或分离出来不与其他要素化合时，人体便感到痛苦。② 疾病因体液过盛或不足而形成。过盛或不足各有量的差异，故病与病不同。医疗旨在纠正偏差……疖肿、体液凝结、肿瘤、腹胀、停食、蠕虫、炎症或其他疾病，均因体液紊乱而生。在希波克拉底时期，该学派除揭示了健康和疾病皆因体液，体液的不足、过盛、紊乱是疾病和痛苦的根源等体液论核心要义，对后世医学产生了深远的影响。希波克拉底学派的其他主要贡献还有诸如：提出了环境与医学及健康的重要关系，主张治疗因时、因地、因人制宜。制定了医学的道德规范，《希波克拉底誓言》在世界范围内产生了重大深远的医学的人文力量。希波克拉底医学强调要注重临床经验和对患者的观察，强调临床规范，为后世西方传统医学沿袭和遵循。

西方传统医学发展到古希腊，开始呈现出科学的曙光。一是呈现出明显的摆脱巫术迷信的束缚，从经验主义开始过渡到理性思维、科学思维。从古希腊医学开始，医学第一次开始试图在人与世界之间找到科学的联系，探寻医学与世界的内在关系，医学从哪里来，要如何发展，要到哪里去的问题。他们不再迷信神灵，拒绝以超自然的力量解释自然现象；他们从周围的客观世界中思考问题，并以细致的观察、理性的思维、哲学的语言、严谨的推理、科学的证明来解释和回答他们的问题；我们尊崇师长但不迷信师长，学术体系传承中更不乏创新，真正体现了“吾爱吾师，吾更爱真理”；他们为了真理，周游列国，如饥似渴学习先进的东方文明精华，以一己之力丰富和迎接一个科学时代的到来。二是开启了医学和哲学交融的时代，人类历史上较早地从医学以外的学科去关照医学的发展。医学和哲学的进步是人类文明发育成熟的重要体现。因为人类文明成熟的一个重要标志就是摆脱对神魔的崇拜和对魔术巫术的迷信，转向对宇宙、世界、物质、生命的探索，对时间、空间、运动、灵魂等的解释，并最终对“人”与“自然”及其关系作出论断。哲学家们除了猜想和推理，他们还借助医学实验结果和医疗活动经验为解释自己观点提供实证依据。与此同时，医生们受制于医疗技术和对人体、疾病认识的匮乏，也需要从当时各类哲学思潮中汲取营养，再运用到医学层面的观察和实践当中，进而凝练为医学知识或理论。三是突破医学实用主义的范畴，开启了医学理论和医学实践并行的时代。在古巴比伦和古埃及，简而言之，医学就是一种职业，一种看病的职业，医生就是为人看病、为人解除病痛的人，和其他陶工瓦匠等手工业者没有区别，缺乏科学的理论作为指导。即使有一些操作规范、标准的记录或总结，也主要还是以实用为目的的医学经验和技术的总结，依然属于实践层面的范畴。四是古希腊唯物主义哲学家的群体创造，为后来以希波克拉底学派为代表的古希腊医学黄金时代的到来创造了条件。米利都学派泰勒斯的水本原说、阿那克西曼德的无限定本原说、阿那克西美尼的气本原说以及赫拉克利特的火本原说等，对古希腊医学的水、土、火、气四物质学说的产生创造了有利条件，毕达哥拉斯学派关于数的本原说及其关于数的比例、和谐理论，赫拉克利特关于事物对立发展、万物皆有 logos 逻辑的理论，影响了后来恩培多克勒、阿尔克迈恩关于将四大元素进行整合并运用于人体的尝试，为迎接希波克拉底医学的到来，创造了各种天时、地利、人和的环境和条件。从某种意义上说，古希腊医学的精神根底和爆发力在于，它不是一个人在奉献智力和创造，它是一群人在奉献和创造，是一个优秀的民族在奉献和创造。

第三节 古代中国的哲学与医学

和古希腊传统医学类似，中医学的诞生也是从“对世界本原”这个举世皆同的根本问题开始的，且同样经历了一个从一元论向多元论(单元素论向多元素论)的递进发展过程。

一、道

如果说古希腊第一个提出世界本原问题的人是米利都学派的创始人泰勒斯，在中国第一个提出世界本原问题并开宗立派的人是老子。不同于泰勒斯的“水”原说，老子提出的是“道”原说。“道”是中国古典思想的原点，是世界上独一无二的中国智慧，也是中国思想独特的表达方式。什么是老子认为的“道”？这个问题的提出似乎就陷入一个悖论。因为在《老子》的开篇就提到了“道，可道也，非恒道也。名，可名也，非恒名也”的问题，“道”在老子看来本来就是一个不可名状、不可言说的东西。

(一) 自然之道

虽然如此，我们还是要分析一下老子“欲言又止，止而又言”的道。作为世界本原和本体的哲学范畴，它首先是自然之道。《老子》曰：“有物混成，先天地生。寂兮寥兮，独立不改，周行而不殆，可以为天地母。吾不知其名，强字之曰道，强为之名曰大。”(《老子》第二十五章)“道”是一种先于天地而生的浑然一体之物，无声而无形，寂静而空虚，独立而遗世，周而复始，行而不止，但是又不可名状不可具体。这就是老子描述的“道”的特点。同样对“道”的描述还集中在《老子》第十四章：“视而不见名曰夷；听之不闻名曰希；搏之不得名曰微。此三者不可致诘，故混而为一，其上不皦，其下不昧，绳绳兮不可名，复归于无物，是谓无状之状，无物之名象，是谓惚恍，迎之不见其首，随之不见其后。”所以，老子的“道”，首先貌似是“无状之状，无物之象”，是一种“无”，正如其自言“无，名天地之始”(《老子》第一章)。如此，老子“道”的这种虚无性，岂不是和有神论并无二致？而事实上并非如此。老子的道也有“有”的一面，“有”是什么？老子曰：“有，名万物之母。”(《老子》第一章)再具体描述这种实有性，就是：“道之为物，唯恍唯惚。惚兮恍兮，其中有象；恍兮惚兮，其中有物。窈兮冥兮，其中有精，其精甚真，其中有信。”(《老子》第二十一章)所以，道从一种恍惚的混沌，又变成了一种“有象、有物、有精、有信”的实有。那至于是如何实现“道”之虚无至实有呢？老子古朴又玄奥的思维依然藏着其周密和严谨，他告诉我们：“人法地，地法天，天法道，道法自然。”(《老子》第二十五章)“道生一，一生二，二生三，三生万物。万物负阴而抱阳，冲气以为和。”(《老子》第四十二章)这里，老子实际上已经给我们描绘了一幅“道”从恍惚浑然的一体逐渐分解的过程，所谓“道生一，一生二，二生三，三生万物”中的一就是有，二就是阴阳，三就是阴气、阳气和冲气，然后阴气、阳气和冲气“和”而为万物。所以老子的“道”是“玄之又玄，众妙之门”，但是依然是可以解释的。它独一无二，虚中藏实，无中生有，有生阴阳，阴阳和生万物的过程。严格地说，他不仅提出了构成世界本原的“道”，还提出了这种“道”的生成和演变模式，实际上是不仅提出了“道”，还指出了“道”之道(道路、方法)，从其简单玄奥充满辩证的言语中，我们可以看出其思想虽然带有主观唯心的思想，但是究其根本实际上已经摆脱了天命和鬼神论思想的影响，其智慧和其提出的这种模式，影响重大且深远。

在世界本原的问题上，庄子继承和发展了老子的“道”论。但如果就创新性而言，庄子的“道”还主要是以承继为主。比如庄子曰：“道不可闻，闻而非也；道不可见，见而非也；道不可言，言而非也。”“夫道，有情有信，无为无形；可传而不可受，可得而不可见；自本自根，未有天地，自古以固存；神鬼神帝，生天生地；在太极之上而不为高，在六极之下而不为深；先天地生而不为久，长于上古而不为老。”对道的“形和状”的描述和老子类似。但是庄子在老子“道”基础上，将“气”的概念融入“道”中，是对老子学说和世界本原论的另一个方向的开拓。

（二）天人之道

老子之道，并非仅仅是围绕世界本原的自然之道，它还看到了寓于自然之道的天道和人道，讲求天地运行规律和人事规律。《老子》中多处提及这种规律，比如“功成身退，天之道也”（《老子》第九章），“执古之道，以御今之有”（《老子》第十四章），“以道佐人主者，不以兵强天下”（《老子》第三十章），“天之道，不争而善胜，不言而善应，不召而自来，绰然而善谋”（《老子》第七十三章），“天之道，其犹张弓欤？高者抑之，下者举之；有余者损之，不足者补之。天之道，损有余而补不足。人之道，则不然，损不足以奉有余。孰能有余以奉天下，唯有道者”。很明显，上述老子之“道”，实为天地之间和人事之间的客观规律、存在和运行法则。又如其著名的关于“上善若水”的论述：“上善若水。水善利万物而不争，处众人之所恶，故几于道。居善地，心善渊，与善仁，言善信，正（政）善治，事善能，动善时。夫唯不争，故无尤。”（《老子》第八章）此以水论道，其中亦可见良善、仁信、政治等，可见道家之“道”的范围是宽泛的，道家在讲自然之道之时，也讲天道、人道，只是道家之人道和儒家之人道又有区别，前者注重规律法则，后者注重人伦和关系。

（三）辩证之道

“有无相生，难易相成，长短相形，高下相顷，音声相和，前后相随。”（《老子》第三十章）如果从医学的角度来看，在老子关于自然之道、天人之道、辩证之道中，实已提到了多组蕴涵丰富医学思想和生命原则的概念，比如轻重、动静、盈缺、刚柔等，虽然老子是无意识或潜意识提及，但是其超然的智慧实际上已经涵盖了丰富的生命、健康和疾病意识，所以其道亦可为我国传统医学“医道”之始源。比如其曰：“重为轻根，静为躁君。”（《老子》第二十六章）“致虚极，守静笃，万物并作，吾以观复，夫物芸芸，各复归其根，归根曰静，静曰覆命，覆命曰常，知常曰明。”（《老子》第十六章）“见素抱朴，少思寡欲。”（《老子》第十九章）“知其雄，守其雌，为天下溪。为天下溪，常德不离，复归于婴儿。知其白，守其黑，为天下式，为天下式，常德不忒，复归于无极。知其荣，守其辱，为天下谷。为天下谷，常德乃足，复归于朴。”（《老子》第二十八章）凝神于虚，养气于静，才能复本归真，复归于朴，而“抱朴”“归根”就是一种由动返静、由繁至朴的过程。生命的病死衰亡等，皆是因为失去了素朴与平常，趋于失常而不能得以长久。老子的这种生命观，对后世的“贵生”“养生”观念，以及医学上重预防养生和心神调理等观念的形成，都具有启蒙作用。从后世中国传统医学的养生理念，包括《黄帝内经》中治未病思想等，从其同质性和近似度的分析看，其中有着一脉相承的联系。又比如“刚柔”的观念，老子曰：“天下之至柔，驰骋天下之至坚。”（《老子》第四十三章）“弱之胜强，柔之胜刚。”（《老子》第七十八章）这和《易传》中所述“刚柔相推，变在其中矣……刚柔相推而生变化……是故刚柔相摩，八卦相荡，鼓之以雷霆，润之以风雨，日月运行，一寒一暑”等阴阳理念大同小异，如出一辙。

所以，不仅是老子“道”的思想，老子的辩证法思想，对于中（汉）医辨证施治、司外揣内等理念和方法的形成，应有重要的启蒙作用，从医学与道家的密切关系看，不排除其中存在一定的因袭。老庄之后关于“道”的学说和思想一直为后续继承。特别是 1973 年长沙马王堆出土的《老子》甲乙本以及和《老子》甲乙本一起出土的《黄帝四经》，其中进一步延续了道家的思想，也使得道家和后世的稷下道家和黄老学说的传承脉络得以清晰。关于“道”的论述，帛书《黄帝四经》有比较集中的描述，如《道原》篇认为“道”之形成和形状谓：“恒先之初，迥同大虚。虚同为一，恒一而止。湿湿梦梦，未有明晦。”这和老庄笔下的“道”可以说是一脉相承的，都为混沌状、虚无态，且都认为道是天地之本原，其《名理》篇还提及：“道者，神明之原也。”进一步体现了“道”之自然性和唯物性。另《黄帝四经·道法》：“天地有恒常，万民有恒事，贵贱有恒立(位)。”《姓争》篇：“夫天地之道，寒涅(热)燥湿，不能并立。刚柔阴阳，固不两行。两相养，时相成。”从自然之道法(规律)推演为天地之道法(规律)、人事之道法。可见，“道”法，作为天地和人事运行的规律，在帛书《黄帝四经》中也得到了进一步的阐明，无疑可视为老庄“道”论的承继。

帛书《黄帝四经》之后，被认为稷下道家(战国中后期)代表作的《管子·内业》中又体现了对老庄“道”论的进一步发展，其曰：“夫道者，所以充形也，而人不能固。其往不复，其来不舍。谋乎莫闻其音，卒乎乃在于心；冥冥乎不见其形，淫淫乎与我俱生。不见其形，不闻其声，而序其成，谓之道……万物以生，万物以成，命之曰道。”从语言的组织和对道的论述来看，《管子·内业》显然要比《黄帝四经》成熟，而且从“人不能固”“乃在于心”“与我俱生”等描述看，至《管子·内业》，关于人之形态、五官、生理、病理现象开始逐渐融入“道”论，自《管子》起，哲学和医学的关系逐渐汇合并变得紧密起来。

到了《黄帝内经》时期，则广泛地运用了作为规律或原理的“道”的概念，来描述、揭示客观事物的变化过程和必然趋势，如“天地之道”“阴阳之道”“经脉之道”“营气之道”“卫气之道”“持脉之道”等。《素问·征四失论》即指出：“窈窈冥冥，孰知其道？道之大者，拟于天地，配于四海。”认为道是不能直观的，但它无处不在，大至天地、四海，小至万事万物，无不受其支配。人体的生理、病理现象也有其一定的变化之道，防治疾病也有其不易之道，所谓“有道以来，有道以去。审知其道，是谓身宝”(《灵枢·五乱》)，即把握了生理、病理变化之道，就意味着抓住了生命的根本。因此，顺应自然规律来养生防病与诊治疾病，也就成为《黄帝内经》的基本原则。在中国哲学史上，老子首先提出“道”为先于天地生的宇宙本原及其特性。老子提出的“道”论被包括黄老学派的道家各派承继弘扬，当然其中无疑也包括《易传》以及医著《黄帝内经》。老子说，“道常无名朴”，又说“朴散为器”，和《易传·系辞》“形而上者谓之道，形而下者谓之器”近似，后者是对老子道器说法的提升与概括。

二、气

除了“道”这个哲学范畴，中国哲学领域还有一个重要的范畴，也是和医学密切关联的范畴，就是“气”以及由“气”逐渐延伸发展而来的“精气”和“精气神”等概念，这些都是中国传统医学的重要思想。

天地如何成为万物的本原，亦即如何化生万物？“道”的解释显然是比较宏观和模糊的，所以，“道”之外还有“阴阳”和“气”，准确地说阴阳论和气论在早期解释世界或宇宙本原时，作为一种自然观，它们的概念和内涵是相通的。“气”就包含有阳气、阴气等，后来这两组范畴共同进入传统医学领域，很明显出现了区分，成为中(汉)医中两个平分秋色的重要概念和理论，从不同方面演绎着中医之于生命和健康的关系，化生成为中华医学的医脉。“气”之概念的形成，推测最有可能和人类最先能够感知到的人体呼吸之气、天地之间流动与充盈之气(风、雾、雪等状态)等有关。因此，这种存在很容易纳入世界或宇宙本原的构成体系中。老子说“道”的恍惚状、混沌状，大概类此。所以在老子时就认为，天地两气相感而生物，“万物负阴而抱阳，冲气以为和”(《老子》四十二章)。

庄子在老子的基础上，进一步发展了“气”的学说。“气也者，虚而待物者也”(《庄子·人世间》)，认为气是宇宙间的客观存在。同时，还分为阴阳二气：“天地者，形之大者也；阴阳者，气之大者也。道者为之公。”可见，庄子论“气”，其基础还是沿着老子设计的模式进行，其创新之处在于，他将“气”从老子的一种自然观，引入到了生命观的领域，因而和最早的医学产生了更加紧密的联系。如“人之生，气之聚也；聚则为生，散则为死。若死生为徒，吾又何患！故万物一也……通天下一气耳”（《庄子·知北游》）；“杂乎芒芴之间，变而有气，气变而有形，形变而有生；今又变而之死，是相与为春、秋、冬、夏四行也”（《庄子·至乐》）。在庄子看来，生与死同为自然现象，人的生死过程和自然界春、夏、秋、冬四时运行一样，都是气的聚散过程，都是自然界的变化。所以从浩瀚的宇宙来看，一个生命的消失，就是另一个生命的开始，生不足以喜，死不足以悲，体现了一种豁达的生死观。所以庄子在其妻子死后，“鼓盆而歌”，这种死生境界今人虽能理解亦恐不能及。另一方面，庄子认为，如果阴阳二气之和，则化育生命，“两者（阴阳）交通成和而万物生”（《庄子·田子方》）；如果阴阳不和失衡，则危及生命，“阴阳并毗，四时不至，寒暑之和不成，其反伤人之形乎”（《庄子·在宥》）；“阴阳不和，寒暑不时，以伤庶物”（《庄子·渔父》）。在《庄子·大宗师》中庄子认为子舆之疾的原因是“阴阳之气有沴”；子来之病的根源也在于阴阳，“阴阳于人，不翅于父母”，故只能“唯命之从”。但作为哲学家和思想家，庄子的主要目的可能意在通过“阴阳气论”的运行规律，来引导人们正确看到疾病和死生，借此表达庄子的一种理想豁达的人生观和生命观，“夫大块以载我以形，劳我以生，佚我以老，息我以死，故善吾生者，乃所以善吾死也”（《庄子·大宗师》）。但是无疑，在这个过程中，通过其对“阴阳”和“气”的综合论述，我们还是得知其“气”论，实际上已经在一定程度上较为全面地阐释了人之疾病和生老病死的原因，如阴阳不和、气之聚散等，体现了当时社会和时人对健康与疾病的一种认知程度和水平。

庄子之后，道家的“气”论逐渐转化为“精气”论，“精气”或“气”日益表现为一种构成人体的精微物质，这使得“气”这一哲学范畴逐步过渡到医学范畴。庄子的思想中已显露“精气”的概念，比如“天气不和，地气郁结，六气不调，四时不节。今我愿合六气之精以育群生”（《庄子·在宥》）等。长沙马王堆出土的帛书《黄帝四经》也提到精气的思想，如“□□生慧，慧则正，（正）则静，静则平，平则宁，宁则素，素则精，精则神”（《黄帝四经·论》）。后来在战国中后期被认为是稷下道家的作品合集《管子》中比较集中地提到了“精气”。比如《管子·内业》中多次提及：“精也者，气之精者也。”“凡物之精，此则为生。下生五谷，上为列星。流于天地之间，谓之鬼神。藏于胸中，谓之圣人。”“凡人之生也，天出其精，地出其形，合此以为人。和乃生，不和不生。”“精存自生，其外安荣，内藏以为泉源，浩然和平，以为气渊。渊之不涸，四体乃固，泉之不竭，九窍遂通。”

《黄帝内经》介绍“气”的地方较多，如“在天为气，在地为形，形气相感而化生万物矣”（《素问·天元纪大论》）；“人以天地之气生”（《素问·宝命全形论》）；“人生于地，悬命于天，天地合气，命之曰人。人能应四时者，天地为人之父母”（《素问·宝命全形论》）。这些说法本质上和老庄的本原论或自然观并无二致。特别是在《黄帝内经》中，“气”“精”“神”的概念得到进一步发展。比如，黄帝请教何为“六气”的问题，岐伯曰：“上下之位，气交之中，人之居也。故曰：天枢之上，天气主之；天枢之下，地气主之，气交之分，人气从之，万物由之。”（《素问·六微旨大论》）之前的阴、阳、风、雨、晦、明“六气”已经不再是自然现象，而是成为在天、地、人三者之间分布并具有不同功能和作用的东西。“神气舍心，魂魄毕具，乃成为人。”（《灵枢·天年》）“苍天之气清净，则意志治，顺之则阳气固，虽有贼邪，弗能害也。此因时之序。故圣人传（通‘专’）精神，服天气，而通神明。失之，则内闭九窍，外壅肌肉，卫气解散，此谓自伤，气之削也。”（《素问·生气通天论》）可见，在《黄帝内经》这部医学专业性的典籍中，诸如“气能生精、精能化气、精气生神、神驭精气”等理论趋于成熟，“精、气、神”的哲学意味淡化，“精、气、神”三者结合融通的趋势加强，具有医学意味的“精、气、神”概念得以建立，并始用来形容人的形神状态和解释病理生理现象。

我们可以认为，如果从哲学和医学的角度来看老子和庄子之于医学的开拓性、原创性的贡献，老子之贡献在于“道”，庄子之贡献在于“气”，而基于老庄思想逐渐发展壮大成形并引入到医学理论和实践的“阴阳”“精气神”等理论，则成为道家和中国传统医学密不可分的渊源关系的体现。

三、阴阳

阴阳是中国哲学史上最具中国元素的概念范畴，相比于古希腊医学的水、土、火、气之四元和血液质、胆液质、黏液质、黑胆质之四体液，以及古印度阿育吠陀医学的人有水、土、火、气和空间之五元和气、胆汁、黏液之三体液，中国以“道”和“阴阳”为医学核心理念的表述，显然更具哲学化和抽象性。“阴阳”概念的产生很有可能是因为古时人们在日常生活和农业生产时，从日月出没、昼夜交替和阳光向背中萌发了最初的阴阳概念，所以有向日为阳、背日为阴的说法。《说文解字》中“阳”义为高、明也；“阴”义为阖也，水之南，山之北也。《诗经・大雅》“既景(影)乃冈，相其阴阳”中的描述就是取日光向背之本义。从哲学史看，最早提出阴阳作为一种哲学概念的是老子，其名言“万物负阴而抱阳，冲气以为和”，以阴阳的变化运动来解释万物的构成和运动，阴阳脱离最初的本义始有抽象的意味。庄子承续发展了老子的阴阳学说，他提出“天地者行之大者也，阴阳者气之大者也”(《庄子・则阳》)，“自以比形于天地，而受气于阴阳”(《庄子・秋水》)。应该说阴阳的概念，在老庄的学说当中，阴阳的概念和道的概念类似，具有两层意思：一层是作为自然之道的阴阳，是宇宙万物的运动和存在方式，是和“气”的概念交叠在一起的，所以有阴气、阳气和冲气的说法。另一层是作为社会和人事之道的阴阳，是指宇宙万物运动和化生的规律，阴阳是“道”之分解。所以庄子说“易以道阴阳”(《庄子・天下》)，“父母于子，东西南北，唯命之从。阴阳于人，不翅于父母”(《庄子・大宗师》)，“静而阴同德，动而阳同波”(《庄子・天道》)，“阴阳四时，运行各得其序”(《庄子・知北游》)等。自周以来，出现了以“阴阳”来解释事物运行规律与发展的记载，成为当时抗击天命鬼神理论的有力武器。信史记载西周时期的太史伯阳父最早以“阴阳”来解释地震的发生，所以伯阳父也被认为是最早使用阴阳概念的人。据《国语・周语》载，幽王二年(前780年)，西周泾、渭、洛三川皆地震，伯阳父认为地震的原因是“阳伏而不能出，阴迫而不能蒸，于是有地震”。后《左传》载禧公十六年(前644年)春天，宋国落下五颗陨石，并发生了“六鹢退飞过宋都”的怪象。宋襄公认为这是不祥之兆，而周内史叔兴亦认为这是“阴阳之事，非吉凶所生也，吉凶由人”。

帛书《黄帝四经》也有类似关于阴阳的论述，如《称》篇曰：“凡论比以阴阳□大义，天阳地阴，春阳秋阴，夏阳冬阴，昼阳夜阴。”《观》篇曰：“无晦无明，未有阴阳。阴阳未定，吾未有以名。今始判为两，分为阴阳，离为四时。”《果童》篇曰：“观天于上，视地于下，而稽之男女。夫天有干，地有恒常。合□□常，是以有晦有明，有阴有阳。夫地有山有泽，有黑有白，有美有亚(恶)。”《姓争》篇：“刚柔阴阳，固不两行，两相养，时相成。”可见帛书《黄帝四经》的阴阳多为天地自然界之阴阳。《管子》中也有不少关于阴阳的论述，如《管子・正》“阴阳同度曰道”，《管子・枢言》“凡万物阴阳两生而参视”等。特别是《管子・四时》曰：“阴阳者，天地之大理也，四时者，阴阳之大经也。”此句颇与我们熟知的《黄帝内经》关于阴阳的叙述(“夫阴阳者，天地之道也，万物之纲纪，变化之父母，生杀之本始，神明之府也”)不仅有形似之同，更有神似之同。到了《系辞》，阴阳的概念已经运用得非常普遍，而且意义更加抽象。比如我们熟知的“一阴一阳谓之道”“阴阳不测之谓神”“阴阳之义配日月”等。所以《易传》用阴阳解释《周易》，而且将阴阳概念一般化，提出“一阴一阳之谓道”这一命题，应该说本于老庄又高于老庄。而阴阳学说无疑是《黄帝内经》

中一以贯之的指导思想和主体思想，诸如"阴平阳秘，精神乃治，阴阳离决，精气乃绝"(《素问·生气通天论》)等表述和内容众多，不再赘述。

所以，从阳之向背、昼夜之别、寒热之异等，阴阳后来涵义不断得以引申延展，其结果就是几乎自然界中所有的事物和现象都可被神奇的"阴阳"囊括。在医学领域更是如此，阴阳理论成为中医的最高法则。从最初的阴阳互感互生，到阴阳对立制约、阴阳消长平衡、阴阳互根互用、阴阳互相转化，阴阳的概念顺着哲学开辟的道路，在医学领域中找到了滋养壮大的沃土，以其内涵的丰富性、概念的抽象性、朴素的规律性和科学性，成为古人解释人体运行规律、阐释病理生理机制、指导疗愈疾病及促进健康的不二法则。

四、五行

"五行"也是中国古代哲学和医学的重要范畴。五行学说，最早滥觞于殷商时期的东、南、西、北、中五方观念。五方说之后，西周出现了五材说。五材说表明，古人试图从五种物质构成的关系上来把握一切有形物体的整体。由五方说和五材说发展而来的五行学说将金、木、水、火、土所具有的自然之性视为五种功能符号。但是"五行"作为一个有明确所指的概念，则最早出现在成立于商周之际的《尚书·洪范》："五行，一曰水，二曰火，三曰木，四曰金，五曰土。水曰润下，火曰炎上，木曰曲直，金曰从革，土爰稼穑；润下作咸，炎上作苦，曲直作酸，从革作辛，稼墙作甘。"从文献上看，最早记载鲧禹治水神话的莫过于《尚书·洪范》，其云："我闻，在昔，鲧堙洪水，汩陈其五行。帝乃震怒，不畀其洪范九畴，彝伦攸斁。鲧则殛死，禹乃嗣兴。"五行的概念体现了先民对宇宙自然的最早萌生的结构性认识，是中国最早的哲学系统理论，从最早《尚书》中的记载可以看到，它最初产生于人们在当时与洪水肆虐的抗争中总结出来的经验认识。鲧治水和禹治水的巨大反差，就在于对"五行"之道不同的掌握和运用。《说文解字》："行，人之步趋也。"这是行字的本义。"行者，道也"(《尔雅·释宫》)。可见，五行依然是关于"道"的一种方式，较之于关于"道"模糊的意象式呈现，五行则已经具有具体的外在表现和特点，而且呈现出明显的规律性。当然，在《尚书·洪范》中五行还仅仅只是指金、木、水、火、土五种物质单一的特性，它们彼此之间还没有组合的趋势。西周末年，史伯第一次从宇宙本原的高度阐释了"五行"与万物的联系，提出了"五行相杂，以成百物"的哲学命题。《国语·郑语》曰："夫和实生物，同则不继，以他平他谓之和，故能丰长而物归之。若以同裨同，尽乃弃矣。故先王以土为金、木、水、火杂，以成百物。"史伯在原始"五行"说的基础上，不但开始把"土"提升到五行之首，使之成为构成宇宙万物的基础材料，而且认为"以同裨同""同则不继"，即单一事物相加不可能产生新事物，只有"以他平他"，即把金、木、水、火、土等不同的元素结合在一起，才能"成百物"。

可见，在周代的时候，"五行"的概念逐渐开始有了组合之意，即为"和则生物"的哲学理念。到了春秋时期，在天道观的问题上，又出现了以"天六地五"来解释自然和社会现象的方法，"天六"就是阴、阳、风、雨、晦、明，"五行"就是金、木、水、火、土，这是"气论"和"五行"首次结合。《左传·昭公二十五年》曰："天地之经，而民实则之。则天之明，因地之性，生其六气，用其五行。气为五味，发为五色，章为五声。"以天之明为法则，以地之性为遵循，就是说要遵循"天六地五"这个"天地之经"。齐国晏婴进一步发挥史伯"五行相杂，以生百物"的思想，进一步演绎了"五行"说。他说："先王之济五味，和五声也，以平其心，成其政也……若以水济水，谁能食之？若琴瑟之专一，谁能听之？"可见，在春秋时期，"五行"学说已明显覆盖了生活的方方面面，方位是五方，声音是五声，颜色是五色，气味是五味，粮食有五谷等，"尚五”逐渐成了中国早期哲学和社会生活领域的一大特点。所以,五行学说如何移植应用到人体身上,从一个哲学范畴过渡为医学范畴,似乎是一个迟早要发生的命题。这个命题是通过“五行配五脏”来达到的。五行的概念在医学上的成熟,一是五行与五脏的组合,二是提出相生相克的关系。肝喜条达而恶抑郁,主疏泄,故肝属木;心阳(火)温煦,故心属火;脾主运化,运化水谷、化生精微,故属土;肺具有清肃之性,气肃降,以肃降为顺,故属金;肾主水、藏精,故属水。这就是目前我们熟知的“五行配五脏”的配属模式,这些都是根据五行具有的功能进行的阐述,五脏也依据本身的功能和五行进行了搭配,实现人与自然的相统一的观点。在此基础上,又产生了五行的相生和相克,使得这一配属模型更加具备操作性和科学性。“相生”,一方面,看到五行之间相互资生、助长、促进,没有相生,就没有事物的发生和成长,总结为木生火、火生土、土生金、金生水、水生木的相生次序;相克,另一方面,看到五行之间有相互克制、制约,没有相克,事物就会过分亢盛而为害,总结为木克土、土克水、水克火、火克金、金克木的相克次序。从辩证法的角度,其意在看到事物之间的对立性,更看到事物之间的统一性,追求一种动态的平衡。“五行”从哲学到医学,其配属关系模式经历了从五行方位配属、五行特性配属再到五行功能配属的过程。从医学的形成看,这标志着中(汉)医启蒙于哲学并独立于哲学,并进而形成独立的医学理论及其方法的过程。从五行到五脏,这是医学理论形成的一个重要突破和发展,它直接导致了后来的藏象、经络等后续医学学科内容的诞生和发展。

＊小结与讨论

(1) 摆脱对神灵创世说或神灵决定论等牢固的意识(精神信仰层面除外),而转向对自然物质世界及其规律的探索,是人类文明的一个巨大进步,也是中外古典哲学面临的共同话题。

(2) 哲学在古希腊称为“智慧之学”,并被赋予循理论智、探究天地社会人间万象演变因由的任务。古希腊哲学是西方哲学最初发生和发展的阶段,也是医学作为一门科学的起源时期。西方传统医学发展到古希腊,开始呈现出科学的曙光。一是呈现出明显的摆脱巫术迷信的束缚,从经验主义开始过渡到理性思维、科学思维。二是开启了医学和哲学交融的时代,人类历史上较早地从医学以外的学科去关照医学的发展。三是突破医学实用主义的范畴,开启了医学理论和医学实践并行的时代。四是古希腊唯物主义哲学家的群体创造,为后来以希波克拉底学派为代表的古希腊医学黄金时代的到来创造了条件。

(3) 关于“道”概念从哲学到医学的变迁。在中国哲学史上,老子首先提出“道”为先于天地生的宇宙本原及其特性。老子提出的“道”论被包括黄老学派的道家各派承继弘扬,如《黄帝四经》《管子・内业》,当然其中无疑也包括《易传》以及医著《黄帝内经》。及至《黄帝内经》,则广泛地运用了作为规律或原理的“道”的概念,来描述、揭示客观事物的变化过程和必然趋势,如“天地之道”“阴阳之道”“经脉之道”“营气之道”“卫气之道”“持脉之道”等。人体的生理、病理现象也有其一定的变化之道,防治疾病也有其不易之道。顺应自然规律来养生防病与诊治疾病,也就成为《黄帝内经》的基本原则。

(4) 关于“气”概念从哲学到医学的变迁。“气”也是中国哲学和医学密切关联的范畴,“气”最早从一个具象的概念或者哲学层面的概念,逐渐延伸发展成为医学范畴的“精气”和“精气神”等概念。庄子论“气”,其基础还是沿着老子设计的模式而进行的,其创新之处在于,它将“气”从老子的一种自然观,引入到了生命观的领域,因而最早在哲学和医学之间建立了联系。长沙马王堆出土的帛书《黄帝四经》

提到精气的思想,后来在战国中后期被认为是稷下道家的作品合集《管子》中比较集中地提到的"精气"。到了《黄帝内经》的时代,气、精、神的概念得到进一步发展,气能生精,精能化气,精气生神,神驭精气,三者结合融通的趋势加强,哲学思想淡化,医学意味的精气神概念得以建立,并始用来形容人的形神状态和解释病理生理现象。庄子之后,道家的"气"论逐渐转化为"精气"论,"精气"或"气"日益表现为一种构成人体的精微物质,这使得"气"这一哲学范畴逐步过渡到医学范畴。

(5) 关于"阴阳"概念从哲学到医学的变迁。阴阳是中国哲学史上最具中国元素的概念范畴。从哲学史看,最早提出阴阳作为一种哲学概念的是老子,其名言"万物负阴而抱阳,冲气以为和",以阴阳的变化运动来解释万物的构成和运动,阴阳脱离最初的本义始有抽象的意味。庄子承续发展了老子的阴阳学说。在老庄的学说当中,阴阳的概念和道的概念类似,具有两层意思。一层是作为自然之道的阴阳,是宇宙万物的运动和存在方式,是和"气"的概念交叠在一起的,所以有阴气、阳气和冲气的说法。另一层是作为社会和人事之道的阴阳,是指宇宙万物运动和化生的规律,阴阳是"道"之分解。自周以来,出现了以"阴阳"来解释事物运行规律发展的记载,成为当时抗击天命鬼神理论的有力武器。帛书《黄帝四经》的阴阳多为天地自然界之阴阳。《管子》中也有不少关于阴阳的论述,到了《系辞》,阴阳的概念已经运用得非常普遍,而且意义更加抽象。而阴阳学说无疑是《黄帝内经》中一以贯之的指导思想和主体思想。从最初的阴阳互感互生,到阴阳对立制约、阴阳消长平衡、阴阳互根互用、阴阳互相转化,阴阳的概念顺着哲学开辟的道路,在医学领域中找到了滋养壮大的沃土,以其内涵的丰富性、概念的抽象性、朴素的规律性和科学性,成为古人解释人体运行规律、阐释病理生理机制、指导疗愈疾病及促进健康的不二法则。

(6) 关于"五行"概念从哲学到医学的变迁。"五行"也是中国古代哲学和医学的重要范畴。五行学说,最早滥觞于殷商时期的东、南、西、北、中五方观念。五方说之后,西周出现了五材说。"五行"作为一个有明确所指的概念则最早出现在成立于商周之际的《尚书·洪范》,体现了先民对宇宙自然的最早萌生的结构性认识,是中国最早的哲学系统理论。五行依然是关于"道"的一种方式,较之于"道"的模糊的意象式呈现,五行则已经具有具体的外在表现和特点,而且呈现出明显的规律性。西周末年,史伯第一次从宇宙本原的高度阐释了"五行"与万物的联系,提出了"五行相杂,以成百物"的哲学命题,"五行"的概念逐渐开始有了组合之意,即为"和则生物"的哲学理念。"五行"的概念从哲学范畴过渡到医学范畴,是通过"五行配五脏"来达到的。五行的概念在医学上的成熟,一是五行与五脏的组合,二是提出相生相克的关系。从医学的形成看,这标志着中(汉)医启蒙于哲学并独立于哲学,并进而形成独立的医学理论及其方法的过程。从五行到五脏,这是医学理论形成的一个重要突破和发展,它直接导致了后来的藏象、经络等后续医学学科内容的诞生和发展。

(7) 作为富集人类探索和认识世界的规律、方法、逻辑和思想的学科,哲学往往被视为传统学科之母。人类的众多学科,都是探索和发展人类知识体系的某一支系和门类的知识总结和实践,均有可能从哲学这个庞大的体系中汲取营养,犹如参天大树撑展开的支系。中西方传统医学的理论和实践均表明,传统医学虽然有其作为医学学科自身发展的规律,但是和某一区域、某一民族的古典哲学无疑息息相关,甚至可以说古典文明的萌生和发展,特别是其医学理论,肇始于哲学、脱胎于哲学。正如编著者提出的传统医学"五要素"理念,即指各民族传统医学核心构成要素大致相同,均为临床经验、原初的基础医学知识、古典哲学、区域性文化、若干群体信仰等构成要素的混合体。其中古典哲学是传统医学构成之不可或缺的结构性要素之一。

参考文献

[1] 陈方正. 继承与叛逆[M]. 北京：生活·读书·新知三联书店，2011.

[2] 希波克拉底文集[M]. 赵洪钧，武鹏译注. 北京：中国中医药出版社，2007.

[3] 高晞. 古希腊第一位哲人医生：阿尔克迈翁——兼论古希腊早期哲学与医学的联系[J]. 医学与哲学，1991(10)：48-50.

[4] 葛荣晋. 先秦两汉哲学论稿[M]. 北京：中国人民大学出版社，2014.

[5] 刘长林. 中国系统思维[M]. 北京：中国社会科学出版社，1993.

[6] 爱因斯坦. 爱因斯坦文集：第一卷、第三卷[M]. 许良英，李宝恒，赵中立，等译. 北京：商务印书馆，2010.

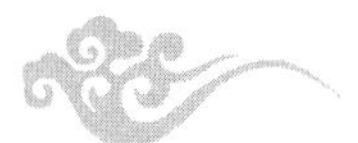

中篇

医学学科的变迁与比较

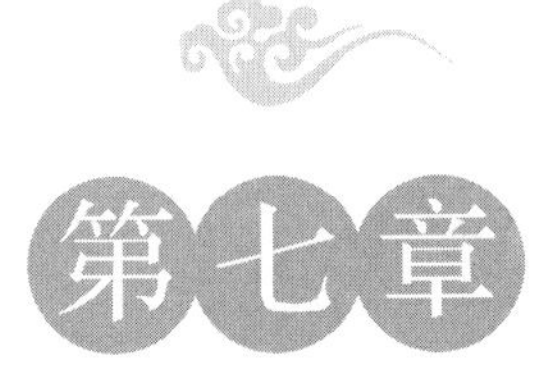

第七章

“中医”作为学科概念内涵外延的变迁

“中医”是一个随着中国传统医学史的演进和医学实践发展而不断变化、深化和丰富的学科概念，是一个从原初的区域性的医学概念到一个表述与西医/现代医学相对应的医学体系的概念的变迁过程；从主要表述单一的汉族传统医学的概念演变为表述包括汉族和少数民族医药在内的中国各民族传统医药统称的概念的变迁过程；从“中医”一元格局，到中西医二元格局，再到大力发展中医、西医、中西医结合三支力量，实现中医、中西医各自独立存在、中西医汇通、中西医结合等医学格局的变迁过程。通过引入“大中医”“三分法”“五要素”“两个层面”“三个融合”等创新性的医学理念、医学认识论和方法论，对未来医学的发展趋向进行了思考与展望，提出“去粗取精，智者察同，创建兼容传统医学与现代医学的新医学”的观点，表达了构建中国传统医学新体系以及人类共同医学学科体系的期盼。

中医学，植根于中国传统文化土壤，受中国传统哲学思维启发与影响，是一个主要包括阴阳、五行、运气、藏象、经络等学说以及病因、病机、治则、治法、预防、养生等为内容的传统医学学科，是几千年来中国人民防病治病丰富经验的总结与提升。一般而言，学科是一门相对独立的知识体系，其形成过程大抵是一个经验累积、知识总结、实践验证、理论凝练并同质归类的过程。先是在人类的具体实践活动中产生经验，继而经验的积累和消化形成简单的认识，认识再通过思考、归纳、理解、抽象而上升为知识，知识再经过运用并得到验证后进一步发展到科学层面上形成知识体系，处于不断发展和演进的知识体系根据某些共性特征进行划分，最终逐渐形成不同的学科。从现代科学的学科分类的角度看，中国传统的学术基本上是文史哲等分界不清，在西学东渐潮流影响下，才出现了近代意义上的学术分科，为跻身现代学科体系，传统学科纷纷在寻找着自己的学科归属，“中医”学也概莫能外。“中医”作为一个学科概念及其实质，是一个随着中国传统医学史的演进和医学实践发展而不断变化、深化和丰富的过程。在中国历史的不同时期，“中医”既有沿袭之同，又表现为演进之异。梳理“中医”作为学科概念及其实质，对我国新型传统医学体系构建以及人类共同医学学科体系构建具有重要的借鉴和促进作用。

第一节
“中医”学科概念的古代含义

正如在中国近现代以前，并无称谓上的“中医”概念一样，“学科”的概念也是一个现代意义的概念。但是“学科”的内容，却有宽泛的指向，既可以是历史的范畴，也可以是当代的范畴，并不是要先有“学科”的概念，才有具体的“学科”内容。同样，“中医”虽然是一个后起的概念，但是“中医”作为中国医学(最早是汉族传统医学)的历史范畴和实际内容，原本在古代就已经存在并且不断演变发展。基于此思路，下面首先从两个层面论述“中医”作为学科概念在古代的含义。

一、古之已有“中医”概念的古代阐释

古之“中医”的概念及其内涵，是“中”与“医”概念的组合叠加。“中”，《说文》载“中，内也，从口，上下通”。其为象形字，甲骨文的书写像旗帜形状，字形中的“口”的形状即为旗帜的中央，所以此字本义为古代氏族社会的旗帜[1]。后引申为与两端等距离的时间或位置，或范围之内。“中”作动词使用时(去声zhòng)有合乎心意、达到目标、遭受、受到等字义。“医”字究竟起源于何时，无法可考，但是其丰富的含义和演变，反映了丰富的古代医学文化元素。简体“医”和繁体“醫”本是两个不同的字。《说文》：“医，盛弓弩矢器也，从匸，从矢。”[2]很明显“医(yī)”在古代与战争有关，而为士兵取箭之人就是“医生”。“医”后来逐渐成为“醫”的简化字。“醫”，从殹(yì)，表示箭伤，从酉(即酒，古代医病用酒)会意，表示用酒调治箭伤，这个字非常形象地把古代医生的作用、治病的手段、方药的使用、诊治的场所等这些和医或医学有关的元素集于“醫”字。后来又有异体“毉”字，从殹(yì)从巫，表示医学发展早期巫与医同源、混杂的阶段。周代以后，人们逐渐摒弃从巫的“毉”，保留了更多从酉的“醫”。

上述从构字法的角度分析了最早的“中”和“医”的丰富含义。作为一个组合词汇——“中医”的出现，目前史料可知始于东汉时期的班固所著《汉书・艺文志》：“经方者，本草石之寒温，量疾病之浅深，假药味之滋，因气感之宜，辨五苦六辛，致水火之齐，以通闭解结，反之于平。及失其宜者，以热益热，以寒增寒，不见于外，是所独失也。故谚云：有病不治，常得中医。”[3]该谚语所言并非要讳疾忌医、贻误病情等之意。从班固所述上下文字的比较来看，首先论经方治疗适宜的原理和预期效果，后论经方失宜的表现和后果，综合比较可知谚语所言“有病不治，常得中医”的含义。宋代叶梦得在《避暑录话》中对此作过解释：“不服药，胜中医。此语虽不可通行，然疾无甚苦，与其为庸医妄滥投药，反害之，不得为无益也。”可见班固本意并不是指有病不医治，而是指有病不乱投医，如此相当于得到了中等水平医生治疗的效果。在此最初的“中医”之意浮出水面，无疑是指中等水平的医生或中等水平的医术或中间水平的一个治疗效果。所以溯源“中医”的概念以及古人最早对“中医”的理解，关键在于对“中”字的理解。今我们所谓中医之“中”，主要是一个地理上或者民族及政权等层面的概念，而最早的“中”，特别是与“医”相结合，往往倾向于是一个上中下的层级或等级概念。

针对这一点，我们还可以通过“上医”概念，来对古人“中医”概念进行补正和推论。据现有史料记载，“上医”概念最早出现在春秋时期，较之班固“中医”的概念要早约600年。《国语・晋语》载：“平公有疾，秦景公使医和视之……文子曰：医及国家乎？对曰：上医医国，其次疾人，固医官也。”[4]医和认为，关心参与国政，是上等医生职责所系。所以远在班固关于“中医”概念之前，“上医”以及“上医医国”的概念已经存在，这里“上医”无疑是指上等的医生或医术。班固在《汉书・艺文志》中正巧也提到：“论病以及国，原诊以知政。”[3]尽管前后相隔约6个世纪，很明显班固“中医”的概念受到“上医”概念的影响，这其中相互承袭的关系可见一斑。后又有唐代孙思邈所谓“医有三品，上医医国，中医医人，下医医病”“上医医未病之病，中医医欲病之病，下医医已病之病”“上医听声，中医察色，下医诊脉”等说法，皆沿袭医和、班固观念。如此“中医”意指中等医生或医术的概念在古代逐渐得以推广传播，后世宋元明清时期关于“中医”概念的理解和表述，几乎不出其右。当然，也有人认为中医之“中”，应为“中(zhòng)”是“符合”之意，或应为“中和”“中庸”之意，取天人合一、阴阳中和、阴阳平衡等意义，我们认为这些都是后续在医和、班固、张仲景、孙思邈等人“中医”基础意义之上的延伸扩展。所以概而言之，古代有“中医”一

词，但是古之“中医”与今之“中医”并非等同。

二、今之“中医”概念的古代阐释

理解今之“中医”概念在古代的表述和阐释，应回到古代医疗的原点，特别是“中医”作为一门医学学科的起点。应该看到，最初的“中医”前面并无“中”字作为前置定语，其古意应从“医、醫、毉”的解读开始。据《说文解字》《汉语大字典》等，“医”，表示盛弓弩矢的器具；“毉”，凸显了医学发展初期巫医群体的角色和作用；“醫”，表示用酒调治箭伤。从这些字不尽相同的构字组成和排列组合及其字意背后折射出来的医学文化元素，实际上代表了以汉族为主体的中华民族对医或医学的原初认知。古代早期之“医”学，虽无“中医”“中医学”之名，但具备“中医”“中医学”之实。后在中国汉文化最早的文字形态——殷商甲骨文中，已出现不少含疒、疾、病等意思的字形以及简单的医疗名词。《山海经》《周易》《尚书》《左传》《诗经》《周礼》《礼记》等也有零星的医药学知识，主要以药名、病名、医生名（主要是巫医）、症状及病因等的简单描述等为主。这既表明我国医学在早期的发展概况，也说明在商周及春秋战国时期，人们尚且只具有对中医学的简单知识，而没有中医学的概念。从以经验为主的医疗活动到以理论为标志和支撑的医学学科，中间尚需时间的积累和医学自身的精进成熟。直到《黄帝内经》的出现，才“奠定了具有辨证思维的中医药学理论体系”[5]。《黄帝内经》充分借鉴和运用古代古朴的哲学思想，系统地整理前人留下的医疗经验和医药知识，使得中医学第一次拥有了独立于神学巫术之外的系统理论体系，结束了中医学有医学知识而无系统医学理论的历史。《周礼・天官》设有食医、疾医、疡医、兽医的制度，又置医师掌医之政令，这是医学分科的滥觞。班固《汉书・艺文志》中将之前的“医”分为医经、经方、房中、神仙四类，可谓是从学科角度的一个简单总结和初步分类，比如《黄帝内经》就被列为医经类。这些某种程度上正表明，先秦两汉时期，尚处于中医学理论体系初步形成时期，《黄帝内经》《难经》《神农本草经》《伤寒杂病论》等著作的出现，才标志着中医学理论体系的确立，即理、法、方、药等几大主要支系的基本形成[6]。

张仲景进一步将中国古代医学的理论系统化、具体化，奠定了中医辨证施治和理法方药的基础，中医学第一次展示了中医理论和临床实践相互融合的优秀成果和强大的前行力量。然而仲景以伤寒、杂病为主论医，从学科分科和深化的角度，又为后者留下了进一步开拓的空间。唐宋以后，中医学下面各分支不断兴起，以王叔和的脉学、孙思邈的方药、巢元方的病理、王惟一的针灸、钱乙的儿科、唐宋的官方修本草等为代表，中医学各学科专业在理论和实践层面均得到了丰富和发展。特别是经过刘完素、张子和、李东垣、朱丹溪、叶天士、吴鞠通等人的推动，中医学从以伤寒为特色、方药为主的医疗实践步入伤寒、方药、热病、温病、内、外、妇、儿等各专科全面发展的时期。至此，中医学作为一门传统医学学科的发展，在理论层面其体系和内容趋于完备，在实践层面其作为中华民族基本医疗保障体系主力军的重要地位和作用也得到充分的发挥。

当然，中国古代通称为“医”的学科，是既作为一门理论学科，又作为一门自然学科，同时还兼有人文学科性质的学科，这种特点决定了在学科的演变发展中，关于“医”还具有其他的称谓及表述。以中（汉）族医学为例，医学作为一门技艺方术，称之为医术；鉴于黄帝和岐伯对医学的重要影响，称之为岐黄；在实践中因高明医术和高尚医德产生了不少传说佳话，因而又有杏林、悬壶、橘井等别称。对于医生的称谓也是五花八门，除了北宋以后惯用的以官职尊称医生为郎中、大夫以外，尚有从不同领域和视角对医生的称谓，如儒医、道医、御医、走方医、上医、大医、良医、神医、庸医等。这些都是在未受到外来文化及外来医学大的影响之前，在单纯的中国传统文化背景之下，是古之“中医”概念的外延和话语表现。

第二节
“中医”学科概念的近现代含义

众所周知，今天的“中医”之谓，主要从文明和文化、国家和民族归属而言，是专指中国的传统医学；从医学体系而言，是相对于西医(现代医学)而言的。中医学作为我国的传统医学，虽然已有数千年的历史，但是真正以“中医”之名对应今天一般所以为的“中医”之义，通常认为是从近代开始，是当时国门打开和西方现代医学兴起之后的一个概念，是当时对外开放和不同医学比较、竞争下的产物。

马克思指出：“时间是人类发展的空间。”这揭示了人类时空发展的共性规律。在一定时期，每种事物的构成不论表面上看来如何简单、恒定与稳固，然其在本质上不过是一种发展的状态或者阶段而已。从医学的动态发展和动力层面分析，中医学、现代医学的发展也是如此。历史行至鸦片战争时期，一方面，以古希腊—罗马医学为代表，以体液病理学说、气质学说为核心，并且在中世纪停滞不前的西方传统医学，已几乎被现代医学取代，其时的西医已非古代的西医。现代医学在西方文艺复兴的刺激和科学技术的助推下，短时间内实现了迅猛发展，生理学、病理学、微生物学、寄生虫学以及细胞学说不断取得突破，很快形成了具有还原论思维以及对抗治疗为特点的现代医学基本架构以及学科体系和治疗体系，并以破竹之势从西方到东方，逐渐发展成为世界医学的主流。另一方面，如前所述，中医学发展至明清时期，在医学理论、病因病机、理法方药、传统技艺、专科发展，特别是医疗实践及诊治水平等方面实现了长足的发展，可以说是达到了人类经验医学的最高境界。中医学在几千年中华文明繁衍生息中体现出来的学科积淀，既表明中医学至鸦片战争时期已经到了一个相对完善与较高的发展阶段，同时预示着中医学在一定程度已具有与现代医学抗衡的能力以及未来两者融合的可能。

正是这样一个中西医学风云际会的历史阶段，也注定近现代的中医学将面临整个中国医学史上变化最大最剧烈的一个时期。近现代时期“中医”作为学科概念及其实质的演变，是中医学作为一门学科向纵深和全面发展的体现。一是从“中医”独秀到“中西医”并存。鸦片战争后国门的打开，在西学东渐的大背景下，很多新事物和新说法应运而生，一些“舶来品”往往都会被加上“洋”或“西”的定语，比如大家熟知的火柴叫洋火，肥皂叫洋皂，钉子叫洋钉，衣服叫西服等，对于医学而言，自然也必须要有区分，所以逐渐有了西医、中医的说法。“中医”的说法，据称由东印度公司(1600—1874)的西医人士，为区别中西医，就给当时中国的主流传统医学起名为“中医”。今义“中医”一词，最早见于1857年英国来华传教士合信(Benjamin Hobson)所写《西医略论》[9]。1936年国民政府训令颁布的《中医条例》，与1930年颁布的《西医条例》相对应，条例中正式确立了“中医”作为中国传统医学(汉族传统医学)的称谓。应该说，正是在近代特殊的时代背景和中、西医学学科差异的前提下，才有“中医”及其相关和相对应概念的应运而生。比如称“华医”“汉医”“旧医”“国医”等，比如称“华医—洋医”“中土医学—西土医学”“旧医—新医”“中土医士—西国医士”等。这些概念的涌现，既反映了中西方不同医学体系之间的竞争、对立、碰撞，也折射出当时外强入侵、西学东渐的时代背景和国人救亡图存的心理。二是从“中西医并存”到“中西医汇通”。中西医汇通是中国传统医学发展过程中的一个特殊阶段，它是明末清初西学东渐的产物。鸦片战争之前，中医一元格局，未有受到外来医学的有力冲击，鸦片战争之后，西医大规模输入中国，开始触动中国传统医学的根基。中医界开始出现分化，保守者认为中医学已尽善尽美，极力排斥西医；激进者认为中医学一无是处，要求全盘接受西医；折衷者认为，中西医学各有所长，应吸取西医之长，为中医所用，中西医并行发展，折衷派的思想即为后来影响深远的中西医汇通思想。1881 年罗定昌《中西医粹》，将中西医并列；1890 年李鸿章为《万国药方》作序，提出“合中西之说而会其通”[12]的说法；1892 年唐宗海在《中西汇通医经精义》开始明确提出“中西医折衷一是”的思想主张[13]；后更有中西医汇通学派的代表人物恽铁樵、张锡纯、朱沛文等，正是在这些远见卓识者的奔走呼喊和积极实践中，中西医学从相互对抗甚至你死我活中走向了融合汇通[14]。从整个中国传统医学史的宏观角度看，这一时期，无疑是“中医”经历阵痛、迎来新生的时期。而从中医学作为学科的角度分析，其完备缜密的医学理论体系、确切有效的医疗实践、历经千年的代传发展等，无疑使得中医学也具有了与西医学（现代医学）抗衡、融合的基础以及继续前行的力量。三是从“中西医汇通”到“中西医结合”。从中西医汇通到中西医结合，使中医学发展迎来新局面。毛泽东 1956 年提出：“把中医中药的知识和西医西药的知识结合起来，创造我国统一的新医学、新药学。”之后我国的中西医结合事业取得了巨大发展。在临床上提倡中西医互补“病证结合”，提出微观辨证[17]、潜隐证、生理性肾虚[18]、血瘀临界状态[19]等概念，并研发出系列药物，让中医的辨证论治更加准确，提高临床疗效。教育方面，我国开始培养中西医结合研究生（包括硕士和博士），开拓了培养中西医结合高级人才的途径。科研方面，在中西医结合领域，取得了青蒿素治疗疟疾、现代科学技术研究肾本质和活血化瘀、三氧化二砷治疗白血病等为代表的一批标志性成果，特别是屠呦呦因在疟疾治疗研究中取得的成就获得 2015 年诺贝尔生理或医学奖。中西医结合的医药卫生方针，从 20 世纪 50 年代提出一直延续至今并不断发扬光大，中国医学中西医（传统医学与现代医学）并存共同发展的二元格局不断深化巩固，成为我国医学不同于其他国家医学的一个显著特点和独特的竞争优势。

第三节
“中医”学科概念的最新含义

2014 年，笔者在《人民日报》等主流媒介撰文，提出了“大中医”的理念[22,23]。2016 年 12 月颁布、2017 年 7 月实施的《中医药法》，其“总则”中明确指出：“中医药，是包括汉族和少数民族医药在内的我国各民族医药的统称，是反映中华民族对生命、健康和疾病的认识，具有悠久历史传统和独特理论及技术方法的医药学体系。”在这个新时代的背景下，“中医”的称谓及其内涵外延，也从国家法律层面予以了重新界定。中（汉）医、藏医、蒙医、维医、傣医、壮医、苗医、瑶医、回医等各民族医学的归属，正如汉族与藏族、蒙古族、维吾尔族、傣族、壮族、苗族、瑶族、回族等少数民族都归属于中华民族，其具有一定特色的传统医学，必然属于中华医学的范畴。

以藏医以及藏汉医学的交融为例。藏医与中（汉）医自古一家，源远流长。藏汉医学的结合经过了一个很长的历史过程。据说在拉脱脱日年赞时代，中（汉）医学著作《切脉经》《针灸经》《配药经》《长寿饮食经》等就传到了吐蕃，并与当时藏区的医疗活动相结合，一定程度上改变了当时藏区“人信巫觋”“重鬼右巫”的传统习俗，促进了藏医学的发展。到了朗日松赞年代，中（汉）医学辐射和影响藏医学的力度加大。据《敦煌本吐蕃历史文书》记载：朗日松赞“从中原内地输入历法及药物”“是吐蕃得到医药、历算之始”。后松赞干布主动引进先进的中原文化，及文成公主入藏，中（汉）医药典籍全面入藏传播，将中

(汉)医与藏医的结合推向了一个空前的高潮[24]。同样,蒙医的形成,其较为系统的理论晚于中(汉)医、藏医,且在蒙医作为一个学科的形成过程中,同时受到了更为先进的中(汉)医、藏医的影响,在民族之间以及传统医学之间共同的交流碰撞中,使得蒙医学具备了学科发展的雏形和基础。而在这个过程中,蒙古族这个"马背上的民族"特殊的民族习俗、劳作方式,以及"逐水草而居"的自然环境、生活方式,包括其原初的一些本民族特色的医疗观念、医技疗法等,又构成了其与其他民族传统医学相异的部分。

可见,不管是中(汉)医学,还是藏医、蒙医、维医、傣医等少数民族传统医学,从传统医学作为一门学科的发生发展的演进过程来看,皆符合从经验累积、知识总结、实践验证、理论凝练并同质归类和系统化的一般过程,其中虽有发展先后、体量大小、影响大小等差别,但实际上相似性远大于差异性。各民族医学虽然因为受到本民族文化的浸染而具有特色,成为中国医学"多元"的部分,但是更因为其都在中华民族的大熔炉之内,长期的交流交融,以及远大于差异性的相似性,决定了各民族医学都是中国传统医学的"一体"。每个民族传统医学的发展变化都与整个国家的传统医学发展进步保持着基本的一致。当然,我们要明确,"大中医"的理念也好,《中医药法》界定的全新的"中医药"概念也好,是基于中华民族内部各民族及其医学长期的交流交融的实际而产生的,是基于各民族传统医学这一传统的经验的医学体系的同质归类而言的,这是"中医"学科的特质,也是"中医"学科以及我国中医药事业继续向前发展时所需要达成的一个共识。

当历史的车轮驶入我国的明清之际以及西方文艺复兴时期,世界上渐渐萌生和发展了一种与传统医学异质的医学,主要表现为人们对人体、生理、病理等方面颠覆性的认识,新的实验方法和诊断技术不断被运用到医学领域,这种医学迅猛发展,在短短几百年间逐渐形成了与传统医学分庭抗礼甚至取而代之成为主流医学的力量,当然,其实这种医学也可以说是传统医学的现代形态。所以,如前所述,现代医学的传播和输入,是传统医学必须要面对的必然和宿命。然而,历史在螺旋式上升和否定之否定的发展中赋予中医学和现代医学新的更宽广的发展空间。不同的文明形态、文化土壤,不同的国度及其医学政策,参差不齐的传统医学学科发展水平,决定了不同的医学选择和发展道路。西方国家通过取代传统的希波克拉底医学建立新医学的方式(新旧更替)完成了医学脱胎换骨般的转型和继续向前发展,其中原来的传统医学几乎销声匿迹。中国医学则选择了传承创新传统医学,同时大力发展现代医学的方式(新旧结合),对医学进行改造升级,其原有的传统医学依然是国家医药卫生和健康事业中的重要力量。同时,中医学还作为中华文化的重要软实力之一和中华民族伟大复兴的重要力量,其发展和振兴越来越受到重视和推进。

中国的《中医药法》同时明确指出:"中医药事业是我国医药卫生事业的重要组成部分。国家大力发展中医药事业,实行中西医并重的方针。"《中医药发展战略规划纲要(2016—2030)》的颁布和《中国的中医药》白皮书的发表,明确了把中医药战略上升为国家战略的决定。"支持中医药事业传承创新发展,鼓励中西医结合"等写入中国第十三届全国人民代表大会第一次会议上所作的政府工作报告,"实施健康中国战略""坚持中西医并重,传承发展中医药事业"等也写入中国共产党的十九大报告。可以说,随着医学的发展变化和时间的推移,人们对"中医"作为一门学科体系以及实践体系的认识愈发的科学和清晰,"中医"作为一个学科的概念及其实质,真正由之前以汉族为主的中国传统医学(旧"中医"),正式科学法定为包括中国各少数民族传统医学在内的、具有中华民族共同体意识的中国传统医学(新"中医"),并从以前所未有的战略高度和举措予以推进。这意味着,"中医"概念及其实质在当代的全新诠释,必将对未来医学产生重大而深远的影响。同时,全新的“中医”如何融合不断发展中的现代医学,构建一个传统医学的新体系,也显得迫切而重要。

第四节 新型中国传统医学学科体系构建思考

一是在“中医”学科不断的发展中构建新型中国传统医学学科体系。对“中医”作为学科概念及其实质的古今变迁进行梳理,可知“中医”是一个随着中国传统医学史的演进和医学实践发展而不断变化、深化和丰富的概念,绝对不是也不应该是一个静止的概念。同样,不仅仅是中医学,任何一门学科的发展,只有扎实做好传承、发展、创新的文章,才能永葆发展的不竭活力和动力。笔者之前提出的“大中医”概念,已被《中医药法》吸纳成文,成为国家层面关于“中医”概念及其实质法定、科学、权威的界定。“大中医”不是中(汉)医“一枝独秀”,也不是各少数民族医学的“各自为阵”,而是中华民族共同体内各民族传统医学竞相发展的“满园春色”。今后如何深化“大中医”理念,提升“大中医”的水平,使得“大中医”变得既大且强。这是架构传统医学学科体系的出发点,也是落脚点。

二是在传统医学的异同中构建新型传统医学学科体系。传统医学,不论古今中西,均为经验医学的归属,这个特点决定了传统医学发展中相似性大于差异性的总体特征。我们认为,任何传统医学,均为临床经验、古典哲学、区域性文化、若干群体信仰、原初的基础医学知识等的混合体[22,23],即所谓传统医学构成的“五要素”。比如构成各民族传统医学的核心理论,如中(汉)医的阴阳五行学说、藏医的三因学说、蒙医的三素学说、维医的四体液学说、傣医的四塔五蕴学说,以及西方传统医学的四体液学说等。三元、四元、五元,本质上没有大的区别,实际上相似性大于差异性[25]。各民族传统医学之间的很多诊疗手段、遣方用药等在某种程度上也趋于相似。“五要素”,是“大中医”理念的扩展和延伸,是架构存异求同、多元一体的新型中国传统医学的核心要素。

三是在传统与现代医学既有格局中构建新型传统医学学科体系。如何看待当今医学,特别是中医和“西医”、传统医学和现代医学交织共处于同一时代的医学,这是构建新型中国传统医学体系的关键点。我们提出任何传统医学的基本结构均可分为以下三个部分,即不自觉地领先于现代医学的部分、已和现代医学达成共识的部分、需要重新认识和加以摒弃的部分[25]。如此,可为中西医学、传统医学和现代医学正确地认识和看待自己,存异求同,和而不同,共同发展提供有力的认识论和方法论指导。

四是在面向未来医学中架构新型传统医学学科体系。不管是当今医学,还是未来医学,无非传统和现代之分。传统医学与现代医学的融合,才能创造人类共同的医学文明。在今之西方国家,现代医学虽然取代了之前以体液病理学为核心的传统医学,但是在发展中其依然不断地吸收传统的冥想、针灸、推拿、瑜伽等自然疗法作为主流医学体系之外的补充替代医学(CAM)。当今医学虽然发展日新月异,但是我们不可否认,医学作为一门玄奥的系统科学,有着不同于物理、化学、数学等学科的特性。目前,不论传统医学还是现代医学,我们对于这门系统科学的认知还非常有限,我们的实践还尚有望洋兴叹之难并有很大的提升空间。尽管如此,现代医学已是当今人类共同的医学文明,是人类医学认知的共同阶段,而传统医学能够丰富和助推现代医学文明的发展。为此,我们在积极倡导“大中医”“三分法”“五要素”“两个层面”的基础上,提出未来医学发展的“三个融合”:一是中国各民族传统医学之间的融合,建立一种基于中华民族共同体之上的中国传统医学新体系;二是世界各民族传统医学之间的融合,建立一种基于人类命运共同体基础之上的世界传统医学新体系;三是传统医学和现代医学的融合,利用现代科学和现代医学的技术、理论与方法挖掘传统医学的精华,丰富传统医学的内涵,提高现代医学的发展水平。

历史和时代的发展越来越证明,中医学和"西医学",传统医学和现代医学,属于各有特点、各有千秋的医学体系,存异求同,融合发展才是未来医学发展的阳光正道。未来医学,是传统医学与现代医学共谱的恢宏与和谐的交响乐章,是一种"各美其美、美人之美、美美与共、天下大同"的医学。未来"中医"学科概念及其实质,其核心在于传承创新好"中医"学科之所以为"中"的独特品质,特别是中医独特的原创思维,天人合一的整体观、辨证论治的个性治疗、众多理法方药的实践经验、治未病的养生理念等。与此同时,其方向和力量在于融合,与现代科学和现代医学有机融合,借融合之势,不断激发中医学的特色与优势,丰富中医学的内涵,提升中医学的现代水平,推动现代医学的发展,从而催生出兼容传统医学与现代医学的新医学和新学科(图7-1)。

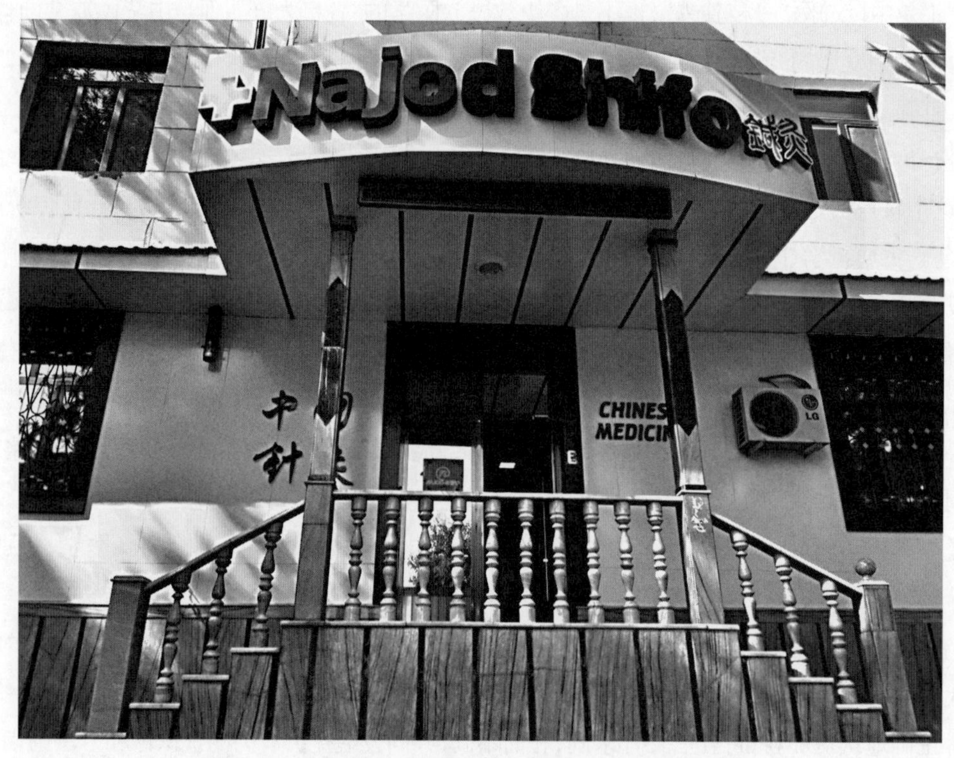

图7-1　位于乌兹别克斯坦首都塔什干的中医针灸所

＊小结与讨论

(1) 概念是反映事物特有属性的思维方式,概念的形成往往是将特殊经验、知识等纳入一般规则或归类的过程。人们思考事物时常涉及类的概念和知识的范畴。概念在不同的发展阶段、不同的文化地域、不同的历史时期可以有不同的存在形态和内容,所以概念自身也在变化和发展。起初与人们的基本物质交换和语言交织在一起,只对周围事物进行简单而又直接的概括,抽象程度不高,认识也不深刻。随着文明的进步和社会实践的发展,概念反映客观世界的广度和深度也随之而发展。它既有确定性,又有灵活性;既是恒定的,又是变化的。但只有经过长期实践证明是符合客观实际和规律的概念才是正确的概念。

(2)“中医”作为一个学科门类的概念及其实质，就是一个随着历史演进和实践发展不断深化和丰富的概念。鸦片战争之前，它在最初的“医、毉、醫”的概念基础上产生，最初的“中医”概念只是表明古代医学或医生及其医术的一个等级。但是后来作为中国古代汉文明唯一的医学门类，古“中医”的概念及实质其实主要是指中国古代的汉族传统医学，其中包含了丰富的中(汉)医思想、理论及其实践。鸦片战争之后，“中医”作为与西方医学或现代医学相对应的概念，才有今之“中医”的概念，即中国传统医学的概念，但其实质仍然主要是以汉族传统医学为主，人们习以为常认为的“中医”其实就是中(汉)医，一般不包括藏医、蒙医、维医、傣医等少数民族传统医学。同时，西学东渐的大背景以及中华人民共和国成立后国家大力发展中医的举措，使得“中医”作为学科的外延得以扩展，分别形成了“中医—中西医并存—中西医汇通—中西医结合”的发展局面。后笔者提出“大中医”等系列理念[14,22-25]，以及2017年国家《中医药法》明确法定“中医”的最新定义，“中医”作为一门学科门类的概念及其内涵与外延有了科学和明晰的界定，“中医”实际是包括中(汉)医、藏医、蒙医、维医、傣医等我国各民族传统医学在内的中国传统医学的统称。

(3) 从时代发展和人类医学整体格局而言，现代医学是当今人类共同的主流医学，然而传统医学的重要性和地位同样应该受到重视。“中医”作为目前世界传统医学领域中的中坚力量，必将也应该在坚持“中医”本色的同时，以开放的姿态拥抱现代科学和现代医学，并且在此新的进程中，得到新的发展，展现新的内涵，从而共促共建人类共同的医学学科新体系。

参考文献

[1] 谷衍奎. 汉字源流字典[M]. 北京：华夏出版社，2003：60.

[2] 汉语大字典：第一卷[M]. 成都：四川辞书出版社，1986：85.

[3]〔汉〕班固. 汉书·艺文志[M]. 北京：中华书局，2012：1566-1569.

[4] 国语[M]. 陈桐生译注. 北京：中华书局，2013：528.

[5] 李今庸.《黄帝内经》在东方医学科学中的重要地位[J]. 天津中医药大学学报，2008，27(3)：143-146.

[6] 李如辉，管斯琦. 关于中医“四大经典”书目的界定[J]. 辽宁中医药大学学报，2013，15(12)：15-17.

[7] 田开宇，陈强. 中医英译之“TCM”或“CM”的溯源与现状[J]. 中国中西医结合杂志，2018，38(1)：102-104.

[8] 朱建平.“中医”一词的前世今生[N]. 健康报，2017-08-23(5).

[9] 朱建平.“中医”名实源流考略[J]. 中华中医药，2017，32(7)：3043-3047.

[10] 郝先中. 兼容与并行：清末民初中国医界之二元格局[J]. 河南师范大学学报(哲学社会科学版)，2009，36(2)：195-198.

[11] 刘洋. 近代中医体制化历程(1919—1937)[D]. 太原：山西大学，2017.

[12] 万国药方[M]. 洪士提译. 上海：美华书馆，1890：12.

[13] 王咪咪，李林. 唐容川医学全书[M]. 北京：中国中医药出版社，1999：3.

[14] 董竞成. 海派中医恽氏中西医汇通[M]. 上海：上海科学技术出版社，2017.

[15] 杨杏林，陆明，杨奕望. 近代上海中西医汇通若干历史人物与事件[J]. 中医药文化，2014，9(5)：11－15.

[16] 毕丽娟，杨杏林，杨枝青，等. 近代上海中西医汇通运动的发展及其意义[J]. 中国中医药图书情报杂志，2014，38(5)：41－45.

[17] 沈自尹. 微观辨证和辨证微观化[J]. 中医杂志，1986(2)：55－57.

[18] 沈自尹. 中医基础理论研究进展[J]. 中医杂志，1982，23(1)：73.

[19] 赖世隆，谭芬来，温泽淮，等. 血瘀证临界状态的血液流变性、微循环及血浆 TXB_2、6－keto－PGF－(1α)改变的观察[J]. 广州中医药大学学报，1991，8(1)：10－13.

[20] "血瘀证与活血化瘀研究"获国家科技进步一等奖 5 项，中华医学科技奖获奖项目榜上有名[J]. 中华医学信息导报，2004(5)：8.

[21] 顾泳. "西学中"打开"生命之门"[N]. 解放日报，2011－02－04.

[22] 董竞成. 论中国传统医学的哲学思想意蕴[J]. 人民论坛・学术前沿，2014(18)：84－94.

[23] 董竞成. 中国传统医学的哲学思考[N]. 人民网-人民日报，2014－10－17.

[24] 刘德仁，苏超尘. 试以科学的认识论探索西藏医学之源[J]. 西藏民族学院学报(社会科学版)，1991(3)：57－58.

[25] 李克强在第十三届全国人民代表大会第一次会议上作政府工作报告——支持中医药事业传承创新发展，鼓励中西医结合[J]. 中国中西医结合杂志，2018，38(4)：389.

[26] Dong JC. The relationship between traditional Chinese medicine and modern medicine [J]. Evidence-Based Complementary and Alternative Medicine, 2013(4)：1531－1548.

[27] Dong JC, Lu LW, Le JJ, et al. Philosophical thinking of Chinese traditional medicine [J]. Traditional Medicine & Modern Medicine, 2018. 1(1)：1－10.

[28] 简明不列颠百科全书：第三卷[Z]. 北京：中国大百科全书出版社，1985：264.

[29] 中国百科大辞典[Z]. 北京：中国大百科全书出版社，2000：1585.

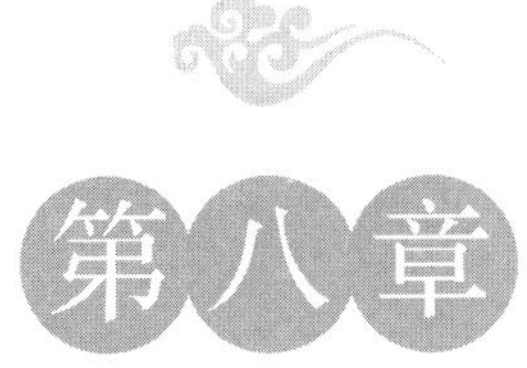

第八章

“西医”作为学科概念的内涵外延的变迁

“西医”，是一个中国视角的医学概念，也是一个随着中国和西方国家医学史的演进与医学实践发展而不断变化、深化和丰富的概念。狭义的“西医”概念，指近现代以来的西洋医学、欧美医学或西方国家的医学，这是鸦片战争前后特殊历史镜像下对“西医”学的特定称谓和截断剪裁，有其合理性，也发挥了重要的历史作用。但是它并不能很好地说明中国和西方国家各自不同的所谓过去的“西医”学，也不能概括中国和西方国家将来日趋相同的所谓未来的“西医”学。故有必要从中西历史和“西医”整个学科史的角度，对“西医”概念的内涵及其实质进行全景式地重新梳理，此对全面认知“西医”学这一当今世界的主流医学和现代生命科学，并促进其更好的发展，具有一定的意义。

研究的前提，是相关概念的界定。“西医”一词在历史上的渊源及其内涵的演变，是我们认识和研究这一医学体系首先需要予以解释的问题。本章认为，西医的概念或者是西医学，应该有广义和狭义之分。狭义的西医，即国人通常所认为的西医，是指近代或现代以来的西方医学，但是这种概念实际上是特定历史阶段和特定历史条件下的产物，是鸦片战争前后这段特殊历史镜像下对“西医”学科的特定称谓和截断剪裁。这是我们认识“西医”概念的一个切入点。科学全面地去认识“西医”，需把历史的镜像从“特写”的、“聚焦”的模式，调成正常的模式或者是全景模式，把“西医”作为一个动态发展的医学学科，对其概念及内涵外延的演变情况作系统的梳理，方可见证一个相对稳定又不断演变的“西医”学。

“西医”，顾名思义，是指西方国家的医学。《辞海》(1979 年版)、《中国百科大辞典》(2000 年版)尚无将这一后起之词收纳。《现代汉语词典》的解释是：“从欧美各国传入中国的医学，以及运用上述医学理论和技术治病的医生。”目前学界对这一概念没有统一的界定，同时针对这一概念的运用，因人而异也有不同的理解和取舍。总体而言，对“西医”概念及其内涵的研究，有深入探讨和科学认识的必要。比如“西医”特指西方的现代医学或近现代医学，那么西方的传统医学是否属于“西医”的范畴；如果“西医”特指来自欧美的西洋医学，作为当今世界医学的主流，其他国家的现代医学比如现代医学发达的日本、韩国等，其现代医学是否属于“西医”的范畴；如果“西医”指近现代以来从欧美各国传入中国的医学，那么近现代以前传入中国的西方传统医学，是否属于“西医”的范畴。如果“西医”特指近现代的西方医学或者泛指现代医学，那么对于一种发展已经遍及世界的主流医学，“西医”的概念和内涵是否已经不能承载其实质而需要作出调整。诸如此类问题，我们尝试从“西医”作为一门学科的角度、历史的角度(主要是学科发展史)，对“西医”概念的内涵和实质进行梳理，以期为大家认识、理解和运用“西医”提供参考。

第一节
从地理概念到医学概念

今之西医概念，乃是鸦片战争之后，时人为区分中国本土的医学，而采用的对西方医学（不包括西方传统医学）的专称，进而形成了“中医”和“西医”这样一对相辅相成的概念，而其实质也渐渐成为中国特色和中国视角下的医学学术体系和应用体系的分类。正如“中医”的概念一样，中医之名虽为鸦片战争之后才有，但是中医作为一个学科的实质却是早已有之。“西医”，若为狭义的西医概念，则指文艺复兴之后建立在现代科学基础之上的医学；但是若为广义上的西医概念，则无疑包括了西方的传统医学，而且从中国古代传统医学发展的实际来看，广义上“西医”（汉语言体系下西方传统医学的概称）始终是存在的。虽然古之“西医”概念，与今之“西医”概念大有不同，但并非风马牛不相及，且互相之间有一定的内在逻辑和共同的知识交集，存在历时性和共时性梳理的必要。故下文的“西医”概念，是一个汉语言体系视角下的广义“西医”的概念。

认识“西医”，先分析这一概念的前置定语。“西”，《说文》解释为：“鸟在巢上也，日在西方而鸟栖，故因以为东西之西。”[1] 最早的“西”字，是一个象形字，《殷墟文字类编》载：“今诸文正像鸟巢状。”[2] 可见“西”最早就是以一个方位的基本义出现的，之后才有诸如西方、西域、西洋、西汉等引申义的出现，包括“西医”的出现。

从历史的角度看，中国的版图疆域在不同的时代有不同的变迁。今天的“中”，指中华人民共和国，中国古代以中原为“中”。《尚书·禹贡》把全国分为九州，把大致相当于今天河南北部、山西和河北南部、陕西东部、山东西部的黄河中下游地区称为中原。由于历史上我国疆域范围的变迁，“中”与“外”、“中”与“西”的概念和内涵也在不断变化。“西”在中国人的世界观念中，是一个特别具有异域情调的概念，它不仅是一个方位名词，同时也是一种文化的符号。比如唐僧西游、成吉思汗西征、郑和下西洋等。“西”字所指，因人们的地理知识的差别、国势强弱和对外交通发达与否而或远或近，没有一定标准[3]。古代中国疆域的变化，关于“西”字所指及其特点，同样体现在中国古代对“西医”概念的理解之中。在我国第一部中医典籍《黄帝内经》中就已经开始表现出了明显的地理医学的概念。《黄帝内经》的成书年代至今仍存在争议，但是无疑最迟至西汉已经成形。《素问·异法方宜论》言：“西方者，金玉之域，沙石之处，天地之所收引也。其民陵居而多风，水土刚强，其民不衣而褐荐，其民华食而脂肥，故邪不能伤其形体，其病生于内，其治宜毒药。故毒药者，亦从西方来。北方者，天地所闭藏之域也。其地高陵居，风寒冰冽，其民乐野处而乳食，脏寒生满病，其治宜灸焫。故灸焫者，亦从北方来。南方者，天地所长养，阳之所盛处也。其地下，水土弱，雾露之所聚也。其民嗜酸而食胕，故其民皆致理而赤色，其病挛痹，其治宜微针。故九针者，亦从南方来。中央者，其地平以湿，天地所以生万物也众。其民食杂而不劳，故其病多痿厥寒热。其治宜导引按跷，故导引按跷者，亦从中央出也。”[4]

地域因素，已经作为中医（汉族传统医学）阐释病因、病机和治疗的重要原则之一，是中医因时、因地、因人制宜治则的内容之一。而以《黄帝内经》成书年代的下限西汉为例，根据谭其骧《中国历史地图集》所绘秦与西汉的全景图，其“政权部族界”所涵盖的区域，还是有较大幅度的增扩，据此可推测随着疆域和政权所及的扩大，当时“西医”概念所涵盖的地域范围也将随之大幅度扩充。当然，如果《黄帝内经》成书年代在战国或秦，则当时“西医”的地理范畴则要相应缩减。但是从我国古代医学的整体发展和总体分布看，古代中国的绝大部分区域无疑是中医（汉族传统医学）占主导的区域，惠及疆域内绝大部分人群。只有西北方面的新疆南疆地区，北面的内蒙古地区，西南方面的西藏、青海部分藏区以及云南、广西、贵州山区等少数民族聚居地区，尚且保留着今天依然作为中国传统医学（大中医）组成部分的藏医、蒙医、维医、傣医、壮医、苗医等传统医学。这些西北、西南方向的少数民族医学，它们表现出多重发展特点。一是建立在本民族自己独特的古典哲学、区域性文化、若干群体信仰、原初的基础医学知识、临床经验之上[5]，这是架构本民族传统医学的基础和条件；二是这些民族传统医学在与汉族医学保持密切联系的同时，处于在自然地理环境的特殊性（比如中国边疆少数民族地区，大都通过陆路和周边国家接壤）、对外交通交流的便利性（比如经由古代丝绸之路带来的人流、物流、文化交流的便利等），它们往往和西方国家的传统医学有着较为密切的联系，比如藏医学、蒙医学受印度医学的影响较大，维医学、回医学受波斯医学及阿拉伯医学的影响较大。当然，我们也要看到，这些西方传统医学，对中医（汉族传统医学）的影响较小，在明清之前对中医（汉族传统医学）的冲击几乎微乎其微。究其原因，概有几点：一是汉族自身宽广深厚的文化背景、哲学基础、系统完备的医学知识体系和确切的疗效等，既构成了汉族传统医学强大医学基石，也形成了对外来医学而言无懈可击的一种医学局面。二是限于当时对外政策、交通条件等，外来医学实际在中国的存在和运用有限，在明清之前并不构成对本土主流医学的冲击。

从上述医学分布及分析看，对我国医学产生影响的外来医学，实际上主要来自西面，古代中国政权以西之地，包括早期的波斯医学、罗马医学、印度医学以及后来的阿拉伯医学等。东面的日本、朝鲜及其岛屿，古称东夷、东国、东瀛、东洋，在古代一直是以汉文明的“追随者”的身份出现，包括其汉方医学，和传统中医的渊源继承关系是明显的。可见，不管是现在的中国，还是古代中国，“西医”的概念实际是存在的，它具体的内涵所指也是相对清楚的。只是当时并没有“西医”这一称谓，连“中医”的称谓也没有。在鸦片战争中国国门被打开之前，这和中国古代“天朝上国”“唯我独尊”的天下观是息息相关的，“溥天之下，莫非王土；率土之滨，莫非王臣”。同样，医学也只有一种，类似于《素问·异法方宜论》等，一直以来中医虽然注重地域因素，讲究因地制宜的治则治法，但是并无中医、西医、东医、南医、北医之名。但是作为一个学科的概念，“中医”也好，“西医”也罢，实际上自古以来就是存在的，虽无其名，却存其实。而且从地理认知和实际交流交往而言，中国古代对外的文明交流，主要就是沿着“丝绸之路”的中西方文明的交流，对外的医学交流，亦主要是与西方医学文明的交流。把握这一点，是我们认知“西医”概念及其内涵的切入点。

第二节
从西域医学到西洋医学

“西医”这一概念的成立以及在历史上实际作用的发挥，中西方医学的交流，是通过丝绸之路这条贯穿中西方的交通网得以实现的。前期以陆上丝绸之路为主，“西医”的概念和内涵主要由西域医学承担，后期以海上丝绸之路为主，“西医”的角色和身份，主要由西洋医学来扮演。

一、西域医学时期的“西医”

西域，汉以后对玉门关（今甘肃敦煌西北）以西地区的总称。狭义专指葱岭以东而言，广义则凡通过狭义西域所能到达的地区，包括亚洲中西部、印度半岛、欧洲东部和非洲北部都在内。欧亚海陆畅通前，横贯西域的大路长期是东西往来要道，便利了东西方经济、文化的交流。自19世纪末以来，“西域”一名逐渐废弃不用[6]。“西出阳关无故人”“春风不度玉门关”，阳关、玉门关，是当时中国古代中央王朝的西大门，出关相当于到了和中原王朝及故土别样的异域他乡。所以，作为中国古代陆路对外交通的咽喉要道，关内和关外在古人看来有着特殊的意义。“（当时）中国人头脑中理解的‘西’，其实就是心目中的异域文化。”[3]

阳关、玉门关这种具有明显分水岭作用的地理标界，同样也带来了在交通上、文化上以及医学上的特殊内涵。西域医学，伴随着这条贯通中西交通的大动脉，也成为一个在古代主流中医学之外的一种医学现象，承载着宋元之前中国对外医学交流的绝大部分内容。故有学者认为，西域医学是指古代对玉门关、阳关以西地区的这个地域和从汉代至清代后期1840年为止这个时间段的医学[7]。陈明撰著的《异方殊药：出土文书与西域医学》，是一部论述西域医学的力作，其对中古时期西域出土的各类胡语医学文献和汉语医学文献进行了全面的梳理。其所述西域之地，既包括了目前中国版图内的敦煌、新疆，也涵盖了中亚、印度等地。其所述医学，除了中医学即我们今天所认为的中国传统医学（包括汉族传统医学，以及中国境内其他民族传统医学，如维医学的前身回鹘医学、藏医学的前身吐蕃医学）以外，还包括波斯医学、阿拉伯医学和印度医学[8,9]。王兴伊、段逸山整理的《新疆出土涉医文书辑校》，除了汉语类医学文书之外，其余均为胡语类文书，文书均为对遗存下来残本的彩色印刷，较为全面真实地再现了多种医学在西域并存交融的情况。具体比如：印度医学经西域输入中国，目前出土有三部重要的梵文医典，分别是《鲍威尔写本》《医理精华》和《耆婆书》。其中《鲍威尔写本》里的“达子香叶散”即现今藏医的“杜鹃大臣散”，经与中（汉）医、藏医、蒙医、维医等中国传统医学中的药方相比较，发现《鲍威尔写本》与中（汉）医、藏医、蒙医、维医均有关系，尤以藏医、蒙医为近，可见其与中国传统医学的关系[10]。《医理精华》曾被译成藏语、于阗语、阿拉伯语和回鹘语等文本，出自敦煌藏经洞，可见其在我国西藏、新疆、敦煌等地的影响[11]。耆婆与《耆婆书》在中印文化交流史上都有着重要的意义。耆婆是与佛陀同时代的一位带着神话色彩的名医，佛典和印度俗世医典中称之为医王，于阗文的一些残卷中称之为医圣、医王，在佛典、印度俗世医典、中医典籍、敦煌的发愿文书，乃至我国的正史中，都多次提到耆婆的大名、故事或著作。陈寅恪对这位佛教医王也很有兴趣，初步认定中医典籍中的岐伯，可能就是Jī vaka（耆婆）的音译[12]。又比如古希腊—阿拉伯医学，经丝绸之路与我国的维医学、回医学交往甚密。作为西域医学集大成的医学著作《回回药方》，全书共36卷，现仅存残本4卷，从残本的体例与内容可以推断，完整的《回回药方》应是包括多种门类的自成体系的医学百科全书，其中不乏古希腊—阿拉伯医学这一体系的医学理论和思想，对我国维医学的发展和回医学的形成等产生了推动作用[13,14]。

西方传统医学在技术和医药方面对华的输入和影响也是客观存在的。《新唐书·波斯国传》记载：“大秦有善医能开脑出虫，以愈目眚。”[15]大秦、拂菻，是中国史籍对拜占庭帝国（东罗马帝国）的称谓。“眚”，应为视觉模糊或失明的眼睛疾患。故有学者认为，“西洋医学传入中国，有文字可稽的历史是从唐代贞观九年（635年）前后景教流行中国开始。”[16]据《大秦景教流行中国碑》，大秦景教素有“善医”“病者疗而起之”的赞誉（该碑藏于中国西安碑林博物馆），尤擅长眼科和外伤科，《资治通鉴》中还记载大秦医生秦鸣鹤为唐高宗医治风眩疾患的情况[17]。同时，据说由盖伦创制、在西方颇为风靡的万用解毒方“底野迦”，也于之后传入中国。《旧唐书·西戎传》：贞观十七年（643年）佛菻王波多力遣使献赤玻璃、绿金精等物，太宗降玺书答慰，赐以绞绮……乾封二年（667年），遣使献底野迦。底野迦实为一个用蜂蜜调和的、含有鸦片成分的方子[18]。上述列举了有据可考的西方医药传入中国（确切地说是中原王朝）的例证，历史上西方医学真正经由丝绸之路进入西域的时间可能要早得多。此外，还专门出现了收集整理和介绍西域医学的医药著作，如《回回药方》《胡本草》《海药本草》等。丝绸之路上香药的贸易一直昌隆兴盛，“以香药换取丝绸成为中古时代丝绸之路东西方商贸往来的主要推动力”[19]。这些来自西方国家主要用于祭祀祈福、调味美容、薰衣治病的香药，在丰富古人日常生活，帮助驱除疾病痛苦等方面起到了重要作用。所以丝绸之路一定程度上也是一条香药之路。

关于陆上丝绸之路上中西方医学交流的例证还有很多，不一一赘述。但是西域作为中国古代多种外国医学的交汇之地，是对外医学交往交流最为活跃的地区，这一史实是清楚无疑的。西域医学，受当时客观因素的影响和时代因素限制，并未以“西学”“西医”的形式和称谓出现，但是其实际上已经承载了中国古代（宋元之前，古丝绸之路东西方陆上交通兴盛的时期）对外医学交流的职责和功能。尽管当时并未有“中医”的称谓及其概念，也未有“西医”的称谓及其概念，但是中医、西医的实质在当时是客观存在的，当时的中西医学经由丝绸之路互相的交流交往也是客观存在的。西域医学无疑丰富并推动了我国古代医学的发展。但是我们也要看到，当时的西域医学（主要是指外来医学的部分），主要还是以香药的贸易，以间接的传播为主，实际上并未对中国正统的中医学造成实质性的冲击，也未对当时中原政权产生可见的消极影响，当时的中西医药交流的积极因素远大于负面的因素。也正因为如此，西域医学作为一种医学现象或对外交流的一个部分，在很长一段时间内并未受到从上至下的高度关切。随着海上丝绸之路的兴起以及陆上丝绸之路的式微，中国古代医学对外交流的主要对象，从葱岭以西的陆上诸国，实际上已经转移到了沿海洋的西方国家，西域医学的时代过渡到了西洋医学的时代，正如中西贸易往来的主战场从陆上丝绸之路逐渐过渡到海上丝绸之路。

二、西洋医学时期的“西医”

“西洋”一词，最早起于何时，已无从考证，但是至元明时期，已有一定所指。当时把今南海以西（约自东经 110°以西）的海洋及沿海各地（远至印度及非洲东部），概称为西洋。明末清初以后，其概念范畴进一步扩大，指大西洋两岸即欧、美各国为西洋[20]。郑和下西洋中的“西洋”即为前者，事实上元、明、清三朝对“西洋”概念及其实质的理解不尽相同，总体看其内涵和外延是一个不断增加和扩大的过程。万明对“西洋”一词进行了专门的研究，认为狭义的“西洋”，包括郑和下西洋所到的今天印度洋至波斯湾、北非红海一带；广义的“西洋”，是一个象征整合意义的西洋，是对海外国家的通称[21]。同时他注意到，“西洋”与“西域”在范围和用法上出现的重合现象，这种地理上的重合现象，在正常的交流交往中亦有体现。比如对著名的早期踏入中国的西方人士利玛窦，医学家王肯堂《郁冈斋笔麈》中称其为“西域欧罗巴人利玛窦”，但是到了《四库全书总目提要》（卷一三四）中称则其为“西洋人利玛窦”[22]。从“西域”到“西洋”，再到“西洋”内涵和外延的不断扩增，从历史上看，这其实是一个“大陆文明到海洋文明转换的标识”。当然，海上丝绸之路的兴起，还与北宋以后人们地理知识、航海水平、造船技术等提高有很大关系，交易时间、成本、效率方面的考量，无疑也是海上贸易兴盛的促因。

具体在医学领域，在海上丝绸之路的前期，与西方国家的医学交流，依然是属于传统医学与传统医学之间的交流，还是以香药为主的交流等，与陆上丝绸之路的交流并无大的差异。真正狭义的“西医”即所谓现代医学意味的“西医”传入中国，一般认为是明末清初之际，以利玛窦（1583 年来华）、龙华民（1597 年来华）、艾儒略（1613 年来华）、邓玉涵（1621 年来华）、汤若望（1622 年来华）、罗雅谷（1624 年来华）等一批传教士来华，带来了狭义意义上欧洲医学的知识。比如利玛窦著有《西国记法》，龙华民、罗雅谷、邓玉涵合译了《人身图说》，邓玉涵还著有《泰西人身说概》，传播了当时西方最先进的人体解剖学知识。艾儒略的《西方答问》介绍了西方的尿诊和放血疗法知识;后来汤若望在《主制群征》介绍了西方的血液和血液循环的知识,使得维萨里人体解剖学知识和哈维的血液循环学说部分传播到了中国。特别是1693年(康熙三十二年),传教士洪若翰(1687年来华)、刘应(1687年来华)晋献的金鸡纳粉治愈了康熙的疟疾,被认为是欧洲医学输华的重要事件,也被认为是中西医结合的开始。明末的中西医学交流,当时的西医学并未形成一种系统化的医学体系,"西医"学最先进的只是维萨里和哈维的成果,主要的医学知识仍处于西方传统医学的范畴。即使如金鸡纳粉这样治疗疟疾的"神药",实际上始终未脱离"传统"的范畴,尚未步入现代医学的领域。法国的化学家皮埃尔·佩尔蒂埃与约瑟夫·卡文图从金鸡纳树分离出有效成分奎宁已是1820年。美国科学家罗伯特·伍德沃德与威廉·德林第一次成功以人工方法合成奎宁则已是1944年。康熙所使用的金鸡纳树粉末与现代医学意义上的西药有本质的差异。

总体而言,鸦片战争之前的西洋医学,依然是一种小众的外来医学,在未对中国本土医学——中医造成实质性冲击之前,同时封建社会尚未沦为半封建半殖民地社会之前,"西医"作为一个概念及其实质,与中国古代的传统医学并无明显差异。但是以鸦片战争为历史的分水岭,越来越多的西方传教士进入中国,借医传播教义,灌输西方价值理念,实施文化渗透,成为西方国家青睐的模式。所以西医学校、医院、诊所、医书、医生大量涌入,其踪影从最早的广州、上海等沿海城市到遍布全国。1834年美国传教士伯驾在广州建立眼科医局,往往被视为传教士在华行医的肇端,该局1842年更名博济医院,成为当时中国最早、规模最大的教会医院。据统计,1876年全国教会医院已有16所,1897年教会医院60所,1905年增至166所,1936年达到426所[23]。随着"西学东渐"之风日盛,封建社会统治根基的动摇,西方传教士在广州、上海、北京等地不断建立实体的西医医疗机构等。不少有识之士闻风气之先,对"西医"在当时中国的认知、传播和运用起了很大作用。人们对这种外来的医学不再小觑,同时对这种裹挟着现代科学技术和疗效可见可感的新式医学,开始变得宽容和接受,"西医"在中国逐渐拥有广泛的市场和群众基础(图8-1)。

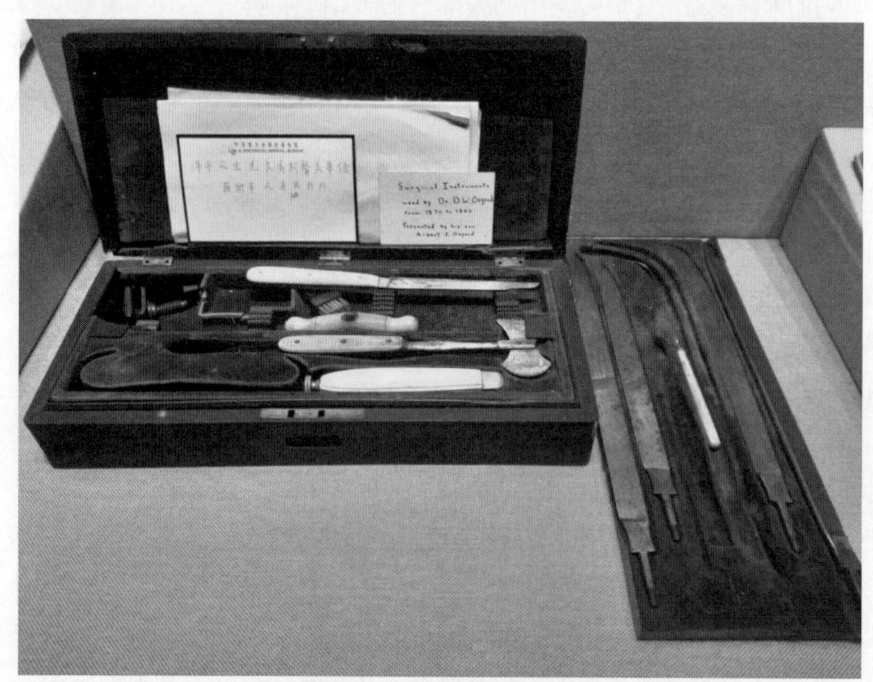

图8-1　清代柯为良曾用外科手术器械。柯为良(Dauphin William Osgood),医学博士,美国来华传教士,福州圣教医院(馆)早期医生,译《格雷氏系统解剖学》

(上海中医药大学博物馆藏)

故从西域医学过渡到西洋医学，并不是简单地域上的迁移关系，其中的多重变化还是非常明显。这种变化关系，一方面两者表现出承继和嬗递的关系，比如从陆地到海洋，共同承担我国与西方诸国对外医学交流的功能，只是这种实际功能更多地取道海上，交流的对象也从当时的内陆强国转向了海洋强国。另一个方面，我们认为，几个重要的因素使得"西洋医学"不同于"西域医学"，并导致了最后"西医"概念的胜出及内涵的明确。一是从宏观层面看，我国封建社会的落后和他国的强大，以及当时我国逐渐沦为半殖民地半封建社会的大背景，使得包括医学在内的各行各业遭受到了巨大的冲击。西方国家凭借政治上的霸权强权，使得西方国家的医疗机构和人员得以大规模地输出，造成了中西医学针锋相对的局面。狭义的"西医"在中国诞生，并具有了合法的地位。1871 年医学博士德贞被同文馆聘为第一任生理学教习，被认为是中国官方正式接受西医知识的开端；1902 年清政府颁布的《钦定京师大学堂章程》规定的大学分科一共七科，医科为第七科，西医学已经成为官学的一门重要学科了。同时晚清社会的知识分子群体、医学界人士以及普通民众，皆不同程度地对西洋医学表示认同[24]。二是从医学层面看，大陆文明时期，西方医学输入都是小众的、局部的、间接的，并不能对中国正统的中医学造成实质性的威胁。还有一个重要的方面，就是当时西方各国的医学，和中医学一样，其本质都还是经验医学，是传统医学，这种同质性使其并不具备冲击或取代的优良资质。但是海洋文明时期，西方国家医学已经在物理、化学、生物学、解剖学等近现代科技的基础上迅猛发展起来了新质的医学。这种具有科技含量、机制相对明确、治疗相对精准、疗效相对确切的医学，显然具有和传统中医抗衡甚至取而代之的实力与可能。当时国人自己对待西医、中医的态度也出现摇摆，保中说、废中说、抵西说、汇通说等各种说法甚嚣尘上，这也反映了当时中国医学发展将面临前所未有的剧烈变化和医学格局的首次调整。中国医学经历阵痛的同时也迎来了一次变革的重要推力。

正是在这种特定的时代背景和条件下，"西医""中医"这组概念在中国呼之欲出。"一般认为，'中医'一词是西医传入后出现的、专门用于指称我国原有的医学或医生。"[25]"中医"不管是作为一个学科概念，还是作为一种能够代表中国传统医学的统称，都是在近代伴随西方科技和西方医学发展并波及影响中国而生的产物[26]。所以事实上，"中医"和"西医"两者概念的出现及其实质，都是在当时中国特殊的内外环境之下以及根据中国医学当时面临的史无前例的医学碰撞对抗和医学格局调整中，这一特定时空下诞生的产物。此后，才逐渐有了以"中医"学代替原有中国本土传统医学的新式内涵，以及以"西医"代表拥有"船坚炮利"和先进技术的西方国家主导下的医学。而从民众的接受和传播角度来看，西医就是当时来自西洋的"舶来品"，和当时洋火、洋皂、洋钉、洋油、西服等一样，是一种新式新奇的外来物，社会各阶层对西医的态度和认识，也经历了从对外来文化层面的抵制、疑虑到实用层面的接受和认同的过程。这种从上至下各阶层的认知、接受以及亲自的体验和实践，使得西医真正具有了在中国传播和扎根的力量，形成了与中国本土医学相抗衡的医学体系和学科体系。

自此，不管是"中医"，还是"西医"，它们作为一个在历史中实际已经存在并且不断演化的学科，都在鸦片战争中这种特殊的历史环境和条件下，获得了较之以往不尽相同的新的概念称谓及其内涵。"中医"，和西医相对，是指中国本土的传统医学[当时以中(汉)医学为主，并未涵盖藏医、蒙医、维医、傣医等少数民族传统医学]及其执业人，"中医"从之前医学格局中的唯一变成了之一。"西医"，与"中医"相对，特指当时主要来自欧美西方国家的医学及其执业人。所以，狭义的西医，从学科角度而言，是指西方国家在近代以来发展的西医学，其完整的学科名称是"近代和现代西方国家的医学"，它起源于近代时期的西方国家，是近代时期的西方国家在摒弃古代西医之后，在物理学、化学、生物学、解剖学等基础上发展出来的一种全新的医学体系。

第三节
从西方传统医学到现代医学

“西医”的概念，如果仅以特定历史阶段出现的“近代或现代西方国家医学”，这样一个狭义的概念，为“西方国家的医学”或“西洋医学”注解的话，显然是欠缺的，同时为当今正在发展中并面向未来的“现代医学”做注解，也是不够的。故较为科学合理的界定，正如对其有密切关联的“西域”“西洋”的概念一样，应该有广义和狭义之分，从历史的、动态的角度，对其过去、现在和未来有一个全程的认识。在历史发展中的某一段，取其关键，为其注解，这样未免管中窥豹，难得其全。从事物发展规律以及“西医”作为一个学科概念或一种医学的发展实际来看，其发展不是静止的、恒定的，而是一个动态的、递进的演变过程。故而“西医”的概念，也不是一蹴而就的，虽然在鸦片战争前后这段特殊的历史时期，其和“中医”概念一样，以“速成”的方式面世，但是“西医”的概念，对于过去，的确是一个历史“渐成”的过程，是一个逐渐“生长”的概念。同样，对于未来，“西医”的概念也可能是一个在历史演进中需要“重塑”的概念。

一、西方传统医学

西医的过去，从学科的角度看，其概念应为“西方国家传统医学”的简称。西方国家传统医学，一般认为起源于四大文明古国之古巴比伦和埃及的医学，也有的认为起源于古希腊希波克拉底时期，实际上两者紧密相连。古巴比伦文明和古埃及文明虽然距今久远，但是却奇迹般地留下了楔形文字书写的《汉谟拉比法典》、象形文字书写的纸莎草医书，以及木乃伊制作技术，这些遗存无不证明了两河流域和尼罗河流域古代医学文明的存在和发达。后来，这种人类早期医学文明的接力棒传给了地中海沿岸的古代希腊和罗马。希腊一般认为是西方文明的摇篮，这也是为什么追溯西方医学文明时而源自古巴比伦医学、古埃及医学文明，时而源自古希腊文明的原因。这也正是本文论述“西医”概念先阐释地理概念的原因。正如葛剑雄所说：“在没有一个统一的划分办法的前提下，地球上的人们都是以自己所在地为中心来确定东西方。”[27]西方现代社会很大程度上建立在古希腊文明的基础上，当然不否认其他地域文明的贡献，而医学也不例外。所以现代医学脱胎于古西医，而古西医虽然和古巴比伦、古埃及文明相关，但是主要起源是古希腊。以“西方医学之父”希波克拉底为代表的古希腊医学，在许多方面都取得了突出的成就。主要表现在建立了西方传统医学以气质体液学说为核心的病理生理理论基础(图 8 - 2)，以直接的观察、客观的分析为特点的优良传统，“生命短暂、医术永恒”医德伦理等，对后世医学产生了深远的影响。后续的罗马医学继承希腊医学的衣钵，使得古希腊医学得到发扬光大和传承。

盖伦是继希波克拉底之后西方传统医学的第二座高峰，其以博学多产、医术高明著称于世，特别是作为动物解剖学和实验生理学的先驱，其解剖学的知识和灵气学说等，被中世纪医学封为至尊的权威。古希腊—罗马时期对传统医学发展做出突出贡献的还有被认为是解剖学的创始人的希罗菲勒斯(Herophilus)、杰出的临床医生和生理学家埃拉西斯特拉图斯(Erasistratus)、百科全书医学作家塞尔萨斯(Celsus)、药物学家迪奥斯科雷德(Dioskorides)等(图 8 - 3)。西方传统医学发展到中世纪，一方面受制于宗教统治和经院哲学，西方传统医学的分支欧洲医学在长达千年的历史时期内处于迟滞的发展状

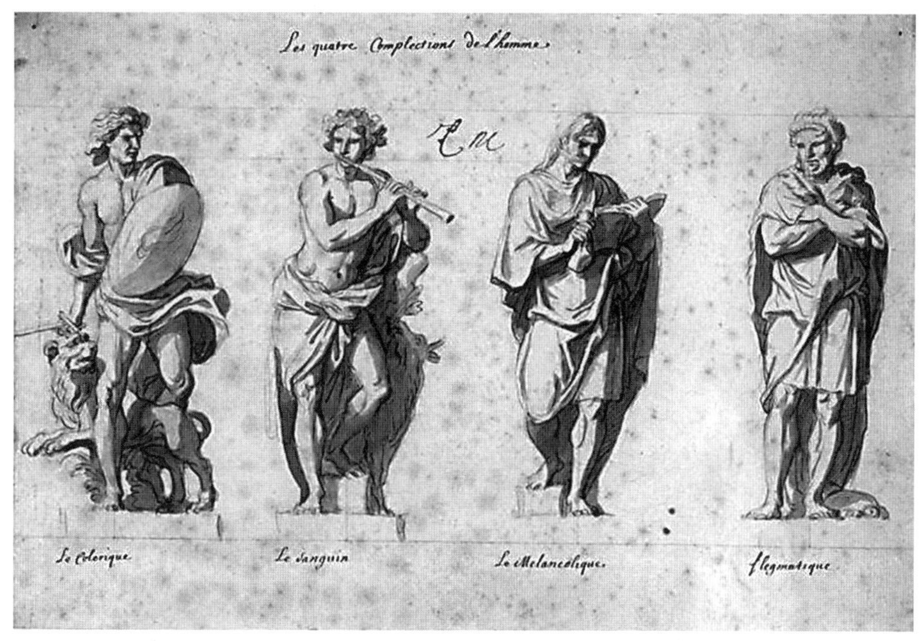

图 8-2　古希腊传统医学的四大气质，分别为胆液质、血液质、黏液质和黑胆质

(https://en.wikipedia.org/wiki/Four_temperaments#/media/File:Charles_Le_Brun-Grande_Commande-Les_Quatre_temperaments.jpg)

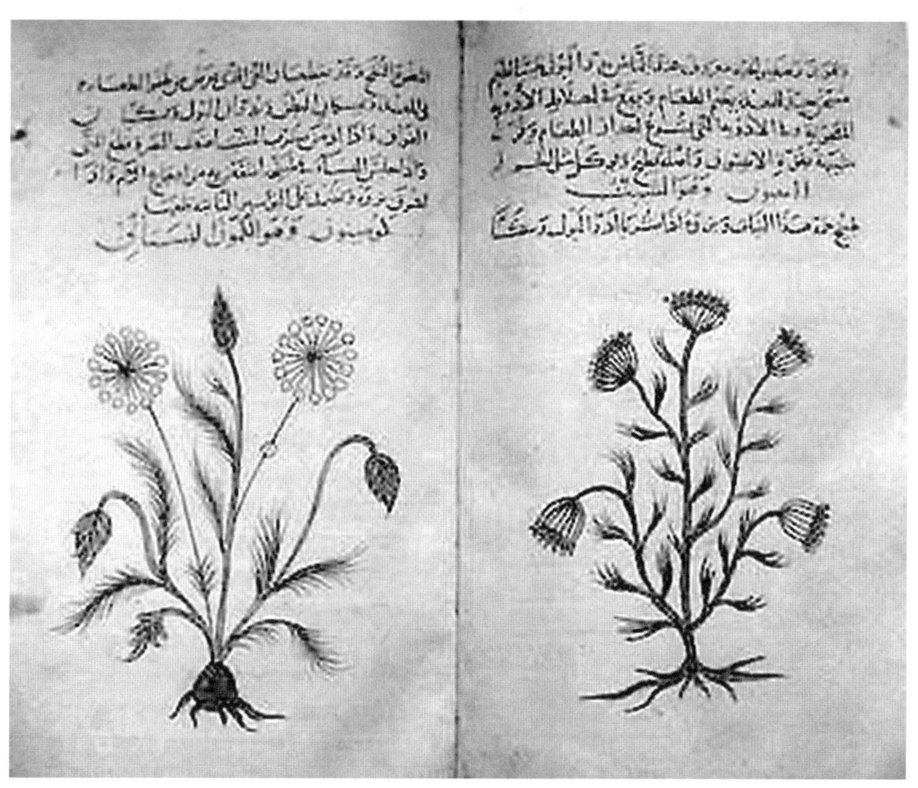

图 8-3　古希腊药物学家迪奥斯科雷德(Dioskorides)的著作被译成阿拉伯文在 14 世纪的阿拉伯地区传播

(Dioscorides' *Materia Medica*, c. 1334 copy in Arabic, describes medicinal features of cumin and dill)

态，医学几无建树。另一方面，中世纪西方传统医学的另一分支阿拉伯医学在阿拉伯半岛、波斯、埃及、中亚等地却得到了复兴。在“医学王子”阿维森纳(Avicenna)(又称伊本·西拿)、雷塞斯(Rhazes)等人的推动下，阿拉伯医学不仅保存发展了古希腊—罗马医学，而且在东西方的医学交流中吸收了各国传统医学精华，成为当时西方医学的集大成者。阿维森纳的《医典》在西方国家被普遍奉为医学的圣经。

总体而言，中世纪西方医学的发展是沉闷的、迟滞的，但是西方传统医学从古希腊开始就奠定的重视外科解剖、重视临床观察、重视实验实证等的优良传统和“基因”依然续存，西方传统医学的黑夜和现代医学的前夜似乎只有一步之遥。

二、西方现代医学

文艺复兴拉开了欧洲经济社会、思想文化发展的重要时期，地理知识的扩大和资本主义手工业的出现，人文主义和自然科学的兴盛，促使了整个欧洲的苏醒。医学方面，最先开始撼动盖伦权威的不是医学界的人士，而是米开朗琪罗(Michelangelo)、拉斐尔(Rophael)、达·芬奇(Leonardo Da Vinci)等艺术巨匠，其中以达·芬奇成就和影响最大，这位游刃于丹青画笔和柳叶弯刀的天才，给生命科学带来了艺术的气息，并试图用精细的勾勒和实验的方法探知人体各部分的结构和器官的功能(图8-4)。其伟大的尝试和后来未竟的事业在伟大的后浪安德里亚·维萨里(Andreas Vesalius)身上得以实现。

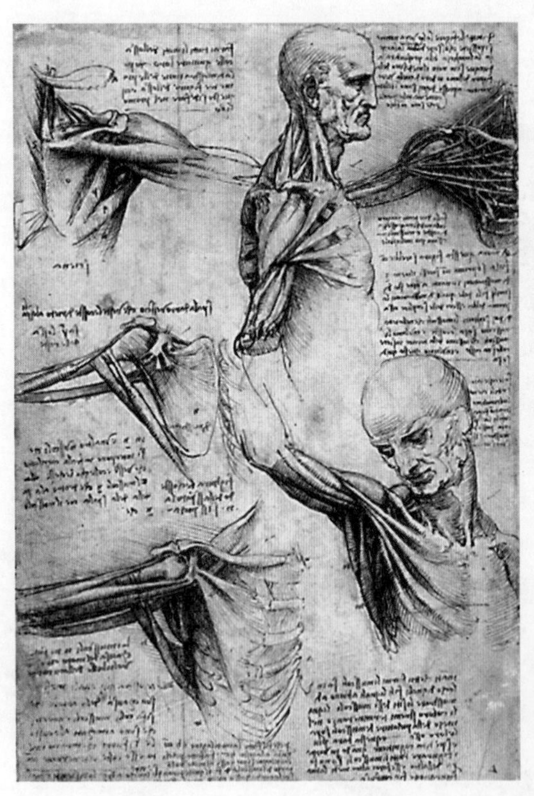

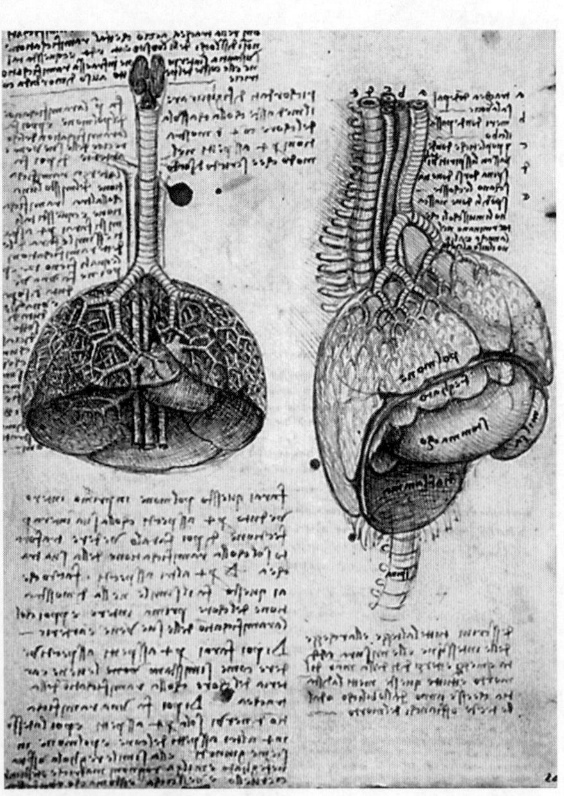

图8-4 达·芬奇的解剖学画作

(F. C. Wells, The Heart of Leonardo, 35. DOI 10.1007/978-1-4471-4531-8_3, © Springer-Verlag London 2013)

维萨里(图8-5)是真正意义上人体解剖学的奠基者，誓言要“以人体本身的解剖来阐明人体之构造”为己任，其划时代的著作《人体的构造》直接建立在对人体完整、系统的解剖、观察、分析和记录上，其科学的精神和革新的勇气带来了解剖学的真正发展，撬动了盖伦的医学绝对权威地位，现代医学准确地说就是从维萨里这个人物身上真正开始起步。

西方医学进入17世纪,这一时期医学最重要的成果就是哈维(Harvey W)的血液循环学说,其受培根(Francis Bacon)和笛卡尔(Deseartes)实验观察和数量分析方法的影响,完整地阐明了人体血液循环这一生命过程,向公众宣告了人体血液循环系统的真正运作方式。然而医学发展至维萨里和哈维时代,虽然开始了新的征程,但其成就主要还在于通过人体解剖、人体生理、动物实验对人的构造、脏器的运行机制和功能有了新的发现,依然还没有改变人类对疾病本质的认识,18世纪的医生,依然还在用希波克拉底的体液学说在诊断疾病、阐释病因。这个时候,同为大学解剖教研室教师和临床医生的意大利人莫干尼(Morgagni GB),发现疾病的原因并不在于体液黏液的改变,而是在于脏器的变化,一切疾病的发生都有其特定的位置,他晚年将自己毕生理论和实践得出的真知灼见写进了他的《论疾病的位置和原因》,之后医学所谓的"病灶""靶点"以及精准治疗、靶向治疗等皆可溯源至此。诊断,同样是临床医学的一个重要方面。18世纪医学的进步并没有带来诊断器械和方法的变化,直到奥地利医生奥恩布鲁格(Auenbrugger L)发明叩诊法,其成果体现在《由叩诊胸部而发现的不明疾病的新观察》,这种做法和莫干尼寻找病灶的方法以及后来法国病理学家雷奈克(Laennec R)听诊法,都意味着医学突破了传统体液病理学的桎梏,开始从人体器官层面去寻找疾病的根源,这无疑是西方医学的一个重大进步,医学自此开始以全新的理论体系向前发展。细胞学说,与能量守恒及转化定律、进化论共同被誉为自然科学三大发现。从最早的胡克(Robert Hooke)提出细胞的概念,到雷文虎克(Antonie van Leeuwenhoek)、马尔皮基(M Malpighi)、格鲁(N Grew),再到19世纪的布朗(Brown R)、冯・贝尔(E von Bear)、施莱登(Schlieden MJ)、施旺(Schwann T)等的发现,从普通显微镜到光学显微镜,人类的细胞学说终于建立。细胞学的建立和莫干尼创立的病理解剖学,为德国病理学家魏尔啸(Virchow R)建立细胞病理学提供了基础和可能(图8-6)。他将疾病的病因归结为细胞形态和构造的改变,这无疑是形态病理学发展的全新阶段。魏尔啸的理论核心及其名言是"细胞是人体生命活动的基本单位",其发现和学说对世界生命科学的发展产生了重大影响。19世纪后半期还是细菌学飞速发展的年代,显微镜的发明和进步,让大家可以更直观地观察到微生物的普遍存在,但并没有确证过微生物的致病性。真正通过严密的科学逻辑、谨慎的实验、不可辩驳的事实根据来实证微生物引起疾病的是法国的巴斯德(Pasteur L)和德国的科赫(Koch R),他们奠定了病原微生物学的发展基础。至此,魏尔啸证实了细胞病理改变,巴斯德证实了微生物的致病性,历史悠久、根深蒂固的西方传统医学的理论和实践的核心——体液病理学开始被彻底颠覆。

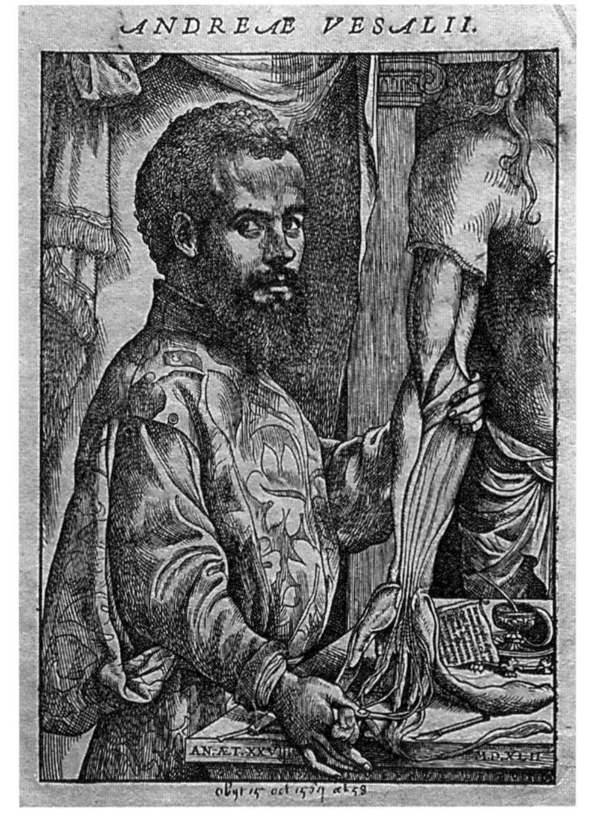

图8-5 维萨里

(https://wiki.tw.wjbk.site/wiki/维萨里#/media/File:Vesalius_Fabrica_portrait.jpg)

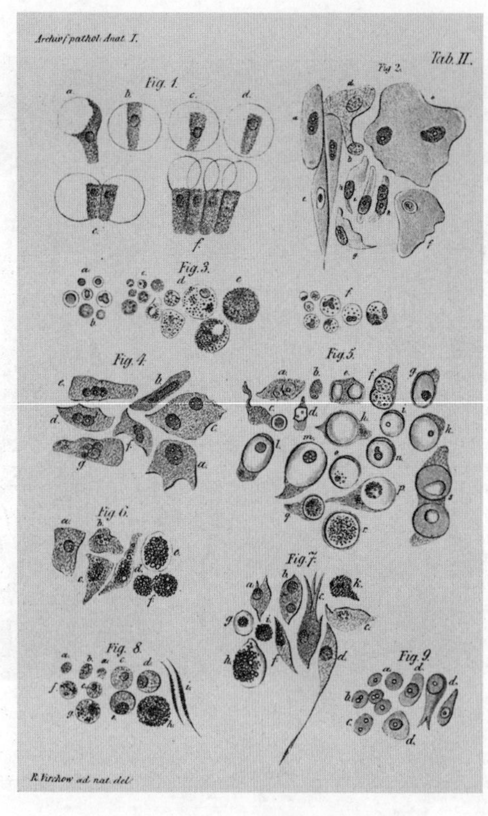

图 8-6　图解魏尔啸的细胞理论

（http://en.volupedia.org/wiki/Rudolf_Virchow#/media/File:Virchow-cell.jpg）

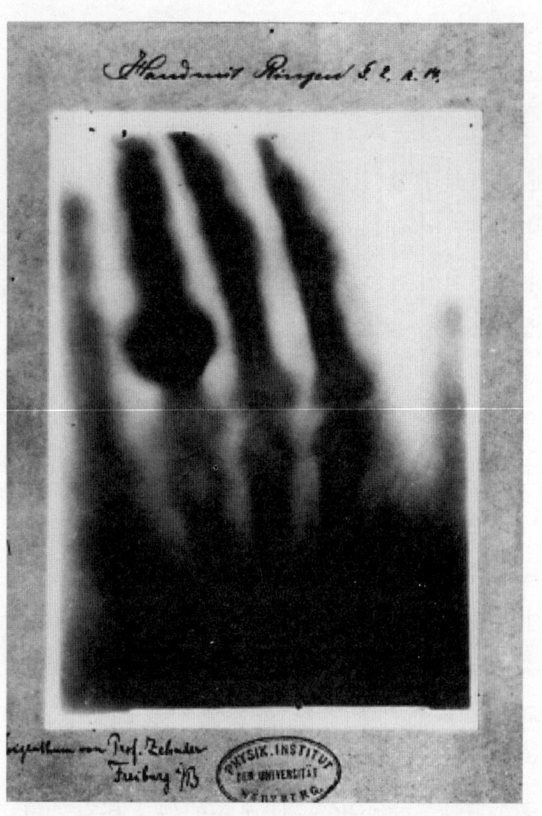

图 8-7　1895 年 12 月 22 日，史上第一张 X 线片或第一张人类活体骨骼的照片诞生，是威廉·伦琴为妻子所摄，上面还套着一枚戒指

（http://en.volupedia.org/wiki/Wilhelm_Röntgen#/media/File:First_medical_X-ray_by_Wilhelm_Röntgen_of_his_wife_Anna_Bertha_Ludwig's_hand_-_18951222.gif）

上述这些医学成就的不断取得，也为现代临床医学的产生奠定了坚实基础。17 世纪的医生西登哈姆(Sydenham T，1624—1689)提出："与医生最有直接关系的既非解剖学之实习，也非生理学之实验，乃是被疾病所苦之患者，故医生的任务首先要正确探明痛苦之本质，也就是应多观察患者的情况，然后再研究解剖、生理等知识，以导出疾病之解释和疗法。"西登哈姆的呼吁获得了人们的支持，医生开始回到患者身边，从事临床观察和研究。西登哈姆也被称为"临床医学之父"。18 世纪，临床教学兴起。莱顿大学在医院设立了临床教学专用病床。临床医学家布尔哈夫(Boerhave H，1668—1738)充分利用教学病床展开床边教学，开创了临床病理讨论会(CPC)的先河。20 世纪医学先后发生了三次革命，产生了现代临床医学。第一次是磺胺类药物的发现、抗生素的发现和青霉素的大规模生产。第二次是电子计算机 X 线断层扫描机(CT)和磁共振检查(MRI)的发明与应用(图 8-7)。第三次是利用遗传工程技术生产生物制品(如生长抑素、胰岛素、生长激素、干扰素、乙型病毒性肝炎疫苗)的出现和应用。现代临床医学已经形成了分科专业化、发展国际化、技术现代化、学科相互渗透交叉等的鲜明特点，成为人类与疾病抗争的最重要武器。从学科角度而言，人类的现代医学学科，逐渐形成了基础医学和临床医学这两大分支的发展格局。

概而言之，西方医学经历 16 世纪人体解剖学、17 世纪人体生理学、18 世纪器官病理学、19 世纪细胞病理学等为主要标志成果的发展和进步，后又随着抗生素的发明、医学影像学的引入、现代病理生理学的进步、免疫学的发展等，特别是临床医学的全面、全力发展，终于发展到了我们今天所见的模样，“西医”完成了从传统医学体系到现代医学体系的转变，“西医”学也从一门传统的古代学科转型为现代生命科学。“西医”作为一个学科概念完成了其生长、成长和成熟的过程。

第四节
“西医”概念的局限和重塑

通过上述对“西医”这一概念“生长”的历程及对其内涵和实质演变的梳理，我们认为，目前“西医”这一概念是特定时空下成长起来的概念，有其局限性，面对西医发展的“过去时”，是一个需要扩充的概念；面对西医发展的“将来时”，是一个需要重塑或调整的概念。下面从几个方面论述。

一是从“西医”学科发展的延续性看，任何医学的发展都不是凭空产生的，也不是一蹴而就的，都有其发展的延续性和连续性。我们从整个西方国家医学的发展历史看，甚至抽取欧洲医学的历史看，都是传统和现代的结合，传统医学为现代医学种下发展的基因，奠定发展的基础。西方医学还原论的思维，注重实验研究、临床观察、实证循证以及外科发达等特点，其实和古希腊希波克拉底时代开始就形成的医学思维和传统是一脉相承的，这是其和印度传统医学、中国传统医学等喜欢整体化、神秘化、经验化的特点相比还是有很大差别的原因，也是现代科学技术和医学在西方而非东方诞生的原因。所以，从这个角度可以说，“西医”作为一个不断发展的学科概念，从传统到现代，虽然其中有先后之分、高下之别，内涵和外延随着历史发展而不断变化，但是依然是同质的，而非异质的。

二是从“西医”历史发展的阶段性看，西方现代医学的前进，每一步都是在对传统的摒弃、否定或者改进和革新的实践中进行的。维萨里在否定传统的动物解剖学的基础上，让现代医学回到了正确的人体解剖学道路上；哈维在否定传统的血液循环理论基础上创建了现代意义的生理学；莫甘尼、魏尔啸在摒弃传统的体液病理学的基础上开创了器官病理学、细胞病理学。“不破不立”，从基础到临床，从传统到现代，“西医”的实质演变，是一个革故鼎新、除旧布新的过程。这样一个历史发展的迭次、递进的演进过程，这种紧密的关系正好证明了传统“西医”和现代“西医”其实是相辅相成、互为整体的。

三是从“西医”发展的实际看，其概念和实质已经不相符合。我们要看到所谓“西医”，既包括西方传统医学，也包括西方的现代医学，而且这个“西医”的概念，从目前实际的覆盖范围、发展实际等看，实质已经包含了全世界的现代医学。当前，现代医学已经在世界各地普遍生根发芽、开花结果，成为世界的主流医学。现代医学已经不是以欧洲为主导的西方国家的医学，而是全世界共同的医学。世界各国，包括东方的中国、日本、韩国等现代医学的水平都已经跻身强国之列，都拥有和西方国家一样的资源、条件、能力、水平，能为未来医学的发展和提升以及人类的生命健康做出更大的贡献。“西医”当然不是最早的“西域医学”，也不是后来的“西洋医学”，也可能不是西方国家的医学，更确切地说已经是全世界的医学，至少是遍及全世界的主流医学。现代医学虽然导源于西方，但现在已没有国界，而是属于世界性的科学，人类共同的医学，对其发展进程做出重大贡献的，不但有西方人的努力，也有东方人的智慧[28]。所以我们一直以来约定俗成的“西医”概念，实际上已经名实不符，概念的有限内涵已经不能涵盖其越来越广阔的外延。

四是从概念定义的原则看，概念的形成是一个从个别到一般、具体到抽象、现象到本质的过程，应该主要对其根本的属性和原则进行归类。“西医”的概念，总体看，是一个以自视角为出发点和落脚点的方位概念，一切以“自我为中心”，这样易忽视“他者”，忽视整体，也就不能体现一般性。“西医”之西，虽然在古代中国随着版图疆域的变化有所变化，但是它始终是中国之西。比如印度于世界来说，和中国一样属于东方，但是于中国而言，就是属于西方。所以在《西游记》中，玄奘取经是“西天取经”，中原王朝叫“东土大唐”；日本、韩国在我国的东面，所以于日、韩而言中国也是西方国家。所以“西医”这个概念称谓是有缺陷的。它不代表一般性，不具备整体性，这种地域性的概念，对于本地区内而言，可能已经约定俗成、根深蒂固，但不利于与国际接轨和长远发展。比如“西医”如果直译为 western medicine，明显不合时宜。当前世界传统医学与现代医学依然“并跑”的格局以及两者呈现融合的趋势，目前发达国家流行的是常规医学或主流医学或正统医学(conventional medicine or mainstream medicine or orthodox medicine)，其他为补充替代医学(complementary & alternative medicine)，这样一主一辅的医学分类方法等，都可以为“西医”这一概念的调整或重塑提供参考借鉴。

除此之外，再补充一点，“西医”作为狭义的“西洋医学”的概念，是在鸦片战争这个特殊的历史阶段下的产物。西方列强的船坚炮利击碎了当时封建统治者天朝上国的美梦，也挫败了当时国人的自信。“西医”这个概念的出现和运用，一定程度上也是这种历史后遗症的体现。从国家发展和国家利益的角度看，“西医”的称谓，确实和国家已经强大的综合国力和国际影响力不相符合，和我国在卫生健康领域已经取得的重大进步和成就也不相匹配。正如在地理大发现和工业革命以后，曾经一度流行的中东、近东、远东等概念，就是以欧洲为中心的对其以外地域的描述，如今都已经逐渐退出历史舞台。总之，我们既要看到“西医”这一概念诞生时特定的时代背景和历史条件，肯定“西医”作为“近代或现代以来西洋医学或西方国家医学”这一学科概念的合理性，及其一直以来发挥的重要历史作用。同时也应该在整个历史的镜像中，对“西医”的前世今生、古往今来做出科学的分析，这样有助于我们对这一医学学科的深入认识。故我们主张关于“西医”概念，应有狭义和广义之分。同时，对于未来“西医”概念可能需要调整或重塑的问题，我们认为这不仅是一个医学问题，还是一项重要的社会系统工程，有待中国社会各界共同来逐渐加以重新认识和解决。

* 小结与讨论

(1) 概念是反映事物特有属性的思维方式，概念的形成往往是将特殊经验、知识等纳入一般规则或归类的过程。人们思考事物时常涉及类的概念和知识的范畴[29]。概念在不同的发展阶段、不同的文化地域、不同的历史时期可以有不同的存在形态和内容，所以概念自身也在变化和发展。起初人们的基本物质交换和语言交织在一起，只对周围事物进行简单而又直接的概括，抽象程度不高，认识也不深刻。随着文明的进步和社会实践的发展，概念反映客观世界的广度和深度也随之而发展。它既有确定性，又有灵活性；既是恒定的，又是变化的。但只有经过长期实践证明是符合客观实际和规律的概念才是正确的概念。“西医”作为一个学科门类概念及其实质，就是一个随着历史演进和实践发展不断深化和丰富的概念。

(2) “西医”这个概念严格意义说是一个中国视角和中文语境下的医学概念，是一个从“西”字作为地理方位的基本义出发，引入到医学领域，并经历从西域医学到西洋医学到现代医学等演变过程的概念。“西医”概念在古代中国，以鸦片战争为界，在古代主要指西域医学(包括处于中原政权西部的少数民族传统医学，以及广义的西域涵盖的外来医学)，西域医学受当时客观因素的影响和时代因素限制，并未以“西学”“西医”的形式和称谓出现，但是其实际上已经承载了中国古代(宋元之前，古丝绸之路东西方陆上交通兴盛的时期)对外医学交流的职责和功能。尽管当时并未有“中医”的称谓及其概念，也未有“西医”的称谓及其概念，但是中医、西医的实质在当时是客观存在的，当时的中西医学经由丝绸之路互相的交流交往也是客观存在的。西域医学无疑丰富并推动了我国古代医学的发展。当时的西域医学(主要是指外来医学的部分)主要还是以香药的贸易、间接地传播为主，实际上并未对中国正统的中医学造成实质性的冲击，也未对当时中国王朝政权产生可见的消极影响。总体而言，鸦片战争之前的西域医学和西洋医学，依然是一种小众的外来医学，在未对中国本土医学——中医造成实质性冲击之前，同时在封建社会尚未沦为半封建半殖民地社会之前，“西医”作为一个概念及其实质，在中国古代很长一段时间内并未受到从上至下的高度关注。

以鸦片战争为历史的分水岭，“西医”的概念在近现代中国，时人为区分中国本土的医学，而采用的对西方医学(不包括西方传统医学)的专称，进而形成了“中医”和“西医”这样一对相辅相成的概念，而其实质也使得“西医”渐渐成为中国特色和中国视角下的医学学术体系和应用体系的分类。“中医”和“西医”两者概念的出现及其实质，都是在当时中国特殊的内外环境之下，以及根据中国医学当时面临的史无前例的医学碰撞对抗和医学格局调整，这一特定时空下诞生的产物。从中西对抗、中西汇通、中西结合等发展历程看，中国医学在经历阵痛的同时也迎来了一次变革的重要推力。

“西医”概念发展至当代，实际上已经突破了西方地域的限制，其实质已经是作为世界主流医学的现代医学。“西医”在西方国家(近代以后诞生的新兴国家除外)，以文艺复兴为界，之前的医学为西方传统医学，之后的医学为现代医学。西方医学在经历16世纪人体解剖学、17世纪人体生理学、18世纪器官病理学、19世纪细胞病理学等为主要标志成果的发展和进步，后又随着抗生素的发明、医学影像学的引入、现代病理生理学的进步、免疫学的发展等，特别是临床医学的全面、全力发展，终于发展到了我们今天所见的模样。“西医”完成了从传统医学体系到现代医学体系的转变，“西医”学也从一门传统的古代学科转型为现代生命科学，“西医”作为一个学科概念完成了其生长、成长和成熟的过程。

(3)“西医”这一概念是特定时空下成长起来的概念，有其局限性，面对西医发展的“过去时”，是一个需要扩充的概念；面对西医发展的“将来时”，是一个需要重塑或调整的概念。当前“西医”已成为世界的主流医学和一门日渐成熟的现代生命科学，其概念和实质已突破“中”“西”的界定，预示着在新的历史发展和学科发展进程中，这一概念可能需要予以调整和重塑，在新的历史进程中规范和促进其发展，从而为人类的医学文明和卫生健康事业做出新的更大贡献。

参考文献

[1]〔清〕陈廷敬，张玉书，等. 康熙字典[M]. 王宏源新勘. 修订版. 北京：社会科学文献出版社，2011：1361.
[2] 本书编写组. 甲金篆隶大字典[M]. 成都：四川辞书出版社，2010：481.
[3] 李刚，崔峰. 丝绸之路与中西文化交流[M]. 西安：陕西人民出版社，2015(1)：1-2.
[4] 黄帝内经素问白话解：上[M]. 郭霭春注解. 北京：中国中医药出版社，2012：81-83.
[5] 董竞成. 论中国传统医学的哲学思想意蕴[J]. 人民论坛·学术前沿，2014(18)：84-94.
[6] 夏征农. 辞海：下[Z]. 上海：上海辞书出版社，1979：4196.

[7] 王兴伊. 西域医学初探[J]. 中医药文化,2007(5): 30-32.

[8] 杨富学,李应存.《殊方异药——出土文书与西域医学》述评[J]. 西域研究,2006(2): 114-117.

[9] 白茅.《异方殊药: 出土文书与西域医学》出版[J]. 中华医史杂志,2005,35(3): 192.

[10] 王兴伊. 新疆出土梵文医方集《鲍威尔写本》与中国传统医学的关系[J]. 中华医史杂志,2015,45(3): 172-175.

[11] 陈明.《医理精华》是一部重要的印度梵文医典[J]. 五台山研究,1999(4): 29-35.

[12] 陈明. 敦煌出土的梵文于阗文双语医典《耆婆书》[J]. 中国科技史料,2001(1): 77-90.

[13] 王兴伊.《回回药方》——西域民族医学方书之集大成者[J]. 医古文知识,2005(4): 44-45.

[14] 宋岘,周素珍.《回回药方》与古希腊医学[J]. 西域研究,1994(2): 28-42.

[15] 欧阳修,宋祁. 新唐书[M]. 北京: 中华书局,1999: 4748.

[16] 马伯英. 中西医汇通史概[J]. 中西医结合杂志,1983,3(6): 376-379.

[17] 康兴军. 景教与中国医药学[J]. 医古文知识,2005(3): 10-13.

[18] 王纪朝. 底也迦考——含鸦片合方始传中国的问题[C]//西北大学毒理学史研究室. 毒理学史研究文集(第四集),2015: 1-8.

[19] 温翠芳. 唐代的外来香药研究[D]. 西安: 陕西师范大学,2006: 3.

[20] 夏征农. 辞海: 下[Z]. 上海: 上海辞书出版社,1979: 4196.

[21] 释"西洋"——郑和下西洋深远影响的探析[J]. 南洋问题研究,2004(4): 11-20.

[22] 赵璞珊. 西洋医学在中国的传播[J]. 历史研究,1980(3): 38.

[23] 王振瑞,李经纬,陈可冀. 中国中西医结合学科史[M]. 北京: 中国科学技术出版社,2010: 29.

[24] 郝先中. 晚清中国对西洋医学的社会认同[J]. 学术月刊,2005(5): 73-79.

[25] 朱建平."中医"名实源流考略[J]. 中华中医药杂志,2017,32(7): 3033-3047.

[26] 董竞成."中医"作为学科概念的变迁过程及意义[J]. 人民论坛·学术前沿,2018(9): 62-68.

[27] 葛剑雄. 我看东西方文化[J]. 天津社会科学,1997(6): 41-45.

[28] 何松林,郑少红. 也谈两种医学体系的正确名称——兼与王子坤同志商榷[J]. 吉林中医药,1993(1): 48.

[29] 刘尊棋,吉布尼. 简明不列颠百科全书[Z]. 北京: 中国大百科全书出版社,1985(3): 264.

[30] 王伯恭. 中国百科大辞典[Z]. 北京: 中国大百科全书出版社,2000(3): 1585.

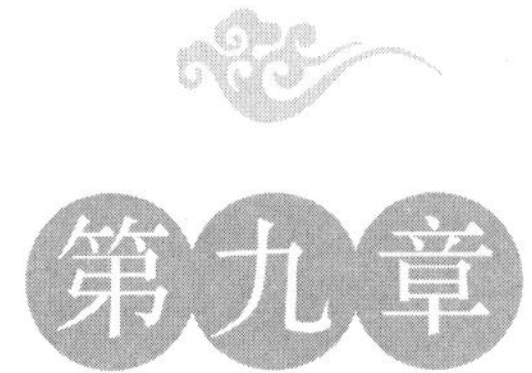

第九章

“中药”作为学科概念内涵及其实质的变迁

“中药”是一个随着中国传统医药学史的演进和用药实践的发展而不断变化、深化和丰富的概念。本章节从学科的角度，分析了“中药”从“药”的原初概念及“本草”“毒药”“经方”等并行概念，逐渐到《神农本草经》后均采用“本草”为正统概念的变迁过程；从之前仅为汉族本草学的中药学，到包括藏药、蒙药、维药、傣药等各民族传统药物在内的中药学，以及融汇现代科技和现代医药的新型中药学的变迁过程。其中，还对外来药物的“归中”问题、对构建具有中华民族共同体和多元一体中国医药学等问题进行了探讨。提出要借助现代科学和医学，挖掘传统中药中的精华，促进传统中药为人类健康服务；并提出尝试构建贯通中西、融合传统与现代、符合人类医药学普适性精神的“大中药”学构想。

每一门学科都是相对独立的知识体系，其形成过程大体是经验累积、知识总结、实践验证、理论凝练并同质归类的过程[1,2]。中药学作为一门学科，是植根于中国传统文化，反映中国自然资源特点，在中医思维和理论指导下，以药物药性、炮制、遣方、作用机制等为主要内容的传统医药学科，作为整个中国传统医学的一大分支，是几千年来中国人民以药来防病治病、养生保健的经验总结与提升。从历史演进角度看，中药学作为一个学科概念，是随着中国传统医药的发展而不断丰富与发展的，在中国历史的不同时期，“中药”的内涵既有沿袭之同，又有演进之异。

第一节
“中药”学科概念的古代阐释

一、“中药”作为学科概念在名称上的演变

众所周知，今之“中药”的概念内涵，顾名思义，乃是中国传统药物的简称，但是这个概念及其内涵，是近代以后才有的概念和内涵，早期“中药”概念及其内涵另有它指。古代“药”的概念，最早并无中药、西药之分，也并无“中”字作为前缀予以限定。剖析“药/藥”字的音形义，对了解追溯中药学的起源，了解中药以何为药，不失为一种可取路径(图9-1)。

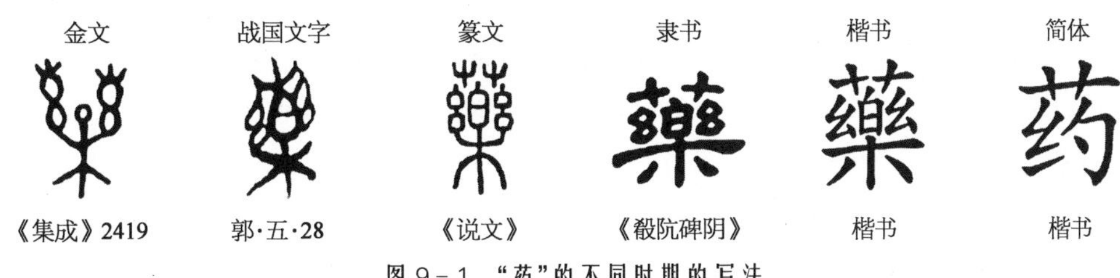

图9-1 “药”的不同时期的写法

"药"的本义,《说文解字》释为"治病草"[3]。从"药"字作为繁体字的演变过程看,字形虽有变化,无疑是艹(古代的草字头为)和乐(乐的繁体字为)的共同组合[4]。且"药"字,古音为 yuè,和"音乐之乐"相近,据此推测古老的中医药智慧中,原初的"药"可能与古朴的音乐及其所带来的快乐、宣导、舒筋、行气血等功效有一定关联。有研究认为古体的"藥""樂""瘵(疗字的繁体)"三字具有同源关系,可见古体的"藥"字实际上还暗合了古老的中医药与生俱来的身心合一的智慧[5]。故对"藥"字的解析,从"艸"(草字头的繁体)得其本义,其实质为本草或草本,且是一种治病的本草。从"樂/乐"(音乐之乐)得其声且对"药"之本义进行了补充,说明"藥"是一种治病的本草的同时可能还具有某种补益身心的功效。这些推测,某种意义上可体现中国古代先民对"药"的原初认知。所以本草无疑是古代药物的最初形态。后来,"药"的内涵和实质也由最初的本草扩充到动物、矿物等。《周礼》是我国第一部系统、完整叙述国家机构设置、职能分工的专书,涉及中国古代官制、军制、田制、税制、礼制等,可谓是一部重要的研究上古文明的百科全书。其对医药方面的机构设置、职能分工亦有重要的介绍,其对古之医师分为"食医、疾医、疡医、兽医",可视为是对医学早期作为一门学科的分科,以及作为一种职业的分工。其中,对古代的"药"也有诸多介绍。比如《周礼·天官冢宰》之"医师"载:"医师掌医之政令,聚毒药以供医事。凡邦之有疾病者,疕疡者造焉,则使医分而治之。"此"毒药",汉郑玄注为:"毒药,药之辛苦者,药之物恒多毒。"[6]这里明确指示了古之医师和药物之间的关系,即医师掌管医药方面的政令,收集各种性烈味苦的药物以供治疗之用。《周礼·天官冢宰》之"疾医"更是对医师对症用药作了更为具体的记载:"疾医掌养万民之疾病。四时皆有疠疾:春时有痟首疾,夏时有痒疥疾,秋时有疟寒疾,冬时有嗽上气疾。以五味、五谷、五药养其病,以五气、五声、五色视其死生。"此"五药",汉郑玄注为:"五药,指草、木、虫、石、谷五种药材。"[7]《周礼·天官冢宰》之"疡医"还对"药"的性味功效对之以相适的身体部位进行了阐释,其言:"凡药,以酸养骨,以辛养筋,以咸养脉,以苦养气,以甘养肉,以滑养窍;凡有疡者,受其药焉。"虽然不尽准确,然确已代表了先秦时期中药药性理论的萌芽。[8]故从概念的内涵及外延看,"药"的含括明显要广于本草,在药的最早的分类中,很明显本草只是其中的一种分类。

在前秦的各类史籍中,"药"的概念的使用要甚于"本草"概念的使用。"药""百药""毒药"等概念使用在先秦的史籍,以及《黄帝内经》中频率很高。除上文列举处以外,尚有如《逸固书·大聚解》云:"乡立巫医,具百药以备疾灾。"[9]《山海经·大荒西经》云:"大荒之中……有灵山。巫咸,巫即、巫朌、巫彭、巫姑、巫真、巫礼、巫抵、巫谢、巫罗十巫,从此升降,百药爰在。"[10]《山海经·海内西经》又云:"开明东有巫彭、巫抵、巫阳、巫履、巫凡、巫相、夹窫窳之尸,皆操不死药以拒之。"[11]这里的药,多为"藥/药"的本义,是一种以本草为主,兼及花、鸟、虫、鱼、金石的动植物。后来人们的认知侧重于对用药的体验和经验的积累,药性多偏,偏则利病,偏则有害,故而有"毒药"一词,亦在关于"中药"的表述话语体系中占据一席之地,比如《黄帝内经》中多处用到"毒药"的概念。如《素问·异法方宜论》云:"其病生于内,其治宜毒药……故毒药者,亦从西方来。"《素问·汤液醪醴论》云:"当今之世,必齐毒药攻其中,镵石针艾治其外也。"《素问·藏气法时论》云:"毒药攻邪,五谷为养,五果为助,五畜为益,五菜为充,气味合而服之,以补精益气。"[10-12]比较而言,在先秦的各类典籍包括医学典籍中,"本草"的概念使用不及"药""毒药"等,"本草"一词,相较而言,是一个后起的概念,目前发现最早出现于《汉书·艺文志·方技略》关于"经方者,本草石之寒温"的描述:"经方十一家,二百七十四卷。经方者,本草石之寒温,量疾病之浅深,假药味之滋,因气感之宜,辨五苦六辛,致水火之齐,以通闭结,反之于平。"其所载"医经、经方、神仙、房中",可视为时人对医学学科的认识及分类,可见当时以医经为代表的中医和以经方为代表的中药已经开始分属，且从班固所列经方十一家，包括《五脏六腑痹十二病方》三十卷、《五脏六腑疝十六病方》四十卷、《五脏六腑瘅十二病方》四十卷、《风寒热十六病方》二十六卷、《泰始黄帝扁鹊俞跗方》二十三卷、《五脏伤中十一病方》三十一卷、《客疾五脏狂颠病方》十七卷、《金疮瘲瘛方》三十卷、《妇女婴儿方》十九卷、《汤液经法》三十二卷、《神农黄帝食禁》七卷[12]。虽然上述书籍俱已失传，但是从所列书名看，均无"本草"之谓。可见在当时本草的概念，并不盛行，直至首部中医药专著《神农本草经》的出现才得以改变。由于《神农本草经》在中药学科中举足轻重的地位，其确定的"本草"概念后来居上，成为之后"中药/中国传统药物"的统称。后之我国第一部国家药典唐代的《新修本草》，以及蜚声中外的明代李时珍编撰的中药巨著《本草纲目》等，都是以"本草"作为药学或中药学的代称。"药""百药""毒药""经方""本草""百草"等概念，依据不同时代、不同侧重而具有了不同的表述。

所以，今之"中药"概念的内涵及其实质，在古代实际上多由"药""百药""毒药""经方""本草""百草"等概念的内涵及其实质所承载。但是，古代并非无"中药"一词，"中药"首现于我国古代首部药物学专著《神农本草经》："上药一百二十种，为君，主养命以应天。无毒，多服、久服不伤人。欲轻身益气、不老延年者，本上经……中药一百二十种，为臣，主养性以应人。有毒无毒，斟酌其宜。欲遏病、补虚羸者，本中经……下药一百二十五种，为佐使，主治病以应地。多毒，不可久服。欲除寒热邪气、破积聚、愈疾者，本下经。"可见，"中药"一词，虽然在《神农本草经》中有明确表述，但是其涵义明确，非今之"中药"内涵，而是作为药之上、中、下三品中的中间等级。很明显，这一概念的内涵及其所承载的实质，在古代并没有引起重视及流行，巧合的是同样在《神农本草经》(图 9-2)中出现且作为今之"中药"确切内涵并在古代统称为"本草"的概念，却在《神农本草经》之后，逐渐得以流行，成为古代医药学科中独具特色的本草学科。

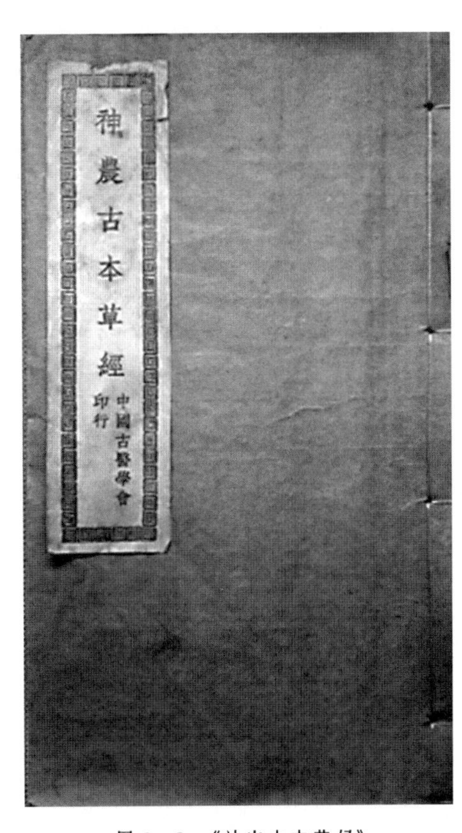

图 9-2 《神农古本草经》

(上海中医药大学博物馆藏)

二、"中药"作为古代医学学科的一个重要门类的发展概述

一门学科是一种相对独立的知识体系，其形成大抵经过以下过程。先是人类的实践活动产生经验，继而经验的积累和消化形成简单的认识，认识再通过思考、归纳、理解、抽象而上升为知识，知识再经过运用并得到验证后进一步发展到科学层面上形成知识体系，处于不断发展和演进的知识体系根据某些共性特征进行划分，最终逐渐形成不同的学科[14]。虽然"中药"一词出现甚晚，但是"中药"作为一门学科在古代的实质和发展，实际早已有之。中药学在中国古代的发展大概经历了以下阶段。

(一) 神农尝百草的传说时期

从早期的医药实践看，古代先民对"药"的认识，首先是一种无意识状态，是一种饥不择食、药食不分的阶段。在这个阶段中，他们常不可避免地误食一些有毒植物，以致发生呕吐、腹泻、昏迷甚至死亡等不同程度的中毒现象，所以有毒的植物被弃用，无毒可食的植物被留用，这是人类辨识药物与食物的最早阶段，但这个前提无疑是从食物为出发点和标准的。其次，古代先民对"药"的认识，逐渐进入有意识状态，即发现那些可致身体恍惚、呕吐等不适状态的植物，虽不可食但往往更有利于某些疼痛或疾病的缓解，于是这些有毒不可食的动植物和无毒可食的动植物，一起被纳入可用的范畴，人类进入药食同源阶段，这个阶段是中药早期发展中不可逾越的阶段。再次，才是逐渐积累的所见疾病及症状与所用之药的对应关系。严格意义来说，只有被古代先民有意识主动地用于防病治病的药用动植物，才能称之为最早的"藥/药"的实体。当然，众所周知，受限于年代的久远和遗存史料的匮乏，一般而言对于药物起源的基本认识，往往倚重人云亦云的传说以及常识性的推理，诸如"神农尝百草""伏羲制九针"等医药传说应运而生。自古医药不分家，上古三皇中谁是医药的首创者，当然无从考证。但是从神话传说的各类版本看，伏羲作八卦制、九针主要在"医"，而神农事农桑尝百草主要在"药"的倾向还是较为明显。如《帝王世纪》认为伏羲氏"仰观象于天，俯观法于地，观鸟兽之文与地之宜，近取诸身，远取诸物，于是造书契代以结绳之政，画八卦以通神明之德，以类万物之情，所以六气六腑、五脏五行、阴阳四时、水火升降得以有象，百病之理得以类推，乃尝味百草而制九针，以拯夭枉焉"[15]。而《淮南鸿烈·修务训》关于神农氏的记载："古者，民茹草饮水，采树木之实，食蠃蛖之肉，时多疾病毒伤之害。于是神农乃始教民播种五谷，相土地宜，燥湿肥饶高下，尝百草之滋味，水泉之甘苦，令民知所避就。当此之时，一日而遇七十毒。"[16]神农是一个传说式的先哲人物，百草亦是一个概称，因为事件本身及人物本身无法征信考证，但却恰似或接近医药起源实际，而且符合中华民族的文化特点，故后世对该传说代代沿袭，"神农尝百草"很自然成为中药学发展的滥觞，不可替代地定格在中医药学的历史上。而其遍尝百草的行为，则无疑代表了中国医药文明早期的探索和反复的实践。

（二）用药经验的积累期

随着文明的发展，社会的进步，文字的发明，以及古代医学自身的发展，中药学作为一门学科的发展，从开始的无意识状态提升为有意识状态，从个别的零散的经验逐渐过渡到集体的共有的认知。文字记载中的古人药学知识和用药经验越来越丰富。

一是药物品类的增多。先秦时期一些非医药著作记载了古代的药学知识，为了解当时劳动者对动植物的认识提供了很好的补正材料。比如《诗经》是我国最早的诗歌总集，也是我国现存文献中最早记载具体药物的书籍，书中记载的动植物名称多达200多种，如：苍耳、芍药、枸杞、蟾蜍等，并记载了某些品种的采集、性状、产地及服用季节等。书中所载动植物在后世许多本草书籍中将之作为药用的有百余种。《山海经》是一部记载春秋以前关于我国民族、宗教、神话、历史、地理、医药、生物、矿产等内容的地理著作，其中的医药、生物、矿产等内容无疑体现了上古时期人们难能可贵的医药学认知。该书以地理路程为标识，记载了大量的古代的药用动物、植物等，并明确指出了药物的产地、效用和性能。比如《山海经·西山经》记载："又西七十里……有鸟焉，其状如鹑，黄身而赤喙，其名曰肥遗，食之已疠，可以杀虫。又西百二十里……有草焉，名曰薰草，麻叶而方茎，赤华而黑实，臭如蘼芜，佩之可以已疠。又西三百五十里……有鸟焉，其状如鹑，黑文而赤翁，名曰栎，食之已痔。有草焉，其状如共葵，共其臭如蘼芜，名曰杜衡，可以走马，食之已瘿。"[17]《山海经》记载药物的统计，各家有所差异，一般认为大致可分为以下四类：动物药67种，植物药52种，矿物药3种，水类1种，另有3种不详何类，共计126种。此说明在先秦时期人们药物知识及普及已经有了很大程度的进步。

二是用药方式的改进。早期中药学的发展有两个重要节点，一是"神农尝百草"阶段，一是"伊尹制汤液"阶段，其中火的运用、农业定居生活方式的固定、制陶技术和烹饪技术的提高等，是中药学从本草阶段跨越到汤剂阶段的重要内因。对于药学自身而言，汤液服用方便，可提高药效，降低药物的毒副作用，同时也促进了中药从单方向复方的发展，汤剂和方剂都是中药学科史演进中的重要环节。此外，中华酒文化源远流长，殷商时代，酒的发明和运用也促进了中药的发展。作为"百药之长"，酒具有兴奋、麻醉、杀菌、通血脉、行药势等多重功效，人们常用酒作为治病药物及加工炮制药物。甲骨文中就有"鬯其酒"的记载，《黄帝内经》也提到古人曾作"汤液醪醴"，并把它的治疗作用归结为"邪气时至，服之完全"。另从汉字构造来看，"醫"字从"酉"，生动地体现了酒在当时医疗中的突出作用和在医药学发展史上的重要地位[18]。1975年长沙马王堆汉墓出土的《五十二病方》，是我国目前发现最早的古医方书之一，成书或早于《黄帝内经》，其中用药达240余种之多，涉及医方280个，涵盖内、外、妇、儿各科病种，单味药方达110方，复方中药味最多者有7味。在药物使用方面，除了外敷和内服以外，对药浴、熏蒸、熨烫等方法及药物的贮藏炮制亦有论述。

三是用药经验的积淀。随着社会和医学的同步发展，不同于传说时期，我国古代用药经验开始有文字记载，先秦时期的文献多处记载了药物知识及用药经验。先秦的奠基中已经出现了诸多和"药"相关的记载。如《世本·作篇》载神农"和药济人"[22]，《周礼·天官·冢宰》"医师掌医之政令，聚毒药以供其事"[6]等，指出了医药工作者的职业特点。《尚书·商书·说命上》："若药弗瞑眩，厥疾弗瘳。"[20]孟子释曰："若药之攻人，人服之不以瞑眩愦乱则其疾以不愈也。"既指出了治病用药包括大剂量用药的重要性，也看到了药物的副作用。而诸如《周易·无妄卦》载"无妄之疾，勿药有喜……无妄之药，不可试也"[21]，《礼记·曲礼下》关于"君有疾饮药，臣先尝之；亲有疾饮药，子先尝之。医不三世，不服其药"[22]等，这些著述说明时人除了对药之毒性(药性猛烈)、用药剂量、用药后反应等认识外，已经产生了对症用药、谨慎用药的意识。这些古人日渐成熟的用药经验，无疑促进了后来"中药"学科理论的形成(图9-3)。

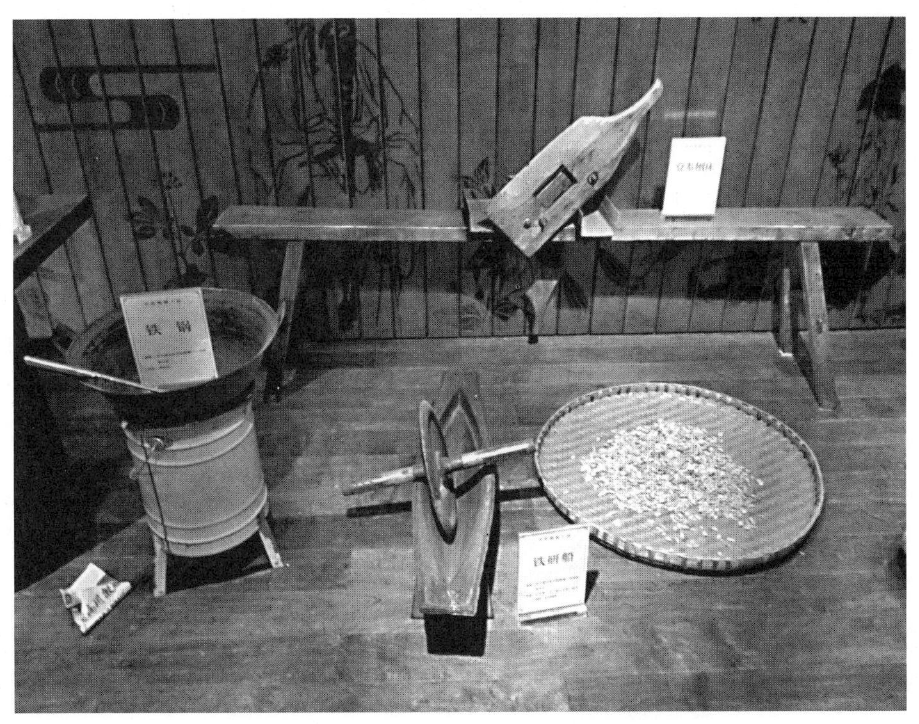

图9-3 古代药房及相关炮制工具模拟图景

(甘肃中医药大学第一附属医院藏)

（三）系统理论的构建期

“中药”学理论的架构在中医经典《黄帝内经》时代已见端倪。作为我国最早的奠基性的医学总集，《黄帝内经》对中药学科的基本理论有指导性的阐述。如《素问·藏气法时论》：“毒药攻邪……气味合而服之，以补精益气。此五者，有辛酸甘苦咸，各有所利，或散或收，或缓或急，或坚或软，四时五脏，病随五味所宜也。”[23]其中已经提及“散收”“缓急”“坚软”及“五味”等概念。《素问·至真要大论》：“寒者热之，热者寒之，湿者清之，清者温之，散者收之，抑者散之，燥者润之，急者缓之，坚者软之，脆者坚之，衰者补之，强者泻之，各安其气，必清必静，则病气衰去，归其所宗，此治之大体也。”[23]奠定了四气五味学说的理论基础，亦明显体现了辨证施药的原则。《素问·宣明五气》“五味所入，酸入肝、辛入肺、苦入心、咸入肾、甘入脾，是为五入”[23]，已是药学五味、归经理论的导源。可见，《黄帝内经》虽然在《汉书·艺文志·方技略》中被列为“医经”范畴，实际其中还包含了大量“经方”的思想和内容，其中不少实际上已经成为后世药性理论的先导，对中药学产生了重要影响。

到中药经典《神农本草经》时代，其对东汉之前中药学知识进行了系统总结，并由此构建了我国古代中药学发展的系统理论，成为后世中药学科发展的支柱和圭臬。一是提出了药分品级的概念，提出了上品、中品和下品的归类及其概念、内涵和标准，开创了药物分类的先河。其中“上药”乃“上经”，“主养命”，属于久服轻身、延年类药物；“中药”乃“中经”，“主养性”，属于毒性可控，主要用于防病、补益类药物；“下药”乃“下经”，“主治病”，属于凭借毒性偏性，纠正寒热、驱除邪气类药物。二是提出了君臣佐使、七情和合等用药配伍原则。《神农本草经》将封建社会的官品爵位移植到医药学科，按照药物的品级来确定药物的等级，如上药上经为君药，中药中经为臣药，下药下经为佐使药。虽然后来对君药、臣药、佐药、使药等界定不尽相同，但是这种至今仍在沿用的君臣佐使用药理念，确是源于《神农本草经》。同时《神农本草经》还提出药“有单行者，有相须者，有相使者，有相畏者，有相恶者，有相反者，有相杀者，凡此七情，和合视之。当用相须、相使者良，勿用相恶、相反者，若有毒宜制，可用相畏、相杀者，不尔，勿合用也”，这些用药配伍理论对后世中药学的发展产生了深远的影响。三是提出了四气五味的药性理论。《汉书·艺文志·方技略》曰：“经方者，本草石之寒温。”西汉刘向在总结先秦医方时，已认识到经方用药是基于药性的寒温。至《神农本草经》阶段，在《黄帝内经》关于“寒者热之、热者寒之”的学术思想上进一步提出了“疗寒以热药，疗热以寒药”的理念，并明确指出了四气的概念，从实践的角度深化了对四气五味学说的理论认识，指出：“药有酸、咸、甘、苦、辛五味，又有寒、热、温、凉四气，及毒性，阴干暴干，采造时月，生熟，土地所出，真伪陈新，并各有法。”[24]从中药学理论的渊源看，自古医药不分家，中药的四气五味理论，和《黄帝内经》中阴阳、寒热、四时、五行、五脏等学说是一脉相承的，都不约而同地受到了中国古典哲学思想的浸润，以及中医药学自身发展的推动，并在这种过程中，慢慢体现出药学学科的专科特色和相对独立的发展路径。如《黄帝内经》之于中医学（中国传统医学）的奠基地位，中药学发展至《神农本草经》，完成了中药学理论的基础性构建，为后世中药学的发展提供了方向指引和临床实践的遵循。

（四）学科的深化发展期

《神农本草经》（简称《本经》），是现存最早的本草专著，全书载药365种，其中植物药252种、动物药67种、矿物药46种，将药物按功效的不同分为上、中、下三品，序论中还简要论述了中药的基本理论，如四气五味、有毒无毒、配伍法度、中药的产地、采集、加工、真伪鉴别等，为中药学的全面发展奠定了理论基石。该书是汉以前药学知识和经验的第一次大总结，标志着中药从单纯的临床经验积累发展到了系统理论总结阶段，形成了中药学理论体系的基本框架，之后的中药学，沿着其既定的方向和开拓的道路，不断向横向及纵深发展。其成就主要表现在：

一是在《神农本草经》这根主线上，各朝各代的本草学（中药学）集大成作品不断问世，品类更加丰富，体系更加庞大。陶弘景《神农本草经集注》是对《神农本草经》的整理研究，同时又增补了魏晋以来药物的品种及用药经验，“以朱书神农，墨书别录”，以小字加注的形式，对魏晋以来300余年间中药学的发展做了全面的总结。全书载药730种，首创按药物自然属性分类的方法。该书是继《神农本草经》之后的第二部本草名著，是魏晋时期药物学的代表著作，是后人研究《神农本草经》及药物学的重要参考。时至唐代，经政府批准颁布的《新修本草》（又名《唐本草》），全书收药844种，由药图、图经、本草三部分组成，书中采用图文并茂的方法，开创了世界药学著作的先河（图9-4）。该书沿袭了《神农本草经》《本草经集注》的内容和体例，并遵循“《本经》虽缺，有验必录，《别录》虽无，无稽必正”的原则，对《神农本草经》等予以修订、补正、扩充，是世界上公开颁布的最早的药典。此后，以《新修本草》为蓝本，对其进行增补和辨误、注释的代表著作有《本草拾遗》《蜀本草》，亦常为后人编纂本草时所引用，对本草学发展有一定的影响。

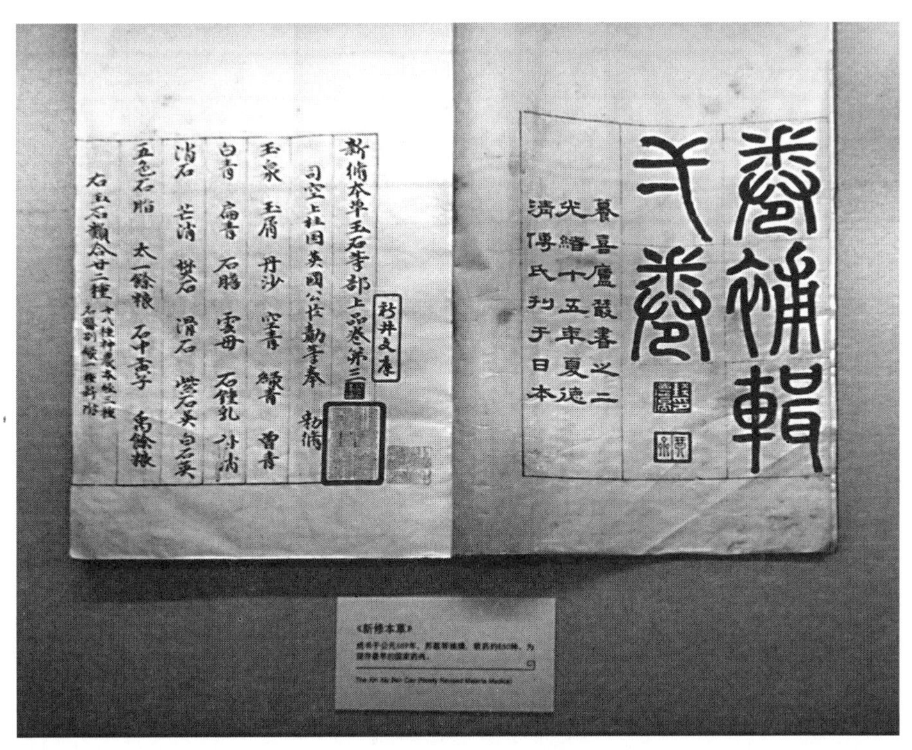

图9-4　唐苏敬等编撰《新修本草》

（上海中医药大学博物馆藏）

宋代医药在统治阶层的重视下，迎来了朝野上下发展的合力，中医药学发展均迎来高峰。先后修订了《开宝新详定本草》《开宝重定本草》《嘉祐补注神农本草》等三部官修药书，此外尚有《嘉祐本草》、苏颂《本草图经》、陈承《重广补注神农本草图经》、唐慎微《经史证类备急本草》（简称《证类本草》）等，其中以《证类本草》影响最大。《证类本草》全书载药1 558种，附方3 000余首。本书使我国大型骨干本草编写格局臻于完备，起到了承前启后、继往开来的作用。作为本草学范本，该书不仅完成了当时的历史使命，也为后来《本草纲目》的诞生奠定了基础。明清时期，药学发展的势头并未减弱，李时珍倾尽毕生心血写成《本草纲目》,收载药物 1 892 种,所附方 11 096 首,其中收载了一些民间药物,又吸收了番木鳖、番红花、曼陀罗等外来药物,大大地丰富了本草学的内容。本书以《证类本草》为蓝本,全面总结了明以前药性理论内容,保存了大量医药文献。本书将药物按照自然属性,从无机到有机、从低等到高等进行分类。每药标正名为纲,纲之下列目,纲目清晰,这种分类原则基本上符合进化论的观点,是当时世界上最先进的分类法,比植物分类学创始人林奈的《自然系统》一书要早 170 多年。由于本书不仅总结了我国 16 世纪以前的药物学知识,而且还广泛介绍了植物学、动物学、矿物学、冶金学等多学科知识,其影响远远超出了本草学范围,先后被译成多种文字,传播到多个国家,是中药对世界的贡献。时至清代,本草学在《本草纲目》的影响下,研究本草之风继续盛行。西方药物知识的传入,对民间药物的进一步挖掘整理,对《本草纲目》的增补完善成为本草学的研究方向,赵学敏的《本草纲目拾遗》是其中的代表。全书载药 921 种,在《本草纲目》之外新增药物 716 种。

二是在《神农本草经》奠定的基本理论框架基础上,药学理论及分支学科有较大发展。《神农本草经》之后,同样出现在东汉,对后世中药学尤其是方剂学产生重大影响的是张仲景,其《伤寒论》《金匮要略》共存医方 269 首,基本上概括了临床各科的常用方剂,被誉为方书之祖。著名的小青龙汤、小柴胡汤、大承气汤、五苓散等均出自张仲景之手。较之马王堆出土的秦汉时期医书《五十二病方》等,其水平已不可同日而语。《伤寒论》《金匮要略》所载方剂,无疑已经体现中药辨证论治和用药配伍的高级形式,是《神农本草经》之后,中药学思维和理论在临床实践中的成功运用。魏晋时期,陶弘景《神农本草经集注》,首创"诸病通用药"的分类方法,以病证为纲,根据药物的不同疗效归于不同的病证,此为后代沿用。南北朝时期雷敩的《雷公炮炙论》是我国第一部炮制专著,该书系统地介绍了 300 种中药的炮制方法,提出药物经炮制可以提高药效,降低毒性,便于贮存、调剂、制剂等,书中记载的某些炮制方法至今仍有很大参考价值。唐代甄权《药性论》(又名《药性本草》),是唐以前研究本草理论的专著,其对药物良毒、用药的君臣佐使理论等有所创见,可惜原书已佚。宋金元时期是药物理论发展的重要阶段。寇宗奭的《本草衍义》,提出按照年龄大小、体质强弱、疾病严重程度等因素确定用药剂量,并将之前寒热温凉的"四气"理论框定为"四性"理论,此外还对张仲景的医方进行了理论分析,是方论的首创者。张元素的《医学启源》,以《黄帝内经》为理论依据,介绍了脏腑诸病主治的用药心法,发展了脏腑辨证用药理论;根据《素问·阴阳应象大论》阐发了气味厚薄寒热升降理论,发展了中药学关于"升降沉浮"的药性理论。元代朱震亨《本草衍义补遗》系对《本草衍义》补订而成,该书论药注重阴阳五行属性,并以此推演药理,其中增补用药经验,多为朱震亨临证心得。张元素的《珍珠囊》,积极倡导"药物归经"和"引经报使"理论,书中所载百味药都具有明确的归经的说法,使得中药学辨识药性的气味、阴阳、厚薄、升降、浮沉、补泻、归经及辨证用药等,成为探讨药性类专著的标配。张元素在药性、药理方面的贡献,大大扩展和丰富了《神农本草经》以来的药物学知识。受张元素的影响,其弟子元代李东垣著《用药法象》,在《珍珠囊》基础上进一步阐释发挥,内容较前者更为系统。再传弟子王好古的《汤液本草》,又在《珍珠囊》《用药法象》的基础上,采张仲景、成无已等名家之学说和经验,注重常用药的遴选和研究,对药性理论的发展和药物临床运用有较大贡献。与此同时,在食疗方面有忽思慧的《饮膳正要》,是我国现存第一部完整的饮食卫生和食疗专书。我国周代,宫廷就设有"食医",专管与饮食有关的医药问题。以后历代都有关于用饮食作为治疗手段的材料及专书出现,即所谓"食疗"。但是,从健康人的立场出发,讲究饮食营养,滋补身体,以达到强身养生的目的的书籍,当以《饮膳正要》为最早。书中具体阐述了饮食卫生,营养疗法,乃至食物中毒的防治等,还介绍了不少回族、蒙古族的食疗方法,至今仍有较高的参考价值。发展至明代，倪朱谟《本草汇言》，顾名思义，乃是对从《神农本草经》至《本草纲目》历代本草论著的汇总，特别是针对其中的药性理论方面进行了考证修订。明代的专题本草成就令人瞩目，炮制、食疗等方面亦取得了显著的成就。炮制方面，缪希雍的《炮炙大法》是明代影响最大的炮制专著，书中所述的"雷公炮制十七法"对后世影响很大。炮制方法不断完善的同时，炮制技术也不断提高。明末的《白猿经》记载了用新鲜乌头提制乌头碱结晶的技术方法，比 19 世纪欧洲人从鸦片中提取吗啡(号称世界第一种生物碱)还要早 100 多年。食疗方面有朱橚的《救荒本草》，药用植物方面有李中立的《本草原始》，地方本草方面有兰茂的《滇南本草》。清代在《本草纲目》的影响下，研究本草之风盛行，不仅专题类本草门类齐全，且其中也不乏佳作，除了最具代表的《本草纲目拾遗》，还有炮制方面的《修事指南》，药用植物方面的《植物名实图考》等。

上述可知，自《神农本草经》问世之后，我国古代各朝代都在其创立的本草学(中药学)纲目下有不同程度的发展，概其卓著者有魏晋《神农本草经集注》、唐代《新修本草》、宋代《证类本草》、明代《本草纲目》、清代《本草纲目拾遗》等，此外，还形成了许多聚焦于药性理论、炼丹、炮制、食疗、地方本草等不同特点的专题本草著作。而中药药性理论，作为古代中药学发展的一个重要分支，其发展始终在中医学的总体理论指导下，包括《神农本草经》、张元素及其弟子等《珍珠囊》《用药法象》《汤液本草》等中关于药性理论的阐释，皆起源于中医理论。中医和中药相对独立又互为补充，共同构成了中国传统医药等独特完备的学科体系。

第二节
"中药"学科概念的近现代内涵——兼谈外来药物"归中"过程

随着政治、经济的发展，特别是交通和对外交流的发达，表现在药学的发展过程中，是外来药物的不断增多。外来药物最早主要指中国古代王朝政权所辖地以外或者少数民族地区及边远地区的药物，后来则主要指中国境外的传统药物。近代之后，这个外来药物，则主要指来自西方国家具有现代科学意义上的现代药物，即西药。

"中药"何时为中，何以为中，是考察"中药"学科概念内涵及其实质演变的关键，某种程度也决定着"中药"概念内涵及其实质在近代以后的演变。在汉文字的表述体系中，一般认为第一次明确的外来药物输入，是在张骞出使西域和西汉王朝对西域的经营管控后，随着丝绸之路的凿通，使得西域(广义的西域可能包括我国新疆部分地区及中亚等地)的药物不断地输入中原地区。这些外来药物名称上多冠以"胡""番""海""洋"等为前缀，以示与内地本土药材的区别，如番红花、番茄、番薯、番木鳖、番木瓜、番石榴、胡桃、胡麻、胡桐泪、延胡索、胡椒、胡荽、海椒、海桐皮、海红豆、海蚕、海梧子、海松子、洋金花、洋桃、洋虫、葡萄、犀角、琥珀、玉屑、阿魏、荜茇、没食子、麝香、象牙屑、荔枝、龙眼等，以及丁香、沉香、乳香、降真香、槟榔、龙脑香、安息香等香药。除此以外，某些药名还直接冠以国名，如突厥白、波斯橄榄等。还有的药则采用外国音译，如淡巴孤(tobacco)、必思答(pista，即开心果)、押不芦(yabruh)、荜茇(piper)、底野迦(thriaca)等。外来药进入中国后，能迅速被中医接纳者，多为疗效卓著、资源丰富的原药材，例如乳香、没药、红花、血竭、延胡索、丁香、荜茇等。那些资源有限、成分不明、难辨真伪的西方成药，则很难在中国推行。例如西方的底野迦，被作为能治百病的万应药，但在中国却行不通。同样，西方伤科名药质汗、解毒名药吸毒石，也不被中医看好。此外，有鉴于"胡药之性，中国多不能知"，出现了第一部外来药物学专著郑虔(691—759)的《胡本草》,可惜此书佚亡不传。《海药本草》是《胡本草》之后研究外来药物的专著,作者李珣为波斯籍人士,生活在五代十国时期,世业香药,精通中西文化,著有《琼瑶集》若干卷,《全唐诗》存其诗作54首。《海药本草》中广纳"海药"128种,其中明确表示出自外国产地的药物就达96种[25]。除了这些外来药物的本草专著,中国古代的本草学,始终注重吸收和发展传统的外来药物,使他们转型融入"中药"的洪流。比如,唐官修的《新修本草》中就已收集了为民间所习用的安息香、龙脑香、血竭、诃黎勒、胡椒等外来药,宋金元时期的本草学代表《证类本草》充分引证了包括《海药本草》在内的宋代以前的本草作品。明李时珍《本草纲目》中同样把原产地外来的药物进行了梳理,吸收了番木鳖、番红花、洋金花(曼陀罗花)等外来药物。清赵学敏《本草纲目拾遗》是对《本草纲目》的补编,增加了金鸡纳、香草、臭草等10余种外来药[26]。

可见,这些突出原产地的外来药物,特别是其中疗效卓著者无疑已被"中药"吸收,其实质已具有辨证用药的中医理法方药的特色,已经"归中"成为中药学的一个组成部分。而且当时的外来药物,只是"中药"范畴中的小众,从性质上讲还只是传统药物,但由于传统药物其本质的相似性大于差异性,故而很快被中药"收编",成为外来的"中药"。但是,鸦片战争之后,随着国门的打开,当时发展已成气候的西方医药开始涌入中国,主营西医药的医院、诊所开始在中国遍布,带来了对中国固有医学的巨大冲击,中医药经历了新的嬗变。医的方面,经历了从中医一枝独秀到中西医对抗到中西医汇通再到中西医结合的变迁过程[27]。与之相适应和相从属,药的方面,也经历了从中药唯一到中西药并存的发展格局。在药物的实践领域,以现代医学理论为指导的新式的合成药物、注射类药物及其带来的立竿见影的药效,形成了与传统天然的中国药物的明显差别。基于这种新质的医药学的出现,人们出于辨识区分和使用便利等因素,"中医与西医""中药与西药"等概念应运而生,本草的概念逐渐被中药等概念取代。

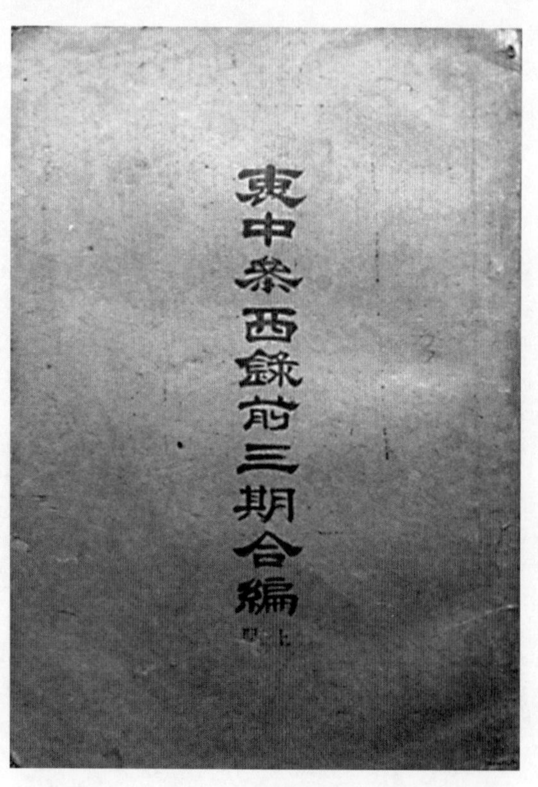

图9-5　1918年张锡纯所著《衷中参西录》

(上海中医药大学博物馆藏)

最早的中西医汇通派代表人物之一的张锡纯(1860—1933),闻风气之先,融会贯通中西医,提出了"衷中参西"的理念。"中医治病恒深究病之由来,是治病之本也;西医治病务治其局部,是治病之标也。若遇急危之证及难治之证,正不妨以西药治其标,以中药治其本,则见效必速。故凡西药之性近和平,确知其原质者,不妨与中药一时并用。至未知其原质者,虑其与中药有所妨碍,正不妨中隔数点钟而先后用之也。"[28]可见中医、西医、中药、西药等概念已经开始在早期的中西医汇通者中使用。《医学衷中参西录》第四期第五卷,专设"西药"专节,并列举了阿司匹林(原书作阿斯必林,aspirin)、安知必林(antipyrinum)等45种西药,以及中西药物共同治疗某一病症,如书中列举的热性关节肿痛用阿斯必林法、石膏阿斯必林汤等[28](图9-5)。

鸦片战争后,在"西学东渐"的大背景之下,在西方工业革命和科学革命的刺激下快速发展的西方医药大量输入中国,中国医学亦开始先后出现以中西对抗、中西汇通等为特征的医学发展格局,西医药与中医药共同成为中国实际存在的两种医学体系。历史证明,传统的中医或中药,不似鸦片战争之前,可以将本质同为传统药物的外来药,成功改造转型成为中医思维及中医用药理论指导下的“中药”。面对从西面迅猛而至的这种异质或新质的医药学,中医药不再具有将其同化、改造的能力,反而自身还一度有被改造和遭遇废除的危险。中国医学迎来剧烈动荡和调整的历史时期,并逐渐走上中西并存和中西分野,西医成为与中医对应的医学体系,西药也具有了与中药对应的概念内涵。所以“中药”和“中医”一样,都是当时国门打开和西方现代医学兴起之后的一个概念,是当时西学东渐和不同医学比较下的产物。需要强调,当时的中医药学,究其实质,仍然仅指汉族传统医药学,并不包括藏医、蒙医、维医、傣医等其他少数民族传统医药学。

第三节
“中药”学科概念的当代内涵

从世界传统医学的演进轨迹看,不同的文明传承、文化土壤,不同的国度及其医学政策,参差不齐的传统医学学科发展水平,决定了不同的医学选择和发展道路。中国是世界上传统医学最为丰富和发达的国家之一,也是传统医学在当代传承与发展做得最好的国家之一。综观世界传统医学与现代医学的发展,不外乎两种发展道路。一种是以西方国家为代表,通过取代传统的希波克拉底医学建立新医学的方式(新旧更替)完成了医学脱胎换骨般的转型及继续向前发展,其中原来的传统医学几乎销声匿迹。现代医学成为西方国家的常规医学或主流医学(conventional medicine or mainstream medicine),同时不同程度地吸纳中国的针灸、气功、太极和印度的瑜伽等传统疗法组合形成补充替代医学(complementary & alternative medicine),成为现代医学的补充并允许其有条件地进入医疗实践。另一种是以中国医学为代表,通过传承创新传统中医学,同时大力发展现代医学(新旧结合)的方式对医学进行改造升级,其中中医学依然是国家医药卫生和健康中的重要力量。所以中医学与古希腊罗马医学、印度阿育吠陀医学等世界其他传统医学随着历史演变不断衰退甚至消亡不同,其在历史悠久、延绵不绝的中华文明的护佑下,与中华文明同呼吸共命运,至今仍作为中华文化的重要软实力之一和中华民族伟大复兴的重要力量,其发展和振兴越来越受到重视和推进。

从中国传统医学的演进轨迹看,千百年来,中华民族在广袤的中国大地上繁衍生息、生产生活,这片大地既诞生了以汉族传统医学为主的中(汉)医,也孕育了藏医、蒙医、维医、傣医、壮医、苗医、瑶医、回医等其他少数民族传统医学,各民族传统医学相似性大于差异性,均为临床经验、古典哲学、区域性文化、若干群体信仰、原初的基础医学知识等的混合体[29,30]。同时,各民族传统医学在长期的交流融合中,在拥有各自特色的基础上产生了共性的品质,比如天人合一的医学思想,唯象思维上的理论构建,阴阳论病、辨证论治的诊治原则,望闻问切四诊合参的察病手段,顺应天时、道法自然的养生理念等。正如在几千年的历史沧桑中,我国各民族共同形成了中华民族、缔造了统一的多民族国家一样,我国各民族医学之间也在长期的交融与发展中,形成了你中有我、我中有你的互相依存的关系,共同形成了“多元一体”的大中医格局。以中药学(中国传统药学)为例。不管是汉族传统药学,还是藏药学、蒙药学、维药学、傣药学等少数民族传统药学,首先都无一例外由植物药、动物药、矿物药三大部分组成,其中都以植物药居多,故有“诸药以草为本”之说,且其采集、炮制、制剂等皆为类同。以核心的药性理论来分析,药物之为“药”,乃主要是因为其能够针对疾病不同的情况不同的阶段,对症下药,且具有不同程度的疗效，最高境界是药到病除。而其实质，根据中国传统医药理论，乃是因为各种传统药物本身各自具有若干特性和性能，以药物的偏性纠正疾病表现的阴阳偏盛偏衰（即身体的偏差），这些特性（偏性）即中药的性能，也就是中药的药物作用。“以偏纠偏”或者说是药性与病性相对，这是一种重要的用药施治的思维和方法。具体的比如寒者热之、热者寒之、湿者清之、清者温之、散者收之、抑者散之、燥者润之、急者缓之、坚者软之、脆者坚之、衰者补之、强者泻之等（《素问·至真要大论》），各民族医学中用药总体原则大致类同。比如药性理论：中药（汉药）中的四气指寒、热、温、凉；维药也按其气质（属性）分为热、寒、干、湿四种；藏药和蒙药的药性理论几乎如出一辙，其性、味、效均源于其共有的五元（土、水、火、气、空）学说，比如土为生长之本源，水为生长之汁液，火为生长之热源，气为生长运行之动力，空为生物生长之空间；傣药按药性分为寒、热、温、凉、平五性。故总体而言，中国传统药学有着相对统一的药物取材、药性理论、药用经验等，虽然因为不同的地理环境、民族习俗等原因导致道地药材、常用药材不尽相同，比如存在某一药材在一个民族属于常用药材，但在另一个民族却少用或不用；对同一药材，不同的民族医学对其根茎叶等药用部位的取舍可能也会有不同等。这正是各民族传统药学形式上的多元性，并不妨碍整个中国传统药学的一体性。所以中医药构建于中华民族共同体之上，中国传统医学多元一体、百花齐放、兼容并蓄的格局，既是历史发展的实际，也是未来发展的要求。

时代和医学的发展，共同赋予了“中药”概念内涵以及外延新的更加科学的内容。多年来，笔者积极倡行“大中医”的理念和实践，致力于多个民族传统医学的研究、比较研究及其一体化构建[29,30]。2017 年实施的《中华人民共和国中医药法》是我国在以往的《中华人民共和国中医药条例》（最近一次颁布实施的时间是 2003 年）等基础上，为更好地继承和弘扬中医药，保障和促进中医药事业发展，保护人民健康制定的首部中医药法，从国家法律层面对中医药予以界定：“中医药是包括汉族和少数民族医药在内的我国各民族医药的统称，是反映中华民族对生命、健康和疾病的认识，具有悠久历时传统和独特理论及技术方法的医药学体系。”至此，“中药”应是包括中（汉）药、藏药、蒙药、维药、傣药等在内的中国传统药物的总称。

当然，从受众和传播的视角看，目前大众对“中药”的概念依然模糊或存在偏差。比如中药就是中国产的，西药就是进口的；中医医生开的就是中药，现代医学医生开的就是西药；中药就是草药，西药就是胶囊片剂；还有就是顾名思义，一听青蒿素片、天麻素片、川芎素片、麻黄素针剂等带有中药名称的，就认为是中药。其实这些从名称、剂型、产地等断章取义判断中药与西药的认识并不科学。比如剂型，随着中药现代化和标准化（药品 GMP、GLP、GCP 等药品标准）的实行，中药和西药在剂型上已无明显差异，区分的关键在于制药所依据的医学理论，即按照现代医药理论创制的药物就是现代医药，按照中国传统医药学理论开发的药物，现阶段就叫中药。

当然，随着社会的进步和医学的发展，“中药”作为一门学科，从古代的较为单一的本草学，逐步扩大到众多的分支学科。在 2018 年更新的教育部学位授予和人才培养学科目录中关于医学门类下属的 11 个一级学科中，药学、中药学均属于一级学科，一般认为，药学倾向于西药学（现代药学）的归属，二级学科有药物化学、药物分析、药理学、药剂学、药物动力学、植物学、生药学、有机化学、分析化学、药事管理等。而中药学则依然是指“中药学”（传统药学，且仅为汉族传统的药学，不包括少数民族药学），是研究中药的基本理论和临床应用的学科，其下属二级学科有方剂学、中药资源学、中药栽培学、中药鉴定学、中药化学、中药药剂学、临床中药学、中药化学、中药药理学、中成药学等多个分支学科。

关于我国的药学学科及其下属分支学科的界定和分类，在质量监督检验检疫总局、中国国家标准化管理委员会于2009年颁布的中华人民共和国学科分类与代码简表(国家标准GBT 13745－2009)中有更为明确规定。我国的药学学科("大药学"概念),分为"药学"(现代药学)和"中药学"(传统药学),其中"药学"(现代药学)包括药物化学、生物药物学、微生物药物学、放射性药物学、药剂学、药效学、医药工程、药物管理学、药物统计学以及药学其他学科;"中药学"(传统药学)包括中药化学、中药药理学、本草学、药用植物学、中药鉴定学、中药炮制学、中药药剂学、中药资源学、中药管理学以及中药学其他学科。需要强调的是,目前的"中药"学实际上已经在慢慢淡化所谓中药和西药的学科界限,真正的学科不应以国别或中西来划分,而是应该按照科学规律和知识的特点来加以划分。很明显,广义的"中药"(即中国药学)概念,其实质内容既包含中医,也包含现代医药以及其他现代学科的知识;既有传统药物,也有现代药物研究和分析的各种方法和手段。

展望"中药"学科未来的发展,从"大中医""大中药"的视角看,中药学不仅仅只是汉族的药学,也包含其他少数民族的药学;不仅仅只是传统药学,也包括现代药学。所有的医药归根结底,其初衷就是能够防病治病的医学和药物。"中药"的现代化、科学化,中西药的结合(传统药物与现代药物的结合)依然是未来药物学发展的方向(图9－6)。

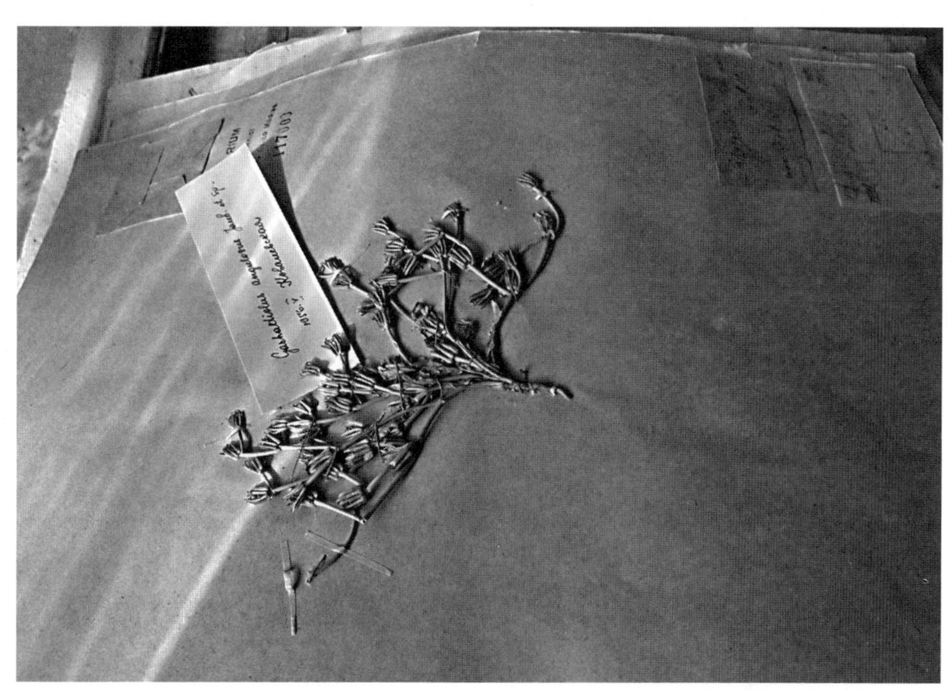

图9－6 中亚最大的植物药标本库所在地乌兹别克斯坦国家科学院展示的植物药标本

(摄于乌兹别克斯坦国家科学院)

以人类抗疟的历史为例,从金鸡纳树到金鸡纳霜和奎宁、氯喹类药物,是从本草到科学的演进过程,是人类伴随着科技革命和现代医学的进步,在抗疟史上一段激昂奋进的历史。但是伴随着现代医学面临的耐药性等问题的出现,已经取得的重大抗疟成果逐渐付之东流,"神药"不再神奇,人类在抗疟史上再次陷入困境。中国在屠呦呦等为代表的专家的努力下,从中医典籍中获得灵感,从中国传统药物青蒿出发,从传统的经验出发,沿着类似于当年美洲传统药物金鸡纳霜中发现奎宁相似的道路,立足于青蒿,经过提纯、分离、合成等现代医学的方法,屠呦呦等最终获得了不同于以往抗疟药物基本化学结构式的青蒿素,再次演绎了从传统药物到现代药物、从本草到现代药学的过程。故在医学发展的进程中,始终存在两种路径。它并不是单一地从传统到现代、从经验到科学的演进过程,这一路径很重要但不是唯一,医学还存在着向传统、向经验回归的过程,从传统中汲取智慧和精华,传统和现代的融合,依然是医学发展不可忽视的重要内容。从青蒿到青蒿素,总体来看,是一个传统向现代、本草向科学的进化过程,但是同时也是一个现代向传统、科学向经验回归和学习的过程。结合中国医药的发展,正如我国科学家所言,"古老的中药在今天仍然有益,传统中还沉睡着尚未开发的、可能进一步改善人类健康的潜力"[31],"古老的中医药与现代科技结合能产生原创性成果,更好地造福人类"。所以中药与西药的融合,传统药物与现代药物及现代科技的融合,或为未来"中药"学发展的重要方向。

* 小结与讨论

"中药"作为一个学科概念,随着学科的发展,自身的内涵和实质也在发生演变。"中药"最初的形态是本草,但是最早本草的概念并未盛行,其与"药""毒药""百药""经方"等概念,运用于西汉之前的典籍中,从目前史料看,当时并未出现"中药"一词。《神农本草经》作为中药学影响深远的奠基性专著,首次明确提到了"中药"这个词汇,并明确了其作为药物等级的涵义,同时也强化、提升和扩充了"本草"的概念及其内涵,又因为中药来源确以植物药居多,使用也最为普遍,所以古来相沿把药学称为"本草"。所以自《神农本草经》后实际上"本草"已成为"药/中药"的统称,后世中药学涉及药物类、经方类作品以及官修药学典籍,均采用"本草"为正统概念。

"中药"作为古代医学学科的一个重要门类的发展,经历了神农尝百草的传说时期、用药经验的积累期、系统理论的构建期、学科的深化发展期等阶段。自《神农本草经》问世之后,我国古代各朝代本草学都在其创立的本草学(中药学)纲目下有不同程度的发展,概其卓著者有魏晋《神农本草经集注》、唐代《新修本草》、宋代《证类本草》、明代《本草纲目》、清代《本草纲目拾遗》等,此外,还形成了许多聚焦于药性理论、炼丹、炮制、食疗、地方本草等不同特点的专题本草著作。而中药药性理论,作为古代中药学发展的一个重要分支,其发展始终在中医学的总体理论指导下,包括《神农本草经》、张元素及其弟子等的《珍珠囊》《用药法象》《汤液本草》等关于药性理论的阐释,皆启源于中医理论。中医和中药相对独立又互为补充,共同构成了中国传统医药学独特完备的学科体系。及至近代,随着具有现代医学特点的西方医药学的输入,"中医""中药"作为与"西医""西药"概念相对应的医学体系和医学概念逐渐盛行,"中药"的概念逐渐取代"本草",成为区别于西药的中国药物的统称。

在中药的历史发展进程中,始终存在一种外来药物(或西药)介入以及外来药物(或西药)"中化"的过程。表现为在鸦片战争之前或西方科技革命之前,肇始于欧洲等西方国家和地区的现代医学,尚未在中国成为一门独立的医学体系之前,来自西方(包括西域,指古代中央政权以西的广大区域)的西药,这些本质上仍为传统药物的西药,经过丝绸之路(陆上丝路和海上丝路)等源源不断输入中国,在传统汉医药理论的指导下,被改造成中药,其实质已经是在中医辨证论治及中药药性、用药理论指导下的药物,是一个外来药物"归中"或"中化"的过程。当鸦片战争之后或者西方科技革命之后,随着具有现代医学特点的异质或新质的西医药的输入,不再有这种将西药"中化"的融摄力,西医西药,最终在中国发展并形成了与中医中药相对应的医学体系,今之"中药"的概念及其含义也最终确立。

时至今日,这种区分带来的影响依然渗透在我国药学学科发展的方方面面。在我国的药学学科(此指大药学学科)体系以及具体的教学中,依然遵循着药学(现代药学)和中药学(传统药学)的划分标准。事实上,我国的药学学科,越来越是一个"大药学"的内涵及其实质,其中不仅包含传统医药学,也包含现代医药学。同样,传统的"中药"学科(传统药学),一般来讲,仅仅是指汉族药学的范畴,不涵盖藏药、蒙药、维药、傣药等少数民族药物学的范畴。2016 年颁布 2017 年实施的《中华人民共和国中医药法》对中医药的概念从法律上进行了更加科学地界定。中医药(中国传统医药),无疑应是建立在中华民族共同体之上、各民族医学求同存异、多元一体医药学,其内涵和实质,并非仅仅是指汉族单一民族的医药,藏医藏药、蒙医蒙药、维医维药、傣医傣药等都应该融入"归中"的历史进程。中医药是大中医、大中药,这是汉族医药和各民族传统医学自身更好更快发展的要求,也是具有中华民族共同体意识和增强中国医学整体实力与竞争力的要求。

当然,即使是现在的人们,对中药和西药的概念边界仍然不甚清晰,出于对中药的特殊情感以及认识上的模糊,不少人仍习惯上只把化学合成的药物当作西药,而把实际上已经科学化但其名仍属于中药名称的药物,视为中药,比如青蒿素等。诸如此类的概念及其内涵混乱,都需要在时代发展和医学发展中逐渐厘清和调整。而总体而言,我们认为,中药学科,即中国的药学,其内涵和外延,越来越向"大药学"的方向发展,即"中(汉)药学—中国各民族药学—中国传统药学与现代药学结合",概念及其实质走向复杂化、多样化和高度综合化。未来中药学的发展,现代科学与技术,无疑是中药学发展必须依托的主要力量。要善于借助现代科学和医学,挖掘传统中药中的精华,唤醒传统中药为全人类健康服务的力量。所以,中药与西药的融合,传统药物与现代药物及现代科技的融合,仍然是未来"中药"学发展的重要方向。

参考文献

[1] 董竞成,刘文先. 在新时代推动中医学更好发展[N]. 人民网-人民日报,2018-10-25.

[2] 董竞成. "中医"作为学科概念的变迁过程及意义[J]. 人民论坛·学术前沿,2018(9): 62-68.

[3] 〔清〕陈廷敬,张玉书,等. 康熙字典[M]. 王宏源新勘. 修订版. 北京: 社会科学文献出版社,2011: 1275.

[4] 谷衍奎. 汉字源流字典[M]. 北京: 华夏出版社,2003: 60.

[5] 赖文. 乐药疗与五音配五行五脏[M]. 南京中医药大学学报: 社会科学版,2000(3): 119-122.

[6] 周礼: 上[M]. 徐正英,常佩雨译注. 北京: 中华书局,2014: 102-103.

[7] 周礼: 上[M]. 徐正英,常佩雨译注. 北京: 中华书局,2014: 106-107.

[8] 周礼: 上[M]. 徐正英,常佩雨译注. 北京: 中华书局,2014: 108-109.

[9] 陈邦贤. 中国医学史[M]. 北京: 团结出版社,2011: 9.

[10] 袁珂. 山海经校注[M]. 北京: 北京联合出版公司,2013: 334.

[11] 袁珂. 山海经校注[M]. 北京: 北京联合出版公司,2013: 263.

[12] 黄帝内经素问白话解[M]. 郭霭春注解. 北京: 中国中医药出版社,2012: 81,88,155.

[13] 〔汉〕班固. 汉书·艺文志[M]. 北京: 中华书局,2012: 1566-1569.

[14] Liu WX, Lu LW, Ma C, et al. The evolution of traditional Chinese medicine as a disciplinary concept and its essence throughout history[J]. Traditional Medicine and Modern Medicine, 2018, 1(3): 171-180.

[15]〔晋〕皇甫谧. 二十五别史：帝王世纪[M]. 济南：齐鲁书社,2000：3.
[16] 刘文典. 淮南鸿烈集解[M]. 北京：中华书局,1989：629－630.
[17] 袁珂. 山海经校注[M]. 北京：北京联合出版公司,2013：19－59.
[18] 甄志亚. 中国医学史[M]. 上海：上海科学技术出版社,1997：23.
[19] 世本[M]. 宋衷注,王谟辑. 北京：中华书局,2008：108.
[20] 尚书[M]. 王世舜,王翠叶译注. 北京：中华书局,2012：416.
[21] 周易[M]. 杨天才译注. 北京：中华书局,2016：144.
[22] 礼记：上[M]. 胡平生,张萌译注. 北京：中华书局,2016：84.
[23] 黄帝内经素问白话解[M]. 郭霭春注解. 北京：中国中医药出版社,2012：155,534.
[24] 王鹏,王振国. 中药四性理论形成发展源流述要[J]. 山东中医药大学学报,2010(1)：5－7.
[25] 汪悦. 李珣与《海药本草》[J]. 南京中医药大学学报(社会科学版),2001(1)：30－31.
[26] 高学敏. 中药学[M]. 北京：人民卫生出版社,2004：9－14.
[27] 张锡纯. 医学衷中参西录[M]. 太原：山西科学技术出版社,2009：274,99,119.
[28] 董竞成. 中国传统医学的哲学思考[N],人民网-人民日报,2014－10－17.
[29] 董竞成. 论中国传统医学的哲学思想意蕴[J]. 人民论坛·学术前沿,2014(18)：84－94.
[30] 饶毅,黎润红,张大庆. 中药的科学研究的丰碑[J]. 科技导报,2015,8(20)：27－44.
[31] 张伯礼,张俊华. 屠呦呦研究员获诺贝尔生理学或医学奖的启示[J]. 中国科学,2015(11)：1153－1155.

第十章

从罗布泊墓葬麻黄看药用植物和中药学学科起源

中医药的历史和文化与中华文明相伴而生，源远流长。悠久的历史除了深厚的积淀以外，往往也给追根溯源中医药的研究带来困难以及众说不一的现象。在文字记录空白的历史空档期，古人对药物的认知和体验缺乏实物和实证的支撑，而以"神农尝百草"为代表的中国本草起源说，因其神话传说的特点，其共同的文化心理认同大于实际的医药价值，所以科学审视传统药物的起源成为研究的诉求。古代罗布泊墓葬群大量出土的麻黄，作为一种古代药物珍贵独特的实物遗存，无疑有助于延伸我们的研究视界，对还原和审视古人对药物认知实践的过程和模式，以及中国传统医学早期酝酿和诞生机制，具有重要的意义。

中国医学的历史，特别是几千年前的远古医学史，受制于文字记载的空白和文物遗存的匮乏，故而言及其起源往往泛泛而谈，缺乏实物支撑和客观论述。特别是对于中药(此文指植物药，有的地方以"本草"代称)的起源，因为本草固有易腐变质的特点，使得本草的留存更为稀少，而古代药物的最初使用种类，无疑首先来自本草。所幸的是，古代罗布泊地区特殊的自然气候条件，为我们留下了一批数量可观的距今约 3 800 年的麻黄，这为科学审视我国本草起源乃至整个早期医学提供了新的视角。

第一节 本草起源问题概述

我国医学文明璀璨，历史悠久。追史溯源，往往论及伏羲画八卦、制九针，神农尝百草、播五谷，黄帝教民治百病等神话传说。传说占据的历史，恰恰说明真实历史的空白。而这种空白，主要表现一是文字记载的空白，二是历史相关遗物的空白。这种空白的历史，在本草起源方面体现得尤为明显。本草，是古人最早认知的药物形态和药物临床样本。世界药物的起源，应该没有异议均都来自本草。《说文》中对本草的解释为："药，治病草也。""神农尝百草，一日而遇七十毒"，是关于中医药起源影响最大的传说，常被视为药物起源的佐证。此类说法史书涉及较多，举其要者如下。《淮南子・修务训》关于神农氏的记载："古者，民茹草饮水，采树木之实，食蠃蛖之肉，时多疾病毒伤之害。于是神农乃始教民播种五谷，相土地宜，燥湿肥饶高下，尝百草之滋味，水泉之甘苦，令民知所避就。当此之时，一日而遇七十毒。"[1]宋代刘恕《通鉴外记》载："民有疾病，未知药石，炎帝始味草木之滋，尝一日而遇七十毒，神而化之，遂作方书，以疗民疾，而医道立矣。"《世本》："神农和药济人。"

但神农真正为何时何许人，所尝百草为何物，这无疑是个没有正解的命题。我国首部医学史的作者、著名医史专家陈邦贤认为，上古医学（周秦以前的医学），最难征信，神话是研究的重要史料，因为没有文字的记载，只有口耳相传的神话传说，因此也常被认为是一个“传疑时代”[2]。这种传疑时代，反映在关于医药起源历史的文本中，伏羲、神农、炎帝（据称与神农是一人）、黄帝、岐伯等上古传说人物，都被认为与中医药起源密切相关，因此关于医药始源的“冠名”常出现张冠李戴的现象。比如皇甫谧《帝王世纪》：“伏羲氏仰观象于天，俯观法于地，观鸟兽之文与地之宜，近取诸身，远取诸物，于是造书契代以结绳之政，画八卦以通神明之德，以类万物之情，所以六气六腑、五脏五行、阴阳四时、水火升降得以有象，百病之理得以类推，乃尝味百草而制九针，以拯夭枉焉。”又说：“帝（黄帝）使岐伯尝味草木，典主医病，《经方》《本草》《素问》之书咸出焉。”[3]此类情况说明，“神农尝百草，一日遇七十毒”等故事以及神农作为本草之祖，是一个古人集体映像的呈现，既表明其说为传说，无确凿遗存文物或文字稽考，现存史料又版本多样，故不足征信。但同时又说明虽为托名之说，但是因为历代沿袭，约定俗成，又无确凿新史料可以推翻旧说，所以又显得无可辩驳，因为其确是古人集体认知和实践的结果，实际代表着中国古代先民对于药物的萌芽认知和实践[4]。正如有学者指出：“医药的出现不可能是任何个人的聪明才智和短暂的一生所能创造的……但是一定程度上折射了医学起源的真实历史进程。‘圣人’是先民集体智慧的代称。”[5]但是由于“世俗之人，多尊古而贱今。故为道者，必托名神农、黄帝而后能入说”[6]，所以《黄帝内经》托付于黄帝、《神农本草经》托付于神农等，都是如此。从传播学的视角看，随着以《神农本草经》等为代表的中医药学经典之作的影响以及历代医药学家的代传发展，关于本草起源逐渐和“神农”形成了稳固的联系。

然而“神农”毕竟是一个集体的符号，“百草”亦是一个概称，虽然“神农加本草”的模式已经在中国医药史上定型，但它主要还只是表达了人们对中医药起源的美好寄托和中华民族共同的文化心理认同，其价值更多在于文化层面，而非医药本身的实践层面。在科学审视本草起源的诉求下，研究期冀能在“神农尝百草”这个具有传说性质的药物起源学说以外，寻找实物或实例的成分，对中医药起源历史进行实质性的填充，使其脱虚趋实，接近原初真实，应是中医药起源研究的一个努力方向。韩启德在《中国医史》再版序言中提出：“对于中国医学界来说，关注医学史不能仅仅关心现代医学史，而同时应该回到祖国传统医学的源头去寻找我们的根。”[7]然而，这种寻根的医学研究，断然不是研究者一厢情愿的事情，美好的研究愿景，必须借助于考古文物领域的成果，在这个基础上进行延伸拓展，方能得以实现。所以有没有一种本草能够作为突出的例证，以演绎和还原最初人们对中医药的认知和使用过程，这是本章节研究立论的关键所在。

第二节 麻黄作为本草起源样板的选择

麻黄是中华本草中开发利用较早，也是最为常见和使用普遍的本草之一。选择麻黄作为研究对象探讨本草起源的历史，一是基于麻黄自身的特点及其在本草中的重要地位，二是基于古罗布泊墓葬中大量随葬麻黄的存在。麻黄，是麻黄科植物草麻黄、木贼麻黄或中麻黄的干燥草质茎。性味为辛、微苦、温，归肺、膀胱经。功能与主治为发汗散寒，宣肺平喘，利水消肿。多用于风寒感冒，胸闷喘咳，风水浮肿[8]。麻黄科植物在裸子植物中的发生系统上是完全孤立的，只有一属，是植物区系中古老的科属，自古生代泥盆纪演化至今，繁衍出在形态、结构等方面具有高度特化的类型，同时也产生了特殊的次生代谢产物。在全世界 67 种麻黄的分布中，中国有 15 种及 2 个变种和 1 个变型，新疆有 10 种及 1 个变种，在盆地、平原、山谷、大漠等均有分布[9]（图 10－1）。古罗布泊麻黄作为我国药用植物起源的代表，是基于罗布泊墓葬麻黄的特殊性以及其不可多得和不可复制的价值而决定的(图 10－2)。

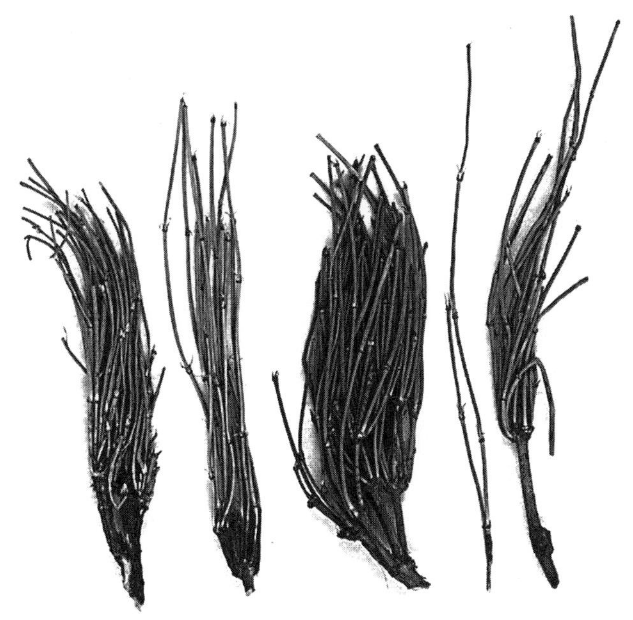

图 10－1　有“大漠之宝”之称的麻黄草

(https://baike.baidu.com/item/麻黄草/6430970?fr=aladdin)

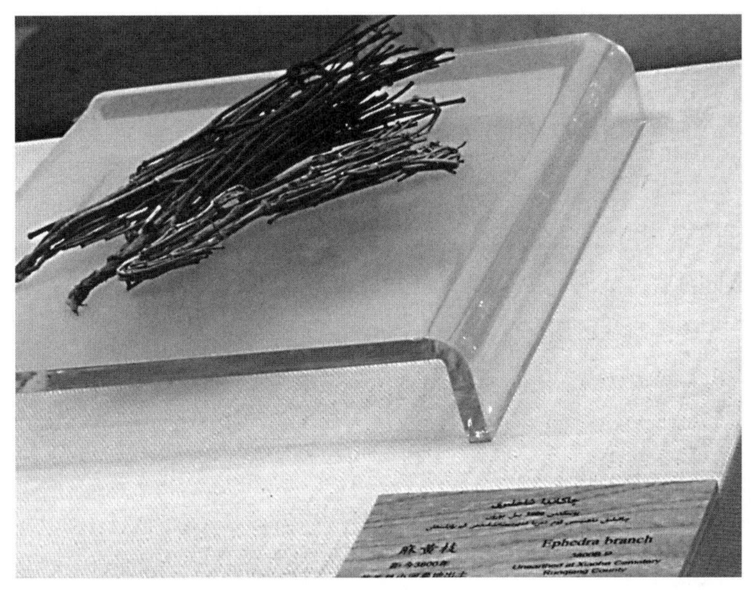

图 10－2　新疆维吾尔自治区博物馆展出的距今 3 800 年前的古罗布泊墓葬麻黄

一、古罗布泊墓葬麻黄历时悠久，具有探讨医药起源问题的重要价值

目前考古发掘的罗布泊地区墓葬，主要有古墓沟墓地、小河墓地和铁板河墓地等。根据 C^{14} 等综合测定，罗布泊古墓葬群中，虽然各墓葬点的时间不尽相同，但是基本上是处于同一个历史时期的文化遗存，为距今 3 800 前后[10-12]。这一历史时间节点，从横向比较，中原处于夏代走向没落而商代尚未兴起

的时期,从罗布泊古墓群的发掘情况看,墓葬中没有发现文字痕迹,显然尚未跨入文明的门槛。如果按照学术界的一般观点,以商代作为中国第一个直接的有同时期文字记载的王朝,那么这一时期中原实际上尚处于文明初见端倪的时期。以伊尹这一史书确切记载的历史人物作为参照,他辅佐商汤灭夏,其所处的时代正处于夏商两大王朝过渡之际,和墓葬主人古罗布泊人基本处于同一历史时期。而以伊尹为参照比较,中药学历史上关于“伊尹制汤液”显然比“神农尝百草”更具真实性。成书于先秦的《吕氏春秋・先己》相关记述为:“凡事之本,必先治身,啬其大宝。用其新,弃其陈,腠理遂通。精气日新,邪气尽去,及其天年。此之谓真人。”[13]司马迁在《史记・殷本纪》载伊尹曰:“以滋味说汤,致于王道。”[14]这似可推论,这一时期的中原医学已经从“神农尝百草”发展至“伊尹制汤液”的时期,且文字的表述上已经基本褪去了神话传说的色彩,进入到一个快速发展直至理论萌芽的时期。

伊尹历史上确有其人其事,其作为“方药之祖”的身份较之神农作为“本草之祖”的身份,有着质的不同。因为从“神农尝百草”时期的生食本草到“伊尹制汤液”时期的熬煮本草,从一种单味药的使用到多味药的复合,从单纯所见之“病”到能联系所见之“病证”,这个过程绝对是一个事物发展由量变到质变升华、从低级阶段向高级阶段发展的漫长过程[15]。而从罗布泊古墓葬群的基本情况看,当时罗布泊地区的人们并未掌握成熟的制陶技术,其文明开化程度、生产力发展水平、医药发展水平等,明显落后于同时期的夏商王朝。但是,夏商王朝区域的古代遗存,特别是医药相关的文物保护,又并不具备罗布泊地区得天独厚的地理客观条件,追溯商王朝以前的医学状况,既无文字可稽考,又无实物可凭依。故而将 3 800 年前古罗布泊一处的麻黄,置于当时整个中华文明发展的时空,我们从某种程度上可以认为,3 800 年前的古代罗布泊社会生产力和文明发展情况,正类似于夏王朝或更早时期中国古代社会的样貌和水平。故距今 3 800 年历史的古罗布泊麻黄留存,不仅仅可以作为罗布泊区域的药物起源史的证明,对于考究早期中国医药学都是一个极好的参照和样板。

二、罗布泊墓葬麻黄作为稀有的医学文物遗存,具有探讨药物起源问题的独特价值

中国是一个拥有五千多年灿烂文明的国度,作为与中华文明相伴而生,与中华民族繁衍生息相伴而行的中医药,必然亦拥有悠久的历史。中华人民共和国成立后,在幅员辽阔的祖国土地上出土了大量的中医药文物,包括不同时代的医药文献、药物与医疗器械、古尸标本等,这些实物的留存,对我们重新认识和研究中医药学,特别是早期医药学的状况和价值提供了珍贵的史料。比如山东泰安的大汶口文化遗址(距今约 4 500—6 500 年)出土了很多骨针、骨锥,有的骨针置于随葬的龟甲中;而大致在同历史时段的江苏邳州大墩子遗址(距今 6 445 ± 200 年)M44 号墓葬中的两幅龟甲中藏有 6 枚骨针[16];兖州王因遗址中的龟甲中也多有发现骨针、骨锥的存在[17]。在古代龟被视作能够通达神灵、寿命最为长久的动物,往往成为古代最理想的卜筮道具。这些与龟甲组合的骨针,无疑具有医疗治病方面的作用,是考察中医针刺、经络等发展史的重要参考。《洪范・五行》曰:“鬼之言久也,千岁而灵,此禽兽而知吉凶者也。”《史记・龟策列传》曰:“龟甚神灵,降于上天,陷于深渊。”《说文》言:“卜,灼剥龟也,象灸龟之形,一曰象龟兆之纵横也,凡卜之属,皆从卜。”

医学文献类的文物,关于药物方面,主要还是集中在药方方面。中华人民共和国成立以来,不断有地下医书的出现,刷新人们对药方的认识。1956 年,在居延汉简中出现了一则治疗伤寒的方剂,当时就有人认为这是我国最古的药方[18]。1973 年,长沙马王堆医书《五十二病方》出现,据考证,《五十二病方》

的成书年代甚至要早于《黄帝内经》,最早药方历史被改写[19]。后又出现周家台秦简《病方及其他》、里耶秦简,这两批古医书据考证皆为秦代作品,其成书年代又要早于马王堆的《五十二病方》,最古药方的历史再次被重新定义[20]。然而对于考究药物起源的本草而言,就没有那么幸运。由于本草的植物属性(如极易腐败腐烂等)、保存技术等,能够穿越久远时空继续留存于世的可谓凤毛麟角。长沙马王堆一号汉墓发现的一批装于香囊、香枕、药袋和熏炉中的杜衡、辛夷、佩兰、藁本、茅香、高良姜、姜、桂、花椒等九种药材,被认为是我国迄今发现保存得最好的一批药物标本。但是这些药物标本,已经是汉代产物,中医已经处于体系较为完备、发展较为成熟的时期,这些药物遗存虽然价值珍贵,但是已经失去据此衡量和研究药物起源阶段的作用。相比之下,幸运留存的罗布泊墓葬麻黄显得弥足珍贵。因为极干极燥的自然环境,犹如天然"速干箱""灭菌箱"的罗布泊,既可以使入葬的尸体迅速、大量失水得以形成干尸,也可以使不易储存、极易腐质的植物在短时间内失去水分,得以形成干燥的麻黄茎干,从而为历史奉献了大量保存完好的麻黄遗存。

为什么此表述为"幸运"留存。以罗布泊地区墓葬群中的古墓沟墓葬为例,第一类墓葬群采取的是入葬浅埋的方式,古墓沟墓葬所得麻黄皆在此类墓葬中。而第二类墓葬,由于墓葬深埋,随殉文物大多腐朽不存[10,21]。这说明,同一地区同一处的遗存,只因埋葬深浅的区别,就可决定一种珍贵文物的"去留存亡"。同时,这种文物的保存技术和条件,也明显体现出南北差异。马王堆汉墓同样保存了很多完好的文物,包括一批药用植物标本,但是与罗布泊地区特殊环境下的浅埋方式不同,在降雨量充沛的南方,其保存条件主要取决于在一个较深的地面下(可尽量减少地表水的影响)筑造了一个不透气、不渗水的封闭空间,创造了一个在物理、化学、生物学方面适合随葬尸体和物件保存的环境[22]。由此可见,一种地下文物的遗存,能否经得起历史和时间的考验并重见天日,这中间的自然条件、存储条件、人为因素(战争、盗墓破坏)等都是缺一不可的条件。所以稀有的罗布泊墓葬麻黄,具有审视中国药物起源的特殊价值。

三、古罗布泊墓葬麻黄数量可观,是一个确凿的群体现象

没有文字记载的史前医学史空白,如何书写,只能依赖于地下文物的补充补正,但是这种补充补正,不能捕风捉影,草率武断。出土文物数量的多寡和质量的高低,往往决定了相关领域研究的可控性。如浙江余姚河姆渡遗址(距今 4 500—5 300 年)发现了多达 61 种的动物和大量野生果实,如橡子、酸枣、菱角等遗物,但是这些遗物往往作为人们生活来源的重要补充,以及采集和渔猎生活的体现[23]。浙江萧山跨湖桥遗址(距今 7 000—8 000 年)出土的一件稍有残缺的绳纹小陶釜,器内盛有一捆植物茎枝,纹理结节清晰,出土时头尾整齐地曲缩在釜底,推测是因故丢弃的煎药[24]。当时是否作为药用,还是农用、装饰用、祭祀用等,似不可确论。上述医药文物遗存的多点出现,一方面说明在我国广袤的土地上,悠久的医药史绝非妄言,"神农尝百草""伊尹制汤药"等绝不仅仅是传说虚构或者存在于史书记载,它广泛地存在于古老先民的医药创造和实践当中。但是另一方面,上述文物可否作为我国药物起源历史的佐证,从目前已有的实物层面分析,在数量上及其使用的范围、用途上,特别是作为全面考察药物起源历史层面,较之罗布泊墓葬麻黄,其研究基础可谓乏善可陈,相对薄弱。罗布泊墓葬麻黄的情况,夏雷鸣、王兴伊两位教授先后进行了梳理[25,26]。本章节据古代罗布泊墓葬群的主要发掘者的相关论著中的描述整理而成,虽不能全面,亦希望窥一斑而知全豹。1914—1916 年,斯坦因在其编号为 L 系的墓葬中,发现 6 处墓葬麻黄[27],情况分别为:LF1(近胸处、袋装麻黄)、LF4(靠近头部,袋装麻黄)、

LS2(部位不详,对折麻黄枝)、LS3(头左侧,袋装麻黄)、LS6(靠近胸部,袋装麻黄)、LQ(脸侧,袋装麻黄)。1934年,中瑞科学考察团成员贝格曼在其编号为小河5号墓地中发现了5处墓葬麻黄[28],情况分别为: 5A(腹部塞满麻黄枝,尸体前部撒放)、5B(经盗掘,部位不详,棺内有麻黄枝)、5D(经盗掘,部位不详,草篓内装麻黄枝)、5E(经盗掘,部位不详,棺内麻黄碎枝)、5F(尸体前部撒放麻黄,袋装麻黄)。1934年,首次发现楼兰文明的瑞典科学家斯文赫定,作为中瑞中国西北科学考察团一员重返罗布泊,在编号为36号墓葬中发现麻黄[29],位于腹部偏上部位,顺次三个小袋内装麻黄碎枝。1979年,以王炳华为领队的新疆社会科学院考古研究所,在命名为古墓沟墓葬中的36座发现有麻黄[10]。古墓沟墓葬一共发掘了42座,这些随葬麻黄集中在王炳华认为的第一类墓葬的36座当中,这些麻黄均位于右胸上部,人均见麻黄碎枝一小包。2002—2005年,以伊弟利斯为领队的新疆文物考古研究所,在贝格曼5号墓地基础上,对小河墓地进行全面发掘,一共发掘了167座墓葬,其中死者身上大多覆盖大量麻黄小枝,在编号为M系列的墓葬中,列举了8处麻黄遗存[12,30]。情况分别如下: M2(身体前后部、两臂周围,麻黄枝)、M4(身体前后部、两臂周围,麻黄枝)、MC(部位不详,4束麻黄枝束)、M11(颈部、胸腹中部,3个袋装麻黄)、M13(靠近颈部、袋装麻黄;身下铺满麻黄)、M24(胸腹部,袋装麻黄;右手外侧,毛线绳缠绕的麻黄束)、M33(颈、胸部,2小袋装麻黄)、M34(靠近胸部、袋装麻黄;上身及两侧放置大量麻黄枝)(表10-1、图10-3)。

表10-1 罗布泊墓葬麻黄概览

序号	发掘者及麻黄墓地	编号	放置部位	麻黄形态	序号	发掘者及麻黄墓地	编号	放置部位	麻黄形态
1		LF1	靠近胸部	袋装麻黄	12	斯文赫定/36号墓葬	36号	腹部偏上	袋装麻黄
2		LF4	靠近头部	袋装麻黄	13-48	王炳华/古墓沟墓葬	一类墓葬,共36座	右胸上部	袋装麻黄
3	斯坦因/L系墓葬	LS2	部位不详	对折麻黄枝	49		M2	身体前后部、两臂周围	麻黄枝
4		LS3	头左侧	袋装麻黄	50		M4	身体前后部、两臂周围	麻黄枝
5		LS6	靠近胸部	袋装麻黄	51		MC	部位不详	麻黄枝束
6		LQ	脸侧	袋装麻黄	52		M11	颈部、胸腹中部	袋装麻黄
7		5A	腹部	塞满麻黄枝	53	伊弟利斯/M系墓葬	M13	颈部、身体后部	袋装麻黄,麻黄枝
8	贝格曼等/小河5号墓地	5B	部位不详	麻黄枝	54		M24	胸腹部、右手外侧	袋装麻黄,麻黄束
9		5D	部位不详	棺内麻黄枝	55		M33	颈、胸部	袋装麻黄
10		5E	部位不详	棺内麻黄枝	56		M34	近胸部、上身及两侧	袋装麻黄,麻黄枝
11		5F	身体前部	袋装麻黄	……				

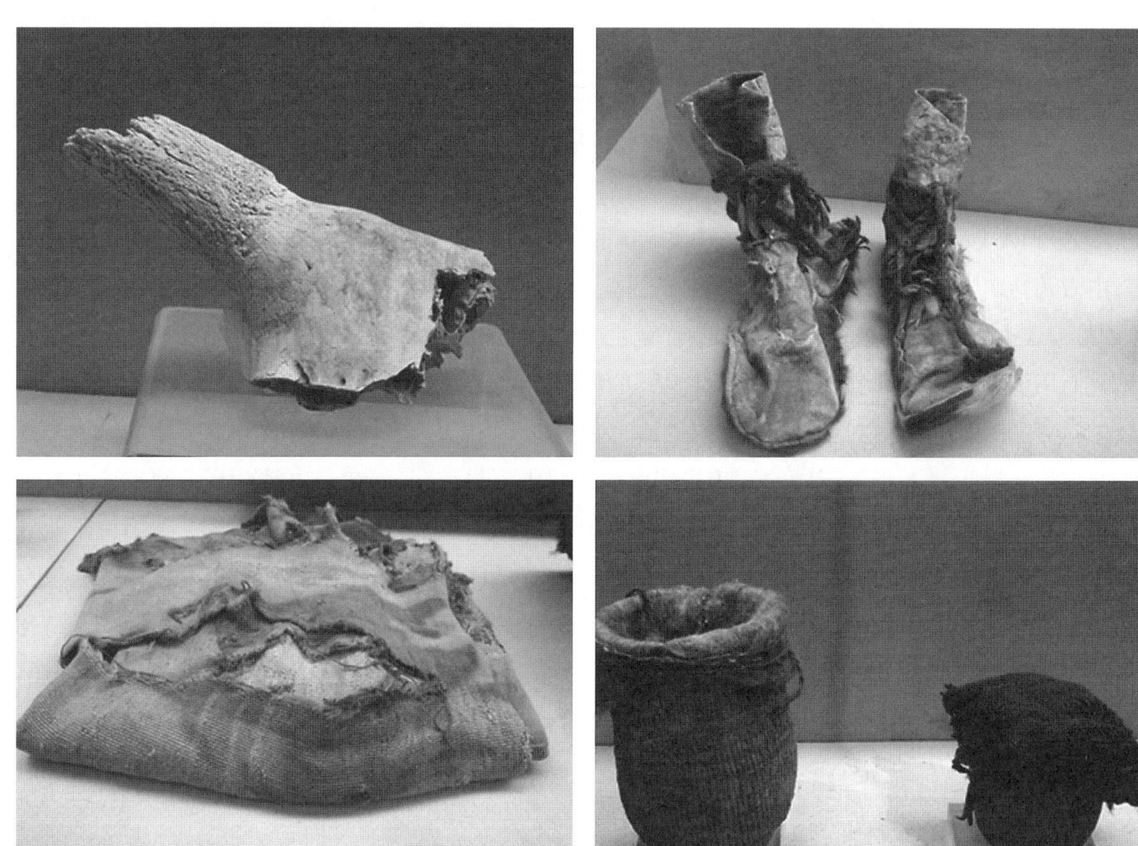

图 10-3 古罗布泊墓葬中除麻黄以外的其他文物展示，分别为涂红牛头、皮靴、毛织斗篷、草编篓

（新疆维吾尔自治区博物馆藏）

四、罗布泊独特的自然人文风貌，可为麻黄作为药物起源样板提供补证

人文方面，我们可以通过古罗布泊墓葬中包括麻黄在内的一系列可触可感的文物传达出来的信息，整合罗织成一个天然的原生态的古代罗布泊社会，在包括生产力发展水平、文明发展程度、原始宗教氛围等社会整体情况的关照下，获悉当时人们对于医药发展所处的认知阶段和水平。

自然环境方面，古代罗布泊曾是一片水乡泽国，人丁兴盛，而今却成为人迹罕至的“死亡之海”。沙漠气候、雅丹地貌、绿洲湖泊、死亡之海等，这种绝无仅有的特殊气候条件和地貌，吸引了人类学家、历史学家、地质学家、考古学家等极大的兴趣，相关的综合研究取得了丰富的成果。这些得天独厚的自然条件和此领域的学术成果，既保存了独此一处的药用植物的实物标本，又为深入分析当地的疾病谱、致病因素和用药情况提供了可能，也为探讨该药用植物在古罗布泊的运用情况提供了可控的依据。正如王炳华认为：“由于墓区气候干燥，尸体干缩，死者入土时一切穿戴、配饰均得不朽，这些难得的资料，使死者生前的形象、装束，均能活现于今天，对研究墓葬主人生前所属民族及其社会文化生活特点确是有利的条件。”[10] 夏雷鸣也认为：“由于极为干旱的环境，小河墓地大部分遗迹现象和遗物得以良好保存，大大拓展了我们对史前考古研究的视野。”[32] 所以可以说，罗布泊古墓葬群再现的不仅仅是数量可观、弥足珍贵的药物实物，更是一个距今 3 800 年、具有丰富史前文化元素可供挖掘的时代。罗布泊是一个天然的综合的药物起源研究“实验室”。

第三节
古罗布泊人药用植物认知与运用模式的构建

医学和人类文明相伴相生，对人体及生老病死的体察和认识是人类医学的萌发状态。上下五千年，中医药始终与中华文明相随共进。著名的医史学家阿尔图罗·卡斯蒂廖尼说："医学是随着人类痛苦的最初表达和减轻这份痛苦的最初愿望而诞生的。"[32]古代罗布泊人如何将植物麻黄确定为药用麻黄，进而用于当地高发疾病的治疗，并产生共同的麻黄崇拜，这是一个综合而复杂的认知与实践过程。从宏观上理解，不同的区域及自然环境，对人体的生理病理变化影响明显，一个区域有一个区域的多发病、高发病和常见病，也即各区域的发病患病类型和特点不尽相同。《黄帝内经》中《素问·异法方宜论》很早就意识到了这种区域差异，并据此提出了因地制宜(即所谓异法方宜)的观念。新疆位于亚欧大陆中部，地处祖国西北边陲，属于典型的温带大陆性干旱气候，降水稀少、蒸发强烈，年均降水量只有154.8 mm。而罗布泊地区年平均气温11.5℃，年降水量17.4 mm，年蒸发量高达2 902 mm，年大于8级的大风天数达35日，年浮尘天数122.4日，属极端干旱的荒漠气候[33]。与此同时，罗布泊在干涸前是塔里木河、孔雀河、车尔臣河等河流的尾间湖，素有"盐盆""盐泽"之称。生活在这样特殊地理和气候条件下的古罗布泊人，无疑要受其影响并产生相应生理病理变化。这是我们认识和分析罗布泊墓葬麻黄药用情况及其模式的重要前提。

一、麻黄与原初基础医学知识的积累

从认识论和实践论的规律看，本草无疑是最有可能成为医药起源的载体。正如陈邦贤所述："当时民智未启，居处没有定所，未识耕种畜牧之法，以自然产生的植物，拿来做生活的资料，其中含有催吐或促泻的植物，也拿来当作食品；神农氏在这时候，辨别某种能催吐，某种能够促泻，某种草木不可当作食料……这些都是医药知识的滥觞。所以《史记》《纲鉴》都说是神农尝百草，始有医药。"[34]类似于"神农尝百草"故事的演绎模式，古罗布泊的先民，必然对区域内的植物有一个辨识的过程。一是辨别是否可食，排除毒物；二是鉴别是否作为药物或食物，抑或药食皆可；三是聚焦于某些疾患对应于某种药用植物，从不同的病证或病痛中，找到与周遭植物的对应关系。因为古人对疾病的认识，无疑是从疾病的外在表现即症状与体征开始的，考察某一药物是否有效，也是从用药后能否减轻症状来衡量的，这种对症治病的形式，是"神农尝百草"时期用药的基本特征[35]。故而这个过程是最为关键，是一个由不知其然到知其然的过程，由感性的简单认知到相对理性的经验总结过程，也是一个在存异求同中争取最大公约数的过程。而受到当时主客观条件的制约，这个过程对于3 800年前的古罗布泊人来说，注定是缓慢累积的漫长过程。

众所周知，麻黄不同的部位和用法用量，功效就不同，甚至相反。比如麻黄干茎一个重要功效是具有发汗作用，而麻黄根却具有止汗作用。又比如麻黄素来被认为是发汗解表第一药，但是其发汗之功峻猛，对麻黄用量的掌控也是能否取得预期疗效的关键。张仲景是最早娴熟驾驭麻黄的高手，其麻黄汤、麻杏石甘汤、大小青龙汤等都是大剂量使用麻黄的名方，但后世医家却畏惧其发汗之力，对用量相对谨慎，因为过量使用会出现诸如头痛、头晕、情绪紧张、失眠、心率加快等副作用。且麻黄所用，还必须对其适应之证，比如其发汗散寒功效显著，但是也分情况，对风寒表实证等疗效显著，而对于风寒表虚证则低效甚至无效。所以即使在当代，麻黄的科学用量与配伍仍然可用以衡量一名医生医术水平的

高下。当然,这些关于麻黄成熟的解释和理论概括,于古罗布泊人而言是无法有如此全面和清晰认知的。所以古罗布泊人试用麻黄的过程,必是一个在不断的尝试中不断积累经验的过程,这其中当然包括治疗失败的经验。正是靠着这种不断累积的经验以及经验的口耳相传,一个氏族或部落所共知的医药基础知识得以形成。比如罗布泊人逐渐发现麻黄对于本地区占比不小的常见病、多发病,诸如风寒表实证、胸闷喘咳、风水浮肿、风湿痹痛等,都有疗效或是疗效显著,从而逐步在众多的植物或药用植物中(比如罗布泊地区也存在甘草、芨芨草、柽柳、葭苇等)胜出,成为古罗布泊人的常用药,并基于麻黄,有可能形成了当时古罗布泊人最重要和最核心的原初基础医学知识。

二、特定时空中承载了群体性信仰的麻黄

早期先民对自然界的各种现象感到敬畏又无法解释,因而产生对自然的崇拜以及万物有灵的观念。《礼记・祭法》曰:“山林、川谷、丘陵,能出云,为风雨,见怪物,皆曰神。有天下者祭百神。诸侯在其地则祭之,亡其地则不祭。”[36]《尚书・尧典》曰:“肆于上帝,禋于六宗,望于山川,遍于群神。”[37]大自然鬼斧神工般将极度干旱、严重沙化和盐碱化等严酷的自然条件及恶劣的生存环境给了古罗布泊先民,同时也将美丽的绿洲、湖泊以及局部的湿润赐予他们。最美好的一面和最严酷的一面共处一域,可想而知古罗布泊人对这片土地是充满敬畏的。如何在这种特殊的气候、特殊的环境下安身立命,祛除病痛困扰,维系身体的健康和生命的延长,这也是古罗布泊人苦苦求索的。而麻黄进一步成为古罗布泊人特殊的崇拜和信仰的对象之一,推测有如下原因:一是基于医学和宗教共有的逻辑起点。对人类生死、衰老、疾病、梦等生理病理现象的思考,不仅是医学认识的开端,也同样是宗教的肇始。考古挖掘显示,古墓沟墓葬群第一墓葬群的婴幼儿、未成年人的夭折率占此类型墓葬总数的三分之一[38]。这反映了古罗布泊人严峻而真实的生命境遇。面对疾病和生死,一方面罗布泊人既表现为不能掌控和无可奈何,同时又表现为对疾病有意识地认知和抗争,但是这个过程往往是交织在一起的,最初的医事行为必然伴随着宗教行为的介入。二是在贫瘠的沙化和盐碱化土地上能够旺盛生长的野生麻黄,无疑给当地先民一种强烈的生命意识。三是大剂量使用麻黄,有明显的可感知的发汗散寒、宣肺平喘的功效,同时也具有明显的头痛、头晕、胸闷、心率加快等古人无法认知的不良反应,以及具有兴奋中枢神经的作用,这些古罗布泊人无法解释的病理生理现象,很自然也很容易与万物有灵等原始观念联系捆绑在一起,视麻黄有“天赐神草”的神秘力量。四是麻黄的确能针对当地的多发疾病、常见病,普适性强,用途广泛,疗效显著,成为当地民众抵御病痛的强烈倚靠,进而产生对麻黄的敬崇。

针对罗布泊大量存在的墓葬麻黄现象,以发掘者为代表的专家学者,率先提出了麻黄作为一种群体性信仰的观点。斯坦因认为,墓葬麻黄的存在是供死者在阴间使用的[39]。王炳华分析:“他们有自己的宗教意识。这不仅表现在富有特点的墓地安排上,从人人配备一小包麻黄细枝(凡包尸毛布未朽的,无一例外)这一别具特色的葬俗上看,也可以得到肯定的结论。”[10]他进一步认为:“古墓沟人对麻黄的这种药用原理自然是根本不了解的。但这并不妨碍他们在长期实践中已感到了麻黄枝表现了一种他们还不能理解的神奇的魔力。他们在罗布泊荒原上众多的植物中,所以赋予麻黄枝以特殊的意义,甚至成了他们信仰的神灵的体现。”[21]夏雷鸣认为:“麻黄碎枝包放在头部、脸部、胸部、腹部等人体不同的部位,正好说明罗布泊地区的常见病、多发病在人体引发的病症也在这些部位……我们是否可以这样理解,墓中古人去世时这些部位的病症尚未消除,在世的亲人希望死者到另一个世界继续与病邪抗争。”[25]中国科学院古脊椎动物与古人类研究所和中国科学院大学联合研究认为,麻黄具有的中枢神经

系统兴奋剂的作用,常被古罗布泊先民赋予神赐的魔力,与巫术信仰产生关联[40]。

不管是宗教也好,还是具体体现在古人生活中和医事行为中的巫术也好,都是早期人类对事物普遍联系的最初认识。因为没有文字记载,我们并不知晓其中是否有巫医参与了对麻黄的推介,进行过仪式类、咒语类等巫术的治疗,这些具体细节从静态的墓葬麻黄中无从可知,但是毫无疑问,罗布泊古墓葬群大量随葬麻黄的现象,反映了古罗布泊人对生死、疾病、健康等清晰而又模糊的探求过程,清晰是因为他们看到了麻黄在干预当地常见病、多发病中的确切疗效,模糊是因为对其中的作用机制完全不能科学认知,在这种不知其然的情况下,万物有灵、灵魂不灭等宗教和巫术的成分无疑就会有足够的市场。麻黄作为一种古罗布泊人群体性或全民的信仰,在墓葬中得到了实证。

三、作为疗愈当地多发疾病的药物而使用的麻黄

医学是具有地域性的,这在传统医学特别是中医学中尤为看重。中医治病防病注重因人、因地、因时"三因制宜",地域因素是不可忽视的考量。影响古代罗布泊人生理、病理变化的主要因素有哪些,最早在《黄帝内经》中就已经对西北的自然气候、风土人情、疾病特点等有较为准确的把握和论述。《素问·异法方宜论》:"西方者,金玉之域,沙石之处,天地之所收引也。其民陵居而多风,水土刚强,其民不衣而褐荐。其民华食而脂肥,故邪不能伤其形体,其病生于内,其治宜毒药。故毒药者,亦从西方来。"[42]"收",收敛;"引",引急,这是秋天多燥之气象,秋主肃杀、收敛、收藏,西域之地与秋之性类似。"水土刚强",是说西域土地贫瘠,以沙漠戈壁为主,刚强还有一种解释就是矿物质含量高,水土盐碱化程度明显。"民不衣而褐荐",与内地人穿丝穿绸等轻薄类衣物不同,西北人穿粗麻、粗布类以及羊皮等皮类衣物,这也是特定的"陵居多风的环境"所决定的。而要抵御水土刚强、西风刚烈,一方面必须依赖于牛羊肉的本地供给,以抵御这种风沙和凛冽肃杀的天气,形成"脂肥"的人体根基,故"邪不能伤其形体",但是与此同时,这种西北的寒燥之邪以及这种"华食"的饮食习惯,又往往造成其邪瘀存于内,久之形成病变。因西北寒燥证的主要特征之一就是"其病生于内,其治宜毒药",即药性猛烈之药方能对症有效。而这种峻猛之药,在罗布泊地区,非麻黄莫属。

那么这种西北疾患,宜如何治疗?《素问·五常政大论》在不同地域的对比中给出了治疗思路。其曰:"天不足西北,左寒而右凉……西北方,阴也,阴者其精奉于上,故左寒而右凉。是以地有高下,气有温凉,高者气寒,下者气热,故适寒凉者胀,温热者疮,下之则胀已,汗之则疮已,此腠理开闭之常,太少之异耳……西北之气,散而寒之,东南之气,收而温之,所谓同病异治也。"[41]《素问》认为,西北方气候寒冷,应侧重散其外寒,清其里热;东南方气候温热,应注重收敛外泄的阳气,温其内寒。自然地理和气候环境的变化,古今基本差异不大,在这个基本的前提之下,古今关于西北方域发病致病特点和机制的研究,很大程度上保持着一致性。周铭心等长期致力于西北燥证、寒燥证的基础研究以及临床实践,他们将新疆及西北的这种气候特征在医学上表述总结为"西北燥证",认为新疆地处我国西北,在戈壁沙漠边缘,植被稀疏,降水量少,气候干燥寒冷,为阳明燥金之域,因其特殊的气候环境致本地区存在特发、高发疾病[42]。而西北燥证形成的根本原因在于,寒凉外逼,郁热内迫,燥邪广布,对证和治疗的关键在于"散而寒之",这和《素问·五常政大论》的治疗思路和原则是承袭一致的。"散",散其外寒,系治疗外燥之法;"寒",清其里热,系治疗内燥之法。寒凉外束,营卫郁滞,燥发于外,散之则寒凉可驱,营卫可调,外燥乃除;郁热内煎,津血耗烁,燥生于内,寒之则郁热可消,津血可保,内燥遂愈[43]。寒燥,燥一寒二,这是西北地区自然气候的总体特征,而针对寒燥问题引发的西北及新疆地区的特高发疾病,"病生于

内,其治宜毒药”“散而寒之”是其根本的治则治法。而麻黄作为解表第一良药,其具有的“发汗散寒、宣肺平喘、利水消肿”功效,显然在罗布泊当地具有宜时、宜地、宜人、宜病等众多优势。

除此以外,古代罗布泊地区在西北寒燥这一总体特征之外,毕竟还有其特殊之处。因为古罗布泊人既被戈壁沙漠包围,又沿绿洲湖泊而居,干燥、寒燥、湿冷、湿热在不同的季节各有侧重地影响于古罗布泊人,这些叠加的致病因素很容易对原本生活资料极其有限、生活饮食没有规律、抵抗力低下的古代罗布泊人造成实质性的威胁。故而审视麻黄作为疗愈当地疾病的情况,必须在西北或新疆的大环境之下,对古代罗布泊的特殊性再予以分析。

一是极燥兼寒之地。新疆春秋短,冬夏长。秋冬寒甚于燥,春夏燥甚于寒,总体而言寒燥兼之,以燥为主,贯穿始终。这种特点,在罗布泊地区体现得尤为明显。罗布泊夏季最高气温可以高达 40℃而冬季最低气温却在零下 20℃;新疆年均降水量 154. 8 mm,而古罗布泊降水量不足 20 mm,蒸发量却高达 3 000 mm。除此以外,风沙肆虐,沙尘浮尘天气在罗布泊等地尤为突出。这种极燥兼寒之地,首先最容易对呼吸系统造成侵害。以慢性阻塞性肺疾病(COPD)为例,作为呼吸系统最常见的疾病之一,该病常归属于中医学“咳嗽”“喘证”和“肺胀”范畴。而肺为娇脏,既易伤于热,也易伤于寒,更易病于燥。特别是新疆气温时寒时热、寒热剧变,则肺极易感受寒燥之邪而发病,其病既有寒束皮毛之表证,又有燥伤肺津之里证。也因此,COPD 西北寒燥证属于新疆地区 COPD 的特殊和常见证型[44]。可见罗布泊人长期置于极端干旱、风沙肆虐以及寒燥交替、寒热剧变的环境之中,首先极易受到侵袭和发生病变的就是呼吸系统,累及肺部及气管、支气管等,以咳嗽、气喘、咳痰、呼吸困难等为主要症状,所以类似于风寒感冒、气管炎、支气管炎、哮喘、COPD、肺源性心脏病等呼吸系统疾病是罗布泊地区的一类常见病、多发病。

二是寒湿暑湿之地。我们目前所见的罗布泊寸草不生、滴水不存,是人迹罕至的“死亡之海”。20 世纪首次发现楼兰文明的瑞典探险家斯文 · 赫定在罗布泊考察可谓九死一生。1980 年我国著名科学家彭加木、1996 年我国探险家余纯顺在罗布泊考察探险先后失踪。但是在 20 世纪 70 年代之前,特别是在古罗布泊人生活的时期,罗布泊却是水草丰沛、烟波浩渺、一片生机。历史上罗布泊面积最大时曾达 12 000 km^2,有菖蒲海、牢兰海、辅日海、临海等诸多称谓。绿洲湖泊嵌于风沙大漠之中,这是古罗布泊地区生态环境的基本特征。沙碛边沿的绿洲湖泊,无疑是古代罗布泊人在这片神奇的土地上赖以生存和发展的条件。所以罗布泊地区虽为极燥之地,但在湖畔周围却是湿气重地,夏季暑湿和冬季寒湿迭次侵袭,客观条件不适合农业耕作。该地区曾以畜牧、渔业为主。清代《西域水道记》记载:居住在罗布泊一带的人,还过着“不食五谷,以渔为粮,织野麻为衣,取雁毛为裘,借水禽翼为卧”的捕鱼狩猎生活。而这种生活,在探险家斯文赫定笔下得到了证实,此择选其在《亚洲腹地旅行记》中对罗布泊的两处描述予以说明:“4 月 2 日,到达从东延伸向西南方向的喀喇珂珊湖(即罗布泊)。湖南边有一丛丛芦苇。这儿的湖水甜美可口。野鸭、野雁和天鹅在湖面泛游……风从身后吹来,把我们送离岸边,泛着泡沫的水浪一波一波地推过来,每一个浪头都拍到我们腰间,下半身全部湿透,溅起的水花到我们的帽子那么高。我测得水深最多不超过 12 英尺(3. 657 6 m)。野鸭和天鹅扑啦啦地从湖面飞起,野鸭则贴着水面飞行,翅膀尖都点到了水浪。我们在湖上航行了两个半小时。”[45] 1959 年中国科学院新疆综合考察队在罗布泊北岸考察时,还捕获过一条大鱼[46]。此外,从墓葬中无一例外的船型木棺,划船用的木质桨板,以及后期墓葬环列成圆圈形的高大木桩等,都说明曾经的罗布泊湿地周围自然生态良好,水草丰茂,绿树成荫,水鸟成群。然而正是傍湖而居的生产劳作方式,造成了湿邪也是古罗布泊人得病的另一个重要因素。大凡湿邪都具有重浊、黏滞、弥漫、趋下等特点，并且该地区夏冬两季相差悬殊的温度，炉前吃瓜的早晚温差，风餐露宿、饱饥无常的生活常态，民喜“华食”的饮食特点，这些不同寻常的气候环境和生活条件，对生产力低下、生活资源匮乏、抵抗力低下的古罗布泊人而言，如此风、寒、燥、湿“四邪”齐发，易留滞脏腑经络，阻遏气机，易产生头身困重、四肢酸楚沉重、胸膈满闷、风水浮肿、风湿痹痛、脘痞腹胀、食欲减退、小腹胀满、小便淋涩不畅等症状，导致多种病变。风、寒、燥、湿“四邪”综合影响，其对机体的伤害看似隐缓不觉，但其实是广泛的、日趋明显的损害，在尚不具备复方药的古罗布泊时代，具有发汗散寒、利水消肿功效的麻黄，对这些病证或部分症状的缓解和改善，无疑是古罗布泊人的不二选择。

三是盐碱之地。罗布泊是塔里木河、孔雀河、车尔臣河、疏勒河的尾闾汇合之处，是塔里木盆地的集盐中心，在20世纪70年代以前是中国第二大咸水湖。《史记·大宛列传》称罗布泊为“盐泽”：“于阗之西，则水皆西流，注西海；其东水东流，注盐泽。盐泽潜行地下，其南则河源出焉……而楼兰、姑师邑有城郭，临盐泽。”[47]《汉书·西域传》对古楼兰国载：“鄯善国……地沙卤，少田，寄田仰谷旁国。国出玉，多葭苇、柽柳、胡桐、百草。”[48]说明古代罗布泊地区的盐碱化的特点，水质土壤偏咸偏硬，自古皆然。目前干涸的罗布泊湖盆，从地球卫星影像成像来看，其形状宛如人耳，故又被称誉为“地球之耳”。这个形状是罗布泊最初模样以及湖水退缩干涸过程中盐壳盐沙含量不同因素等共同作用的结果。根据对不同环带盐壳的化学成分组成测定，氯化物占比为49.97％～82.93％；其次是硫酸盐，占4.21％～10.74％；再次之是碳酸盐，含量较少仅为0.46％～2.93％。土壤和水质中的高盐分明显高于其他地区，这不仅影响罗布泊地区植物、农作物的正常生长进程和生理指标，也势必影响到当地罗布泊人的饮食品质和健康水平。中医认为，人的精神气血都是由五味资生和滋养，五味与五脏，各有其亲和性。如《素问·至真要大论》曰：“夫五味入胃，各归所喜。故酸先入肝，苦先入心，甘先入脾，辛先入肺，咸先入肾，久而增气，物化之常也；气增而久，夭之由也。”[49]五味入五脏，增益各脏之气，本是气化作用的一般规律。但是倘若长期嗜吃某一食物或咸味也易造成与之相应的内脏之气偏胜，久之则损伤该脏腑，并打破整个脏腑的平衡而发生疾病。

《黄帝内经》言：“夫百病之生也，皆生于风寒暑湿燥火，以之化之变也。”[49]古罗布泊地区具有西北寒燥证的共性主证之外，尚有极燥之地、风沙之地、湿气之地、盐碱之地等个性特点。基于此，罗布泊的主要病种和治病防病的重心，一个是要解决极燥兼寒气候、风沙环境所带来的呼吸系统疾病等问题，另一个是要解决饮食结构失衡和饮食匮乏带来的胃肠疾病的问题，还有一个是要解决处于风、寒、暑、湿“四邪”影响以及长期饮用水质偏咸的湖水带来的风湿痹痛、脏腑功能退化的问题。而这些特高发疾病，均不同程度地在对遗存干尸的研究中得到了印证。1980年新疆考古研究所在罗布泊北端、孔雀河下游的铁板河出口处发现了一具保存完好的干尸，即为媒体渲染的“楼兰美女”，对这具楼兰古尸的研究也随即展开。1981年，原新疆医学院专家对这具古尸的初步观察显示：“肾成黑色块状……肺萎缩成黑色团块。”[50]上海第一医学院中山医院(今复旦大学附属中山医院)放射科、骨科及基础医学部解剖学的专家，对其进行了X线研究，认为女尸所有长骨的干骺端出现明显的生长障碍线，分析认为是长期的饥饿和营养不良或感染性疾病所致[51]。后上海医科大学(今复旦大学上海医学院)和上海自然博物馆等的研究报告《从楼兰古尸肺看三千多年前该地区的环境污染》中提道：“女尸肺内炭尘量较高，与现代尸或矽肺尸的肺组织内粉尘沉积部位及形成极为相似。”[52]

而针对上述罗布泊地区常见病和多发病，罗布泊地区的野生麻黄正是不可多得的第一良药。《本草正义》曰：“麻黄轻清上浮，专疏肺郁，宣泄气机，是为治外感第一要药。”[53]现代医学研究表明，麻黄主要含有生物碱，如麻黄碱、伪麻黄碱、麻黄次碱、去甲基麻黄碱等，以及挥发油、黄酮类、有机酸类、鞣质、麻黄多糖等化学成分，其药理作用广泛，已经报道的作用有发汗、利尿、镇咳、平喘、抗过敏、升高血压、兴奋中枢神经系统、解热、抗病毒及影响神经肌肉传导等作用[54]。这些现代文字表述的药理作用，古罗布泊人虽然无法认识和理解，但是麻黄作用于人体的生理病理反应是古今皆同的。理论的滞后有时并不妨碍实践的进行。关于大量置于墓主人身上的麻黄用途，挖掘者和相关研究者，同样看到了其药用价值。

贝格曼发现的墓葬中，其中5A墓棺系一青年男子，前额处有一很大的伤痕，尸体的腹部塞满了麻黄枝，整个尸体的前部也撒放着麦粒和麻黄碎枝。据此，贝格曼认为该青年因遭横祸而夭亡，并认为“麻黄这种植物在中国很长时期以来就用以入药，很可能其医药性能早在二千年前就为人们所知”[28]。王炳华认为：“麻黄，是一种在罗布泊荒原、孔雀河谷随处可见的药用植物。古墓沟人平时随便尝食麻黄枝是并不奇怪的。”[21]夏雷鸣深入分析了古楼兰人墓葬麻黄的意义，他认为：“墓葬麻黄的多种摆放形式，说明古楼兰人对麻黄有所知，而且知之不浅，并有着丰富的实证体验……麻黄被普遍应用于临床治疗，最早出现于《神农本草经》成书以前二千年的罗布泊地区。”[25]中国科学院古脊椎动物与古人类研究所人类进化实验室、中国科学院大学历史与考古学系联合，基于对墓葬干尸和麻黄的形态学和解剖学研究证实，麻黄是中国的一种古老的药用植物，所含的麻黄碱，伪麻黄碱和甲基麻黄碱可用于治疗各种疾病，如咳嗽、肺炎、支气管炎和哮喘[55,56]。“麻黄解表”“麻黄治喘”，麻黄的性能至今仍为人们所熟知。因为古罗布泊墓葬麻黄的规模性存在，谁又能否认这味经久不息的植物用药，在几千年前的古罗布泊时代就已被当地人经验性地认知和广泛地使用了呢。

四、作为区域性文化符号之一的麻黄

文化是一个地区人类生活要素以及精神活动的统称。从文化的视角去看待医学，可以大处着眼，综合把握其价值和意义。

从静态的角度分析，罗布泊墓葬中大量保存完好的药用麻黄，给我们提供了可以在一个区域性整体文化这个大背景下去探讨中国古代医药文化的样板，去透视中国古代其他地方不可能拥有和呈现出来的医药信息。比如经过现代技术综合测得，墓葬麻黄所处的3 800年左右，据此我们就可以整合各种信息，纵向方面如罗布泊地区古今前后自然地理气候的比较、社会生产力的比较等。横向方面，如古代罗布泊地区与同时期中原政治经济文化以及医药发展水平的比较等。又比如，墓地主人身上的麻黄，内存小麦、黍粒的随葬草篓、弓箭等，可以说是各个墓葬的标配，真实地反映了当时古罗布泊人所处的青铜器时代的特点、生产方式以及生产力水平。此外，古罗布泊人除了麻黄崇拜，墓葬前巨大的摆成四面环形的木桩，说明了当时的太阳崇拜；刻有男根和女阴的立木、木刻人雕中女性硕乳肥臀的夸张形象等预示着当时存在的生育和生殖崇拜；涂红牛头、蛇形木杆等可能预示着当地的图腾崇拜；在发掘的一男一女两具尸体的墓中，女性墓中几何格纹为黑底红色线条，男性墓中格纹图像为红底黑色线条，这种男女明显有别的处理方式，也反映了当时古罗布泊人正在萌芽或觉醒的文明意识。所以，通过罗布泊墓葬麻黄，看到的是整个时代的背景，而在这个时代背景和文化背景中，去反观和分析当时当地麻黄的药用情况，并据此实例，去还原和推演几千年前的本草起源问题，似乎比神话传说更具说服力。从动态的角度分析，丝绸之路开辟后，以楼兰古国为代表的罗布泊地区，成为古丝绸之路南路的重要交汇之地，罗布泊地区与东西方的交流，特别是与中国内地的交流更加紧密和频繁，这带来了古代罗布泊地区社会生产力的提高以及医学理论、医学技术和医学水平的提高。

麻黄，在古罗布泊地区是驱除病痛的唯一主药，到后来常以麻黄为君药，不断出现其与甘草、生姜、大枣、桂枝、半夏、石膏、芍药、五味子、干姜、细辛等丰富的药物配伍。特别是在张仲景等历代医家的推动下，形成了麻黄汤、麻杏石甘汤、大小青龙汤等大剂量使用麻黄的名方。作为单味药的麻黄，虽然仍然作为一种复方药中的重要药材继续发挥着治疗疾患的作用，但是对其的崇拜显然不复存在了。比如在楼兰东郊发现的两处汉代墓地，古罗布泊墓葬普遍存在的草篓及麻黄已经不复存在，取而代之的是具有明显汉代文化浸染的漆器、铜镜、绢、锦以及本地产的但在 3 800 年前的古罗布泊时期不曾见到的精巧陶器、木器、铁器、毛织物等[10]。这无疑是社会生产力发展的间接体现，更是医学发展和进步的结果，对当地常见疾病的致病机制和治病方法的掌握。在这种从“不知其然”到“知其然”的过程中，对于麻黄的信仰和崇拜也随之消失了。麻黄作为一种曾经的区域性文化代表的现象也逐渐成为历史。但是这并不妨碍我们去理解，在具有广泛的麻黄崇拜的时期，人们对于生命、人体、疾病的认知，以及以麻黄为武器与疾病抗争的历史。

我们考察几千年前尚未进入文明时代的远古先民的医疗实践，一定是从封闭的地域开始，作为一种区域性文化去进行考察的。后来随着生产力的发展、交通的发达、文明的开化与交流，这种区域性的文化逐步突破地域的限制，融合成为整个大文明、大文化中的一部分。古代罗布泊麻黄，曾经作为一种区域性的医药文化，就是整个中华文化中的一个区域性的体现，是中华医药文化特别是远古时期中华医药文化发展历程中的一个缩影和样板。这种基于药用麻黄而带来的对整个 3 800 年前罗布泊古代社会的还原，对远古时代药用植物起源的分析，这种整体性和独特性，这种作为区域性文化又跨出区域性文化的现象，正是罗布泊墓葬麻黄的珍贵价值所在。

第四节
对麻黄认识的发展及现代研究概述

一、在中国传统医药发展历程中的麻黄

中外考古专家在新疆楼兰多处古遗址发现大规模的“墓葬麻黄”，测定距今 3 800 年，被证明为世界各地仅存的文化现象，实验证明它是中国最早的药用“麻黄”实物。“麻黄”作为文字记载最早见载于《神农本草经》，这部被誉为我国第一部药物学的专著，是秦汉以前数千年用药经验的朴素总结，书中还收载了不少西域的药物，麻黄便是其中一种。谓“麻黄，味苦温，主中风伤寒头痛，温疟，发表出汗，去邪热气，止咳逆上气，除寒热。破癥坚积聚，一名龙沙”[57]。而同期的《武威汉代医简》是迄今所能见到的最早记载麻黄治病的实物资料。之后公元 2 世纪初年，“麻黄”见于张家界古人堤遗址发掘出的医方木牍。东汉末年，张仲景将“麻黄”的药用开拓至极致，展示其发汗解表、宣肺平喘、利水消肿之功效，运用于风寒表实、邪壅于肺、肺气不宣、风水肿痛、风湿痹痛、伤寒瘀热等病证。晋代医家王叔和将张仲景的《伤寒杂病论》整理为《伤寒论》和《金匮要略》两部，其中《伤寒论》载方 112 首，《金匮要略》载方 205 首，两书载方除去重复的，合计 260 首方子，其中 29 首方子用到麻黄，若算上重复的方子，有 50 余处用到麻黄。此外唐代的《备急千金要方》《千金翼方》《外台秘要》，以及后代的方药书中载有繁多的“麻黄”药用内容。而元明之际的《回回药方》也载有“麻黄”药用，经考察残卷所载的 591 首方，其中 20 首方中有“麻黄”，3 首方中有“胡木”，2 首方中有“呼木”，共计 25 首方子载“麻黄”。自此以后，麻黄作为一种常见重

要中药，在古今医药书中随处可见，不胜枚举[26]。

二、麻黄的药性、药效探究

中药药性是中医药理论的核心，主要包括四气、五味、归经、升降沉浮、有毒与无毒以及配伍规律、十八反、十九畏、妊娠禁忌和服药禁忌等。其中以四气、五味为中药药性理论的核心，中药麻黄的药性从古至今也可谓纷说不一。麻黄味苦始载于《神农本草经》，自唐代开始，麻黄出现了甘、辛之说。麻黄之甘味，古往今来，只有少数医家提出过，而麻黄的突出特点辛味，则被历代医家所公认。对于麻黄的性，则远不及其味的争议那么多，自《神农本草经》始到现今，绝大部分史书记载麻黄性温。麻黄归经说法相对比较统一，入肺、膀胱经。麻黄的四气五味归属及归经在历代史书中的记载不难发现，无论麻黄的性、味、归经怎么变化，都一直是与药效紧密结合在一起的。不同历史时期，麻黄的药效主治发生着变化，与药性之间的关系紧密相连。秦汉至唐，麻黄的功效多为“发表”“出汗”“除寒热”“主中风”“治伤寒头痛”等，可见这一时期，麻黄虽定义为味苦，然而其药效主治更多地与辛味相对应。时至两宋金元时期，麻黄已有了味辛的说法，认为其功效来自麻黄之辛散发表，且将其功效落实到营卫层面上。时至明代，麻黄的功效主治得以更完善的发展，可以发现，麻黄疗效机制主要都是与其药性之辛、温及归肺经和膀胱经相联系，麻黄的功效主治较明代之前多出了“利水消肿”这一项，且从药性理论上解释药效机制更为详细，有些主治疾病也落实地更为具体。清代，麻黄的功用主治与其相关药性，基本与现代达成一致[58]。2015 年版《中国药典》收载，麻黄味辛、微苦，性温。归肺、膀胱经。功能主治为发汗散寒，宣肺平喘，利水消肿。用于风寒感冒，胸闷喘咳，风水浮肿[59]。

历来大多数文献记载麻黄无毒，现代药理研究发现麻黄还是有一定毒性的，《中华本草》记载：“麻黄，毒性较小。”[60]在古代，人们就控制麻黄的用量，现代亦非常重视麻黄的用量。药典规定麻黄用量为 2～10 g，过量则可能导致心悸、震颤、心绞痛等，严重时甚至昏迷、惊厥等。现代研究认为这些反应与麻黄所含成分密切相关。麻黄中提取的麻黄素等是 β 受体激动剂，能够兴奋人类的 β 受体，这是其疗效，也是其不良反应产生的重要物质基础。1978 年，Mukaiyama[61]等人用麻黄碱的盐酸盐和丙二酸单酯为底物，经过几步反应合成了 3,4－二甲基－2－苯基－1,4－氧氮杂环草－5,7－二酮(图 10－4)，并利用它合成了许多高光产率的化合物，其中包括生物碱及抗白血病药物。近年来国外有人将麻黄用作膳食补充剂、减肥药等，导致了一系列的不良反应事件时有报道[62]。这让人们不得不重新审视麻黄在使用过程中的不良反应，尤其是对中枢系统和心血管系统的副作用。

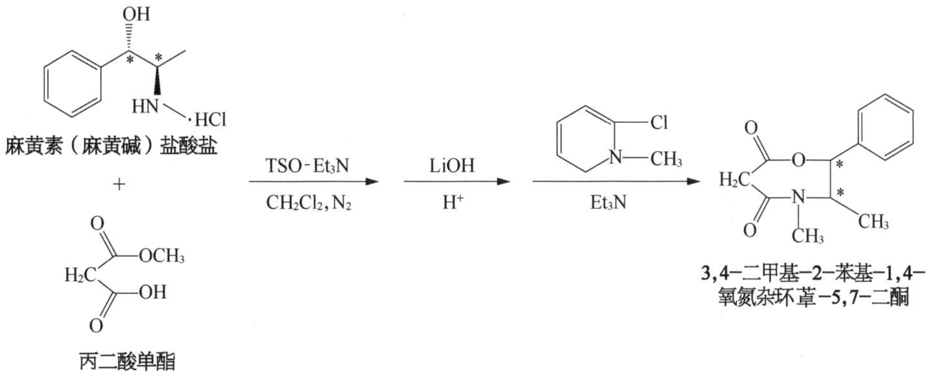

麻黄素（麻黄碱）盐酸盐 + 丙二酸单酯 → TSO-Et_3N / CH_2Cl_2, N_2 → LiOH / H^+ → 2-氯-1-甲基吡啶 / Et_3N → 3,4-二甲基-2-苯基-1,4-氧氮杂环草-5,7-二酮

图 10－4　3,4－二甲基－2－苯基－1,4－氧氮杂环草－5,7－二酮合成过程

三、麻黄的现代研究

鸦片战争之后，随着国门的打开，当时发展已成气候的西方医药开始涌入中国，对中国固有医学带来了巨大的冲击，汉族传统医学为主的中国医学开始有了“中医”之称。“改良中医药”“中医药科学化”“创立新中医”等口号风行一时，形成民国时期中医药学发展的一大特色。与之相适应和相从属的“药”方面，在药物的实践领域，新式的合成药物、注射类药物及其带来的立竿见影的药效，形成了与传统天然的中国药物的明显差别。基于这种新质的医药学的出现，人们出于辨识区分和使用便利等因素，“中药”与“西药”概念应运而生，本草的概念逐渐被中药等概念取代。随着西方药学知识和化学、生物学、物理学等近代科学技术在我国的迅速传播和发展，初步建立了以中药为主要研究对象的药用动物学、药用植物学、生药学、中药鉴定学、中药药理学等新的学科。在当时条件下，其成果集中在中药的生药、药理、化学分析、有效成分提取及临床验证等方面。比如20世纪20年代初，中国学者首先对中药麻黄的成分麻黄碱、伪麻黄碱和麻黄次碱进行了系统的化学及药理研究。

麻黄的化学成分有生物碱类、挥发油类、黄酮类、有机酸类及多糖类、木脂素类、鞣质类等成分。其中主要化学成分是生物碱，多数为麻黄碱，其次为伪麻黄碱，另外还有*L*-N-甲基伪麻黄碱、*L*-去甲基麻黄碱、*D*-去甲基伪麻黄碱、麻黄次碱及喹啉类生物碱等(表10-2)。

表10-2 麻黄主要生物碱成分结构式

化学成分	结构式
麻黄素(麻黄碱) (*L*-ephedrine)	
伪麻黄碱 (*D*-pseudoephedrine)	
L-N-甲基麻黄碱 (*L*-N-methylephedrine)	
D-N-甲基伪麻黄碱 (*D*-N-methyl pseudoephedrine)	
L-去甲基麻黄碱 (*L*-norephedrine)	
D-去甲基伪麻黄碱 (*D*-demethylpseudoephedrine)	
麻黄次碱 (ephedine)	

现代药理研究发现，麻黄挥发油、生物碱可阻碍汗腺导管对钠离子的重吸收，导致汗腺分泌增多而具有发汗作用[63,64]。麻黄碱、伪麻黄碱通过舒张支气管平滑肌而平喘，麻黄挥发油中亦有平喘作用的成分[65-67]。麻黄中多种成分均具有利尿作用，其中伪麻黄碱作用最显著，通过扩张肾血管增加肾血流量，阻碍肾小管对钠离子的重吸收而发挥利尿作用[68]。麻黄挥发油能解热、降温[69]，亦有止咳、祛痰作用[70]。伪麻黄碱抗炎作用最显著，通过早期血管通透性增加、后期肉芽组织形成而抗炎[71]。麻黄挥发油对金黄色葡萄球菌、流感嗜血杆菌、肺炎双球菌及流感病毒等有抑制作用[72]。麻黄的多糖、黄酮类物质能减少自由基电子对机体可能造成的伤害，延缓机体衰老[73]。麻黄及其生物碱可能通过β受体作用而发挥抗变态反应效能[74]。麻黄碱有升压作用[75]，麻黄次碱有降压作用[76]。

麻黄的作用随着医药水平的发展在不断发展变化，从最初人们通过实践经验总结出来的功效，到如今通过各种实验验证的上述众多的药理作用。这种变化的转折点就是麻黄碱及其作用的发现，由于发现它的特异药理作用，其论文报告不仅震动国内，也受到国外的极大重视，并引起世界学者对麻黄碱及其他中药活性成分研究的兴趣，致使麻黄碱成为世界性的重要药物，应该认为是一个与诺贝尔医学奖擦肩而过的发现。历史上发现麻黄碱的第一人，是日本有机化学家长井长义，麻黄碱的发现是19世纪初天然产物研究发展历史上的一颗明珠。1806年，德国药剂师泽尔蒂纳(F. W. A. Serturner)首次从鸦片中提取出含氮植物碱——吗啡，成为当时止痛的万能药。1820年，法国化学家佩尔蒂埃(Pelletier, Pierre Joseph)和化学家卡旺图一起分离了番木鳖碱、辛可宁、奎宁、马钱子碱等有机碱，随后应用于药品的开发。而与此同时亚洲的日本，在明治维新后迅速发展起来，奋力追赶欧美列强国家，向海外派送留学生。作为第一批派去德国学习的长井长义，在13年留学生涯结束之后回国，在东京帝国大学药学科(现东京大学)任教，并于1887年成功从麻黄中分离出了一种生物碱，命名为麻黄碱(日语：エフェドリン)。然而，麻黄碱的问世并没有给长井长义带来实质性的荣耀，这项发现也没有引起药学、医学等领域的重视。直到40年后的1924年我国药理学奠基人陈克恢和Carl F. Schmidt发表了关于麻黄碱的药理作用，才使麻黄碱的重要作用得到世界的瞩目。19世纪初天然物研究成果之止痛药效成分结构式见表10-3。

表10-3 19世纪初天然物研究成果之止痛药效成分结构式

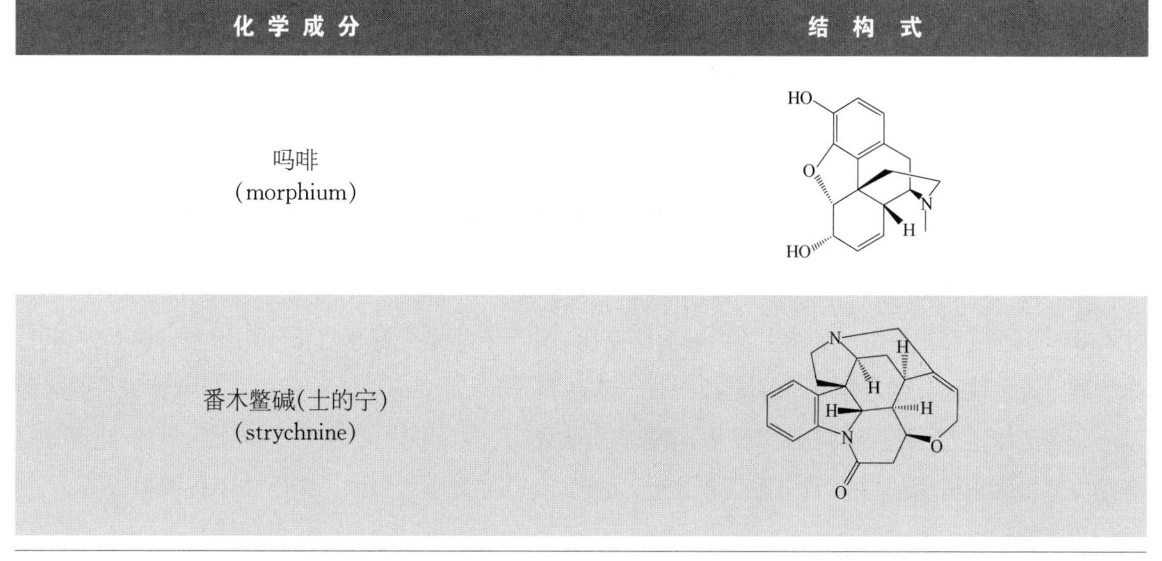

化学成分	结构式
吗啡 (morphium)	HO, O, HO, N, H
番木鳖碱(士的宁) (strychnine)	N, H, H, H, H, N, O, O

续表

化学成分	结构式
辛可宁 (cinchonine)	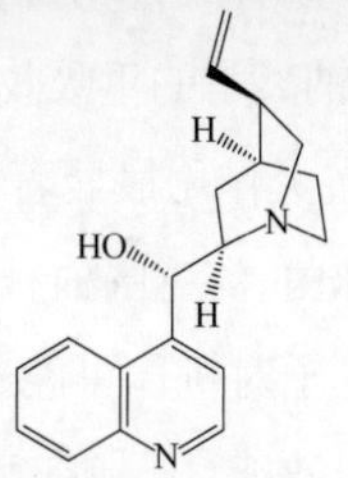
奎宁 (quinine)	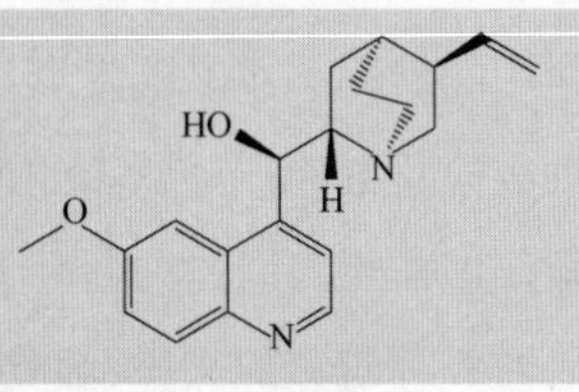
马钱子碱 (brucine)	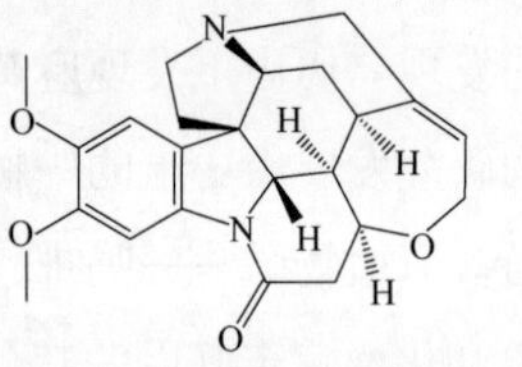
麻黄素(麻黄碱) (ephedrine)	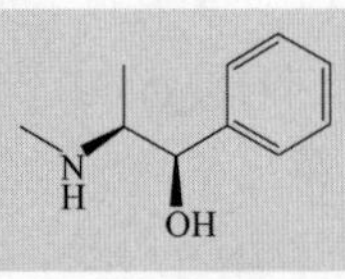

从结构式上可以看出,麻黄碱与肾上腺素结构相似,而在20世纪初,肾上腺素已作为支气管等疾病的特效药被人们所知,但其有不能经口服用、药效持续时间短等缺点。陈克恢对于麻黄碱药理作用的阐明使当时苦苦寻找肾上腺素代替药物的研究人员看到了新的希望。麻黄碱可直接激动肾上腺素受体,也可通过促使肾上腺素能神经末梢释放去甲肾上腺素而间接激动肾上腺素受体,对α和β受体均有激动作用(图10-5)。

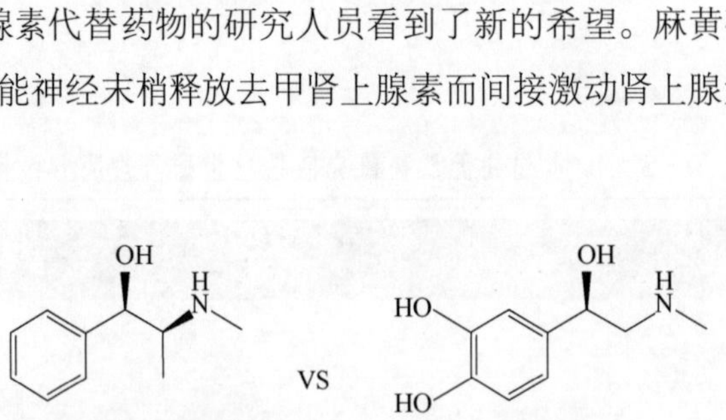

麻黄素(麻黄碱) VS 肾上腺素

图 10-5 麻黄素与肾上腺素结构比较

现代药理研究发现[77,78],麻黄碱通过收缩血管起到提升血压的作用,可与去甲肾上腺素共同使用(图10-6),预防腰椎麻醉时可能引发的低血压症状。由于去甲肾上腺素直接作用于血管的α受体,升压的同时反射性兴奋迷走神经,可引起反射性心率减慢,严重者会造成心脏骤停。而麻黄碱可同时激动α和β受体,主要通过激动心肌β受体,增强心肌收缩力,增加心排量,达到升高血压目的,也可通过激动交感神经末梢,增加去甲肾上腺素释放量,间接实现升高血压的目的。升压作用较弱但较持久,使血管收缩但无后扩张作用。

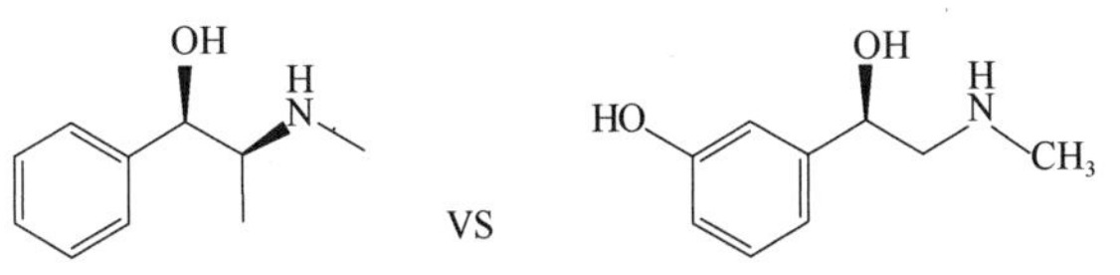

麻黄素（麻黄碱） VS 去氧肾上腺素

图 10-6 麻黄素与去氧肾上腺素结构比较

同时，麻黄碱还有松弛支气管平滑肌，收缩血管、兴奋中枢等作用。临床应用其盐酸盐，用于治疗支气管哮喘和各种原因引起的低血压状态；兴奋中枢，用于吗啡、巴比妥中毒；亦用于滴鼻消除黏膜充血。现如今，基于麻黄碱衍生物盐酸麻黄素、盐酸伪麻黄素、硫酸伪麻黄碱、盐酸甲基麻黄素、消旋甲基麻黄碱等，生产的麻黄碱类复方制剂在临床上应用非常广泛。麻黄碱由于具有中枢兴奋作用，近年来除在临床医药方面使用之外，还被用于减肥产品的开发，并引起了一阵热潮。在美国，曾将麻黄碱用于减肥辅助食品，它的确有使食欲减退的功效。然而与此同时，受到麻黄碱副作用的影响，患者血压升高的情况屡屡发生[79]。2003 年 12 月，美国药品食品监督管理局(FDA)发布了禁止出售含有麻黄碱的辅助食品的通告。

同时，由于麻黄碱与冰毒的合成原料结构相似，在我国曾发生过用康泰克提取麻黄碱自制冰毒的案件发生。另外，我们再对比一下麻黄碱和苯丙胺的结构就会发现，麻黄碱可以很容易就转变成兴奋剂的原料——苯丙胺(图 10-7)。

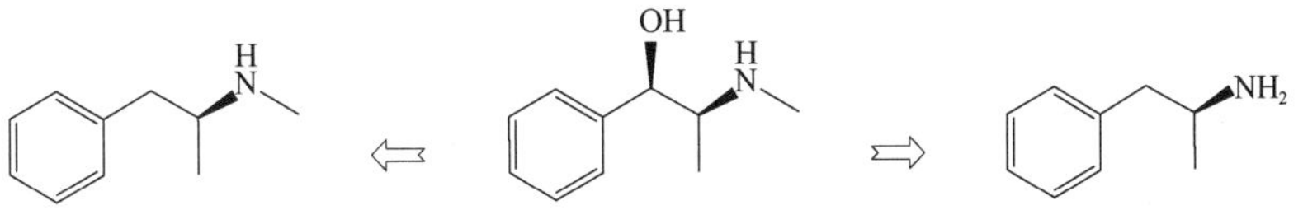

冰毒（去氧麻黄碱） ⇦ 麻黄素（麻黄碱） ⇨ 苯丙胺（安非他明）

图 10-7 麻黄素、冰毒、苯丙胺的结构比较

由于麻黄碱对大脑具有较强的中枢兴奋作用，会产生失眠、神经过敏等不良反应，人们在应用过程中越来越谨慎。美国 FDA 要求消费者不要服用含麻黄素的食品补充药，并建议修改含麻黄素食品补充药的标签及上市方法，还提出限制该类产品中麻黄素含量，以减少不良反应。WHO 建议将含麻黄素的药品由非处方药改为处方药，伪麻黄素对中枢神经系统及心血管系统毒副作用较麻黄素少，有较好安全性。因此，现在临床上基本应用伪麻黄素替代麻黄素。

小结与讨论

(1) 关于早期医学和宗教。人类早期的认知水平是非常有限的，因而总是对捉摸不定的自然力和自身构造的各种生理病理现象，产生在今天看来不科学的、幻想的以及错误的观念，诸如万物有灵、灵魂不灭等，这是烙印在古代先民身上的时代痕迹，宗教的思维、群体的信仰，也是早期医学无法褪去的色彩，在医学史上人们也常以巫医混杂相称。从某种角度上可以说，在医学起初阶段，早期医学和宗教基本是和谐共生的一种关系(不同于后期的以对立对抗为主)，这在罗布泊墓葬中似可得到体现。

在医药起源阶段，虽然医学和宗教有着必然的联系，但是其中的宗教，在较早时期生产力水平、文明智化水平、交通发展水平都普遍低下的情况下，很难说当时人们的行为属于某一种宗教，比如萨满教、道教等，主要还是表现为生活在某一区域人群的一种群体性信仰。而这种信仰，具体在医事行为中，可能并非如我们很多研究中描述的多为巫术、巫医充斥其中，由巫医巫术掌控着古时的治疗行为。这或许更多是研究者从研究的需要，对巫医群体以及巫术行为的重点关注或过分解读，造成了医学史上早期医巫混杂以及所谓"医必巫、巫必医"的观点。事实上，在一种当地群体信仰的主导下，普通民众对于当地的常见疾病、多发疾病采取什么针对性的治疗和药物干预，是有章有法可循的。这就像新大陆开辟后，出现在现代文明眼前的原始部落，当地民众虽然也有自己民族的信仰，但是治病肯定还是依赖于当地的道地药材，口耳相传、代代相袭的干预措施和方法。具有宗教意识的巫医巫术行为，即使是在社会发展的早期，估计仍然还是一种辅助行为，至少我们在距今 3 800 年左右的古罗布泊时期所见如此。我们的研究倾向于认为，古代罗布泊人对麻黄的信仰和崇拜，主要是基于麻黄针对当地特高发疾病的一种普适性的运用以及较为显著的疗效，而非其他原因。我们不排除有巫医或者是类似氏族首领等上层人物在其中的助推作用，也不否认古代罗布泊人头脑中确实存在对麻黄赋予的特殊情感和虚幻的超凡力量，这些都是特定的历史阶段人们意识形态的必然产物，但是这种古代罗布泊人对麻黄的特有情结，绝不是空穴来风，而是在为减轻病痛，以及与疾病抗争的实践中萌生的。所以对于巫医混杂时期的早期医学，正确看待巫医巫术在医学起源发展中的正向促进作用，看到其在高层医学和民间医学中的不同占比和作用，也是分析医学起源问题的重要方面。

(2) 关于早期高层医学和民间医学的情况。目前所见的考古挖掘，因为遗址多为当时的皇城根下或者周郊方圆之地或者一方诸侯之地。以早期遗址为例，著名的夏代二里头遗址、殷墟遗址、汉代马王堆遗址等都是如此，其中反映的医药文化和运用情况，某种程度上只能代表当时上层阶级的医药使用情况。而因为身份地位的悬殊，普通民众孑然一身，死后马革裹尸抑或付之一炬，不能像达官显贵，还能在历史的沧桑中留下些许痕迹。所以在历史的典籍文本中，包括在医学史的研究中，研究者的笔触如何下沉，透过强者与显贵的书写，找到普通民众的身影，透视出他们的真实境况，包括医药认知和运用的情况，可能是医学史研究不应该忽视的。而广大普通民众阶层的医药使用情况，虽然不是医学史研究的主体，但绝对是整个人类医药实践的主体。当然，此领域的研究可遇不可求，特别是关于早期历史的研究。所以，古罗布泊大型墓葬群留下的遗产，包括从其药用麻黄大量使用和实物至今得以留存，这是一个难能可贵的古代社会的全景展示，也是一个较为全面真实的古人医药认知与运用情况，包括一个氏族或部落从上至下整体运用医药情况的展示。

(3) 关于古人认知世界的方式和能力。可能并不像一般研究中认为的古人，特别是史前时期的古代先民，对各种现象的不可捉摸以及无法解释。随着经验的积累，这种经验，既可以是人们口耳相传的间接经验，也可以是在驱除病痛以及与疾病抗争中的自我体会和实践的直接经验。这些经验的积累，代表着当时人们对自然界中物质现象、自然运行规律的认知程度和认识水平。认识水平无疑与当时的社会生产力水平和文明成熟发展程度息息关联，以今天的眼光看，代表着时人对宇宙自然的简单古朴的认识。从医药的层面理解，从对古罗布泊人对麻黄的认识和使用情况来看，这些认识可能不尽成熟甚至很朴素，但是它无疑是在实践中产生的，并非想象中早期的医疗行为必须依赖于神灵，借助于虚无虚幻，很大程度上还是现实、实用层面的经验积累。虽然这种经验，在远古时期无法表述成文字，更无法形成医学理论，也无法流传后世而被知晓，但是他们的经验，肯定是在实践中积累的，是共同对付严酷的自然环境、恶劣的生存条件以及由此带来的疾病困扰的实践总结。从古罗布泊墓葬群中的古墓沟一类墓葬看，36 座墓葬中婴幼儿、未成年人墓葬占了三分之一，但是所有墓葬不管墓主人长幼妇孺，皆随葬麻黄，这既说明麻黄的信仰和麻黄的力量为古罗布泊人所共知，似乎也更可以说明，麻黄是一种古代罗布泊人共有的原初医学基础知识，以及一种共有的古朴的临床实践经验。人类面对疾病和病痛的困扰，可能并不是消极的，而是在不断地适应、调整中进行积极的防御和干预。

(4) 关于传统医学的构建模式。透过对古代罗布泊墓葬麻黄的分析，我们似乎可以这样认为，在科学审视古代医药起源的诉求下，古代医学史特别是早期医学史的空白需要依赖于地下医药相关的考古材料的重现去弥补并更新人们的认知，同时也需要在现有材料的基础上去尝试进行有效的构建，而不能总是在神话传说中蜻蜓点水、泛泛而谈。古罗布泊麻黄向我们展示了一个绝无仅有的药用植物起源的样板，同时也展示了不仅仅是上层阶级也包括下层民众全景式的生产生活状况，其中可以推演出相对接近于真实的古人医药卫生实践的情况。而这种真实情况的动力和构建模式，除了特殊的地区地理环境、原始的群体性信仰、区域性的文化因素，更包括基于实践基础上获得的原初的医学基础知识和古朴的临床医学经验，而后者往往是早期医学向前发展的主要推动力。同时上述研究和各家的观点也可证明，这几大因素往往交织在一起，是一个“混合体”，是古代原初医学体系(包括医药层面、物质生活、精神文化等的元素)构成的基本要素。本章节所述，很大程度上有力地印证了编著者提出的传统医学构成的“五要素”“两个层面”的观点。所谓“五要素”，是指各民族传统医学构成要素大致相同，均为临床经验、原初的基础医学知识、古典哲学、区域性文化、若干群体信仰等构成要素的混合体。所谓“两个层面”，是对“五要素”的深入解析。传统医学的五类核心要素中，前两类要素(临床经验、原初的基础医学知识)属于“技术层面”，后三者(古典哲学、区域性文化、若干群体信仰)属于“文化层面”，此即“两个层面”。

(5) 关于局部的医药文化和整体的中华医药文明的关系。古代罗布泊地区的墓葬麻黄，作为古代药用植物留存中不可多得的实物，研究其透视出来的古罗布泊的自然生态和社会生活情况，研究当地先民对其认知和运用情况，是中华早期医药文明在西域这片方域上的呈现。在其他的地方，医药的起源以及认知、运用情况，应该是大同小异，甚至比古罗布泊时期还要更早更为兴盛。只是没有罗布泊这样个性的地理环境、气候，并在此基础上的遗物保存条件，再者后期罗布泊地区人迹罕至，也促成了罗布泊墓葬群能够在新时期以整体面貌出现并保持其中文物完好无损，这为我们认识和研究史前的中国医学文明提供了可触摸、可感知的鲜活素材。罗布泊墓葬麻黄的珍贵价值是不言而喻的，是中国早期药用植物的范本和缩影，为我们认知早期的药物使用提供了实物和实证，对认识早期药物使用乃至整个早期中国传统医学的酝酿和诞生机制，具有重要的意义。

参考文献

[1] 刘文典. 淮南鸿烈集解[M]. 北京：中华书局，1989：629－630.

[2] 陈邦贤. 中国医学史[M]. 北京：团结出版社，2011：1－4.

[3]〔晋〕皇甫谧. 二十五别史[M]. 济南：齐鲁书社，2000：3，7.

[4] 贾利涛. 从“神农尝百草”看本草起源的神话建构[J]. 中医药文化，2017(2)：11－15.

[5] 聂菁葆. 对几种不同医学起源观的评析[J]. 江苏中医药，1989(3)：46－47.

[6] 刘安. 淮南子[M]. 高诱注. 上海：上海古籍出版社，1989：215.

[7] 韩启德. 医史学对我们的拷问[N]. 健康报，2009－07－31.

[8] 国家药典委员会. 中国药典：第一部[Z]. 北京：中国医药科技出版社,2010：301.
[9] 新疆植物志编辑委员会. 新疆植物志[M]. 乌鲁木齐：新疆科技卫生出版社,1992：87－88.
[10] 王炳华. 孔雀河古墓沟发掘及其初步研究[J]. 新疆社会科学,1983(1)：117－130.
[11] 王炳华. 一种考古研究现象的文化哲学思考——透视所谓"吐火罗"与孔雀河青铜时代考古文化研究[J]. 西域研究,2014(1)：86－99.
[12] 新疆文物考古研究所. 2002 年小河墓地考古调查与发掘报告[J]. 边疆考古研究,2004(1)：338－398.
[13] 吕氏春秋：上[M]. 陆玖译注. 北京：中华书局,2011：77.
[14] 司马迁. 史记[M]. 北京：中华书局,1999：69.
[15] 刘学华. 方剂学发展溯源[J]. 中医药导报,2002,8(12)：714－716.
[16] 南京博物院. 江苏邱县四户镇大墩子遗址探掘报告[J]. 考古学报,1964(2)：9－56.
[17] 中国社会科学院考古研究所山东工作队,济宁地区文化局. 山东兖州王因新石器时代遗址发掘简报[J]. 考古,1979(1)：5－26.
[18] 罗福颐. 祖国最古的医方[J]. 中医杂志,1956(12)：31.
[19] 钟益研,凌襄. 我国现已发现的最古医方——帛书《五十二病方》[J]. 文物,1975(9)：49－60.
[20] 周祖亮. 试论帛书《五十二病方》的方药渊源与传承[J]. 时珍国医国药,2013(1)：176－178.
[21] 王炳华. 古墓沟人社会文化生活中几个问题[J]. 新疆大学学报(哲学社会科学版),1983(2)：86－90.
[22] 顾铁符. 试论长沙汉墓的保存条件[J]. 考古,1972(6)：53－58.
[23] 王明达. 钱塘江流域的史前文化[J]. 考古学研究,2012(9)：197－209.
[24] 耿鉴庭,刘亮. 藁城商代遗址中出土的桃仁和郁李仁[J]. 文物,1974(8)：54－55.
[25] 夏雷鸣. 古楼兰人对生态环境的适应——罗布泊地区墓葬麻黄的文化思考[J]. 新疆师范大学学报(哲学社会科学版),1997(1)：115－129.
[26] 王兴伊. "麻黄"药用及文化遗存考辨[J]. 中医药文化,2018(1)：28－38.
[27] Aurel S. Innermost Asia[M]. Oxford: Cosmo Publications, 1981.
[28] 新疆维吾尔自治区博物馆. 新疆和中亚考古译文集[M]. 新疆：新疆人民出版社,1985：27－32,55.
[29] Folke B. Archaeological researches in Sinkiang[M]. Stockholm: Bokforlags Akriebolager Thule, 1939: 136.
[30] 新疆文物考古研究所. 2003 年小河墓地考古调查与发掘工作汇报[J]. 文物,2007(10)：4－42.
[31] 夏雷鸣. 罗布泊小河墓地考古发掘的重要收获[J]. 新疆社会科学信息,2005(5)：30.
[32] 阿尔图罗·卡斯蒂廖尼. 医学史：上[M]. 程之范,甄橙译. 南京：译林出版社,2014：9.
[33] 赵元杰,夏训诚,王富葆,等. 新疆罗布泊环状盐壳的特征与成因[J]. 干旱区地理(汉文版),2006,29(6)：779－783.
[34] 陈邦贤. 中国医学史[M]. 北京：团结出版社,2011：5.
[35] 刘学华. 方剂学发展溯源[J]. 中医药导报,2002,8(12)：714－716.
[36] 礼记：下[M]. 胡平生,张萌译注. 北京：中华书局,2016：885.

[37] 尚书·虞书[M]. 王世舜,王翠叶译注. 北京：中华书局,2012：16.
[38] 王炳华. 古墓沟人社会文化生活中几个问题[J]. 新疆大学学报(哲学社会科学版),1983(2)：87.
[39] 奥雷尔·斯坦因. 亚洲腹地考古图记：第一卷[M]. 桂林：广西师范大学出版社,2004：394.
[40] Zhang GL, Wang SZ, David K. et al. Ancient plant use and palaeoenvironmental analysis at the Gumugou Cemetery, Xinjiang, China：implication from desiccated plant remains [J]. Archaeological & Anthropological Sciences. 2017, 9(2)：145 - 152.
[41] 黄帝内经素问白话解：上、下[M]. 郭霭春注解. 北京：中国中医药出版社,2012：81,450,451.
[42] 周铭心. 西北燥证研究概述[J]. 上海中医药杂志,2005,39(11)：43 - 45.
[43] 牟全胜,周铭心. 西北多燥说[J]. 新疆中医药,1991(4)：1 - 6.
[44] 李风森,高振. 慢性阻塞性肺疾病西北寒燥证诊断标准(2011 版)[R]. 新疆医科大学学报,2012,35(10)：1317.
[45] 斯文·赫定. 亚洲腹地旅行记[M]. 周山译. 南京：江苏文艺出版社,2014：306.
[46] 夏训诚. 罗布泊还能成为水乡泽国吗[J]. 中国国家地理,2001(7)：44 - 51.
[47]〔汉〕司马迁. 史记[M]. 北京：中华书局,1999：2397.
[48]〔汉〕班固. 汉书[M]. 北京：中华书局,1999：2858.
[49] 黄帝内经素问白话解：下[M]. 郭霭春注解. 北京：中国中医药出版社,2012：555,549.
[50] 王士平,白乃刚,李忠周,等. 新疆“楼兰古尸”一例初步观察[J]. 新疆医学院学报,1981(4)：3 - 6.
[51] 林贵,周康荣,裘麟,等. 楼兰古尸骨骼系统的 X 线探讨[J]. 上海第一医学院学报,1981(6)：412 - 415.
[52] 夏雷鸣. 古楼兰人对生态环境的适应——罗布泊地区墓葬麻黄的文化思考[J]. 新疆师范大学学报(哲学社会科学版),1997(1)：122.
[53] 邹莉,张世鹰,卢芳国. 麻黄在解表剂组方中的地位和用法的解析[J]. 时珍国医国药,2017(3)：681 - 682.
[54] 陈晓城. 麻黄的药理作用研究进展[J]. 实用中医药杂志,2005,21(1)：58 - 59.
[55] 赵梅. 3 800 年前小河居民用麻黄草治病[EB/OL]. [2016 - 01 - 20]. http://www.kaogu.cn/cn/xccz/20160120/52855.html.
[56] 刘杰. 新疆考古发现：3 800 年前古人就用麻黄草治病[EB/OL]. [2016 - 01 - 19]. http://www.xinhuanet.com/local/2016 - 01/19/c_1117825568.htm.
[57]〔清〕顾观光辑,〔明〕滕弘撰. 神农本草经[M]. 长沙：湖南科学技术出版社,2008(3)：40.
[58] 于海峰. 麻黄研究简史[D]. 哈尔滨：黑龙江中医药大学,2011：12 - 27.
[59] 国家药典委员会. 中华人民共和国药典：一部[S]. 北京：中国医药科技出版社,2015：364.
[60] 国家中医药管理局《中华本草》编写组. 中华本草：第七册[M]. 上海：上海科学技术出版社,1999：2353.
[61] Hirako Y, Mukaiyama T. Asymmetric synthesis of δ - oxocarboxylic acids by the michael reaction using(2*R*,3*S*)- 3,4 - dimethyl - 2 - phenyl - 1,4 - naphthol - 5,7 - quinone[J]. Chem Lett, 1978, 201：461 - 465.
[62] 潘国华,孙晓如. 国外对麻黄及其制剂的安全性评价[J]. 药物警戒,2007,4(2)：111 - 117.

[63] 王艳宏,王秋红,夏永刚,等. 麻黄化学拆分组分的性味药理学评价——化学拆分组分的制备及其解热作用的研究[J]. 中医药信息,2011,28(5): 7-10.

[64] 王艳宏,王秋红,夏永刚,等. 麻黄化学拆分组分的性味药理学评价——麻黄化学拆分组分"辛温"发汗、利水作用的实验研究[J]. 中国中医药科技,2011,18(6): 489-491.

[65] 吴雪荣. 麻黄药理作用研究进展[J]. 中国中医药现代远程教育,2010,8(5): 173.

[66] 许继德,谢强敏,陈季强,等. 麻黄碱与总皂苷对豚鼠气管平滑肌松弛的协同作用[J]. 中国药理学通报,2002,18(4): 394-397.

[67] 景红娟,汪长东,宋苏,等. 麻黄碱对支气管平滑肌细胞增殖的影响[J]. 生物学杂志,2008,25(3): 27-29.

[68] 高晔珩,党力纳. 麻黄研究进展[J]. 陕西中医学院学报,2003,11(6): 60-61.

[69] 麻黄的药理[J]. 中国中医药现代远程教育,2012(24): 162.

[70] 贾元印. 麻黄不同部位中挥发油的比较[J]. 中药通报,1987,12(2): 10-11.

[71] 肖小河. 中药药性研究概论[J]. 中草药,2008,39(4): 481-484.

[72] 袁文学. 麻黄挥发油的药理研究[J]. 药学通报,1986,21(4): 235.

[73] 常惟智,刘树民,卢芳. 中药药性与功效关联性的研究分析与展望[J]. 时珍国医国药,2009,20(3): 633-634.

[74] 李景丽.《内经》五味理论对中药炮制的指导意义[J]. 陕西中医,2008,29(11): 1534-1335.

[75] 李盛青,黄兆胜,何丽春,等. 五味与四性关系的探讨[J]. 时珍国医国药,2001,12(11): 1008-1009.

[76] 唐仕欢,黄璐明,杨洪军,等. 论象思维对中药药性形成的影响[J]. 中医杂志,2009,50(6): 485-487,491.

[77] 朱美琳,郑文慧,程莉莉,等. 去氧肾上腺素联合麻黄碱对剖宫产手术产妇心率变异性的影响[J]. 中国当代医药,2018,25(20): 117-120,124.

[78] 杨敬文,卢悦淳. 去氧肾上腺素和麻黄碱对维持腰硬联合麻醉下剖宫产术中产妇血流动力学稳定的比较[J]. 继续医学教育,2017,31(3): 152-154.

[79] Shekelle PG, Hardy ML, Morton SC, et al. Efficacy and safety of ephedra and ephedrine for weight loss and athletic performance: a meta-analysis[J]. JAMA, 2003, 289(12): 1537-1545.

第十一章

奎宁与青蒿素的异途同归

疟疾是一种古老的疾病，与人类如影相随，跟随人类历史发展而呈现不同程度的影响，至今依然是一种受全球关注度甚高的疾病，非洲、东南亚和中南美洲的多数国家和地区依然是疟疾的流行地区。历史上，人类与疟疾进行了不屈不挠的斗争，也取得了一些重大的成果，特别是在文艺复兴和科学革命之后几百年的时间里，金鸡纳树、奎宁、氯喹、磺胺多辛—乙胺嘧啶、青蒿素等抗疟"神药"轮番登场，又几经沉浮。从金鸡纳树到青蒿素，反映的既是一部人类与疟疾旷日持久的斗争史，也是一部从传统药物向现代药物、从本草到科学的进化史。同时，本研究认为，人类医学的发展其实同时存在从传统到现代的演进以及从现代向传统的回归的现象及问题，从金鸡纳树到青蒿素，总体来看，是一个传统向现代、本草向科学的进化过程，但是同时也是一个现代向传统、科学向经验回归和学习的过程。这从某种程度上，也预示着传统医药与现代医药的密切关系以及未来医药的发展方向。金鸡纳树和青蒿素的故事及关系，对未来医学的发展不无启示意义。

第一节
疟疾：人类由来已久的顽疾

一、疟疾及其危害

疟疾(malaria)是一种古老的疾病，是一种对世界医学史乃至世界历史产生重要影响的疾病，国外称 malaria，为意大利文 mala(意为不良、有害、恶劣)与 aria(空气)二字合成，我国称之为"疟"或"疟疾"，古代又称为瘴疫、瘴毒、瘴气等。这一称谓和西方国家 malaria 表示有害空气之义，不谋而合。疟疾是经过雌性蚊子(按蚊属)叮咬从一个人类宿主传播到另一个宿主的四种引起原生寄生虫(疟原虫属)病中的一种。根据不同的疟原虫类型，疟疾分为间日疟、三日疟、卵形疟、恶性疟四种。其中，间日疟原虫仅寄生于未成熟的红细胞，而三日疟原虫偏爱成熟的红细胞，恶性疟原虫则无选择性地侵入两种红细胞，故其寄生活动产生危及生命的程度可能比其他疟原虫更高，而间日疟原虫更古老也更温和，但同样也是致命的[1]。

疟疾典型发病症状是周期发作，发冷、发热、多汗，贫血和脾大。《黄帝内经》言："疟者，风寒之气不常也。病极则复，至病之发也，如火之热，如风雨不可当也。"[2]疟疾发作时，热得像火在燃烧，难以忍受，寒得像狂风暴雨难以抵御，所以在我国又叫"寒热病"，部分地方民间俗称"打摆子"。和早期人类无法解释的癫痫等疾病一样，这些变化无常而且当时无法解释的身体症状和体征，很容易被解释为病魔附体，与某些上帝或神灵的旨意联系在一起。比如唐代韩愈专写有《谴疟鬼》一文，既描述了古代疟疾流行的现实，也代表了当时人们对其有限的认知和防治手段。比如其对疟疾的描述是："乘秋作寒热，翁妪所骂讥。求食欧泄间，不知臭秽非。"而对"疟鬼"的治疗则是："医师加百毒，熏灌无停机。灸师施艾炷，酷若猎火围。诅师毒口牙，舌作霹雳飞。符师弄刀笔，丹墨交横挥。"可见，除了药物治疗、艾灸理疗外，以诅咒、画符等巫术驱走疟鬼的方式依然在当时盛行，医巫共混无疑在古代有一个相当长的存续。

人类早期医学知识和技术的限制，以及以蚊叮咬的传播途径和人群易感性等特点，使得疟疾的传播和感染在古代难以有效控制，特别是在流行爆发期。从中文语境分析，"疟"，古作"瘧"，《说文》解释为热寒休作，《玉篇》解释为或寒或热病[3]。可知，"疟"本义就是指一种寒热交替的疾病。同时，"疟"，古作"瘧"，音与形的相似性，也说明"疟"这一疾病具有肆虐之意，恰恰说明了该病的传染性和严重性。疟疾的肆虐横行，在历史上和鼠疫、天花、结核、麻风等其他重大传染病一样，曾给人类造成了重大的伤亡和损失，夺去了无数人的生命，其中不乏赫赫有名的历史人物，甚至影响了很多重大历史事件的进展，某种程度上也影响了人类文明的进程[4]。

从希波克拉底的著作中可知，人类历史上最早的战争之一伯罗奔尼撒战争(前431—前404)，是一场以雅典为首的提洛同盟与以斯巴达为首的伯罗奔尼撒联盟之间的一场战争，最终以斯巴达获胜告终。这场战争中雅典的失利，可能与雅典军队中许多将士患有疟疾有关(除疟疾外，可能还有结核、白喉以及流行性感冒)[5]。而这场战争直接导致了整个古希腊的由盛转衰。而紧随其后，亚历山大大帝在公元前323年英年病逝，可能是第一个因患疟疾死亡，并进而一定程度上影响了西方历史进程乃至东西方文明交流进程的历史人物。此外，公元5世纪，强盛的古罗马帝国灭亡，有专家认为，疟疾可能是它灭亡的部分原因。1944年，日军出兵印缅边境，战争还未全面展开，军队中一半以上患上疟疾，不战自溃[6]。亚历山大大帝之后，现代史家和医学家根据历史文献和病案判定，罗马皇帝图拉真、首次攻占"永恒之城"罗马的蛮族西哥特人首领阿拉里克、但丁、教皇英诺森八世、克伦威尔、郑成功等皆因遭受疟疾戕害[4]。疟疾同样对中国古代的历史发展产生了重要影响。在中国古代，疟疾是先秦至汉唐时期影响最大的疾病之一。东汉末期疫气流行，其状惨烈。曹植《说疫气》云："建安二十二年(217年)，疠气流行，家家有僵尸之痛，室室有号泣之哀。或阖门而殪，或覆族而丧。"建安七子中"徐、陈、应、刘一时俱逝"，有学者认为这场著名的瘟疫就是疟疾。于赓哲基于对百余份唐武则天时期至北宋初年的敦煌写本《新菩萨经》《劝善经》的统计分析，认为疟疾是各种传染病中最能引起唐人恐惧的一种，这侧面证实了唐代疟疾的猖獗[7]。

二、中西传统医学对疟疾的认知

作为一种古老的疾病，人类对疟疾(malaria)的记载至少有4 000年的历史，证明人类在漫长的历史中始终在积极寻找防治疟疾最优的措施和手段，同时也说明人类与疟疾的斗争，是一场旷日持久的斗争。因为疟疾全身发冷发热的主要体征特点，所以在古代世界各国的传统医学中，在很长一段时间内，人们并没有把疟疾与伤寒本质地区分开来，都认为疟疾是伤寒、热证中特殊而又严重的一种[8]。中西方传统医学两部经典巨著《黄帝内经》和《希波克拉底文集》都较早较为集中地关注到疟疾这一疾病。虽然两者均从热证或寒热的角度阐释，并无今天现代科学意义上关于疟疾病理病机的阐述，然从其描述看，无疑均为今天我们所认为的 malaria 或疟疾这种疾病的最初阐释，代表了中西方传统医学对这一难治性疾病的古代认知。

今天我们已经对疟疾、感冒发热等病机病因有清晰的界定和了解，但是在古代很长一段时间，临床是难以做出正确的认知和清晰的区分,特别是疟疾和伤寒。尽管有人认为,在古巴比伦泥版文书中的楔形文字以及古埃及的纸莎草文书中的象形文字中存在记述脾脏肿大和周期性发热等可能是关于疟疾症状的最早描述[9]。但是这更多的是一种推测。有研究认为,埃及在公元前 332 年被说希腊语的亚历山大大帝的军队征服之前,古埃及人对严重传染病没有任何经验……在埃及的医学莎草纸(在希腊征服之前)中,并没有提及与疟疾症状相似的体温的骤升骤降,并使人体疲乏虚弱及高病死率等。在希腊本土(亚历山大大帝的起源地),赫西奥德——公元前 6 世纪中叶《生命岁月》一书的作者,也没有提及任何可以解释疟疾的文字内容。但是到了希波克拉底时代,疟疾已经明确地出现在希腊的陆地和海岛中。这种病有可能是由四处走动的希腊化时期的希腊人带到了埃及,使其成为埃及的一种传染病[10]。

西方传统医学中真正对疟疾第一次有确切描述的是希波克拉底。虽然希波克拉底当时只能认为是一种发热,但是通过其在《希波克拉底文集》中细致的临床观察和记录,可知描述的这些热病中有的就是疟疾。比如希波克拉底提到"热病中有不全间歇热、间日热、三日热、五日热、七日热、九日热,最危急难治的是持续热,最缓和和易治但病程最长的是三日热,它不仅本身如此,而且还能使其他的重病终结,不完全间日热较其他任何热病更易使人丧生"。根据疟疾"周期发作,发冷、发热、多汗,贫血和脾肿大"等常见症状,我们在《希波克拉底文集》中《流行病论一》和《流行病论二》提供的 42 个病例中,列出与疟疾最为接近的两例病例。

病例 1(《希波克拉底文集 · 流行病论一》原病例 1):菲力斯库斯住城墙附近,他因急性发热出汗,第一日便卧床,夜间不适。第二日:一般情形加重,小量灌肠后,夜间平稳。第三日:清晨至中午热消退,近黄昏时急性发热伴出汗。口渴,舌干,尿黑。昨夜不适,未眠,神志极不正常。第五日:中午时分,轻度鼻衄,尿中悬浮有分散的圆形颗粒。使用肛门栓剂后,排出少量粪便。夜间痛苦,睡眠不安,时有谵语,四肢厥冷不好转,尿色深,一夜烦躁,断续睡至黎明,淡漠无语,出冷汗,肢端青紫。第六日:约中午患者死。死前呼吸道通畅,但患者用力喘气,呼吸慢而深。脾肿大隆起,冷汗不止,病情恶化甚于他日。

病例 2(《希波克拉底文集 · 流行病论一》原病例 3):海洛冯,先有急性发热。开始大便时里急后重,后便稀如胆液,次数明显增多。不眠,尿色深而清。第五日:晨间耳聋,一般情况恶化,脾肿大,肋下有张力,大便黑而少,谵语。第六日:谵语,夜间畏寒,出汗,持续谵妄。第七日:全身发凉,口干,昏迷,夜间清醒,能入睡。第八日:发热,脾肿大缓解,相当清醒。疼痛先出现在脾脏一侧腹股沟,后扩展至两腿。夜间舒适。尿色佳,有少量沉淀。第九日:出汗,分利,间歇。患者在分利后第五日复发,脾脏立即肿大,发热急,再现耳聋。复发后的第三日脾肿大缓解,耳聋消失,只有腿疼,当夜有汗。第二次分利约在第七日。复发后无谵语[11](分利,古希腊医学术语,特指病理体液经体内腐熟后排出而使急性热性病好转的现象。但发生分利时可表现为暂时病情加剧,且重病多非一次分利即能痊愈,故有完全分利、不完全分利之说)。

在希波克拉底客观严谨的医案中,我们可以从间歇性发热发寒、脾脏肿大等关键词中找到疟疾发病的主症,了解到患者的分利和预后情况,是西方传统医学抗疟史上珍贵的记录。但是在希波克拉底时代,疟疾无疑仍被认为是"发热"(fever,希腊语 πυρετόζ),罗马人更加注重其"强烈灼烧"(intense burning heat,febris ardens)或其周期性发病(periodicity、accessia)的特点。在现代,疟疾被法国人称为发热和发冷(fièveäigue),英国人成为"季节性发热"(seasonal fevers,äigues)。在 19 世纪中叶至 20 世纪初威廉 · 奥斯勒(William Osler)时代,由于季节性发病,疟疾也被称为夏季或秋季发热(estivoautumnal fever)[8]。可见在西方传统医学中,人们对疟疾的认识水平并无质的提升,其治疗也一直沿袭以去除不健康的体液为主的体液疗法。

在我国最早的中医典籍《黄帝内经》中,有《疟论》《疟刺》专篇论述疟疾,对疟疾的发病原因、病理、病症及治疗也有清晰的表述和认知。最早认识了疟疾"蓄作有时""寒栗鼓颔""寒去内外皆热""头痛如破""渴欲冷饮"的发病表征,"皆生于风……阴阳上下交争,虚实更作,阴阳相移也"的病理病机,论治应根据具体情况,选择用药或针刺等不同疗法,其中针刺是提及的主要治法,且针刺治疗取得疗效的关键在于"先其发时而刺之""病之所先发者先刺之"[12]。比如关于疟疾的发病特点:"疟之始发也,先起于毫毛,伸欠乃作,寒栗鼓颔,腰脊俱痛,寒去则内外皆热,头痛如破,渴欲冷饮。"关于疟疾的病理病机:"阴阳上下交争,虚实更作,阴阳相移也。"以及为何隔日发作,是"其气之舍深,内薄于阴,阳气独发,阴邪内著,阴与阳争不得出,是以间日而作也"。关于疟疾的类型,分为寒疟、温疟、瘅疟。"疟先寒而后热者"为寒疟,"先热而后寒者"为温疟,"但热而不寒者"为瘅疟。关于疟疾的治疗,针对其周期性发热、发冷的特点,并不可遵照"补其有余,泄其不足"的常理来简单治疗,要把握其发病特点及针刺治疗的时机。"夫《经》言有余者泻之,不足者补之。今热为有余,寒为不足。夫疟者之寒,汤火不能温也,及其热,冰水不能寒也,此皆有余不足之类。当此之时,良工不能止,必须其自衰乃刺之。"

综上,比较中西方对疟疾这一疾病的认知及其治疗,其中既有相似之处,也有差异之处。相似性主要体现在对疟疾这一疾病表征的共同描述、预后的共同认知等,差异性主要体现在运用了不同的医学思维和医学理论对其进行阐释,以及在这种思维理论指导下选择的不同治疗方法。如西方传统医学主要基于体液学说,认为疾病的发生包括疟疾的发生,归因于体液的失衡,而恢复平衡的主要手段就是放血、灌肠、催吐、排汗、节食等。在中(汉)医中,人们对疾病包括对疟疾的认知和实践,也不脱离阴阳学说、风邪致病等理论,故而治疗也以特色鲜明的针刺为主。当然,除此之外,中西方传统医学也有一些别的防治手段,比如罗马时代的学者意识到排干积水有利于有害物质疏导和空气的流通,有时能控制间歇热的流行[8]。中(汉)医中,除了针刺等方法,药物疗法也是治疗疟疾的重要手段。比如葛洪《肘后备急方·治瘴气疫疠温毒诸方》《肘后备急方·治寒热诸疟方》,涉及用药有:青蒿、大蒜、巴豆、蜘蛛、海螵蛸、鳖甲、龙骨、地骨皮、鸡子、附子、常山、皂荚、牛膝、知母、甘草、麻黄、竹叶、石膏、黄连、犀角、牡蛎、干姜、高良姜、黄丹、乌头、桔梗、牡丹、肉桂、真珠、踯躅、细辛、白术、防风、雄黄、雌黄、羊角、丹砂、贝母、黄黑、虎头骨、朱砂、芜荑等,其中常山、附子、细辛等出现频率最高,常山还是多个治疟复方的君药[13]。中国古代同样存在青蒿用于治疗疟疾的情况,青蒿一方只是《肘后备急方·治寒热诸疟方》诸多方药中的一首,而且我们皆知彼时青蒿非今时青蒿(青蒿素),它们在本质和疗效上无疑也有重大差异。总体来看,显然,在相当长的历史时期内,中西方传统医学对疟疾这一共同的疾病,有相似性也有差异性,且相似性大于差异性,但是均未在阐释其发病机制及治疗上有重要突破和成果,面对这种全世界共有的重大疾病,人类急切地期待一种真正高效的抗疟药物的到来。

第二节
金鸡纳:从区域走向国际

在幽暗的抗疟史上,人类一直在为治疗疟疾的特效药物苦苦寻觅,直到资本主义航海时代的到来,随着新大陆的发现,一种真正特效的抗疟药物金鸡纳才得以面世。

一、金鸡纳树的发现

金鸡纳的故事首先要从金鸡纳树的发现开始。美洲，这块哥伦布率先发现的新大陆，不仅向世界贡献了玉米、马铃薯、甘薯、烟草、橡胶、花生、向日葵、可可、西红柿、菠萝等重要的粮、茎、果、蔬等农作物，还贡献了一些独特的药用作物（药材），其中最著名、功绩最大的便是医治疟疾的特效药金鸡纳——奎宁[4]。当然，准确地说，贡献的是在美洲得天独厚环境下生长的金鸡纳树以及治疗疟疾的初始秘方。早在16世纪以前，金鸡纳树还不被外界知悉，也并没有和疟疾联系在一起，人们对它的认知仅仅局限于是秘鲁原始森林中的一个平凡的树种。生活在这里与世隔绝的人群，只是将金鸡纳树的根皮作为一种常用本草，以治疗各种发热。可以肯定的是，与世隔绝的他们脑海中并没有疟疾的概念。这也说明，在人类文明尚处于隔绝状态或对外交流极其有限的时期，最早的传统医学知识及其治疗，其实是一种区域性的文化及认识，是当地防病治病的经验与实践的积累。任何传统医学的起源，首先是一定区域性文化和知识的产物。美洲印第安人将金鸡纳树皮作为一种灵验的退热药物，通过口耳相传得以在本区域内传开，变成了一种区域性的医药基础知识和古朴的临床经验。

同样，人们很难想象，当疟疾很早以来便成为一种全球传播的传染性疾病，在爆发期人们无不为之恐慌和感到束手无策时，尚处于原始部落状态的美洲印第安人各部落，却是当时人间的一片净土。虽然哥伦布发现美洲之前，美洲是否存在疟疾，并无定论，众说纷纭，但是美洲印第安人部落并无疟疾肆虐的痕迹，这是显而易见的。这种奇怪的现象，无疑引起了闯入这片处女地的现代人的注意，直至他们发现了金鸡纳树治疟的秘密。至于美洲印第安人如何知晓金鸡纳树有退热治病的作用，人们也赋予了它多种传说的版本。在现代文明发现这片伟大的处女地之前，这里原始文明的很多现象都需要依靠推测。比较知名的版本，一是深居在秘鲁热带大森林里的印第安人，看到山里的美洲狮患了热病之后总要寻觅金鸡纳树并啃嚼其枝叶树皮用以自愈，因而受到启示[14]。二是据说源自一位有着明显高热症状的印第安人，他寒热交作，口干舌燥，在濒临死亡之际来到一潭池水边，当他喝了其中苦涩的池水之后，竟然不久热退痊愈。原来水源四周倒下的金鸡纳树根皮浸出的汁液，就是其中奥秘所在[15]。这些传闻的真实性断然无从考证，但是金鸡纳树可治愈疟疾，这一事实却随着新大陆的发现逐渐地被世人所知，平凡的金鸡纳树成为“神树”，在秘鲁印第安人看来再平常不过的土著药物成为治疟“神药”。虽然在并没有疟疾概念的美洲印第安人心目中，这种神奇的抗疟药可能只是被视为常用的退热药而已。金鸡纳树的发现，开启了人类治疟抗疟的新篇章，后来人类重要的抗疟治疟成果，都是从金鸡纳树的发现开始的。这个伟大的发现，意味着整个人类的医学史，特别是抗击传染病的历史，必将发生重大的变化。之后，金鸡纳树逐渐走出一域之隔，流传到当时世界的中心欧洲，并经欧洲传播到世界各地，成为在人工合成奎宁、氯喹、磺胺多辛-乙胺嘧啶等抗疟药物之前人类抗击疟疾的倚靠，金鸡纳树皮作为之后人工合成药物的首选原料，在很大程度上决定了后面很长一段历史时期的抗疟治疗和研究的方向。

二、金鸡纳在中西方的传播

金鸡纳树可治疟这个秘而不宣、不为人知的秘方不胫而走，资本主义经济的发展，人们对神药的渴求，金鸡纳树展现的巨大市场价值，无疑加速了其从美洲传播到欧洲的过程。与金鸡纳树治疟作用的发现一样，首个将金鸡纳从美洲带入欧洲的人，同样存在争议，故事的原型同样变得扑朔迷离。一个是伯爵夫人版本，据载，1638年，秘鲁成为西班牙的殖民地，新任西班牙秘鲁总督（伯爵）的夫人金琼患疟疾，尝试了各种治疗手段和药物都无济于事，后来同意使用当地一位酋长呈送的金鸡纳树皮粉末，和着葡萄酒送服，伯爵夫人得以挽救，得救后的伯爵夫人带着感恩和普惠把金鸡纳树皮带回了西班牙，开启了金鸡纳树皮的欧洲之路[16]。另一个是比金琼夫人更早的耶稣会主教德·科伯(Barnab de Cobo)于1632年将树皮传入西班牙和罗马。还有一个是根据一本1626年开始记载的西班牙语手抄本《府库公差钱粮账簿》(*El libro de Viáticos y Almacén*)记载，早于金琼夫人把树皮传入欧洲的是神父阿·米·维勒嘎斯(Alonso Messia Venegas)。然而其中金琼夫人的版本影响更大。瑞典植物学家林奈在1753年出版的《植物种志》中将该药用树木以伯爵夫人名字Chinchona(金琼)命名，然而林奈漏了一个h，所以拼写成了Cinchona，并且将错就错，最终成为"金鸡纳"的正确英文名称，由此翻译而成的中文就是"金鸡纳"，而不是金琼纳[19]。可见，不同的利益群体从不同的利益以及宣传的需要出发，产生了多种故事版本，也因此，金鸡纳从最早被称为秘鲁树皮(Peruvian bark)、金鸡纳树皮(Cinchona bark)的东西，到了欧洲摇身一变成了"伯爵夫人粉""耶稣粉"。

金鸡纳树治疟的发现在17世纪，当时欧洲社会受文艺复兴和科学革命的激发，正处于一个大的变革转型期。在医学层面，以维萨里人体解剖学和哈维血液循环学说的创建为标志，现代医学刚刚起步，但是还很不成熟，传统医学的根基依然未受到实质性的动摇。早期以"伯爵夫人粉"和"耶稣粉"为名头的金鸡纳传播，由于当时这种药物的产地等限制，总体来讲，这种神奇的药物尚处于稀缺的状态，当时只有皇室贵族才能享用。所以对这种外来药物的怀疑和抵制也首先来自统治者阶层。

有"神药"之称的金鸡纳最初的欧洲之行并不顺利，经历了一些波折，然而一个叫罗伯特·塔尔博(1642—1681)的英国人打破了这种僵局。他洞悉了统治阶层的这种心理，巧妙地将金鸡纳粉进行了包装和传销，将金鸡纳树皮取名"退热灵"，而不是命名为带有宗教色彩容易受到抵制的"耶稣粉"。他一边抵制"耶稣粉"，一边以实际上就是"耶稣粉"的金鸡纳粉末为主药，调制并包装成其特制的秘方，凭借着这一"秘方"，罗伯特·塔尔博医治了众多疟疾患者，从而名震朝野，获得了巨大的利润和荣誉。1672年被查理二世国王任命为皇家御医，1676年又封为爵士。当法国路易十四的太子患了疟疾时，查理二世派塔尔博去法国宫廷，治好了王太子的病后，塔尔博又被加授骑士爵位。他还治好了西班牙皇后路易莎·玛利亚、孔德亲王、罗什福柯公爵及其他皇族和贵族数百人的疟疾，因而闻名全欧洲[17]。罗伯特·塔尔博的例子，使我们得以了解金鸡纳登临并占领欧洲市场的过程。事实上，在金鸡纳确实可治疟这一无可辩驳的事实面前，任何疑虑和抵制都必将烟消云散，不堪一击。欧洲成为金鸡纳加工、销售的集散地，金鸡纳由此传播推广到了世界的其他地方。

同样是因为传教士的传播，金鸡纳在17世纪末得以登临中国，1692年康熙皇帝身患疟疾，迎来了金鸡纳在中国的首秀，且获得了巨大的成功。这种传播的速度和"同步"说明，当时人类的世界地理知识和航海技术已经相当成熟，世界各地之前互为孤立的状态正在向一个整体转变。同时，从一个侧面也说明，当时疟疾全球发病和感染人群的状况，即使身为天之骄子、身居宫廷大院的人也不能幸免。同时也说明，作为一种极具价值的当时治疗疟疾唯一的特效药物，金鸡纳的世界市场虽然很快形成，但是资源起初只掌握在一小部分显赫的皇亲贵族手中。后来康熙帝为了炫耀自己的西药知识，把金鸡纳树粉末当作"圣药"赏赐大臣。《红楼梦》作者曹雪芹祖父曹寅，贵为江宁织造，身患疟疾求赐神药金鸡纳粉(此时已转变为"圣药")的故事等，都说明了当时这种药物资源的稀缺和分配情况。当时金鸡纳输华，确实是中西医学交流史上具有里程碑意义的大事。一般认为，西洋医学与中国统治阶层的最初接触始于康熙帝[18]。西方传教士使用金鸡纳树粉治愈康熙皇帝疟疾一事，在法国汉学经典《耶稣会通信集》，樊国梁著《中国：历史和描述》《燕京开教略》，以及清宫文献如《清实录》《清代起居注册·康熙朝》

等中均有记载。如《燕京开教略》中记述说:“康熙偶患疟疾,洪(若翰)、刘(应)进金鸡纳……皇上以未达药性,派四大臣亲验,先令患疟疾者服之,皆愈。四大臣自服少许,亦觉无害,遂请皇上进用,不日疾瘳。”为此,康熙视金鸡纳树皮为“神药”,并对这几位传教士“特于皇城西门赐广厦一所”。可见康熙帝首先是倚重于御医的,在御医努力无效的情况下,不得不转向传教士进奉的金鸡纳。但是即使如此,疑虑仍未消除,所以有康熙亲自服用前召集三位患者和四位大臣先后试药的过程。

所以在接受金鸡纳这一外来药物的过程中,当时以中西方统治者为代表的阶层,无疑是率先可享用这一外来药物的特权,但是即使如此,他们自身仍未排除疑虑甚至抵制的心态。一些固有的阶层,比如当时西方基督教之外的异教徒、代表中医的御医群体等,对这种“外来药物”则普遍持抵制态度。所以,外来医药知识的传播与接受并非单纯的科学史事件,在实际上是医疗活动中各方基于各自认知、利益、宗教和政治立场的复杂博弈所推动的事态发展的结果[19]。但是博弈的最终结果,不管是西方还是东方,都无一不认可和接纳了治疟疗效确切的金鸡纳。同时,需要补充说明的是,康熙皇帝服用的金鸡纳,准确地说是金鸡纳树皮的粉末,本质上仍属于传统药物的范畴,并非真正意义上的现代西药或科学产物,甚至从金鸡纳的道地产地美洲而言,它并不属于欧洲这个一般意义上的“西方”。所以,康熙朝的金鸡纳故事,仍属于中西方传统医学之间的交流范畴,尚未进入中国传统医学与现代医学(中西医结合)的范畴领域。伴随着欧洲资本主义的发展和海上贸易的兴盛,金鸡纳很快传播到了世界,人们趋之若鹜,供不应求,生长在秘鲁安第斯山脉的金鸡纳树皮最终走出了一域之限,成为新航路开辟后,可能是首个全球性的药物。

第三节
奎宁:从传统到现代的升级

金鸡纳成为欧洲炙手可热的商品,但是很长一段时间以来,这个被称为秘鲁树皮的金鸡纳的唯一产地依然还是秘鲁,长时间的供不应求以及原产地产量的骤减,使得金鸡纳日益成为珍贵稀缺且价格高昂的药材,同时也预示着寻求扩大秘鲁树皮的生产,把秘鲁树皮引种到别处的实践显得迫切。热带的气候、一定的海拔、适宜的光照和温度等,这些金鸡纳树成长所需的苛刻的适生环境,是寻觅金鸡纳种植基地必须考虑的问题。当时的殖民强国西班牙、荷兰、英国等把移植的首选地放在了印度、印度尼西亚等。但是即使如此,金鸡纳树皮的品质还是参差不齐,荷属爪哇岛金鸡纳树培植基地是当时规模最大、品质最好、占据市场份额最高的公司。我国 20 世纪在海南、云南等靠近热带地区的省市进行种植,但是屡试屡败,收成并不理想。因为研究表明,金鸡纳树适宜生长在热带、亚热带海拔 800～3 000 m 的山地。在一定海拔范围内,其奎宁含量随海拔上升而增加,比如马来西亚海拔 1 800 m 种植的红皮金鸡纳奎宁含量为 2.06%,海拔 500 m 种植的奎宁含量仅有 0.47%,可见两者相差之大。此外,品种差异也很明显。金鸡纳属约有 40 种,从药物学观点看,值得栽培的不过数种,其中以狭叶金鸡纳(*Cinchona ledgeriana*)奎宁含量最高,印度尼西亚以之培育,其奎宁含量最高可达 18%。此外,树龄也影响着金鸡纳霜(奎宁)的含量,一般认为,生长七八年后可采割树皮或根皮。若 10 年后采割,则此时奎宁含量最高[20]。由此可见,金鸡纳树的生长周期、树皮和根皮中相对固定的奎宁含量等种种限制,决定了这种作为当时应对全球性疟疾的特效天然药物必然供不应求。

金鸡纳树的异地种植,虽然一定程度上缓解了全球金鸡纳市场紧张的供求关系,但是供不应求的情况依然没有得到根本的缓解和彻底的改观。依然巨大的市场需求以及当时不断发展的西方科学技术(物理、化学、生物以及医学自身的发展)等,使得寻找替代天然药物金鸡纳的需求变得迫切和可能,药物学家和化学家已经开始试图提取金鸡纳中的有效成分。可见,传统药物产量的供应不足,科学技术的不断进步,是传统药物向现代药物演变的重要推动力。在这方面首先获得突破的是法国化学家皮埃尔·佩尔蒂埃(Pierre Pelletier)与约瑟夫·卡文图(Joseph Caventou)。1820 年,他们从金鸡纳树皮中提纯出一种活性物质奎宁。它是一种碱性的,结晶形态与霜相似的白色粉末,味苦、水溶性差,也就是大家俗称的"金鸡纳霜"。但是,金鸡纳树皮中奎宁的含量仅 5%左右,而且来源有限,远不能满足世界各国众多疟疾患者的需要。此举虽然没有改变金鸡纳的供求关系,但是已经开启了化学合成方式提取药物的时代,金鸡纳霜奎宁的提取,是人类在寻找人工合成抗疟药物方面迈出的重要一步。1854 年,奎宁的化学分子式被确认为 $C_{20}H_{24}N_2O_2$(图 11-1)。1880 年,外科医生阿方斯·拉韦兰(Alphonse Laveran)在疟疾患者的血液中发现疟原虫;1893 年 P. 曼森提出疟疾由蚊传播的假说;1895—1898 年罗斯证实了曼森的假说,科学阐释了疟疾的传播方式和发病机制,为人类科学认知疟疾和研究开发新型抗疟药物奠定了基础。但是真正人工合成的奎宁,已经到了 1944 年,在美国科学家罗伯特·伍德沃德(Robert Woodward)与威廉·德林(William Doering)联手努力下成功问世。至此,原始的金鸡纳树皮真正完成了成为现代药物的进化过程。

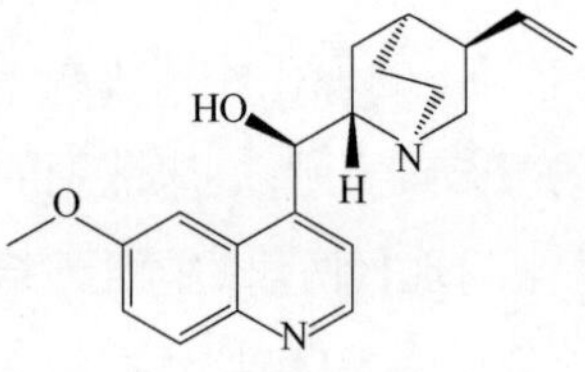

图 11-1 奎宁(又名金鸡纳霜、鸡纳碱)

但是,作为治疗疟疾的第一个特效药,奎宁并非完美,在造福广大患者的同时,其局限性也很明显。服用奎宁可产生头昏、耳鸣、精神不振、血压下降等诸多不良反应。同时,奎宁类药物虽然可以根治恶性疟疾,但是对间日疟原虫、卵形疟原虫,只能控制症状,却无法阻止复发,更无预防作用。为此,科学家们对奎宁分子结构(表 11-1)进行了修饰,合成了氯喹、磺胺多辛-乙胺嘧啶等新一代抗疟特效药物。

表 11-1 奎宁及其分子结构修饰物的分子结构式

化学成分	结构式
奎宁 (quinine)	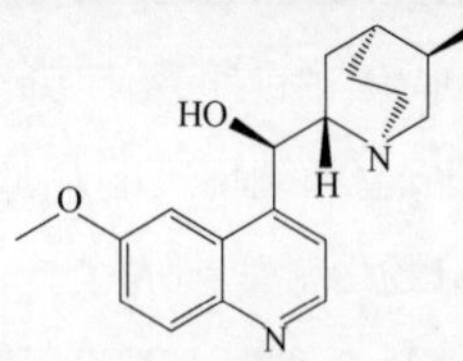
氯喹 (chloroquine)	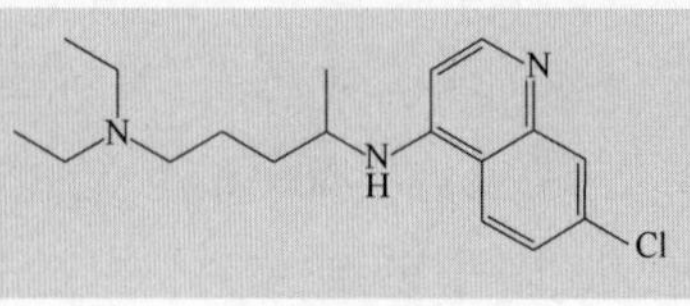
磺胺多辛-乙胺嘧啶 (sulfadoxine-pyrimethamine)	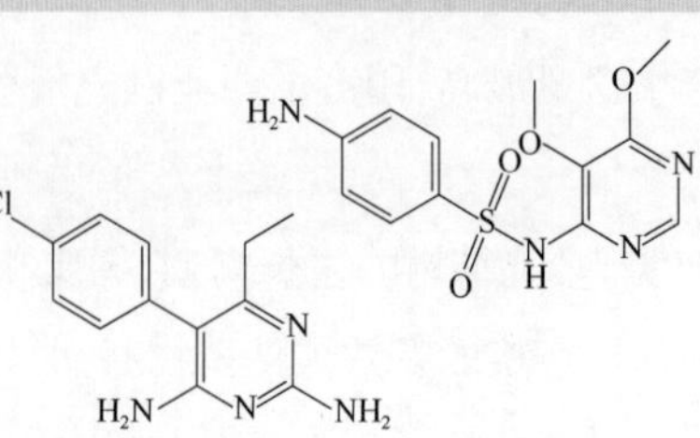

适者生存、优胜劣汰，这一生存发展的根本自然法则，在人类治疟抗疟的斗争中体现得非常明显。疟原虫在与奎宁、氯喹类药物的长期较量过程中逐渐产生了抗药性，随着传播疟疾的疟原虫耐药性的增大，这些抗疟药物的功效越来越低，而与此相对应的是疟疾不仅没有被彻底消灭或完全控制，还呈现猖獗的态势。人类在昂首阔步的抗疟进程中又深陷泥潭，碰到了新的问题和挑战。

第四节
青蒿素：从本草到明星抗疟药

疟原虫对氯喹、磺胺多辛-乙胺嘧啶等耐药性的不断增强，最终导致了从秘鲁金鸡纳树皮衍生出现代意义的奎宁、氯喹、磺胺多辛-乙胺嘧啶等，这一支系药物的抗疟作用明显降低，金鸡纳树皮、奎宁、氯喹、磺胺多辛-乙胺嘧啶等这些历史上的抗疟药物相继折戟于这场残酷的人类与疟原虫的斗争之中。事实证明，只要顽强的疟原虫不灭，人类向疟疾宣战的斗争就不会停止，也不能停止。最终，疟疾流行新趋势和人类在抗疟斗争中新的努力，促成了中国智慧和新一代抗疟药青蒿素的诞生。

青蒿素工作源于中国帮助越南抵抗美国。20 世纪 60 年代，疟疾卷土重来，肆虐东南亚，疫情蔓延到无法控制的局面。特别是在越南战争期间，美军由于恶性疟疾死亡的人数远远高过战斗中的死亡人数。美国虽曾以陆军研究院为中心，投入巨资研制新药，但并无结果。越南方面则求助于中国[21]。1964 年，毛泽东针对越方求援，同时考虑中国南方存在的疟疾问题作出批示，周恩来要求以军工项目的名义紧急研制“抗美援越”的抗疟新药。中国人民解放军军事医学科学院立即行动起来。一是以现有奎宁类西药为基础，力求合成出新药；二是研发中药“常山”。我们从葛洪《肘后备急方》等中国医学古籍中可知，常山在中国古代被认为是治疗疟疾的首选药物之一。但是两者均以失败告终。1967 年 5 月 23 日，周恩来再次就研发抗疟新药问题作出批示，并在中国人民解放军军事医学科学院内特设了一个“523 办公室”，这个全国性抗疟药研究计划也被称为“523 任务”。“523 任务”分为几部分：仿造西药或制造其衍生物，从中药中寻找抗疟药、制造驱蚊剂。1969 年 1 月，时年 39 岁的屠呦呦被召集加入“523 任务”。当时分配给屠呦呦的任务有两个，一个是寻找新药，一个是仍在常山碱上做文章，想办法减少或去掉常山碱的毒副作用，解决服后呕吐的问题。关于常山的抗疟研究，著名药理学家张昌绍对常山进行了较为深入的研究，他从常山的根部提取出一种植物碱，命名为常山碱(dichroine)(图 11－2)，研究证明其有抗疟功效。1946—1948 年，他在著名的 *Science* 和 *Nature* 杂志发表了 3 篇文章，报道了常山碱及其活性成分的抗疟作用。陈克恢等在 1949 年进一步研究证实了常山碱的抗疟功效，同时也证实了其有较大的毒副作用[22-24]。

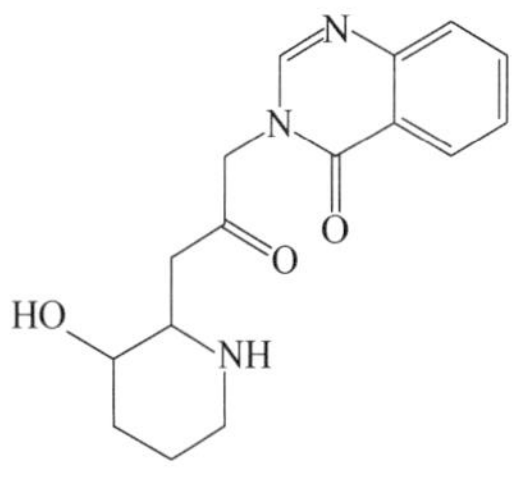

图 11－2　常山碱

屠呦呦课题组不得不放弃已到“山穷水尽”地步的奎宁类西药的研发，以及放弃毒副作用大的常山，又不得不在瀚如烟海的中医典籍中继续寻找智慧的启迪。她的课题组也注意到了青蒿，因为多部中医典籍包括李时珍《本草纲目》都说青蒿能“治疟疾寒热”，可实验结果却并不理想。百思不得其解的屠呦呦后来终于在葛洪的《肘后备急方·治寒热诸疟方》“青蒿一握，以水二升渍，绞取汁，尽服之”[25](图 11－3)的记载中获得灵感，古书中提及的水煎青蒿，高温可能使其活性成分受损，低温提取或许是可行路径。于是她将沸点只有 35℃的乙醚作为溶剂来提取青蒿素，这一思路和方法是当时发现青蒿粗提物有效性的关键。1971 年 10 月 4 日，在经历了 190 次试验失败后，研究小组终于获得了对动物体内疟原虫抑制率达到95%～100%的提取物——青蒿素。

青蒿素(图11-4)，分子式为$C_{15}H_{22}O_5$，属倍半萜内酯，具有过氧键和6-内酯环，有一个包括过氧化物在内的1,2,4-三噁结构单元，这在自然界中十分罕见，分子中包括有7个手性中心，它的生源关系属于amorphane类型，其特征是A,B环顺联，异丙基与桥头氢呈反式关系[26]。

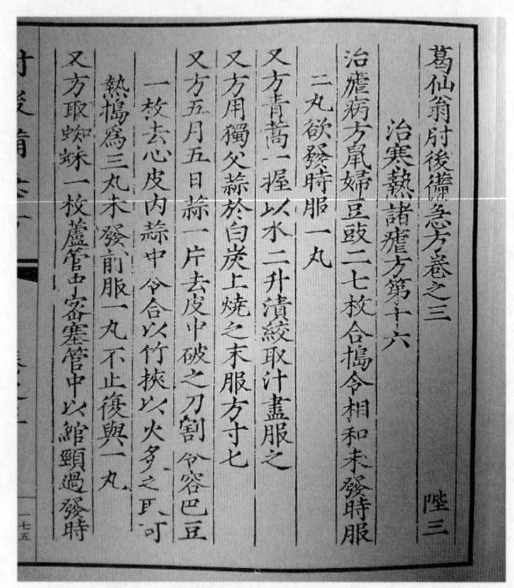

葛仙翁肘後備急方卷之三　陸三

治寒熱諸瘧方第十六

治瘧病方鼠婦豆豉二七枚合擣令相和未發時服

二丸欲發時服一丸

又方青蒿一握以水二升漬絞取汁盡服之

又方用獨父蒜於白炭上燒之末服方寸匕

又方五月五日蒜一片去皮中破之刀割令容巴豆

一枚去心皮內蒜中令合以竹挾以火炙之取可

熱擣爲三丸未發前服一丸不止復與一丸

又方取蜘蛛一枚蘆管中密塞管中以綰頸過發時

图11-3　葛洪《肘后备急方》中关于青蒿的记载：青蒿一握，以水二升渍，绞取汁，尽服之

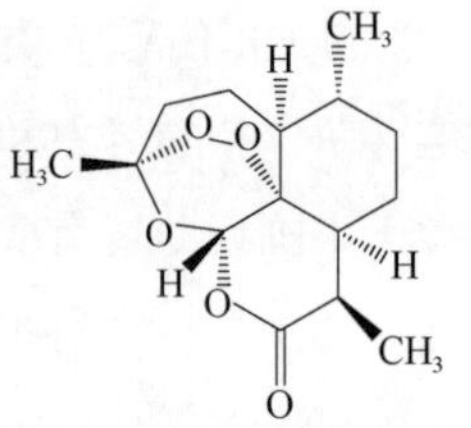

图11-4　青蒿素

长期以来，人们认为抗疟药物中必须有含氮元素的杂环，但青蒿素却完全是由碳、氢、氧三种元素组成的。所以在结构上，青蒿素完全不同于其他抗疟药，是全新的一类药物，它解决了长期以来困扰医学界对氯喹一类药物的抗药性难题，并在过去40多年中挽救了无数恶性疟疾患者的生命。实践验证，青蒿素是继乙氨嘧啶、氯喹、伯喹之后最有效的抗疟特效药，尤其是对于脑型疟疾和抗氯喹疟疾，具有速效和低毒的特点[27]。WHO认为，青蒿素联合疗法是当下治疗疟疾最有效的手段，也是抵抗疟疾耐药性效果最好的药物，而中国作为抗疟药物青蒿素的发现方及最大生产方，在全球抗击疟疾进程中发挥了重要作用。以青蒿素类药物为主的联合疗法已经成为WHO推荐的抗疟疾标准疗法。青蒿素，因为其独特的分子结构，与以往的抗疟药物不同，其抗疟机制的主要作用是通过对疟原虫表膜-线粒体等的功能进行干扰，首先作用于食物泡膜、表膜、线粒体，其次作用于核膜、内质网，对核内染色质也有一定的影响，最终导致虫体结构的全部瓦解，而不是借助于干扰疟原虫的叶酸代谢。其作用机制也可能主要是干扰表膜-线粒体的功能，作用于食物泡膜，阻断营养摄取的最早阶段，使疟原虫较快出现氨基酸饥饿，从而迅速形成自噬泡并不断排出于虫体外，疟原虫最终损失大量细胞质而死亡。具体药理作用分两步：第一步是活化，青蒿素被疟原虫体内的铁催化，其结构中的过氧桥裂解，产生自由基；第二步是烷基化，第一步所产生的自由基与疟原虫蛋白发生络合，形成共价键，使疟原虫蛋白失去功能死亡[28]。

青蒿素及其抗疟作用的发现，使人类在停滞不前的抗疟斗争中又迎来新的曙光。疟疾曾被称为“生命收割机”，有着令人恐惧的高病死率。直至19世纪50年代左右，药物级的奎宁被欧洲人发明之后，几乎被认为是唯一的治疗疟疾的药物。可是，奎宁不仅金贵，而且副作用很大。为此，科学家们对奎宁分子结构进行了改造，合成了氯喹、磺胺多辛-乙胺嘧啶等新一代抗疟特效药物。但在近100年后，疟原虫对奎宁早已经产生了抗药性；过去作为疟疾控制支柱、负担得起且广泛使用的抗疟药氯喹，目前在大多数恶性疟疾流行地区也已宣告无效；对磺胺多辛-乙胺嘧啶的耐药性也正在增加。青蒿素，因为速效低毒的抗疟特点，自问世以来已陆续挽救了全世界数亿人的生命，青蒿素联合疗法已经取代奎宁成了必备药物。青蒿素发现后的几年，为了提高疗效，中国的科学家们又在青蒿素的基础上，合成了一系列稳定性更好、溶解性更强的双氢青蒿素、蒿甲醚、蒿乙醚、青蒿琥酯等衍生物，其中一种效果更是青蒿素的 6 倍，这就是后来扮演了重要角色的蒿甲醚[29]（表 11 - 2）。中国青蒿素及青蒿素衍生物的发现和发展，为人类提供了一类新的高效抗疟药。

表 11-2　青蒿素及其衍生物分子结构式

化学成分	结构式
青蒿素 (artemisinin)	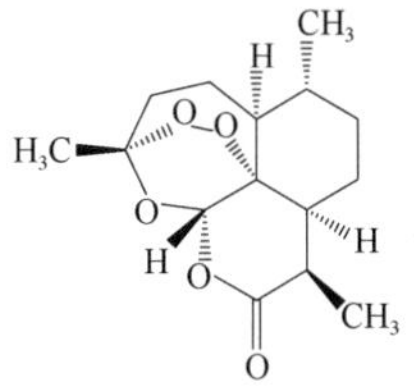
双氢青蒿素 (dihydroartemisin)	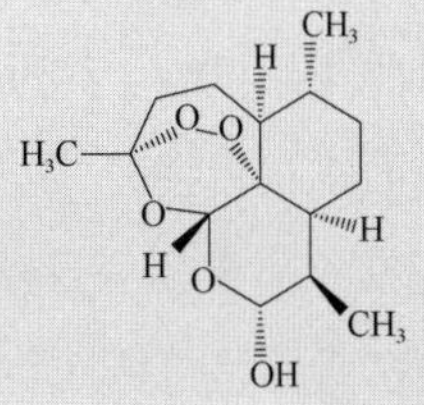
蒿甲醚 (artemether)	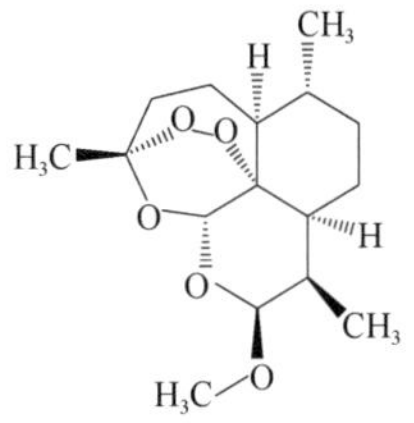
蒿乙醚 (arteether)	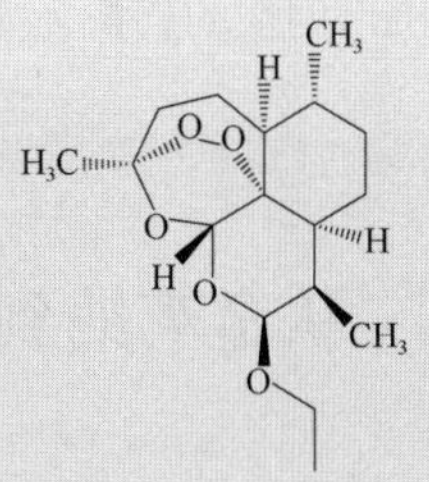
青蒿琥酯 (artesunate)	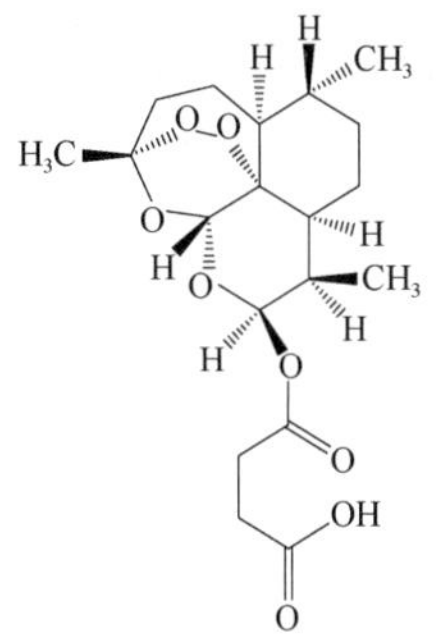

早在1981年，青蒿素的发现者屠呦呦就提出，应研发复方青蒿素以防止和延缓抗药性出现的设想。2005年，医学刊物《柳叶刀》发表文章指出，研究发现使用单方青蒿素的地区疟原虫对青蒿素敏感度下降，这意味着疟原虫有开始出现抗药性的可能。WHO开始全面禁止使用单方青蒿素，改用青蒿素的联合疗法(artemisinin combination therapy，ACT)，并推荐多种联合治疗，即每种方案包括青蒿素类化合物，配以另1种化学药物。现在，基于青蒿素的联合疗法通常被认为是治疗单纯性恶性疟疾的最佳方法。自2006年第一版《疟疾治疗指南》和2010年第二版出版以来，恶性疟原虫流行的所有国家都逐步更新了治疗政策，这极大地促进了全球疟疾发病率和病死率的下降。以青蒿素类药物为主的联合疗法已经成为WHO推荐的抗疟疾标准疗法。自发现青蒿素以来，青蒿素衍生物等一直作为最有效、无并发症的疟疾联合用药。然而，WHO和东南亚国家的多项研究表明，近年在柬埔寨、泰国、缅甸、越南等大湄公河区域国家，对疟疾感染者采用青蒿素联合疗法的3日周期治疗过程中，疟原虫清除速度出现缓慢迹象，并产生对青蒿素的抗药性[30]。

从病理学的角度看，抗药性是一个反复出现的问题，它已经成为现代医学自身的一个顽疾，它破坏了人类在疟疾控制方面付出的巨大努力和已经取得的重大成果。今天我们对疟疾的发病机制、治疗方法等都非常清楚，但是依然不能摆脱"道高一尺，魔高一丈"这样的困境，对疟疾科学研究和临床治疗的进步，始终面临着抗疟药物抗药性需要不断提升的困扰。屠呦呦认为，要想破解"青蒿素抗药性"难题，就必须搞清楚青蒿素的作用机制。经过3年多科研攻坚，屠呦呦团队在"抗疟机制研究""抗药性成因""调整治疗手段"等方面终获新突破，提出新的治疗应对方案：一是适当延长用药时间，由3日疗法增至5日或7日疗法；二是更换青蒿素联合疗法中已产生抗药性的辅助药物，疗效立竿见影[31](图11－5)。

屠呦呦认为，解决"青蒿素抗药性"难题意义重大：一是坚定了全球青蒿素研发方向，即在未来很长一段时间内，青蒿素依然是人类抗疟首选高效药物；二是因青蒿素抗疟药价格低廉，每个疗程仅需几美元，适用于疫区集中的非洲广大贫困地区人群，更有助于实现全球消灭疟疾的目标。

从金鸡纳树到金鸡纳霜及奎宁，再到氯喹、乙胺嘧啶到青蒿素，一代一代抗疟药物经历的历史沉浮，既是一部人类与疟疾旷日持久的斗争的历史，也是一部传统药物向现代药物进化演变的历史。青蒿素会是疟疾的终结者吗？我们的主观愿望是美好的，但是按照目前人类与疟原虫双方的较量看，形势不容乐观，人类的抗击疟疾的历史无疑还将继续地艰难前行，螺旋上升。

第五节
从金鸡纳到青蒿素：药物研发的新思路

从奎宁到氯喹、乙胺嘧啶再到青蒿素，这些从传统药物走来并进入现代医学领域的抗疟药，与现代药物与生俱来的耐药性，几经抗争，几经沉浮，这是一个光明与黑暗并行的过程。从研究本身来看，也是一个极其复杂"魔高一尺，道高一丈"的此消彼长的过程，涉及复杂的机制、研发耗时耗力耗钱，某种意义上讲还是一个系统的社会过程。

有学者分析认为，在对传统药物进行现代化研究中，为了解决复杂的问题，不仅需要应用各种新的科技手段，还需要建立在研究中所应遵循的方法学及提出相应的研究策略。反向药理学即为药物和新药研发的一个新方向和新方法。一直以来，以植物为本的各民族传统药物是当今国际市场药品研发的潜在的丰富来源，但开发成功极少。沿袭从疾病-药物作用关系出发，逐步深入到分子机制的以往药理

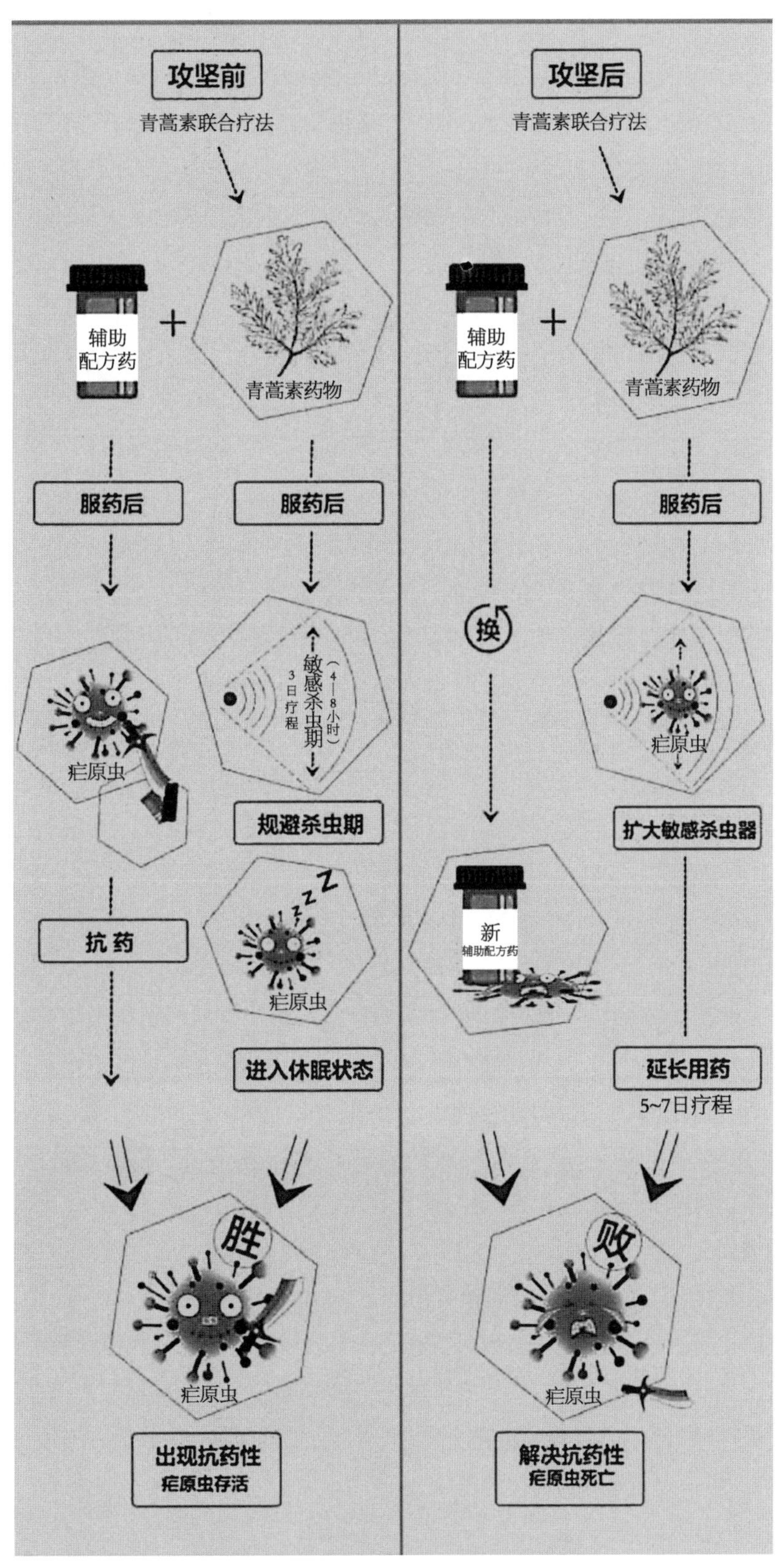

图 11－5　攻坚“青蒿素抗药性”进程图解

（屠呦呦团队放“大招”：“青蒿素抗药性”等研究获新突破. 新华网，2019－06－17）

学研究路线在开发新药时效率不高。化学家虽然合成了数以百万计的化合物,但从现有的数据库中,开发出具有潜力的新药,机会并不会太大。而按照药物发现先于对其作用方式和机制了解的反向药理学的研究模式,即以在历史上长期使用来治疗疾病,并已被证实具有很高安全性和功效的传统药物为开发新化合物的资源,根据现代医学生理、病理知识,选取受体、离子通道及酶等多种药物靶点,筛选出具有生物活性的物质作为研发新药的先导物,将会极大地减少开发费用,缩短开发所需时间。而且,传统药物最能体现传统医药的特色,是传统医药的精髓所在,但它是多种化学成分的混合物,寻找能(近似)替代产生传统药物本身的药理效应且结构清楚的化学成分或化学成分的组合,对传统医药的开发与深入研究具有重要意义[32]。

本章通过分析认为,在医学发展的进程中,始终存在两种路径。它并不是单一的从传统到现代、从经验到科学的演进过程,这一路径很重要但不是唯一,医学还存在着向传统、向经验回归的过程,从传统中汲取智慧和精华,传统和现代的融合,依然是医学发展不可忽视的重要内容。从金鸡纳霜到青蒿素,特别是青蒿素,总体来看,是一个传统向现代、本草向科学的进化过程,但是同时也是一个现代向传统、科学向经验回归和学习的过程。具体到中国医药的发展,正如我国科学家所言,"古老的中药在今天仍然有益,传统中还沉睡着尚未开发的、可能进一步改善人类健康的潜力"[33]。"古老的中医药与现代科技结合能产生原创性成果,更好地造福人类。"这一药学领域研究的路径、方法,在理论和实践中都取得了巨大的成功,诸位前贤已经在这方面取得了不少标志性的重大成果。可以说是传统医学现代化(比如中医现代化)颇为成功的一条道路。相信这条道路今后一定会越走越宽广,在广大医学仁人志士的努力下,通过传统药物现代化、传统医学现代化的突破,进而实现传统与现代的兼容和创新,展现出人类医学文明的综合优势。

⁎ 小结与讨论

(1) 疟疾是一种古老的疾病,与人类如影相随,跟随人类历史发展而呈现不同程度的变化发展,至今依然是一种受全球关注的疾病,非洲、东南亚和中南美洲的多数国家和地区依然是疟疾的流行地区。历史上,人类与疟疾进行了不屈不挠的斗争,也取得了重大的成果,特别是在文艺复兴和科学革命之后几百年的时间里,金鸡纳树、奎宁、氯喹、磺胺多辛-乙胺嘧啶、青蒿素等抗疟药轮番登场,又几经沉浮。从金鸡纳到青蒿素,反映的既是一部人类与疟疾旷日持久的斗争史,也是一部从传统药物向现代药物、从本草到科学的进化与发展史。

(2) 从金鸡纳树到金鸡纳霜和奎宁、氯喹类药物,是从本草到科学的演进过程,是人类伴随着科技革命和现代医学的进步,在抗疟史上一段激昂奋进的历史。但是伴随着现代医学相关药物面临的耐药性等问题的出现,已经取得的重大抗疟成果逐渐付之东流,"神药"不再有奇效,人类在抗疟史上再次陷入困境。中国在屠呦呦等为代表的专家的努力下,从中医典籍中获得灵感,从中国传统药物青蒿出发,从传统的经验出发,类似于当年的美洲传统药物金鸡纳树,经过提纯、分解、合成等现代医学的方法,最终获得了新一代抗疟药青蒿素。

(3) 人类医学的发展其实同时存在从传统到现代的演进以及从现代向传统回归的现象及趋势,从金鸡纳霜到青蒿素,总体来看,是一个传统向现代、本草向科学的进化过程,但是同时也是一个现代向传统、科学向经验回归和学习的理性过程。这从某种程度上,也预示着传统医药与现代医药的密切关系以及未来医药的发展方向。传统与现代的兼容和创新，能够展现出人类医学文明的综合优势。

参考文献

[1]〔美〕罗伊·波特. 剑桥医学史[M]. 张大庆译. 长春：吉林人民出版社，2000：26.
[2] 黄帝内经素问白话解[M]. 郭霭春注解. 北京：中国中医药出版社，2012：216.
[3]〔清〕陈廷敬，张玉书. 康熙字典[M]. 王宏源新勘. 修订版. 北京：社会科学文献出版社：893.
[4] 张箭. 金鸡纳的发展传播研究——兼论疟疾的防治史：上[J]，贵州社会科学，2012(12)：61，74.
[5]〔美〕罗伊·波特. 剑桥医学史[M]. 张大庆译. 长春：吉林人民出版社，2000：31.
[6] 王丽娜. 中国传统医药铸就辉煌[J]. 科技导报，2015，33(20)：108－109.
[7] 于赓哲. 唐人疾病观与长安城的嬗变[J]. 南开学报(哲学社会科学版)，2010(5)：47－57.
[8] Cunha CB, Cunha BA. Brief history of the clinical diagnosis of malaria: from Hippocrates toosler [J]. JVector Borne Dis, 2008, 45(3): 194－199.
[9] Irwin W, Sherman. Magic bullets to conquer malaria[M]. Washington: ASM Press, 2011: 2－3.
[10]〔美〕谢尔登·沃茨. 世界历史上的疾病与医学[M]. 张炜译. 北京：商务印书馆，2015：19－20.
[11] 希波克拉底文集[M]. 赵洪钧，武鹏译. 北京：中国中医药出版社，2007.
[12] 黄帝内经素问白话解[M]. 郭霭春注解. 北京：中国中医药出版社，2012：210－225.
[13]〔晋〕葛洪. 肘后备急方[M]. 广州：广东科技出版社，2016：165－185.
[14] 余凤高. 从金鸡纳到青蒿素——疟疾治疗史[J]，世界文化，2016(9)：61－63.
[15] 王震元. 抗击疟疾——从金鸡纳霜到青蒿素[J]. 科学 24 小时，2013(2)：24－26.
[16] Toby, Will M. An empire of plants, people and plants that changed the world[M]. London: Cassell &Co, 2000: 145.
[17] 余凤高. 从金鸡纳到青蒿素——疟疾治疗史[J]，世界文化，2016(9)：61－63.
[18] 郝先中. 晚清中国对西洋医学的社会认同[J]. 学术月刊，2005(5)：73－79.
[19] 潘大为. 知识与权力的传奇：康熙与金鸡纳史实考辨《科学文化评论》[J]. 2016，13(1)：88－101.
[20] 曾延庆. 云南的金鸡纳树[J]. 云南热作科技，1983(3)：39－47.
[21] 饶毅，黎润红，张大庆. 中药的科学研究的丰碑[J]. 科技导报，2015，8(20)：27－44.
[22] C. S. Jang, F. Y. Fu, C. Y. Wang, et al, a Chinese antimalarial herb[J]. Science, 1946(103): 59.
[23] S. JANG, F. Y. Fu, K. C. HUANG, et al, Pharmacology of Chang Shan(*Dichroa febrifuga*), a Chinese Antimalarial Herb[J]. Nature, 1948(161): 400－401.
[24] Francis G. Henderson, Charles L. Rose, et al, the antimalarial alkaloid of Chang Shan[J]. Journal of Pharmacology and Experimental Therapeutics February, 1949, 95(2): 191－200.
[25]〔晋〕葛洪. 肘后备急方[M]. 广州：广东科技出版社，2016：175.
[26] 青蒿素结构研究协作组. 一种新型的倍半萜内酯——青蒿素[J]. 科学通报，1977，22(3)：142.
[27] 茹炜炜，梁幼生. 青蒿素类药物抗寄生虫作用研究进展[J]. 中国血吸虫病防治杂志，2006，18(1)：78－80.
[28] 刘春朝，王玉春，欧阳藩，等. 青蒿素研究进展[J]. 化学进展，1999，11(1)：12.

[29] 刘静明,倪慕云,周维善,等. 青蒿素的结构和反应[J]. 化学学报,1979,37(2): 129-143.

[30] WHO Organization. Guidelines for the treatment of malaria. Third edition.

[31] 屠呦呦团队放"大招":"青蒿素抗药性"等研究获新突破[EB/OL]. [2019-06-17]. http://xinndanet.com/science/2019-06/17/c_138149353.htm

[32] 刘向明. 一个好的起点: 反向药理学的方法学[C]//中西医结合学会呼吸病专业委员会. 第四届传统医学与现代医学比较国际学术大会暨中国中西医结合学会呼吸病专业委员会2015工作会议论文集,2015.

[33] 张伯礼,张俊华. 屠呦呦研究员获诺贝尔生理学或医学奖的启示[J]. 中国科学,2015(11): 1153-1155.

第十二章 从天然植物到药物的不同发展过程

如同医学可以分为传统医学阶段和近现代医学阶段,以及与我国中西医结合学科类似的二者结合阶段;药学也可以分为传统药学阶段,近现代药学阶段和"中西药学结合"阶段。现代药物诞生的过程往往都有基本的共性,但也有个性,其中来源于传统医学或者个体经验、来源于传统医学认知甚至传统文化及群体信仰、来源于前述状况的混合等应该就是所谓充满"个性"的成药过程。当然,也有的天然植物,它之所以能够和药物有关,完全是因为它可以作为某种药物的原料,如八角茴香与抗流感药达菲之间的关系。

第一节 洋金花——胆碱能受体阻断药物

一、洋金花

洋金花(*Datura metel* L.),别名闹洋花、风茄花、风茄花、曼陀罗花(图 12-1),是茄科白花曼陀罗属植物,一年生草本植物,全株近于无毛。茎直立,圆柱形,高 30～100 cm,基部木质化,上部呈义状分枝。叶互生,上部的叶近于对生;叶柄长 2～6 cm,表面被疏短毛;叶片卵形、长卵形或心形,长 8～14 cm,宽 6～9 cm,先端渐尖或锐尖,基部不对称,全缘或具三角状短齿,两面无毛;叶脉背面隆起。花单生于叶胶或上部分枝间;花梗短,直立或斜伸,被白色短柔毛;花萼筒状,长 4～6 cm,淡黄绿色,称端 5 裂,裂片三角形,先端尖。花冠管漏斗状,下部直径渐小,向上扩呈喇叭,白色,三角形,先端长尖。

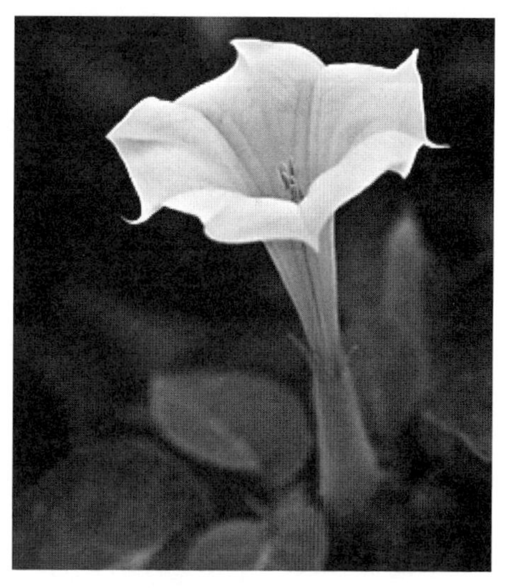

图 12-1 洋金花

二、洋金花所干预疾病的介绍

哮喘又名支气管哮喘。支气管哮喘是由多种细胞及细胞组分参与的慢性气道炎症,此种炎症常伴随引起气道反应性增高,导致反复发作的喘息、气促、胸闷和(或)咳嗽等症状,多在夜间和(或)凌晨发生,此类症状常伴有广泛而多变的气流阻塞,可以自行或通过治疗而逆转。常用的治疗药物有糖皮质激素、β_2 受体激动剂、白三烯调节剂、茶碱类药物、抗胆碱药等。慢性阻塞性肺疾病(chronic obstructive pulmonary disease, COPD)是一种常见的以持续气流受限为特征的可以预防和治疗的疾病,气流受限进行性发展,与气道和肺脏对有毒颗粒或气体的慢性炎性反应增强有关。常用的治疗药物有糖皮质激素、β_2 受体激动剂、茶碱类药物、抗胆碱药、祛痰药等。

哮喘和 COPD 是以气流受限为特征的常见呼吸系统疾病，两者的发病机制有所不同。哮喘的发病机制目前尚未完全阐明[1,2]，主要可分为以下几点：① 炎性反应机制。② 变态及免疫反应机制，如特异性细胞因子和反应原。③ 神经调节机制，如 α/β 肾上腺素能神经系统、胆碱能神经系统、非肾上腺素能非胆碱能神经系统与哮喘发病机制。④ 气道重塑机制。⑤ 第二信使(cAMP/cGMP)平衡机制。⑥ 其他机制，如基因遗传因素、骨髓参与机制等。COPD 的发病机制主要是由肺细胞凋亡，感染(细菌、病毒或支原体等)，多种炎性细胞(中性粒细胞、巨噬细胞)、炎性因子、炎性介质、氧化-抗氧化失衡及蛋白酶-抗蛋白酶失衡等引起。肺部对有害气体或有害颗粒的异常炎症反应，气流受限和慢性炎症是基本病理改变。根据 WHO 官网报告，引起 COPD 的主要因素包括吸烟、空气污染、职业性粉尘暴露、化学物质、长期哮喘、儿童时期频繁的呼吸道感染。COPD 发病缓慢，一般在 40 或 50 岁以后疾病症状非常明显。

三、洋金花所干预疾病的中医认识和治疗

哮喘及 COPD 在中医中又称"喘证""哮病""肺胀"等症。哮病是由于宿痰伏肺，遇诱因或感邪引触，以致痰阻气道，肺失肃降，痰气搏击所引起的发作性痰鸣气喘疾患。《诸病源候论》称本病为"呷嗽"，明确指出本病病理为"痰气相击，随嗽动息，呼呷有声"，治疗"应加消痰破饮之药"。治疗哮病的常用方剂为：射干麻黄汤、定喘汤、玉屏风散、六君子汤等。其中含有洋金花的治疗药物有：止喘灵气雾剂、哮喘宁片、风茄平喘膏、咳喘膏等。喘证是指由于外感或内伤，导致肺失宣降，肺气上逆或气无所主，肾失摄纳，以致呼吸困难，甚则张口抬肩，鼻翼煽动，不能平卧等为主要临床特征的一种病证。《黄帝内经》对喘病有较多论述。如《灵枢·五阅五使》说："故肺病者，喘息鼻张。"《灵枢·本脏》曰："肺高则上气肩息咳。"提示喘病以肺为主病之脏，并以呼吸急促、鼻煽、抬肩为特征。治疗喘证的常用方剂有：麻黄汤、桑白皮汤、二陈汤、葶苈大枣泻肺汤、五磨饮子、补肺汤等方药。其中含有洋金花的治疗药物有：如意定喘丸、如意定喘片。肺胀是指多种慢性肺系疾病反复发作，迁延不愈，肺、脾、肾三脏虚损，从而导致肺管不利，气道不畅，肺气壅滞，胸膺胀满为病理改变，以喘息气促，咳嗽咯痰，胸部膨满，胸闷如塞，或唇甲发绀，心悸水肿，甚至出现昏迷，喘脱为临床特征的病证。《灵枢·胀论》说："肺胀者，虚满而喘咳。"《丹溪心法·咳嗽》说："肺胀而嗽，或左或右不得眠，此痰挟瘀血碍气而病。"常用治疗方剂有：小青龙汤、越婢加半夏汤、葶苈大枣泻肺汤、涤痰汤等。其中含有洋金花的治疗药物有：洋金花酊剂、陀罗参灵益金胶囊、陀罗益金丹等。

四、洋金花基于传统医学理论的认识与运用

洋金花(DATURAE FLOS)作为中药，本品为茄科白花曼陀罗属植物白花曼陀罗(*Datura metel* L.)的干燥花[3]，别名山茄花、曼陀罗花、风茄花、风麻花、洋大麻子花。药材性状：本品多皱缩成条状，完整者长 9～15 cm。花萼呈筒状，长为花冠的 2/5，灰绿色或灰黄色，先端 5 裂，基部具纵脉纹 5 条，表面微有茸毛；花冠呈喇叭状，淡黄色或黄棕色，先端 5 浅裂，裂片有短尖，短尖下有明显的纵脉纹 3 条，两裂片之间微凹；雄蕊 5，花丝贴生于花冠筒内，长为花冠的 3/4；雌蕊 1，柱头棒状。烘干品质柔韧，气特异；晒干品质脆，气微，味微苦。

药用历史悠久，始载于《本草纲目》。其以花朵大、不破碎、干燥、无杂质者为佳，是中医常用草药，但具有毒性，不能过量服用。洋金花主产于江苏、浙江、福建、广东等地。现代医学证明洋金花具有平喘止咳、解痉止搐、麻醉止痛等多种功效，是中医常用的一种草药，也是临床药物东莨菪碱天然提取的主

要原料[4]。《中国药典(2015 年版)》记载其性温，味辛，有毒。归肺、肝经。主要功效为平喘止咳、解痉定痛，用于哮喘咳嗽、脘腹冷痛、风湿痹痛、小儿慢惊，以及外科麻醉[3]。洋金花中的主要化学成分包括醉茄内酯类、黄酮类、生物碱类、倍半萜类、木脂素类及酚酸类等。经动物实验和临床观察表明，洋金花不仅对中枢神经系统、心血管系统、呼吸系统具有明显作用，而且还具有抗炎、抗瘙痒、细胞保护等作用。临床上常用于治疗银屑病、慢性支气管炎、哮喘、小儿肺炎、帕金森病、风湿等疾病。由于洋金花特定的药理作用，其应用广泛，成为目前国际市场上生产和流通量最大的 8 种药用植物之一[5]。

洋金花因为其麻醉及致幻效果，在中国古代作为麻醉药使用，最著名的是麻沸散。麻沸散传说是华佗创制的用于外科手术的麻醉方药，曼陀罗花为麻沸散的重要组成部分。《后汉书・华佗传》载：“若疾发结于内，针药所不能及者，乃令先以酒服麻沸散，既醉无所觉，因刳(kū，剖开)破腹背，抽割积聚(肿块)。”在《本草纲目》中记载该药“入麻药”，且“此花笑采酿酒饮，令人笑；舞采酿酒饮，令人舞。予尝试之，饮须半酣，更令一人或笑或舞引之，乃验也。八月采此花，七月采火麻子花，阴干，等分为末”，说明洋金花在明代作为麻醉方药已经被普遍使用。且《桂海虞衡志》载：“盗以曼陀罗花为末，置人饮食中即当醉。”梅元实《药性会元》曰：“曼陀罗花、川乌、草乌合末，即蒙汗药。”现代中医把曼陀罗入药后称为洋金花，认为其性温、味辛，有毒，归肺、肝经，具有平喘止咳、解痉定痛之效，用于哮喘、咳嗽等，并可用于外科麻醉。

五、洋金花基于现代医学理论的认识与运用

洋金花中生物碱总量可达 0.43%。洋金花中的生物碱类型包括莨菪烷类生物碱和酰胺类生物碱。其中莨菪烷类生物碱有曼陀罗碱、莨菪碱、阿托品、东莨菪碱、山莨菪碱、去水阿托品、norhaman[6-9]；酰胺类生物碱有 baimantuoluoamide A 和 baimantuoluoamide B[10](图 12-2)。东莨菪碱是一种托烷类生物碱，它在洋金花生物碱中所占的比例最大，是洋金花的主要功能性成分。

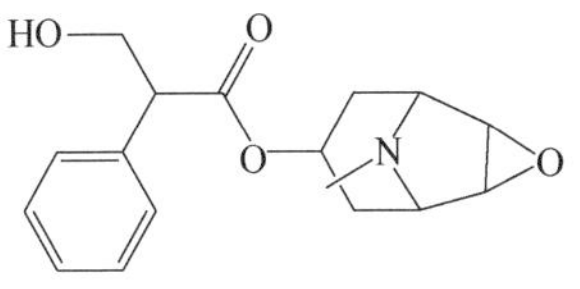

东莨菪碱(天仙子碱) 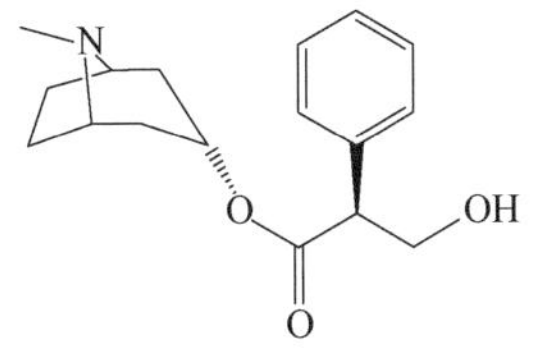　　莨菪碱(天仙子胺) 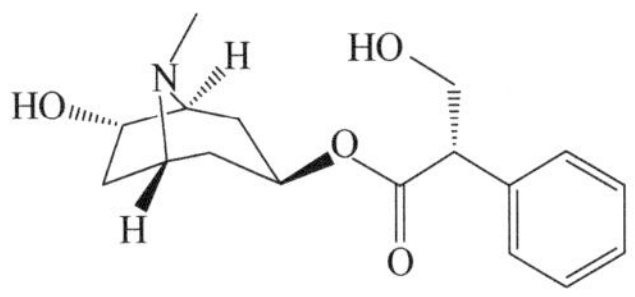　　山莨菪碱

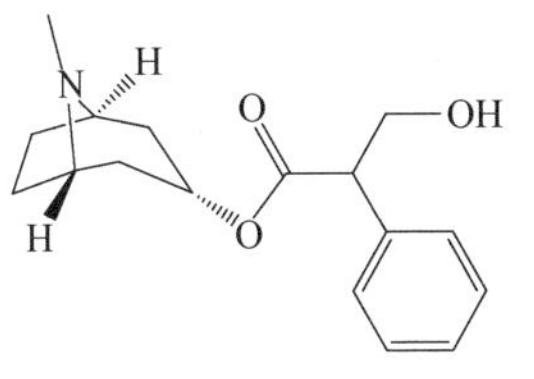

阿托品 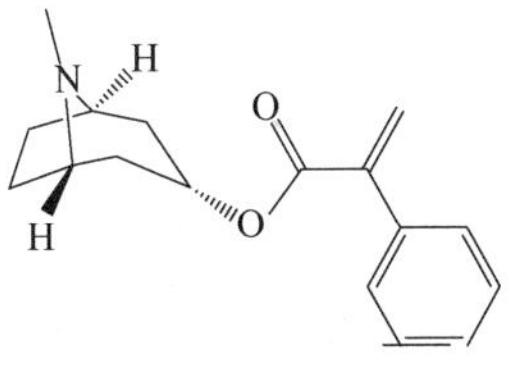　　去水阿托品

图 12-2　洋金花中的生物碱

β_2 受体激动剂是一类能够激动分布在气道平滑肌上的 β_2 受体，产生支气管扩张作用的哮喘治疗药物。这类药物属于支气管扩张药，是哮喘急性发作(气道痉挛)的首选药物，能够迅速改善哮喘急性发作时的呼吸困难、咳嗽等的症状[11]。按照药物对 β_2 受体选择性的不同可以分为非选择性 β 受体激动剂，如异丙肾上腺素、肾上腺素，来自中药的麻黄素等；以及选择性 β_2 受体激动剂，如沙丁胺醇、克伦特罗等。选择性 β_2 受体激动剂按药效的持续时间又可分为短效(作用维持 4～6 小时)和长效(作用维持

12 小时)β_2 受体激动剂。短效 β_2 受体激动剂又可分为速效(数分钟起效)和缓慢起效(半小时起效)两种。茶碱类药物是通过抑制磷酸二酯酶,提高平滑肌细胞内的 cAMP 浓度,拮抗腺苷受体,增强呼吸肌的力量及增强气道纤毛清除功能等,从而起到舒张支气管和抗炎作用,是目前治疗哮喘、COPD 的有效药物之一[12]。而抗胆碱能药物为临床最早用于治疗哮喘的药物,属胆碱受体拮抗剂。该类药物可通过阻断 M_3 受体,降低迷走神经兴奋性,达到支气管舒张作用,还可通过阻断肥大细胞表面的胆碱受体,降低乙酰胆碱(acetylcholine, ACh)的释放效能[13]。临床上常用的抗胆碱药物如溴化氧化托品(oxytropium bromide)、溴化异丙托品(ipratropium bromide)和溴化泰乌托品(tiotropium bromid)等,其舒张支气管作用比 β_2-RA 弱,且起效较慢,但长期应用不易产生耐药,协同 β_2 受体激动剂用药疗效显著,能明显改善患者的肺功能,抗胆碱能药物目前是 COPD 的一线治疗药物,但仅作为哮喘治疗的二线用药[14]。这类药物分为短效抗胆碱能药物(SAMA)和长效抗胆碱能药物(LAMA)。最先用于临床的抗胆碱能药物是短效的异丙托溴铵,该药 15～30 分钟起效,支气管扩张效果达峰时间 60～90 分钟,药效持续时间为 4～6 小时,其扩张支气管的作用较 β_2 受体激动剂起效慢、作用弱,但不良反应较小,且患者长期使用不易产生耐药性,尤其适合老年患者。之后进入临床应用的长效抗胆碱能药物噻托溴铵每日只需 1 次吸入用药,用于维持治疗 COPD,在很大程度上提高了患者的依从性。美国 FDA 近期批准了新研发的长效抗胆碱能药物阿地溴铵、乌美溴胺和格隆溴铵吸入粉雾剂,均用于 COPD 的维持治疗。长效抗胆碱能药物作为一线药物广泛用于中、重度 COPD 患者的维持治疗。

第二节 黄连——小檗碱

一、黄连

黄连(*Coptis chinensis* Franch.),别名味连、川连、鸡爪连,毛茛科黄连属多年生草本植物(图 12-3)。叶基坚纸质,卵状三角形,三全裂,中央裂片卵状菱形,羽状深裂,边缘有锐锯齿,侧生裂片不等 2 深裂,叶柄长 5～12 cm。野生或栽培于海拔 1 000～1 900 m 的山谷凉湿荫蔽密林中。根状茎黄色,常分枝,密生多数须根。叶有长柄;叶片稍带革质,卵状三角形,宽达 10 cm,三全裂,中央全裂片卵状菱形,长 3～8 cm,宽 2～4 cm,顶端急尖,具长 0.8～1.8 cm 的细柄,3 或 5 对羽状深裂,在下面分裂最深,深裂片彼此相距 2～6 mm,边缘生具细刺尖的锐锯齿,侧全裂片具长 1.5～5 mm 的柄,斜卵形,比中央全裂片短,不等 2 深裂,两面的叶脉隆起,除表面沿脉被短柔毛外,其余无毛;叶柄长 5～12 cm,无毛。花亭 1～2 条,高 12～25 cm;二歧或多歧聚伞花序有 3～8 朵花;苞片披针形,3 或 5 羽状深裂;萼片黄绿色,长椭圆状卵形,长 9～12.5 mm,宽 2～3 mm;花瓣线形或线状披针形,长 5～6.5 mm,顶端渐尖,中央有蜜槽;雄蕊约 20 mm,花药长约 1 mm,花丝长 2～5 mm;心皮 8～12 mm,花柱微外弯。蓇葖长 6～8 mm,柄约与之等长;种子 7～8 粒,长椭圆形,长约 2 mm,宽约 0.8 mm,褐色。2—3 月开花,4—6 月结果[15]。

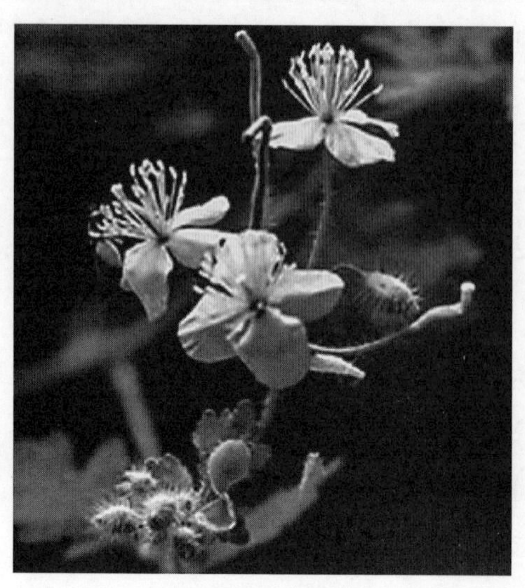

图 12-3　黄连花

二、黄连所干预疾病介绍

急性胃肠炎是胃肠黏膜的急性炎症。急性胃肠炎是由于饮食不当导致误食含有病原菌的变质食物，或者过量饮食刺激性食物而引起肠胃道黏膜的急性炎症性改变。急性胃肠炎以夏秋两季发病较高，无性别差异，潜伏期一般为12～36小时。急性胃肠炎发病多由细菌及病毒等微生物感染所致，沙门菌属是引起急性肠胃炎的主要病原菌，其中以鼠伤寒沙门菌、肠炎沙门菌、猪霍乱沙门菌、鸡沙门菌、鸭沙门菌较为常见。其治疗方法有控制胃肠内感染、保护胃肠黏膜、微生态制剂治疗等。常用药物有黄连素、复方新诺明、诺氟沙星、蒙脱石散、阿托品、普鲁苯辛、藿香正气水、人参健脾丸等。

细菌性痢疾，简称菌痢、痢疾，是夏季较常见的肠道传染病，其他季节亦可发生。引起菌痢的病原体主要是志贺菌属(Shigella)细菌，旧称作痢疾杆菌，是一类具有高度传染性、危害严重的革兰阴性肠道致病菌，其所导致的志贺菌性痢疾(shigellosis)是世界上，尤其是发展中国家重要的传染病之一[16]。因志贺菌对抗生素的耐药性逐年增长，并呈多重耐药性，故应根据当地流行菌株的药敏试验或患者大便培养的药敏结果选择敏感抗生素。常用的有喹诺酮类(如诺氟沙星、培氟沙星、氧氟沙星、环丙沙星)、复方磺胺甲基异噁唑、阿莫西林、头孢曲松、小檗碱等。

三、黄连所干预疾病的中医认识和治疗

细菌性痢疾中医又称“滞下”“赤沃”“赤白痢”“痢疾”，是因外感时行疫毒，内伤饮食而致邪蕴肠腑，气血壅滞，传导失司，以腹痛腹泻，里急后重，排赤白脓血便为主要临床表现的具有传染性的外感疾病。《黄帝内经》称本病为“肠澼”“赤沃”，指出感受外邪和饮食不节是两个致病的重要环节。《难经》称之为“大瘕泄”，指出“大瘕泄者，里急后重，数至圊而不能便”。《丹溪心法》明确指出本病具有流行性、传染性：“时疫作痢，一方一家之内，上下传染相似。”并论述痢疾的病因以“湿热为本”。常用治疗痢疾的方药有：芍药汤、白头翁汤、葛根芩连汤、不换金正气散、桃花汤、真人养脏汤、连理汤等，其中芍药汤、白头翁汤、葛根芩连汤、连理汤的组成中都有黄连。

四、黄连基于传统医学理论的认识与运用

黄连(COPTIDIS RHIZOMA)作为中药，本品为毛茛科植物黄连 *Coptis chinensis* Franch.、三角叶黄连 *Coptis deltoidea* C. Y. Cheng et Hsiao 或云连 *Coptis teeta* Wall. 的干燥根茎[19](图12－4)，别名王连、支连、味连。多集聚成簇，常弯曲，形如鸡爪，单枝根茎长3～6 cm，直径0.3～0.8 cm。表面灰黄色或黄褐色，粗糙，有不规则结节状隆起、须根及须根残基，有的节间表面平滑如茎秆，习称“过桥”。上部多残留褐色鳞叶，顶端常留有残余的茎或叶柄。质硬，断面不整齐，皮部橙红色或暗棕色，木部鲜黄色或橙黄色，呈放射状排列，髓部有的中空。气微，味极苦。雅连：多为单枝，略呈圆柱形，微弯曲，长4～8 cm，直径0.5～1 cm。“过桥”较长。顶端有少许残茎。云连：弯曲呈钩状，多为单枝，较细小。

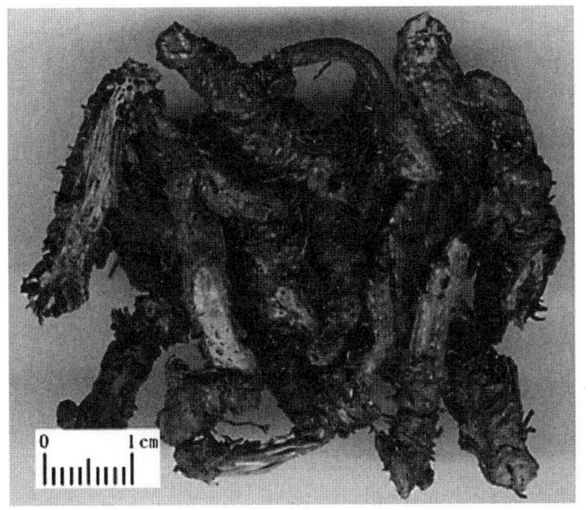

图12－4　黄连药材

常用中药材，主产于四川峨眉、洪雅、彭州，重庆石柱、巫山，湖北利川等地，其中峨眉历来是黄连的道地主

产区,栽培历史悠久,在历代本草《名医别录》《唐本草》《本草纲目》等中均有记载[17]。黄连有清热燥湿、泻火解毒的功效,我国现存最早的药学专著《神农本草经》中就对其有所记载:"黄连,味苦寒。主热气,目痛,眦伤,泣出,明目,肠辟,腹痛,下利,妇人阴中肿痛。"早在秦汉时期,民众便用黄连来治疗可能由细菌感染而引起的肠胃疾病,效果非常显著。

五、黄连基于现代医学理论的认识与运用

黄连中所含的生物碱主要有小檗碱、巴马汀、黄连碱、表小檗碱、药根碱等[18],季胺型生物碱,而其中含量最高的当属黄连素。黄连素是从黄连、黄柏中提取的一种喹啉类生物碱,又称"小檗碱",分子式为 $C_{20}H_{18}NO_4$,为抗菌药物,用于治疗急性胃肠炎、细菌性腹泻(图 12-5)。

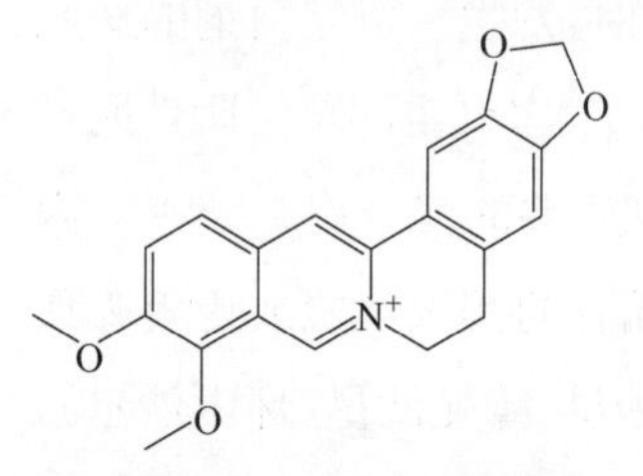

图 12-5 小檗碱(黄连素)

近年来,越来越多的研究证实小檗碱及其衍生物除了具有抗炎抗菌[19,20]的作用外,还在治疗肿瘤[21-24]、糖尿病[25-28]、心血管疾病[29,30]、高血脂[31]、脑缺血性损伤[32]等多方面具有药理作用。

第三节
洋地黄——地高辛

一、洋地黄

洋地黄(*Digitalis purpurea* L.)为玄参科毛地黄属 2 年生或多年生草本,全体密被短毛(图 12-6)。叶卵形至卵状披针形,边缘具钝齿,有长柄。第二至第三年春于叶簇中央抽出花茎,高达 1~1.5 m,茎生叶长卵形,边缘有细齿,有短柄或近无柄。总状花序顶生,花冠钟形,下垂,偏向一侧,紫红色,内面带深紫色斑点。蒴果圆锥形,种子细小。花期 5—6 月,果期 6—7 月。同属植物约 25 种。

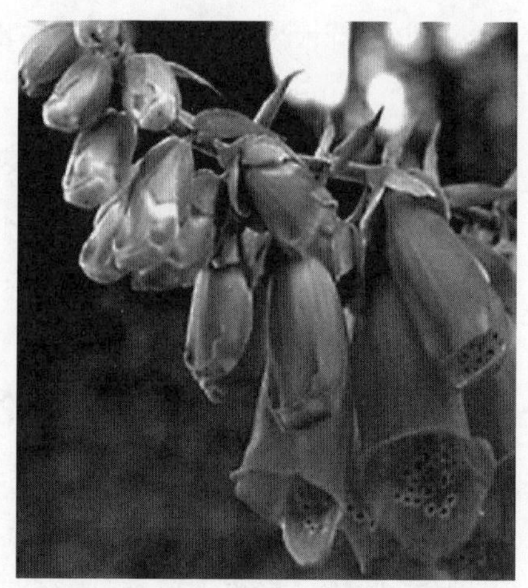
图 12-6 洋地黄

二、洋地黄所干预疾病的介绍

心力衰竭(heart failure)简称心衰,是指由于心脏的收缩功能和(或)舒张功能发生障碍,不能将静脉回心血量充分排出心脏,导致静脉系统血液淤积,动脉系统血液灌注不足,从而引起心脏循环障碍证候群,此种障碍证候群集中表现为肺淤血、腔静脉淤血。心力衰竭并不是一个独立的疾病,而是心脏疾病发展的终末阶段。其中绝大多数的心力衰竭都是以左心衰竭开始的,即首先表现为肺循环淤血。而治疗药物的首选是正性肌力药物。

三、洋地黄基于传统医学理论的认识与应用

洋地黄:别名毛地黄、毒药草、紫花毛地黄、吊钟花,2 年生或多年生草本。原产于欧洲中部与南部山区。现中国浙江、上海、江苏与山东等地已有大量栽培。其最早被运用于西方传统医学,虽名似中药,在古代中医中却极少运用。据《全国中草药汇编》记载,其为强心剂,主要作用在兴奋心肌,增加心

肌收缩力，使收缩期的血液输出量大为增加，改善血液循环。对心脏性水肿患者有利尿作用。

洋地黄从草药跃升为知名的强心药，与英国医生韦瑟灵(William Withering)有关。韦瑟灵最初在爱丁堡学习植物学，后到斯塔福特当了一名乡村医生。据说当时他心仪的女孩酷爱花草，为得女孩芳心，到处采集奇花异草。这期间，他偶然听说一位农妇用家传秘方治疗水肿病(可能是心衰导致的水肿)疗效显著，这引起了他的浓厚兴趣。他经过研究，发现农妇的秘方虽然有 20 多种植物，其实真正有效的只有紫花洋地黄这一种植物。自此韦瑟灵针对洋地黄进行了长达 9 年的研究，终获得重大成功。在他的努力和推动下，洋地黄也逐渐走上了从传统植物药逐渐向现代药物强心苷的转变。

四、洋地黄基于现代医学理论的认识与运用

正性肌力药即对心脏有正性肌力作用(positive inotropic action)的药物，其主要作用机制为增强心肌收缩力，提高心输出量。临床常用的正性肌力作用药物分为 cAMP 依赖型和 cAMP 非依赖型。其中 cAMP 依赖型包括β受体激动剂、磷酸二酯酶(PDE)Ⅲ抑制剂和腺苷酸环化酶激动剂，cAMP 非依赖型包括 Na^+/K^+ - ATP 酶抑制剂和钙增敏剂。常用的药物有：多巴胺、多巴酚丁胺、磷酸二酯酶抑制剂、洋地黄类。

Na^+/K^+ - ATP 酶抑制剂，即强心苷(cardiac glycosides)是一类具有强心作用的甾体苷类化合物，此类药物来源于植物，主要为洋地黄类，包括洋地黄毒苷、地高辛、毛花苷 C、毒毛花苷 K(图 12 - 7)。主

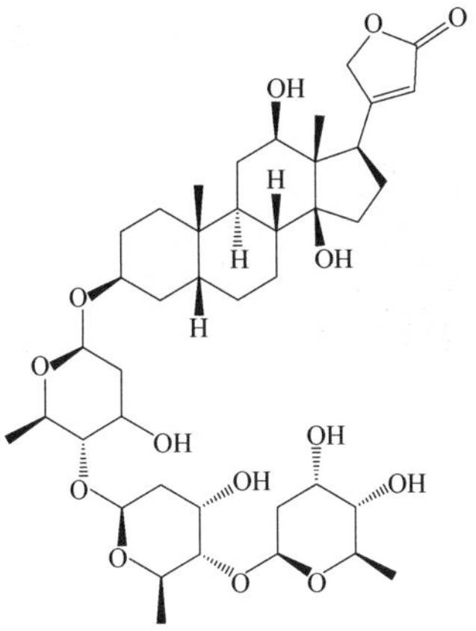

地高辛 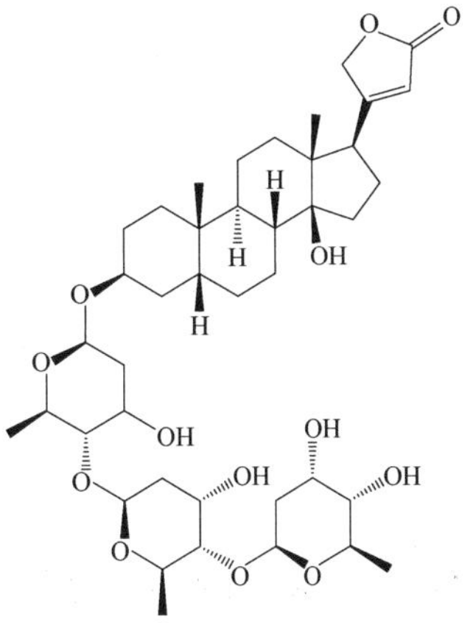　　洋地黄毒苷

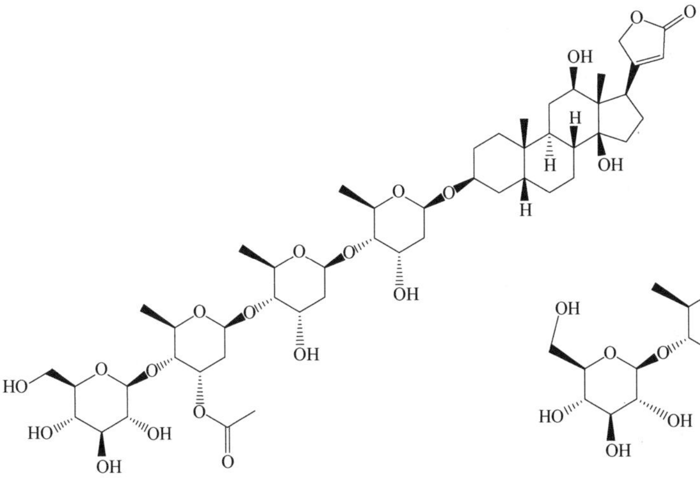

毛花苷C 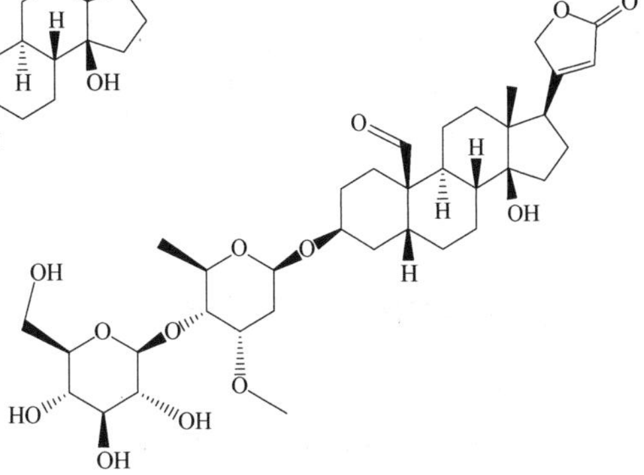　　毒毛花苷K

图 12 - 7　强心苷类化合物

要通过抑制心肌细胞膜上的 Na^+/K^+-ATP 酶,使细胞内 Na^+ 浓度升高,K^+ 浓度降低,Na^+ 与 Ca^{2+} 进行交换,使细胞内 Ca^{2+} 浓度升高而使心肌收缩力增强。临床上主要用于治疗慢性心力衰竭及某些心律失常,在抗肿瘤方面也有一定疗效[33-35]。自 1785 年 Withering 使用洋地黄叶治疗水肿,现在已从十几个科 100 多种植物中发现强心苷类化合物,越来越多来自植物及半合成的新型强心苷被广泛使用。强心苷类药物疗效显著,但治疗安全范围狭窄,作用机制复杂,可能出现蓄积现象,给临床用药带来风险。

第四节 古柯叶——普鲁卡因

一、古柯叶

古柯[*Erythroxylum novogranatense* (Morris) Hier.]为古柯科古柯属灌木或小灌木(图 12-8)。株高 2～4 m,树皮褐色,小枝干后黑褐色或棕揭色。树叶茂密,叶片长 3～7 cm,呈长椭圆形,边缘光滑,其形状和味道均类似茶叶。单叶互生,表面绿色,干后墨绿色或榄绿色,背面浅黄色,干后灰色或灰黄色,倒卵形或狭椭圆形,宿存。古柯树花小,每朵 5 瓣,花色黄白。果实呈红色。成熟核果红色,长圆形,有 5 条纵棱,顶部渐尖,有种子 1 粒。全年开花。柯树根系发达,生命力强,每年可采摘古柯叶 3～4 次,一般在 3 月、6 月、9 月及 11 月采摘,每棵树约可采摘 40 年。性喜温暖、潮湿,生长于南美洲安第斯山区。主产地位于秘鲁、玻利维亚、巴西、智利和哥伦比亚等国。

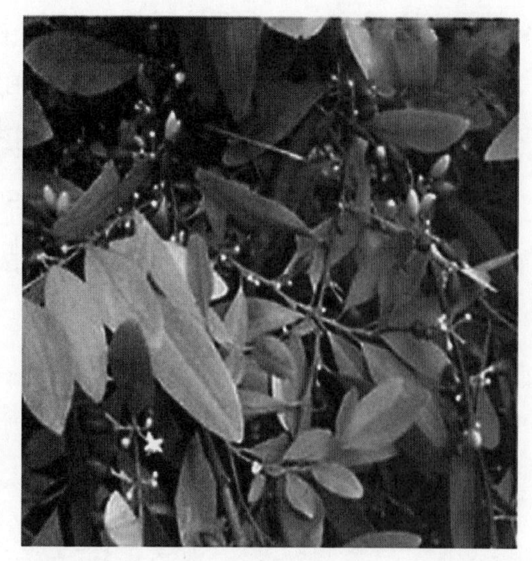

图 12-8 古柯

二、古柯叶所干预疾病的介绍

局部麻醉也称部位麻醉,是指在患者神志清醒状态下,将局部麻醉药应用于身体局部,使机体某一部分的感觉神经传导功能暂时被阻断,运动神经传导保持完好或同时有程度不等的被阻滞状态。这种阻滞应完全可逆,不产生任何组织损害。局部麻醉的优点在于简便易行、安全、患者清醒、并发症少和对患者生理功能影响小。目前使用较多的局部麻醉药是利多卡因、罗哌卡因、左旋丁哌卡因、普鲁卡因、氯普鲁卡因、丁卡因和丁哌卡因等。局部麻醉药的作用机制主要是局部麻醉药阻滞神经元细胞膜电压门控钠通道内侧,靶点是钠通道 α 亚单位的第 D4 区的 S6 节段上的氨基酸残基。

三、对古柯叶的认识与开发

古柯科植物的叶子,可以入药,入药功效为补肾助阳,镇痛。也是可口可乐的重要配方。由叶提取出的古柯碱,为重要的局部麻醉药物。可卡因学名苯甲酰甲醛芽子碱,是从古柯树叶中分离出来的一种最主要的生物碱,属于中枢神经兴奋剂,该种亦为毒品海洛因的原植物。

中国古代用“麻沸散”及曼陀罗、乌头、闹洋花、茉莉花根等,与酒同服麻醉。西欧古代也曾用罂粟、曼陀罗、曼德拉草和酒精等进行麻醉[36]。公元前2500年,居住在南美安第斯山脉的古印加族人(Inca)就开始嚼食古柯叶了。南美土著人称古柯叶为“圣草”,体力劳动者一直用古柯叶来缓解疲劳。16世纪西班牙殖民者抵达美洲后,古柯叶作为饮用茶和镇痛药而成为重要的贸易物资。1859年,奥地利化学家纽曼从古柯叶中精制出高纯度的物质,命名为可卡因(cocaine)。1880年,可卡因被制成局部麻醉剂。到了20世纪初期,随着纯度和用量的增加,在人们的滥用之下可卡因被认定为毒品而禁止使用。普鲁卡因是古柯碱结构改造后所得,目前用于局部麻醉(图12-9、图12-10)。

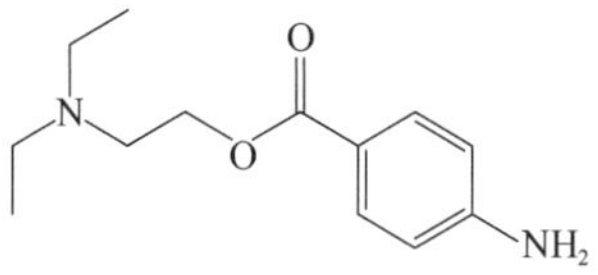

图12-9 普鲁卡因

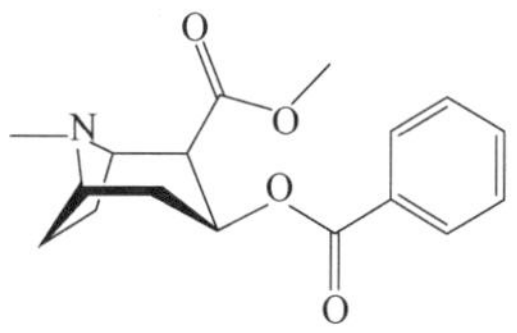

图12-10 可卡因(古柯碱)

第五节 山羊豆——二甲双胍

一、山羊豆

山羊豆(*Galega officinalis* L.)是豆科山羊豆属多年生草本植物(图12-11),高可达100 cm。茎直立,节间作“之”字形曲折,圆柱形,具叶柄;托叶阔披针状形,先端锐尖,基部箭形,叶轴具纵棱;小叶片近对生,长卵形至线状披针形,先端钝,具细尖,侧脉近边缘弧曲,细脉纵向分叉;小叶柄短,总状花序生于茎上部叶腋和顶端,苞片针刺状,花多数,花梗细,萼齿锥刺形,花冠翠蓝色、白色或桃红色,花瓣先端均圆钝,旗瓣倒卵状长圆形,翼瓣长圆形,荚果狭圆锥状线形,种子肾形,褐色。6—8月开花,7—10月结果。原产欧洲南部和西南亚。中国兰州等地曾有栽培。山羊豆有抗旱能力,在酸性和微碱性土壤上生长良好。

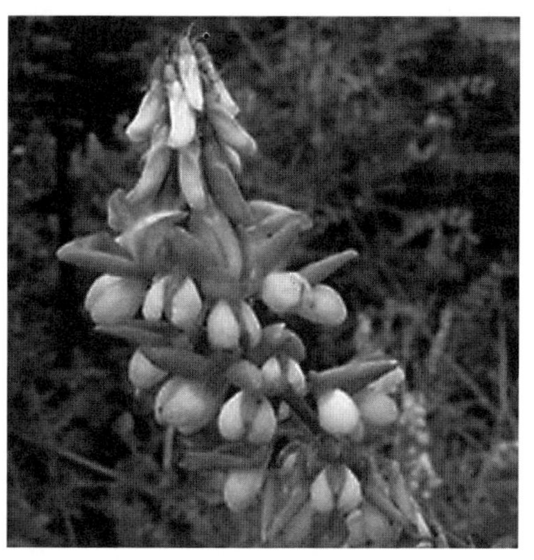

图12-11 山羊豆

二、山羊豆所干预疾病的介绍

糖尿病是一组以高血糖为特征的代谢性疾病。高血糖是由于胰岛素分泌缺陷或其生物作用受损,或两者兼有引起。糖尿病时长期存在的高血糖,导致各种组织,特别是眼、肾、心脏、血管、神经的慢性损害与功能障碍。目前常用的降糖药物按作用的机制共分为八种:主要有胰岛素及其类似物、磺酰脲类促泌剂、二甲双胍类、α葡萄糖苷酶抑制剂、噻唑烷二酮类衍生物促敏剂、苯茴酸类衍生物促泌剂、GLP-1受体激动剂、DPP-4酶抑制剂和中成药九大类。

目前临床上使用的双胍类药物主要是盐酸二甲双胍。双胍类药物的主要药理作用是通过减少肝脏葡萄糖的输出和改善外周胰岛素抵抗而降低血糖。许多国家和国际组织制定的糖尿病诊治指南中均推荐二甲双胍作为2型糖尿病患者控制高血糖的一线用药和药物联合中的基本用药。对临床试验的系统评价显示,二甲双胍的降糖疗效(去除安慰剂效应后)为糖化血红蛋白下降1.0%~1.5%,并可减轻体重[37,38]。在我国2型糖尿病人群中开展的临床研究显示,二甲双胍可使糖化血红蛋白下降0.7%~1.0%[39,40]。在500~2 000 mg/d剂量范围内,二甲双胍疗效呈现剂量依赖效应[41]。在低剂量二甲双胍治疗的基础上联合DPP-4抑制剂的疗效与将二甲双胍的剂量继续增加所获得的血糖改善程度和不良事件发生的比例相似[42,43]。二甲双胍为双胍类口服降血糖药,已被证明可以降低空腹血糖,自1957年问世,已经在临床使用了50多年,在我国也已有近20年的使用历史[44]。目前,二甲双胍是临床治疗2型糖尿病的首选药,并且被联合共识声明及糖尿病指南推荐为2型糖尿病的一线治疗药物。它可以预防由糖尿病引起的各种并发症,能降低血浆胰岛素水平和减少胰岛素抵抗、降低总胆固醇和低密度脂蛋白胆固醇含量,逆转隐潜期糖尿病,它的价格低廉,不良反应较少,所以是临床治疗2型糖尿病最常用的药物。另外,最近的基础和临床研究显示,二甲双胍除了降低血糖作用外[45],还存在降糖以外的作用。

三、对山羊豆的认识与开发

二甲双胍的发现,同样是来源于植物,一种叫山羊豆的植物。山羊豆又叫法国丁香,可作家畜饲料,其花美丽供观赏,晒干后供药用,为温性收敛剂,有强壮、发汗、催乳等效能,具有降血糖、治疗多尿症等的抗糖尿病作用[46]。1891年,山羊豆被当作牧草引入美国。然而,不幸的是,一户牧民发现他家的牲口在吃了这种植物之后,出现了肺水肿、低血压、麻痹甚至死亡。这很快就让山羊豆被列为有毒植物[47]。山羊豆的存在价值仿佛就此搁浅了。

又过了几十年,科学家们开始认识并合成胍类物质。渐渐地,人们发现,原来山羊豆中也富含胍类物质,而其中的山羊豆碱(galegine)(图12-12),又叫异戊烯胍,正是导致牲口死亡的罪魁祸首,因为它能剧烈地降低血糖[48]。

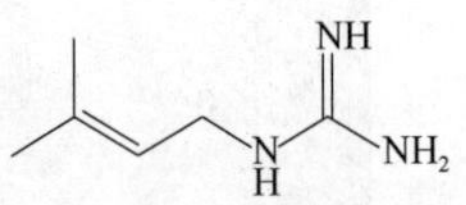

图12-12　山羊豆碱

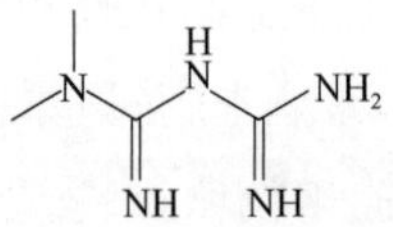

图12-13　二甲双胍

1922年,爱尔兰化学家Emil Alphose Werner和James Bell首次合成出二甲双胍[49](图12-13)。1929年,德国的科学家们发现,包括二甲双胍在内的双胍类物质,可以降低兔子和狗的血糖水平[50]。更重要的是,科学家们发现,二甲双胍在所有试验过的胍类物质中毒性最低[51]。1956年,让·斯特恩受Garcia医生的启发,重新评估了过去几十年基于胍类物质的降糖研究,包括剂量、降糖活性和毒性等问题,并在动物模型中,试验了很多种胍类物质的降糖效果,最终发现二甲双胍的毒性最低,而且也有较好的降糖效果。

第六节
狗爪豆——左旋多巴

一、狗爪豆

狗爪豆,学名黧豆[*Stizolobium cochinchinensis* (Lour.) Tong et Wang],是豆科黧豆属植物(图

12－14)。一年生缠绕藤本。枝略被开展的疏柔毛。羽状复叶具3小叶;小叶长6～15 cm或过之,宽4.5～10 cm。总状花序下垂,长12～30 cm,有花10～20多朵。荚果长8～12 cm,宽18～20 mm;种子6～8颗,浅黄白色。花期10月,果期11月。

分布于中国广东、海南、广西、四川、贵州、湖北和台湾(逸生)等省区。亚洲热带、亚热带地区均有栽培。生长于亚热带石山区,属喜温暖湿润气候的短日照植物,对土壤要求不严,多生长在裸露石山、石缝以及石山坡底的砾石层中,有极强的耐旱、耐瘠薄性。

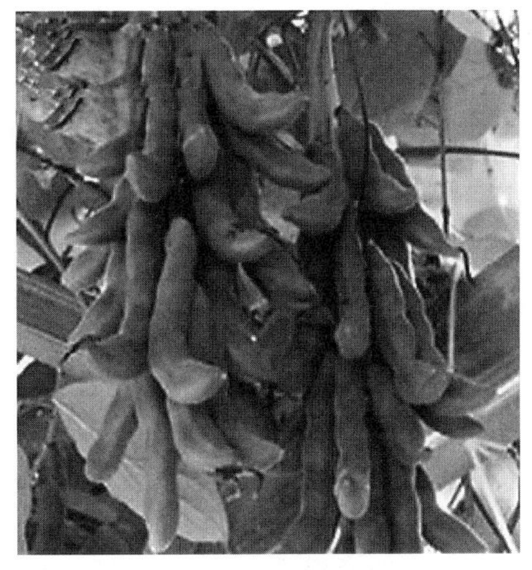

图12－14　狗爪豆

二、狗爪豆所干预疾病的介绍

帕金森病(PD)是一种隐匿起病、缓慢进展的神经变性疾病,临床表现为进行性加重的运动迟缓、肌强直、静止性震颤和姿势疾步态平衡障碍。神经病理改变主要是以黑质致密部位多巴胺能神经元选择性变性、缺失,神经胶质增生,神经元α－突触共核蛋白(α－Syn)沉积和出现路易小体(LB)为特征。帕金森病早期症状并不典型,明确诊断困难,当出现典型运动症状时,疾病已进展至中晚期,对患者日常生活和工作均产生明显影响。而且帕金森病进展速度与发病时间并不呈线性关系,疾病早期进展速度快、疾病晚期进展速度慢[52]。因此,早期诊断、及时干预,对提高疗效、改善生活质量和预后极为重要。然而,帕金森病的诊断至今尚无明确标准,仍以临床症状与体征、帕金森病测验量表、左旋多巴药物试验反应等辅助诊断。PD实验室检查无特异性;CT检查除具有非特异性脑萎缩外,尚可见基底节区钙化;MRI检查也可见脑室扩大等脑萎缩表现,T2WI在基底节区和脑白质内常可见多发斑点状高信号,两者均无特异性。PET显像有助于与其他神经变性疾病相鉴别。本病是一种以黑质纹状体通路神经退行性病变为主要特征的神经系统变性疾病,其临床特征主要表现为静止性震颤、肌肉强直、运动迟缓和姿势平衡障碍,且常伴有认知功能障碍。60岁以上人群中,PD发病率为1%～2%,是严重影响人类健康的第二大神经退行性疾病[53]。

目前,临床上对PD均采用对症治疗,尚无有效的治疗手段能够恢复变性神经元。PD的治疗以药物治疗为主,这些药物主要基于PD发病机制相关的关键靶点或信号通路而研发,可缓解PD症状。对于防治PD药物的研发一直是医药领域的重要课题,一些新型药物尚在研发过程中。

三、对狗爪豆的认识与开发

狗爪豆的嫩荚和种子有毒,但经水煮或水中浸泡一昼夜后,可供蔬食或作饲料,也可作绿肥作物,更是提取左旋多巴的重要原料之一。目前治疗PD的药物主要有抗胆碱药物和影响多巴胺能的药物。常用药有:左旋多巴、外周多巴脱羧酶抑制剂——卡比多巴、选择性单胺氧化酶抑制剂——司来吉兰、溴隐亭、金刚烷胺、苯海索。左旋多巴(*L*－dopa)(图12－15),1911年由Funk C首先合成,1913年Guggenheim从植物蚕豆中提取获得。1940年,左旋多巴首次被实验性用于人体中,以评估其和代谢产物多巴胺对血压的影响,而左旋多巴可能用于治疗PD这一突破性的发现则来自

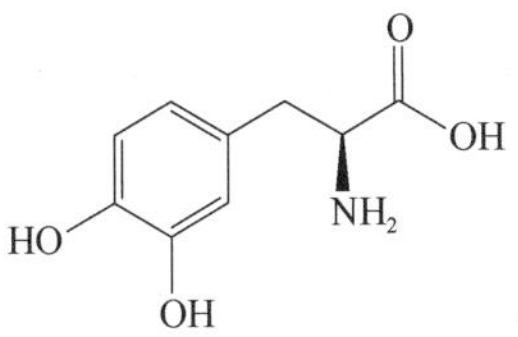

图12－15　左旋多巴

瑞典的神经科学家 Arvid Carlsson。1958 年,Arvid Carlsson 发现 D,L-3,4-二羟基苯基丙氨酸(左旋多巴是该物质的左消旋异构体)可通过血脑屏障,并且可逆转利血平导致的脑内多巴胺耗竭所造成的影响,改善实验动物的运动功能。他也因此项发现而荣获 2000 年的诺贝尔生理学或医学奖。多巴胺从发现可以治疗帕金森病至今,已经有 100 多年的研究史。目前,依然是抗 PD 的主要药物之一。左旋多巴是神经递质多巴胺的直接前体,可以通过脱羧酶的作用转化为多巴胺,补充脑内多巴胺不足,从而起到抗 PD 的作用[54-58]。

第七节
八角茴香——达菲

一、八角茴香

八角茴香,正名为八角(*Llliciam verum*),为木兰科八角属科植物(图 12-16)。常绿乔木,叶不整齐,互生,在顶端 3~6 片近轮生或松散簇生,革质,厚革质,倒卵状椭圆形,倒披针形或椭圆形,长 5~15 cm,宽 2~5 cm,先端骤尖或短渐尖,基部渐狭或楔形;在阳光下可见密布透明油点;中脉在叶上面稍凹下,在下面隆起;叶柄长 8~20 mm。

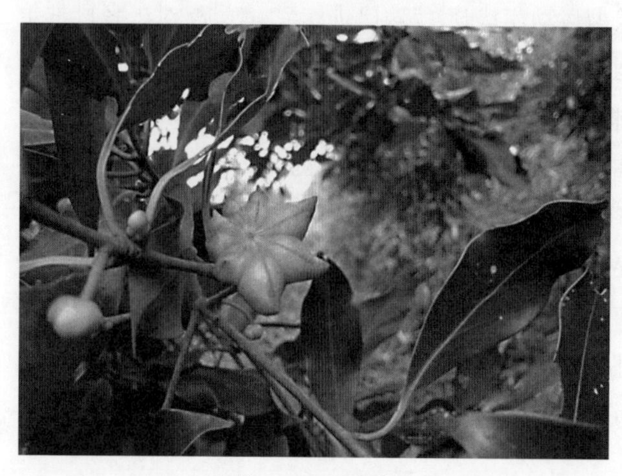

图 12-16 八角

花内轮粉红至深红色,单生叶腋或近顶生,花梗长 15~40 mm;花被片 7~12 片,常 10~11 片,常具不明显的半透明腺点,最大的花被片宽椭圆形到宽卵圆形,长 9~12 mm,宽 8~12 mm;雄蕊 11~20 枚,多为 13、14 枚,长 1.8~3.5 mm,花丝长 0.5~1.6 mm,药隔截形,药室稍为突起,长 1~1.5 mm;心皮通常 8,有时 7 或 9,很少 11,在花期长 2.5~4.5 mm,子房长 1.2~2 mm,花柱钻形,长度比子房长。果梗长 20~56 mm,聚合果由 8~9 个蓇葖果组成,直径 3.5~4 cm,饱满平直,蓇葖多为 8,呈八角形,长 14~20 mm,宽 7~12 mm,厚 3~6 mm,先端钝或钝尖。种子长 7~10 mm,宽 4~6 mm,厚 2.5~3 mm。正糙果 3—5 月开花,9—10 月果熟,春糙果 8—10 月开花,翌年 3—4 月果熟。

二、八角茴香所干预疾病的介绍

流行性感冒(influenza,俗称流感)是由流感病毒(influenza virus)引起的呼吸道传染病,主要表现为急性上呼吸道感染。流感虽然可防可控,但给人们的工作和生活造成不便,爆发性流感严重危害人类的健康,破坏社会的生产力,流感一直是严重的公共卫生问题,引起国家卫生健康委员会的高度关注[59]。流感病毒属正黏病毒科(Orthomyxoviridae),为 RNA 病毒。正黏病毒是指对人或动物细胞表面的黏蛋白有高度亲和有包膜的一类病毒[60]。主要包括流感病毒,是流感的病原体,流感病毒可以感染人、家禽和哺乳动物,可以在人和动物之间发生交叉感染,流感病毒颗粒一般为球形,直径为 80~120 nm,有囊膜,囊膜上有许多放射状排列的突起糖蛋白,主要是血凝素(hemagglutinin, HA)、神经氨酸酶(neuraminidase,NA)和基质蛋白2(matrix protein,M2)。来自中国疾病预防控制中心的检测显示,2017年冬天感染人的主要是甲型H1N1和H3N2亚型、乙型Victoria系和Yamagata系这4种病毒,占优势的病毒是乙型Yamagata系。2018年我国许多地区流感流行主要是甲型流感病毒中的H1N1、H3N2亚型及乙型流感病毒中的Victoria和Yamagata系,优势病毒是乙型流感病毒的Yamagata系毒株,但从2018年新年后,乙型Yamagata系比例逐步下降,而甲型H1N1占阳性标本的66.67%,已经取代乙型Yamagata系成为当前流行的优势毒株[61]。

三、流行性感冒的中医认识和治疗

流行性感冒在中医中又称“感冒”“时行感冒”,是感受触冒风邪或时行病毒,引起肺卫功能失调,出现鼻塞、流涕、喷嚏、头痛、恶寒、发热、全身不适等主要临床表现的一种外感疾病。时行感冒暴发时,迅速流行,感染者众多,症状严重,甚至导致死亡,造成严重后果。《素问·骨空论》说:“风从外入,令人振寒,汗出,头痛,身重,恶寒。”《伤寒论》已经论述了寒邪所致感冒的证治,所列桂枝汤、麻黄汤为感冒风寒轻重两类证候的治疗作了示范。《丹溪心法·伤风》明确指出本病病位在肺,治疗“宜辛温或辛凉之剂散之”。常用治疗方剂有:荆防败毒散、银翘散、新加香薷饮等。

四、八角茴香基于传统医学理论的认识与运用

八角茴香(ANISI STELLATI FRUCTUS)作为中药,为木兰科八角属八角 *Illicium verum* 的干燥成熟果实(图12-17)。别名:大茴香、舶茴香、八角珠、八角香、八角大茴、八角、大料、五香八角。药材性状:本品为聚合果,多由8个蓇葖果组成,放射状排列于中轴上。蓇葖果长1～2 cm,宽0.3～1 cm,高0.6～1 cm;外表面红棕色,有不规则皱纹,顶端呈鸟喙状,上侧多开裂;内表面淡棕色,平滑,光泽;质硬而脆。果梗长3～4 cm,连于果实基部中央,弯曲,常脱落。每个蓇葖果含种子1粒,扁卵圆,长约6 mm,红棕色或黄棕色,光亮,尖端有种脐;胚乳白色,富油性。气芳香,味辛、甜。

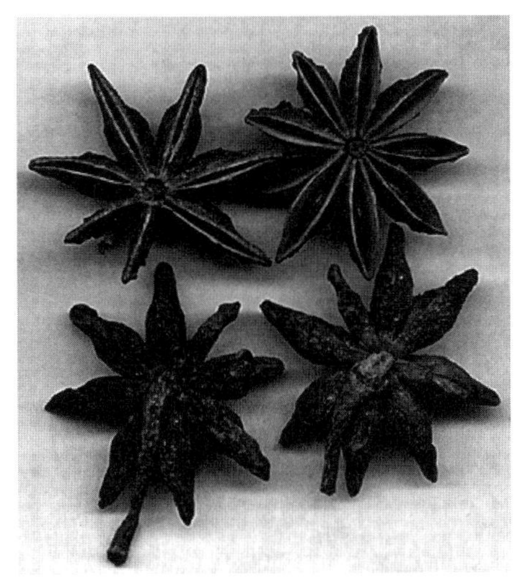
图12-17 八角茴香药材

本品一般由8个蓇葖果放射状排列呈八角形,故名八角茴香[62]。因古代多由国外进口,故名舶茴香、舶上茴香。始载于《本草品汇精要》,主一切冷气及诸疝痛。《中国药典(2015年版)》记载其性温,味辛。归肝、肾、脾、胃经。主要功效为温阳散寒,理气止痛。用于寒疝腹痛,肾虚腰痛,胃寒呕吐,脘腹冷痛。

四五百年前的明代始有人工栽培,而广为应用[63]。早在宋代已经入药。苏颂《图经本草》(1061年)怀香子条载:“今交广诸藩及近郡皆有之,入药多用番舶者。”[64]稍后,公元11世纪90年代董汲《脚气治法总要》中治风毒湿气,攻疰成疮的茴香丸,亦以舶上茴香为主药;王璆《是斋医方》(1196年)用治寒疝;杨士瀛《仁斋直指方》(1264年)用治小肠气坠与腰疼刺胀,并以八角茴香名之。《本草纲目》载于怀香条中,称“八角珠”、舶茴香与之区别[66]。明代以后八角茴香广泛用于医药、调味及香料。八角茴香多用于添精补肾、止痛、温经等中药方剂中,如锁阳固精丸、老龙丸、参茸三鞭丸、复老还童丸、风伤止痛膏、茴香橘皮酒、茴香饮、二香五子三茱丸等[67]。

五、八角茴香基于现代医学理论的认识与运用

目前临床上使用的抗流感病毒药物有M2蛋白抑制剂和NA抑制剂，均是病毒蛋白质抑制剂[68]，阻断病毒蛋白质的功能，使病毒不能繁殖。NA具有唾液酸酶的活性，水解新生病毒的HA和宿主细胞相连接唾液酸的结合键，使其断裂，这样病毒颗粒顺利从宿主细胞的表面脱离、释放，新生的病毒就可以感染其他正常细胞，有助于病毒在感染部位的运动与扩散，而不被限制在一个局部。NA抑制剂通过抑制病毒的NA，可阻止病毒由被感染的细胞释放和入侵邻近细胞，减少病毒在体内的复制和繁殖，在阻止病毒在宿主细胞之间感染的扩散和在人群中的传播起关键作用，对甲型、乙型流感均有效，属于广谱抗流感药，是目前治疗流感的最好药物[69]。NA抑制剂的代表药物有奥司他韦和扎那米韦，均为唾液酸类似物[70]。化学结构为环己烷磷酸奥司他韦（商品名达菲）是由罗氏公司开发的NA抑制剂，1999年10月被批准在瑞士上市，奥司他韦为乙酯型前药，口服后经肝脏和肠道酯酶催化迅速转化为奥司他韦羧酸，奥司他韦羧酸的结构与水解底物唾液酸相似，能竞争性地与流感病毒NA的活性位点结合，是一种选择性很高的流感病毒NA抑制剂[71]。奥司他韦是通过中药八角茴香（俗称大料）中提取的莽草酸经结构改造而成。

八角茴香是木兰科八角属植物，性喜亚热带山区冬暖夏凉和较阴湿的生态环境，是我国及南亚热带地区的特产，主要分布在广西、广东、云南等省，其干燥成熟果实和枝叶中含有芳香油5%～8%，枝叶中的含量较少，脂肪油约22%，此外还含有蛋白质、树脂等[72]，传统上我国八角主要用于调味品。随着对八角的不断深入认识，八角的有益成分在各个行业中也得到广泛应用，如在医药上用于治疗神经衰弱、消化不良、疥癣、祛风、促乳、清热、镇痛等症；利用其果实中提取的莽草酸（图12－18）所开发的奥司他韦更是能防治禽流感。

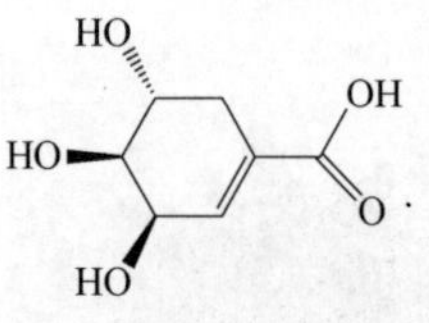

图12－18　莽草酸

莽草酸（shikimic acid）分子式为 $C_7H_{10}O_5$；分子量174.15；白色结晶粉末；熔点191～192℃（水），182～184℃（MeOH）；相对密度1.64；易溶于水，在水中溶解度为0.18 g/ml，100 ml无水乙醇中可溶2.25 g；几乎不溶于氯仿、苯和石油醚；气味辛酸；旋光度为－180°[73]。莽草酸有着非常重要的药理作用，具有较强的抗炎、镇痛作用，是抗病毒和抗癌药物的中间体。据北京中医药大学药理研究室的研究发现：莽草酸有明显抗血栓形成作用，可抑制动、静脉血栓及脑血栓形成。莽草酸的最新应用是作为制造药物奥司他韦的重要原料。莽草酸经过反应器、过滤器和干燥器这三道工序后，转变为一种中间化学物质环氧化物。随后，环氧化物的结构被打开，通过原子转换，变成另外一种中间化学物叠氮化物。接着，叠氮化物被制成活性成分，再与其他添加成分混合加工，最后经过真空干燥制成奥司他韦颗粒（图12－19）。

市场销售的达菲胶囊均是奥司他韦磷酸盐，由吉里德科学公司（Gilead Sciences）和制药巨头罗氏公司（Roche）联合研发，由罗氏公司独家生产，于1999年被美国FDA批准上市，2002年在中国获准推出。在中国上市后，其间大面积流感爆发时，总会看到奥司他韦热销甚至供不应求的情况。作为一种被热捧的“神药”，奥司他韦曾一度被普通的民众认为其来源于常见的八角茴香。虽然奥司他韦与八角茴香并非一回事，但是在其研发的过程中，还是有着若即若离的关系。在还没有奥司他韦的时候，当时抗击流感病毒的药物主要是金刚烷胺和金刚乙胺占据着市场，但是这两种药的缺点是副作用大，能导致幻觉、精神异常发生，而且往往会耐药。这种明显的缺陷以及市场的空档，启发了吉里德公司的研究人员比朔夫贝格尔博士，于是开启了奥司他韦的研发之旅。

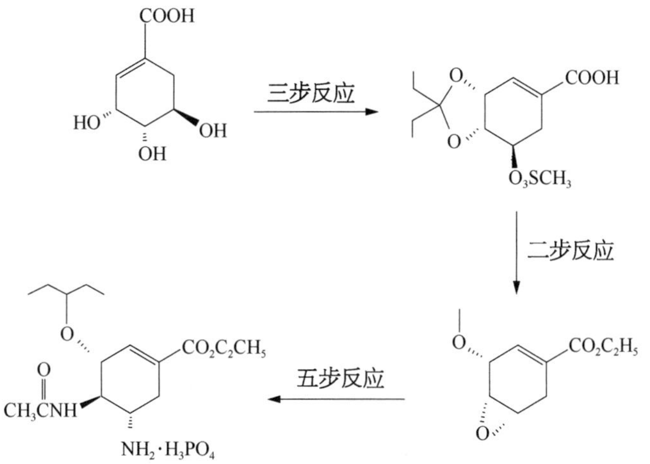

图 12-19 奥司他韦合成图

作为前期的研发承担单位，吉里德公司提供的生产工艺只是 100 g 级的生产水平，而且合成以奎宁酸作原料，其中涉及有毒的叠氮化物，生产过程中容易出现爆炸事故。在与医药巨头罗氏公司联合研发后，主持负责研发的化学家马丁·卡普夫(Martin Karpf)果断放弃奎宁酸作为原料，而是以莽草酸为原料，因为奎宁酸来自非洲的金鸡纳树皮，当地兵荒马乱，来源不可靠，而莽草酸可从中国以优惠价格进口，且货运充足。所以在研发的时候，奥司他韦即与中国能够分离出莽草酸的八角茴香等产生了一定的联系。2002 年奥司他韦在中国获准上市，在之后多次爆发的流感中，作为明星药品一直表现不俗，并一度曾引发了中药八角茴香抢购潮。八角茴香其果实含莽草酸成分，是一种调味品，也是一味中药。而罗氏公司负责奥司他韦研发的化学家马丁卡普夫当年正是采用了莽草酸为原料，而莽草酸正是“八角”的成分，这也是奥司他韦与八角茴香产生关联的原因。

但是不管是八角茴香也好，还是莽草酸也好，都与奥司他韦本身有着质的不同。奥司他韦是通过中药八角茴香(俗称大料)中提取的莽草酸经结构改造而成的现代药物，已非我们常见的传统的食药两用的八角茴香，其和八角茴香中的提取物莽草酸同样有着结构和功能上的巨大差异。莽草酸只是达菲的合成原料，而没有达菲的药理作用，因此八角茴香可抗流感是没有科学依据的[74]。而实际上，莽草酸也不仅仅为八角茴香独有，在很多高等植物体内都有。作为一种具有抗甲流作用的代表药物，奥司他韦无疑是成功，但是成功的背后，在其研发的过程中，无疑还是从传统的药物以及从“传统”到“现代”的新药研发路径中获得了一定的智慧和启示。

第八节
柳树——阿司匹林

一、柳树

柳树是一类植物的总称：包括旱柳(*Salix matsudana* Koidz)、腺柳(*Salix chaenomeloides* Kimura)、垂柳(*Salix babylonica* Linn)等，柳属多为灌木，稀乔木，无顶芽，合轴分枝，雄蕊数目较少，虫媒花等特征表明，较杨属与钻天柳属进化。本属世界 520 多种，主产北半球温带地区，寒带次之，热带和南半球极少，大洋洲无野生种。我国有 257 种，122 变种，33 变型。各省区均产。

柳属的形态特征如下(图 12-20)：乔木或匍匐状、垫状、直立灌木。枝圆柱形，髓心近圆形。无顶芽，侧芽通常紧贴枝上，芽鳞单一。叶互生，稀对生，通常狭而长，多为披针形，羽状脉，有锯齿或全缘；叶柄短；具托叶，多有锯齿，常早落，稀宿存。葇荑花序直立或斜展，先叶开放，或与叶同时开放，稀后叶开放；苞片全缘，有毛或无毛，宿存，稀早落；雄蕊 2-多数，花丝离生或部分或全部合；腺体 1～2(位于花序轴与花丝之间者为腹腺，近苞片者为背腺)；雌蕊由 2 心皮组成，子房无柄或有柄，花柱长短不一，或缺，单 1 或分裂，柱头 1～2，分裂或不裂。蒴果 2 瓣裂；种子小，多暗褐色。

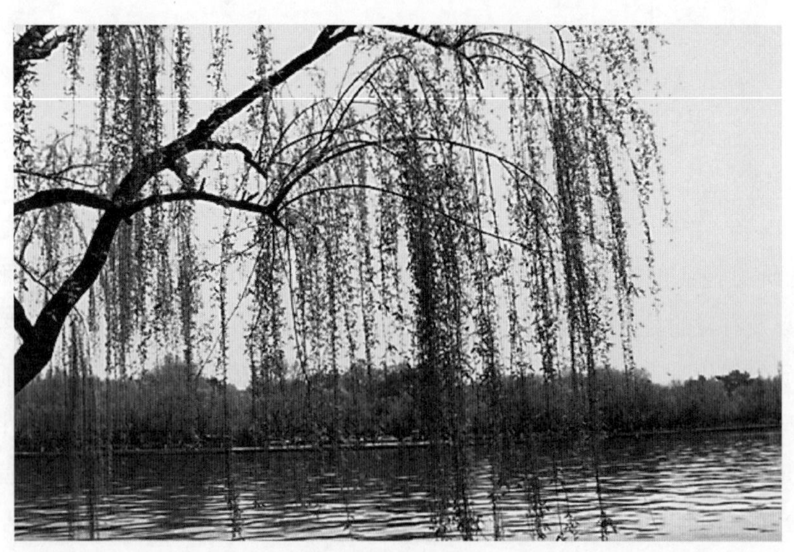

图 12-20 柳树

二、阿司匹林的发现及其所干预疾病的介绍

在很久以前，人们就发现了柳树的药用价值。时间追溯到公元前约 300 年前，古希腊人就神奇地发现，吃了苦涩的柳树皮几日后身上的疼痛竟然消失了。于是柳树皮具有止痛的效果就这样被发现了。在一项考古发现中，古苏美尔人的泥板上记载了用柳树叶子治疗关节炎的史料；古老的印第安人在治疗头痛时，也知道将柳树皮捣烂了敷在额头上。古埃及最古老的文献《埃伯斯植草文稿》记录了埃及人至少在 2 000 年以前就知道了干的柳树叶子的止痛功效。被尊为“医学之父”的古希腊著名医师希波克拉底曾把柳树皮磨成药粉让患者服用，并记录了柳树皮的药效并给妇女服用柳叶煎茶以减轻妇女分娩的痛苦。柳树皮这一神奇的功效被后来的盖伦(Galen)等古希腊和罗马名医反复引用[75]。在古老的东方，勤劳而智慧的中国古人也很早就发现了柳树的药用价值。据《神农本草经》记载，柳之根、皮、枝、叶均可入药，有祛痰明目、清热解毒、利尿防风之效，外敷可治牙痛[76]。《名医别录》记载：(柳)叶，苦，寒，无毒。恶疥痂疮马疥，煎煮洗之，立愈。又疗心腹内血，止痛。李时珍在《本草纲目》中对柳华、柳叶、枝及根白皮的性味、主治作了详细地记载，可用于风湿痹痛、小便淋浊、黄疸、风疹瘙痒、疔疮、丹毒、龋齿、龈肿等，说明柳树中含有某种成分具有消炎、镇痛这样的作用。

用柳叶和柳树皮止痛消炎，似乎已经成为当时的一种传统，但究竟柳树皮中存在什么止痛物质，没有人清楚。1758 年，英国牧师爱德华・斯通，通过白柳树皮的苦味联想到金鸡纳树的树皮——从中可以提炼出金鸡纳霜，也就是奎宁。于是，他把柳树的浸泡液对 50 名患者进行治疗，发现柳树皮对发热症状果然有效。他便把这个结果报告给英国皇家学会。后来，直到科学家们在柳树皮中提取出了水杨酸，也就是消炎止痛的有效成分，这个谜团才被解开。后来，德国的化学家又发现了这种酸的第二个来源——绣线菊[75]。

自从发现美洲以后，欧洲人就改用南美进口的奎宁（抗疟药）做止痛退热药。1806 年，当拿破仑的法国海军败给英国海军之后，欧洲大陆的海外贸易被封锁。法国等欧洲大陆国家不得不重新利用柳树等易得的止痛药。到了 1828 年，法国药剂师亨利·勒鲁克斯（Henri Leroux）和意大利化学家约瑟夫·布希纳（Joseph Buchner）首次从柳树皮中提炼出黄色晶体活性成分，并命名为水杨苷（salicin，$C_{13}H_{18}O_7$）（图 12－21）。

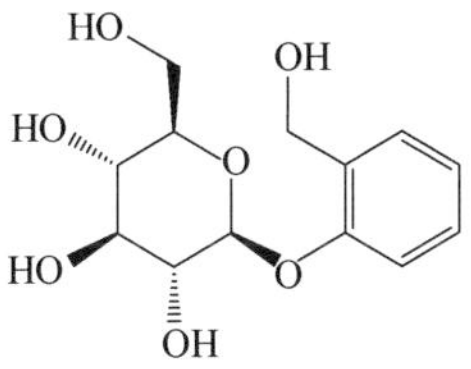

图 12－21 水杨苷

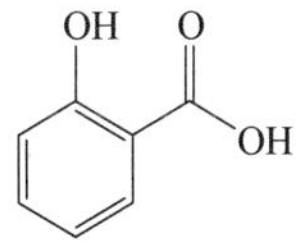

图 12－22 水杨酸

10 年后，另一位意大利化学家拉菲里·皮利亚（Raffaele Piria）从晶体中提取到更强效活性化合物，命名为水杨酸（salicylic acid，$C_7H_6O_3$），从此被广泛应用于退热止痛。但因其纯度不高、稳定性差且具有强烈的副作用，导致无人问津，研究工作始终未能更上一层楼。1852 年蒙彼利埃大学化学教授 Charles Gerhart 首次发现了水杨酸分子的结构，并通过化学方法合成水杨酸（图 12－22）。

1876 年邓迪皇家医院医生 John Maclagan 在《柳叶刀》（*the Lancet*）报道首个水杨酸盐类的临床研究，该研究发现水杨苷能缓解风湿患者的发热和关节炎症，使得该类药物在临床上的应用价值得以凸显。

1897 年，德国拜耳公司化学家费利克斯·霍夫曼（Felix Hoffman）给水杨酸分子加了一个乙酰基，通过修饰水杨酸合成高纯度的乙酰水杨酸，并很快通过了其对疼痛、炎症及发热的临床疗效测试。1899 年 3 月 6 日，Felix Hoffman 合成的乙酰水杨酸化合物被正式命名为阿司匹林（aspirin）并在德国柏林专利局注册。a 指乙酰基（acetyl），spir 来自水杨酸的另一种来源灌木绣线菊（spireae），in 则是当时药名的常用的结尾。至此，世界上伟大的神妙灵药——阿司匹林诞生了。阿司匹林（乙酰水杨酸）是由水杨酸（邻羟基苯甲酸）与醋酸酐进行酯化反应而得的（图 12－23）。

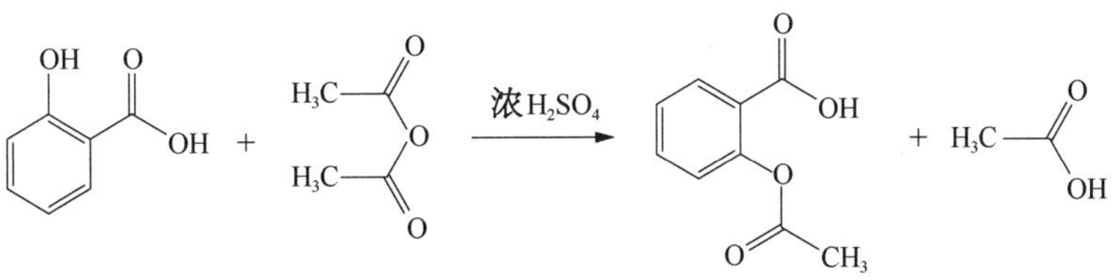

图 12－23 阿司匹林的诞生

德国一战失败后，阿司匹林作为战争赔偿失去了专利权保护，得以在全世界普及，惠及全世界人民。随着人类历史的进步，医药学科的蓬勃发展。人们对阿司匹林的认识也在不断提高，除了传统的解热镇痛抗炎的功效外，它的其他功能也在被人们慢慢探究。

1971 年，在阿司匹林的临床运用上是极其重要的一年。John Vame 发现阿司匹林能够预防血小板的凝结，减轻血栓带来的危险。同时也发现这类非甾体抗炎药通过抑制环氧化酶来抑制前列腺素的合成，从而达到止痛消炎的作用机制。此后的研究就像加了催化剂，仅在过去的 5 年内就达数千份。1974

年，英国卡蒂夫大学(Cardiff University)教授艾尔伍德(Peter Elwood)医生证实阿司匹林在预防心脏病方面的功效。阿司匹林在心血管方面的新的作用首次被发现了。

1989年，美国研究人员报告早期的研究表明阿司匹林可能推迟高级别痴呆的开始期。事实上，后期也有许多研究证实非甾体抗炎药(典型药如阿司匹林)能预防或缓解阿尔茨海默病。研究发现水杨酸的一个分子组件可与3-磷酸甘油醛脱氢酶(GAPDH)结合，而GAPDH是阿尔茨海默病、帕金森病和亨廷顿病的罪魁祸首，水杨酸通过阻止GAPDH进入细胞核而达到预防或缓解神经退行性疾病的疗效。从心血管系统到神经系统，阿司匹林的功效在不断被发掘。

1994年鹿特丹科学家Henk C. S. Wallenburg实验证明阿司匹林可能帮助治疗孕妇的先兆子痫综合征。先兆子痫患者胎盘组织和血小板比正常妊娠者全盛显著增多的血栓烷2(TXA_2)，而胎盘、脐带及尿中排出前列腺素2(PGI_2)代谢物则减少，正常的PGI_2/TXA_2平衡被破坏。因此用小剂量阿司匹林恢复此平衡，有望预防或治疗该病。

1995年临床研究表明阿司匹林能够降低直结肠癌的发生率和病死率。阿司匹林的作用范围正在一步步扩大。

2006年Hae Young Chung提出大鼠模型中低剂量摄取阿司匹林延缓衰老的可能分子机制。多项研究数据证实了阿司匹林在多种组织细胞中抑制环氧酶COX-2以及细胞活性氧水平。另外阿司匹林通过抑制NF-κB的上下游信号通路从而实现抗炎抗氧化活性，这可能是阿司匹林在机体中广泛作用的主要分子机制[76]。这一结果为阿司匹林应用于临床实现延缓人类衰老提供了理论依据。

2013年中国科学院昆明植物研究所罗怀容研究组发现阿司匹林抗线虫衰老及其新作用机制。研究发现，阿司匹林能够延长野生型线虫寿命达14.5%，阿司匹林通过激活节食类似的线虫长寿信号通路延长线虫寿命。在此作用过程中，阿司匹林通过增加AMP：ATP的比率和激活LKB1来激活AMPK，而AMPK的激活又会激活DAF-16诱导其下游基因的表达，最终达到延长线虫寿命的目的。阿司匹林作为“神丹妙药”的地位越加突出。

人们对阿司匹林的研究从未止步。随着癌症对人类的巨大威胁，目前越来越多的研究者将目光投向阿司匹林对肿瘤的预防与治疗的应用之中。

2012年美国哈佛医学院联合日本熊本大学的研究者发表在著名的《新英格兰杂志》(*the New England Journal of Medicine*)的研究表明，阿司匹林可以降低遗传性结直肠癌基因*PIK3CA*携带者发病和死亡的风险[77]。这为阿司匹林应用于直结肠癌患者个性化治疗提供了研究基础。

另外，2015年来自英国弗朗西斯克里克研究所(the Francis Crick Institute)的研究人员发表在《细胞》(*Cell*)杂志的研究表明，皮肤癌、乳腺癌和大肠癌细胞会产生大量的前列腺素E_2(PGE_2)，这一分子具有减弱机体对病变细胞的免疫应答，帮助肿瘤细胞逃逸免疫监控的功能。而阿司匹林作为环氧酶抑制剂，能够抑制前列腺素的合成，重新唤醒免疫系统对肿瘤病变细胞的监视效果[87]。研究人员使用阿司匹林与免疫疗法相结合的治疗，相较于单独使用免疫疗法，能够大大抑制小鼠体内大肠癌或黑色素瘤的生长。以上研究体现出阿司匹林通过调控细胞免疫，在肿瘤防治中发挥着独特的功效。

自被发现以来，阿司匹林从最初的镇痛、解热、抗炎抗风湿作用，到抗血小板聚集，从川崎病、糖尿病、阿尔茨海默病及肿瘤，再到预防老年性白内障及衰老相关的心脑血管疾病发生，该药已为人类健康贡献出了巨大的力量。

三、对阿司匹林的认识与开发

阿司匹林是世界上应用最广泛的药物之一，几乎每个成年人都能说出阿司匹林的一两种功效。自1899年问世至今，已有110余年的历史。阿司匹林凭借着可靠的疗效和不断开发出来的新用途，与青霉素、地西泮被誉为世界医药史上三大经典药物。

阿司匹林拥有很多神奇功效，除了用于治疗感冒、发热、头痛、牙痛、关节痛、风湿病，还能抑制血小板聚集，用于预防和治疗缺血性心脏病、心绞痛、心肺梗死等，长期规律地使用还可以降低胃肠道肿瘤的发生率[78,79]。现代研究表明，阿司匹林在防治心、脑血管等疾病方面有着良好的效果，特别是在抑制手术后血栓的形成、心肌梗死和抑制血小板凝固等方面，已经成为必不可少的常用药。因此，世界各国的医生都建议，心、脑血管疾病患者应每日服用少量的阿司匹林。

当然，任何一种药物都避免不了副作用。阿司匹林在发挥广泛治疗作用的同时，也同样面临着这一问题。据报道，长期或大量服用阿司匹林后或多或少有反酸、食欲差、腹胀、腹痛等症状，由于阿司匹林会抑制一些保护胃黏膜的激素的合成，严重时会引起胃黏膜糜烂，导致上消化道出血[80]。服用阿司匹林出现的不良反应以消化道系统为主，以上消化道损伤更为常见，胃部不适、胀气、消化不良、胃部灼烧感、恶心、呕吐等，都是常见的表现。其他可能出现的不良反应如颅内、颅外出血，是十分罕见的。还有例如皮疹、哮喘、Reye(瑞夷)综合征、水杨酸反应、听力损害、肝脏毒性以及肾损害等各系统损害等不良反应[78]。

为改善阿司匹林的副作用，科学家对其进行了一系列的结构改造。赖氨匹林(aspirin/ lysine)为阿司匹林与赖氨酸的复盐(图 12-24)。系非甾体抗炎药，在体内可分解为赖氨酸和阿司匹林，阿司匹林具有解热、镇痛、抗炎、抗血小板聚集作用。与阿司匹林相比，赖氨匹林具有易溶、对胃肠道刺激小的特点[81]。贝诺酯(benorilate)为阿司匹林与扑热息痛的酯化产物，系一新型的消炎、解热、镇痛、治疗风湿病的药物(图 12-25)。不良反应较阿司匹林小，患者易于耐受。口服后在胃肠道不被水解，易吸收并迅速在血中达到有效浓度。主要用于类风湿关节炎、急慢性风湿性关节炎、风湿痛、感冒发热、头痛、手术后疼痛、神经痛等[82]。二氟尼柳(diflunisal)是指在乙酰水杨酸的5位上引入含氟取代基，能明显增强消炎镇痛作用，且胃肠道刺激小，如二氟尼柳(图 12-26)，又名 5-(2,4-二氟苯基)水杨酸。对轻度和中度疼痛具有止痛作用，能够缓解关节炎、类风湿关节炎等引起的疼痛，用法类似于阿司匹林，作用时间长[83]。

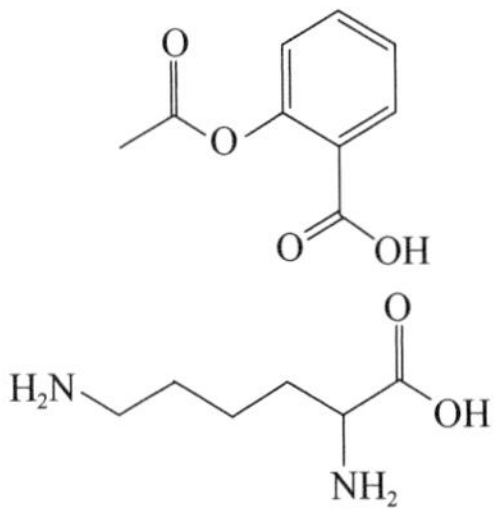

图 12-24 赖氨匹林

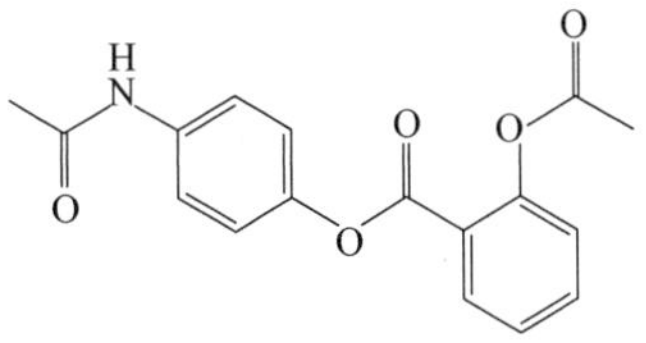

图 12-25 贝诺酯

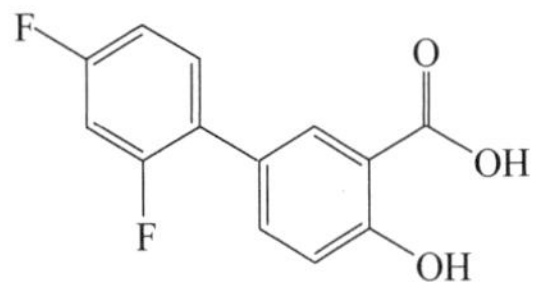

图 12-26 二氟尼柳

美国新泽西州罗格斯大学的两位研究人员利用药物聚合化工艺开发出一种前所未闻的阿司匹林新型衍生物——聚阿司匹林。该新型药物是由100个水杨酸分子经特殊工艺聚合而成。它像塑料之类高分子聚合物一样具有弹性，并可直接打片(无须赋形剂)或加工成其他各种制剂。聚阿司匹林的诞生解决了阿司匹林对胃黏膜的副作用。因为它在酸性环境(胃液)中不会分解,只有在碱性环境(如肠道溶液)中聚阿司匹林分子才能发生“解聚反应”,并自动成为单个水杨酸分子,从而发挥解热镇痛等药理作用。聚阿司匹林的问世将使阿司匹林的用途发生突破性变化。聚阿司匹林可加工成任何一种口服制剂如片剂、胶囊、含服片、口香糖(或糖锭剂)以及口服液和糖浆剂等,无论成人或儿童口服聚阿司匹林制剂均不会引起胃出血,因为它在口腔或胃中均十分稳定,不会分解[84]。

第九节
其　他

一、天然植物中的多糖类

多糖类化合物一般具有调节免疫功能的生物活性,活性成分为多糖类化合物的生药有香菇、人参、灵芝、刺五加、黄芪(中药)、猪苓(中药)等。例:香菇多糖具有抗病毒、抑制肿瘤生长、调节免疫功能和刺激干扰素形成等作用。人参多糖、刺五加多糖、黄芪多糖等均可增强免疫。灵芝多糖具有抗肿瘤作用、免疫调节作用、降血糖作用、降血脂作用、抗氧化作用和延缓衰老作用。猪苓多糖具有抗肿瘤的作用。

二、天然植物中的苷类

苷类化合物根据其苷元的结构类型分为氰苷、酚苷、醇苷、蒽苷等,具有多种生物活性。以苷类化合物为主要活性成分的生药有银中杨落叶、牡丹皮(中药)、天麻(中药)、白头翁(中药)、苦杏、苦扁桃等。例:银中杨落叶的主要活性成分为白杨苷,具有解热利尿的作用。牡丹皮(中药)的主要活性成分为丹皮酚,具有抗炎镇痛的作用。天麻(中药)的主要活性成分为天麻苷,具有镇静的作用。景天科植物红景天、杜鹃花科植物越橘的叶等的主要活性成分为毛柳苷,具有解热镇痛作用,本品是拟胆碱剂,还是一种较强的抗氧化剂。白头翁(中药)的主要活性成分为白头翁素,具有抗菌的作用。芥子(中药)的主要活性成分为芥子苷,水解后具有止痛、消炎的功效。苦杏、苦扁桃、桃、油桃、枇杷、李子、苹果、黑樱桃等果仁和叶子中的主要活性成分为苦杏仁苷,可特异性地抑制阿脲(四氧嘧啶)所致的血糖升高,还具有抗凝血作用等。芦荟(中药)的主要活性成分为芦荟苷(芦荟素),具有增强免疫功能、抗肿瘤、排毒通便、抗菌、抗胃损伤及保肝和保护皮肤等功效。

三、天然植物中的醌类

醌类化合物的生物活性是多方面的,以醌类化合物为主要活性成分的生药有大黄(中药)、番泻叶(中药)、茜草(中药)、丹参(中药)等。例:番泻叶中的番泻苷类化合物具有致泻作用。大黄中游离的羟基蒽醌类化合物具有抗菌作用;大黄酸具有抗肿瘤、抗炎及抗菌作用。茜草中的茜草素类成分具有止血作用。丹参中丹参醌类具有扩张冠状动脉的作用,用于治疗冠心病、心肌梗死等。芦荟中的芦荟大黄素具有保肝作用。

四、天然植物中的黄酮类

黄酮类化合物中有药用价值的化合物很多,这些化合物用于防治心脑血管疾病,如能降低血管的脆性，改善血管的通透性、降低血脂和胆固醇，防治老年高血压、脑溢血、冠状动脉粥样硬化性心脏病（简称"冠心病"）、心绞痛，扩张冠状血管，增加冠状动脉流量。许多黄酮类成分具有止咳、祛痰、平喘及抗菌的活性，同时具有护肝、解肝毒、抗真菌、治疗急慢性肝炎、肝硬化及抗自由基和抗氧化作用。除此之外，黄酮类化合物还具有与植物雌激素相同的作用。以黄酮类化合物为主要活性成分的生药有银杏叶、甘草（中药）、黄芩（中药）、大豆、葛根、三叶草、苜蓿等。例：银杏叶中的银杏双黄酮用于治疗冠心病、心绞痛、脑动脉硬化、阿尔茨海默病、高血压等病。壳斗科植物伊比利亚栎皮和叶、小檗科植物红八角莲、金丝桃科植物红旱莲（湖南连翘）全草、夹竹桃科植物红麻叶的主要活性成分为槲皮素，具有较好的祛痰、止咳作用，并有一定的平喘作用，用于治疗慢性支气管炎。此外还有降低血压、增强毛细血管抵抗力、减少毛细血管脆性、降血脂、扩张冠状动脉、增加冠状动脉血流量等作用，对冠心病及高血压患者有辅助治疗作用。豆科植物葛及野葛的根的主要活性成分为葛根素，具有退热、镇静和使冠状动脉血流量增加的作用，对垂体后叶素引起的急性心肌出血有保护作用，临床上用于冠心病心绞痛、高血压。芸香科植物芸香全草、豆科植物槐果实（槐角）、金丝桃科植物红旱莲全草、鼠李科植物光枝勾儿茶、大戟科植物野梧桐叶、蓼科植物荞麦籽苗的主要活性成分为芦丁，具有维生素 P 样作用和抗炎作用。蔷薇科植物山楂的成熟果实中的山楂黄酮，具有降血脂及胆固醇的作用。姜科植物山柰的根茎、茶叶、椰菜、巫榛子、蜂胶、柚子以及其他绿色植物的主要活性成分为山柰酚，具有防癌、抗癌、抗炎、抗氧化、抗菌、抗病毒等多种功效。甘草（中药）中的异甘草苷，具有抗溃疡、抗艾滋病病毒的作用。大豆、葛根、三叶草、苜蓿等豆科的牧草和谷物的主要活性成分为大豆黄素，具有解除平滑肌痉挛的作用。黄芩（中药）中的黄芩苷，具有抑菌、利尿、抗炎、降胆固醇、抗血栓形成、缓解哮喘、泻火解毒、止血、安胎、抗变态反应及解痉等作用。菊科植物水飞蓟的干燥果实中的水飞蓟宾，具有保肝作用，用于治疗急慢性肝炎和肝硬化及多种中毒性肝损伤。

五、天然植物中的皂苷类

皂苷类化合物是苷元为三萜或螺旋甾烷类化合物的一类糖苷，主要分布于陆地高等植物中，也少量存在于海星和海参等海洋生物中。许多中草药如人参、远志、桔梗、甘草、知母和柴胡等的主要有效成分都含有皂苷。皂苷类化合物具有抗菌的活性或解热、镇静、抗癌等生物活性。例：木犀科植物齐墩果的叶、女贞果实，龙胆科植物青叶胆全草、川西獐牙菜，伞形科植物大星芹的叶和根，五加科植物楤木的根皮及茎皮，葫芦科植物大籽雪胆、可爱雪胆、中华雪胆（金龟莲、罗锅底）块根中的齐墩果酸，为广谱抗菌药，临床上用于治疗支气管炎、肺炎、急性扁桃体炎、牙周炎、菌痢、急性肠胃炎、泌尿系统感染。唇形科植物夏枯草的全草、冬青科铁冬青叶等的主要活性成分为熊果酸，具有镇静、抗炎、抗菌、抗糖尿病、抗溃疡、降低血糖等多种生物学效应。羽扇豆、草莓、杧果、葡萄、橄榄等水果之中的羽扇豆醇，在动物实验中有抗氧化、抗炎症、促进皮肤愈合等作用。蒲桃树叶、白桦树皮、酸枣仁（中药）的主要活性成分为白桦醇、白桦酸，其中白桦醇具有消炎、抗病毒、抑制头发纤维中蛋白质溶解、改善受损头发光泽、促进头发生长等活性；白桦酸可以选择性地杀死人类黑色素瘤细胞，对 HIV－1 型感染有抑制作用，对脑瘤、神经外胚层瘤、白血病等恶性肿瘤细胞也有抑制作用。人参中的人参皂苷具滋补强壮、大补元气作用，并对某些病理状态的机体起双向调节作用或称适应原样作用。桔梗、远志、紫菀等中药中的皂苷类成分具祛痰止咳的功效，常用作祛痰药。桑寄生、接骨木中的皂苷具祛风湿作用。

六、天然植物中的强心苷类

强心苷是一类具选择性强心作用的药物，临床上主要用于治疗心功能不全，临床上常用的有洋地黄苷、地高辛、去乙酰毛花苷丙和毒毛旋花子苷 K。玄参科植物洋地黄叶的主要有效成分为地高辛、西地兰、毛地黄毒苷，临床上地高辛用于治疗心力衰竭、心房纤维颤动等。

七、天然植物中的生物碱类

生物碱存在于自然界中的一类含氮的碱性有机化合物，有似碱的性质，具有显著的生物活性，是中草药中重要的有效成分之一。许多中草药如麻黄、益母草、槟榔、苦参、黄连等的主要有效成分都含有生物碱。例：麻黄(中药)中的麻黄碱，为拟肾上腺素药，能兴奋交感神经，药效较肾上腺素持久，能松弛支气管平滑肌、收缩血管，有显著的中枢兴奋作用。临床主要用于治疗支气管哮喘和预防哮喘发作。对严重支气管哮喘治疗效果不及肾上腺素，但用于鼻黏膜充血和鼻塞时，治疗效果好于肾上腺素。益母草(中药)、唇形科植物细叶益母草的叶，或益母草、艾蒿益母草全草的主要有效成分为益母草碱，具有活血化瘀、利水消肿的作用。百合科植物秋水仙、山慈菇的主要有效成分为秋水仙碱，能抑制细胞有丝分裂、抑制癌细胞的增长，临床上用来治疗癌症、痛风等病。古柯叶及颠茄、毛曼陀罗、曼陀罗(jimson杂草)等茄科植物的主要有效成分为红古豆碱，具有中枢镇静作用和外周抗胆碱作用，其活性较阿托品弱，但抑制胃肠道蠕动和胃液分泌的作用相对较强。存在于烟叶之中，也存在于番茄、枸杞子等多种茄科植物的果实之中的烟碱(尼古丁)，是 N 胆碱受体激动药的代表，对 N1 和 N2 受体及中枢神经系统均有作用，无临床应用价值。槟榔(中药)中的槟榔碱，具有拟胆碱作用，并具有像烟碱的作用，在医疗上用于治疗青光眼，用作驱绦虫药等。苦参(中药)及豆科植物苦参的干燥根、植株、果实，苦豆子果实，山豆根及山豆根地上部分的主要有效成分为苦参碱，具有利尿、抗病毒、抗肿瘤与抗过敏等作用。茜草科植物金鸡纳树及其同属植物树皮的主要有效成分为奎宁，是一种重要的抗疟药，对恶性疟的红细胞内型疟原虫有抑制其繁殖或将其杀灭的作用。珙桐科植物喜树的根、皮、果实中的喜树碱，对多种动物肿瘤有抑制作用，与常用抗肿瘤药物无交叉耐药。存在于黄连(中药)，普遍存在于小檗科、罂粟科、毛茛科、芸香科和防己科等植物中的小檗碱，具有抗菌、消炎的作用，抗菌谱广，用于治疗胃肠炎、细菌性痢疾等肠道感染、眼结膜炎、化脓性中耳炎等，近来还发现本品有阻断 α 受体，抗心律失常作用。鸦片中的吗啡是临床上常用的麻醉剂，有极强的镇痛作用。从茄科植物颠茄、曼陀罗或莨菪等提取的消旋莨菪碱——阿托品，为抗胆碱药，及 M 受体阻断剂，适用于缓解内脏绞痛：包括胃肠痉挛引起的疼痛、肾绞痛、胆绞痛、胃及十二指肠溃疡，也可用于窦性心动过缓、房室传导阻滞。存在于石蒜科植物石蒜茎、水仙及葱全草、文殊兰茎及根、沃氏雪花莲、君子兰根茎中的石蒜碱，有强力的催吐作用，可作为吐根碱代用品，还有祛痰作用。毒扁豆中的毒扁豆碱，为抗胆碱酯酶药，临床上主要有缩瞳、降低眼压作用。存在于防己科植物青藤的根和茎、蝙蝠葛叶等中的青藤碱，具有镇痛、镇咳、局部麻醉、降压、抗炎等作用，并可释放组胺，抑制平滑肌活动，临床用于治疗各种急慢性关节炎、风湿及类风湿性关节炎、骨关节炎、滑膜炎、肩周炎、老年性腰腿痛、软组织损伤、各种神经性疼痛等。常山(中药)中的常山碱，对间日疟或恶性疟疾有疗效。存在于夹竹桃科多种植物中的利血平，能降低血压和减慢心率，作用缓慢、温和而持久，对中枢神经系统有持久的安定作用，是一种很好的镇静药。存在于夹竹桃科植物长春花中的长春碱、长春新碱，具有良好的抗肿瘤作用。黑麦麦角菌中的麦角新碱，用于引起子宫收缩来治疗阴道产后出血。存在于马钱子(中药)、马钱子科植物马钱(番木鳖)种子、吕宋豆种子中的士的宁，能选择性兴奋脊髓，增强骨骼肌的紧张度，临床用于轻瘫或弱视的治疗。存在于茄科植物天仙子(莨菪)种子、颠茄、曼陀罗花、唐古特马尿泡(矮莨菪)根中的莨菪碱，为副交感神经抑制剂，药理作用似阿托品，但毒性较大，临床应用较少；莨菪碱还有止痛、解痉功能，对坐骨神经痛有较好疗效，有时也用于治疗癫痫、晕船等。茄科植物天仙子、曼陀罗等中的东莨菪碱，用于阻断副交感神经，也可用作中枢神经系统抑制剂。它的作用类似颠茄碱，但作用较强且较短暂。临床用的一般是它的氢溴酸盐，可用于麻醉镇痛、止咳、平喘，对动晕症有效，也可用于控制帕金森病的僵硬和震颤。古柯叶中的古柯碱，在医疗中被用作局部麻醉药或血管收缩剂。毛果芸香叶中的毛果芸香碱，用于治疗原发性青光眼，包括开角型与闭角型青光眼。存在于茶叶、咖啡和可可中的咖啡碱(咖啡因)，是一种中枢神经的兴奋剂，具有提神的作用，临床上用于治疗神经衰弱和昏迷复苏。茶叶中的茶碱具有抗哮喘、抗炎作用，还有舒张冠状动脉、外周血管、胆管，增加心肌收缩力和微弱的利尿作用。存在于百合科藜芦属和喷嚏草属植物中的藜芦碱，有极度局部刺激作用，特别是对黏膜组织，为降血压药，也具有强心兴奋子宫的作用，能提高有机磷中毒的治疗效果，毒性很大，需在监控下使用。存在于猕猴桃科植物木天蓼枝叶、猕猴桃果实、软枣猕猴桃全草、败酱科植物缬草根茎中的猕猴桃碱，具有镇静、降压、促唾液分泌作用。石斛(中药)中的石斛碱，具有升高血糖、降低血压、减弱心收缩力、抑制呼吸以及弱的退热止痛作用。存在于川乌、草乌、附子等植物中的乌头碱，主要使迷走神经兴奋，对周围神经有损害作用。存在于益母草的叶、四川清风藤的根、拓木的根、水苏块茎、刺山柑的根、苜蓿的全草中的水苏碱，具有活血调经、利尿消肿、收缩子宫的作用。存在于胡椒科植物胡椒的干燥近成熟或成熟果实中的胡椒碱，是一种广谱抗惊厥药。大戟科植物一叶萩的根和叶中的一叶萩碱，临床上主要用于治疗脊髓灰质炎后遗症和面神经麻痹。来源于豆科植物苦豆草种子、苦参种子、披针叶黄花全草、高山黄花地上部分、野决明地上部分、紫藤种子、金雀花、鹰爪豆、互生叶野决明、小叶野决明等植物中的金雀花碱，为一种抗心律失常药，临床上用于治疗心动过速。存在于三尖杉科植物三尖杉或其同属植物中的三尖杉酯碱，能抑制真核细胞内蛋白质的合成，使多聚核糖体解聚，是干扰蛋白质合成功能的抗癌药物。临床用于治疗急性早幼粒细胞白血病、急性单核细胞性白血病、急性粒细胞性白血病及恶性淋巴瘤等。存在于茜草科植物吐根、五加科植物洋常春藤中的吐根碱，可用于治疗急性阿米巴病，也用于治肺吸虫病。存在于防已科植物粉防已的根、盾状轮环藤的根、唐松草人字果的根和根茎、防已科植物粉防已的根中的防已诺林碱，具有抗炎、镇痛、降压、抗肿瘤、抗血小板聚集作用。临床上用于主治风湿病、关节痛、神经痛等症。

八、天然植物中的香豆素

香豆素类化合物是一种具有很强的药理活性及生物活性的天然产物。具有抗凝血、抗肿瘤、抗病毒，增强自身免疫能力、抗细胞增生、抗菌、抗艾滋病、抗疲劳及钙拮抗性等功效。其中具有药用价值的香豆素类化合物有奥斯脑、滨蒿内酯。奥斯脑为蛇床子、毛当归的主要活性成分，具有抑制乙型病毒性肝炎表面抗原的药理活性。滨蒿内酯存在于菊科植物茵陈蒿的茎和叶、滨蒿的花和种子中，具有显著的降压作用及利胆、抗炎、镇痛、降血脂、平喘、抗凝等作用，临床用于治疗心绞痛、心律失常、支气管哮喘等疾病。

九、天然植物中的萜类和挥发油类

萜类化合物种类繁多，结构复杂，性质各异，因而具有多方面的生物活性，其中不少的化合物是常见的一些中药中的有效成分，具有较为重要的生物活性。例：存在于芸香科植物九里香叶、唇形科植物香青兰全草、石蒜科植物水仙、柏科植物杜松球果、蔷薇科植物玫瑰鲜花、桃金娘科植物柠檬桉叶、伞形科植物胡萝卜种子、牻牛儿苗科香叶天竺葵全草中的香茅醇,具有抑制金黄色葡萄球菌及伤寒杆菌活性。柠檬烯广泛存在于天然的植物精油中,其中主要含右旋体的有蜜柑油、柠檬油、香橙油、樟脑白油等;含左旋体的有薄荷油等;含消旋体的有橙花油、杉油和樟脑白油等,具有良好的镇咳、祛痰、抑菌作用,复方柠檬烯在临床上可用于利胆、溶石、促进消化液分泌和排除肠内积气。唇形科植物薄荷全草、金钱草全草、尖紫苏叶中的薄荷醇,具有止痒、止痛、防腐、刺激、麻醉、清凉和抗炎作用,可治头痛、神经痛、瘙痒及呼吸道炎症、萎缩性鼻炎、声哑等。茜草科植物栀子的干燥成熟果实(中药)中的栀子苷(京尼平苷),是用于治疗心脑血管、肝胆等疾病及糖尿病的原料药物。地黄(中药)中的梓醇,具有抗癌、神经保护、抗炎、利尿、降血糖及抗肝炎病毒等作用。杜仲、车前草、地黄等中药中的桃叶珊瑚苷,具有清湿热、利小便、镇痛、降压、保肝护肝、抗肿瘤等作用。存在于龙胆科植物条叶龙胆、龙胆、三花龙胆或坚龙胆的干燥根及根茎中的龙胆苦苷,具有利胆、抗炎、健胃、降压等作用。龙胆科植物斜茎獐牙菜中的当药苦苷(獐牙菜苦苷、獐牙菜苦素),主要适用于胃肠痉挛、胃肠炎、肠蛔虫症、胆道蛔虫症、胆囊炎、胆石症及其他胆道疾患引起的疼痛。存在于菊科植物母菊全草和花、半日花科植物树脂半日花的叶等植物中的没药醇,具有抗菌抗炎、抗微生物、抗消化等作用。香附(中药)中的α-香附酮具有理气止痛的作用。存在于菊科植物蛔蒿或艾属植物的未开花蕾中的α-山道年、β-山道年具有驱蛔作用。存在于青蒿(中药)、菊科蒿属植物中的青蒿素,是治疗疟疾耐药性效果最好的药物。其他作用包括:抗肿瘤、治疗肺动脉高压、抗糖尿病、抗真菌、免疫调节等。存在于裸子植物红豆杉的树皮中的紫杉醇,临床上已经广泛用于乳腺癌、卵巢癌和部分头颈癌和肺癌的治疗。银杏叶中的银杏内酯具有扩血管作用,还有抗炎、镇痛、抗自由基、降血脂、抗肿瘤等作用,是迄今为止自然界存在的生理活性最强的血小板活化因子(PAF)拮抗剂。存在于薄荷(中药)、唇形科植物薄荷或家薄荷的鲜茎叶中的薄荷油具有疏风、清热的功效。

十、天然植物中的木脂素

木脂素存在于植物中,属于一种植物雌激素,具有清除体内自由基,抗氧化的作用。木脂素能结合雌激素受体,并干扰癌促效应。因此,可能对乳腺癌、前列腺癌和结肠癌等有防治作用。例:存在于木兰科植物红花五味的干燥成熟果实(中药)中的五味子酚,具有保肝降酶及诱导肝脏药酶的作用。存在于木兰科落叶乔木植物厚朴或凹叶厚朴的干燥干皮、根皮及枝皮(中药)中的厚朴酚、和厚朴酚,具有明显与持久的中枢性肌肉松弛及中枢神经抑制作用,有抗炎、抗菌、抗病原微生物、抗溃疡、抗氧化、抗肿瘤、抑制吗啡戒断反应、抑制血小板聚集等药理作用,用于治疗急性肠炎、细菌性或阿米巴痢疾、慢性胃炎等。

十一、天然植物中的其他类

(1) 左旋巴多:提取自一年生缠绕性草本植物藜豆。藜豆提取物左旋多巴为拟多巴胺类抗帕金森病药。左旋多巴为体内合成多巴胺的前体物质,本身并无药理活性,通过血脑屏障进入中枢,经多巴脱羧酶作用转化成多巴胺而发挥药理作用,改善帕金森病症状。由于本品可以增加脑内多巴胺及去甲肾上腺素等神经递质,还可以提高大脑对氨的耐受,而用于治疗肝性脑病,改善中枢功能,使患者清醒,症状改善。

(2) 贯叶金丝桃素：为贯叶连翘提取物中抗抑郁的主要成分。贯叶连翘，又名圣约翰草，是传统中药材之一，圣约翰草在德国用于抗抑郁症已有几百年的历史。5-羟色胺最早是从血清中发现的，又名血清素，广泛存在于哺乳动物组织中，特别在大脑皮质层及神经突触内含量很高，它也是一种抑制性神经递质。抗抑郁药如盐酸氟西汀就是通过提高脑内5-羟色胺水平而起作用的。贯叶连翘提取物对轻度和中度抑郁症患者和相应动物模型都有很好疗效，最新药理学研究表明，贯叶金丝桃素是神经递质5-羟色胺、多巴胺(DA)、去甲肾上腺素(NE)的非竞争性重吸收抑制剂，贯叶金丝桃素还可以抑制突触体对γ氨基丁酸(GABA)和L-谷氨酸(L-glu)的重吸收，研究表明贯叶金丝桃素很可能是通过提高突触体细胞内钠离子浓度或通过降低突触体内突触小泡的跨膜pH梯度，从而实现抗抑郁的作用。

(3) 没食子酸：存在于蓼科掌叶大黄的根茎、桃金娘科大叶桉的干叶、山茱萸科山茱萸的果实、千屈菜科千屈菜的花、马桑科马桑的叶、胡桃科化香树的木材、大戟科乌桕的种子、石榴科石榴的果皮、豆科阿拉伯相思树的果实、漆树科西西里漆树的叶、蔷薇科月季花等中，具有抗菌、抗病毒、抗肿瘤的作用。

(4) 儿茶素：存在于茶叶中，具有抗肿瘤、抗氧化、抗细菌以及保护心脑器官等多种药理作用。

(5) 水杨酸：存在于柳树皮、白珠树叶及甜桦树中，具有抗真菌、止痒、治癣、溶解角质等作用，用于制备阿司匹林、水杨酸钠、水杨酰胺、止痛灵、水杨酸苯酯、血防-67等药物。

(6) 肉桂酸：从肉桂皮或安息香中分离而得，可用于合成治疗冠心病的重要药物乳酸心可定和心痛平，及合成氯苯氨丁酸和肉桂苯哌嗪，用来生产“心可安”，局部麻醉剂、杀菌剂、止血药等。

(7) 绿原酸：存在于杜仲科植物杜仲的叶，忍冬科植物忍冬、红腺忍冬、山银花或毛花柱忍冬的干燥花蕾或带初开的花，蔷薇科植物英国山楂的果实，千屈菜科植物千屈菜花，无患子科植物坡柳，水龙骨科植物欧亚水龙骨根茎，马鞭草科植物假败酱根，十字花科植物卷心菜茎和叶，蓼科植物萹蓄全草，茜草科植物蓬子菜全草，忍冬科植物蒴藋全草，旋花科植物红薯的叶，茜草科植物小果咖啡、中果咖啡及大果咖啡的种子，菊科植物牛蒡的叶和根，具有抗菌、利胆、升高白细胞的作用。

(8) 土槿皮酸：存在于土槿皮中，具有抗真菌的作用。

(9) 天花粉蛋白：存在于葫芦科植物栝楼的新鲜根(中药天花粉)中，具有引产作用。

※ 小结与讨论

从金鸡纳到氯喹、从青蒿到青蒿素，生动诠释了从传统医药中汲取智慧和启发，化古老为神奇，从中开发出源于传统医学的现代药物，用于人类面临的各种复杂性疾病的治疗。从医学学科的角度而言，这种艰辛中却不断迎来辉煌的历程，一方面是一个传统向现代、本草向科学的进化过程，另一方面也是一个现代向传统、科学向经验回归和学习的过程。类似于金鸡纳到氯喹、从青蒿到青蒿素，本文也概述了从洋金花到抗胆碱能药物、从黄连到小檗碱、洋地黄到地高辛、从古柯叶到普鲁卡因、从山羊豆到二甲双胍、从狗爪豆到左旋多巴、从八角茴香到奥司他韦、从柳树到阿司匹林的进化升级过程，这些从传统药物中汲取灵感和智慧，进而更新换代成为人类抗争疾病的利器的过程和成果，从某种程度而言，预示着传统医药与现代医药之间的密切关系以及未来医药研发的一个重要思路和方向。传统与现代的兼容和创新，能够更好地展现出人类医学文明的综合优势。同时也说明，传统医学，包括传统药物，是一座巨大的宝库，其中沉睡的古老智慧，有待于运用现代科技和现代医学的方法，去进行有针对性地挖掘，进而产生原创性的重大成果，推动人类医学文明的进步，造福全人类的健康福祉。当然，尽管所列举的从山羊豆到二甲双胍、从狗爪豆到左旋多巴、从八角茴香到奥司他韦开发的过程相对较为特殊，但从某种意义上也能说明天然的植物是人类开发新药的宝库。

参考文献

[1] 蒋宝安，屈斌，郑辉，等. 支气管哮喘的发病机制及药物治疗研究进展[J]. 中国当代医药，2015，22(13)：35－37.

[2] 陈辉龙，熊维宁，徐永健. 支气管哮喘治疗新药的开发及临床应用[J]. 世界临床药物，2014，35(6)：44－47.

[3] 国家药典委员会. 中华人民共和国药典：一部[S]. 北京：中国医药科技出版社，2015.

[4] 井佳楠，吕邵娃，王秋红，等. 洋金花化学成分和药理作用及临床应用研究进展[J]. 中草药，2016，47(19)：3513－3521.

[5] 肖培根，刘昌孝. 国外药用植物的研究[J]. 生产和需求概况中草药，1983，14(6)：40－44.

[6] Pate DW, Averett JE. Flavonoids of *Datura*[J]. Biochem Syst Ecol, 1986, 14(6): 647－649.

[7] 刘艳，杨炳友，刘涤航，等. 洋金花中黄酮类化合物研究[J]. 中医药信息，2015，32(3)：1－3.

[8] 李振宇，杨炳友，夏永刚，等. 洋金花中生物碱类成分的分离与鉴定[J]. 中医药学报，2010，38(5)：92－93.

[9] 李伟. 区带毛细管电泳法分离测定洋金花中莨菪烷类生物碱[J]. 分析试验室，2006，25(5)：56－58.

[10] Yang BY, Xia YG, Wang QH, et al. Two new amid alkaloids from the flower of *Datura metel* L. [J]. Fitoterapia, 2010, 81(8): 1003－1005.

[11] 杨宝峰，陈建国. 药理学[M]. 9版. 北京：人民卫生出版社，2018：291－292.

[12] 葛均波，徐永健，王辰. 内科学[M]. 9版. 北京：人民卫生出版社，2019：33.

[13] 李建华. 抗胆碱能药物在支气管哮喘治疗中的价值探讨[J]. 江西医药，2013，34(12)：1161－1162.

[14] 新药述评. 每日新药速递：酒石酸左旋沙丁胺醇吸入气雾剂[EB/OL][2016－11－24]. http://mp. Weixin. Qq. com/s/y3bUIT52d7ms1zajMgllLA.

[15] 植物智[EB/OL][2019－12－19]. http://iplant. cn/info/.

[16] 王林，徐建国. 志贺菌与大肠杆菌进化关系的研究进展[J]. 疾病监测，2005，20(5)：275－277.

[17] 国家中医药管理局中华本草编委会. 中华本草[M]. 上海：上海科学技术出版社，1999：213.

[18] 耿志鹏，郑海杰，张艺，等. RP－HPLC 测定不同产地黄连中6种生物碱的含量[J]. 中国中药杂志，2010，35(19)：2576.

[19] Yang Y, Ye XL, Li XG. Synthesis and antimicrobial activity of 8－alkylberberine derivatives with a long aliphatic chain[J]. Plan-ta Med, 2007(73): 602.

[20] Pereia GC, Branco AF, Matos JA, et al. Mitochondrially targeted effects of berberine on K1735－M2 mouse melanoma cells comparison with direct effects on isolated mitochondrial fractions [J]. J Pharmacol Exp Ther, 2007(323): 636.

[21] Qin Y, Pang J Y, Chen WH. Inhibition of DNA topoisomerase I by nature and synthetic mono and dimeric protoberberine alkaloids[J]. Chem Biodivers, 2007(4): 481.

[22] Zhang WJ, Ou TM, Lu YJ. 9 - substituted berberine derivatives as G-quadruplex stabilizing ligands in telomeric DNA[J]. Bioorg Med Chem, 2007(15): 5493.

[23] Zhou L, Yang Y, Wang X. Berberine stimulates glucose transport through a mechanism distinct from insulin[J]. Metabolism, 2007(56): 405.

[24] 吴柯,杨俊霞,周岐新. 小檗碱对实验性大鼠结肠癌的防治作用与环氧化酶 2 关系的研究[J]. 中国中药杂志,2010,35(20): 2768.

[25] 刘圣,余娜,张小力,等. 小檗碱对早期糖尿病肾病大鼠肾组织 TGF - β1/SnoN 表达失衡及其 Smad 信号通路的调控作用[J]. 中国中药杂志,2012,37(23): 3604.

[26] Bustan JY, Taha MO, Yousef AM, et al. Berberine potently inhibits protein tyrosine phosphatase lB: investigation by docking simulation and experimental validation[J]. J Enzyme Inhib Med Chem, 2006(21): 163.

[27] Bian X, He L, Yang G. Synthesis and antihyperlycemic evaluation of various protoberberine derivatives[J]. Bioorg Med Chem Lett, 2006(16): 1380.

[28] Liang KW, Ting CT, Yin SC. Berberin suppresses MEK/ERK - dependent Egr - 1 signaling pathway and inhibits vascular smooth muscle cell regrowth after in vitro mechanical injury[J]. Biochem Pharmacol, 2006(71): 806.

[29] Lee S, Lim HJ, Park JH, et al. Berberine-induced LDLR up-regulation involves JNK pathway[J]. Biochem Biophys Res Com-mun, 2007, 362: 853.

[30] 魏婷,梁喆,金彦,等. 小檗碱、莲心碱和甲基莲心碱对 HERG 通道表达的影响[J]. 中国中药杂志,2013,38(2): 239.

[31] Yoo KY, Hwang IK, Lim BO, et al. Berberry extractreduces neuronal damage and methyl-*D*-aspartate receptor immunoreactivity in the gerbil hippocampus after transient forebrainiscbemja [J]. Bio Pharm Bull, 2006(29): 623.

[32] 郑颖. 指纹图谱在中药质量中的应用[J]. 中药材,2001,24(10): 762.

[33] Prassas I, Diamandis EP. Novel therapeutic applications of cardiac glycosides [J]. Nat Rev Drug Discov, 2008, 7(11): 926 - 935.

[34] Lin J, Denmeade S, Carducci MA. HIF - 1alpha and calcium signaling as targets for treatment of prostatecancer by cardiac glycosides [J]. Curr Cancer Drug Targets, 2009, 9(7): 881 - 887.

[35] Winnicka K, Bielawski K, Bielawska A, et al. Antiproliferative activity of derivatives of ouabain, digoxin and proscillaridin A in human MCF - 7 and MDA - MB - 231 breast cancer cells[J]. Biol Pharm Bull, 2008, 31(6): 1131 - 1140.

[36] 戴体俊. 麻醉药理学的研究进展及发展前景[J]. 中国药理学与毒理学杂志,2015,29(5): 716 - 719.

[37] Bolen S, Feldman L, Vassy J, et al. Systematic review: comparative effectiveness and safety of oral medications for type 2 diabetes mellitus[J]. Ann Intern Med, 2007, 147(6): 386 - 399.

[38] Sherifali D, Nerenberg K, Pullenayegum E, et al. The effect of oral antidiabetic agents on A1c levels: a systematic review and meta-analysis[J]. Diabetes Care, 2010, 33(8): 1859 - 1864. DOI: 10.2337/dc09 - 1727.

[39] Saenz A, Fernandez, EstebanI, et al. Metformin monotherapy for type 2 diabetes mellitus[J/CD]. Cochrane Database Syst Rev, 2005, (3): CD002966. DOI: 10.1002/14651858.CD002966.pub3.

[40] Ji L, Han P, Wang X, et al. Randomized clinical trial of the safety and efficacy of sitagliptin and metformin coadministered to Chinese patients with type 2 diabetes mellitus[J]. J Diabetes Investig, 2016, 7(5): 727 - 736. DOI: 10.1111/jdi.12511.

[41] Ji L, Li L, Kuang J, et al. Efficacy and safety of fixed-dose combination therapy, alogliptin plus metformin, in Asian patients with type 2 diabetes: a phase 3 trial[J]. Diabetes Obes Metab, 2017, 19(5): 754 - 758. DOI: 10.1111/dom.12875.

[42] Garber AJ, Duncan TG, Goodman AM, et al. Efficacy of metformin in type Ⅱ diabetes: results of a double-blind, placebo-controlled, dose-response trial[J]. Am J Med, 1997, 103(6): 491 - 497.

[43] Ji LN, Pan CY, Lu JM, et al. Efficacy and safety of combination therapy with vildagliptin and metformin versus metformin uptitration in Chinese patients with type 2 diabetes inadequately controlled with metformin monotherapy: a randomized, open-label, prospective study(VISION)[J]. Diabetes Obes Metab, 2016, 18(8): 775 - 782. DOI: 10.1111/dom.12667.

[44] Ji L, Zinman B, Patel S, et al. Efficacy and safety of linagliptin coadministered with low-dose metformin once daily versus high dose metformin twice daily in treatment-naïve patients with type 2 diabetes: a double-blind randomized trial[J]. Adv Ther, 2015, 32(3): 201 - 215. DOI: 10.1007/s12325 - 015 - 0195 - 3.

[45] Kinaan M, Ding H. Metformin: an old drug for the treatment of diabetes but a new drug for the protection of the endothelium[J]. Med Princ Pract, 2015, 24(5): 401 - 415.

[46] Wrbel Mp, Marek B, Kajdaniuk D, et al. Metformin — a new old drug[J]. Endokrynol Pol, 2017, 68(4): 482 - 496.

[47] Patade GR, Marita AR. Metformin: A journey from countryside to the bedside[J]. Journal of Obesity and Metabolic Research, 2014, 1(2): 127.

[48] Patade GR, Marita AR. Metformin: A journey from countryside to the bedside[J]. Journal of Obesity and Metabolic Research, 2014, 1(2): 127.

[49] Bailey CJ. Metformin: historical overview[J]. Diabetologia, 2017, 60(9): 1566 - 1576.

[50] Werner EA, Bell J. CCXIV. The preparation of methylguanidine, and of ββ - dimethylguanidine by the interaction of dicyanodiamide, and methylammonium and dimethylammonium chlorides respectively[J]. Journal of the Chemical Society, 1922(121): 1790 - 1794.

[51] Hesse E, Taubmann G. Die wirkung des biguanids und seiner derivate auf den zuckerstoffwechsel[J]. Naunyn-Schmiedebergs Archiv für experimentelle Pathologie und Pharmakologie, 1929, 142(5 - 6): 290 - 308.

[52] Slotta KH, Tschesche R. Über Biguanide, Ⅱ.: Die blutzucker-senkende wirkung der biguanide [J]. European Journal of Inorganic Chemistry, 1929, 62(6): 1398–1405.

[53] Hilker R, Schweitzer K, Coburger S, et al, Nonlinearprogression of Parkinson disease as determined by serialpositron emission tomographic imaging of striatal fluorodopa F18 activity[J]. Arch Neurol, 2005(62): 378–382.

[54] Ma CL, Su L, Xie JJ, et al. The prevalence and incidence of Parkinson's disease in China: a systematic review and meta–analysis[J]. J Neu Trans, 2014, 121(2): 123–134.

[55] Ray H, Georges F. A genomic approach to nutritional, pharmacological and genetic issues of faba bean(vicia faba): prospects for genetic modifications[J]. GM Crops, 2010, 1(2): 99–106.

[56] Poewe W, Antonini A, Zijlmans J, et al. Levodopa in the treatment of Parkinson's disease: an old drug still going strong[J]. Clinical Interventions in Ageing, 2010(5): 229–238.

[57] 孙绍武. 普拉克索联合左旋多巴对晚期帕金森病患者临床症状及负性情绪的影响[J]. 中国实用神经疾病杂志,2017,20(4): 118–120.

[58] Rascol O, Perez-Lloret S, Ferreira JJ. New treatments or levodopa-induced motor complications [J]. J Movement Disord Soc, 2015, 30(11): 1451–1460.

[59] McKenzie JA, Lindsay J, Spielman L J, et al. Neuroinflammation as a common mechanism associated with the modifiable risk factors for Alzheimer's and Parkinson's diseases[J]. Current Aging Science, 2017, 10(4): 1.

[60] 代丽丽. 国家卫计委回应为何今年流感最凶猛[N]. 新京报,2018–1–10(6).

[61] 李明远,徐志凯. 医学微生物学[M]. 3 版. 北京: 人民卫生出版社,2015: 304–312.

[62] 钟南山. 今冬流感病毒毒株查清楚了[N]. 科技日报,2018–1–15(1).

[63] 凌一揆. 中药学[M]. 上海: 上海科学技术出版社,1991: 178.

[64] 刘寿山. 中药研究文献摘要(1962—1974)[M]. 北京: 科学出版社,1979. 15.

[65] 唐慎微. 经史证类本草[M]. 北京: 人民卫生出版社,1957. 225.

[66] 浙江省中医研究所,湖州中医院. 医方类聚(校点本): 第五分册[M]. 北京: 人民卫生出版社, 1981.

[67] 李时珍. 本草纲目[M]. 北京: 人民卫生出版社,1978: 1636–1678.

[68] 用到中药八角茴香的方剂[EB/ OL]. https:// www. wiki8. com/ bajiaohuixiang_22977/ fangji_1. html.

[69] 杨宝峰,陈建国. 药理学[M]. 3 版. 北京: 人民卫生出版社,2015: 506–508.

[70] Tuna N, Karabay O, Lu Y. Comparison of efficacy and safety of oseltamivir and zanamivir in pandemic influenza treatment[j], Ind J Pharmacol, 2012, 44(6): 780–783.

[71] 王矿磊,杨飞,王博宇,等. 流感病毒神经氨酸酶抑制剂的研究进展[J]. 中国药物化学杂志,2017, 27(3): 245–254.

[72] Dobson J, Whitley RJ, Pocock S. et al. Oseltamivir treatment for influenza in adults: a meta-analysis of randomized controlled trials[J]. The Lancet, 2015, 385(7): 1729–1737.

[73] 王琴,蒋林,温其标. 八角茴香的研究进展[J]. 中国调味品,2005(5): 18–22.

[74] 刘永友,廖晓峰,于荣. 八角茴香中莽草酸的提取工艺研究[J]. 食品研究与开发,2008,29(5): 88－91.

[75] 王达明. 利用野八角提取抗流感药物"达菲"的原料——莽草酸[J]. 云南林业,2009,30(3): 30.

[76] 房志雄. 阿司匹林的百年传奇与疑云[J]. 首都食品与医药,2016,23(17): 56－57.

[77] Kast RE. Aspirin, TNF－alpha, NF－κB, and survival in multiple myeloma: the importance of measuring TNF－alpha [J]. Inflammopharmacology, 2006, 14(5－6): 256－259.

[78] Liao X, Lochhead P, Nishihara R, et al. Aspirin use, tumor PIK3CA mutation, and colorectal-cancer survival. [J]. New England Journal of Medicine, 2012, 367(17): 1596－1606.

[79] Subramaniam K, Karine A, Sibylle E, et al. Effects of common pesticides on prostaglandin D2 (PGD2) inhibition in SC5 mouse sertoli cells, evidence of binding at the COX－2 active site, and implications for endocrine disruption: [J]. Environmental Health Perspectives, 2016, 124(4): 452－459.

[80] 郭之东. 合理使用阿司匹林[J]. 首都食品与医药,2017,24(9): 62－63.

[81] 赵民生. 阿司匹林的临床新用途及不良反应[J]. 社区医学杂志,2006,4(6): 33.

[82] 郑高利,龚维桂,蔡华芳,等. 赖氨匹林的解热、镇痛和抗炎作用[J]. 新药与临床,1997(3): 14－17.

[83] 国家药典委员会. 中华人民共和国药典: 二部[S]. 北京: 中国医药科技出版社,2015.

[84] 国家药典委员会. 中华人民共和国药典: 二部[S]. 北京: 化学工业出版社,2005: 10.

[85] 老树开新花——阿司匹林的新改造[J]. 化工文摘,2001(3): 44.

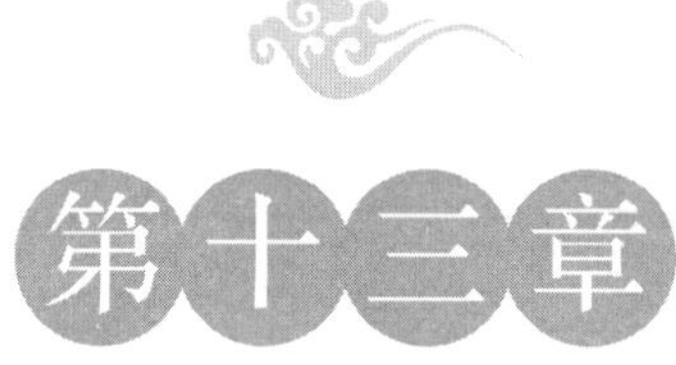

第十三章

中西传统医学学科发展模式与道路的异同比较

《黄帝内经》和《希波克拉底文集》(以下简称《希氏文集》)是公认的中西传统医学经典奠基之作,它们分别孕育于东西方文明的土壤,镌刻着中西方医学的烙印,预示着中西方传统医学不同的发展道路,其智慧的光芒仍将照耀未来医学行进的方向。

医学和人类文明相伴相生,对人体及其生老病死的体察和认识是人类医学萌发的初心。著名的医史学家阿尔图罗·卡斯蒂廖尼说,医学是随着人类痛苦的最初表达和减轻这份痛苦的最初愿望而诞生的[1]。当人类文明的曙光最早出现于西方幼发拉底河、底格里斯河、尼罗河、地中海沿岸区域,以及东方黄河、印度河流域的时候,在这些文明的土壤上便逐渐形成了古巴比伦医学、古埃及医学、古希腊医学、中医学、古印度医学等人类最早的医学形态,也形成了东西方传统医学最初的格局。巫术医学、纯经验医学无疑是当时医学的主要形态,东西方传统医学真正摆脱巫神思想、纯经验主义,从而跨入具有独立的医学学科特质和体系特征的历史时期,都不约而同地集中于公元前5世纪后,其标志就是《黄帝内经》和《希氏文集》的问世。

《黄帝内经》一般认为成书于战国或西汉时期,著者和年代无从确切考证,但以"黄帝""经"之称开宗明义,足见其在中国传统医学的鼻祖地位以及无法与之抗衡的重要性和权威性,其基于阴阳、五行、脏腑、经络等理念建构的中医学基本理论框架,几千年来被视为中医发展的圭臬(图13-1)。

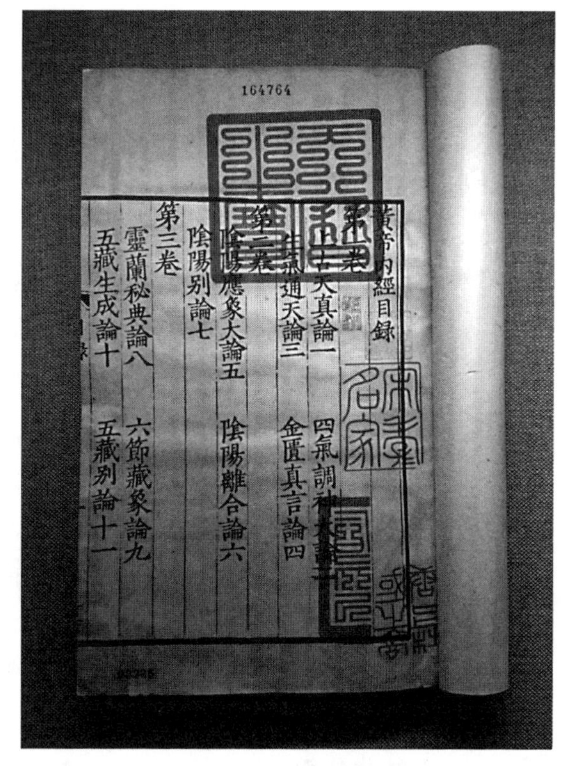

164764

黄帝内經目録

第一卷 上古天真論一 四氣調神大論二

生氣通天論三 金匱真言論四

第二卷 陰陽應象大論五 陰陽離合論六

陰陽別論七

第三卷 靈蘭秘典論八 六節藏象論九

五藏生成論十 五藏別論十一

图 13-1 《黄帝内经》

(上海中医药大学博物馆藏)

《希氏文集》与《黄帝内经》一样,其作者和诞生的时代同样存在着争议,一般认为其成书于希腊古代科学的黄金时代克利伯里时代,是Cos学派代表人物希波克拉底(约前460—前370)及该派系后传弟子所作,被认为是西方传统医学第一次真正摆脱神学巫术和经验医学束缚走上科学道路的划时代之作。其体液学说、希波克拉底誓言、希波克拉底面容等对后世医学范式产生了深远的影响(图13-2)。

两部经典均开创了东西方传统医学的新纪元,

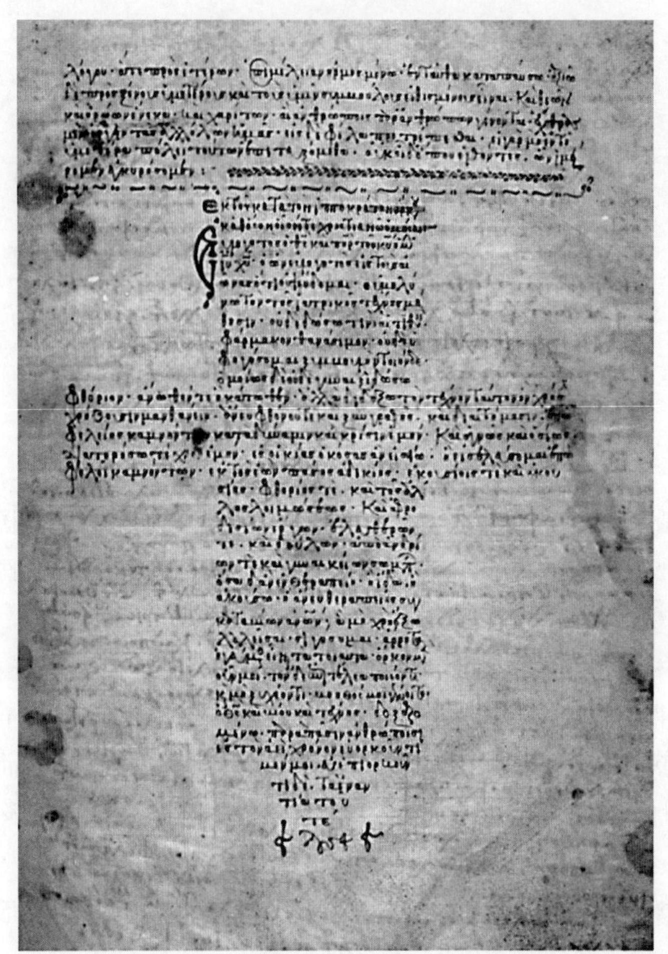

图 13-2　12 世纪拜占庭希波克拉底誓言手稿

(https://en.wikipedia.org/wiki/Hippocrates#/media/File:HippocraticOath.jpg)

奠定了东西方医学发展的深厚根基，也一定程度上蕴涵并预示东西方医学不同的发展道路及未来医学发展的某种趋向。

第一节
经典的基因：中西医学的个性差异

不少人觉得中医神奇又神秘，特别是对于非本专业的国人和外国人，对中医向往的同时更是觉得玄之又玄。同时，不少人觉得西医就是以手术、化疗、放疗、抗生素应用，以及各种靶向治疗、精准治疗，同时兼及耐药性、副作用明显等为特点的医学，而对以体液学说为核心的西方传统医学及其思想内核知之甚少。这些认识代表着社会的一种整体认知倾向，也说明中西医学与生俱来的差异，以及因为文明类型、语言体系、思维方式等不同而带来的认知上似乎是难以跨越的鸿沟，且充分表明在中西医结合渐成医学大势的今天，溯源中西医结合理论基础和架构中西医结合学科体系的重要性。

一、内敛与外向

内敛与外向是中西方文明呈现的整体特征，而任何一门学科的产生发展，都是一定文明形态和文明发展的产物。这种关系在各大文明还未有交流或者规模性的交流之前更加明显。文明的进程决定着科学的发展，同样科学的发展反过来推动文明的进程。不管是《黄帝内经》还是《希氏文集》都是当时中西方文明模塑的结果。

《黄帝内经》是中华文明的集中体现。社会经济方面，受黄河、长江两大流域的滋养，水资源和土地资源的丰沛，使得黄河、长江两大流域很快形成了以农业为主，具有自给自足、安土重迁、相对封闭特点的农耕文明形态。地理环境和对外交流方面，中国东南狭长的海域、西北难以跨越的沙漠戈壁以及更西端由帕米尔高原、天山山脉、喜马拉雅山脉等天然的组合屏障，使得中华民族拥有一个相对封闭且相对稳定的经济社会发展环境，但是也一定程度上造成了中华文明与其他文明的交流融合的程度不够高。纵有一条接连东西方的著名丝绸之路，因为战线太长和路途艰难等原因，这种"点"的交流可能并未带来中华文明"面"上交流的繁盛并触及对中华文明"质"的影响，这一定程度上强化了中华文明的稳定性、保守性以及由此带来的独特性，使得中华文明在很长一段时间内都处于"自信的保守"之中。自《黄帝内经》以来，中医理论体系牢不可破和中医实践的绵延繁盛，无疑都是这种自信与内敛文明特征的体现。

享誉西方的地中海文明则与中华文明相对内敛的特点不同。地中海在亚、欧、非三大洲之间，有一片宛如水槽的海域，有人戏称它为"上帝遗忘在人间的脚盆"。早期的两河流域文明和埃及文明，以克里特岛为代表的爱琴文明，以马耳他为代表的巨石文明，面向海洋的腓尼基人、迦太基人，曾纵横于西亚的赫梯人、波斯人，还有将民主思想留给世人的希腊人和开创了一个地中海时代的罗马人也先后出现在这里。以克里特岛为代表的爱琴文明作为地中海文明的一个重要组成部分，是古希腊文明的起点。爱琴文明，作为一个气候宜人的西方最早的海上贸易中心和丝绸之路的最西端，各种文明特别是周边的"文明圈"及东西方商品在此汇聚，这种文明形态造就了希腊文明外拓的特点。从古希腊医学的诞生来看，其便汲取了两河流域文明、古埃及文明"共同文明圈"的影响，甚至也汲取了通过古丝绸之路输送过来的东方文明的思想。"如果还像数世纪以来那样，认为希腊医学的黄金时代是在希腊本土自生的就错了；希腊医学反映着许多民族的影响，这些民族由于不同的原因，在不同的情况下曾影响了希腊文化，把思想和实际的宝贵遗产传给了希腊。"[2]所以古希腊医学从某种程度看，是富于冒险和智慧的古希腊人兼容并蓄并加以提升的产物。

二、医学与哲学

爱因斯坦曾论述："如果把科学理解为在最普遍和最广泛的形式中对知识的追求，那么，显然，哲学就可以被认为是全部科学研究之母。"作为富集人类探索和认识世界的规律、方法、逻辑和思想的学科，哲学往往被视为传统学科之母。人类的众多学科，都是探索和发展人类知识体系的某一支系和门类的知识总结和实践，均有可能从哲学这个庞大的体系中汲取营养，犹如参天大树撑展开的支系。医学作为研究人体及其与体外世界(宇宙、自然、社会)关系，人类治病防病的理论与实践，其发展无疑受到了哲学的滋养和影响，特别是在医学发展的幼年时期，故我们一直认为"传统医学往往是古典哲学、临床经验和区域性文化等的混合体"[3]。综观中西传统医学都是如此，《希氏文集》深受古希腊朴素自然哲学的影响，《黄帝内经》则深深打上了黄老哲学的烙印。

在中国有着群经之首、大道之源之誉的《易经》，把自然界的发展规律融入于自己创建的预测理论体系，孕育了中国式的先哲智慧，对中华文明产生了重大而又深远的影响，其中对医学的影响更甚。

《易经》表面看是一部占卜、预测之作，而事实上其中却大有摆脱迷信而趋向科学合理的成分。《易经》占卜和完全迷信类的占卜不尽相同，其基本原理是通过数字运算，预测天道。天道就是自然秩序、自然本来的规律，其实就是“自然”本身(非 nature 之自然)，是世界或事物原本初始的样子，自然而然的状态。但是，《易经》中的自然不是静态不动或消极被动的“无为”状态，而是应该辩证地看待和研究。一方面，外在自然(英语中的 nature，即宇宙万物)是变化的，故自然也处于变化之中。另一方面，不管是自然(nature)还是与自然和谐共处的自然状态，都包含着恒常和规律，这种恒常和规律聚焦于一两个字，就是“道”和“阴阳”。故《易经》云：一阴一阳谓之道。《道德经》云：道可道，非常道；名可名，非常名。无，名天地之始；有，名万物之母(《道德经·帛书》)。《黄帝内经》云：“阴阳者，天地之道也，万物之纲纪，变化之父母，生杀之本始，神明之府也，治病必求于本。”《素问·阴阳应象大论》这貌似不可名状的大道，实则为参透宇宙生命的至理。这种一脉相承的“阴阳”之“道”，是中华文化的重要体现，也是中医医道的深刻内涵。

希波克拉底医学学派(以下简称“希氏医学”)的产生，也受到古典哲学的直接影响。希腊古典哲学最早的米利斯学派代表人物泰勒斯(Thales，约前 624—前 546)认为宇宙的基本成分是水，阿那克西美尼(Anaximenes，约前 570—前 526)认为宇宙的基本元素是气，赫拉克利特(Heraclitus，约前 530—前 470)认为是火，齐诺弗尼斯(约前 570—前 480)认为是土，毕达哥拉斯(Pythagoras，约前 580—前 500)认为万物的本原是数，是基于数的和谐，恩培多克勒(Empedocles，约前 483—前 435)抛弃了前人的一元论，并在前人基础上提出了土、气、火、水四元素的四元论观点。这在前人的基础上进了一步，从而完成了医学体液理论诞生前的准备。到希波克拉底时期，他一方面也注意到哲学家对人及其生老病死等现象的关注，比如他们“讨论人最初是什么，一开始怎样变成人，人的原始构造中有什么元素”这类问题；但另一方面，他又认为“他们提出的问题是个哲学问题，它属于恩培多克尔(Empedocles)等人的领域……自然科学确切的知识可通过医学获得，而且没有其他来源”。“我们不应当抛弃古代艺术，认为它已不存在，或者它的方法都有缺点。正是因为它远未在各细节方面达到精确，我们更应明智地使它从深深的无知中崛起，以便向完美精确靠近。”[4]希波克拉底看到了哲学对医学的涉及和影响，但他更相信，哲学只能知其然，而不知其所以然，医学的问题只能通过医学的办法来解决(观察、实验、验证，根据冷热、患者体质、体液等进行调节等)，并使它不断趋于精确和完美。所以，自希波克拉底始，西方传统医学不仅明显具有脱离巫术神学的倾向，而且在医学体系形成之初，就已经开始表现出医学主动剪断与哲学的“脐带”独立发展的倾向，这和中国传统医学理论和实践上都处于“天人相应”“阴阳互根”“五行相生相克”等哲学状态迥然有别。

三、辩证与辨证

辩证和辨证，一字之别，却反映着中西医思维的明显差异。《希氏文集》是辩证的，《黄帝内经》是辨证的。“辩证”(dialectics)，正源于古希腊(希腊语 dialego)，从构词法解释即为双方的对话。通过论辩，揭示矛盾和问题，得出逻辑和真理。对话、雄辩、逻辑、真理，这正是希腊黄金时代泰勒斯、苏格拉底、柏拉图、亚里士多德、毕达哥拉斯、赫拉克利特、恩培多克勒、希波克拉底最推崇和擅长的追求真理的方法，并一直影响着之后西方人的思维和表达方式。辩证法是思辨与实证相统一的方法。该方法从古希腊哲学到德国古典哲学，内涵进一步丰富。黑格尔总结辩证法有三个阶段：一是思辨阶段，通过辩论得到真理；二是实证阶段，揭示宇宙发展的普遍规律；三是思辨与实证相统一的阶段，是前两个阶段的综合。马克思在黑格尔辩证法基础上，创造性地提出了辩证唯物主义。而辩证唯物主义的核心，就是对立统一规律（也叫事物的矛盾规律），这是物质世界运动、变化和发展的根本规律。

对比研究发现哲学上的这种思维特征和发展历程，与中西医学思想的产生和发展道路是契合的。西方式的思辨是雄辩，是主动出击，是对话对峙，针锋相对指出矛盾和问题，高谈阔论宣传和阐明自己的思想，提出自己的证据或解决方案。比如"希腊三贤"苏格拉底、柏拉图、亚里士多德之辩等。此以希波克拉底与当代哲学家之辩为例，据《希氏文集》载希波克拉底的说法："有人听惯了讲演者讨论与医学无关的人性，对我的讲话将会一点也不感兴趣，因为我根本不讲风、火、水、土等显然不是人体组成要素的东西……那些给人们说教的人没有正确的知识，他们拾人牙慧，却不给统一的说明……袭用同样的思想却不做统一的说明这一事实，表明他们的知识有很大缺陷。弄清这一点的最佳方法是去听他们辩论。"[5]而当年年轻气盛的盖伦与罗马医学界上层的雄辩，其全新的医学思想和理论对当时的医学秩序产生了不小的冲击，以致成为其遭受排挤离开罗马的原因。所以，西方的思辨，重在辩，轻于思，而"辩"的目的，是为了追求科学的逻辑、真理，是早期人们找寻真理、靠近真理的一种形式和途径。故古希腊医学在产生之初，在"思辩"与"实证"之间，可以看出其既受惠于当时以"思辩"为形式存在的各种理论，同时在实践中更是寻找到了符合医学这门独特学科发展的方式方法及其实现路径，那就是实证，建立在观察和实验基础上的实证，这在希波克拉底看来，更为重要。他说："我不明白那些持其他观点而放弃旧方法，把艺术建立在假设基础之上的人怎样遵循其假设治疗患者。我认为他们没有新发现。"[6]这也是后来西方传统医学不断从思辨医学到实证医学、从经验医学到实验医学的重要原因。而这种特点，在西方传统医学思想成熟和理论初创时期，其实就已经萌生。

中国式思辨多体现在研究者默默汲取前人文明成果，经内敛式的"辨析"而非外向型的"辩解"，进而形成自己的见解观点，完善相关的理论和体系建构。以《黄帝内经》中的"阴阳"的表述看，阴阳对立、阴阳相争、阴阳相错、阴阳互根、阴阳平秘、阴阳统一等，全书一以贯之地体现了对立统一的辩证唯物主义思想。比如，阴胜则阳病，阳胜则阴病。阳胜则热，阴胜则寒。重寒则热，重热则寒[7]。故中国的思辨，重在思，重在辨析，轻于辩，疏于辩解。重在"思"基础上的甄别之"辨"，对立统一之"辨"。言语之"辩"更多地被沟通和探讨的方式取代。这种思维方式的差异依然在当今中西方文化中存在。故经典之所以为经典，乃因其智慧的光辉能够经久不衰，并依然润泽和启迪今人。具有一定超前意识、极具辩证唯物主义思维的"阴阳对立统一和一分为二的辨证施治"，已然成为中医医道的精髓，中医因此也越来越走上了具有缜密思维和理论体系的整体医学发展道路。以古希腊医学为代表的西方传统医学之辩，是对具体事物之辩，是一种脱离哲学意味的具象思维、实证思维，而中国以中（汉）医为代表的"辨证"思维和施治，依然是一种浓厚哲学化的思辨以及依赖于经验、悟性，对个性化、多样化的患者、病情、体征等进行的差异化诊治。

四、实像与抽象

象，是一个富于中国哲理的现象。中国崇尚意象，这首先在《易经》中便有体现。"圣人有以见天下之赜，而拟诸其形容，象其物宜，是故谓之象。"[8]"是故《易》者，象也；象也者，像也。故而八卦成列，象在其中矣；因而重之，爻在其中矣；刚柔相推，变在其中矣。"通过物象的本性特征，来占卜预测未知，阐发深妙的道理。这种"象"的思想明显影响了《黄帝内经》的医学思想和医疗实践。"夫阴阳者，数之可十，推之可百，数之可千，推之可万。天地阴阳者，不以数推，以象之谓也。"[9]故《黄帝内经》的阴阳、五行学说,都是根据目之所见事物具象,进而分析其本性特征,然后抽象出可以代表此类事物,并能阐发深幽道理、揭示发展规律的一种关系,一种相反相成、生克乘侮的关系。具象和意象的关系,很明显地体现了中西医传统医学的不同特点,包括其话语体系的不同、理论体系的不同等。比如五行中的"水",《黄帝内经》中说:"北方生寒,寒生水,水生咸,咸生肾,肾生骨髓,髓生肝,肾主耳。其在天为寒,在地为水,在体为骨,在脏为肾,在色为黑,在音为羽,在声为呻,在变动为栗,在窍为耳,在味为咸,在志为恐。"[10]五行之"水"已经和五脏、五官、五色、五音、五味等概念对应联系在了一起,已经完成了具象到抽象的整体理论构建。从思维方式关照中医学思想的形成,其阴阳、五行、藏象学说,都是从具象到意象再到抽象的过程,再发展到后来被认为是看不见能感知有疗效的"气"论、经络论,以及辨证施治的治则治法,都是中国式"隐喻思维"和"唯象思维"的体现和升华。

西医则讲求具象,讲究眼见为实,推崇"自然不能被认证就不能被征服"[11]的科学精神。这种思维在《希氏文集》中依然见到端倪。希波克拉底在其《气候水土论》中也提及其四大物质的"水",认为水对健康的影响很大,是增进健康的保障同时亦是使人染病的重要病原。希波克拉底所言之"水",就是我们平时目之所见之"水",他从山川之水、沼泽之水、雨雪之水、地下之水等水之来源,以及从味道、轻重、软硬、清浊等水之质地,分别论述了不同的水对胸膜炎、肺炎、疟疾等急性病,月经、怀孕、生育等妇科病,以及结石、肾病、尿淋、痢疾等常见病的关系[12]。这些都是希波克拉底基于广泛的周游经历和医疗观察得出的理论成果,体现着西方科学"一是一,二是二"的科学精神。有人说中医是文化、西医是科学,此观点从某种角度看,有其合理性(图 13-3)。

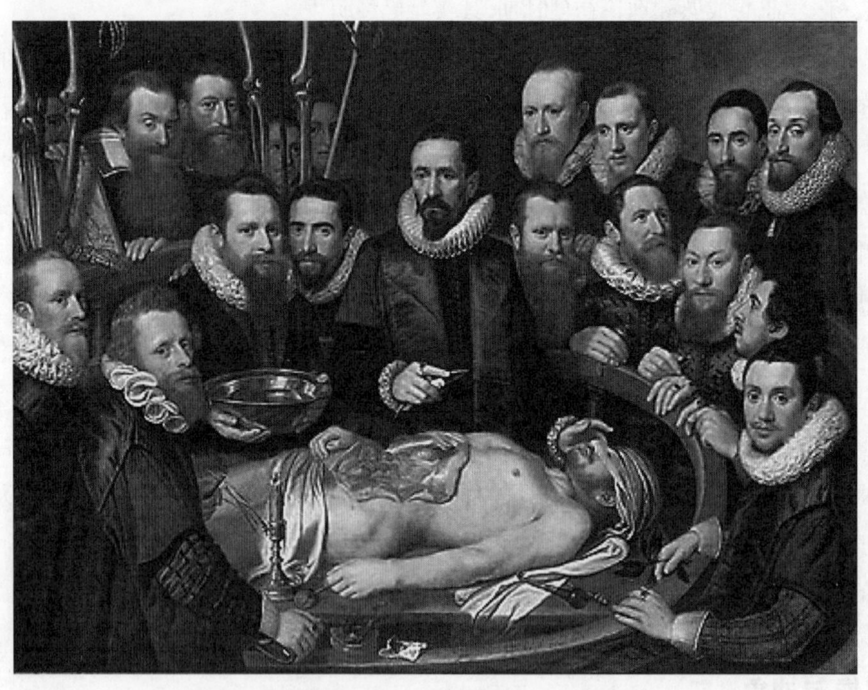

图 13-3 1617 年来自 Willem van der Meer 博士的解剖课

(https://en.wikipedia.org/wiki/Anatomy#/media/File:Michiel_Jansz_van_Mierevelt_-_Anatomy_lesson_of_Dr._Willem_van_der_Meer.jpg)

五、实证与义理

众所周知,学术研究特别是人文领域的研究,讲求"义理、考据、辞章"。此研究原则搬移到中西医学的比较研究上说，中医更注重义理，西医更注重考证(考据)。比如《希氏文集》和《黄帝内经》均提到热病，是中西方医学最早且全面论述热病的文献，其对热病的认识、治则、治法虽有相同之处，然而同中之异更为明显。

《希氏文集》对热病的描述为：有些发病是持续的。有些在白天发作一次，夜间则间歇；有的夜间发作，白天间歇。热病中有不全间歇热、间日热、三日热、五日热、七日热、九日热。最危急难治的是持续热。最缓和易治但病程最长的是三日热……每一种热病都有它的表现形式和特点，都会恶化[13]。比如某些持续热病例一开始热度很高，处于极坏状况，发展至最严重的阶段，但是在分利时及其前后热度却降低了。另一些病例发病缓和，热度处于被遏止状态，但是逐日升高、恶化，接近分利时便剧烈发作。对于热病的病理，希波克拉底解释：人不发热仅仅因为有热量，热不能单独存在损害人体。实际情况与同一个东西既热又苦或既酸又热、既咸又热等是同样的。热与那么多东西结合，冷也同样与其他力量结合。引起损害的正是这些东西。热也存在，但仅仅像一种伴随物。它具有主导因素的力量，又需有其他因素存在才能增强……每一种病症都由一种特殊的东西引起，当这种东西转化为其他结合物时，病症便消失了。于是一切单纯因冷或热引起的病症都会随着热变冷、冷变热而消失……所有病例中都有辛辣的不调和的体液在起作用，我确信，原因都是一样的，恢复是由于体内体液的成熟和调和[14]。关于热病的治疗和预后：发热出现分利(特指病理体液体内腐熟后排出而使急性热性病好转的现象)。体液的成熟、转化、中和，每日在同一日，患者或死或愈。最轻的发热，其他并发症状亦轻，在第四日或更早热退。最恶性的发热，其他伴随症状亦危重，在第四日或更早病死。热病的第一阶段均于第四日结束，第二阶段延续至第七日，第三阶段至第十一日，第四阶段至第十四日，第五阶段至第十七日，第六阶段至第二十日。故多数急性热病，自发病至二十日，保持每 4 日为一阶段。从中可发现病愈或病死日期……自第一日起，你必须注意并考虑每 4 日结束时会出现什么情况[15]。

《黄帝内经》中关于热病的论述："黄帝问曰，今夫热病者，皆伤寒之类也。或愈或死。其死皆以六七日之间。其愈皆以十日以上者何也……岐伯对曰：巨阳者，诸阳之属也。其脉连于风府，故为诸阳主气也。人之伤于寒也，则为病热，热虽甚不死；其两感于寒而病者，必不免于死。"[16]人感于寒邪所以发热，如果只是单纯发热，即使热得很厉害，也不会有大碍，若阳经和阴经同时感受寒邪，则必然死亡。对于热病的病机病理，《黄帝内经》有详细论述："伤寒一日，巨阳受之，故头项痛腰脊强；二日阳明受之，阳明主肉，其脉侠鼻络于目，故身热目疼而鼻干，不得卧也；三日少阳受之，少阳主胆，其脉循胁络于耳，故胸胁痛而耳聋。三阳经络皆受其病，而未入于脏者，故可汗而已。四日太阴受之，太阴脉布胃中络于嗌，故腹满而嗌干。五日少阴受之，少阴脉贯肾，络于肺，系舌本，故口燥舌干而渴。六日厥阴受之，厥阴脉循阴器而络于肝，故烦满而囊缩。三阴三阳、五脏六腑皆受病，荣卫不行，五脏不通，则死矣。"之后又分为两类情况。一是不两感于寒者："七日巨阳病衰，头痛少愈。八日阳明病衰，身热少愈。九日少阳病衰，耳聋微闻。十日太阴病衰，腹减如故，则思饮食。十一日少阴病衰，渴止不满，舌干已而嚏。十二日厥阴病衰，囊纵，少腹微下，大气皆去，病日已矣……治之各通其脏脉，病日衰已矣。其未满三日者，可汗而已；其满三日者，可泄而已。"二是两感于寒者："病一日，则巨阳与少阴俱病，则头痛、口干而烦满。二日则阳明与太阴俱病，则腹满身热，不欲食，谵言。三日则少阳与厥阴俱病，则耳聋，囊缩而厥，水浆不入，不知人，六日死。帝曰：五脏已伤，六腑不通，荣卫不行，如是之后，三日乃死，何也？岐伯曰：阳明者，十二经脉之长也，其血气盛，故不知人，三日，其气乃尽，故死矣。"

两部经典关于热病的论述，可以看出均是建立在一定医疗实践基础之上，对热病寒热交替、变化无常、演变周期、致死率高等特点均作了翔实的描述，体现了深厚的医学功底和丰富的医学实践。其中《黄帝内经》“不两感于寒”与《希氏文集》“单纯发热”“两感于寒”与“最恶性发热”高度一致，对病情描述和预后的研判都极为相似，比如前一类型预后均为3～4日可愈，而后一类型均在3～4日暴亡。而整体分析可知，《黄帝内经》主要是基于病症及其表征的描述上，通过司外揣内、由表及里，把互相影响、紧密联系的病理现象、生理功能等，统摄于相对健全的中医阴阳、五行、藏象、经络等理论之中，予以整体描述，在深奥的义理中为我们揭示了热病的规律及其预后和治疗。而《希氏文集》中对于热病的描述，主要基于对病例的直接临床观察，仔细甄别，注重对热病的分类、周期以及患者的症状等进行描述，并试图以体液分利的理论来说明热病的预后和治疗，更像一个医生的案例。

故通过《黄帝内经》和《希氏文集》的对比研究，我们可以认识中西医具有显著差异的思维方式、话语体系，这种根植于文明土壤的深层次差异，从某种程度上也决定了中西医一个较为明显的区别在于，中医更加注重义理的阐释和理论的构建，西医则注重于基于医疗实践的考证、实证。其后中医呈现内科强外科弱、药物强技术弱以及整体医学的发展倾向，西医外科强内科弱、实践强理论弱以及精准医学的发展趋向，实际上都可以在《希氏文集》和《黄帝内经》中找到这种变化的胚芽，蕴藏在两部经典中的基因，决定了中西医学不同的发展道路，也为新时期中西医学的结合提供了广阔的空间和可能(图13-4)。

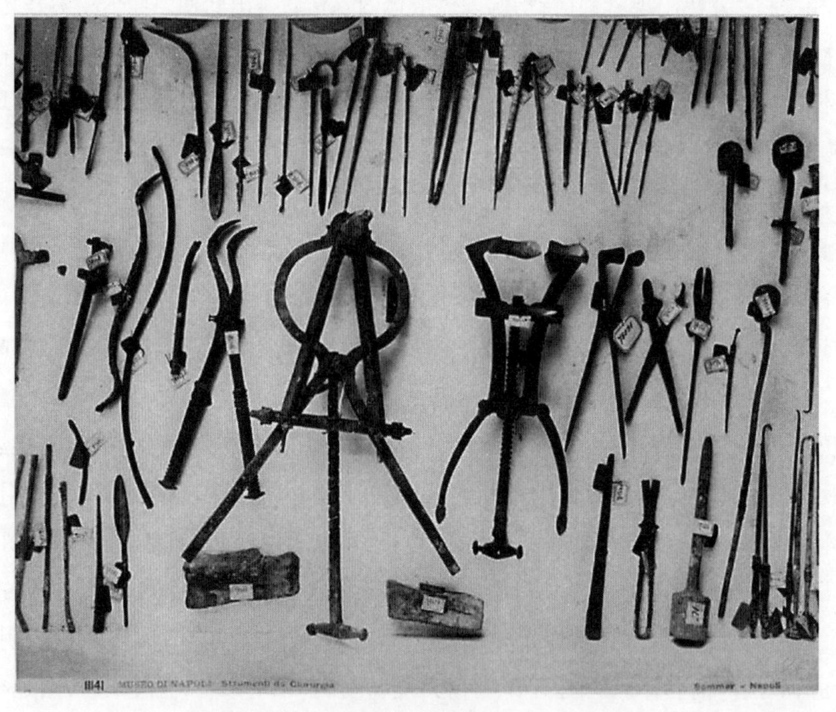

图13-4　在庞贝城发现的罗马手术器械

(https://en.wikipedia.org/wiki/Medicine_in_ancient_Rome#/media/File:Sommer,_Giorgio_(1834-1914)_-_n._11141_-_Museo_di_Napoli_-_Strumenti_di_chirurgia.jpg)

第二节
经典的路标：中西医学发展的分道扬镳

时间是人类发展的空间。从时空的角度看，人类在一定时期，某一种认识和事物的构成，不论表面上看来如何简单、恒定与稳固，在本质上不过是一种发展状态中的相对稳定而已[17]。对于中西方医学而言，随着时间的推移，特别是在文艺复兴、工业革命等经济社会与思想领域的大变革之后，以古希腊一罗马医学为代表的西方传统医学，已被现代医学所取代，现代西医以不可阻挡之势从西方到东方，成为世界的主流，成为现代医学。在东方大地上，以中医学为代表的传统医学，当然也受到了现代医学的强烈冲击，但是并没有被击垮，且在这种冲击碰撞中进一步提升了中医自身的认识和能力。历史在螺旋式上升和否定之否定中赋予中医学和西医学新的更宽广的发展空间，人们越来越认识到中西两种医学的共性与个性、优势与劣势，以及建立在两者互相依存性和互补性基础上的中西医结合的重要性，进而确认中西医结合可能就是未来医学的发展方向。回顾《希氏文集》《黄帝内经》这两部开山经典之作，沉浸在古人天才般的智慧和创造中，依然可以感觉经典熠熠闪烁的光芒和对当代的启迪——尊重差异、和而不同将是人类文明发展的共同思想基础和趋向，这一点同样适合于处理传统医学与现代医学之间的关系以及人类医学学科整体发展的战略构想。

经典的诞生是一个继承中创新、量变到质变的过程，是一个汲取前人智慧、借势时代发展以及天才创造的过程。《希氏文集》和《黄帝内经》就是这样的经典。我们可以设想：我们俯仰之间所见的自然万物，是如何被择优遴选成为大自然最基本的构成因素并进入传统医学领域的？比如我们看到天空、感觉到风想到“气”，看到太阳、感受烈焰想到“热”，看到冰雪河流、滋润万物想到“水”，看到山川大地、万物生长想到“土”，取类比象，从而凝练出四大“基本物质”或“基本元素”的概念，以及伴随它们的冷热燥湿的感同身受，并进而比附人体的冷热温凉、表象形态以及皮肤、骨骼、体液、脏器等的生理特征及病理特点，由此奠定了基础的、朴素的医学思想和理论。综观古今中外传统医学的形成，概莫能外。因为日月星辰、风雨雷电、山川河流这些构成宇宙万物的“基本材料”是相同的，早期人类对生命、健康、疾病、衰老、死亡等现象的探求，必然要追溯和投射到这些“基本材料”之中，这是早期医学的共性。而差异在哪？如上所述，深层次的差异在于东西方认识和改造世界的维度与方式的不同。

中国人从天地阴阳变化以及天地中的氤氲之气、生活中冷热交替之气、生理中呼吸之气等当中逐渐抽象出阴阳之道和“元气论”——这些极具中国文化特点的认识。中国人的“阴阳”也好，“气”也好，其实已经超越了具体物质本身而有了更加抽象的内涵以及更为宽广的外延。所以我们认为《黄帝内经》的高明之处，在于找到了“阴”“阳”“气”这些极具涵盖性、延展性的概念，包括之后的经络、穴位等概念。虽然对于“气”和“经络”是什么，至今依然难以找到其物质基础，但由古至今大家都对中医之气和经络在防病治病、理疗养生中的指导价值和实际作用深信不疑。因为“气”之内存，血液的运行、体液的调节、痰湿的祛化、经络的条畅等才有动力和承载。所以从某种意义上可以说，自中医学创世的那日起，在《黄帝内经》中就已经奠定了医学思想“大一统”的局面，如果没有《黄帝内经》医学思想的指引，传统中医学恐怕还要在思想和流派的纷争中继续摸索很长一段时间。

同样当古人关注到人体分泌物、排泄物、呕吐物这些现象的时候，也在为“什么是人体的基本构成要素”进行思考。所以在当世界的另一端，当古希腊哲学家们正在激辩世界的本源是水、是火、是气，还是土的时候，被认为是“医学之父”的希波克拉底看不下去了，他认为他们的知识都有“缺陷”，而且又不给出“统一的说明”，他进而提出了体液的概念；后来以盖伦为代表，又提出了气质的概念，从而将内在的体液和外在的气质结合，构筑了以体液气质为核心的西方传统医学的基石。应该说西方传统医学在兴起之时，希波克拉底及其学派也为此奠定了很好的理论根基。事实上西方传统医学自希波克拉底为代表的古希腊医学开始，到以盖伦为代表的罗马医学，再到以阿维森纳为代表的阿拉伯医学，再到中世

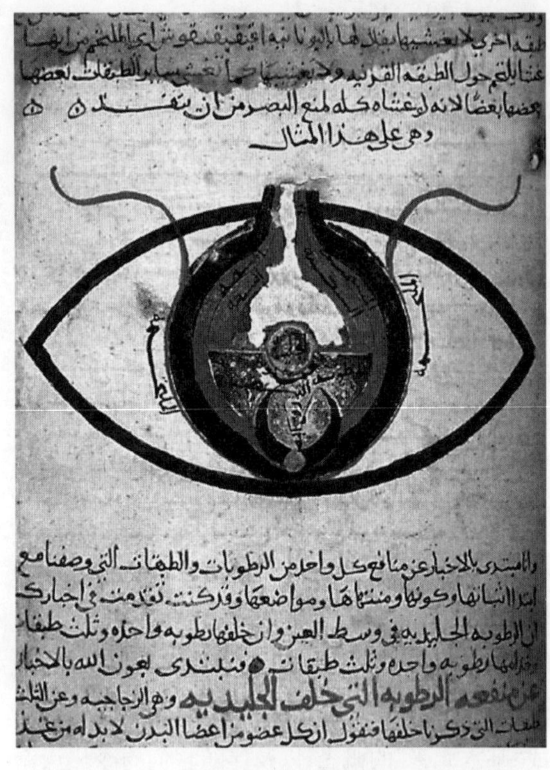

图 13-5　公元 1200 年由阿拉伯医家撰写的题为"眼睛的解剖"手稿

纪的欧洲医学,几千年来体液病理学理论依然屹立不倒,这本身说明了希波克拉底及其医学体系相对的科学性、合理性及其某种程度上不可撼动的权威性(图 13-5)。

基于这种认识,首先,我们要探讨《黄帝内经》《希氏文集》之后,经典衣钵的传承问题。我们认为西方传统医学没有很好地继承和发扬希波克拉底、盖伦等提出的体液学说、气质学说,所以导致了西方传统医学后来长期处于一种没有强大、系统理论指导下的医学实践状态。在希波克拉底时期,虽然其非常注重亲力亲为的临床观察和实践,表现出摒弃无用的哲学说理而趋于实证的倾向,但是西方传统医学毕竟在他手中完成了体液病理学的基本构建,提出的体液分利学说以及强调的预后理论、摄生理论,始终在指导人们的医学实践。而其影响至深的希波克拉底面容、希波克拉底誓言本身就是希波克拉底医学理论中重要组成部分。所以在希波克拉底及其《希氏文集》中,医学的实践和理论都是开创性、奠基性的,也是全面和相对系统的,其对待古典哲学家的思想可谓是取其精华弃其糟粕。但是后来的西方传统医学发展,包括盖伦和阿维森纳等,都主要在外科实证方面进行了充分的开拓,而希波克拉底关于体液的经典论述:"人体内有血液、黏液、黄胆液和黑胆液,这些要素决定了人体的性质。人体由此而感到痛苦,由此而赢得健康。当这些要素的量和能互相适当结合,并且充分混合时,人体便处于完全健康状态。当这些要素之一太少或过多,或分离出来不与其他要素化合时,人体便感到痛苦。"[18]这个观点几千年来后人几无新解和创新,亦无据此理论在相关领域有明显的丰富和拓展,比如内科学、药学等。西医没有经典的方剂,传闻的"盖伦制剂(Galen cals)"估计也是"盛名之下其实难副"。我们可以设想,本来以体液论病、治病,应该更擅长以类似中医方剂、汤药、针推等加以调理治疗,基于体液病理学这一核心理论的亚学科、分支领域应该非常丰富、健全、强大才对。事实上希波克拉底及《希氏文集》中基于体液论提出的体液分利学说和疾病预后学说,已经为后世医学创设或萌发了胚芽,只是后续医派和医家没有据此发扬光大。所以作为西方传统医学理论核心的体液学说、气质学说等,其在西方医学发展道路上的表现有点"虎头蛇尾",与医疗实践也呈现互相脱离的倾向。以尿诊为例,尿诊是以患者的尿液,分别在热、温、冷却后三个阶段,对小便的颜色、气、味和漂浮物、絮状物、沉淀物等进行观察,从而辨别疾病的寒热属性、病变部位、轻重,作为诊病的依据(图 13-6)。作为西方传统医学核心学说——体液学说发展而来的一个重要方面,尿诊一直是其传统医学察病诊治的重要方式。但是历史表明,其理论与实践的开拓性,其理论及其指导下的实践的科学性、有效性,并不理想。这方面,其与我国藏医的尿诊比较,亦是相形见绌。

再比如,图 13-7 展示的是西方传统医学在公元 13 世纪的血液循环图,可见在哈维发现血液循环系统之前,西方传统医学在这一领域的认识水平仍处于一种较为原初的状态。

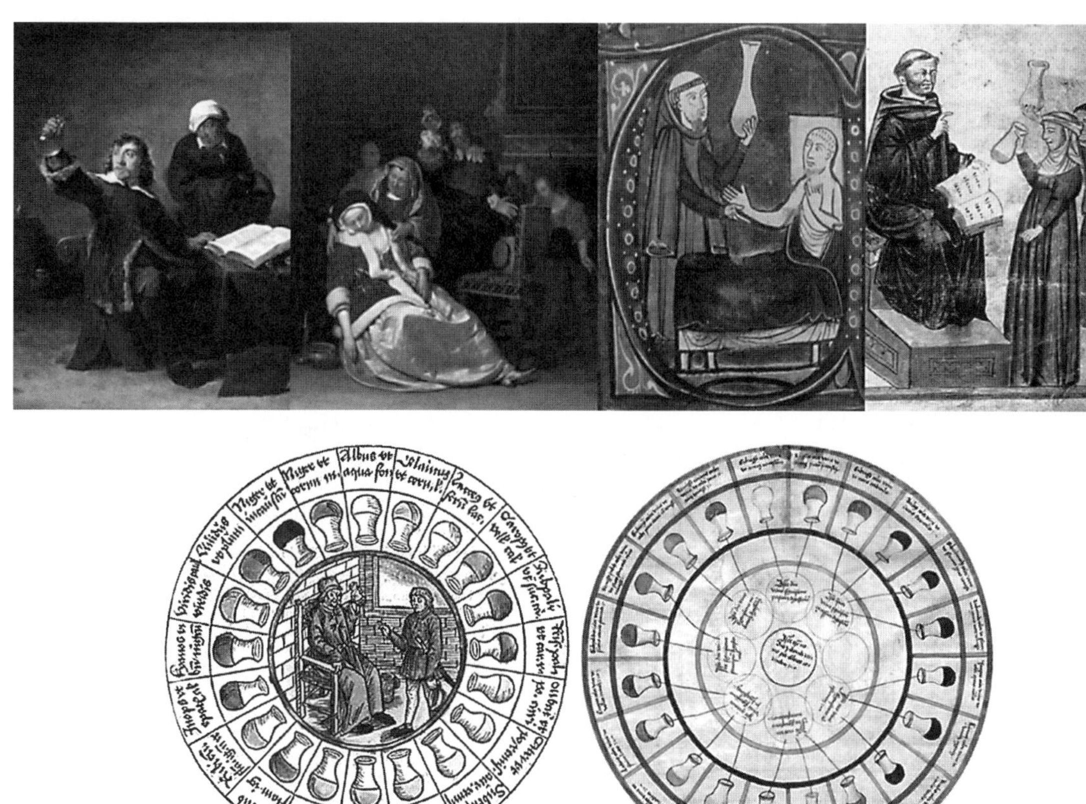

图 13-6　西方名画及医学书籍中与尿诊相关的介绍

其次,我们探讨一下中国传统医学是否优于西方传统医学的问题。就中西传统医学理论构建的成因和方式而言,其相似性大于差异性。比如其理论都启示于天地自然,发蒙于古典哲学,借助于取类比象的思维等。就理论的内容而言,比如中国传统医学的五行脏腑学说和西方传统医学的体液学说也是相似性大于差异性。五行脏腑学说用肝、心、脾、肺、肾替换木、火、土、金、水,脏腑被赋予五行的基本功能与属性,脏器之间也被赋予五行之间的动力学关系,这样,此种脏腑结构、功能与关系就成了人体组成与功能的基本模型,一切病理生理过程都可从这个模型功能状态变化中得到描述与解释。西方传统医学的体液学说则是用血液质、黏液质、胆液质和黑胆质四种体液替换四元学说中的火、气、水、土,同样也将四种元素的特性及相互关系引入到体液和体液之间,通过体液的比例、分布和质量变化情况模拟与解释人体各种病理生理过程。从理论的价值上看,脏腑和体液学说之间实际上差距不大,两者都属朴素的唯象

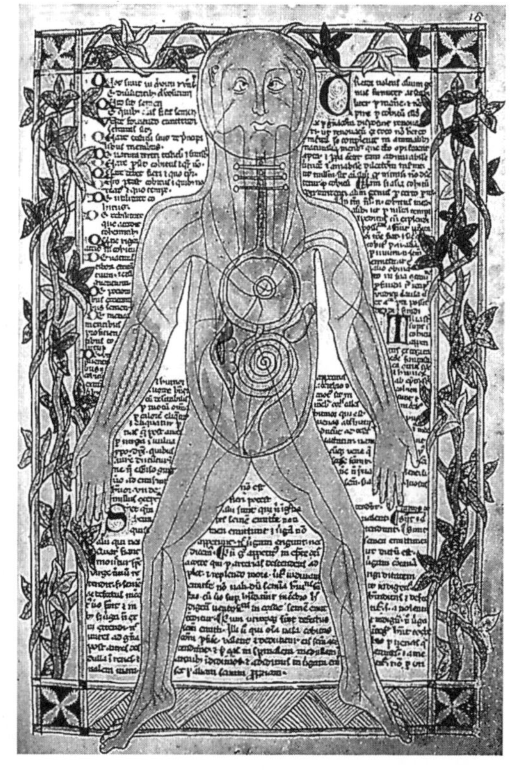

图 13-7　西方传统医学在公元 13 世纪的血液循环图

(From Wikipedia, the free encyclopedia)

理论，均有朴素整体观、平衡观、病因观、病理观和预防观。但脏腑学说内容上比体液学说更丰满，正因为如此，脏腑学说在实用性方面超越了体液学说，它把脏腑的功能通过阴、阳、气、血、精、津液等中间变量与人体症状及体征之类的外部变量联系起来，以通过脏腑功能改变推理人体各种外部表现（包括症状和体征）或通过人体症状、体征等外部表现变化来辨别与设定其脏腑功能的改变。不仅如此，中医的治则、治法，中药的药效描述与疗效确定等也分别被纳入以阴阳、五行、脏腑学说等为核心的统一的理论体系中，并因此实现病、证、理、法、方、药的一体化。且相较于西方传统医学的体液学说、气质学说，中国传统医学的道、气、阴阳、五行、藏象、经络等学说，其概念的丰富性、深邃性，特别是其与医疗实践的相适性、统一性等，更是西方传统医学所不能比拟的。比如“阴阳”作为中国古代哲学和医学的一对重要范畴，其是对相关事物或现象相对属性或同一事物内部对立双方属性的概括，自然界的任何事物或现象都包含着既相互对立，又互根互用的阴阳两个方面。阴阳之间的对立制约、互根互用，并不是处于静止和不变的状态，而是始终处于不断的运动变化之中。所以阴阳学说在中医学中可用于：说明人体的组织结构（脏腑的阴阳属性）、说明人体的生理功能（阴阳平衡、阴平阳秘等）、说明人体的病理变化（阳盛则热，阴盛则寒；阳虚则寒，阴虚则热），并被用于疾病的诊断和治疗（阳病治阴，阴病治阳）等。

再次，关于西方传统医学在理论与实践中的发展不足的问题或发展欠佳的问题，我们可以再举维医的发展来说明这个问题。作为我国“大中医”的一个重要组成的维医学，其与古希腊医学、阿拉伯医学一样，以体液气质学说为其病理生理的基础理论（图 13－8）。一直以来指导维医临床的体液成熟—清除疗法与古希腊希波克拉底当时提出的体液分利学说/三期论[未成熟期（apepsis），疾患使液体处于未消化或成熟状态；消化期（pepsis），热力使不健康的体液成熟或消化；病象转变期（crisis），人体自然力与疾病最后斗争的时期]相似。维医在理论上以体液论指导为主，治疗上用药也以体液论指导为主。维药虽然按来源分为植物药、动物药、矿物药，但临床上常以其功能和作用分为调节药、成熟药、清除药三种。比如成熟药，就有血液质成熟药、黄胆质成熟药、黏液质成熟药和黑胆质成熟药等，比如黑胆质成熟药多为湿热属性，比如牛舌草、破布木果、猫儿草、菟丝子、铁线蕨等。维医药均以冷、热、干、湿分级来表示维药的属性，也形成了一些维医的经典名方。“据统计，仅和田地区基于千百年实践的传统秘方而研制出的维药就有 146 种，其中达到部颁标准的就有 29 种。”如果说当今世界有一个地方还能找到西方传统医学及其体液气质诊治学说的理论与实践的踪迹的话，我国的新疆算得上一个。在新疆，体液气质学说不仅没有旁落，而且还一直是维医学防病治病和健康养生的指导思想之一。实践方面，在和田、喀什等南疆地区，维医依然具有较为广泛的医疗市场和群众基础。试想，如果西方传统医学的外科和内科（以药为支撑和延展的内科）都能充分发展，两者并驾齐驱，那么西方传统医学的走势和发展可能会是另外一番景象。

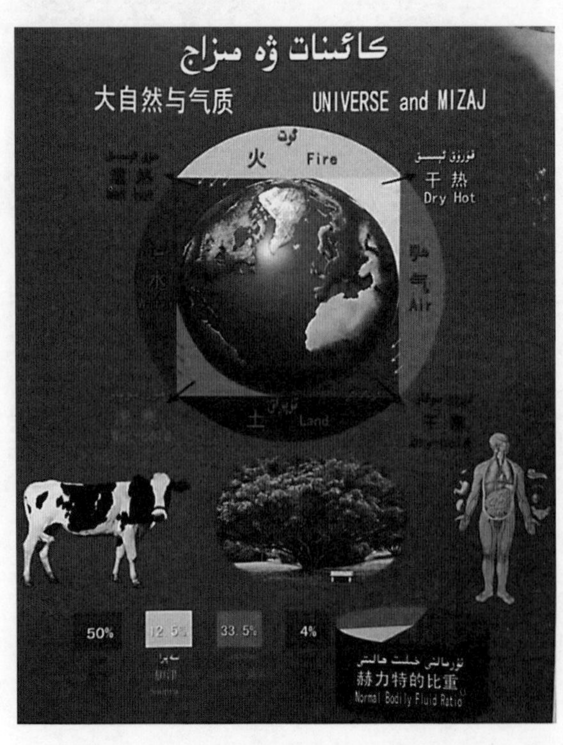

图 13－8　维医关于物质、气质、体液的描述

（喀什地区维吾尔医医院藏）

而针对中西传统医学的传承、创新与发展问题，中医在这方面的表现则是可圈可点。首先，自《黄帝内经》搭建的理论大厦起，始终薪火相传，代代为之续力，日臻完善。其次，中药的发达使中医如虎添翼，从《神农本草经》对于中药性味归经、君臣佐使的经典阐述，再到《伤寒杂病论》对药物的娴熟运用(小青龙汤、小柴胡汤、大承气汤、五苓散等经典方剂至今仍在临床广泛运用)，再到唐代官方药典《唐本草》以及后来的代表中国药学最高成就的《本草纲目》。可以说中药在理论和实践层面，弥补了中医理论偏向玄、虚的特点，有力地增强了中医的实力和竞争力。试想，倘若中医没有完备的理论根基，没有可信的临床疗效，没有深厚的群众基础，当近代以后西方现代医学"横扫"全世界的时候，中医学就有可能在其"存废之战"中败下阵来。而最终中医以"资深老者"的姿态和"年富力强"的西医握手言和，才有了今天中华大地上中西医汇通进而至中西医结合的发展局面。

所以西方传统医学在希波克拉底以后，轻视理论体系的构建和完善，一味青睐外科的疗法和实证，从某种角度而言也是西方传统医学发展之殇。没有科学理论(一定历史阶段的科学理论)指导下的医学实践，是注定要失败或者要走弯路的。自盖伦以来基于动物解剖发现的在很长一段时间被认为是权威的外科理论、生理原理，在维萨里的人体解剖学和哈维的血液循环论面前都不堪一击。西方传统医学一直以来与其哲学(或类似于文化或人文)的脱离，对系统医学理论构建的轻视，对实验、实证的青睐这种发展路径，事实上因为受当时历史条件和科技发展水平限制，或者在一些错误或者不甚科学和完备的理论影响下，希波克拉底及后来的西方传统医学的大咖们并没有探寻到一种真正有生命力经得起历史长期检验的传统医学科学。相比较之下，在这方面，中国传统医学的发展模式、发展路径包括发展成绩，整体上都是优于西方传统医学的。可以说，如果没有后来的"现代医学"或者时间停滞于古代社会，中国传统医学在很多方面是优于西方传统医学的，西方应该向东方学习。这从某种程度上也可以解释，为什么至今，以中国传统医学为代表的传统医学，依然存续和发扬至今，而西方传统医学几乎全军覆没的原因。

第三节

经典的光芒：中西医学和而不同的未来

中西传统医学的发展道路论述到此，我们也要充分认识到"失败是成功之母"抑或"塞翁得马安知非祸，塞翁失马焉知非福"这类古训的意义。科学是一个不断证实的过程，证实是一件很容易的事情，但充分证实又是一件很难的事情。我们不能以今天拥有的条件和今人所取得成绩去否定历史的局限和前人工作的基础，这本身就是一门科学认识自我、认识社会和认识科学的"科学"。西方传统医学被现代医学取代，这无疑是人类医学发展的巨大进步。但是另一方面也说明，西方传统医学在崇尚实验、实证、验证方面的特点与西方现代医学还是一脉相承的，从盖伦的动物解剖到维萨里的人体解剖、从盖伦的血液循环到哈维的血液循环，从肉眼所见的体液到显微镜下的细胞，体现着古今西方医学"追求实证"的一致性。事实上也正是西方医学一直以来秉持的这种基因，促使其在现代科学技术真正来临的新时期，西方医学能够成功转型并迅猛发展，实现华丽的转身，成为当今世界的主流医学。而这种情况，断然不会出现在中医的世界里。同样，换言之，我们可以认为，西方传统医学在追求实证、实验这一个优于中国传统医学的"强项"上，进行了充分的发展、开拓、创新和突破，以至于成功地与以古希腊医学为代表的以体液气质学说为核心的传统医学进行了完全的脱离，造就了一种全新的医学。当然，他们同时也过于彻底地忽略了一个原本非常伟大的传统医学。

反观传统中医，其长期在相对安定的历史环境中、在优质的体系框架内，在一代一代中医人的努力下日臻完善，中医被认为是和中国古代其他发明相比，唯一体系完整、科学思想与操作技术完美结合的发明创造，以及至今仍在发挥着作用并产生着影响的东方科学[19]。并且中国传统医学似乎始终和我国的传统文化、哲学、民族习性等紧密相连，一直罩着神秘的面纱，引人向往和探索。如前所言，中医在中国一直生存在“养尊处优”“自信的保守”的状态中，致使近现代以来，发展缓慢，日显疲惫。

上述观点我们依然可以从《黄帝内经》和《希氏文集》中关于解剖学的阐释及之后中西传统医学解剖学的发展特征中去得到一定的见证，并发现一定的规律。

解剖学是一门较古老的医学专业，早在史前时期，人们通过长期的实践，如狩猎、屠宰畜类、战争负伤等，即已对动物和人体的外形与内部构造有一定的认识。中(汉)医的外科，包括解剖学，在前期也曾显示出“明晰”的发展迹象。以华佗麻沸散为代表的外科实践常被认为是中国古代外科发展的一大标志，中(汉)医的“解剖学”在“分科”意识和“分科”现象并不明显的早期，无疑也是当时医学或医疗行为中的一个重要方面。在《黄帝内经》之《灵枢・经水》篇中即已经明确出现“解剖”一词及其概念，其曰：“若夫八尺之士，皮肉在此，外可度量切循而得之。其死，可解剖而视之，其脏之坚脆，腑之大小，谷之多少，脉之长短，血之清浊，气之多少……皆有大数。”而《灵枢・肠胃》篇则描述了各个消化器官的结构，其大小与现代解剖学基本一致：“唇至齿，长九分，广二寸半……肠胃所入至所出，长六尺四寸四分，回曲环反三十二曲也。”正如《黄帝内经》之于中国传统医学中解剖学分支的奠基性、开创性的地位，《希氏文集》对于西方传统医学解剖学专业的影响和意义同样如此。西方传统医学对解剖学的确切记载，也始于《希氏文集》。其涉及解剖学的记载主要集中在《外科论》《头部外伤论》《骨科论》《关节论》《整复论》等篇，除此之外，《溃疡论》《痔论》《瘘论》中也有零星散在的解剖学内容。与《黄帝内经》有着明显差异的是其所述基本是外科手术治疗、包扎处置、骨折固定、关节定位等非常具体、实用性的知识，理论性和系统性不及《黄帝内经》。希波克拉底之后，古罗马的著名医生和解剖学家写了许多关于医学和解剖学的著作，对血液运行，神经分布，脑、心等内脏都已有较具体的记载，其资料主要来自动物解剖，错误较多。后阿维森纳(伊本・西拿)进一步发展了这一传统医学支系的解剖学，其《医典》对血管特别是四肢的静脉有较正确的记载，欧洲传统医学中后来运用切脉方法是从他开始的。总体看，西方传统医学由于长期受到宗教及其禁止解剖人体等戒律的影响，解剖学发展受到很大限制，其取得的实际成就，实有盛名之下其实难副之嫌。客观而论，《黄帝内经》强调以五脏为中心的整体观，从外揣内，并且不过多地依赖解剖形态学的细微结构知识来探究人体，而是形态结构与功能描述合为一体，并与时间、空间结合，形成自洽的、多维的理论体系，能更全面地为临床诊治服务。这种特点和优势，在西方传统医学中是不具备的。我们反观希波克拉底及其《希氏文集》，以及盖伦、阿维森纳等关于解剖的论述，其均强调具体的解剖结构的认知，其对人体的解释往往比较机械和局限。这些差异为中、西医学的日后分向而行埋下了伏笔，前者愈发注重整体、牵一发而动全身的变化，后者则愈发的分科细化、条块分割，虽有精准医学之优，却可能存一叶障目之弊。

可见，西方传统医学，虽然向来以“外科”“解剖”等发达相称，但是从中西传统医学学科发展的“共时性”看，中(汉)医的解剖学发展被中国特殊的哲学、文化等所牵引，其医学的重心和侧重被牵引到了别的方面。而西方传统医学虽然侧重发展以“解剖学”为核心的外科学，但是因为长期以来，受到宗教等的牵制，其科学的解剖学、外科学的理论和实践，实际上在达・芬奇和维萨里之前的很长一段历史时期并未真正建立起来。但是，不可否认，注重发展解剖学和外科学、注重实证和精准的“基因”，却早已深深根植于其医学之中，只待文艺复兴之后，特别是以达·芬奇、维萨里、哈维等为代表的一批人物将之予以“激活”“重生”，并将之推向“现代医学”的发展轨道。此即所谓“塞翁得马安知非祸，塞翁失马焉知非福”是也。

最后，我们展望未来医学，与时俱进，和而不同，融合发展，应成为中西医学的共同选择。

首先，在新的时代和学科的王国里，求变和与时俱进是中医变革之路的应有之义。一方面要摒弃保守，不沉浸在“玄之又玄”的理论中停滞不前，不陷在“博大精深”的名望里止步不前，也不陷在“中医姓中”的意识中停止开拓。在发展和科技日新月异的时代，故步自封、独善其身只会让中医走向僵化、停滞甚至衰亡，与时俱进才能使中医搭上时代和科技的快车，实现传统和现代的结合，推动中国医学的整体发展，这才是新时期中医向前发展的必然之路。另一方面中医要继续保持自信，而且还要增强自信，增强中医的道路自信、理论自信、制度自信、文化自信[21]，把中医现代化和国际化推向全面发展、纵深发展，让中华民族的瑰宝在世界绽放光彩，惠及人类健康。第三要中西医结合——中医原创思想的精华和现代科技结合。中医学虽然古老，但其理念并不落后，屠呦呦从经典中得到启示，利用现代科学技术发现青蒿素并获得诺贝尔奖证实，“中医原创思维加现代科技可以创造原创性的成果”[20]。

而对于西方医学而言，回顾历史和经典，未来当在两个方面努力：一是向自己的过去看齐，开启现代医学的“寻根之旅”。“根”是什么？如前所述，根是文明，是土壤；根是文化，是基因；根是经典，是智慧。医学是自然科学无疑，但是医学同时也是人文科学、社会科学。它需要解开生命的奥秘，但是生命的承载是人，人是有社会属性的，人的生理和心理都是极为复杂的。当西方现代医学兴起之后，传统医学不断式微，变得无迹可寻。事实上，西方传统医学并非无可取之处，其跨越千年、跨越希腊—罗马—阿拉伯国家—西欧多个地区和国家，必有其合理和可取之处。其发源、存在和演变史，就是一部生动的西方医学的人文史，就是现代医学乃至现代西方社会与疾病抗争、共建健康社会的精神源泉。所以所谓中西医结合的道路，对于西方现代医学而言，就是从西方现代医学与西方传统医学的结合开始，追根溯源，重温希波克拉底及其经典的智慧，重拾西医学发展的根脉精髓，挖掘西方现代医学与传统医学之精华结合的路径，让现代医学的形象更加人性和丰满。二是要注重吸纳和发扬中医的整体思维或者未来医学的系统思维，向未来的医学看齐。历史是向前发展的，一般而言，今朝胜于往朝是历史发展的普遍规律，但是具体于某一领域就可能未必。比如唐诗、宋词铸就的高峰，“前无古人、后无来者”，后世难以超越。所以，笔者很感慨于中国在诸子百家那个百家争鸣、百花齐放时期出现的“知识井喷”的现象，也感慨于古希腊伯里克利黄金时代让人无限称道的“言必希腊”现象。因为当时古人铸就的经典，蕴含的超前的智慧，今人依然深受启迪，难以超越，某种程度还在指导和引领今人向未来的探索。这一点，中医是最有代表性和发言权的。中医的阴阳、五行、脏腑、经络理论，和现代医学所言的“组学、网络”等概念，以及盛行的“生理—社会—心理—人文”医学模式越来越表现着某种类同，其完备的理论体系、超前的整体观、有些暂时说不清楚但是确凿的临床疗效，不仅是当今以基因组学、代谢组学、蛋白组学为标志的现代医学面对复杂的人体以及人体内外复杂环境需要去认真思考、审视和研究的问题，还预示着未来结合医学以及系统医学的发展方向。正如钱学森说：“人体是开放的复杂巨系统，人体科学和医学研究都需要系统观点和系统方法；西医的思维方式是分析的、还原的，中医的思维方式是系统论的；科学已经从分析时代进入系统时代，中医的思维方式更符合现代思维的发展方向，西医的思维方式也要走到系统论的道路上来。”[21]

概而言之，中医学科的发展不能总是以“老者自居”，要多向“年轻”的现代医学学习，在中医原创的思想上，借助现代的科学技术、生命科学的手段，使传统中医真正步入现代化的征程。而“年轻气盛”的现代医学也要放下执念和身段，尊重古老的传统医学在防病治病的作用，学习借鉴中医独特的原创思维，天人合一的整体观、辨证论治的个性治疗、众多理法方药的实践经验、治未病的养生理念等，正视自己在解决某些复杂性疾病和慢性病中存在的一些无奈和不足，正视现代医学不断取得突破性成果，但是同时又承认有些成果会不断地被其与生俱来的耐药性、副作用等侵蚀直至荒废的现实，真正把现代医学的精准与中医的整体相结合，取中医之所长，集现代医学之所长，开拓中西医结合的新格局。

医学的发展已经今非昔比，成就巨大。然而，医学的发展也越来越说明，没有一种医学体系是完美无缺的。当下我们依然需要去聆听遥远时代的声音，聆听医学先贤的智慧，溯源医学发展的道路，用以聚焦当下的医学问题，凝聚未来发展的共识，致力未来人类医学的发展进步事业。上述我们对《黄帝内经》和《希氏文集》的差异、共性以及经典照耀下的中西方传统医学道路进行了分析。如果用一句话凝练概括就是：初心不改，殊途同归，和而不同。这既是对经典过去的致敬，也是对经典照耀下未来中西医结合道路和人类医学学科发展的期待。

小结与讨论

(1)《黄帝内经》和《希氏文集》是公认的中西传统医学奠基之作，它们孕育于东西方文明的土壤，镌刻着中西方医学的烙印，预示着中西方医学不同的发展道路。无论《黄帝内经》还是《希氏文集》都是中西方当时文明模塑的结果，是不同文明形态、民族思维、哲学基础、区域文化等在医学上的映射，造成了中西传统医学的“个体”差异。本章节认为，地理单元相对开放、偏外向型的爱琴海文明，锻造了追求辩证、具象、实证而偏离哲学的、疏于理论构建与发展的西方传统医学，而地理单元相对闭合、偏内敛型的中华文明，锻造了追求辨证、抽象、整体且哲学意味浓厚、长于义理阐释和理论构建的中国传统医学。

(2) 在中西传统医学发展的前期与中期，从中西方传统医学分别对《黄帝内经》和《希氏文集》两部经典铸起的医学根基、指引方向的继承与发展来看，西方传统医学的后续医派和医家没有据此发扬光大，轻视理论体系的构建和完善、青睐于外科的疗法和实证，作为西方传统医学理论核心的体液学说、气质学说等，其在西方医学发展道路上的表现有点“虎头蛇尾”，与医疗实践也呈现互相脱离的倾向。反观中国传统医学的传承问题，则是可圈可点。自《黄帝内经》构建的理论大厦起，始终薪火相传，代代为之续力，日臻完善。中药的发达使中医如虎添翼，医药并举，理论和实践均得到了长足的发展。从这方面讲，中国传统医学整体上都是优于西方传统医学的。

(3) 在中西传统医学发展的后期，西方世界在文艺复兴和工业革命的刺激下，受现代文明气息的濡染，特别是在现代科学技术的助推下，西方传统医学在追求实证、实验这一个优于中国传统医学的“强项”上，进行了充分的发展、开拓、创新和突破，在对古希腊式以体液气质学说为代表的传统医学的扬弃基础上，造就了一种全新的医学。反观中国传统医学，其长期在相对安定的历史环境中，一直处在“养尊处优”“自信的保守”的状态中，虽然在一代一代中医人的努力下日臻完善，但是在新的时代和科学的王国里，其创新性和能力日显滞后和不足。

(4) 今天医学的发展已然今非昔比，成就巨大。然而，医学的发展也越来越说明，没有一种医学体系是完美无缺的。中西医并重、中西医结合(或者说是传统医学与现代医学共存，传统医学与现代医学融合发展),依然是这个时代医学的应有之义。通过本章节对《黄帝内经》与《希氏文集》的比较分析,我们认为,当下人类依然需要去聆听遥远时代的声音,聆听医学先贤的智慧,溯源医学发展的道路,并结合当代文明进步的成果,聚焦当下的医学问题,凝聚未来发展的共识,致力未来人类医学学科的发展进步事业。

参考文献

[1] 阿尔图罗·卡斯蒂廖尼. 医学史:上[M]. 南京:译林出版社,2014:前言.

[2] 阿尔图罗·卡斯蒂廖尼. 医学史:上[M]. 南京:译林出版社,2014:102.

[3] 董竞成. 论中国传统医学的哲学思想意蕴[J]. 人民论坛·学术前沿,2014(18):84.

[4] 希波克拉底文集[M]. 赵洪钧,武鹏译. 北京:中国中医药出版社,2007:6,11.

[5] 希波克拉底文集[M]. 赵洪钧,武鹏译. 北京:中国中医药出版社,2007:208.

[6] 希波克拉底文集[M]. 赵洪钧,武鹏译. 北京:中国中医药出版社,2007:8.

[7] 黄帝内经素问白话解[M]. 郭霭春注解. 北京:中国中医药出版社,2012:34.

[8] 周易[M]. 杨天才译注. 北京:中华书局,2016:343.

[9] 黄帝内经素问白话解[M]. 郭霭春注解. 北京:中国中医药出版社,2012:388.

[10] 黄帝内经素问白话解[M]. 郭霭春注解. 北京:中国中医药出版社,2012:38.

[11] 董竞成. 论中国传统医学的哲学思想意蕴[J]. 人民论坛·学术前沿,2014(18):90.

[12] 希波克拉底文集[M]. 赵洪钧,武鹏译. 北京:中国中医药出版社,2007:18-228.

[13] 希波克拉底文集[M]. 赵洪钧,武鹏译. 北京:中国中医药出版社,2007:40.

[14] 希波克拉底文集[M]. 赵洪钧,武鹏译. 北京:中国中医药出版社,2007:10.

[15] 希波克拉底文集[M]. 赵洪钧,武鹏译. 北京:中国中医药出版社,2007:85-86.

[16] 黄帝内经素问白话解[M]. 郭霭春注解. 北京:中国中医药出版社,2007:193-196.

[17] 阿尔图罗·卡斯蒂廖尼. 医学史:上[M]. 南京:译林出版社,2014:1.

[18] 希波克拉底文集[M]. 赵洪钧,武鹏译. 北京:中国中医药出版社,2007:210.

[19] 孟庆云.《易经》和中医学理论[J]. 江西中医学院学报,2005,17(2):5.

[20] 张伯礼. 第三届中医科学大会论文集[C]. 北京,2016.

[21] 钱学森. 论人体科学[M]. 北京:人民军医出版社,1988:97-101.

第十四章

从科学、技术、文化的综合维度探讨传统医学"两个层面"及其学科归属与发展

随着人类文明的进步和发展,人类的"科学""技术""文化"也随之有了更加丰富的形式和内容,往往有着广义和狭义、宽指和专指之分,既相对独立又彼此密切联系。因为"科学""技术"与"文化"的多义性、复杂性,不同的人往往在不同的角度和层次上予以认识与理解,这几乎是东西方世界的共性问题。

传统医学作为与现代医学相对应的一种医学体系,其是否具有现代意义上的"科学"性,如何正确看待其"技术层面"与"文化层面"的构成,这些对传统医学的认识和实践都具有重要的意义。故而梳理"科学""技术""文化"的内涵及其实质,厘清相互之间的关系,特别是将之与"传统医学"这一学科的发展建立关联,从科学、技术、文化的多维层面去认识传统医学学科,特别是中国传统医学即中医学,无疑有助于廓清人们在这方面的认识,增进人们对传统医学的正确理解,进而助力传统医学乃至医学的发展(图 14-1)。

此章我们并不针对诸如"中国古代或者在近代以前的世界,是否存在科学"等的问题,一定要置一个明确的可否,也并非出于某种主观情感热切地要把古代或中国古代原属于技术层面的东西归属列入高大上的科学殿堂,同时也不忽视或抹杀得以支撑古代技术或中国古代的技术发明特别是那些著名的发明创造背后的理论知识,哪怕是这些理论知识往往被认为是非常原初、稚嫩、初级的科学形态。我们只是从人类文明发展以及科学、技术和文化发展的历时性的动态演变和共时性所取得的成绩的总和等方面,从科学、技术、文化多维与动态的角度,去认识传统医学的结构性要素、学科归属及其过去、当下与未来。或者说如何从一个宏观的多维层面及一些微观的史实支撑,去认识传统医学,及其作为一门学科的"生长""成长"的过程。

当今医学,从宏观方面并从医学体系的差异、分布、运用的实际情况看,无非有传统医学和现代医学之分。当然,具体到不同的国家和地区,又在具体的操作层面各有不同的分类方法和运行体系。比如西方世界普遍以现代医学为主流医学或常规医学,其他以传统技艺及自然疗法等为主要组成的医学称之为补充与替代医学。中国尚有中医、现代医学、中西医结合、民族医学等的分类,民族医学下又有藏医、蒙医、维医、傣医等具体的分类,当然这些名目众多的医学名称,当前也正在以法律或规定的形式逐渐走向规范和统一。

对于传统医学,以中国传统医学即中医为例。人们对中医的理解和释读也不一样。除了中医仅指汉族医学而不包括其他少数民族医学等已经不合时宜的不当释读之外,尚有各种基于不同视角对中医的释读。笔者大概梳理,有以下几种类型。有的认为中医是哲学,认为中医的治则治法里面包含了很多中国古典哲学的思想和方法,其实质是一种生命哲学。有的认为中医是玄学,比如阴阳五行等中医

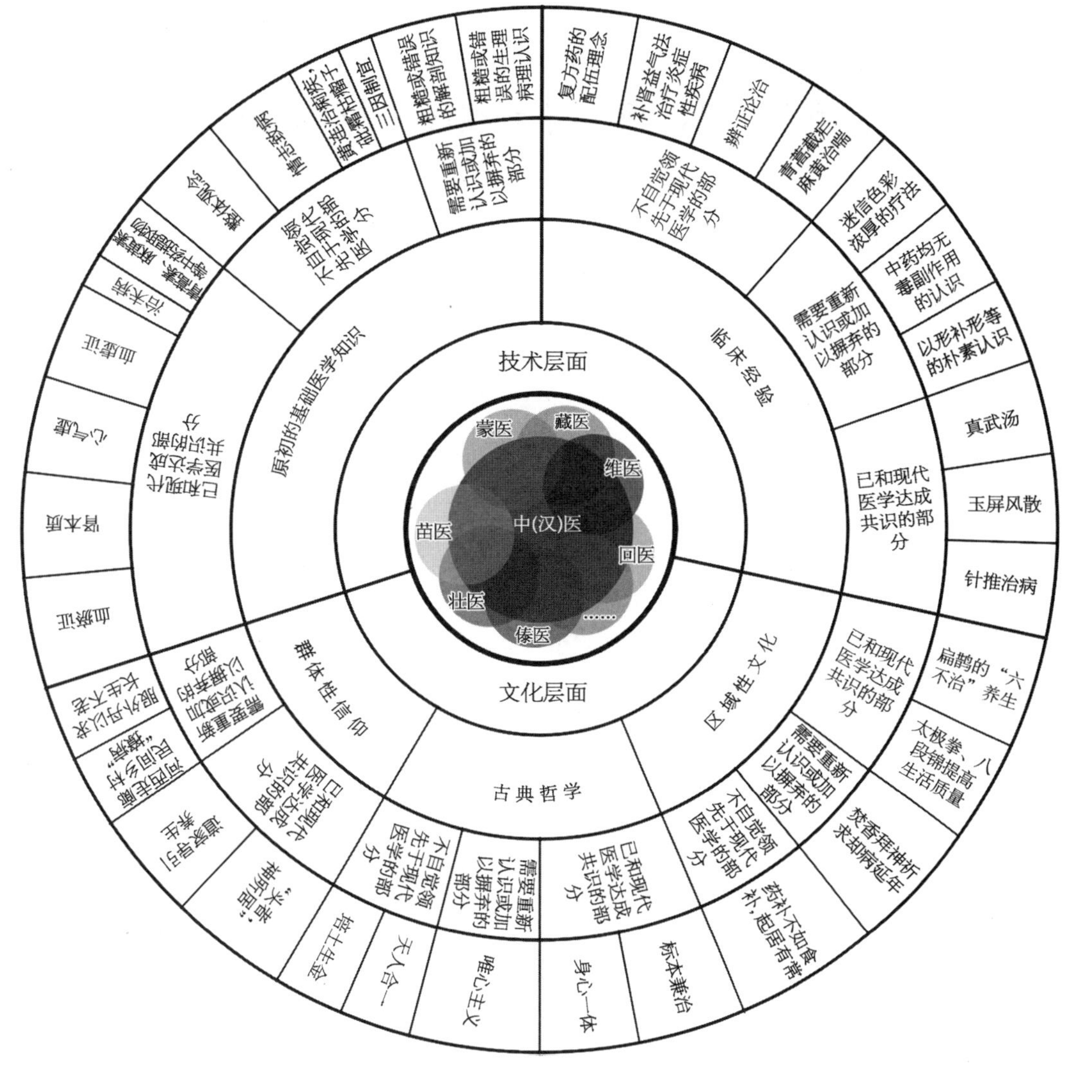

图 14-1 中国传统医学架构图

理论的晦涩难懂,气和经络的无可证实性等,都说明中医某种程度倾向于是一种只可意会不可言传的神秘玄学。有的认为中医是一种文化,是一种中华民族特有的文化呈现形式,反映中华民族对生命、健康和疾病的认识。有的认为中医是一种艺术,医者意也,医者艺也,中医医家的悟性、治疗的灵活性等无不说明中医及其治疗技术可称得上是一门玄妙的艺术。有的认为中医是一门技术,以方药、针灸、推拿为技术代表的中医从其影响力看是比"四大发明"更有影响力的第五大发明。而关于"中医是不是科学""阴阳五行是不是科学",这样的争论从来都不缺针锋相对的对手和观点。有的认为中医是一种经验医学,是"观念"和"经验"的结合,并不具备可验性和可重复性等所谓科学的特质,谈不上有科学的成分。而与此同时反对者也大有人在,认为中医不仅是科学,还是一种系统医学,是一种比现代医学还要科学的科学,只是目前现代科学和技术自身的局限,尚不能科学地将其博大精深的智慧予以揭示。可见,不同的人站在不同的职业、不同的角度等从不同的层面去认识中医,因而也就有了不同层面和角度的解读。如何引导或帮助人们科学地认识传统医学以及中国的传统医学,是一个值得探讨的问题。

本章节我们试图从科学、技术和文化的综合维度及其之间的关系,并结合笔者关于传统医学"大中医""五要素""两个层面""三个融合"的观点,以期对传统医学有一个较为客观理性的梳理。

第一节
“科学”：从传统科学到现代科学的演变

什么是“科学”？这是一个颇为复杂的问题。究其原因，概因为其主要来源于西方世界，后来传播到中国，又掺入了中国科技和文化的因素。源于西方的概念，东方语境的阐释，这是人们对“科学”理解不尽相同或大为不同的原因之一。而其中一个最大的逻辑问题是，中国古代是否存在科学，抑或是人类在近代之前，是否存在科学。同是对现象的本质和规律的揭示，自然科学是“科学”，那么人文科学是否属于“科学”。诸如此类问题，往往又使得“科学”的概念以及人们对其的理解变得纷繁复杂。所以，这就提示我们研究“科学”的时间、范围、边界等问题，往往是较为科学地认识“科学”的思路和方法。

“科学”的产生、存在与发展，本身是一个随着历史的发展，特别是历史发展到一定程度才形成的概念。从历时性的角度看，其自身有一个“生长”“成长”的过程；从共时性的角度看，其又存在一个西方与东方、一国与另一国等认知的不同、发展的先后、水平的高低等差异。英文的 science，法文的 science，德文的 wissenschaft 含义并不完全一样，它们都来自拉丁文的 scientia，但或多或少有所转义。拉丁文的 scientia 继承了希腊文 episteme 的含义，其意思是“知识”“学问”。出自它的各个欧洲语种的相应单词，都禀承了这个义项，但又或多或少有所偏离。英文偏离最多，science 通常并不指一般意义上的“知识”（英文里有另外一个专门的词 knowledge），而是指像物理、化学这样一些“自然科学”（nature science）；法文和德文偏离得少一些，其中德文基本上保存着与 scientia 一样的意思（从构词形式上与英文的 knowledge 完全一样），并不特指自然科学，也包括文、史、哲等人文学科[1]。如果说“科学”是作为一种揭示现象背后本质和规律的知识体系，即 knowledge 这一支系，那么这种知识体系，在古代的东方也好，西方也好，都是没有严格意义上区分的，是混合在一起的，所以它既包括自然学科的知识，也包括人文学科的知识。但是这个原本貌似“铁板一块”的科学的概念及其内涵，被近代爆发式的知识创新和真理揭示给拆分了，“科学”被分为自然科学与人文科学，且被越来越多的人认为两者有着本质的区别。这种本质的区别导致后来“科学”被严格定义为专指自然科学，而原本归属于“科学”的人文科学，被“科学”的严谨和苛求拒之门外。从此在人类历史上，“科学”也无疑有了广义和狭义之分，广义的“科学”仍为两者的结合，狭义的“科学”则专指自然科学。所以从时间上看，自然科学与人文科学的分开在近代以后，传统的科学与现代的科学的区别也是在近代以后。笔者认为，广义的概念也好，狭义的概念也好，自然科学与人文科学的分开是聚焦“科学”的属性而言的，当然，这种方法广为接受，但是也并非完美，这也是争议持续不断的原因。我们不妨从时间的角度，从“科学”自身作为一门学科历时性演变的角度，对“科学”进行划界，分为“传统科学与现代科学”，这种划分方法，虽然也并非完美，但是一方面可以在一定程度上廓清人们对于“科学”的认识；另一方面，也可以与“自然科学与社会科学”的分类方法形成互补，共同促进人类对于“科学”的认知和实践。

放眼人类历史和科技的发展，“传统科学”与“现代科学”的划界，时间为近代，标志性事件则以尼古拉·哥白尼（Nikolaj Kopernik，1473—1543）的“日心说”为开端，以后还有“近代科学之父”的伽利略·伽利雷（Galileo Galilei，1564—1642）、“近代物理学之父”的艾萨克·牛顿（1643—1727），故也有以伽利略所处的时代及其经典物理学体系的构建为标志，或以哥白尼、伽利略和牛顿共处的时代为标志。无疑，从哥白尼开始，打响了近代科学冲击中世纪教会权威的“第一枪”，而从伽利略、牛顿开始的实验科学，则是近代自然科学的真正开始。以伽利略、牛顿所处的时代为分水岭，之前的科学属于传统的科学，属于知识学问或

knowledge的体系；之后的科学属于自然科学，是严格意义上的科学，属于自然科学或science的体系。

在这个划界依据或方法的基础上，属于“前者”还是“后者”，属于“近代以前”还是“近代以后”的边界就比较清楚了。虽然传统科学也好，现代科学也好，某种意义上都属于对人类及自然界各种现象背后的本质和规律的认识和揭示，但是高级还是初级、是先进还是古朴等即可立判。我们生活中的很多俗语，比如“种瓜得瓜，种豆得豆”“龙生龙凤生凤，老鼠生子会打洞”“一母生九子，九子各不同”等，这只是人们在日常生活中发现了这样的自然现象或社会现象，只停留在经验或动植物共性的认知层面，但是对其为何如此，却往往不得而知。或者其所知的层面乃是那个时代和人们所能达到的最高境界，即使如此亦和现代科学相距甚远，人类直到孟德尔(1822—1884)时期及以后，才逐渐掌握了关于生物遗传和变异的知识体系，这个知识体系就是“遗传学”。而且这些古代的所谓“科学”，往往与人文紧密相关。“种瓜得瓜，种豆得豆”，往往也被用于劝诫人们要注重勤奋耕耘、后天努力，或者被用于是道德层面的因果报应等。古代传统的科学、技术与人文之间往往界限含混不明。“种瓜得瓜，种豆得豆”，既可以被认为是自然现象，也可以被认为是社会现象，既是一种事物发展客观规律(种瓜不会得豆、种豆不会得瓜)，用于认识物质世界；也可作为一种修身养性的人生智慧，用于丰富精神世界。

与此同时，自古及今，不仅“科学”的内涵和实质得以改变，而且人类的“科学”，随着时代的发展、技术的更迭，曾经的“科学”往往会被否定或修正。人类科学史上这样的例子举不胜举。在天文学领域，地心说(或称天动说)，是以古代学界权威亚里士多德—托勒密为代表提出的学说，认为地球是宇宙的中心，是静止不动的，所有的日月星辰都围绕地球转。这对于习惯了天圆地方、太阳东升西落的人类来说，这一学说可能一直被认为是无可争议、毋庸置疑的，但就是这种天经地义的“日心说”，分别在哥白尼、布鲁诺等人的努力下，被“日心说”取代，人类有史以来的宇宙观被彻底改写。

在物理学科领域，曾经认可亚里士多德关于物体自由落体运动的观点，即物体下落的快慢是由物体本身的重量决定的，物体越重，下落得越快。这种理所当然，貌似合乎常理的观点，影响了物理学2 000多年的发展，直到伽利略通过一个著名的假设和比萨斜塔上的著名试验，终于将其推翻。伽利略之后，牛顿发现著名的运动三定律和万有引力定律，经典力学学科在牛顿手里完成了理论体系的建构并用于实践。学者们根据经典力学定律曾经精确地预言彗星和小行星等的运动，预言并发现了新的行星。经典力学的成功曾使19世纪末一些物理学家以为物理学在原则上已是尽善尽美了。但是后来人们发现牛顿力学理论只适用于宏观的且小于光速的物体的运动规律，其固有的局限性也渐为人知。牛顿力学被称为经典力学，也被认为是20世纪以前的力学。20世纪以后，物理学昂首阔步地朝着高速(接近光速)、微观(量子尺度)等领域前进，于是相应地就有了爱因斯坦相对论和量子力学。相对论和量子力学共同奠定了现代物理学的基础。相对论是关于时空和引力的理论，极大地改变了人类对宇宙和自然的“常识性”观念。这之后，相对论直接和间接地催生了量子力学的诞生，又为研究微观世界的高速运动确立全新的数学模型。但是，现代力学的大发展，并不意味经典力学的出局或对经典力学的否定，其依然具有其相对固定的应用领域；伽利略对近代以前的亚里士多德等的观点是推翻和否定，而相对论力学是对经典力学的修正和发展，量子力学又是对相对论力学的修正与发展。

在医学领域，对于医学权威盖伦的解剖学和生理学观点，一直是西方世界研究人类解剖学、人类生理学的基础，但是这些权威的教义同样在千年以后被安德烈·维萨里亲身示范的人体解剖面前不攻自破，其生理学的权威性也被威廉·哈维一个巧妙简单的数学运算予以了否定。

所以，人类历史的车轮滚滚向前，人类的“科学”也在不断发展，同样，“科学”的内涵外延及实质也处于与时俱进的变化与丰富之中。经历了从传统科学到现代科学的质变，从原初的科学向当代自然科学的跃变。而“科学”，正如其一贯的品质，依然“不以人的意志为转移”地继续向前发展。

第二节
“技术”：从原初技术到现代技术的演变

什么是“技术”？和“科学”一样，也并非一个简单的问题，特别是因其和“科学”经常捆绑在一起，变成了一体化的“科技”，以及高教系统的“学术”等。所以，本来貌似一个颇为清晰的概念，随着“科学”的发展，以及由时代进步等带来的“技术”在理论层面和实践层面的扩展深化，给“技术”下一个准确的定义，同样也是个棘手的事情。一般而言，技术就是根据生产实践或科学原理而发展成的各种工艺操作方法和技能。技术的任务是发展或开发出新的方法、手段、措施或途径。技术不仅是某种物质手段、工具或方法，它还是由技术思想或技术方案设计向生产技术和工程技术转化的一个过程。在中文的语境下，人们通常把“技术”与英语中的 technology 作为同义词对待。实际上，英语中有多个词可以译成“技术”，比如 art、skill、technique、technology 等，其中，前两个主要是指技艺、技能，后两个则与汉语中的“技术”相当。在汉语中，技术的最原始的意义是熟练，与其相对应的概念是“巧”和“工”。所谓熟能生巧，巧就是指技术；“工”除了指工具，也常常指加工制作技术[2]。在“科学”及其概念并未真正兴起和成熟的古代，“技术”概念的内涵和外延也是相对清楚的，其边界亦很清晰。正如我国科学史家江晓原所言，关于中国古代是否有科学，以及如何评价这个问题颇有争议，但是因为中国古代的技术成就有目共睹，就很少争议。

从中国古代科技文化的角度分析，中国古代关于技术工人有一个相对统一的称谓是“百工”。“百工”原是中国古代主管营建制造的官员名称，以后沿用为各种手工业者和手工业行业的总称。《考工记·总序》：“国有六职，百工与居一焉……审曲面势，以饬五材，以辨民器，谓之百工。”郑玄注：“百工，司空事官之属……司空掌营城郭、建都邑、立社稷宗庙、造宫室车服器械。”《论语·子张》中有“百工居肆，以成其事”。唐韩愈名篇《师说》中亦称“巫医乐师百工之人”。所以古代的“百工居肆，以成其事”实际上概括了中国古代形形色色的掌握技术之人，在各种各样的加工制作之“肆”中从事各式各样的技术工艺。在中国古代，技术追求熟练、精湛，特别讲究“巧”。在中国古代的汉语语境下，产生了很多与“技术”紧密相关的成语，比如能工巧匠、巧夺天工、熟能生巧、登峰造极、鬼斧神工、出神入化、炉火纯青等，还有专门形容中医人医术高超的词语比如妙手回春、药到病除等。而相较之下，中国古代中文语境下，与“科学”紧密相关或者“类科学”的成语相对匮乏。由此也可见中国古代“科学”与“技术”的比重和侧重。

随着人类社会的演化发展，特别是近代以来科学的兴起，科学与技术的齐头并进和突飞猛进，人类的技术实现了从原初技术到现代技术的演变。人类“技术”的开始，无可争议地要早于“科学”。技术的萌芽或雏形出现于人类从渔猎文明向农业文明转变过程中[3]。此时的人类已经掌握了火的利用，日益开化的古人逐渐掌握了石质打磨技术、弓箭等远距离捕猎技术、渔网等宽口径捕捞技术、房屋桥梁建造技术、农作物栽培技术、家庭手工业制作技术等，并在此基础上形成了古代的生产工艺。

但是从漫长的人类技术史演化而言，人类的技术变革在平稳而缓慢的前进中，直到近代以后，以詹姆斯·瓦特(James Watt，1736—1819)蒸汽机的发明(1776)为标志，人类步入了工业社会，一种叫“机器”的东西开始取代人力、牲畜之力，人类从此步入蒸汽时代，实现了人类历史上技术的质的飞跃。蒸汽机带动着纺织机、鼓风机、抽水机、磨粉机，造成了纺织、印染、冶金、采矿的迅猛发展，创造了人们以前难以想象的技术奇迹。蒸汽机的出现和广泛使用，也推动了其他工业部门的机械化，引起了工程技术上的全面改革。在工业上，导致了机器制造业、钢铁工业、运输工业的蓬勃兴起，初步形成了完整的工业技术体系。在此之前的技术都是传统技术，之后的技术都是现代技术。以瓦特蒸汽机发明划界，人类历史上第一次步入了以“技术革命”之称的演进历程。从蒸汽机的发明和使用为标志的第一次技术革命开始，也开启了人类历史上近代以后“科学”与“技术”共同快速发展的进程。一般认为，人类历史上目前已经经历了 3 次技术革命，现在正在朝着第四次科技革命挺进(表 14-1)。

表 14-1　人类历史上几次重要的技术飞跃

时　间	内　容	特　征	意　义	归　属
旧石器时代	以火的使用，特别是摩擦生火的使用为代表	人工取火取代了利用自然取火	摩擦生火第一次使人支配了一种自然力，从而最终把人同动物界分开(恩格斯)	传统技术
新石器时代	以驯养、陶器、纺织、磨制石器的制造和使用为代表	磨制石器取代打制石器	食物来源开始变得稳定、居住地开始稳定、文化文明诞生	传统技术
青铜时代	以青铜的制造和使用为代表	青铜器取代石器在生产生活中占据重要地位	农业、手工业发展诞生，人类利用金属的第一个时代	传统技术
铁器时代	以铁的冶炼和使用为代表	铁器取代青铜器在生产生活中占据重要地位	古代农业文明先进的标志，有力促进了农业文明生产力的发展	传统技术
蒸汽时代	以蒸汽机的发明和使用为代表	一种全新的人类动力，机器动力(蒸汽动力)取代人力	改变了人类“使用工具”的方式，人类，从此从农业文明步入工业文明	从传统技术向现代技术转变的分水岭/人类第一次科技革命
电气时代	以电动机、发电机的发明和使用为标志	一种更为先进清洁的人类动力，电气动力取代蒸汽动力	改变了人类“使用能源”的方式	现代技术/人类第二次技术革命
信息时代	以计算机、信息技术、航天空间、互联网为代表	无孔不入的信息在人类生产生活中占据重要地位	改变了人类“连接沟通世界”的方式	现代技术/人类第三次技术革命
智能时代	新智能技术、新生物技术、新材料技术为代表	量子技术、人工智能技术等方兴未艾，开始影响人类的发展	将全方位影响和改变“人类自身”的技术革命	现代技术/人类第四次技术革命

所以，随着时代的发展以及人们认识和改造世界能力的提高，技术总是处于不断的创新和更新中。这就使得技术有了先进落后之分、简单与复杂之分、传统与现代之分等。近现代以来，或者西方世界进入工业革命及科技革命以来，人类的科学与技术获得了突飞猛进的发展。以这一时期为分水岭，人类的整体技术也可相应地划分为传统的技术和现代的技术、原初的技术或先进的技术、简单的技术与复杂的技术等。依此思路和方法，在传统医学和现代医学领域，也可具有相关种类的技术划分。比如中医的诊断方法望、闻、问、切，属于原初的、传统的医学诊断技术；现代医学的诊断方法 CT、MRI、B 超等，属于先进的、现代的医学诊断技术。中医内治有汗、吐、下、和、温、清、消、补八法，是传统的、自然的、简单的技术方法，而现代医学治疗方法有手术、放疗、化疗、免疫治疗等，则是现代的复杂的技术方法(图 14-2、图 14-3)。

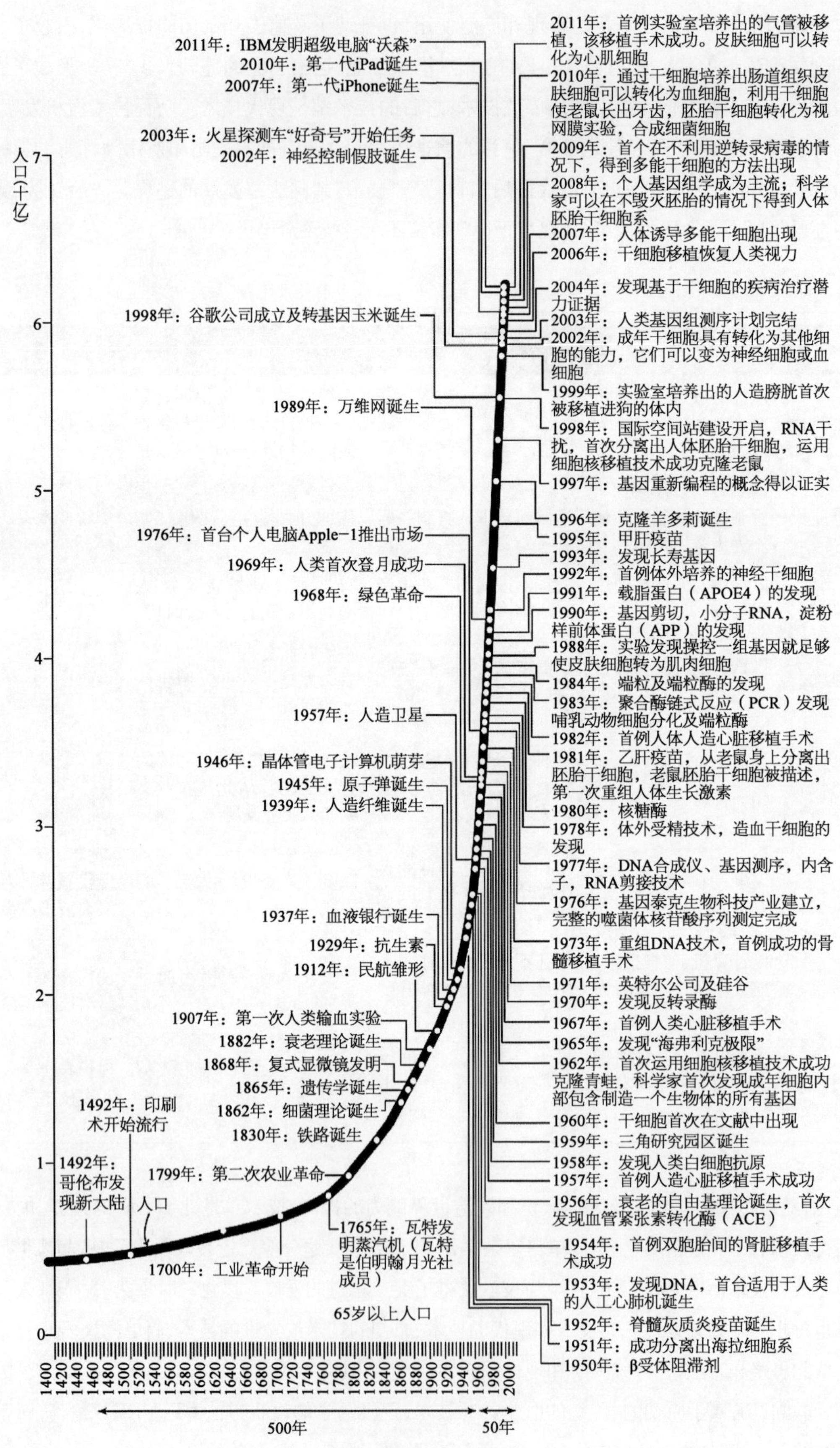

图 14-2 物理与信息技术对医学进步影响

（USTC科技战略前沿研究中心制作）

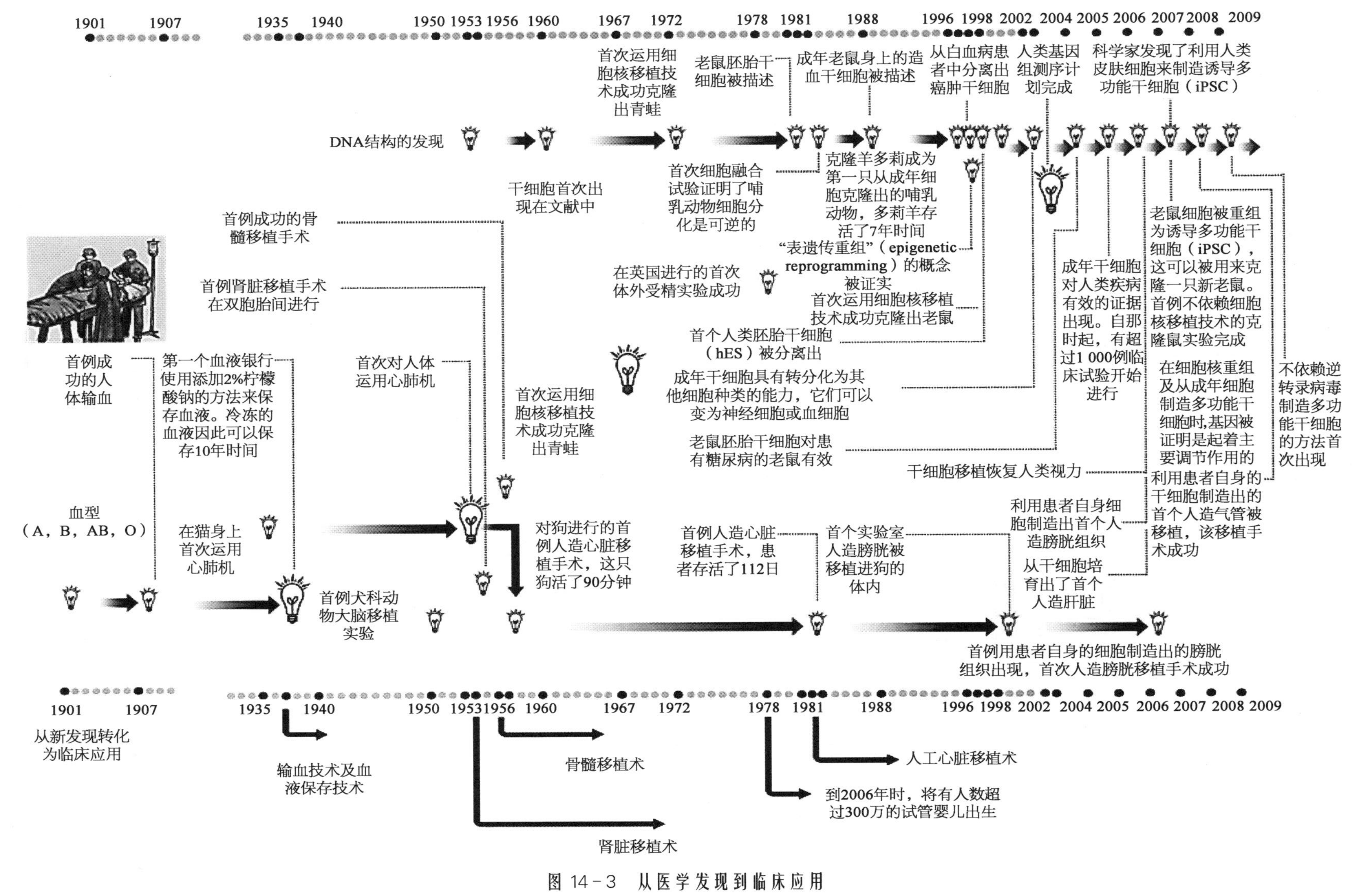

图 14-3 从医学发现到临床应用

（USTC科技战略前沿研究中心制作）

第三节
“文化”：从古典文化到现代文化的演变

文化是一个较之“科学”“技术”涵义更为广泛的概念。在我国的历史古籍中，“文化”乃是“人文化成”一语的缩写。此语出于《易经》贲卦彖辞：“刚柔交错，天文也；文明以止，人文也。观乎天文，以察时变，观乎人文，以化成天下。”传统的关于“文化”的定义认为，“文化”指整个人类在认识和改造世界的过程中创造的物质财富和精神财富的总和。这是广义的文化的概念，其中包括物质文化、制度文化和心理文化三个方面。物质文化是指人类创造的物质文明，包括交通工具、服饰、日常用品等，它是一种可见的显性文化；制度文化和心理文化分别指生活制度、家庭制度、社会制度以及思维方式、宗教信仰、审美情趣，它们属于不可见的隐性文化。包括文学、哲学、政治等方面的内容。而狭义的文化则尤其指向广义文化中的精神财富。给文化下一个精确的定义，的确是一件非常困难的事情。对文化这个概念的解读，人类也一直众说不一。也有一种较为流行的“文化”的概念，是指相对于经济、政治而言的人类全部精神活动及其活动的产品。

在国外，关于文化的界定，同样有广义和狭义之说，有人认为文化本身就包括科学，比如英国学者查尔斯·帕希·斯诺(C. P. Snow，1905—1980)1959 年指出现代社会存在着相互对立的两种文化，一种是人文文化，一种是科学文化。一方是文学知识分子，一方是科学家，并犹以物理学家最有代表性。而 1871 年，英国文化学家泰勒在《原始文化》一书中提出了狭义文化的早期经典学说，即文化是包括知识、信仰、艺术、道德、法律、习俗和任何人作为一名社会成员而获得的能力和习惯在内的复杂整体。理解文化的定义，需要特别明确和强调的是，文化的核心问题是人，有人才能创造文化。且文化是人类智慧和创造力的体现。需要强调的是，不同种族、不同民族的人创造不同的文化，而这正是人类文明大放异彩又精彩纷呈的原因。

“文化”的内涵外延及所指过于宽泛，我们在此侧重从科技文化的视角，论述“文化”从古至今的一个大概演化过程。什么是科技文化？西方近代启蒙文化推动科技发展以后，科技成果同时也在改造文化，被科技改造后的文化就是科技文化，它又会反作用于科技，同时去影响经济和政治。西方近代科技文化大发展的起点是文艺复兴运动。这场社会运动的目的是为了反对宗教统治对人的精神压制，突破虚伪的神学，恢复人的自由与理性。1453 年东罗马帝国覆灭，基督教在欧洲中世纪的黑暗统治结束，新兴的资产阶级发动思想革命，出现了文艺复兴运动，整个欧洲的文化氛围发生了质的改变，人们要求恢复希腊文明的理性光芒，摆脱神学的控制，揭示出客观真实的太阳系结构，消除迷信，掌握自己的命运。许多学者都带着这种文化赋予的使命积极地进行科学研究，这其中就包括英国的瓦特、牛顿，美国的富兰克林，法国的拉瓦锡等，一大批学者在这种文化氛围的世纪变革中受到感染、鼓舞而奋起[4]。从全球的视野，以及科技文化自身发展过程来看，文艺复兴的启蒙运动虽然肇始于欧洲，发展于西方世界，但是不得不说这场声势浩大和影响深远的人类思想文化，特别是科技思想及文化的运动，它是属于全世界全人类的，以文艺复兴作为人类科技文化的分水岭，无疑是一个不二的选择。

第四节
“科学”“技术”“文化”之间的关系

一、“科学”与“技术”的关系

(一)“科学”与“技术”有明确的区分

“科学”与“技术”原本没有多少交集的,在近代以后,才开始变得形影不离。随着人类社会的演化发展,特别是近代以来科学的兴起,科学与技术的齐头并进和突飞猛进,两者的关系也开始变得复杂多样了,这在中国特殊的科技发展状况和文化氛围中更是如此。对于国人而言,以及在“科学”作为“赛先生”被传入到中国,是在鸦片战争之后,最早对“科学”和“技术”予以明确区分的是梁启超。梁启超在1911年写了一篇文章《学与术》,其中说道:“近世泰西学问大盛,学者始将学与术之分野,厘然画出,各勤厥职以前民用。试语其概要,则学也者,观察事物而发明其真理者也。术也者,取所发明之真理而致诸用者也。例如以石投水则沉,投以木则浮,观察此事实,以证明水之有浮力,此物理也。应用此真理以驾驶船舶,则航海术也。研究人体之组织,辨别各器官之机能,此生理学也。应用此真理以疗治疾病,则医术也。学与术之区分及其相关系,凡百皆准此。善夫生计学大家倭儿格之言也,曰:科学(英science,德wissenschaft)也者,以研索事物原因结果之关系为职志者也。事物之是非良否非所问,彼其所务者,则就一结果以探索其所由来,就一原因以推断其所究极而已。术(英art,德kunst)则反是,或有所欲焉者而欲致之,或有所恶焉者而欲避之,乃研究致之避之之策以何为适当,而利用科学上所发明之原理原则以施之于实际者也。由此言之,学者术之体,术者学之用,两者如辅车相依而不可离。学而不足以应用于术者,无益之学也;术而不以科学上之真理为基础者,欺世误人之术也。”严复在翻译亚当·斯密所著的《国富论》(*The Wealth of Nations*)时,对学与术的关系也写道:“盖学与术异。学者考自然之理,立必然之例。术者据既知之理,求可成之功。学主知,术主行。”两人的说法,殊途同归[5]。

科学是一种社会活动,其直接职能是不断探求和系统总结关于客观世界的知识,形成一定的知识体系,这种知识体系还可以物化为社会生产力。技术则是指为满足社会需要而利用自然规律在实践活动中创造的劳动手段、工艺方法和技能体系的总和,技术既具有自然属性又具有社会属性。两者至少在以下几个方面存在差别。

第一,对象不同。科学的研究对象是自然界,是客观的独立于人类的自然系统;技术的研究对象是人工自然系统,即被人类加工过的为人类的目的而制造出来的人工物理系统、人工化学系统、人工生物系统及人工社会系统等。第二,思维方式不同。科学注重理性思维,要处理的问题是“事物是怎样的”;技术除了理性思维,还强调想象性思维,“工程师及更一般的设计师主要考虑的问题是,事物应当怎样做”。第三,目的不同。人类文明在演进中确立了两种传统,即“为知识而知识”的科学传统和“经世致用”的工匠传统。两种传统的存在实际上说明了科学与技术在目的上的差异。科学的目的与价值在于探求真理,弄清自然界或者现实世界的事实与规律,求得人类知识的增长;技术则是通过设计与制造各种人工事物,以达到控制自然、改造世界、增长社会财富、提高人类社会福利的目的。我们承认,在科学研究活动中要应用技术物,如实验仪器、计算机的帮助等;在技术活动中也要不断掌握科学知识、运用科学真理。但是,在科学研究活动中所利用的“技术物”只是一种手段,它服务于获取科学知识的目的;

在技术活动中运用的科学知识，也只是一种达到设计、制造和控制人工事物这一目标的手段。第四，由于目的不同，导致了科学和技术相异的评价内核。对科学的评价强调真理性标准，对技术的评价则强调功利性价值。尽管科学和技术的区别众多而明显，但是两者最基本的差异在于目的不同。科学的目的是对自然规律的认识，获取普遍的知识，但是它不能提供某一具体问题的解决方案；技术的目的，是利用技能改造自然和人类社会，对经济发展具有直接作用[6]。“科学”与“技术”是两个交集，而这两个交集彼此都不能覆盖对方的核心部分[7]。尽管科学与技术有诸多差异，但在历史演进中，它们之间形成了一种互相联系、相互促进、相互制约的关系。在现代社会里，技术的发展离不开科学理论的指导，技术已在很大程度上变成了“科学的应用”；同样，科学的发展也离不开技术，技术需要往往会成为科学研究的目的，技术发展还为科学研究提供必要的技术手段[8]。

（二）“科学”与“技术”的分合状态及“一体化”进程

如前所述，“科学”与“技术”的关系，在近代之前，较为简单，近代以后，随着科学的兴起，两者的关系才变得多样复杂，因此，“科学”与“技术”之间分分合合的观点，一直以来也是学术界讨论的热点。作为历史形成的两种人类活动，科学与技术的互动关系经历了一个历史演变的过程。从时间上看，技术的产生早于科学。在古希腊时代，科学与技术是截然分离的，科学研究只是少数科学家的个体活动，技术也按照生产自身的需要独立发展，“传统的技术不是源于科学而是源于反复实验与在工商业活动中不断积累的经验。”[9]所以，18 世纪末以前，农业、建筑、矿业、玻璃与陶瓷制造以及纺织工业等重要技术从科学上得到的帮助微乎其微，反倒是科学从技术中学到了不少东西，例如：“伽利略和托里拆利发现大气压就是制造抽水机的工程师们的实践所导致的结果；哈维提出他的血液循环理论部分地是依靠了当时外科医生所采用的那种结扎法。”[10] 16、17 世纪，近代自然科学的出现在相当大的程度上促进了科学与技术的融合。科学不只依靠思辨而且依靠干预自然的实验手段和技术，技术也开始运用科学成果向前发展。18 世纪产业革命以后，随着大机器生产体系的生成和商品经济的加速发展，科学与技术开始走向融合。到了现代，科学与技术已经不可分离，出现了科学技术化和技术科学化的现象。这种现象的出现正是人们将科学与技术统称为“科学技术”的深刻根源[8]。

科学和技术在我国一直是分开的，中国古代一直以来也没有“科技”这一词汇。直到 20 世纪 50 年代，我国制定了《1956—1967 年科学技术发展远景规划》，并于 1957 年成立国家科学技术委员会以后，“科学技术”一词才见诸于文献和国家领导人的讲话中，随后又被简称为“科技”，并沿用至今[11]。此后在“科学”与“技术”之间，各有主张和倡导两者“分”与“合”者。

强调“合”者，其观点如：① “科技”一词并非中国人的有意发明，它的出现也绝非偶然：一方面，“科技”一词的确反映了现代科学与技术之间的密切关系；另一方面，它的出现也确实有着深刻的现实根源，因为在今天的中国，随着“科学技术是第一生产力”的观点深入人心，“科技”成为国人的共识。② 伊恩·G·巴伯指出：“到了 1850 年以后，技术日益建立在科学之上。今天存在一个从纯科学（目标指向理论的基础研究）通过应用科学（目标指向实际应用的研究）到技术（目标指向建构与生产的操作性设计）的连续的系谱。”为了反映这种科学和技术一体化的趋势，人们不再将“科学”与“技术”区分开来，而是把它们合称为“科学技术”[12]。③ 技术革新对自然科学的发展也有推动作用，技术不仅为自然科学研究提供了先进的实验设备，更为自然科学研究提供了许多社会生产活动中迫切需要解决的重大问题，如航海、采矿和军事技术等。正如恩格斯所言：“社会一旦有技术上的需要，则这种需要就会比十所大学更能把科学推向前进。”[13] ④ 至少因为应用研究的存在，在科学与技术之间，很难存在非此即彼的划分。那么,把科学的范围进一步缩小！以维护科学的“独特性”。这样一来,似乎只有基础研究才是科学活动了。但实际上,基础研究也很难说是纯科学活动,因为一些高技术前沿领域已很难区分基础研究与应用研究甚至技术开发的界限[14]。

强调“分”者。其观点如: ① 由于“科技”一词的创建,给我国学术界造成了一定的混乱,科学、技术、科技这三个概念时常被互相替代。国人在20世纪初好不容易才分清楚的科学与技术,到了世纪末反而又模糊起来[15]。② 邹承鲁就曾指出:“遗憾的是,‘科技’一词主要是指,有时则完全指的是技术,而很少指科学。”“技术”也可以通过“科技”这个中介被转换成“科学性的技术”以及“科学”本身,例如中国古代四大发明是人们在长期的生产实践中发明的经验性技术,但却被作为中国古代科学辉煌的例证[16]。③ 由于“科技”的称谓带来诸多弊端,学者们强烈呼吁改变这种局面。吴大猷就指出:“我们通常将基础科学、应用科学和技术三者,笼统地用‘科技’两字包括起来,其实这个简称,已导致了社会上许多人对科学和技术的混淆,并导致政策和措施的偏差。”[17] ④ 科技一体化的一个可能后果就是人们不加甄别地使用“科学技术”一词。尽管当今科学与技术有一体化的趋势,甚至在很多领域已经一体化了,但我们认为必须区分科学与技术。“科学技术”固有的概括性和笼统性会抹杀“科学”与“技术”的内在差异,造成人们认识上的模糊性,何塞・卢岑贝格称之为“人为制造的茫然与困惑”[18]。⑤ 当代科学与技术的发展日趋一体化,呈现出科学技术化和技术科学化的态势。但是在政策层面,需要对科学与技术的互动方式有更深刻的理解,如果对两者的关系不做区分就会造成偏差[18]。当然,应该指出的是,上述的观点并非强调绝对的单一的“分”或“合”,而是强调要根据具体问题具体分析,该“分”则“分”,该“合”则“合”。“科学”与“技术”,既不消解彼此之间的界限与区别,同时又构成一个彼此之间相互作用、相互结合、相互渗透的统一整体,两者互动、合力推动着人类的发展与进步。

(三) 医学学科中的“科学”与“技术”拾隅

科学与技术,是人类认识世界和改造世界的有力武器,推动人类创新和进步的动力引擎。科学与技术,犹如一个体系的两个方面。科学与技术的关系,在现代,一方面表现为密不可分,几乎被看作是同一范畴,科学提供知识,是技术的理论基础、依据和支撑;技术提供应用这些知识的手段与方法。因为这种密切的不可分割的关系,因而两者往往合称为“科学与技术”或“科技”。另一方面两者的任务、目的和实现过程不同,在其相互联系中又相对独立地发展,两者是辩证统一的整体。科学的任务是通过回答“是什么”和“为什么”的问题,揭示自然的本质和内在规律,目的在于认识自然。技术的任务是通过回答“做什么”和“怎么做”的问题,满足社会生产和生活的实际需要,目的在于改造自然。科学主要表现为知识形态,技术则具有物化形态。科学提供物化的可能,技术提供物化的现实。科学上的重大创新一般称之为重大发现,技术上的重大创造一般称之为是重大发明。科学是创造知识的研究,技术是综合利用知识于需要的研究。对科学的评价主要视其创造性、真理性,对技术的评价则首先看是否可行,能否带来经济效益。

关于“科学”和“技术”的关系,我们试举一例说明。2018年诺贝尔生理学或医学奖授予了两位免疫学家,分别是美国的詹姆斯・艾利森(James P. Allison)与日本的庶佑(Tasuku Honjo),以表彰他们“发现负性免疫调节治疗癌症的疗法方面的贡献”。众所周知,癌症是人类最大的健康挑战之一,每年因癌症死亡的人数不计其数。诺贝尔奖得主们通过激活人体自身免疫系统攻击肿瘤细胞的能力,发明了一种全新的癌症治疗原理。詹姆斯・艾利森所研究的是一种蛋白质,这种蛋白质对于免疫系统具有抑制作用。他意识到,如果把这个“刹车片”进行暂时性的抑制,将可能释放我们身体免疫系统对癌细胞发起攻击的潜力。在此基础上，他发展出一套全新的癌症诊疗方案。与此同时，庶佑在免疫细胞表面发现了一种蛋白质，在对其功能进行了细致研究之后发现，这种蛋白质同样对人体免疫系统具有抑制作用，也是一块“刹车片”，只是作用的机制有所不同。以他的发现为基础建立的癌症疗法被证明极具效果。这种“刹车片”的研制及作用的发挥，并因此而形成的治疗癌症的全新方案或疗法，就是一种新技术新方法，属于技术层面的。这个物化的、客观化的“刹车片”的研制原理、作用机制所凭依的现代医学和生命科学知识体系，则是科学。这种以医学和生命科学为主要的科学，就是这种“刹车片”技术的理论基础、依据和支撑，而“刹车片”技术的应用则又为人类防癌抗癌提供了新的科学思维和手段方法。因此往往这种重大的创新创造，既是科学上的创新和突破，也是技术上的发明和突破。

二、科技与文化的关系

科学技术与社会文化之间的关系，从来都不是单向影响与单边作用的，而是双向影响和相互作用的[19]。文化是人类生活的反映，是人类的高级的精神生活和精神财富。科学和技术，则分别是人类在长期的认识和改造世界的过程中积淀形成的知识体系和生产工具。科技与文化相互依存，彼此交融，科学技术为创造和发展文化提供物质基础，文化为科学技术的进步提供精神动力和智力支撑。我们试以几个例子来印证这种貌似相对独立、实则彼此互相交融的关系。

(1) 优越的文化助力科技的发展。众所周知，我国古代的四大发明“造纸术、指南针、火药、印刷术”，是中国古代劳动人民的重要创造，对中国古代的政治、经济、文化的发展产生了巨大的推动作用，且这些发明经由各种途径传至西方，对世界文明发展史也产生了很大的影响。造纸术发明于西汉，东汉蔡伦加以改进。印刷术、指南针、火药三大发明，起始远在宋代以前，但其完成和发展却在宋代。这其中主要是汉唐及宋等朝代的安定强盛孵化的结果，其中相对较强的国力和经济，是古代科技文化进步的基础，相对安定的政治环境，特别是统治阶级重视发展科教及培养此领域的人才，为科技文化的发展奠定了基础。再如近代以来科学史上著名的五次世界科学中心转移，每一次背后都有剧烈的文化变革运动作为前期铺垫与支撑。比如16世纪的意大利文艺复兴，17世纪的英国新教改革、经验主义，18世纪的法国启蒙运动，19世纪的德国理性主义、大学改革，20世纪的美国实用主义、研究生院制度等。西方世界的发展，正是基于上述历次观念变革的累积效应。换言之，科学中心都出现在文化丰腴之地，从来没有一次科学中心是产生在文化观念落后的地区[20]。反之，禁锢或落后的文化则对科技的发展起阻碍作用。比如宗教文化与科技的关系。宗教信仰与科学技术存在着两种关系模式：“非对抗性模式”和“对抗模式”。“非对抗性模式”中，宗教在某种程度大大促进了科学技术的发展和科技成果的转化与扩散。“对抗模式”中，科学与宗教的关系就是“冲突”或者甚至是“战争”了。比如欧洲中世纪基督教的严酷统治与科学技术的关系就是一种“对抗”关系。欧洲中世纪基督教成为拜占庭的国教之后，具有凌驾于一切之上的权力，教会视希腊学术为邪说，视科学研究为异端，对那些研究学术理论，传播科学技术的场所进行毁坏，对那些具有重大科学创新和技术发明的科学技术人员进行迫害：封闭了柏拉图学园，烧毁了亚历山大图书馆，处死了接受和发展哥白尼“日心说”的布鲁诺等，严重地阻碍了科学技术的发展和科技成果的转化与扩散[21]。同样，我国在明清时期实行的强化君主专制中央集权的制度、“闭关锁国”政策、大兴“八股取士”“文字狱”运动等也是导致我国明清时期科技在世界大潮中落伍的重要原因。

(2) 科技与文化互相促进、互为制约。“文化是社会的灵魂，是培育和激扬文明、意志与道德的土壤与助力;科学技术的特点则在于创造,让遮蔽的东西显现出来。科学技术不是文化,但可以作为文化的介质和载体,当这种介质和载体与文化的功能相一致时,科技便又具有了文化的性质,反之则不然。文化不是科技,但可以借科技之力加大和扩展自己的功能,发挥巨大而特殊的作用。"[21]如果科技的成果既可以满足人类的好奇心,又可以用来解决人们物质生活的需要的话,那么人文领域的成果则一方面为社会秩序的建立提供理性的基础,另一方面则用来满足人们当下的精神需求。两者都非常重要,要使社会摆脱丛林状态,并且发展出秩序、进而呈现出文明的态势,仅有自然科学是远远不够的。当前,通信信息、生物基因、新型材料、人工智能等领域层出不穷、应接不暇的更新速度和成果,正在无孔不入地渗透进社会生活的方方面面,使得社会的面貌和人们的生活方式等发生深刻变化。立足当今这个科技不断更新的时代,对未来的预测和展望,比以往任何一个时代都更加充满不确定性和无限的可能性。比如这几年通讯信息技术的提升和进步,微信、支付宝等社交、支付产品带来的全民性的沟通方式、支付方式的转变,以及基于此带来的更多观念上、思维方式上的改变,是如此清晰和确信。还有已经来势汹汹的人类人工智能技术等,无疑在带给人类未来更多美好的期待的同时,也带来了种种不确定性。这些科学和技术支撑下的进步和改变,其应用于人类实际活动中推动社会进步的正向作用的同时,不可避免地又携带着对人类的消极成分和负面作用,产生相关的社会问题、环境问题等。因此辩证地看待、适时的纠偏修正,在科技的提升中进一步地修正完善其缺陷,从而做到趋利避害。在新旧更替的扬弃中,确保人类整体进程的螺旋上升。毕竟科学与技术,从本质上讲,还是为了人们更加便捷、智慧、美好的生活。所以科学技术的发展并非独立的发展,而是掺杂了或者说是融合了时代因素、社会因素、人为因素,科技的产生、应用和发展的过程,无疑不可避免地受到政治经济利益、复杂社会关系、不同价值观念的影响,这种复杂性和不确定性,对科学技术发展的方式、范围、广度和深度等,将起到重要作用,有时甚至是决定性的作用。

第五节
传统医学的"科学"与"技术"归属

我们梳理了"科学""技术""文化"的内涵以及其在时代和社会发展中动态演变的过程,因此我们才有可能在此基础上对传统医学的领域归属和学科归属做一些探讨。如前所述,以传统医学中的"中医"为例,首先中医是科学还是技术还是文化?是确定归属于某一领域还是兼而有之?其次,中医是医学,还是哲学、玄学、艺术,还是兼而有之?我们倾向于认为,传统医学属于技术层面而非科学层面,其主要是技术层面和文化层面的融合。从现代意义上的"科学"层面去看传统医学,传统医学的很多东西,包括传统医学的思维方法及基础理论构建起来的知识体系,都还仅限于古代科学层面,应该说有着一定科学的道理,符合一定的科学规律(尽管这种规律可能还不能完全用现代科学的原理和语言去阐明),但是不可否认,这些科学的道理和规律,与现代意义上的"科学"还是有本质的区别,其可能具有的"科学含量"仅仅抵达现代科学的初级阶段或者是非常浅显的层面。也正因为有现代科学以及现代医学作为参照,所以包括中医在内的传统医学的科学性,一直是一个争议不断的话题。

众所周知,科学的本质特点是客观性、可重复性、可验证并具有普适性,而在这些方面,中国传统医学从整体上而言并不具备。我们分别从机制上、理论上、方法上三个层面以阐释。

一、我国古代并不具备孕育科学产生的体制机制

众所周知，李约瑟是研究中国科技史的英国专家，出版了很多中国科技史的著作。他得到了一个结论：中国古代的文化和技术都曾经比西方发达，甚有些地方远远比西方发达，但是中国没有产生出现代科学。这个问题被我们称之为"李约瑟难题"。为什么中国古代很先进，但是没有发展出现代科学，或者我们今天称作的科学。爱因斯坦也思考过这个问题，他说我们都知道现代科学之所以能够发展出来，之所以能够发现这些规律，是由于两件事情，一件是起源于希腊的形式逻辑，另一件是起源于文艺复兴时期的伽利略为代表的实验科学。中国古代的先贤们既不擅长形式逻辑，也不擅长实验科学，这很大程度上决定了在即使相对先进的中国古代，也没有最终自发地产生现代科学[22]。当然，这并不是说古代的中国科技文明不够发达，而恰恰是中华文明在很长的历史时期内都是领先的。这也并不是说不能孕育出"科学"的文明就是不先进的文明，事实上当时只有欧洲在这方面异军突起，当时世界上的其他地区也没有成功地孕育出现代意义上的"科学"。所以"李约瑟难题"，究其原因，可能并不在于"科学"与"技术"本身，而是在于当时的中国并不具备成熟的孕育和催生"科学"的文化"土壤"。比如在我国相对先进的农业社会中诞生的指南针、火药、印刷术，被认为是影响和推动了欧洲历史进程和资本主义产生的发明创造，但是在中国本土，很长一段时间以来火药被用来炼丹，指南针被用来算风水，火药被用来制作鞭炮敬神。一边是历经文艺复兴启蒙运动的生机焕发，一边是闭关锁国和封建君主专制的不断强化。所以近代科学能否在中国孕育而生这个问题是比较清楚的。

同时还有一个重要原因，因为世界各文明在迈向"科学"的这个赛道上，历经文艺复兴、欧洲革命、工业革命、科技革命等刺激和推动下的欧洲世界，再加上有着伽利略、哥白尼、开普勒、牛顿、爱因斯坦等科学巨匠的推动，犹如一匹黑马，率先实现了超越，而把其他对手都远远地甩在了后面。具体在医学科学领域，就先后有维萨里、哈维、莫干尼、魏尔啸、巴斯德等人分别在人体解剖学、生理学、细胞学、微生物学、医学影像学、免疫学、遗传学、临床医学等分支纵深开拓，现代医学在破除旧的科学知识体系的基础上，同样在欧洲世界率先建立了新的符合现代科学特点和标准的医学知识体系。正是因为人类在近代迈向"科学"的征程中，有欧洲这样的优秀"选手"，所以自此很多国家的科技发展之路，都走上了向欧洲借鉴学习，一起并入世界科技发展的快车道。虽然在世界科技的晋级赛道上，至今依然体现着各个国家参差不齐的发展水平，但是近代科学率先出现和发展于西方世界确没有异议。而我国古代并不具备孕育现代科学的土壤，即使是我们引以为豪、在西方世界享有盛誉的"四大发明"，包括有的人认为中国"第五大发明"的中医，以及中华文明五千年除此以外其他的重要发明等，更倾向于是一种技术，而不是现代意义的科学，最多是一种"中间态"——古代的科学或者是原初的科学。

二、我国古代惯用的研究思维与方法并不具备现代科学研究方法的特质

格物致知、知行合一、天人合一、取类比象等这些所谓的中国古代人认识世界的思维和研究方法，与我们今天追求研究对象的定量化、客观真理性、假设可验证性、结果可证伪性、结论普适性等现代意义上的科学思维与方法，实际上仍有本质的差别。

（一）格物致知与知行合一

程朱理学的格物致知认为：格，是推究，探索；致，为求得，获得。致知，就是获得知识。真理存在于事物本身，格物致知是指通过观察和推究探索某种事物，而获得关于事物的知识。陆王心学的知行合一认为：人的内心本身存在真理，而人的行为太多地不能接近真理甚至相背，是因为人的内心很容易蒙

尘，所以要用和内心的良知一致的行为来接近真理(拂去尘埃)。认为人不仅要"知"而且还要"行"，只有"知""行"统一，才能抵达"善"的境界。格物致知与知行合一，是古代哲学中的认识论和实践论的命题，主要是关于道德修养和道德实践方面。所以，我们可以发现，从程朱理学到陆王心学，很大程度上是关于精神世界的，而不是物质世界的，是中国古代运用儒家思想经营治理国家与社会在道德层面的发展。比如王阳明的"格竹子"的典故，通过推究发现出来的是竹子具有"外直中空，虚心有节"的特点，这一品性和君子品性契合，故君子应当学竹子虚心有节。所以古代的"格物"而"致知"，并非现代意义上的格物，并非如伽利略、开普勒、牛顿、爱因斯坦、海森堡、狄拉克、薛定谔等，从传统力学到近代力学，到经典力学，到相对论力学，再到量子力学等的"格物"。但是仅就格物致知这个理论而言，其与现代科学的研究方法，应该说在形式上或者理念上还是保持着某些类同。

(二) 天人合一与取类比象

中国古代研究和推理事物的另一重要思维和方法就是天人合一和取类比象。这是中国古代科学或技术得以发明、得以创造的思想源泉。科学创造离不开丰富的想象。中国古代通过"取象类比"这种"关联性思维"以建立事物之间的联系，达到对事物的认识。中国古代用这种天人合一和取类比象的关联思维，构建了关于天、地、生、人的宇宙图式，讲述天地宇宙之间阴阳、天象、节气、盛衰与盈亏、疾病与健康等的变化。钱穆曾经说过，中国文化对世界最大的贡献是天人合一观。宇宙是大天地，人则是一个小天地。

天人合一也是中(汉)医学诞生的最为直接的思想与理论的源泉。其认为人是大自然的组成部分，人和自然在本质上是相通的，人的生活习惯应该顺应符合自然规律。故人作为"大天地"的一部分，必须主动顺应天地，并保持在天地之中的和谐。与此同时，人作为一个小天地，其结构、功能等与"大天地"也是可以一一对应的。中医自《黄帝内经》起就主张"天人合一""天人相应"。《黄帝内经》反复强调人"与天地相应，与四时相副，人参天地"(《灵枢・刺节真邪》)，"人与天地相参也"(《灵枢・岁露》《灵枢・经水》)，"与天地如一"(《素问・脉要精微论》)。中(汉)医的阴阳学说、精气学说、五行学说、三因制宜学说、五运六气学说、藏象经络学说等，都是天人合一及取类比象思维的产物，这些理论构成了中(汉)医的理论基础。

"天人合一"的思想，虽然在古代不时被统治者作为"君权神授"的依据，比如"知行合一"思想，也在古代不时被统治者作为后期儒家"存天理、灭人欲"的思想武器。但是其作为中国古代的一种主导性的普适性的思想，它同时也指导和促进了古代科技的研究与实践。这些中国式的思维和方法，虽然距离当代科学的思维方法千差万别，但是并无高下优劣之判别，也无需去做高下优劣的评判。因为究其本质仍属于传统方法和现代方法之分别，原初的方法与现代方法之别，同时也是一种古今时代的差别和东西方思维的差别。

三、我国古代重视技术与实用，而非基础理论

我国古代很多重要的基础理论，往往停留在对生产经验的直接记载或对自然现象的直观描述，停留在"是什么""怎么样"的表象层面，以及"做什么""怎么做"的实用层面，而均未深入到"为什么"的"科学"层面。下面举"阴阳理论""四大发明""子午流注""青蒿与青蒿素"以及藏医原初的生理学理论等予以解释。

(一) 阴阳理论

阴阳理论是中国古代极为重要的理论之一，也是最为核心的中医基础理论。阴阳是一种简朴而博

大的中国古代哲学理念。现在人们提到阴阳理论,往往会和中医联想到一起。确实,中国古代的“阴阳”在医学领域被发扬光大了,但是“阴阳”理论并不限于中医,而且其最初的诞生可能也并不是在医学领域。比如对于自古及今都有的地震这一自然现象,古人并不能予以合理的解释,于是便为地震的发生赋予了神秘的色彩,认为地震的原因是神龟摆尾。而当有了阴阳五行理论之后,就不说是神龟摆尾了,而是“阳伏而不能出,阴迫而不能蒸”导致的结果。《国语·周语上》中西周伯阳父有言:“夫天地之气,不失其序。若过之序,民之乱也。阳伏而不能出,阴迫而不能蒸,于是有地震。”[23]“阴”和“阳”被认为是自然运动的两股力量,地震是阴、阳二气的对立、消长,破坏了大自然的秩序(平衡)而产生的。同样,月食现象也不再是古人所谓的“天狗吃月亮”,而是阴阳之气造成的“暗虚”。可见,关于“阴阳”这个古代具有“普适性”的观点,首先较之于之前的神仙巫术的观点,无疑是有其进步性的。而且在当时特定的历史时期以及人们对世界有限的认知中,阴阳理论无论从现象的描述、现象背后的规律解释等,都是非常理想的,是中国古代一个“放之四海而皆准”的理论。比如关于生命的诞生、万物的生成、事物的变化等都可以以“阴阳”概括。天之阳炁下降,地之阴炁上升,阴阳二炁交感,化生出万物,并形成雨雾、雷电、雨露、阳光、空气,相互交感,生命体方得以产生。所以,如果没有阴阳二炁的交感运动,就没有自然界,就没有生命。可见,阴阳交感又是生命活动产生的基本条件。同样,天地间的一切事物或现象都存在着相互依存、相互对立的两个方面,而这两个方面,都可以用“阴阳”统摄。如上与下、天与地、动与静、升与降等,其中上属阳、下属阴,天为阳、地为阴,动为阳、静为阴,升属阳、降属阴。而对立的阴阳双方又是互相依存的,任何一方都不能脱离另一方而单独存在。如上为阳、下为阴,而没有上也就无所谓下;热为阳、冷为阴,而没有冷同样就无所谓热。

中国古代的医学也和别的学科一样,无疑也从“阴阳”这个中国古代哲学的经典思想中,汲取了足够的养分,并逐渐将之改造成为中医的核心基础理论。我们知道,在中医学理论体系中,处处体现着阴阳学说的思想,比如我们都熟知的阴阳平衡、阴平阳秘、阴阳互根、阴阳消长等,阴阳学说被用来阐释人体的组织结构、生理功能及病理变化,并用于指导疾病的诊断和治疗。比如病理理论,中医强调人体整体性,将整体分为对立统一的两个属性——阴阳。人体生病是由于人体的阴阳失衡,治病的根本是帮助患者调节阴阳使其达到阴阳平衡的过程,如果一个人阴阳平衡了,身体自然会健康。

如果我们以现代科学的角度,去审视和评价传统医学中的“阴阳”理论,我们并不能称之为科学或自然科学。尽管如此,我们在此需要强调的是,“阴阳理论不是科学”,并不能与“阴阳理论不科学”划等号。事实上,在不是“科学”或者不甚“科学”的阴阳理论等指导下的中国传统医学,目前来看,是对经验医学吸收最完整、融合最多的医学,其庞大的体系充满了实用的和逐渐被现代医学所认同的医疗技术和医学经验,加之具有的确切疗效,这些也都蕴含着预示人类医学某些发展方向和面貌的胚芽。而这些实用的医学技术、大量的医学经验,以及携带着的宗教、文化、哲学等内容,这些传统医学倚重的要素和内容,往往都不被现代科学或者是现代医学者视为“同类”,这也是判定传统医学归属于“科学”或“技术”层面的一个依据。所以,中国古代的很多学科,都和中医学科一样,都止于实用层面和事物表象,而并未去深究其背后的科学机制和规律。这是时代的局限,也是体制的局限,更是一种文化的局限。

(二)四大发明

众所周知,四大发明是我国古代劳动人民智慧的结晶,对世界文明的发展和进步都做出了重要贡献。“四大发明”是否是科学,有的人说四大发明本质是一种技术,不是科学,当然也有人持不同意见,因为这些领先于当时世界的先进技术,背后一定有其相关的知识体系作为支撑和指导。这其中的争论反映了我国古代学科的一个重要特点，就是我们往往止步于这些技术带给我们的实用的功能，而对于背后的真正的机制和规律，不管不问。

以“四大发明”之一的指南针为例。指南针在中国古代叫司南，主要组成部分是一根装在轴上可以自由转动的磁针，是用以判别方位的一种简单仪器。磁针在地磁场作用下能保持在磁子午线的切线方向上，磁针的北极指向地理的南极，利用这一性能可以辨别方向，常用于航海、大地测量、旅行及军事等方面。沈括(1031—1095)所著的《梦溪笔谈》是关于中国古代科学技术的名著，其中对当时指南针发展的整体情况以及相关的各种现象，做了详细的介绍，比如指南针的人工磁化方法、磁偏角的现象和指南针的装置方法。其在卷二十四《杂志一》中记载：“方家以磁石磨针锋，则能指南，然常偏东，不全南也。”这是世界上关于地磁偏角的最早记录，西方直到公元1492年哥伦布第一次航行美洲的时候才发现了地磁偏角，比沈括的发现晚了400年。沈括在《梦溪笔谈》的《补笔谈》中又记载了摩擦法磁化时产生的各种现象：“以磁石磨针锋，则锐处常指南，亦有指北者，恐石性亦不同……南北相反，理应有异，未深考耳。”同时，也对指南针“为什么会指南”这一关键现象仍觉得匪夷所思：“磁石之指南……莫可原其理。”中国古代虽然在世界上率先有了指南针这样的发明和应用，但是止于对现象的发现和描述，止于经世致用，未在背后的机制原理方面做进一步的深究。于是古代惯用的“阴阳理论”又成了解释指南针的最佳之选。比如最晚成书于宋代的《管氏地理指蒙》提出如下逻辑：“磁针是铁打磨成的，铁属金，按五行生克说，金生水，而北方属水，因此北方之水是金之子。铁产生于磁石，磁石是受阳气的孕育而产生的，阳气属火，位于南方，因此南方相当于磁针之母。这样，磁针既要眷顾母亲，又要留恋子女，自然就要指向南北方向。”而这些用以解释指南针原理的肤浅的牵强附会的理论，直到19世纪以后来华传教士传播西方近代磁学知识才得以终止。可见，我国古代领先于世界其他文明的中华文明，虽然具有了代表我国古代科技水平的造纸术、指南针、火药和印刷术，但是我们并没有去探究上述“术”和“物”，其背后的作用机制、程序原理、本质规律等，只是在生产和生活的实践中创造了“什么”，而没有去质疑和刨根究底地去探寻“为什么”。

(三) 子午流注

2017年10月2日，诺贝尔生理学或医学奖揭晓，三位美国科学家因发现生物控制昼夜节律的分子机制而获奖。简而言之就是揭秘了“人体生物钟”而获得诺贝尔奖。当评选结果一出来，很多人就想到了中国的天人合一和子午流注，甚至有夸张者认为早在多少年以前古代智慧的中国人就已经具备了类似的理论和实践，比国外这一理论的发现至少要早多少年。那么，问题来了。第一个问题，这是中医的“子午流注”吗？子午流注，是中医针灸以“人与天地相应”的观点为理论基础，认为人体功能、活动、病理变化等方面，受自然界气候变化、时日等影响而呈现一定的规律。根据这种规律，选择适当时间治疗疾病，可以获得较佳疗效，并因此提出“因时施治”“按时针灸”“按时给药”等诊疗方法(表14-2)。中医认为人体中十二条经脉对应着每日的十二个时辰，由于时辰在变，因而不同的经脉中的气血在不同的时辰也有盛有衰。因为人类很早就已注意到生物钟对于身体健康的重要影响，特别是中国传统医学在此方面，不乏丰富的思想、理念和方法。比如《灵枢·顺气》记载：“以一日分为四时，朝则为春、日中为夏、日入为秋、夜半为冬。”“朝则人气始生，病气衰，故旦慧；日中人气长，长则胜邪，故安；夕则人气始衰，邪气始生，故加；夜半人气入脏，邪气独居于身，故甚也。”“顺天之时，而病可与期；顺者为工，逆者为粗。”《素问·上古天真论》：“饮食有节，起居有常，不妄作劳，故能形与神俱，而尽终其天年，度百岁乃去。”“逆于生乐，起居无节，故半百而衰也。”《抱朴子·极言》：“定息失时，伤也。”可以说中医子午流注在我国历史悠久,其理论基础在2 000多年前的中医经典《黄帝内经》中就已经奠定,而且中国人民运用子午流注理论来调节作息、养生防病,至少有上千年的历史。所以,从某种意义上可以说,仅从研究对象而言,此次诺贝尔奖项的内容,即"是什么",在中国传统医学确实存在。那么第二个问题就来了,为什么获得诺贝尔奖的不是"子午流注"呢。

表14-2 中(汉)医子午流注示意图

古时	今时	相关脏腑	行走经络	古时	今时	相关脏腑	行走经络
子时	23—1点	胆经最旺	足少阳胆经	午时	11—13点	心经最旺	手少阴心经
丑时	1—3点	肝经最旺	足厥阴肝经	未时	13—15点	小肠经最旺	手太阳小肠经
寅时	3—5点	肺经最旺	手太阴肺经	申时	15—17点	膀胱经最旺	足太阳膀胱经
卯时	5—7点	大肠经最旺	手阳明大肠经	酉时	17—19点	肾经最旺	足少阴肾经
辰时	7—9点	胃经最旺	足阳明胃经	戌时	19—21点	心包经最旺	手厥阴心包经
巳时	9—11点	脾经最旺	足太阴脾经	亥时	21—23点	三焦经最旺	手少阳三焦经

此次诺贝尔生理学或医学奖评审委员会认为:"三位科学家的研究帮助人类认识了人体内的生物钟机制,并且阐明了它如何运作,他们的发现能够解释植物、动物和人类等地球上的生命是如何通过适应生物钟的节奏来与地球的进化同步的。"只要稍加分析就可知,让三位科学家获此殊荣的,是关于"生物昼夜节律调控分子机制"的研究,其关键词是分子机制、运作机制。简单地说,就是这三位科学家发现了:动物身体里的生物钟是怎么运作的。所有生物都有自己的休憩规律:人类晚上出现倦意、猫头鹰昼伏夜出、植株白天开放晚间收拢……人们通常称这些昼夜节律叫"生物钟"。虽然这种现象很常见,但关于其本质及运作模式一直让人捉摸不透。直到美国科学史上的著名"怪老头"西摩·本泽尔(Seymour Benzer)采用相关技术,观察果蝇体内基因的调控机制,研究其产生的各种遗传学变化。1971年,西摩发现,果蝇体内存在一种突变的基因,能够改变其"生物钟",当这种基因出现变异,果蝇的生物钟就会变快、变慢,甚至关闭。这个基因命名为period基因——即周期基因。虽然这一发现并没有能彻底解释生物钟如何运作,但是这一工作是以后开启生物节律研究领域的关键一步。很明显,中国古代的传统医学,虽然在发现、认识"子午流注"理论并将之运用于人类生活和医学实践这个问题上,国人确有先见之明和率先垂范之功。但是无疑,这些子午流注的诊疗理论仅体现了古人对人体生物钟的直观认识。这些探索仅仅停留在描述阶段和表象层面,没有寻找生物节律背后的基因或根源以及复杂的机制,缺乏微观求证的过程,理论只停留在直观层面,应用也仅仅停留在"因时施治""按时给药"的简单层次。没有用"科学"的方法,特别是没有跟上现代分子生物学技术发展的步伐,导致国内虽然有这些观察,而没有能够发展成"科学"。所以虽然中国传统医学中很早就有"天人合一""天人相应""时序医学"之类的超前认识,但我们缺乏相应的持续的科学研究。当然需要看到的是,其中当然有时代和技术的局限,此仅就问题的分析探讨而言,我们不能以偏概全[24]。

(四)青蒿与青蒿素

和子午流注理论类似,我国关于青蒿的使用也已经有上千年的历史,一直以来,虽有青蒿截疟、常山截疟等说法,但是在古代青蒿和其他众多的中药一样,只是极为普通的一种药材,2015年中国药学家屠呦呦因为青蒿素的发现获得诺贝尔生理学或医学奖。获奖的提名理由为:“屠呦呦从中医古籍里得到启发,通过对提取方法的改进,首先发现中药青蒿的提取物有高效抑制疟原虫的成分,她的发现,在抗疟疾新药青蒿素的开发过程中起到关键性的作用。”屠呦呦在颁奖演说时也谈到:“在中国已有 2 000 多年沿用历史的中药青蒿发掘出青蒿素的历程相当艰辛。”诺贝尔奖评审委员会表示,奖项授予青蒿素是因为从中药中提取的抗疟成分,而不是传统中药。从中国古代医学中的“青蒿截疟”的常识或经验,到通过方法的改进提取出有高效抑制疟原虫成分的青蒿素,这是利用现代科学或医药学技术,深入挖掘传统医药中精华的经典案例。从“子午流注”以及“青蒿素”的例子,表明了我国传统医学,“科学”成色的不足,很多理论、方法和技术,尚且停留在技术的层面、经验的层面或文化的层面,而科学的层面,恰恰是我国科技领域作为不够或缺乏的,从“技术层面”“文化层面”向“科学层面”跨越,是中国传统医学未来努力的方向。

(五) 藏医经脉与胚胎学说

与子午流注类似,在中(汉)医以外的其他民族传统医学中,同样存在着类似的问题与辩论。藏医按自身计量法详细记载了血管及神经的种类及量、位置、形态、功能。将神经称作白脉,血管称作黑脉,指出黑脉有会搏动的“若玛脉”和不搏动的“江玛脉”两种,明确区分了动脉和静脉。脑为“白脉之海”,其“海”是汇集之意,是由无数细小的白脉汇集的“海”。这一认识,与西班牙著名神经解剖专家卡赫尔在 20 世纪初期才得出的脑是由许多神经细胞构成的观点一致[25]。藏医胚胎学按《四部医典・论说医典》中所记载的胚胎学内容即生命最初之形成,藏医对母体内形成胎儿条件的描述中写到胎儿是由双亲的精血结合而形成,并具有五行(地、水、火、风、空间)之作用,且父母双方的精血受藏医“隆”“赤巴”“培根”病的影响方可受孕,受孕后的第一周开始每一周在不同种“隆”的作用下胎儿的发育情况都有详细的记载,胎儿自形成到成熟分娩需要 38 周的时间,要经 33 种不同“隆”的作用。其中需要说明的是藏医在胚胎发育过程中明确提到鱼、龟、猪三个阶段之观点,说明了藏医学早就发现了最为根本的动物进化的新学科,这个具有悠久历史的朴素理论,似乎明显早于现今西方科学发展中非常有名的达尔文进化论,这些在藏医唐卡挂图中均有记载[26]。应该说,藏医以胎儿发育过程中出现的“鱼期、龟期、猪期”顺序,朴素而又形象地描述了人类进化过程。另外,作为一种基于藏族特色的丧葬文化并且建构在藏族相对先进的人体解剖实践,形成的藏医解剖学、生理学知识,其悠久的历史、对人体形象而深刻的认识,应该说已经达到了人类在近代之前传统医学关于“人从哪里来”、人体胚胎发育等领域知识的较高境界,但是这些在现代以后的人类遗传学、胚胎学的知识与发现面前,仍然属于一种古朴的认识,尽管深刻,但是距离“真理”仍有距离;尽管形象,但是距离真相仍有差距(图 14-4)。

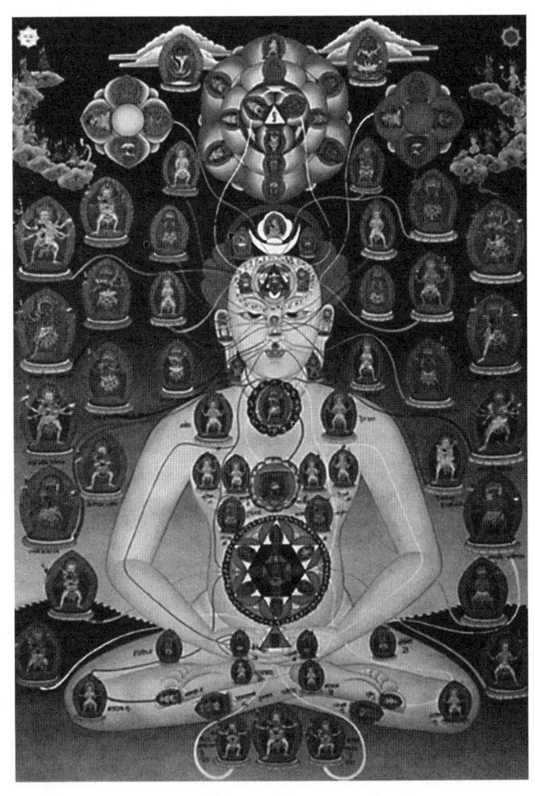

图 14-4 藏医三脉七轮图

(http://www.scio.gov.cn/ztk/wh/2013/2013dgzgxzwhz/xyfc/document/1348816/1348816.ht)

综上,我们认为中国古代并不具备成熟的孕育科学的土壤和条件,其科技所承载的功能,具有很强的实用性,主要服务于生产和巩固统治的需要,其所惯用的思维、方法及基于此形成的理论概念,大多是对生产经验的直接记载或对自然现象的直观描述,具有较强的经验性。这些均与现代意义上科学的相应内容,有着本质的差别。相比之下,在古代较之于近现代相对低下的生产力水平、文明发展程度以及非常有限的科技支撑等,在不是"科学"或不甚"科学"的理论,以及相对模糊、宏观的理论指导下的各类技术,却在勤劳智慧的中华儿女身上得到了充分的施展,产生了以"四大发明"为代表的一批具有世界影响的技术,以及产生了像中医一样具有众多"简便验廉"适宜技术、具有确切疗效、拥有深厚群众基础的传统医学。

第六节
传统医学的结构性要素及"两个层面"

根据理查德·L. 达夫特(Richard L. Daft)的观点,组织的维度分为两类:结构性和关联性。据此笔者提出的医学学科之结构性和关联性的研究方法告诉我们,结构性维度描述了一个组织的内部特征,关联性维度描述了影响和改变组织维度的环境。

一、传统医学的结构性和关联性解析

一方面要注重从学科组织与演进的内在逻辑、内部构造等方面分析医学学科。因为结构是一切事物所固有的结构属性的本质概括,是事物的内部构造和事物间或系统内诸要素互相联系、相互作用所形成的结合形式、组织方式。学科机构是学科的知识纤维、理论板块、学科体系发展演进而形成的有机构成,是学科内在逻辑的集中反映,学科时代精神的构造性体现,学科空间分布和时态变换的结合方式的选择。故而把握学科结构,是我们认识和梳理纷繁复杂学科的有效方法,是揭示学科发展演变规律的有力武器,是完善、改造和重构现有学科的依据和抓手,是思考和展望学科未来发展方向道路的关键。另一方面,也要重视医学学科的关联性研究。关联性维度描述了影响和改变组织维度的环境。要注重从医学的人文性、社会性等学科外的属性去看待医学学科的发展。每门学科都有着自身的独立与独特性。这是学科研究要认识到的前提,但是任何学科,都是人类社会发展中的学科,都不同程度地携带着影响和改变学科组织维度的环境。医学作为一种需要博爱、博学的人类学科与人道职业,其研究和服务的对象是人,是人的疾病疼痛、生老病死、健康安乐等。这种特性,决定了医学学科在自古及今的发展过程中,除了科学性之外,始终固有深厚的人文性和社会性。特别是,包含汉族医学以及各少数民族医学的中国传统医学,既共同反映了中华民族对生命、健康和疾病的认识,又呈现了不同的民族信仰、区域文化等因素在传统医学色彩上的不同表达。这是医学学科的一个重要特点,也是其区别于其他自然科学学科,如数学、物理、化学等学科的重要区别,也说明其学科自有的一套学术体系和关联体系。关联性研究更能看到影响和改变学科组织维度的环境,而这一点,对于医学这门特殊的学科而言,是其研究的重要补充,并非无关紧要。

我们回到对传统医学的定义,以 WHO 对传统医学的权威定义为例。其认为传统医学是在维护健康以及预防、诊断、改善或治疗身心疾病方面,使用的种种以不同文化所特有的理论、信仰和经验为基础的知识和技能及实践[27]。

这个定义中，比较明显地提到了传统医学所倚赖的基础：有医学的基础知识和理论，有宗教信仰，有临床经验，特别提到不同传统医学拥有的不同文化基础。可见在这些核心要素中，理论和经验属于医学学科的结构性要素，而宗教、信仰等无疑是归属于意识形态领域或文化的范畴，属于医学学科的关联性要素。而这些对于传统医学来说，传统医学的萌生、发展、壮大，都与宗教的、哲学的、文化（对于世界而言，中华文化也是一种区域性文化，对于中国传统医学而言，藏族、蒙古族、维吾尔族、傣族等少数民族聚居的地区也是一种区域性的文化）相伴相随，不可分割。

二、传统医学的“两个层面”

笔者及团队在多年中国传统医学的比较研究领域，研究发现各民族传统医学其相似性大于差异性，并提出了“五要素”和“两个层面”论。所谓“五要素”，是指各民族传统医学构成要素大致相同，均为临床经验、古典哲学、区域性文化、若干群体信仰、原初的基础医学知识等构成要素的混合体。“五要素”中临床经验和原初的基础医学知识某种程度上可以说已经自觉不自觉地拥有了现代科学基础，属于技术层面的构成要素，而古典哲学、区域性文化和若干群体信仰这三方面思辨、习俗和精神特征明显，属于文化层面的构成要素，故传统医学“五要素”理念之下，可析分出“两个层面”。所谓“两个层面”，是对“五要素”的深入解析，也是对其未来发展路径的求解。传统医学的五类核心要素中，前两类要素属于“技术层面”，后三者与文化息息相关，故属于“文化层面”，此即所谓的“两个层面”创新性理念[28]。

（一）传统医学的“技术层面”

中（汉）医特色疗法有针刺、灸法、推拿、火罐、刮痧、药浴等，对于不同病种则有着具体而针对的方法。比如对于寻常型银屑病[29]，中（汉）医的具体疗法有涂搽疗法（将中药制成膏剂和霜剂，外用涂搽）、熏蒸疗法（让患者暴露患部，煎煮中药出蒸汽熏蒸之）、熏药疗法（药末点燃至一端出现烟雾后离皮损3～5 cm处熏烤）、中药封包疗法（将中药膏剂均匀涂抹患处，用保鲜膜进行封包）、中药溻渍疗法（灭菌纱布浸于中药汤剂中，拧干后将其溻渍于皮损处）、中药药浴疗法（煎煮中药后倒入木桶等器具，将患者全身或患部浸泡其中）、火针疗法、针刺法、刺血拔罐法、火罐疗法、穴位埋线法、放血疗法、淀粉洗浴法等。而对于冠心病则有针灸、推拿、刮痧、穴位注射、穴位埋线及贴敷、耳穴压豆、中药足浴等[30]。再者如整骨疗法治疗骨折等。而中药内服则是中医目前治疗各种疾病的主流，其从产地和采集、炮制加工、性能（四气五味、升降沉浮、归经、毒性等），直至配伍规律、用药禁忌等方面形成了一整套完整的理论体系，并通过各种方式对中药进行分类整理以方便临床应用。当然，也有一部分不“循规蹈矩”的药物，形成了后来的专方专药。

除了内服复方的一致性以外，中国各民族医药与中（汉）医一样具有一些临床有效的特色疗法，如蒙医温针配合针刀治疗神经根型颈椎病[31]，蒙医整骨术治疗骨折[32]，蒙医点穴反射疗法治疗肥胖型2型糖尿病[33]，蒙医按摩结合铜罐疗法治疗腰肌劳损[34]等。藏医放血疗法治疗痛风[35]，“道秀疗法”治疗颈椎病耳鸣[36]，湖尔疗法治疗产后抑郁症[37]，药膏湿敷治疗风湿热性关节痛[38]等。维医成熟疗法和清除疗法治疗白癜风[39]，维医沙疗治疗风湿性骨关节病和神经衰弱[40]等。傣医具有特色的疗法有烘雅（熏蒸疗法），暖雅（睡药疗法），阿雅（洗药疗法），喃雅（坐药疗法），沙雅（刺药疗法），咱雅（擦药疗法），果雅（包药法），闭、抱（推拿按摩、口功吹气疗法），过（拔罐疗法）等；具体如拖擦疗法治疗骨关节炎[41]，果雅（包药疗法）治疗风湿病、类风湿病[42]等。

(二) 传统医学的"文化层面"

传统医学作为文化和技术的杂糅,除了技术层面的显而易见的诊疗技术、手段和疗效外,在文化层面也具有潜移默化的影响,这在中国传统医学体现得尤其深刻,是古代"不为良相,便为良医"的文人心态的映射。比如中(汉)医对于鬼神致病的批判,《素问·五脏别论》所指出的"拘于鬼神者,不可与言至德;恶于针石者,不可与言至巧;病不许治者,病必不治,治之无功矣"。而且充分认识到医学不是万能的,"针石,道也。精神不进,志意不治,故病不可愈。今精坏神去,营卫不可复收,何者? 嗜欲无穷,而忧患不止,精气弛坏,营泣卫除,故神去之而病不愈也"(《素问·汤液醪醴论》)。当然中(汉)医文化在很早就体现出对患者心理的重视,提出要杜绝"今之医者,唯知疗人之疾而不知疗人之心"(《医述》),了解与体恤患者,否则势必出现"妙药难医心上病"(《银海指南》)的局面。当然也对医者自身的素质提出了严格的要求:"有医术,有医道。术可暂行一时,道则流芳千古。"(《医贯》)而且特别强调了医术精湛的重要性:"善医者,法门广大无边;不善医者,小心与大胆均误也。"(《古今医案按》)认为善为医者"胆欲大而心欲小,智欲圆而行欲方"(《旧唐书》)。而且,对于药物的选择有着独特的文化理念穿插其间,如不以对抗为主,讲究配伍。"昔者圣人之制方也,推药理之本源,识药性之专能,察气味之从逆,审脏腑之好恶,合君臣之配偶,而又探索病情,推求经络,其思远,其义精,味不过三四,而其用变化不穷"(《长沙方歌括》),认为"大毒治病,十去其六;常毒治病,十去其七;小毒治病,十去其八;无毒治病,十去其九,谷肉果菜,食养尽之,无使过之,伤其正也。"(《素问·五常政大论》)

传统医学文化层面的内容在很大程度上折射的是社会文化与群体的心态,如曾经存在于河西走廊乡间的"撩病"[43]。比如有体验者认为"每次母亲给我撩病,我或多或少在心理上能够好转",这与当地的医药文化风俗是密切相关的,也许对于另一个从来没有经历过这种操作的人来说可能没有一点效果。同样,始于唐宋,盛于明清的"走百病"习俗经过与当地文化的融合演变而成为有益身心健康的活动,正如明代周用有的诗《走百病行》:"都城灯市春头盛,大家小家同节令。姨姨、老老领小姑,撺掇梳妆走百病。俗言此夜鬼穴空,百病尽归尘土中。"又如,在陕西旬阳一带流行"偷药壶"的风俗,丢了药壶的人家会喜形于色,认为患者即将痊愈,因为他们认为自已的"病"也会被别人连着药壶一并偷走。还有一些地方如华东部分地区有着"倒药渣"的习俗,即将药渣倒在人来人往的岔路口,认为"药渣倒出门,疾病不缠人",即认为"疾病"会被众人带走。这些其实都是传统医学文化在具体治病中的体现,有些言行以现代眼光都是没有科学依据的认识。

当然,除了中(汉)医,中国各地各民族医学也都有着自己在医药文化层面的各种认识与言行,有些虽无科学依据,姑且将之作为一种传统医学的文化现象来品评。如傣族传统口功疗法是傣族传统医药特色疗法之一,是指传统傣族医生在治疗疾病时,口中默念经文,对准患者或者患处用口吹气的治疗方法,其产生与傣族宗教信仰、经济文化因素密切相关[44]。

(三) 传统医学是"两个层面"的统一

传统医学是"技术层面"与"文化层面"的统一体,是技术与文化的糅合。汉族文化孕育而生的医学思维、方法和技术构成了中(汉)医学,其他少数民族文化如藏文化、蒙文化、维文化、傣文化等孕育而生的医学思维、方法和技术分别构成了藏医学、蒙医学、维医学、傣医学等。虽然各民族医学各有自身一定的特色,但在五千多年绵延不绝的中华文明中,各民族交流互鉴,共同缔造了中华民族,包括传统医学在内的所有传统学科,都无不深深地打上了中华民族的烙印,普遍受到中华文化的熏染,在中华文明的土壤中生长开花。中国传统医学(不限于传统医学)相似性大于差异性,中国传统医学都是建立在中华民族命运共同体之上的“多元一体”，融会贯通、求同存异是构建和发展中国传统医学的必经之路。

所以，针对我国传统医学发展的整体布局和实际情况，针对我国传统医学学科历时性演化和共时性发展的特征，特别是深入到我国传统医学学科发展的内涵外延及其实质，深入剖析其结构性要素和内在的发展规律，笔者及团队分别提出了“大中医”“五要素”“两个层面”“三个融合”的理念，将我国传统医学一以贯之地有机统一，可为科学认识我国的传统医学提供认识论和方法论的参考和借鉴。我们的研究表明，任何传统医学都是临床经验、古典哲学、区域性文化、若干群体信仰、原初的基础医学知识等构成要素的混合体，即“五要素”的混合体；任何传统医学都是“技术层面”和“文化层面”的统一体，即“两个层面”的统一体。

下面我们试举几例予以说明。

1. **中(汉)医的针灸** 针灸是中华文明独一无二的创造，在中国历代特定的自然与社会环境中生长起来的科学文化知识，蕴含着中华民族特有的精神、思维和文化精华，涵纳着大量的实践观察、知识体系和技术技艺，凝聚着中华民族强大的生命力与创造力，是中华民族智慧的结晶，也是全人类文明的瑰宝。早在《黄帝内经》就已经有了中国古代人民采用针灸治疗疾病、保健强身的记述。《素问·病能论》:“有病颈痈者，或石治之，或针灸治之而皆已。”并称掌握针灸保健技术的医生为“上工”,《灵枢·逆顺》中云:“上工刺其未生者也。”近代以后，中国针灸渐渐传播于外，外国人深感其新奇，1972 年美国总统尼克松访问团来华时提出要看针刺麻醉(以下简称“针麻”)手术。这次针疗及肺叶手术由北京中日友好医院首任院长辛育龄亲自实施(当时他是北京结核病控制研究所科主任)，手术后辛育龄与访问团座谈，答复提出的有关针麻镇痛原理和针刺操作技术等问题。代表团随行的私人医师、《纽约时报》记者、将军等均表示震撼和信服，感慨针灸技术的神奇与伟大[45]。1974 年底，毛泽东患双眼老年性白内障，双目已近失明，已到必须手术治疗的阶段。经过慎重考虑，中央决定由中国中医研究院著名眼科专家唐由之为毛泽东实施针拨术。中医传统方法中有一种“金针拨障法”，民间失传已久，但该方法已由中国中医研究院(今中国中医科学院)继承下来并有所发展和改进。当时的主要负责医生唐由之叙述:“我们每日结合毛主席的具体病情研究用何种手术为宜，反复讨论西医手术和中西医结合手术的优缺点，在认真研究过程中逐渐倾向按毛主席当时具体情况采用中西医结合白内障手术为宜。”最后总结这种中西医结合白内障手术的优缺点和可控性。① 手术切口小，在睫状体的平坦部，切口无需缝线，不会发生当时白内障冷冻摘除术在角巩膜缘大切口可能引起的术中、术后一系列并发症。② 手术方法较简便，手术时间短，一般 5 分钟左右即可完成手术。③ 术后反应轻，恢复快，不需特殊护理。④ 术后矫正视力好。⑤ 对老年体弱、全身有慢性病者，一般也非禁忌证。在整个手术过程中，毛泽东示意播放古典乐曲《满江红》，这无疑有助于其心率、血压的正常。这次手术非常成功，主席视力很快恢复正常[51]。这次经典的手术的过程，也一定程度上反映了传统的中医技术与现代医学及中国经典音乐文化的结合，体现了传统医学“两个层面”的结合。

2. **藏医的解剖学** 藏医有着历史悠久和相对先进的解剖学，这与藏族一直以来沿袭的天葬文化是息息相关的。任何一种医学的产生和发展都离不开解剖学和生理学的研究，藏医学的产生和发展也不例外，居住在青藏高原的藏族人民，自古就有丧葬习俗，早期的断尸葬，尤其是天葬，以及史前的穿颅术，无疑为后来的藏医解剖学的发展奠定了基础，使得藏医在相对较早的时期，便具备了当时领先的解剖学与生理学的知识。如藏医解剖学认为人体有七种基础物质和三种排泄物，这七种基础物质和三种排泄物，分别是我们熟知的食物精微、血液、肌肉、脂肪、骨骼、骨髓和精液，以及粪便、尿液和汗液等。藏医解剖学认为，这些物质在人体内都保持一定的量，互相间协调和平衡，任何一种物质失衡都将引起人体发生疾病。按《四部医典》中的表述，一名正常成年男女按计量方法来计算可以得出：女子的月经量和男子的精子量各为2捧量(双手合拼作碗状为捧)，人的脑髓也只有2捧。男性全身的肌肉量，约合500拳(握拳)，女性则是520拳，其原因是女性的胸部及臀部的肉各多出10拳的量，一般的血液，不论是男是女，其量均一样，为14捧。而人体内的汗液共有4捧，尿液共有8捧，粪便有14捧。此外藏医解剖学还按自身计量法详细记载了血管及神经的种类数量、位置、形态、功能，将神经称作白脉，血管称作黑脉，指出黑脉有会搏动如"若玛脉"和不搏动的"江玛脉"两种，不自觉地区分了动脉和静脉。详细记载了每种脏器的位置、形态、功能；还有每块骨的位置、形态、功能。藏医解剖学中记有人体全身骨头为360块，比现代医学的206块计数法还详细，上述数字是在千年以上的古代藏医中留下来的，而且统计方法与现代医学不完全相同，现代医学骨骼只有206块，但藏医有360块，藏医把指甲和牙齿等均算入骨骼中，因为从牙和指甲的成分来分析都和骨的成分相同(是钙)，所以算作一类记数也有合理性[26]。

3. **蒙医的整骨术**　中国传统医学中的蒙医整骨术源于生活实践。自古以来蒙古族就是以狩猎游牧为主要生产生活方式的民族，故在日常生活当中经常要解剖猎物或宰杀牲畜，久而久之就积累了对动物的一些解剖知识。蒙古族也是一个马背民族，擅长骑马、射箭、摔跤，这样会经常发生跌伤、骨折、脱臼、脑震荡等创伤，因此受伤后用手去按压、推拿和抚摩等方法减轻疼痛，这样就慢慢积累了不少整骨治疗方面的经验，逐渐形成了具有本民族特色的蒙医整骨疗法。蒙医整骨是以蒙医基础理论为指导，从蒙医整体性观念出发，动静结合，以喷酒捋抚、手法复位、外固定、喷酒按摩、功能锻炼为主，辅之以药物、饮食为一体的骨折无创伤复位传统疗法。其可归纳为"三诊、六则、九结合"，施行的是所谓自然整骨疗法。三诊：眼看、手摸、心想，通过三诊透其形、观其气、断其本、摸伤肢、悟骨变、定方向；六则：手法复位、外(自)固定、喷酒按摩、动能锻炼、蒙药、饮食调节；九结合：动静结合、内外结合、意气结合、形神结合、三诊与X线结合、医患结合、手法与喷酒结合、骨骼与软组织结合、局部与整体结合。"三诊六则九结合"是三合一体的非手术整骨疗法，它们互相弥补，促进骨伤患者自我修复的能力[47,48]。当然我们从中也可以认识到原初的解剖学、生理学、病理学等知识，以及临床经验等是这种疗法的基础。所以蒙医整骨术是蒙古族在特有的生活环境、生活习俗和历史文化背景下，以他们独特的思维和视角对骨伤骨折发生与愈合现象的长期观察与积累的知识和历史记忆，是一种源于自然、源于草原、源于民间、源于经验而生发于"天人合一"的生命自然观。这里也蕴含着基于骨折"能动复位—自然固定—功能愈合"的原初医学理念、手法及其准则的一些特征认知思维[49]。

4. **维医的白癜风治法**　维医治疗白癜风有着独到的经验和确切的疗效，在众民族传统医学中独树一帜。维医认为白癜风的病因，多是体内未成熟的劣质体液在皮肤上的毛细血管滞留形成阻塞，导致该处皮肤供血不足而出现白斑。此病多发于寒性、湿性气质者，女性多于男性。当前维医治疗白癜风所采用的疗法是以古老疗法为基础的，也有对古法的完善和发展。例如日光浴，内外兼治，在患处注射针剂等。在忌口方面主要以忌食乳制品、鸡蛋、冰棒、啤酒、白酒、牛肉、山羊肉、黄面、凉皮和凉粉为主。宜食羊肉、鸽肉、野兔、野鸡、紫葡萄、石榴、红葡萄、大枣等。其后根据患者气质给予物质成熟剂，物质成熟后再给服清泄剂，如阿亚然吉排长拉、阿亚然吉罗昂孜牙、艾布萨拉丁、伊提尔非里沙娜或买提布合艾夫提木尼等。物质被清泄之后，根据患者的病情与气质选用伊提尔非力阿曼、伊提尔非力依克木艾里、驱虫斑鸠菊蜜膏、白癜风蜜膏、白癜风糖浆、玛得提里阿亚提等药物，外用药可选用补骨脂等制成的浸剂或膏剂。此外，民间疗法是把鲜牛皮削捣碎敷患处；或将茄子皮剁碎熬成汤备用，待患处被擦至发红后,用该汤涂抹等[50]。可见,维医治疗白癜风自古即有一套技术的源流、程序和规范,且技术背后的气质体液说、成熟清泄法、日光浴疗法;所用的羊肉、鸽葡萄、大枣、黄面、凉皮,以及各种道地药材调制的糖浆、蜜膏等,都是特色的维吾尔族文化和习俗在医治行为中的体现。

5. **傣医的口功吹气疗法** 傣族传统口功疗法是傣族传统医药特色疗法之一,是指传统傣族医生在治疗疾病时,口中默念经文,对准患者或者患处用口吹气的治疗方法,其产生与傣族宗教信仰、经济文化因素密切相关。“口功”是西双版纳傣族聚居地,一种传统的、未被正式列入典籍的民间治疗方法。在骨折、外伤等疾病的治疗过程中,傣族民间医生主要采用“口功”,即一种以念口诀为主的治疗方法。“口功”的学习人选必须经过寺庙大佛爷的挑选,经过寺庙的培训、背诵内容并把背诵内容纹在身上,学成以后经过佛寺佛爷正式授权以后才能对患者进行医治。其中“口功”经文的内容就包括“玛哈步他”的哲学思想和“八正道”的要旨。通常在进行治疗前,手臂刺有佛教经文的傣族民间医生会给患者念诵佛教经文的内容,同时全身运气到口中,再将口中之气吹到患者伤痛的地方,以此达到行医治病的目的。这种止痛效果类似于精神心理暗示的止痛疗法。傣族民间医生通过念诵经文的过程,调整患者的呼吸,运用患者对宗教的信仰进行自我暗示,消除患者因为疼痛引起的紧张心理,转移分散注意力,再运用物理方法(如冷刺激)让局部疼痛缓解而达到机体自我修复的目的。从医学人类学的视角来看,口功治疗仪式中所使用的物品带有象征意义,傣族地区区域性的特色文化、卡里斯马效应、社会记忆功能、客观上的医疗效果等因素影响着口功治疗仪式的疗效和人们的选择[51]。

综上,传统医学,包括中国传统医学即“大中医”,以及“大中医”下属的中(汉)医、藏医、蒙医、维医、傣医、壮医、苗医、瑶医、回医等各民族传统医学,皆有“技术层面”和“文化层面”两个核心层面的内容构成,是“技术层面”与“文化层面”的统一体。而其中,尤为重要和关键的是认识和把握好“两个层面”之间的关系,既要看到两者的区别差异,也要看到两者的有机统一。故从“两个层面”各自的特点出发,笔者及其团队的研究得出:就其技术层面的特征而言,各民族传统医学之间存在着高度的通约性,应该具有全面贯通的可能性和可行性;而根据文化层面的特点及现状,在现阶段可以以求大同存小异的原则为指导,从而持续推动融合及构建大传统医学体系的过程。

第七节
现代科学、技术、文化维度下的传统医学发展

通过我们上述关于科学、技术和文化分析,我们对传统医学进行了历时性的梳理以及本质上、结构性的解析,并总结出了传统医学“五要素”的特点及技术与文化的“两个层面”,而对于传统医学自古以来就一直缺乏的,在现代条件下我们必须要努力去探究的“科学”层面的研究目标,事实上理应成为传统医学未来的发展方向和工作重点。

一、促进“技术层面”的融会贯通

在明确的疗效面前,不同医学体系之间,对技术层面的借鉴和吸收趋之若鹜,往往具有自发性,属于传统医学间可兼容部分;这部分内容可以通行于不同文明与区域之间,具有标准化和国际化的潜质。从图 14-5 可以看出,在针对同一个患者(病证)进行治疗时,不同传统医学的信息采集手段是基本相同的,可概括为望、闻、问、切四诊等。但对四诊所获得的不同诊断信息的倚重程度却有差异,如藏医、蒙

医相对比较重视尿诊，壮医重视目诊。那么，在明确的疾病诊断前提下，不同民族传统医学所倚重的方面到底传达了怎样的诊断信息，其对于辨证用药的影响如何？是首先要解决的问题。不同传统医学之间，如果对诊断要素取并集或交集会对各自的辨证论治产生什么影响？这是在诊断技术方面融合的前提。基于相同诊断要素，不同民族传统医学会得出不同的辨证结果，然而辨证的结果不过是“符号”的概念，其实质是否一致才是关注的重点。前期开展的中(汉)医和维医的对比研究发现，维医异常黏液质和异常黑胆质基本等同于中(汉)医痰湿壅盛证和肾虚痰瘀证，一定程度说明由于不同传统医学所针对患者(病证)主体的客观性，不同的诊断信息都可以不同程度或不同方面地反映此主体的特点。即在诊断疾病时，不同传统医学抽样的四诊信息可以部分代替整体，在这方面差异不大。随着中药现代化和天然药物研究的开展，基本上对中国传统医学所用的药物都进行了药物炮制和有效成分等方面的分析研究，虽然不同民族传统医学对不同的药物会有不同的称谓和描述，甚至不同的炮制技术，但在确切的证据面前则可以进行相似的取舍。比如针对同一种药物有不同功效的描述，首先要做的是详细考察两种“同名”的药物是否同一基原，在确保一致的前提下，开展基于动物或临床的实验研究，从而明确其相似性。再比如对有毒药物进行炮制的目的是减毒或增效，那么对不同民族传统医学的炮制方法进行对比研究则优劣立现。又如，不同民族医学对同一植物的药用部位认识不同，那么则可以根据其所治疗病证进行有效成分的对比研究，最终统一明确药用部位。即在研究一个行为过程的时候首先必须明确其目的，在目的一致的前提下则可以进行方法优劣的筛选，筛选的过程也就是融合的过程。中国传统医学现在某疾病治疗中所处地位大约有如下三种：主导地位、辅助地位，以及现代医学治疗后的善后处理。但体现在不同的民族传统医学未必相同，如中药胃复春可以作为慢性萎缩性胃炎的主要治疗药物，但其他民族传统医学未必有这样的药物，反之亦然。所以可以根据不同民族传统医学的治疗方法所处的地位进行分类，将中国传统医学作为一个整体提供疗法或方药的推荐。而在这一过程中，也可以明确一个复方哪味药是起主要作用必须保留的，哪味药的存在是值得商榷的，哪味药完全没有必要的，并据此进行取舍。

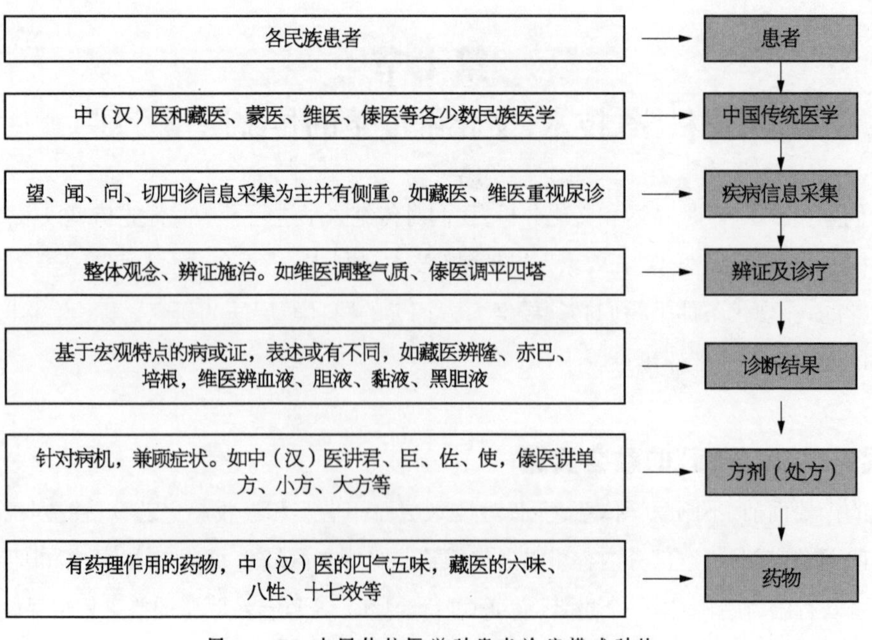

图 14-5　中国传统医学对患者诊疗模式对比

二、促进“文化层面”的求同存异

中国传统文化，包括优秀的传统医学文化，包含丰富的“同”“异”的理论和唯物辩证思想。《论语·子路》：“子曰，君子和而不同，小人同而不和。”指君子在人际交往中能够与他人保持一种和谐友善的关系，但在对具体问题的看法上却不必苟同于对方。小人习惯于在对问题的看法上迎合别人的心理、附和别人的言论，但在内心深处却并不抱有一种和谐友善的态度。他认为，“和而不同”是一种多样性的统一，而“同而不和”则是一种简单的单元性。他所倡导的“和”是承认矛盾对立面存在的和，是坚持原则的和，而他所反对的“同”是否认矛盾对立面差异的同，是无原则的苟同。孔子提出“和而不同”的方法论，既顾全大局，又承认局部和个体的差异，可谓求同存异思想的最早雏形。《庄子·天下》：“（惠施）大同而与小同异，此之谓小同异；万物毕同毕异，此之谓大同异。”成玄英释义：“物情分别，见有同异，此小同异也。死生交谢，寒暑递迁，形性不同，体理无异，此大同异也。”此“同异”是一个并列的复合名词，在惠施眼中，即使是“同异”，也有大小之分，程度之别。

中国传统医学在成立之初就倡导了“求同”的思想，《素问·阴阳应象大论》曰：“智者察同，愚者察异。”大概意思是智者看待事物时，总是看到事物的主体和一般规律，而愚者总是能看到事物的一部分和不同。“同”是共性，是常性；“异”是个性，是变性。坚守共性、常性，才能应对个性、变性。这就是中（汉）医学追求的所谓“知常达变”，这既可以认为是医疗实践中希冀医者所能达到的境界，也是一种对医学体系构建的期盼。

最初的中国传统医学，起初只有一个“医”的一统概念，并无“中医”和“西医”以及藏医、蒙医、维医、傣医等概念的区别，在中华民族这个大框架内，医或医学最初的表现形态无疑是一种简单的“同”，随着历史和医学自身的演进，逐渐在“同”的基础上呈现出复杂的、多样的“异”。当然，这是医学分化和发展的必然。从中国传统医学的发展演进看，中国传统医学最早萌发于中原地区的汉族传统医学，在目前我国发现的最早文字殷商甲骨文中，已有关于医药的零星记载，至迟成书于西汉的《黄帝内经》，标志着中（汉）医学已经成为具有成熟理论和实践的医学体系或学科。作为一种成熟的、受惠人群广众、影响力最大的医学，其后不断发展壮大。随着中国疆域的扩大、交通的便利、交流的频繁等，医学的延展特别是先进医学对新开发地区、较偏远地区医学的覆盖和渗透，是社会发展和医学发展的必然。众所周知，中国地大物博、地理和人文差异较大，中（汉）医学传播延展之处，当地相对独特的自然条件，比如西北的寒燥、南方的湿热，与之相适应的不同病因病理特点，当地道地的药物和自己的用药习惯等，又使得经典的中（汉）医学自觉不自觉地与当地的医药实际相结合。故而在中（汉）医核心理论、治则治法不变的情况下，又在中国传统医学的大版图中内生形成了不同的地方医学，比如新安医学、吴中医学、盱江医学、钱塘医学、岭南医学等，以及今天称之为藏医学、蒙医学、维医学、傣医学等医学形态。虽然这些地方医学（或称之为中国传统医学学派/中医学派）在长期的历史发展中受到区域性文化、本民族信仰习俗以及外来医学等因素的影响而有所差异，但是其核心的医学思想、医学理论、治则治法等并未有质的改变，其与中医学依然是同根同脉的沿袭和发展关系。所以，我们从中可以析出“同”的部分、“异”的部分以及“大同异”和“小同异”的部分。概而言之，中国传统医学在演进发展中，中华民族的古典哲学思想及在医学上的影响和体现，诸如阴阳（对立统一）五行（多元论）理论等，即所谓的医学核心思想和理论，基本是“大同”的；原初的基础医学知识和临床经验，即所谓的医学技术方面，包括望闻问切四诊合参、辨证施治等治则治法等，这些也基本是“大同”的。而这些涉及医学核心思想和技艺的“大同”部分，无疑是主体、主要。与此同时，差异较大的也有，主要是自然气候地理条件，比如西北的寒燥、东南的湿热等，以及由此携带而来的不同道地药材、不同的病理特点(比如热病的发病机制)，还有语言文字，基于不同民族习俗、宗教信仰等之上不尽相同的用药习惯、生活方式、养生之道等。这些相异的部分，也是客观存在的，究其本质而言，主要是由地域性文化之"异"引起，相较于"大同"的部分，可称之为是"小异"。故而中国传统医学，从其历史发展和实质内涵看，就是一个大同而小异、相似性大于差异性的统一体，是一个以中(汉)医为主体核心，其他藏医、蒙医、维医、傣医等各少数民族医学为学派或医派的统一体。近年颁布实施的《中医药法》"总则"中界定的："中医药，是包括汉族和少数民族医药在内的我国各民族医药的统称，是反映中华民族对生命、健康和疾病的认识，具有悠久历史传统和独特理论及技术方法的医药学体系。"即为此意。所以，我们要正确看待和处理好中国传统医学之间的"同"和"异"、"大同"和"小异"、"同中之异"和"异中求同"等关系。对于中华民族和我国整体而言，要强调"同"，强调"异中求同"，而对中国传统医学内部的各构成和学派等，要看到其存在的"异"以及"同中之异"，既要从医学基础和技术层面看到其"大同"，也要从区域性文化层面看到其"小异"。

三、促进"技术层面"与"文化层面"即"两个层面"的融合

文化为人类社会发展建立理性的基础和秩序的法则。科技为人类的发展提供物质的基础和创新的动力。文化所具有的组织与建构社会的功能，恰恰是人类社会所有领域发展的基础，包括科技发展必须遵守的社会规范、社会道义，维护文明的理性的社会秩序。

其一，人类医学包括现代医学发展的局限，决定了"文化层面"的人文力量依然将在未来医学的发展中占据重要的地位和发挥重要的作用。未来的医学，不管是现代医学还是传统医学，依然需要"技术"与"文化"的结合。医学"文化层面"的重要价值主要源于人类自身对疾病的有限认知，对医学有缺憾的不完美的实践。医学发展至今，历经几千年，成绩有目共睹，但是不足亦非常突出。医学发展繁盛到今天，依然对有些疾病，特别是慢性病的治疗收效甚微，对一些复杂难治性疾病如癌症、神经退行性疾病、免疫紊乱性疾病等，认识还非常有限，治疗亦未有基础性的重大突破。医生对一些疾病认知上不清不楚，对一些疾病诊治上束手无策，这样的情况时有发生。换言之，正是医学的这种缺憾不足，才表明医学人文存在的必要性和重要性，如果人类医学对任何疾病目前已经所向披靡，无所不能，能够解决所有的疾病和病痛，那么医学就是完美的技术了，就像物理、化学等自然科学一样的科学，只要假设、推断、认证合理，就可以得到完满的结果，"技术至上"就可以大行其道，而医学人文则可有可无。但事实上，作为与人息息相关以及疾病发生发展及治疗过程中具有反复无常、复杂多样性特点的医学，除了一些可治愈的疾病，尚有许多人类目前无法治愈或掌控的疾病，这就进一步地说明了"文化层面"，包括医学人文精神、人文情怀、人文关怀等的重要作用和价值。

其二，医学学科的特殊性及其特有的医学模式，决定了推动和完善医学"技术层面"和"文化层面"的结合，不是一时的，而是永久的。医学的模式是"患者—疾病—医生"，这种亘古未变的模式，决定了医学是一种人学，是有温度的科学，并非技术能够"一统天下"，医疗技术再高明，医疗设备再先进，都代替不了医生的经验和关怀，代替不了医患之间的情感沟通和交流。近现代以后医学模式已从单纯的生物医学模式，发展演变到"生物—社会—心理"医学模式，这个医学模式我们也可以简单地认为，以前是单纯的生物模式，是以当时现代医学为主流而考虑提出的医学模式，这是一种纯粹"技术层面"的模式。而随着时代和社会的发展，特别是医学学科自身的发展，人们发现生物医学模式并不能全面涵盖及真实反映人类防病治病、维系健康的知识体系和实践活动，特别是认识和处理医学领域问题的基本思想

和主要方法。“生物—社会—心理”医学模式的提出和应用，说明人们愈来愈认识到医学人文的重要性，愈来愈认识到医学不能仅仅从生物学的角度去研究人的健康和疾病，只注重人的生物属性，而忽视了人的社会属性；不能在临床上只注重人的生物功能，而忽视了人的心理状态及心理社会因素的致病作用。人们对健康和疾病的了解不仅仅包括对疾病的生理（生物医学）解释，还包括了解患者（心理因素）、患者所处的环境（自然和社会因素）和帮助治疗疾病的社会医疗保健体系（社会体系）。概而言之，医学不限于传统医学，其医学模式自身的演变过程，正是医学从“技术层面”向“技术与文化”的共同层面的过渡过程。在这个新的医学模式的引领下，人类认识和思考疾病、生命、健康的主导思想、方式方法，包括对医学这一学科的内涵及其实质的理解、对医学最初最为重要的预防救治功能的理解等，都将发生广泛而深刻的变化。

第三，人类对健康新的理解和标准，决定医学在“技术层面”和“文化层面”融合的广泛性、永恒性。按照WHO对健康是“身体、心理和社会适应能力良好”的最新定义，健康是生理和心理的健康，包括两个方面的内容：一是生理方面，主要脏器无疾病，身体形态发育良好，体形均匀，人体各系统具有良好的生理功能，有较强的身体活动能力和劳动能力，这是对健康最基本的要求。这主要是技术层面解决的目标，主要依赖于先进的技术予以解决。二是心理和社会适应方面，体现为能够适应环境变化，各种生理刺激以及致病因素对身体的作用。治疗的话，必须重视人的心理功能及心理社会因素的致病作用，所以治疗除了技术、药物以外，心理治疗以及人文的关怀呵护等也发挥着非常重要的作用。医学的基本价值是救护生命、增进健康，这是医学特有的、体现医学基本任务和基本目的的内在规定，是医学的“技术层面”，离开了医学的基本价值，医学就不成其为医学。同样，医学助健康之完美，其中离不开医学“文化层面”的参与和人文价值的发挥，否则，医学就不能称之为是“人”的医学。比如关于医学的研究，有专家指出，目前在世界上的医学研究已分成两大方向，即实用主义研究与人文主义研究。前者的研究方法是与现代医学的对病对症疗法相结合，其研究目的也比较单一，主要是致力于寻找有效的治疗方法、有效的治疗药。后者的研究方法，涵盖了人文学、民族学、心理学等方面，关注传统疗法的宗教主题、哲学内容、实践价值等，并结合其临床实践、药物学、生药学等内容，进行整体研究[52]。可见，人类健康的新坐标和新标准，决定医学在宽范围、多领域进行“技术层面”和“文化层面”融合的重要性、必要性和永恒性。

未来的医学越来越体现“分”与“合”的发展趋势，“分”倾向于指，医学，包括传统医学和现代医学，既有技术层面的要素，也有文化层面的要素，而不是单一的纯粹的某一种。“和”倾向于指医学，包括传统医学和现代医学，不仅仅是技术层面的，也是文化层面的，是两者的融合。且医学学科从人文、社会学的本质而言，依然是求真尚美、追求良善的学科，是人类弘扬和践行真善美行为的具体体现。作为未来医学的发展，不管是传统医学还是现代医学，既要在技术层面不断精益求精，也要不断完善其在文化层面的组建和经营，使医学更加契合时代和社会发展的要求，更富于人性的光辉与美好[28]。

四、在“技术层面”和“文化层面”的基础上，促进传统医学向“科学层面”跃迁

传统医学，仅从过去的发展历程和现状而言，如前分析，它主要包括“两个层面”，即“技术层面”和“文化层面”；而从当今的时代和“传统医学与现代医学并存”的医学体系而言，传统医学的发展必须正视并处理好与现代科学和现代医学之间的关系，传统医学的发展方向之一，不可避免地要朝着“科学层面”跃迁。

这里,我们要明确和强调两个问题。一是正确理性看待传统医学和现代医学的并存现状及其关系问题。现代医学已是当今人类共同的医学文明,是人类医学认知的共同阶段。与现代科学技术息息关联的现代医学,依然是当今人类共同的主流医学,也是人类医学发展的重中之重。二是要正确理性看待传统医学,比如中国传统医学,目前来看,是对经验医学吸收最完整、融合最多的医学,其庞大的体系充满了实用的和逐渐被现代医学所认同的医疗技术和医学经验,以及其千百年来被证明的确切疗效等,也蕴含着预示人类医学某些发展方向和面貌的胚芽。所以,我们提出了"三分法"的理念。所谓"三分法",是指各民族传统医学相似性大于差异性,其基本架构均可以分为三个部分,即不自觉地领先于现代医学的部分、已和现代医学达成共识的部分、需要重新认识和加以摒弃的部分[53]。鉴此,我们有责任厘清传统医学中不自觉地领先于现代医学的那部分内容,研究其内含的技术甚至是科学层面的意义,从而推动人类科学技术的发展(表14-3)。

表14-3　中国传统医学若干曾经引领现代医学科学技术发展的观念

中国传统医学(几千年前) 以中(汉)医、藏医为例	现代医学(近百年)
认识生命的整体思想	从之初单个基因、某个蛋白质的研究,过渡到目前的基因组学、蛋白质组学、信息组学等大量组学研究方法的出现(从还原论到整体论的思想的转变)
情志(七情)致病与天人相应思想[如中(汉)医的情志学说、藏医的"贪、嗔、痴"三毒]	逐渐明确了社会—心理等因素刺激对于人类生理与病理过程的影响
辨证论治、三因制宜与体质学说	疾病个体化治疗与精准治疗方案的确立
中药多药组合的复方方剂	现代药物治疗学中由最初的单靶点药物走向多靶点药物治疗的趋势,可明显提高疗效,降低药物治疗的毒副作用
"人与天地相应"理念以及原初的昼夜节律与时序医学	现代医学发现了人类控制昼夜节律的分子机制,研究成果获得了2017年诺贝尔生理学或医学奖
中(汉)医的经络学说、藏医的黑白脉理论	现代医学"细胞群—神经—体液多系统协同模型"或"细胞社会—缝隙—神经—体液(内分泌—免疫)多系统协同说"等理论的确立

近现代以来几百年的实践和事实说明,传统医学与现代医学,属于各有特点、各有千秋的医学体系,同时又是各有缺点和不足的医学体系,在治疗疾病的效能上可协同作战、取长补短。且某种意义可以说,在今后一个较长的历史时期彼此并不具备互为替代或完全取代的基础与条件。对其各自的精华,我们要充分吸收,加以运用;对其各自的糟粕或不足,我们要予以摒弃。而和谐共处、取长补短、优势互补,共同致力于对某些疾病及疾病的不同阶段提出最优的解决方案,共同致力于人类医学难题、疑难疾病的攻克,才是传统医学与未来医学正确的"相处之道",也才是未来医学发展的阳光大道[54]。所以,从某种意义上可以说,传统医学的未来,需要立足现在的"两个层面(技术层面和文化层面)",既要向着更高的技术层面和更好的文化层面提升,更要努力地向第三个层面(科学层面)拓展。

传统医学的"两个层面"向第三个层面发展,这与笔者及团队提出的传统医学发展的"三个融合"观点,又是互为契合的。所谓"三个融合":一是中国各民族传统医学之间的融合,建立一种基于中华民族共同体之上的中国传统医学新体系;二是世界各民族传统医学之间的融合,建立一种基于人类命运共同体基础之上的世界传统医学新体系;三是传统医学和现代医学的融合,利用现代科学和现代医学的技术、理论与方法挖掘和阐释传统医学的精华，丰富现代医学的内涵，提高现代医学的发展水平。三种融合之间并无发展先后的关系，是一种同向并行的关系[28]。其中传统医学技术层面的内容向科学层面的转化的过程就是传统医学和现代医学融合的基本路径。

第八节
传统医学融入现代医学将促进人类文明的进步

医学作为人类繁衍生息、发展进步的重要保障，其在人类发展进程中始终占据着极其重要的位置，特别是在人类发展进入到现代文明以后，人类普遍大幅度提升的生产生活水平与不断增长的医疗需求、健康目标等，都对医学的发展提出了更高的要求和期盼。而从学科发展的角度，医学是人类构建和发展起来的众多学科门类中极为重要的一个门类，以中国为例，比如高校至今还较为流行文、理、医、工、农等归属的划分，比如师范院校、工科院校、医科院校、农科院校等。特别是在人类医学学科发展的进程中，原本只有传统医学“大一统”的格局，在近代以后被异军突起的现代医学打破，并且现代医学在许多国家和地区，后来居上成为医学的主体。而在医学学科的定性上，它除了像以物理、化学、数学等自然科学，遵循着极为严谨的“科学”标准外，又兼具人文科学、社会科学的融摄，特别是含有生命科学的复杂多样性，故而从学科属性的角度而言，实际上医学并非可以“放之四海而皆准”或者是“一刀切”的，这种特殊的属性，也决定了现代医学与传统医学之间，两者彼此不能完全取代对方，且可以形成协同创新、优势互补之势的内在原因，而这可能正是人类医学格局或结构需要重新认识或调整的一个重要原因，是人类医学发展的内生驱动力量。鉴于此，我们认为，古老的传统医学融入新兴的现代医学，两者互为补充、协同发展，将促进人类文明的进步。我们进一步从以下角度来认识这个问题。

一、从医学和人类进步与发展的关系来看这个问题

毛泽东曾精辟地指出：“人类总是不断发展的，自然界也总是不断发展的，永远不会停止在一个水平上。因此，人类总得不断地总结经验，有所发现，有所发明，有所创造，有所前进。”[55]

图 14-6 可见，西方世界主要国家迅速超越中国是从近代开始的，同样西方科技迅速超越中国也是从近代开始的，按图所示，大约是在 1820 年以后(图 14-7)。

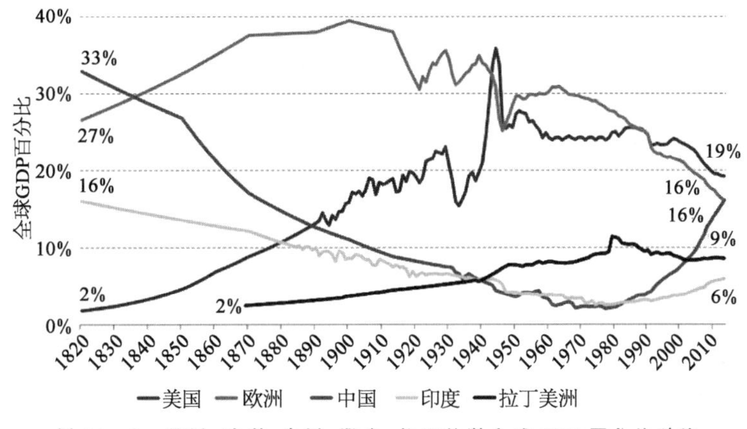

图 14-6 美国、欧洲、中国、印度、拉丁美洲全球 GDP 百分比对比

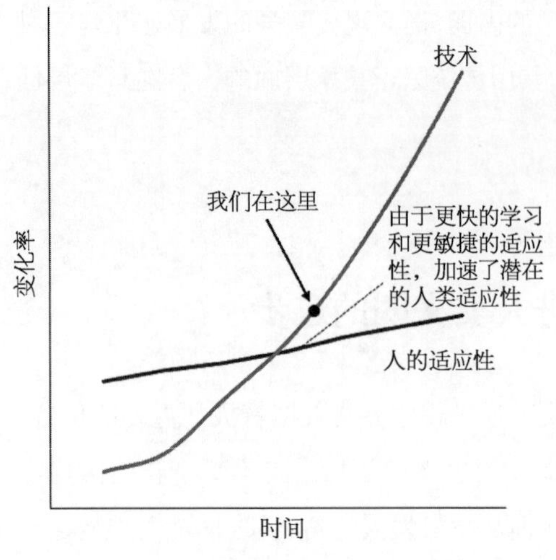

图 14－7　人类技术在整个人类进程中所处的位置和阶段

来源：Angus Maddison，University of Groningen，OECD，data post 1980 based on IMF data（GDP adjusted for purchasing power parity）

综观人类的发展过程，特别是近代以来的发展，人类适应技术变革的能力在增加，但是始终跟不上科技创新的速度。为了克服由此产生的矛盾，人类又通过发展诸如更快学习的技能、加快产品的更新换代等，进而更加有助于人类对科技创新的适应能力。而我们目前人类的技术，在整个人类进程中处于何种位置和阶段？有“互联网女皇”之称的玛丽·米克尔(Mary Meeker)发布的《2019 年互联网趋势报告》显示，目前人类的技术尚处在人类历史发展中的某一阶段，而其具有的潜力和爆发力仍然是巨大和充满期待的[56]（图 14－7）。人类发展至今，“科学”“技术”“文化”等均已经取得了巨大的成就，发生了巨大的变化，特别是在近代以后，更是取得了日新月异的变化和突飞猛进的进步。其中医学，也在这个人类不断航行前进的大海中，在与疾病斗争的大风大浪中，经受住了考验，取得了许多可圈可点的成就。医学的发展进步与人类的发展进步同向同行，同频共振。以人类平均寿命为例。当代人的寿命较人类历史上任何时期比都大幅度增加，这是人类突破自身的一种表现。在这种突破的背后，医学(包括现代医学和传统医学)起到了关键作用。所以，“让世界经济的大海退回到一个一个孤立的小湖泊、小河流，是不可能的，也是不符合历史潮流的”[57]。同样的道理，在医学发展繁盛的今天，让医学哪怕是传统医学，退回到《黄帝内经》《伤寒杂病论》的时代，退回到没有现代医学的时代，也是不可能的，也不符合历史发展和医学发展的规律。不管是现代医学也好，传统医学也罢，都是要与时俱进，继续向前发展的，这是医学发展的必然规律和趋势。从发展的速率、创新的程度、更新的速度等来看，现代医学的发展无疑更具活力，表现更为亮眼，相比之下，传统医学就显得逊色不少，整体上呈现出承续有余、创新不足的明显特点。一方面，奉《黄帝内经》等为金科玉律，以经解医、以经说医、以经统医，打着中医玄学、易学、哲学、文化等旗号，只从复古的角度去阐释和发展中医；另一方面，其对现代医学的发展进步忧心忡忡，甚至否定和诋毁，故而使得中医的传承和发展往往陷入抱残守缺、故步自封的境地。当然，这并不是说传统医学的发展一定要走现代医学的老路，非要完全抛弃自己原有的那一套，而重新从人类的实验室里“脱胎换骨”，非要从老鼠等动物身上的实验开始。这当然是不可取的，传统医学的“现代化”不是传统医学的“现代科学化或现代医学化”，这种认识在业界也一直被提出和关注。正在 2019 年 10 月 25 日全国中医药大会上，习近平总书记对中医药工作再次作出重要指示：“要遵循中医药发展规律，传承精华，守正创新。”要遵循中医药学科自己的发展规律，不是现代医学的规律，不唯现代“科学”论，不唯现代医学论；要传承的是精华，而不是糟粕；要创新，但是守正创新，不是盲目创新。

根据玛丽·米克尔的《2019 年互联网趋势报告》，包括谷歌、亚马逊、微软、苹果、阿里巴巴、腾讯等中外互联网公司在健康领域的投资逐年呈较大幅度地增长，在健康方向的发展将是决定未来这些中外互联网巨头的核心竞争力之一。比如苹果公司首席执行官蒂姆·库克(Tim Cook)说：“苹果对人类最伟大的贡献，将与健康有关。我们的业务一直旨在围绕和丰富人们的生活。”谷歌公司的首席执行官 Sundar Pichai 说：“如果人工智能塑造医疗保健，必须要遵守卫生保健的相关法则。实际上，我认为人工智能用于医疗健康领域并释放出最大的利好将在未来的 10～20 年。我们最近在糖尿病视网膜病变导致失明方面做了一些工作,发现如果使用人工智能技术,较之于人自身,我们可以做到更好地检测和发现。"[56]毋庸置疑,无论是人类文明的发展,还是医学的发展,包括人类的生命质量、健康水平等,都将在人类持续不断"加速奔跑"的社会变革和科技创新中,迎来我们可期待又未知的变化。

二、从医学自身发展,特别是传统医学与现代医学融合发展的视角来看这个问题

纵观医史长河,演变最为剧烈的乃是自现代医学诞生起,整个世界的医学格局和面貌均为之一变。西方自工业革命以来,以现代技术为支撑的现代医学以压倒性的优势取代西方传统医学,并跻身成为西方国家的常规医学或主流医学(conventional medicine or mainstream medicine)。但是随着现代医学发展和医疗实践中日益呈现的局限性以及西方民众的强烈要求,西方国家均不同程度地吸纳中国的针灸、气功、太极以及印度的瑜伽等传统疗法,组合形成补充与替代医学(complementary & alternative medicine),成为现代医学的补充并允许其有条件地进入医疗实践,逐渐形成了西方国家现代医学为主、补充替代医学为辅的医学体系。美国、英国、澳大利亚、加拿大等国皆如此。比如美国于 1992 年创立了补充和替代医疗办公室(OAM),1998 年 OAM 又升级为国家补充和替代医疗中心(NCCAM),且用于其中的专项资金稳定增长。调查显示,美国国家健康研究院(NIH)的补充结合健康中心(NCCIH)近 3 年针对补充与替代医学的投入呈上升趋势,2015—2019 年分别为 1. 241 亿美元、1. 298 亿美元、1. 305 亿美元、142. 0 亿美元、146. 5 亿美元,资助包括身心疗法、针灸、太极在内的基于手法和身体的疗法以及相关研究等。日本在 2019 年即开始收集每一种汉方药 100 万人服用后的数据。韩国计划 2017—2021 5 年间大规模发展药用植物产业,为韩医药国际化投资 2200 亿韩元(约合 1. 9 亿美元)。可见,即使在现代医学相对发达的国家,补充替代医学仍有其旺盛的需求,而且越来越呈现主流医学与补充替代医学汇流、结合的发展趋势。

医学的本原和初心是什么?就是为了解除病痛,增进健康,所以医学只有一种,就是能够解除病痛、增进健康的科学。而从防病治病除痛的角度,当今世界困扰医学界的主要问题是什么?过去是感染性疾病,近代之后现代医学兴起,通过青霉素类、磺胺类药物等的发明和使用,人类终于基本控制住了如洪水猛兽般的感染性疾病,曾经令人闻风丧胆的感染性疾病,医学,特别是现代医学,为解决这个曾经人类共同面临的"世界性医学难题"做出了重大的贡献。当前,肿瘤、糖尿病、心脑血管疾病、神经退行性疾病等慢性病(肿瘤如今也被认为是慢性疾病)以及复杂性疾病、免疫紊乱性疾病等,已经取代感染性疾病成为世界性的医学难题,构成了世界性医学困境的主要构成部分。如果我们坚持这样的导向,坚持实践是检验真理的唯一标准,那么,不管是传统医学,还是现代医学,都有自己的而且是对方不具备的优势,都有对方在医学基础思维、医学核心理论、治疗疾病的方式方法等暂时无法覆盖的方面。

我们知道,人是一个系统,是一个由无穷多子系统组成的超级复杂系统,每个系统不仅有自我特性和自稳性,而且和周围的系统互为关联。精准医学也好,循证医学也好,在纷繁复杂的人类面前,以及不同个体不尽相同的基因特征及多样化不确定的疾病表象面前,都不能做到"以一敌百"或者"以不变应万变"。而这方面,传统医学,特别是在中国,以中(汉)医、藏医、蒙医、维医、傣医等为主要构成的中国传统医学(即"大中医"),相对而言,确有独到的方法和优异的表现,其丰富的临床经验、个性化的诊治方法以及经方验方治疗某些疾病的确切疗效、其具有的天然的人文优势等,都可以有效地弥补现代医学在诸多方面的缺陷或不足。这正是两者彼此不能完全取代对方,且可以形成协同创新、优势互补之

势的内在原因,而这也是人类医学格局或结构需要重新认识或调整的一个重要原因,是人类医学发展的内生驱动力量。

三、从医学的学科性质,谈传统医学与现代医学融合发展问题

我们经常听到“中医”是否是科学？是否科学？是属于哪个层面的科学？以及随之而来的,中医或存或废,或扬或弃等,各种纷杂的观点学说甚嚣尘上,且不说其正确与否,其中属于真正意义上学术的争鸣探讨,乃至结合的实践等,无疑有助于中医、现代医学、中西医结合学科的发展,但如果是互相排斥、诋毁,则无益于医学学科整体的发展。从目前来看,放眼全世界,特别是根据我国的国情(医学发展的实际情况),我们中医、中西医一直在与现代医学一起,在医药卫生健康领域共同发挥着作用。所以,从这种意义上讲,医学的整体发展,还是需要在顶层设计、具体实践、宣传舆论等方面,在尊重各种医学发展规律、传承精华、守正创新等方面,在存异求同、融合创新发展等方面,全方位地开展工作,这不仅仅是医学领域的事情,而是一个社会的系统工程。

中医不是严格意义上的“科学”,但是并不代表中医“不科学”,事实上,正如我们一直强调的,中国传统医学,目前来看,是对经验医学吸收最完整、融合最多的医学,其庞大的体系充满了实用的和逐渐被现代医学所认同的医疗技术和医学经验,加之具有的确切疗效,这些也都蕴含着预示人类医学某些发展方向和面貌的胚芽。在人类科学体系中,包括医学科学,概念由新变旧,其正确性由绝对变为相对,适用范围由大变小,这是事物发展的必然规律。自然科学中的一切概念、定律、定理,都是从不同角度反映事物稳定的一面,有稳定性才有规律,才有科学体系。但是这种稳定性又是有条件的、局部的、相对的,而不稳定性才是绝对的、无条件的。任何科学体系只有不断承认自己的短处,修改完善自己的不足才能进步,而其不断进步的标志则是新概念、新方法、新理论的产生。现代医学也是一个不断修正、完善、发展的过程,是一个不断靠近绝对真理的无限过程。所以,中国传统医学,也要不断地与时俱进,在不断的扬弃中传承精华,遗弃糟粕,使古老的医学文明放出异彩,融入当代人类共同文明的洪流[58]。而所谓“中西医”结合,是指借助现代科技和现代医学的技术、理论与方法,研究中国各民族传统医学的精华,既提高传统医学的发展水平,同时丰富现代医学的内涵。在传承和发展传统医学的过程中,现代科学、现代科技和现代医学是手段和方法,不是目的,发展传统医学的最终目的,不是要把传统医学全部绝对的科学化,立刻向现代医学学习看齐,不是完全趋同,湮没传统医学的个性。比如我们这些年一直在提的“中医现代化”,其问题的实质在于,如何通过中医科学化,使得中医学和现代医学都能处于人类科学进程的同一横断面上[59]。所以,不是中医要西医化,不是传统医学现代医学化,而是在各自的核心领域内,两者共同处于现代科学进程中的某一横断面上。比如我们提及中西医结合,笔者认为,所谓中西医结合,其实质就是利用现代科学和现代医学的技术、理论与方法挖掘和阐释传统医学的精华,在提高传统医学发展水平的同时,丰富现代医学的内涵,促进现代医学的发展,是两者的深度融合,互相补充,共同促进,是两者理论和实践的集大成者。基于这种判断,我们对于传统医学众多理论、技术和疗效等方面的阐述,就不能仅仅是以经典阐述经典,而是要在经典和“科学”中,找到传统与现代的契合点,找到传承与发展的平衡,既不是一味地在经典的窠臼里抱残守缺,故步自封,也不在科学,特别是现代科学严苛的“框定”中完全丢掉主体,迷失自我。

概而言之,从医学学科的发展进程而言,近代以前,真正意义上的现代医学还未出现,传统医学和现代医学之间,两者并无交集;近现代之后,现代医学逐渐成为主流医学,并造成了世界上很大一部分

国家传统医学的式微，这种局面一直延续到现在也没有根本性改变。只是进入当代社会，随着时代发展、医学自身发展情况和人们对医学科学认知水平的提升，人们认识了现代医学的局限性，传统医学的可行性，以至于在世界范围内越来越呈现出传统医学或传统疗法的市场逐渐复兴的迹象。辩证地看，作为当前现存的两大医学学科体系，传统医学和现代医学(我们以中国的现代医学和传统医学为例)的较量，也是一个动态的互动的关系。这就好比两大势均力敌的对手，或者是竞争关系强烈的对手，一方的缺陷或不足，正是另一方可以去弥补的地方，是另一方努力的空间。这种关系越来越成为新型的医学关系，反映了当前医学动态的发展趋势，也预示着未来医学的发展方向。

总之，让传统医学在坚守传统、守正创新的过程中更加"科学"，让现代医学在继续"科学"过程中更加兼顾传统与文化中的精华和优秀成果，让传统医学与现代医学齐心协力共促未来医学之美好，最终实现人类医学"各美其美、美美与共"的新境界，更好地为人类健康服务。

* 小结与讨论

(1) 随着人类的进步发展，人类的"科学""技术""文化"也随之有了更加丰富的形式和内容，但也有广义和狭义、宽指和专指之分，既相对独立又彼此密切联系。传统医学学科作为与现代医学学科相对应的一种医学体系，不同的人站在不同的职业、不同的角度等从不同的层面去认识传统中医学，因而也就有了不同层面的解读。比如其是否具有现代意义上的"科学"性，如何正确看待其"技术层面"与"文化层面"的构成，这些对传统医学的认识和实践都具有重要的意义。故而梳理"科学""技术""文化"的内涵及其实质，厘清相互之间的关系，特别是将之与"传统医学"这一学科的发展建立关联，从科学、技术、文化的多维层面去认识传统医学学科，特别是中国传统医学即中医学，无疑有助于廓清人们在这方面的认识，增进人们对传统医学的正确理解，进而助力传统医学乃至医学的发展。

(2) "科学"：从传统科学到现代科学的演变。"科学"在中国成为一个颇为复杂的概念，究其原因，大概因为其主要来源于西方世界，进而传播到中国，是掺入了中国科技特点和中国文化因素的一个概念。源于西方的概念，东方语境的阐释，这是人们对科学理解不尽相同或大为不同的原因之一。而其中一个最大的逻辑问题是，中国古代是否存在科学，抑或是人类在近代之前，是否存在科学。同是对现象之本质和规律的揭示，自然科学是科学，那么人文科学是否属于"科学"。笔者认为，从"科学"自身作为一门学科历时性演变的角度，对"科学"进行划界，分为"传统科学与现代科学"，这种划分方法，虽然也并非完美，但是一方面可以在一定程度上廓清人们对于"科学"的认识，另一方面，也可以与"自然科学与社会科学"的分类方法形成互补，共同促进人类对于"科学"的认知和实践。"传统科学"与"现代科学"的划界，时间为近代，标志性事件以尼古拉·哥白尼创建的"日心说"为开端，以伽利略所处的时代及其经典物理学体系的构建为标志，或以哥白尼、伽利略和牛顿共处的时代为标志。从哥白尼开始，打响了近代科学冲击中世纪教会权威的"第一枪"，而从伽利略、牛顿开始的实验科学，则是近代自然科学的真正开端。以伽利略、牛顿所处的时代为分水岭，之前的科学属于传统的科学，属于知识学问或knowledge的体系。之后的科学属于自然科学，是严格意义上的科学，属于自然科学或science的体系。而且随着时代的发展、技术的更迭，曾经的"科学"往往会被否定或修正，科学史上这样的例子举不胜举。历史的车轮滚滚向前，人类的"科学"也在不断发展，同样，"科学"的内涵外延及实质也处于与时俱进的变化与丰富之中。经历了从传统科学到现代科学的质变，从原初的科学向当代自然科学的跃变。

而"科学",正如其一贯的品质,依然在"不以人的意志为转移"地在继续向前发展。

(3) "技术":从原初技术到现代技术的演变。随着"科学"的发展,以及由时代进步等带来的"技术"在理论层面和实践层面的扩展深化,"技术"这个本来颇为清晰的概念,和"科学"的概念一样,变得丰富和多样。从以蒸汽机的发明和使用为标志的第一次技术革命开始,也伴随着以历史上近代以后"科学"与"技术"共同的快速发展,一般认为,人类历史上目前已经经历了3次技术革命,正在朝着第四次科技革命挺进。所以,随着时代的发展以及人们认识和改造世界能力的提高,技术总是处于不断的创新和更新中。这就使得技术有了原初与先进之分、简单与复杂之分、传统与现代之分等。

(4) "文化":从古典文化到现代文化的演变。文化是一个含义较之"科学""技术"更为广泛的概念。传统关于"文化"的定义认为,"文化"指整个人类在认识和改造世界的过程中创造的物质财富和精神财富的总和,这是广义的文化的概念。而狭义的文化则尤其指向广义文化中的精神财富。理解文化的定义,需要特别明确的是,文化的核心问题是人,有人才能创造文化,且文化是人类智慧和创造力的体现。不同种族、不同民族的人创造不同的文化,而这正是人类文明大放异彩又精彩纷呈的原因。"文化"的内涵外延及所指过于宽泛,本章仅从科技文化的视角,认为西方近代科技文化大发展的起点是文艺复兴运动。从全球的视野,以及科技文化自身发展过程来看,文艺复兴的启蒙运动虽然肇始于欧洲,发展于西方世界,但这场声势浩大的变革,特别是其科技思想及文化方面影响了全世界,它属于全人类。

(5) "科学""技术""文化"之间的关系。首先,"科学"与"技术"有明确的区分,在涉及的对象、思维方式、目的方面,存在显著差异。其次,尽管科学与技术有诸多差异,但在历史演进中,它们之间形成了一种互相联系、相互促进、相互制约的关系。在现代社会里,技术的发展离不开科学理论的指导,技术已在很大程度上变成了"科学的应用";同样,科学的发展也离不开技术,技术需要往往会成为科学研究的目的,技术发展还为科学研究提供必要的技术手段。近代以后,随着科学的兴起,两者的关系才变得复杂多样,一直处于分合的状态以及一体化的进程中。"科学"与"技术",既不消解彼此之间的界限与区别,同时又构成一个彼此之间相互作用、相互结合、相互渗透的统一整体,两者互动、合力推动着人类的发展与进步。同样,科学技术与社会文化之间的关系,从来都不是单向影响与单边作用的,而是双向影响和相互作用的。科学技术为创造和发展文化提供物质基础,文化为科学技术的进步提供精神动力和智力支撑。

(6) 传统医学的"科学"与"技术"归属。我们倾向于认为,传统医学属于技术层面而非科学层面,其主要是技术层面和文化层面的融合。中国古代并不具备成熟的孕育科学的土壤和条件,"科技"所承载的功能,具有很强的实用性,主要服务于生产和巩固统治的需要,其所惯用的思维、方法及基于此形成的理论概念,大多是对生产经验的直接记载或对自然现象的直观描述,具有较强的经验性。这些均与现代意义上科学的相应内容,有着本质的差别。相比之下,在古代较之于近现代相对低下的生产力水平、文明发展程度以及非常有限的科技支撑等,在其不是"科学"或不甚"科学"的理论,以及相对模糊、宏观的理论指导下的各类技术,却在勤劳智慧的中华儿女身上得到了充分的施展,产生了以"四大发明"为代表的一批具有世界影响的技术,以及产生了像中医一样具有众多"简便验廉"适宜技术、具有确切疗效、拥有深厚群众基础的传统医学。

(7) 传统医学的结构性要素及"两个层面"。医学学科之结构性和关联性的研究方法告诉我们,结构性维度描述了一个组织的内部特征,关联性维度描述了影响和改变组织维度的环境。笔者提出:任何传统医学都是临床经验、古典哲学、区域性文化、若干群体信仰、原初的基础医学知识等构成要素的混合体，即“五要素”的混合体；任何传统医学都是“技术层面”和“文化层面”的统一体，即“两个层面”的统一体。在我国虽然各民族传统医学各有自身的特色，但在五千多年绵延不绝的中华文明中，各民族交流互鉴，共同缔造了中华民族，包括传统医学在内的所有传统学科，都无不深深地打上了中华民族的烙印，普遍受到中华文化的熏染，在中华文明的土壤中生长开花。中国传统医学（不限于传统医学）相似性大于差异性，中国传统医学都是建立在中华民族共同体之上的“多元一体”，融会贯通、存异求同是构建和发展中国传统医学的必经之路。故就其技术层面的特征而言，各民族传统医学之间存在着高度的通约性，应该具有全面贯通的可能性和可行性；而根据文化层面的特点及现状，在现阶段可以以求大同、存小异的原则为指导，从而持续推动融合及构建中国传统医学大体系（即“大中医”）。

(8) 现代科学、技术、文化维度下的传统医学发展。一是促进“技术层面”的融会贯通。在明确的疗效面前，不同医学体系之间，对技术层面的借鉴和吸收趋之若鹜，往往具有自发性，属于传统医学间完全可兼容部分；这部分内容可以通行不同文明与区域之间，具有标准化和国际化的潜质。二是促进“文化层面”的求同存异。中国传统文化，包括优秀的传统医学文化，包含丰富的“同”“异”的理论和唯物辩证思想。中国传统医学在创立之初就倡导“求同”的思想，《素问·阴阳应象大论》提出：“智者察同，愚者察异。”中国传统医学，从其历史发展和实质内涵看，就是一个大同而小异、相似性大于差异性的统一体，是一个以中（汉）医为主体核心，其他藏医、蒙医、维医、傣医等各少数民族医学为学派或医派的统一体。中医药，是包括汉族和少数民族医药在内的我国各民族医药的统称，是反映中华民族对生命、健康和疾病的认识，具有悠久历史传统和独特理论及技术方法的医药学体系。三是促进“技术层面”与“文化层面”即“两个层面”的融合。医学包括现代医学发展的局限，决定了“文化层面”的人文力量依然将在未来医学的发展中占据重要的地位和发挥重要的作用。未来的医学，不管是现代医学还是传统医学，依然需要“技术”与“文化”的结合。医学学科的特殊性及其特有的医学模式，决定了推动和完善医学是“技术层面”和“文化层面”的结合，不是一时的，而是永久的。人类对健康新的理解和标准，决定医学在“技术层面”和“文化层面”融合的广泛性、永恒性。未来医学的发展，不管是传统医学还是现代医学，既要在技术层面不断精益求精，也要不断完善其在文化层面的功能和经营，使医学更加契合时代和社会发展的要求，更富有人性的光辉与美好。四是在“技术层面”和“文化层面”的基础上，促进传统医学“技术层面”的内容不断地向“科学层面”转化发展。传统医学，仅从其过去的状态而言，如前分析，它主要包括“两个层面”，即“技术层面”和“文化层面”；如从当今时代和“传统医学与现代医学并存”的医学体系而言，传统医学的发展必须正视并处理好与现代科学与现代医学之间的关系。现代医学已是当今人类共同的医学文明，是人类医学认知的共同阶段。与现代科学技术息息关联的现代医学，依然是当今人类共同的主流医学。从某种意义上可以说，传统医学的未来，需要立足现在的“两个层面（技术层面和文化层面）”，既要向着更高的技术层面和更好的文化层面提升，也要努力地向第三个层面（科学层面）转化。

(9) 传统医学融入现代医学将促进人类文明的进步。在医学学科的定性上，它除了像物理、化学、数学等自然科学，遵循着极为严谨的“科学”标准外，又兼具人文科学、社会科学的融摄，特别是含有生命科学的复杂与多样性，故而从学科属性的角度而言，实际上医学并非可以“放之四海而皆准”或者是“一刀切”的，这种特殊的属性，也决定了现代医学与传统医学之间，两者彼此不能完全取代对方，且可以形成协同创新、优势互补之势的内在原因，而这可能正是人类医学格局或结构需要重新认识或调整的一个重要原因，是人类医学发展的内生驱动力量。作为当前现存的两大医学学科体系，传统医学和现代医学(我们以中国的现代医学和传统医学为例)的竞争,是一个动态的互动的关系。这种关系越来越成为新型的医学关系,反映着当前医学动态的发展趋势,也预示着未来医学的发展方向。古老的传统医学融入方兴未艾的现代医学,两者互为补充、协同发展,将促进人类文明的进步。

参考文献

[1]〔美〕哈罗德·布鲁姆. 西方正典[M]. 译林出版社,2015: 序言.

[2] 张成岗. 理解"技术实践"——基于科学、技术的划界[J]. 安徽大学学报(哲学社会科学版),2009(6): 11-15.

[3] 熊志军. 科学与技术的比较研究[J]. 求索,2006(11): 140-142.

[4] 王斌. 西方的科技文化与中国的马克思主义政治文化[J],学术论坛,2009(2): 68-71.

[5] 孟津. 学术中的"学"与"术"[N]. 科学时报,2011-05-11.

[6] 眭纪刚. 科学与技术: 关系演进与政策涵义[J]. 科学学研究,2009(6): 801-807.

[7] 王耀德. 科学与技术的三个问题[J]. 江西财经大学学报,2004(4): 84-86.

[8] 张成岗. 理解"技术实践"——基于科学、技术的划界[J]. 安徽大学学报(哲学社会科学版),2009(6): 11-15.

[9] Barbourig. Technology, environment and humanValues[M]. New York: Praeger Publishers, 1980: 35.

[10]〔英〕亚·沃尔夫. 十六、十七世纪科学技术和哲学史: 下册[M]. 周昌忠,等译. 北京: 商务印书馆,1984: 519.

[11] 吴海江. "科技"一词的创用及其对中国科学与技术发展的影响[J]. 科学技术与辩证法,2006(5): 88-93.

[12]〔巴西〕何塞·卢岑贝格. 自然不可改良[M]. 黄凤祝译. 北京: 生活·读书·新知三联书店,1999: 35-70.

[13] 马克思恩格斯选集: 第四卷[M]. 北京: 人民出版社,1972: 505.

[14] 王耀德. 科学与技术的三个问题[J]. 江西财经大学学报,2004(4): 84-86.

[15] 李慎之. 中国传统文化中有技术而无科学[J]. 学会月刊,1998(7): 13-14.

[16] Chen LT. Science and scientists in China[J]. Science, 1998, 280(5363): 528-529.

[17] 吴大猷. 吴大猷科学哲学文集[M]. 北京: 社会科学文献出版社,1996: 326.

[18] 王春法. 当代科学技术发展的基本特点及其含义[J]. 学习与实践,2002(11): 34-38.

[19] 杨力. 论科技成果转化与扩散中的社会文化因素[J]. 吉首大学学报(自然科学版),2005(1): 97-100.

[20] 李侠. 科学与人文之间的关系——兼论人文科学者的品相与责任[EB/OL][2019-12-06]. http://blog.sciencenet.cn/blog-829-1136445.html.

[21] 毛训玉. 论科学技术与文化的关系[J]. 内江科技,2003(3): 23.

[22] 张双南. 一席: 科学是什么? [EB/OL][2009-12-06]. http://www.sohu.com/a/212591883_651416.

[23] 国语[M]. 陈桐生译注. 北京：中华书局,2013：28.

[24] “生物钟”获诺奖,中医“子午流注”缺了啥[EB/OL][2019-10-13]. https://m.hexun.com/tech/2017-10-13/191201009.html.

[25] 胥晓琦. 藏医学的“先见之明”符合现代认识[N]. 中国中医药报,2006-11-20.

[26] 尼玛. 领先于世的藏医解剖学[J]. 亚太传统医药,2006(10)：34-35.

[27] WHO Traditional Medicine Strategy：2014—2023[R]. World Health Organization, 2013：15.

[28] 董竞成. 中国传统医学比较研究[M]. 上海：上海科学技术出版社,2019.

[29] 白彦萍,王红梅,齐潇丽. 寻常型银屑病中医外治特色疗法专家共识[J]. 中国中西医结合皮肤性病学杂志,2017,16(6)：547-550.

[30] 朱德建,吴溧兴,朱志仑. 中医特色疗法治疗冠心病研究概述[J]. 新中医,2019,51(7)：40-43.

[31] 徐帮柱,姚永青. 蒙医温针配合针刀治疗神经根型颈椎病的临床观察[J]. 世界最新医学信息文摘,2019,19(45)：185-186.

[32] 银锁,照那木拉. 中国蒙医整骨术骨折固定的特征、特质及其准则[J]. 中华中医药杂志,2019,34(8)：3480-3482.

[33] 袁红丽,海涛. 蒙医点穴反射疗法治疗 40 例肥胖型 2 型糖尿病的临床观察[J]. 双足与保健,2019,28(12)：15-16,188.

[34] 赛音朝克图,伊日贵. 蒙医按摩结合铜罐疗法治疗腰肌劳损的临床观察[J]. 世界最新医学信息文摘,2019,19(48)：186-187.

[35] 王诗恒,刘剑锋,秦培洁,等. 藏医放血疗法治疗痛风的疗效及安全性研究[J]. 亚太传统医药,2019,15(7)：44-47.

[36] 公保才旦. 藏医道秀疗法治疗颈椎病耳鸣的病例报道[J]. 中国民间疗法,2019,27(12)：15-16.

[37] 拉毛措. 藏医湖尔疗法治疗产后抑郁症的疗效研究[J]. 中西医结合心血管病电子杂志,2019,7(16)：160.

[38] 公保吉,角巴加布. 藏医药膏湿敷治疗风湿热性关节痛的临床观察[J]. 中国民族医药杂志,2019,25(5)：28,49.

[39] 阿依努尔·图如普,阿米娜·卡斯木,麦麦提艾力·依甘拜尔迪. 维医成熟剂和清除剂治疗进展期白癜风的价值研究[J]. 影像研究与医学应用,2018,2(16)：208-209.

[40] 依巴代提·阿布都古力,哈丽旦·帕塔尔. 维医埋沙疗法简述[J]. 中国民族医药杂志,2014,20(1)：71-72.

[41] 玉罕,黄勇,玉腊波,等. 傣医拖擦疗法治疗拢梅兰申(骨关节炎)40 例临床体会[J]. 中国民族民间医药,2015,24(23)：11.

[42] 倪凯,赵远,林艳芳,等. 傣医外治法中果雅的治法方药探讨[J]. 云南中医中药杂志,2014,35(11)：86-87.

[43] 王勇,张宏. 从“撩病消灾”到“外慷内俭”——河西走廊的民间信仰规范及其法人类学意涵[J]. 福建行政学院学报,2015(4)：64-71.

[44] 段忠玉,郑进. 傣医传统口功吹气疗法的医学人类学解读[J]. 云南民族大学学报(哲学社会科学版),2015,32(1)：53-59.

[45] 张永贤. 历史的偶然——针灸的世界性普及与1972年美国总统尼克松访问团在北京参观针麻手术[J]. 亚太传统医学,2008(4): 9-11.

[46] 唐由之. 用中西医结合的手术方法为毛泽东主席治疗白内障[J]. 中国中西医结合杂志,1999(3): 131-132.

[47] 巴虎山,王青龙. 浅谈蒙医传统整骨法[J]. 中国民族医药杂志,2010(5): 24-25.

[48] 佟宝泉. 初探蒙医传统整骨特色技术[J]. 中国民族医药杂志,2014(9): 31-33.

[49] 照那木拉,胡达来,王梅. 中国蒙医整骨术的科学文化渊源及其特征认知思维[C]. 第十五届全国中医药文化学术研讨会论文集,2012.

[50] 阿布都热合曼,马升海. 维医治疗白癜风的体会[J]. 中国民族医药杂志,1998(1): 25.

[51] 段忠玉,郑进. 傣医传统口功吹气疗法的医学人类学解读[J]. 云南民族大学学报(哲学社会科学版),2015(1): 35.

[52] 胥晓琦. 藏医学的"先见之明"符合现代认识[N]. 中国中医药报,2006-11-20.

[53] 董竞成. 论中国传统医学的哲学思想意蕴[J]. 人民论坛·学术前沿,2014(18): 84-94.

[54] 董竞成,刘文先. 在新时代推动中医学更好发展[N]. 人民网-人民日报,2018-10-25.

[55] 国家教委社会科学研究与艺术教育司. 自然辩证法概论[M]. 北京: 高等教育出版社,1994: 162.

[56] Mary Meeker. Internet trends 2019, June 11 @ Code 2019.

[57] 习近平2017年月18日在世界经济论坛上的主旨演讲.

[58] Liu WX, Lu LW, Ma C, et al, The evolution of traditional chinese medicine as a disciplinary concept and its essence throughout history[M]. Traditional Medicine and Modern Medicine, 2018, 1(3): 171-180.

[59] 赵晓山,贾钰华,张曦倩. 中西医结合的困惑[J]. 医学与哲学,2000(3): 45-47.

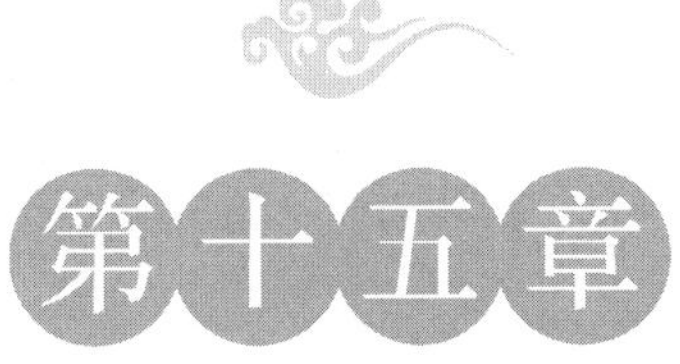

第十五章

人类医学演进中的医学人文学科及其重构

自古以来，医学就是一个解除病痛、促进健康的学科，因为这个学科的特殊性，从医或医学诞生之日起，及出现“患者—疾病—医生”这个医学模式起，医学的人文性就已经存在。医生诊疗的过程，从某种意义上讲，也是一个服务的过程，这个服务就包括医疗技术的服务和人文关怀的服务。一个是硬服务，一个是软服务；一个是“冰冷”的服务，一个是“温暖”的服务。在漫长的人类医学史中，这两种不同的服务，如同人类医学的两翼，共同推动着人类医学的不断进步和趋于完美。

美国医学人文学奠基人佩里·格里诺曾说：“医学是科学中最人文，人文中最科学的学科，关涉人类苦难与尊严。”医学的对象是人，人的本质属性是它的核心与出发点，因此，医学作为一门科学的同时，其本质要求必定包含人文精神及人文关怀。1977 年，恩格尔提出“一种文化上的至上命令下的生物—心理—社会医学模式”[1]。在传统生物医学模式下，医学对“病”的研究越来越细，在科学方面也获得了长足的进展。然而，近百年来，科学技术和医学模式发生了巨变，现代诊治技术使医者对疾病的诊疗越来越依赖仪器设备，而作为完整个体的患者在诊疗过程中被逐渐忽略，医患之间的沟通日趋减少，医学中自古形成的人文精神也逐渐淡化；在医学教育方面也忽视了对于人文社会学科的重视，慢慢暴露出弊端，医患关系技术异化、卫生资源日渐匮乏。另外，随着医疗卫生事业与市场经济的某些接轨行为，使社会群体中某些浮躁情绪和拜金主义等问题盛行，也滋生了一些医德问题。近年来，医学模式从传统生物医学模式向“生物—心理—社会—环境”医学模式转变，现代医学越来越注重心理因素与社会因素对疾病与健康的影响。100 年前的威廉奥斯勒(Sr. Willam Osle)指出：医学实践的三大弊端在于历史洞察的贫乏、科学与人文的断裂、技术进步与人道主义的疏离。这三道难题至今依然困惑着我们现代医学及医疗的发展与改革。梳理医学人文领域的一些重要问题，传承和发扬优秀的医学人文传统和人文精神，不论对现代医学还是传统医学，都具有非常重要的意义。

第一节

医学人文有关概念

在中国古代典籍中，“人文”一词最早出现在《易·贲》一篇中：“阴柔交错，天文也；文明以止，人文也。观乎天文，以察时变；观乎人文，以化成天下。”[2]天文、人文是指自然界或人世的现象与变化，古人通过观察宇宙万物阴阳交合、万物化生之象，领悟到处于自然界中的人自身的生命历程的规律，即“文明以止，人文也”，此即中医“天人合一”整体观的哲学基础。同时，如同观察自然现象了解时序变化的规律一样,对人世各种现象的观察与认知,便可达到文德之教的目的,即"观乎天文,以察时变;观乎人文,以化成天"。《辞源》中对"人文"的定义是泛指人类社会的各种文化现象。所谓人文就是以人为本,重视"人"的文化。运用到医学领域,可以说任何可对人之疾病、健康、生命等产生影响的因素或事物都是医学人文关注的范畴。以我国医学院校的医学人文课程为例,我国医学院校开设了医学人文学课程,内容涉及人类学、法学、文学、伦理学、哲学、史学、心理学等,其内容的包罗较为广泛[3],其与医学结合,分别形成了医学人类学、医学法学、医学伦理学、医学心理学等新的交叉学科领域。从认识和实践论的角度看,古今中外医学史上,在医疗实践以及服务管理过程中,剥离那些"术"特征明显的部分,与"人"相关体现人文性的部分都可纳入医学人文的范畴。如果把医学,特别是其医护行为,看成是一种服务,在医护过程中除了为患者提供必需的诊疗技术服务之外,还要为患者提供精神的、文化的、情感的服务。而后者往往是医学人文的主体,在这个过程体现出来的呵护关爱、人性光辉等,就是一种医学的人文关怀、人文精神。

第二节 医学人文的缘由及价值

(1) 医学人文的诞生主要来源于人类自身对疾病的有限认知,来源于对医学有缺憾的不完美的实践。医学发展至今,历经几千年,成绩有目共睹,但是不足亦非常突出。比如医学发展繁盛到今天,依然对有些疾病,特别是慢性病的治疗收效甚微,对一些复杂难治性疾病如癌症、神经退行性疾病如阿尔茨海默病等,认识还非常有限,治疗亦未有根本性的突破。医生对一些疾病认知上不清不楚,对一些疾病诊治上束手无策,这样的情况时有发生。换言之,正是医学的这种缺憾不足,才说明医学人文存在的必要性和重要性。如果人类医学在疾病面前已经所向披靡,无所不能,能够解决所有的疾病、病痛,那么医学就是一种完美的技术了,就像物理、化学等自然科学一样,只要假设、推断、认证合理,就可以得到完满的结果,"技术至上"就可以大行其道,而医学人文则可有可无。而事实上,作为一种与人息息相关以及疾病发生发展及治疗过程中具有反复无常、复杂多样性特点的医学,除了一些可以彻底治愈的疾病,尚有一些人类目前无法治愈或掌控的疾病,这就为医学人文,包括医学人文精神、人文情怀、人文关怀等显示其作用和价值提供了广阔的空间。

(2) 医学特有的模式决定着医学人文的重要价值:医学的模式是"患者—疾病—医生",这种亘古未变的模式,决定了医学是一种人学,是一种有温度的科学,并非技术能够"一统天下",医疗技术再高明,医疗设备再先进,都替代不了医生的经验和关怀,代替不了医患之间的情感沟通和交流。医学已经从以往单纯的生物医学模式发展到生物—心理—社会模式,说明人们愈来愈认识到医学人文的重要性,愈来愈认识到医学不能仅仅从生物学的角度去研究人的健康和疾病,只注重人的生物属性,而忽视了人的社会属性;不能在临床上只注重人的生物功能,而忽视了人的心理功能及心理社会因素的致病作用。人们对健康和疾病的了解不仅仅包括对疾病的生理(生物医学)解释,还包括了解患者(心理因素)、患者所处的环境(自然和社会因素)和帮助治疗疾病的社会医疗保健体系(社会体系)。

(3) 健康的标准决定医学人文的重要归属:按照目前公认的关于健康的概念,健康是指一个人在身体、心理和社会适应等方面都处于良好的状态。健康是生理和心理的健康,包括两个方面的内容:一是生理方面,主要脏器无疾病,身体形态发育良好,体形均匀,人体各系统具有良好的生理功能,有较强的身体活动能力和劳动能力,这主要是医疗、基因、年龄、运动、饮食、良好生活习惯等。二是心理和社会适应方面,体现为心理状态能够适应内外环境变化,包括各种生理病理刺激以及社会致病因素等对心理的作用。治疗的话,必须重视人的心理功能及心理社会因素的致病作用,所以治疗除了技术、药物以外,心理治疗以及人文的关怀呵护等也发挥着非常重要的作用。医学的基本价值是救护生命、增进健康,这是医学特有的、体现医学基本任务和基本目的的内在规定。离开了医学的基本价值,医学就不成其为医学。离开了医学的人文价值,医学就不成其为人的医学[4]。医学人文不管是过去,还是将来,都具有永恒的存在价值。

第三节 医学人文的历史演变

医学技术和医学人文,是医学发展的两翼,缺一不可,平衡协调,才能促进医学更好更快的发展。历史上医学和人文相伴相生,但是不同的历史时期,受各种不同因素的影响,医学技术与医学人文的精神并非那么“亲密无间”“相处融洽”,其间亦有亲疏远近。但是总体而言,医学与人文的融合,交相辉映,是人类医学文明一以贯之的特点。以下仅从技术与人文关系的角度,对医学人文历史进行一个大致的分期。

1. **漫长的传统医学发展历史中,医学技术与医学人文较为亲近的时期** 首先,从大的范围讲,任何传统医学都是根植于本民族文化或区域性文化,与其古朴的哲学、特色的信仰习俗等紧密相关,是一定文化酝酿、萌发的产物,所以传统医学与古典哲学、传统文化等本身密不可分,故而有人认为传统医学本身就是一种健康养生的哲学或艺术,是一种特有的文化现象。其次,医学与生俱来的重人贵生情结,是医学人文性的一个重要承载和体现。比如《黄帝内经》:“天覆地载,万物悉备,莫贵于人。”人世间人及其生命是最重要的,诸如此类的重人贵生思想在传统医学中极为明显。又比如,据医学史描述早期医院主要是收容患者、老人、穷人、流浪者和提供医疗服务的场所,充满着丰富的医学人文情怀。从传统医学的诊疗和服务过程看,传统医学以望、闻、问、切“四诊”等为主的诊断方法和以中药、推拿、针灸等为主的治疗方法,决定了医生和患者之间必须具有的全程、全方位的沟通和交流,医生和患者的关系较为“融洽”,较少有“剑拔弩张”的现象。

2. **在生物医学模式下,医学技术与医学人文较为疏远的时期** 现代医学的发展,带来了医学的大跨步前进。从19世纪开始,显微镜、温度计、听诊器、X线、心电图仪、CT、磁共振等医学仪器如雨后春笋不断涌现,成为医学诊断和治疗不可缺少的基本条件,医生对疾病进行诊断和治疗效果评价的“金标准”,已经不是传统的望、闻、问、切等手段,取而代之的是各种名目繁多的现代化仪器的检查以及各种容易让人不悦的挂号、排队等。医学的人文关怀及该有的人文精神,并没有随着现代医学技术的进步而相应提高,反而有所下降,社会和医学的进步带来的却是医学人文主义的渐行渐远。医生和患者的关系较为“紧张”,“剑拔弩张”的现象时有发生。医学技术至上的抬头,一定程度上也带来了医学人文的流失。

3. **在生物—心理—社会医学模式下,医学人文的新融合期** 20世纪后半叶以来,人类疾病谱发生了很大变化,由社会因素与心理因素等诱发的心脑血管病、精神疾病、肿瘤等非传染性疾病大量增加,人文因素对疾病和健康的影响愈发明显。1977年由美国罗彻斯特大学精神病和内科学教授恩格尔(Engel)首先提出,应该用生物—心理—社会医学模式取代生物医学模式。他指出:“为了理解疾病的决定因素,以及达到合理的治疗和卫生保健模式,医学模式必须考虑到患者、患者生活在其中的环境以及有社会设计来对付疾病的破坏作用的补充系统。"[1]这就是说,人们对健康和疾病的了解不仅仅包括对疾病的生理病理(生物医学)解释,还包括了解患者(心理因素)、患者所处的环境(自然和社会因素)和帮助治疗疾病的医疗保健体系(社会体系)。所以新的医学模式要求医者不仅能运用自然科学方法来研究医学问题,还要能运用心理学、社会学等人文科学方法来解决医学及健康服务问题。这说明医学,包括现代医学,越来越注重与人文精神的融合,注重人类的生理、精神和心理健康,以及相应的社会保障体系。故新的医学模式的提出和践行,说明了医学人文精神的理性回归,反映了当今医学对医学人文的关切和重视。

第四节 中国传统医学中的医学人文

中国传统医学为中国各民族传统医学的统称,包括中(汉)医学、藏医学、维医学、蒙医学、回医药等中国各民族传统医学。传统医学,按照我们提出的"五要素"的主要构成要素分析,其中原初的基础医学知识、临床经验属于技术的层面,古典哲学、群体信仰、区域性文化属于文化的层面。一般而言,我们审视传统医学,包括中国传统医学,往往关注医生对患者的诊疗过程,如诊断为什么病,用什么技术方法诊断的,如何治疗的,是针灸、推拿还是药物等,很少去思考作为技术层面背后医学的文化层面和人文内涵。比如中国传统医学,同时作为中华民族传统文化的瑰宝有其独一无二的文化底蕴与特色,其在形成和发展过程中深受中华文化影响,属人文主导型学科,天人合一的整体观、辨证论治的诊疗思想,因人、因时、因地制宜以及同病异治和异病同治的治则治法等无不体现其浓重的人文情怀与精神。

一、传统医学理论体系构建中的医学人文

传统医学人文根植于传统文化土壤,以朴素的辩证唯物主义自然观为认识论基础,始终用整体的、联系的视角看待"人",将人看成是活体的、完整的、身心统一的"人",而不是单纯的"物";充分尊重人生命的完整性,把人视为大自然的产物,认为人的生长发育、健康与疾病都取决于人与自然四时阴阳变化的协调关系,并要求医生在这种理论的指导下实施诊疗、服务患者。这种医学模式下的人文本身就是医学的应有之意,与医学形成了更加完美的融合,也使医学真正成为"人"的科学。传统医学认为"天人合一,万物一体",人体内环境与其赖以生存的自然及社会外环境要相协调,这种整体观念重视注重个体化治疗和调护。外环境变化可以直接或间接影响人体,如季节气候有"春温、夏热、秋燥、冬寒"之分,人体脉象就可能有"春弦、夏洪、秋毛、冬石"的相应生理变化。而疾病是阴阳动态平衡失调的结果,具体可表现为机体对外界环境变化的适应不良,自身精神心理与形体功能之间关系失常。因此,应把疾病放在患者机体的全局来考虑,而非"头疼医头,脚疼医脚"简单机械的认识与处置。在诊疗理论中,强调"诸诊合参,全面诊察",用"司外揣内,以表知里"的方法论研究人体与疾病的关系。

二、中国古典哲学中的医学人文

儒家称"医乃仁术","仁"为仁爱、博爱之意,"术"为技艺、方法。医学是"仁"与"术"的统一,单纯的"仁"或者"术"均不能称之为"医"。有"仁"无"术"为庸医,有"术"无"仁"为恶医。同时仁爱也要求其对

于其他人要怀有仁爱之心，注重人与人之间的一种交往，其在历史演变中无形地帮助医者形成良好医德，还能协助医患之间形成一种良好的沟通。可见，在儒家看来，医学从来不是一门纯粹的技术或者是一种学科，而是技术与人文的统一、职业与职业道德的统一。儒家“中庸之道”与传统医学均强调“以平为期”，《论语》所言“中庸之为德也，其至矣乎”，认为万事万物要恰到好处、折中调和；这在中国传统医学中有很多理念均与其相似，传统医学要求“以平为期”，达到平衡才能维持机体最稳定的状态，以及诊治时要求患者自身的情绪保持平和，这样的态度才能延年益寿，这些也都体现了中庸之道。又比如中(汉)医讲阴阳平衡、维医讲四体液的平衡、藏医讲三因素的平衡等，其本质都是调和平衡，“以平为期”。这种思想同样也在传统药物使用方面得到体现，如大多数中药方剂中均使用了甘草以起到调和诸药等作用，而类似于中(汉)医“君臣佐使”的配伍，其用药原则还是试图通过药物的偏性来纠正身体的偏性，即所谓治热以寒、治寒以热等，其最终目的还是在于促使身体恢复原有“阴平阳秘”的状态。

道家的顺应自然与传统医学的养生之道。儒家虽也提出“天人合一”的理念，但其重点偏向于人本身，强调个人的主观能动性，而道家提出的“天地与我同根，万物与我一体”理念，则更注重人与自然的协同性，重点非偏于个人，如道家“自然无为”理念，不倾向于人自身，而是注重天、地、人的整体观念，形成一种超凡脱俗、修身养性的养生观。

佛教的慈悲为怀与医者的职业道德。佛教追求慈悲为怀，普度众生，这对中(汉)医及其他少数民族传统医学都产生了重要影响，尤其在医德医风的培养与树立方面。比如佛教的慈悲恻隐之心、因果报应思想等，在孙思邈《大医精诚》中亦有体现：“见彼苦恼，若己有之，深心凄怆，勿避险巇、昼夜、寒暑、饥渴、疲劳，一心赴救，无作功夫形迹之心。”又说：“人行阳德，人自报之；人行阴德，鬼神报之。”其目的在于倡导医者拥有善心仁心、乐善好施，救人一命胜造七级浮屠。受藏传佛教文化的影响，藏医对医生的人文精神及医德医风要求较高，聪明智慧、慈悲和怜悯之心是医者最主要和必备的条件。蒙医认为医生应注重“六种态度”“两种保持”。“六种态度”是指：视师长犹如佛陀，师长教诲如同仙人指示的准则，视医疗理论来自佛陀，衷心虔诚，爱护同学犹如同胞兄弟，怜悯患者的痛苦，对患者的脓血不该嫌脏。“两种保持”是指：医疗药物的传统与处治器械的合作，按照教导，予以保持[5]。

三、医学知识和技术中的医学人文

中(汉)医所谓“博极医源”与现代医学提倡的循证医学有异曲同工之妙，都强调医疗决策应在现有的最好的临床研究证据基础上做出，同时也重视结合个人经验。藏医认为“谁要想解除众生病苦、受人尊敬，就请学习医学秘诀”(《四部医典》)；维医认为“有了知识，身上的疾病就会消退”(《福乐智慧》)，无不将精研医术、博极医源看作是医德高尚的一种表现。医生对患者的关怀不能仅仅体现在治疗外的安慰与照顾上，最主要的是治疗疾病，以目前所能获得的最佳证据为患者提供人性化的服务。“博极医源，精勤不倦”体现了中国传统医学的一种人文思想，即医术高超并尽力为患者负责方可真正体现以患者为本。医术高超的作用具体可体现在如下三个方面：① 可以选择有效方法解除患者的病痛。② 可以预测治疗后的反应，以便提前做好预防。③ 可以为患者提供适宜的和不同的疗法选择，如同样的桂枝汤证，“若酒客病，不可与桂枝汤，得之则呕，以酒客不喜甘故也”(《伤寒论》)。同样若患者不能耐受针刺是否有另一种疗法可以代替，患者经过一种作用较强烈的治疗后出现副作用如何进行消除等，这是医家责任的具体体现。医术高超是前提，对患者负责却是题中之义，“医药为用，性命所系”(王叔和)。所以在诊疗疾病时应该力所能及地收集患者资料，审证察色，不可粗心大意，并进行认真仔细的辨证用药[5]。

四、诊疗过程及医患互动中的医学人文

与基于理性分析、解剖学、生理学、病理学等为基础的现代医学不同，中国传统医学产生于民间，是医者与患者直接交流互动的产物，其无论诊断还是治疗病症皆以人的具体反应和外在表现为基础，如诊断中的望、闻、问、切，望的首先是色与神，问的是患者最直观的感觉，以及饮食起居、身体感觉、生活状况等，比如《素问·疏五过论》中记载："诊有三常，必问贵贱，封君败伤，及欲侯王。"即在诊治中关注患者社会地位和所处的环境等。《素问·举痛论》认为"善言天者，必有验于人……善言人者，必有厌于己"[6]，体现的是医者的一种天人相应、推己及人的人文情怀。治疗过程是医生与患者互动的过程，在治疗过程中不仅注意患者的不良反应，也注重观察患者的疗效反应，如中(汉)医针刺时，在提插捻转的操作过程中，询问患者的感觉，以便医者判断是否得气等。同样藏医"诊治初则涂油揉，还有霍尔艾灸方，次则发汗和放血，还可放水做冷浴"(《四部医典》)，同样是一种医者和患者的近距离施治和交流的过程。

五、思维方法中的医学人文

"若有疾厄求救者，不得问其贵贱贫富，长幼妍媸，怨亲善友，华夷愚智，普同一等，皆如至亲之想"(孙思邈)，"夫医者，非仁爱不可托也，非聪明理达不可任也，非廉洁淳良不可信也"(杨泉)。这种"为仁人能爱人"的博爱思想贯穿中(汉)医，即为医者首要便是具备仁爱之心。即对待患者不分亲疏，都像对待自己的亲人一样来对待。同时，中国传统医学许多概念本身也带有浓重的人文色彩，如"心者，君主之官也，神明出焉；肺者，相傅之官也，治节出焉；肝者，将军之官，谋虑出焉"(《黄帝内经》)，这是以当时社会的封建王朝制度融进中(汉)医学并用以说明脏器功能。与中(汉)医一致，其他少数民族医学也是如此，如藏医认为："心脏如同国君正危坐，肺五母叶就是五大臣，肺五子叶好像五太子。"(《四部医典》)[5]同样这样的人文性还体现在治疗方法等理念中，如中(汉)医的釜底抽薪、壮水之主以制阳光的描述，以及"法于阴阳、和于术数"(《黄帝内经》)等理念[6]，都是基于人与天地之间的关系得出来的，在思维方法上具有较强的人文性。

第五节
中国医学人文学科在新时代的发展

医学兼有自然科学和社会科学的属性，又兼生物学的系统性和复杂性。传统医学自其诞生起，本身就与哲学、宗教、区域性文化等密不可分；现代医学在数百年的快速发展中，越来越证明，技术至上并非万能，医学人文的补充和注入，对于现代医学发展同样至为重要，不可或缺。所以，不管是任何一种形态的医学，在任何时候任何发展阶段，都是一门人学，在具有生命科学的复杂性、客观性的同时，也具有复杂的、丰富的、多样的、主观的"人性"，讲究和追求以人为本。因此，医学人文的教育和普及、医学中人文精神的倡导和实践等，越来越受到重视，世界各国普遍都把医学人文作为医学的一个不可或缺的重要组成部分予以发展与建设。针对我国的医学学科人文精神培养和建设，可从以下若干方面考虑。

一、把医学人文素养体现在优秀的教材及其教学

学校和课堂是集中培养医学生医学人文素养最好的地方，有着良好的资源和氛围。培养医学生良

好的医学素养,优秀的医学人文教材是前提。从目前这方面的教材编写和教育教学看,缺乏公认的优秀的教材,医学人文教学流于形式、流于简单的问题比较突出,这与我们长时期不够重视医学人文教育有很大关系。客观地说,编著一部优秀的医学人文教材并非易事,首先必须具备科学的、先进的编写思想和理念。与此同时,除了医学领域的专业人员[包括现代医学、传统医学(含少数民族传统医学)、国外补充与替代医学等]以外,尚且需要联合文学、历史、宗教、心理等众多领域的专家,合力编撰,可能是一部优秀的医学人文教材出炉的必需过程。除此之外,提高医学院校教师的医学人文素养,进行必要的通识教育,包括加强这方面的培训和再教育,让执教医学人文者先受教育,这是十分有必要的。

二、把医学人文贯穿于医学教育的全过程

这是医学人文素养的培养阶段,属于医学人文的"前方"。医学人文教育是对在校医学学生进行的旨在提高其文化素质和文化品格的教育。医学人文教育同样是针对医学活动的主体来说的,其路径是通过改善医学活动主体——医学生的精神与实践能力,其目的是为客体——患者及健康人服务,改善和维护其健康状况。因此,医学人文教育不但要求医学生具备宽厚的知识底蕴、高尚的道德情操及社会责任感,同时能够积极正确应对医学与人文科学相互渗透、交叉所带来的诸多尖锐而复杂的社会问题,尤其是医学伦理问题。医学人文教育的目的是要以人为本,培养医生的大爱,激发学生的大爱,并将之付诸于未来的医疗实践,上升为一种大爱的情怀和行为。

三、把医学人文体现在临床诊治的全过程

这是医学人文的实践阶段,属于医学人文的"后方"。包括详细的观察、了解患者的病情;为患者精心、科学地制定治疗方案;在具体的施治过程中全力以赴,争取最好的疗效和治愈;通过学习培训不断提高自己治病救人的能力;整个过程中对患者真诚的安慰和帮助等。常言道,一个好的医生有三件法宝:语言、药物和手术刀。语言就是指和患者的交流即医患沟通,其占据非常重要的地位,是医学人文传达和表现的最重要的载体。对于患者,特别是危重急病患者,往往对医生有很多的诉求,这种诉求可能表露于行,可能隐藏于心,但是无一例外都渴望得到医生高超医术的救治,也渴望得到医护人员的关心安慰和鼓舞。医生的一句话、一个眼神、一个动作、一个细节,于患者而言,都有可能是一股重要的精神力量。

四、把医学人文体现在医学学科未来的发展进程中

这是医学人文的展望阶段,属于医学人文的"远方"。当今社会和时代发展日新月异,现代科技和现代医学发展也是日新月异。但是人工智能的发展,以及日臻完善的医学技术,比如医疗机器人、3D打印技术、基因编辑、免疫疗法等,它们永远取代不了医生和患者的暖心的交流,取代不了医者的人文情怀。WHO提出的健康不仅是躯体没有疾病,还要具备心理健康、社会适应良好和有道德。医学技术的不断创新和医学人文的无微不至,将会是当前及未来医学的重要特征。让医学人文和技术互相弥合,相得益彰,只有这样,才能更好地解除民众病痛,促进人类健康,让人类医学取得更好更快的发展。

五、把医学人文建设发展为全社会共建的系统工程

医学除了需要不断改进和更新医疗技术,也要不断加强医学人文的建设。而浓厚的医学人文氛

围,需要医患人员和社会一起来构建。良好的医学人文环境,离不开医患双方的共同努力,除此以外,也离不开社会的支持、大环境的维系。作为医生而言,要不断提高自己的服务能力,包括技术的、人文的,要拥有精湛的医术、高尚的情怀,以更好地服务患者的身心健康,提升为人民健康服务的水平。对于民众而言,要更加了解科学,理解医学,理解医生,科学、正确、理性地认识医学、看待医生的作用。对于社会或国家,要以举国之力,举全社会力量,制定相关政策,采取相关措施,比如当前全国上下积极推进的"健康中国"战略,首次设立"医师节"等,就是一个良好的开端。这样就可能在全社会逐渐形成良好的医学人文环境、健康氛围、健康行动。医学,包括传统医学和现代医学,其自古及今的实践告诉我们,医学始终是一门具有人文性的学科,是以人为本的实践,是一种人性和人道的职业。传承和振兴医学人文,不仅在中国医学从业者和医学生中,而且在社会层面也容易产生文化认同和精神共鸣,对全民族的人文精神培养、人文情怀陶冶,都具有深刻而积极的意义。

* 小结与讨论

(1) 医者不仅要有精湛的医术,还要有高尚的人文精神。然而,随着医疗技术和物质文明的发展,出现了人文精神的淡化和医德滑坡的问题。纵观数千年的中国医学史,和现代医学一样,中国各民族传统医学从古至今均强调医本仁术,以救死扶伤为己任,对患者一视同仁,有睿智及广阔的人文胸怀,在自己的内心深处建立良好的道德良知和社会责任。在卫生事业迅猛发展的今天,医学模式已由传统的生物医学模式向现代的生物—心理—社会医学模式转变。鉴此,现代医者面对问题也应学习传统文化,提高人文素养,以患者为中心,才能真正顺应医学模式的转变,重塑基于生物—心理—社会医学新模式的现代医学人文与医德医风。

(2) 科学技术的发展会自发地产生唯科技主义,市场经济会自发产生物本主义,这都是源于单纯生物医学模式等的价值观念的影响,在这种情况下,要超越生物医学模式,避免与缓解其带来的诸如医患关系的技术异化等问题,应当大力倡导医学人文精神,正确认识医学的科学技术与人文的双重属性。中国传统医学虽无医学人文学的概念,但其本身所具有的人文精神与内涵似乎更适应现代医学的"生物—心理—社会"模式,从这方面来讲古老的文化有时会更适应社会的发展,也有助于培养医者健全的人格、提升综合素质、促进全面发展,有助于推动人类医学的健康发展。

(3) 医学人文精神,受时代的变迁、社会关系的变化以及医学自身的发展等因素影响,在传承发展中往往会被赋予新的内涵,包括呈现新的情况和特点,遇到新的挑战和问题等,所以作为医学学科的一个重要组成部分,医学人文学科的内容和建设任务等,也需要与时俱进、不断完善。新时期的医学人文精神的培育和建设,不仅仅是医药卫生、医学教育等相关行业的事情,也是一个要求全社会共同关注、共同建设的社会工程;既需要着力提升医护人员、医学生等群体的医学人文素质和水平,也需要想办法提升全体公民的科学素质和医学人文素养。

参考文献

[1] 生物—心理—社会医学模式定义[EB/OL].[2019-12-18]https://baike.baidu.com/item/生物—心理—社会医学模式/1201261?fr=aladdin.

[2] 周易[M]. 杨天才译注. 北京：中华书局，2016：126.
[3] 杨宝峰，孙福川，朱慧全. 再议医学人文教育[J]. 医学与哲学，2005(4)：32.
[4] 刘虹. 论医学人文价值[J]. 医学与哲学，2005(4)：29－31.
[5] 董竞成. 中国传统医学比较研究[M]. 上海：上海科学技术出版社，2019.
[6] 黄帝内经素问白话解：上、下[M]. 郭霭春注解. 北京：中国中医药出版社，2012.

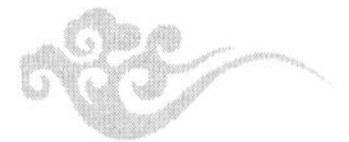

下篇

新时期传统和现代医学学科融合发展初探

第十六章

从中西医学科的变迁谈创新中西医结合教育

创新中西医结合教育，具有理论和实践方面的重要意义，比如当前教育中存在“中医类院校现代医学不足、临床专业中医不足、中西医贯通的高层次人才不足”等问题，在临床中存在“中医、西医的简单叠加，所谓的‘两张皮’，中西医的‘结合’流于形式，缺乏深度融合”等问题。除此之外，从学科变迁和发展的角度去看创新中西医结合教育的工作，同样具有非常重要的意义。

从当前“中医”“西医”概念的内涵及其实质看，“中医”不仅包括汉族传统医学，也包括藏医、蒙医、维医、傣医、壮医、苗医、瑶医、回医等少数民族传统医学，是建立在中华民族共同体之上的一体化的传统医学，这在《中医药法》中也已经明确。中国传统医学的精华，除了在汉族传统医学中有集中体现，在藏医、蒙医、维医、傣医等少数民族中传统医学也有分散体现。与此同时，“西医”的概念也已经不仅仅局限于西方医学的狭义概念，而是当今人类主流医学的概念，而且其越来越涵盖现代生命科学、信息化与人工智能等某些领域的知识或技术。所以从学科概念的内涵及其实质的变化而言，实施新的中西医结合教育，具有促进中华民族共同体建设的重要意义，也有中西医结合在新时代重新被定义，并推动其更好发展的意义。

从中医、现代医学当今现状和未来发展的趋势看，即从整个医学学科的发展情况看，鉴于人体及其生命现象的特殊性与复杂性，鉴于医学的科学性以外还具有的永恒人文性和社会性，传统医学与现代医学属于各有特点、各有千秋的医学体系，同时又是各有缺点和不足的医学体系，在治疗疾病的效能上可协同作战、取长补短，且从某种意义而言，在今后一个较长的历史时期内，彼此并不具备互为替代或完全取代的基础与条件。在将来较长的一段历史时期，传统医学与现代医学的共处、融合无疑将是未来医学学科的主要特点和发展趋向。从这点看，系统梳理中西医结合教育存在的问题，在新的发展起点上科学地顶层设计、谋划、创新提升，无疑对中西医结合教育的健康长远发展具有重要的意义。

传承创新发展中医药，推动中西医的深度融合与协同发展，进而发挥其在国家乃至世界卫生健康事业中的重要作用，被提到了新的战略高度、理论高度和实践高度。中国共产党的十八大以来，中国共产党和国家高度重视中医药事业的发展建设，做出了一系列的战略部署和安排。习近平等中国共产党和国家主要领导同志多次就中医药事业的传承与发展做出重要指示和批示，强调传承创新发展中医药、中西医结合事业的重大意义，为我国中医药、中西医结合事业的发展指明了方向。中医药事业和中西医结合事业正迎来新的重大历史契机。

中西医结合专业，作为我国特有的学科和专业体系，是培养中西医结合人才，发展我国中西医结合事业的基础力量。一直以来，中西医结合事业不断取得突破，已成为我国卫生健康战略中举足轻重的医学力量,这和我国中西医结合专业教育的发展密不可分。所谓中西医结合,其实质就是利用现代科学和现代医学的技术、理论与方法挖掘和阐释传统医学的精华,丰富现代医学的内涵,提高现代医学的发展水平。复旦大学中西医结合经过多年的实践和深入调研,发现目前中西医结合教育存在诸如中西医结合事业缺乏中坚力量引领和推动,中西医结合没有涵盖少数民族传统医学,中西医结合之间的中医、西医两种医学体系缺乏深度融合,同时掌握中西医学知识和诊疗技能者偏少,学贯中西的中西医人才特别是高层次人才偏少,医学人文教育、通识教育欠缺,以及普适性的中西医结合人才不足等问题。而在 2019 年,北京中医药大学、上海中医药大学、天津中医药大学、黑龙江中医药大学、辽宁中医药大学、贵州中医药大学、山西中医药大学、云南中医药大学八所中医药大学被"世界医学院校名录""除名"这一事件[1],也一定程度上给我们敲响了警钟,也提示着改革完善中西医结合教育,特别是在现代医学基础较好的医学院校比如"双一流"院校中设立创新型、卓越型、融合型中西医结合教育的重要性。

故推进基于"大中医"理念和中华民族命运共同体基础上的中国传统医学一体化建设,推进我国中医、西医和中西医结合三支医学力量的发展,特别是根据当前"中医类院校西医不足、临床专业中医不足、中西医贯通的高层次人才不足"的现状,从根本举措上创新当前中西医结合专业教育,提升中西医结合高层次医学人才的培养数量和质量,是一件非常重要和非常紧迫的事情。创办新型、卓越型中西医结合教育,具有理论层面和实践层面的重要性、必要性和可行性,是顺应国家需求、符合国家战略,促进中医药和中国中西医结合事业长远健康发展的根本举措,具有重要深远的意义。

第一节
创办新型中西医结合教育的时代背景

一、传统医学和现代医学共同发展是世界医学的共同特征和趋势

西方自工业革命以来,以现代技术为支撑的现代医学以压倒性的优势取代西方传统医学,并跻身成为西方国家的常规医学或主流医学(conventional medicine or mainstream medicine)。但是随着现代医学发展和医疗实践中日益呈现的局限性以及西方民众的强烈要求,西方国家均不同程度地吸纳中国的针灸、气功、太极以及印度的瑜伽等传统疗法组合形成补充与替代医学(complementary and alternative medicine),成为现代医学的补充并允许其有条件地进入医疗实践,逐渐形成了西方国家现代医学为主、补充替代医学为辅的医学体系。美国、英国、澳大利亚、加拿大等国皆如此,比如美国于 1992 年创立了补充和替代医疗办公室(OAM),1998 年 OAM 又升级为国家补充和替代医疗中心(NCCAM),且用于其中的专项资金逐年稳定增长。调查显示,美国 NCCIH 近 3 年针对补充与替代医学的投入呈上升趋势。2017—2019 年分别为 1.305 亿美元、1.42 亿美元、1.465 亿美元(3 年 741 项,3 亿余美元),包括身心疗法、针灸、太极在内的基于手法和身体的疗法以及相关研究等。日本在 2019 年即开始收集每一种汉方药 100 万人服用后的数据。韩国计划 2017—2021 五年间大规模发展药用植物产业,为韩医药国际化投资 2 200 亿韩元(约合 1.9 亿美元)。可见,即使在现代医学相对发达的国家,补充替代医学仍有其旺盛的需求,而且越来越呈现主流医学与补充替代医学汇流、结合的发展趋势[2-4]。近期,八所中医药大学被"世界医学院校名录""除名"这一事件,既反映了国外医学的特点及其评价体系,同时也提示着改革完善中西医结合教育,特别是在现代医学基础较好的医学院校尤其是"双一流"院校中设立创新型、卓越型、融合型中西医结合教育的重要性。

二、中西医结合一直是我国医学发展的重要方针和特色优势

与西方对待传统医学不同，我国对传统医学始终予以高度重视和大力扶持。中西医并重、中西医结合的医药卫生方针，从20世纪50年代提出一直延续至今并不断发扬光大，成为我国医学不同于其他国家医学的一个显著特点。毛泽东1956年就提出："把中医中药的知识和西医西药的知识结合起来，创造我国统一的新医学、新药学。"在历届党和政府的大力支持下，我国的中西医结合事业取得了巨大发展。医疗方面，根据《中国卫生和计划生育统计年鉴2016》统计，中国中西医结合医院446家[5]，几乎覆盖各省市县，通过多学科、多病种、循证医学研究证明中西医结合防治疾病的效果优于单用现代医学或单用中医防治效果。教育方面，自改革开放以来，我国开始培养中西医结合研究生(包括硕士和博士)。国务院学位委员会设置了中西医结合硕士及博士研究生招生制度，开拓了培养中西医结合高级人才的途径。20世纪90年代以来，个别高等医学院校开始招收培养中西医结合本科、大专生。科研方面，在中西医结合领域，取得了青蒿素治疗疟疾、现代科学技术研究肾本质、三氧化二坤治疗白血病等为代表一批标志性成果。现代医学与传统医学的融合，将是未来医学发展的重要趋向。

三、坚持中西医并重，传承发展中西医结合学科迎来历史契机

党的十八大、十九大以来，中国共产党和国家对传统医学高度重视，做出了系列重要指示和战略部署。习近平指出：中医药学"凝聚着深邃的哲学智慧和中华民族几千年的健康养生理念及其实践经验""是中国古代科学的瑰宝""也是打开中华文明宝库的钥匙""当前，中医药振兴发展迎来天时、地利、人和的大好时机……切实把中医药这一祖先留给我们的宝贵财富继承好、发展好、利用好，在建设健康中国、实现中国梦的伟大征程中谱写新的篇章。"2016年，国务院印发的《中医药发展战略规划纲要(2016—2030)》和《中国的中医药》白皮书，明确提出把中医药发展上升为国家战略。2017年7月，我国第一部《中医药法》指出：国家大力发展中医药事业，实行中西医并重的方针。2017年10月，中国共产党十九大报告"实施健康中国战略"章节中提出：坚持中西医并重，传承发展中医药事业。2019年10月25日，全国中医药大会召开，这是中华人民共和国成立以来第一次以国务院名义召开的全国中医药大会。大会强调："遵循中医药发展规律，传承精华，守正创新。"大会指出："推动中医药在传承创新中高质量发展，让这一中华文明瑰宝焕发新的光彩。"2019年10月26日，《中共中央、国务院关于促进中医药传承创新发展的意见》发布。该文件是以中共中央和国务院名义发布的第一个中医药文件。文件指出："传承创新发展中医药是新时代中国特色社会主义事业的重要内容，是中华民族伟大复兴的大事，对于坚持中西医并重、打造中医药和西医药相互补充协调发展的中国特色卫生健康发展模式，发挥中医药原创优势、推动我国生命科学实现创新突破，弘扬中华优秀传统文化、增强民族自信和文化自信，促进文明互鉴和民心相通、推动构建人类命运共同体具有重要意义。"以上说明，中医药事业和中西医结合事业正迎来新的重大历史契机，而大力推动中西医结合事业更好更快发展，无疑是国家医药卫生健康事业战略发展的迫切需要。而创办卓越中西医结合临床专业(八年制)及实行"5+3"统筹医学教育，无疑也是传承发展我国医学事业的一个重要举措，是时代和医学发展的趋势和必然。

第二节 中西医结合教育目前存在的主要问题

中西医结合专业，作为我国独有的学科和专业体系，自中华人民共和国成立初期以来，中西医结合

从小到大、从大到强，逐渐成为我国医学教育、医学研究和医学临床实践中的重要特色和显著优势。然而与此同时，我国中西医结合事业在发展中的问题也逐渐显现，这些问题如果得不到有效的解决，势必会影响我国中医药事业、中西医结合事业乃至整个医学事业的健康长远发展。

一、中医、中西医结合的科学内涵不清楚，少数民族传统医学未纳入中西医结合的理论及实践

概念层面，长期以来，大家认为的“中医”仅仅指汉族传统医学，而让少数民族传统医学游离在外。与此相适应，中西医结合的概念，也常被认为是汉族传统医学与现代医学的结合，同样没有把少数民族医学全数纳入。根据新颁布实施的《中医药法》，中西医结合的科学内涵实际包括中国传统医学和现代医学的结合，也包括各民族传统医学之间的结合。所以首先在概念上，“中医就是中(汉)医”“中西医结合局限在中(汉)医和现代医学的结合”等不够精确的理念在很大层面上没有得到纠正和运用，新的理念没有得到全面有效的普及推广。

实践层面，少数民族医学相对集中和封闭的发展模式需要改变。我国少数民族医学主要集中分布在西藏、新疆、青海、内蒙古、宁夏、广西等少数民族聚居地区，长期以来，因为少数民族传统医学相对来说，发展比较弱小，有的少数民族医学甚至濒临失传，所以在中华人民共和国成立后，国家在对少数民族传统医学的保护和扶持方面，出台了很多政策，在一定历史时期无疑促进了我国各民族传统医学的发展。与此同时，藏医、蒙医、维医、傣医等民族传统医学在少数民族聚居地区相对集中和封闭的建设和发展模式，不同程度上阻碍了与其他医学的交流，这是其自身发展难以快速提升的一个重要原因，也是民族地区的民族医院病患群体相对单一的原因之一。从时代和医学发展的角度看，这不利于各民族传统医学自身长期发展，也不利于吸收藏医、蒙医、维医、傣医等少数民族传统医学的精华，形成中国传统医学整体的合力和优势。因此，亟需一种新型的中医药学或中西医结合教育，把少数民族传统医学整合融入“大中医”“大医学”的体系当中，以促进其健康快速发展，并同时提升中国医学的整体实力和竞争力。

二、中西医结合“两张皮”，深度融合创新不足，教育与实践脱节严重

从专业设置看，目前我国的中西医结合专业的设置，要么在中医类院校，要么在综合性大学或医学院校。中医类院校设置的中西医结合专业，与中医、中药等专业的课程和教材并没有显著差别，对西医(现代医学)多为基础知识的掌握，缺乏应有的深度；而综合性大学或医学院校，则以培养现代医学医生为主，比如临床医学、药学、口腔医学、法医学等，对中医涉及较少，更不用说中国少数民族医学的知识。故而呈现“中医类院校现代医学不足、临床专业中医不足、中西医贯通的高层次人才不足”的现状。从临床一线的情况看，中西医结合往往被认为是中医和现代医学简单的叠加、交替使用。需要中医时，请中医医生诊治，需要现代医学时，请现代医学大夫诊治，中西医结合流于形式。所以不管是在教学中，还是在临床一线，中西医结合“两张皮”的现象较为突出，中西医结合深度融合、协同创新、共同发展的机制不完善，教育相对滞后。

真正意义上的中西医结合，应该是中医和现代医学的高级叠加，深层融合，是医学古代与现代的贯通，是医学原初和现实的交融，是两者理论和实践的集大成者。要比中医更中医，比所谓“西医”更“西医”。因此，中西医结合，应该属于医学这一精英教育中精英的教育，而不是在中医和现代医学之间倾

向于一种,另一种则兼顾性的简单学习。目前在我国这种真正学贯中西(中国传统医学和现代医学)的精英教育极为匮乏,在教学、科研、临床上,这种具有融通中"西"医学和"大中医"思维与技术的高层次人才都极为稀缺。进一步发扬"西学中"精神及其产生的重要、可观的示范效应,在新时期宜进一步改革完善中西医结合教育,在现代医学基础较好的医学院校,尤其是"双一流"院校中建立创新型、卓越型、融合型中西医结合教育体系。

三、在专业教育的同时,通识教育有所欠缺

开设中西医结合专业(本科)的院校以医药类为主,往往侧重于专业知识和技能的培养,在通识教育方面可能有所不足,故培养出来的学生往往很难完全符合时代的要求。而打通医学与人文的"围墙",通过通识教育这一以人为本的素质教育,同时传递科学与人文的精神,培养学生具有完全的人格,领悟不同的文化和思维方式,养成独立思考和探索的习惯,对医学自身,以及对自然和社会等都有更高境界的把握等,这是培养新时代中西医结合人才的重要保证。

第三节
新型中西医结合教育的创办设想及模式

中西医结合的思想,最先由毛泽东于 1956 年提出:"把中医中药的知识和西医西药的知识结合起来,创造我国统一的新医学、新药学。"简而言之就是综合中西医药学知识,创造新医药学。如前所述,中医学和现代医学,是在不同的文化、不同的医学思维、不同的技术方法、不同的历史阶段等基础上形成发展起来的不同的医学体系。中西医结合的关键在结合,亦难在结合。现代医学是当今医学的基础,传统医学是当今医学的重要补充,两者的结合是当今医学的优势,也是未来医学发展的方向。我们通过广泛深入的调研,基于当前医学教育,特别是中西医结合教育存在的问题,基于改革和创新的角度,认为创新中西医结合教育,比如创办卓越中西医结合临床专业(八年制)及实行"5 + 3"统筹医学教育,既要体现与现行的临床医学、中医学以及中西医结合教育的不同,也要体现符合医学发展和人才培养规律的创新。

一、专业的新内涵

(1) 从课程的设置而言,开展新型中西医结合专业,优秀的教材及其教学内容应先行先试。首先需要编著高度融合性的教材。学生分别系统学习中医(包括藏医、蒙医、维医、傣医等少数民族医学)、现代医学的课程,掌握过硬的中医、现代医学理论和技术。同时学习中医现代医学两者融合的课程,包括融合的思维、理论、方法、技术、临床实践方法等在内的系列创新课程。中西医结合理论和实践的课程,要既不同于现有的临床医学课程,也不同于现有的中医学课程。

(2) 从学科建设的角度而言,中西医结合,是指借助现代科技和现代医学的技术、理论与方法,研究中国各民族传统医学的精华,丰富传统医学的内涵,同时提高现代医学的发展水平,发展形成具有中华民族特色和中国医学优势的新医学体系,这其中的传统医学,包括中(汉)医、藏医、蒙医、维医、傣医、壮医、苗医、瑶医、回医、哈医等各少数民族传统医学在内。重点体现中西医并重,体现中西医在基础研究、临床实践、药物研发等领域的融合创新、协同创新。

(3) 从体系构建的角度而言,中西医结合实际包含三个层面的内容:一是指中国传统医学("大中医")内部之间的结合、融合;二是世界传统医学的结合、融合;三是中国传统医学和普适性的现代医学的结合、融合。重点是中国传统医学与现代医学的结合、融合。

二、培养建设目标

1. **人才培养目标** 培养中医、现代医学、中西医结合领域,专业基础过硬、学贯中西的高级医学人才。培养打通中国各民族传统医学,贯通中国传统医学和现代医学、医学自然科学和医学人文科学,并具有中华民族共同体意识和国际视野的卓越中西医结合人才。

2. **专业建设目标** 在建设期三年内,争取成为在全国教育教学质量优良、有良好声誉、有一定影响力的卓越中西医结合专业;在五年建设期内,争取成为在全国有一流教育教学质量、有较高声誉、较大影响和引领的中西医结合专业。

3. **社会贡献目标** 对应时代发展、国家要求和医学需求,在理念适应、体系架构、人才培养、医疗实践等方面与卓越中西医结合专业的教育教学进行对接,促进国家统一、民族团结,促进少数民族地区医学和经济社会的发展,促进全国中医药事业、中西医结合事业人才培养质量和培养水平的提升,促进"一带一路"建设,办成服务国家健康战略和各族群众的优质社会工程。

三、办学理念

1. **体现学贯中西** "中"指的是包括中(汉)医、藏医、蒙医、维医、傣医等在内,具有中华民族命运共同体意识的中国传统医学,"西"指现代医学;体现中医和现代医学之间医学思维、理念、理论知识、技术方法等的融会贯通、灵活运用。

2. **体现融合创新** 卓越中西医结合临床专业(八年制)及实行"5+3"统筹医学教育,重在创新,重在结合。既要体现目前一般设置的中西医结合专业的共性,比如中医和现代医学基础理论、基本技术的学习,更要体现与目前一般设置的中西医结合专业,以及单纯的现代医学类、中医类专业的差别,办出单纯中医或单纯现代医学不具有的特色和优势。

3. **体现高层次精英教育** 卓越中西医结合临床专业(八年制)及实行"5+3"统筹医学模式培养的医学人才,在理论和实际中,应比中医更中医,比现代医学更现代医学,融两者之思想,集两者之精华,在医学基础研究、临床实践、药物研发等各领域都应该发挥出两者的综合优势,取得最大最好的结果。故此卓越专业应体现"小而精""高而精"的办学理念。

四、办学模式(以复旦大学为例)

1. **卓越中西医结合临床专业(八年制)培养模式** 体现为对中西医结合专业教育的早介入、高起点、一贯制。具体为:根据临床医学现有的招生规模是八年制专业学生中,预计7%左右的学生可能选择中西医结合医学方向,每年招收约30名学生。在达到一定标准的前提下,为本专业的学生提供"中西医结合奖学金",享受博士生待遇,基本内部消化就业。培养中西医结合医学方向学生,突出中西医结合特色,增强中西医结合专业技能,强调精英教育,提升中西医结合医学学科在全国的影响力。

2. **"5+3"培养模式** 学生具有的扎实的现代医学基础,在掌握现代医学的基础上,进一步学习中医(含少数民族医学)、中西医结合的理论知识与技术方法等,进而培养学贯中西的高级医学人才。具体为:“5＋3”培养模式拟招收30人,分为“5”(本科五年)和“3”(研究生三年)两阶段进行。

本科阶段：按照原复旦大学临床医学(五年制)进行,学生在第五学年开始后可申请参加由复旦大学中西医结合研究院组织的考核评定,通过者在第六学年进入研究生阶段,不通过者按照本科学位毕业。

研究生阶段：通过申请考核后确定研究方向及导师,按照中西医结合人才培养模式进行培养,分为科研型和四证合一型(即攻读研究生与住院医师规范化培训并轨进行)两种类型。学生在经过本科阶段现代医学的系统学习后,在这一阶段主要学习中医基础、中医经典以及中西医结合临床医学课程,理论课完成后,科研型研究生进行相关基础或临床研究,四证合一型研究生进行临床轮转。

第四节
创新中西医结合教育的重要意义

一、有利于贯彻落实中医药发展战略和健康中国战略

中国共产党的十八大以来,党中央对我国中医药事业和卫生健康事业给予了高度的重视和关怀,审时度势、高屋建瓴,做了系列重要阐述,全面强调和阐释了传承创新发展中医药、中西医结合事业的重大意义,深刻指出了其在建设与发展具有中国特色和优势的医学,及其在弘扬中华优秀传统文化、助推实现中华民族伟大复兴中不可或缺、不可代替的作用。

人才是第一资源,教育是基础工程。创办新型的符合国家战略需求、符合中西医发展愿景的中西医结合专业教育,是对习近平等国家主要领导同志多次关于中医药发展的重要指示精神的贯彻落实,将为国家中医药战略的落实和中西医事业的发展提供强有力的人才支撑,是医学健康长远发展所需,是国家中医药战略和卫生健康战略所需。

二、有利于增进国家统一和民族融合

创办卓越中西医结合临床专业(八年制)及实行“5＋3”统筹医学教育,一个重要的特点是体现了国家战略、体现国家和民族利益。本专业教育除了主要面向“985”“211”院校优秀的中医学生、现代医学学生之外,还拟扩展至少数民族聚居地区,拟吸收最优秀的一批少数民族医学学生,以促进藏医、蒙医、维医、傣医等各民族医学人才培养,并促进“大中医”框架体系的构建,形成中国医学(传统医学和现代医学)的整体合力。特别是希望通过创办卓越中西医结合专业教育,培养打通中国各民族传统医学,贯通中国传统医学和现代医学的卓越中西医结合人才,培养一种根植于中华民族共同体的秉性认同、文化呼应、血脉相连、科学同源的“大中医”情怀,以及中西兼通的“大医学”视野。所以办好这个专业教育,还具有医学以外的重要意义。

三、有利于推进落实《中华人民共和国中医药法》和《中共中央、国务院关于促进中医药传承创新发展的意见》

2016年12月25日通过并于2017年7月1日起施行的《中医药法》,第一次从法律层面明确了中医药的概念内涵、中西医结合的发展方针,以及它们的重要地位和扶持措施。同时,《中医药法》还专章对

中医药人才培养要求予以明文规定。比如第三十六条:“国家发展中西医结合教育,培养高层次的中西医结合人才。”第五十二条:“国家采取措施,加大对少数民族医药传承创新、应用发展和人才培养的扶持力度,加强少数民族医疗机构和医师队伍建设,促进和规范少数民族医药事业发展。”

2019年10月25日,全国中医药大会召开,这是中华人民共和国成立以来第一次以国务院名义召开的全国中医药大会。习近平对中医药工作再次作出重要指示强调:“遵循中医药发展规律,传承精华,守正创新。”2019年10月26日,《中共中央、国务院关于促进中医药传承创新发展的意见》发布。这些指示和要求均明确指出,要从国家层面加大对高层次的中西医结合人才培养的力度,加大对少数民族医药传承创新、应用发展和人才培养的扶持力度。

四、有利于推动并完善中西医结合的教育改革

中西医结合是我国既定的医药方针,是我国医学的特色和优势,也符合医学发展规律和体现医学发展趋势。自20世纪50年代以来,不断发展壮大直至成为我国医药卫生领域中的一支重要力量,日益成为一种具有中国特色的卫生健康特色与优势。但是在多年的发展中,中西医结合教育在实际中也存在着诸多问题,这些发展中的问题,都迫切需要一种具有与时俱进、改革创新目标的专业教育的出现,需要从供给侧改革的角度出发对当前的中西医结合专业教育进行变革。面对世界医学以及我国医学发展面临的新形势、新问题和新挑战,进行医学教育的改革,包括中西医结合教育的改革,使其更加完善,是我国医学领域及其他相关的社会领域发展的迫切要求。通过创办卓越中西医结合临床专业(八年制)及实行“5+3”统筹医学教育,在教育教学和人才培养的视野、理念、方法、内容等方面做出改革调整,能够很大程度上缓解或破解当下的问题,适应新时期中医、中西医结合事业发展的要求。

※ 小结与讨论

(1) 传承创新发展中医药,推动中西医的深度融合与协同发展,进而发挥其在国家乃至世界卫生健康事业中的重要作用,被提到了新的战略高度、理论高度和实践高度。中西医结合教育,作为我国特有的学科和专业体系,是培养中西医结合人才,发展我国中西医结合事业的基础力量。所谓中西医结合,其实质就是利用现代科学和现代医学的技术、理论与方法挖掘和阐释传统医学的精华,丰富现代医学的内涵,提高传统医学的发展水平。当前世界医学和我国医学发展面临的新形势、新挑战和新问题等,均预示着改革完善中西医结合教育,特别是在现代医学强大的医学院校,尤其是“双一流”院校设立创新型、卓越型、融合型中西医结合教育的重要性。

(2) 创新中西医结合教育,旨在为国家和社会培养融通中西的高层次医学创新人才,这是顺应时代发展大势,符合国家战略要求,符合国家和民族利益,符合我国医学发展规律、发展方向和学科专业自身发展要求的综合之举、基础之策。其意义非凡,当全策全力把这个重要的专业教育办好,办成首屈一指的专业教育品牌,办成服务国家健康战略和各族群众的优质社会工程。

参考文献

[1] 针会天下.8所中医药大学,被世界医学院校名录除名[EB/OL].[2019-12-10]https://new.

qq. com/ omn/ 20191119/ 20191119A0IVV500. html.

[2] World Health Organization. WHO traditional medicine strategy: 2014—2023[M/ OL]. [2019 - 10 - 12]. www. who. int/ about/ licensing/ copyright_form/ en/ index. html.

[3] National Center for Complementary and Alternative Medicine. Expanding horizons of health care: Strategic plan 2005—2009[M/ OL][2019 - 10 - 16]. http:// nccam. nih. gov/ about/ plans/ 2005.

[4] SE Straus, MA Chesney. In defense of NCCAM[J]. Science, 2006, 313 (5785): 303 - 304.

[5] 国家卫生和计划生育委员会. 2016 中国卫生和计划生育统计年鉴[R]. 北京: 中国协和医科大学出版社,2016: 4.

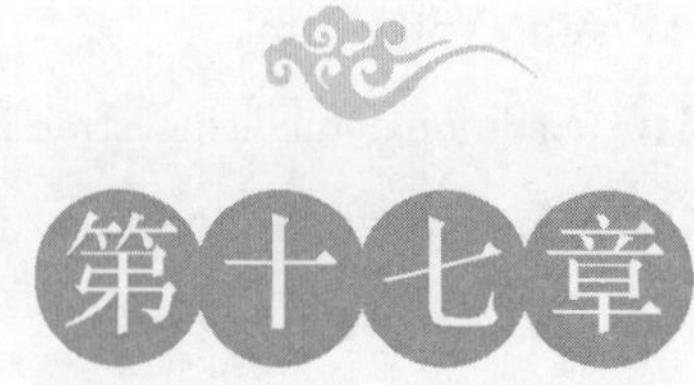

第十七章

中医学科发展与人工智能的对接初探

世界多极化、经济全球化、社会信息化、文化多元化,日益成为当今时代的一个鲜明特征,人工智能、大数据、云计算、区块链等这些前沿技术也越来越成为这个信息化社会的标签。正如大家所感所见,我们的社会、城市正在变得越来越聪明和智慧,我们的生产以及衣食住行的日常生活也变得越来越高效、方便和快捷。这其中,与正在不断发展的人工智能等技术息息相关。这几年,人工智能等技术在医学与健康领域的布局与发展非常迅速,已经开始影响或改变人们的防病、治病、就医等方面的理念和方式。但是具体到中医领域,人工智能似乎还没有得以较好的施展,特别是在中医的诊治技术方面,这可能与中医其自身具有的整体施治、辨证施治、个性化治疗特点,很难做到客观化和标准化等不无关系。但是,以人工智能为代表的信息社会的发展,毕竟是当今人类发展不可阻挡的趋势,顺应时代潮流并善于吸纳新的知识、技术、方法等助力本学科的发展与完善,这无疑是任何一门学科都应该去努力和实践的事情。当前人工智能的技术和成果日益运用到医学和健康领域,而中医作为一门具有辨证施治、个性化治疗特点的传统医学,如何让人工智能进入独具特色的中国传统医学领域以及中医如何借助人工智能技术推进现代化,这是一个需要重视和解决的重要问题。本章根据中医在"科学"领域常被认为"视之不见、听之不闻、博之不感"的特点,认为通过热断层技术(TTM)等让中医部分内涵可视,建立专家系统、中医大数据让中医可读可闻,建立中医大健康技术平台让中医理疗养生、治未病的理念可触可感,从而实现人工智能技术与中医学科现代化过程中的科学对接、推广和应用,也就是说人工智能的运用可以作为推动中医及中西医结合学科发展的一个重要切入点。

第一节

人工智能在医学和健康领域的应用

人工智能(artificial intelligence,AI),是研究、开发用于模拟、延伸和扩展人的智能的理论、方法、技术及应用系统的技术科学。当前随着人工智能技术的迅速发展以及医疗数据的规范、普及和有效利用,人工智能技术和医学、健康领域的关系越来越密切,在医学教育、医学研究、医学临床以及全民健康领域得到广泛运用,常见的有医学教育中的数据处理、虚拟解剖、线上优质健康信息提供、智能手表、家庭诊断、实境实时诊断、基于基因多态性的个性化治疗、医疗决策、远程医疗等[1]。而人工智能中的机器人、语言识别、图像识别、自然语言处理和专家系统等是人工智能在医学和健康领域开发的重要方面。

从技术层面而言,人工智能技术在医学和健康领域大概可归为两大类。一类是基于对成像、遗传和EP数据等结构化数据进行分析的机器学习技术(machine learning,ML)。ML程序主要把患者的特征、疾病预后的推断等信息进行群集和分析，其包括常见的支持向量机(support vector machine，SVM)、神经网络(neural network)、Logistic 回归等机器学习技术以及深度学习技术[2]。另一类是自然语言处理(natural language processing，NLP)技术，在医学上这主要是对来自诸如临床记录、非结构化的数据(或信息)进行补充完善使其成为计算机可读的结构化医疗数据的一种方法[3]。

从人工智能在医学和健康领域的运用情况和发展趋势看，在医学领域，人工智能集中在医学临床，主要是以医学或临床中的问题为导向，根据临床问题以及临床记录(病例)等，形成具有临床意义并且能够被机器识别的临床信息或数据。在此基础上，通过人工智能的手段和方法，在海量的信息中进行数据的"加工挖掘"，从而为医生提供最优或最合适的治疗参考和临床决策，为患者提供最好的治疗方案，最终提升临床的准确性、规范性和有效性。目前其运用主要分布在肿瘤、神经、心血管、泌尿生殖、助孕、呼吸、皮肤、内分泌、营养等学科，其中肿瘤、神经、心血管是运用最广的学科领域[4]。在全民健康领域，目前人工智能主要运用于机器人的研发、健康信息服务、家庭健康诊断等方面。从整体的发展趋势来看，随着人民生活水平的日益提高，人工智能在医学学科领域和全民健康领域的应用将会越来越普遍，医院医疗、家庭医疗和社会医疗的界限将会越来越模糊，这也符合以促进和维护健康为宗旨的未来医学发展方向。

不可否认，目前人工智能技术广泛运用在现代医学领域，以人工智能为主的现代科学技术的进步，源源不断地为现代医学的发展提供新的诊断设备和新的诊疗方法，一方面使得现代医学与人工智能技术的互相依赖程度越来越高，有的学科领域如影像学科、放射学科领域对人工智能的依赖已经达到了"形""影"不离的程度。另一方面，人工智能技术的运用无疑使得现代医学"辨病"的特色和优势得到了充分的发挥，人工智能技术已然成为现代医学的"看家本领"。然而和现代医学相比，人工智能在中医领域的应用仅限于小范围的局部运用，远没有形成气候，这无疑一定程度上影响了中医的现代化进程。

第二节
人工智能在中医领域的认识与应用

为什么人工智能技术和现代医学表现出天然的亲和力，而与中医却总是显得格格不入，这首先是由于中医和现代医学迥异的学科特点，以及人工智能的学科特点共同决定的。按照《中医药法》的界定，中医药是包括汉族和少数民族医药在内的我国各民族医药的统称，是反映中华民族对生命、健康和疾病的认识，具有悠久历史传统和独特理论及技术方法的医药学体系。为了更好地说明问题，下文的中医，是以中国传统医学的代表中(汉)医为例，以探讨人工智能和中医的对接问题。

(1) 从人工智能需要的"信源"看。现代医学的信源聚焦于"病"；中医的信源聚焦于"人"，注重"人"的体质、精气神、证候、心理以及"人"相关的社会、环境等，相比较于"病"，"人"是一种更具有整体、运动、变化特点的信源。而从系统论的角度看，人体本身就是一个复杂的系统，而人体又置于一定外在环境、社会之中，这又构成了一个"开放复杂的巨系统"，所以中医无疑也是一种开放的、复杂的、系统的信源，这对于还不是那么智能的"人工智能"来说，确实是有点"无从下手"的感觉。

(2) 从人工智能需要的"信息"看。现代医学主要通过理化和影像检查这个"信道"，找到与信源(疾病)相关的异常生物标志物或影像改变等信息，这些信息记录着病因、病理、病机、病变等的群体证据，信息(数据)统一、规范、客观,容易量化评价,容易被计算机熟悉的语言读懂。而中医主要通过医生望闻问切和司外揣内的"信道",获得信源"人"(患者)的体质、证候、证型等信息,中间还夹杂着很多难以用科学语言表述的医生的经验和悟性,信息(数据)难以量化评价,也难以被计算机整合、加工和表达。

(3) 从人工智能需要的"解码"看。现代医学重视疾病纵向的发生发展演变过程,属于线性科学的单向(单元)思维,而中医是从横断面综合考虑的综合思维,属于非线性的多元(系统)思维。从早期人工智能技术来看,处理线性结构的SVM、Logistic回归、判别分析等技术,均为处理线性思维的强项,而对中医富于哲学和文化意味的阴阳五行、气血、藏象、经络等理论,整体论治、辨证论治以及讲求悟性的治则治法,让擅长处理纵向与线性数据、结构化信息等特点的人工智能望而却步,难以转化成能够被机器学习、识别和解读的语言。所以当人工智能遇上现代医学,两者天然结合,相得益彰。但是当人工智能遇上中医,其特点(关注的是复杂的人以及运动变化,呈现的经验和悟性,体现的是整体的非线性思维等),对于"模拟人的智能的机器"而言,无疑提出了极高的要求和挑战。

第三节 人工智能与中医结合的对策

当前,随着人工智能技术的快速发展,也随着中医临床数据的电子化、规范化的普及,中医现代化和国际化进程的加快,人工智能和中医"跨界"结合的欲望和需求愈来愈强烈。如何让人工智能进入独具特色的中医领域以及中医如何借助人工智能技术推进现代化,这是人工智能和中医发展都不可回避且必须解决的重要问题。现代科学技术,包括人工智能技术,既是打开微观世界的一把钥匙,也是解开古老中医奥秘的一把钥匙。人工智能进入中医领域的角度和路径可能有很多。但是不管是哪一种路径,都必须建立在对中医思想、中医特点和当前中医现代化面临问题的正确理解和把握上。只有这样才能为中医量身定做出既能用科学语言表述(计算机语言呈现)、科学方法解析,又能承载中医特点和中医灵魂的人工智能系统。本文认为,根据中医自身特点和人工智能技术结合的难点,中医与人工智能的融合路径或中医的现代化路径可从以下方面取得突破。

一、方法论层面,坚持定性与定量并举

哲学家维特根斯坦说:"科学最重要的是语言问题。"这里的语言是指科学的语言、科学的表述。钱学森指出:知识工程中的核心问题是知识表达,即如何把各种知识,如书本知识、专门领域有关的知识、经验知识、常识知识等,表示成计算机能接受并能加以处理的形式,这是必须解决的基本问题。知识型的系统和以往的动态系统不同,它的特点是以知识控制的启发式方法求解问题,不是精确的定量处理,因为许多知识是经验性的,难以精确描述[5]。

从系统科学的角度看,中医所研究的人体系统就是一个开放的复杂巨系统。在对人体科学的研究和应用中,通常是科学理论、经验知识和专家判断力相结合,提出经验性假设(判断或猜想),而这些经验性假设不能用严谨的科学方式加以证明,往往是定性的认识,但可用经验性数据和资料以及几十、几百、上千个参数的模型对其确定性进行检测;而这些模型也必须建立在经验和对系统的实际理解上,经过定量计算,通过反复对比,最后形成结论;而这样的结论就是我们在现阶段认识客观事物所能达到的最佳结论,是从定性上升到定量的认识[5]。

所以综合考虑中医和人工智能的特点，首先我们要明确两者结合的方法，这往往关系到两者融合的方向甚至成败。不否定中医几千年来传承下来的“定性”的识病治病经验，也悦纳以人工智能技术为依托的现代的“定量”处理，将定性和定量相结合，是人工智能在中医的推广以及中医的现代化进程中要解决的基础性和方向性问题。

二、技术层面，解决中医“视之不见、听之不闻、博之不感”的问题

如前分析，中医是一种哲学的、经验的、运动的、辨证的、整体的医学，中医的很多理论，比如阴阳、气、经络等，用《庄子·外物》中“视之不见、听之不闻、博之不感”来形容非常贴切。而现代科学讲求的是规范、科学、精确，要呈现的是一种可以用现代仪器可得见、用科学语言可以表述的医学。而中医的特点和现代科技的特点从某种角度看正好是背道而驰的。这个问题本身又成了一个哲学问题。所以最好的办法就是要力求在两者之间找到平衡。而现代技术特别是人工智能技术的发展，显然为解决这个问题提供了可能。

（一）针对视之不见的问题，热断层扫描成像技术（TTM 技术）等可能让中医的部分内涵可视化

人的惯性思维都讲究眼见为实，这是人类的共性思维。西方医学就是走的这条道路。从希波克拉底面容、希波克拉底臼床、盖伦的解剖学、维萨里人体解剖学、罗伯特·虎克发现细胞，再到 20 世纪中后期以后，现代计算机技术的迅猛发展，医疗诊断技术诸如 B 超、彩超、X－CT、PET－CT、磁共振（MRI），都是走在眼见为实、要求实证的道路上。影像是医学的眼睛。其实不论是中医还是现代医学，都在力求被现代科学和科技“看见”并被表述和解读。只不过现代医学先于中医且已经达到一个较高的阶段，中医依然还主要处于被现代科学解读的初级阶段。

中医属于整体医学，整体医学模式需要的新技术要符合整体医学模式的健康理念，能够获得人体动态、连续的功能状态信息并对人体整体进行综合的、科学的分析评估，同时又能发现人体各系统间的相互联系，鉴别疾病发生的原因，为整体干预及治疗提供科学依据[6]。TTM 技术就是这样一种应运而生的技术。它是功能医学影像技术的突破，其成像原理是，代谢过程中的热辐射信号，通过热断层计算出热源的深度、强度和形状，经计算机处理，形成对应人体各部位的细胞新陈代谢相对强度的分布图，根据它与健康状况的对应规律，对人体状况进行综合评估，包括健康态、亚健康态、疾病态的定性定量评估，并在此基础上给出最佳的干预建议。热断层是对人体内细胞代谢热分布形态的断层分析，是“代谢显像”，这和人体组织的断层的 CT、MRI 等组织形态学影像技术不同。组织形态学影像技术只能在病变组织形态发生较明显改变时，才能测定可见占位体积的大小并形成对疾病的诊断，也就是说是“解剖显像”，例如肿瘤已长到一定程度时才能被发现，致使许多重大疾病“能治的时候看不到，看到的时候治不了”。功能影像学技术则可以在这个方面和组织形态学影像技术形成互补，一定程度上可以做到提前发现检测对象的功能性改变或异常，起到疾病预警、未病先防的作用，且 TTM 技术对人体没有损伤、非侵入、无污染、低能耗，这些和中医“治未病”的理念是不谋而合的。细胞代谢热像可以试图与人体的卫阳之气相关，TTM 技术在某些方面就有些类似于模拟卫阳之气在人体脏腑系统、经络系统的分布及运动情况，对其中分布不对称者，可能代谢热在体内某一部位高度聚集者，治疗或调理前后图像对比明显者，这些都可能作为中医诊断和临床疗效评估的依据[6]。如此，这种技术可以说是目前最有可能用于中医某些特点研究的技术，可能会被认为是经验医学的中医部分内涵被验证、认证甚至被现代科学解读提供一些依据。这应该成为中医部分内涵科学化、现代化的一个思路。

(二) 针对听之不闻的问题,中医大数据让中医可读可闻

大数据时代已经到来,这是一个不争的事实。世界第一家从事信息技术研究和分析的公司——美国 Gartner 公司认为:“大数据是需要新处理模式才能具有更强的决策力、洞察发现力和流程优化能力的海量、高增长率和多样化的信息资产。”全球知名咨询公司麦肯锡认为:“数据,已经渗透到当今每一个行业和业务职能领域,成为重要的生产因素。”在中医药领域,也必须敞开怀抱迎接大数据时代的到来,借助于大数据,让“听之不闻”的中医可读可闻,进而提高整个中医临床实践的可信度、科学度。

(1) 大数据可以使“沉睡千年、隐而不发”的中医临床实践重新焕发生机。大数据是人们重新认识中医的一大利器。对比现代医学能够看得清楚、说得清楚甚至一定时间内疗效清楚的特点,中医在这方面一直处于劣势,人们因此对中医的印象减分不少。大数据的诞生,可以有力地改变或扭转这一局面。因为,一旦将这些散落在四面八方的中医临床信息整合在一起,经过人工智能技术处理成可量化和分析的临床数据,就可形成一种既有中医定性特点、又有现代科学定量特点的有力证据。而且各要素与要素之间、局部与局部、局部与整体之间以及证素、证候、治则、治法、方药、疗效之间的因果关系、内在规律等便可呈现。如此几千年来治病防病的成功实践,沉睡在医典典籍、医者脑海中的宝贵临床经验,借助于大数据技术,可以焕发新的生机。宝贵的中医学术思想和临床经验,未来不仅让医生可读可闻,患者和群众都可读可闻。

(2) 大数据专家系统的建立有助于医生诊疗的改进和规范。从供求关系的角度看,医生作为专业知识技能的拥有者,在中医的诊治过程中,始终是处于绝对的支配地位的。医生对病患的观察、证素的收集、证候的辨识、治则治法方药的运用等带着鲜明的医生主导的特点,而且在辨证施治过程中,不同的医生因为不同的理论倾向、临床经验以及不同的悟性,就会出现相同的病、相似的证候,因为不同的医生,会有不同的治疗方法和不同的疗效,所以好的中医医生是稀缺的资源。这也是为什么要去整理、传承名老中医学术思想和临床经验,建立专家系统的重要原因。同时也说明,中医医生这种相对灵活的治病、遣方用药方式,需要在“大样本”“大数据”“大系统”中去进行精确和规范。故建立中医专家系统,一方面可以使名老中医专家学术思想和临床经验可读可闻,得到有效传承和发扬。另一方面,以专家系统中名老中医的经验为重要参考,以大数据中呈现的临床经验、诊疗规律、临床疗效评价为依据,去规范和指导整个中医界的临床实践,从而可以提升中医临床诊治疾病的可信度、科学度和有效度,提升整个中医的影响力和竞争力。

(三) 针对博之不感的问题,中医大健康平台让中医可触可感

当前,人工智能技术已经从医学专业领域越来越扩大到整个健康领域,从医院扩大到整个社会,正在以快速发展的势态为“健康中国”战略的实践和人类的健康努力。比如阿里健康平台,用户在“医蝶谷”里可以找到覆盖所有科室的专家名医,线上线下结合,体验最好的医疗服务。用户通过手机可随时咨询所需的药品信息,得到用户附近连锁药店安全便捷的药品服务。百度健康平台通过旗下手环、手表、血压计等与用户个人信息捆绑,为用户打造一个综合的健康应用和管理平台。恩福健康管理云平台是目前将“健康 + 大数据”利用的典范,它充分利用了大数据的优势,平台上具有大型的健康知识数据库,每一个用户终端监测的健康数据都会传送到恩福健康管理云平台上,形成更大型的健康大数据,同时平台的专业医生对这些处理过的数据进行分析总结,给用户一个专业的健康分析报告和健康生活指导方案。中医如何嵌入这种发展趋势。首先,顺应时代潮流,在大健康平台下,打造中医大健康平台。汇集具有中医特征和中医学科语言表述的大数据库,数据来源可以是中医典籍、经典方剂、名家经验以及中医临床一线的信息，然后根据中医理论形成具有中医分类特色的电子化结构化数据。这方面工作中国中医科学院中医药数据中心、北京大数据研究院中医大数据中心等都在积极推进。同时基于中医数据库，开发出具有中医特点的医疗设备，实现具有中医特色的咨询、问诊、诊断、建议功能。比如患者输入糖尿病，系统自动出现中医的消渴（同时提示咨询者两者不尽相同仍有差异），咨询者或患者根据自身情况输入关于消渴的相关信息，大健康平台根据患者病情、病症等信息将证素信息进行技术处理，从而给出原汁原味中医特色的最优治疗和预防方案。其次，发挥好中医在理疗养生、治未病领域得天独厚的优势，借助于科技化和人工智能化，开发具有中医特色的理疗和治未病产品，比如证素辨证仪、舌象仪、脉象仪、测眼仪等产品，同时要完善中医治未病服务的内容，比如推拿、艾灸、拔罐、贴敷、药膳、药茶、茶饮等传统养生保健方法的推广，实现中医体检的居家化，中医疗养常态化，中医治疗的个性化，真正解决中医“博之不感”的问题，让中医可触可感可信，真正走入千家万户，在人工智能的浪潮中为人类健康做出更大贡献。

* 小结与讨论

人工智能（AI），是研究、开发用于模拟、延伸和扩展人智能的理论、方法、技术及应用系统的技术科学。当前随着人工智能技术的迅速发展以及医疗数据的规范、普及和有效利用，人工智能技术和医学、健康领域的关系越来越密切，在医学教育、医学研究、医学临床以及全民健康领域得到广泛运用。目前人工智能技术广泛运用在现代医学领域，然而和现代医学相比，人工智能在中医领域的应用仅限于小范围的局部运用，这无疑一定程度上影响了中医的现代化进程。本章分别从人工智能需要的“信源”“信息”“解码”三个方面尝试分析了人工智能与现代医学的密切关系以及其与中医的疏远状态。特别是中医作为一门具有辨证施治、个性化治疗特点的传统医学学科，如何让人工智能进入独具特色的中医领域以及中医如何借助人工智能技术推进现代化，据此本章尝试提出了人工智能与中医结合的思路。方法论层面，坚持定性与定量并举。技术层面，根据中医在“科学”领域常被认为“视之不见、听之不闻、博之不感”的特点，认为通过 TTM 技术等让中医部分内涵可视；建立专家系统、中医大数据让中医可读可闻；建立中医大健康技术平台让中医理疗养生、治未病的理念可触可感，一定程度上可实现人工智能技术与中医学科现代化过程中的科学对接、推广和应用，人工智能的技术和理论可以助推中医及中西医学学科的发展。

参考文献

[1] Gawad J, Bonde C. Artificial intelligence: future of medicine and healthcare[J]. Biochem Ind J, 2017, 11(2): 113.

[2] Darcy AM, Louie AK, Roberts LW. Machine learning and the profession of medicine[J]. JAMA, 2016: 551－552.

[3] Murff HJ, FitzHenry F, Matheny ME, et al. Automated identification of postoperative complications within an electronic medical record using natural language processing[J]. JAMA, 2011: 848－855.

[4] Jiang F, Jiang Y, Zhi H, et al. Artificial intelligence in healthcare: past, present and future[J]. Stroke and Vascular Neurology, 2017: svn - 2017 - 000101.

[5] 钱学森. 智慧的钥匙——钱学森论系统科学[M]. 2 版. 上海: 上海交通大学出版社,2005: 166, 170.

[6] 杨炳,杜嚣. 医学的未来——首届未来医学报告集[M]. 北京: 中国友谊出版公司,2017: 155.

第十八章

中西医结合学科与新时代“医老养老”工程

人口老龄化是当今世界面临的共性重大问题,在中国将尤其凸显。根据全国老龄办2006年发布的《中国人口老龄化发展趋势预测研究报告》,21世纪是人口老龄化的时代,中国已于1999年进入老龄社会,是较早进入老龄社会的发展中国家之一,而且是世界上老年人口最多的国家(是最多,没有之一)。国家统计局2010年《第六次全国人口普查主要数据公报》显示,中国60岁及以上老年人口已达1.78亿,占总人口的13.31%。而据《报告》预测,这个1.78亿到了2020年将变为2.48亿,老龄化水平将达到17.17%,也就是说目前的老龄化人口估计已经接近20%。《报告》预测到2050年,老年人口总量将超过4亿,老龄化水平推进到30%以上,其中,80岁及以上老年人口将达到9 448万,占老年人口的21.78%。人口老龄化给中国的经济、社会、政治、文化等方面的发展必将带来深刻影响,特别是庞大老年群体带来的养老、医疗等社会保障的压力巨大,因此必须把老龄社会作为21世纪中国的一个重要国情认真对待,把“医老养老”作为一个系统的社会工程高度重视、积极应对[1,2],同时也必须把“医老养老”作为当今及未来传统医学和现代医学学科发展的重点内容。

从我国医学学科发展的角度看,长期以来,我国传统医学在形成和发展中积累了众多宝贵的“医老养老”的经验、智慧和做法,这不仅集中体现在汉族传统医学中,也散落在藏医、蒙医、维医、傣医等少数民族传统医学中,形成了中国特色的传统医学“医老养老”基础。随着现代医学的发展,其在传统医学的基础上又为医学在“医老养老”这个问题上增添了新的认识和实践。应该说在科学认识衰老、积极应对“医老养老”方面,传统医学和现代医学都有自身的优势,也都存在短板。这就是中西医结合学科与新时代“医老养老”工程结合的必然性和重要性。所以,在“医老养老”这个问题上,对于同时拥有发达传统医学和现代医学体系的中国,发挥两种医学体系的协同作用,积累两种医学体系的宝贵经验和财富,共同应对日趋严峻的“医老养老”任务,是中西医结合学科与新时代“医老养老”结合的必然要求和战略选择。而在具体的战术上,我们认为中西医结合学科助力新时代“医老养老”工程,宜取传统医学之所长、取现代医学之所长,更宜取传统医学与现代医学结合之所长,发挥出中西医结合学科在应对和解决“医老养老”问题上的体系优势,从而在医学层面达到最佳或最优的疗效,在社会层面实现最佳或最优的治理效果,以此为契机,同时也促进中医及中西医结合学科自身的快速发展。

“医老养老”,这是一个古往今来都必须面对和认真对待的问题。它既是一个国家和社会层面的问题,也是一个医学层面的问题。特别是伴随着中国老龄化问题的日益凸显,如何解决“医老养老”越来越成为需要集全国和全民之智力去解决的重大问题。

第一节
传统医学关于“医老养老”的认识

本章节所指传统医学，主要指中国传统医学和西方传统医学，尤以中国传统医学为主。中国传统医学，是指包括中(汉)医学以及其他少数民族医学在内的统称。如无特别说明，“中医”即为包括中(汉)医以及各少数民族传统医学在内的大中医，而“西医”就是指现代医学。在长期的历史发展中，中国各民族人民共同缔造了统一的多民族国家，共同发展了悠久灿烂的中华文化，共同在中华大地上创造了中国传统医学，并在这个共有的中华文明中积淀了浓郁的敬老、爱老文化，也形成了理论丰富、体系完备的“医老养老”理论和实践[3-6]。

一、中(汉)医“医老养老”理论的发展

中(汉)医是较早关注“医老养老”问题的传统医学，其在“医老养老”领域进行了全面深入的挖掘，提出了很多至今仍然具有重要启示意义的“医老养老”理论，为我国“医老养老”事业积累了宝贵的经验和智慧。其“医老养老”理论发展大致经历了以下时期。

1. **先秦奠基时期** 《黄帝内经》为中(汉)医“医老养老”的形成和发展奠定了理论基础。成书于2 000多年前的《黄帝内经》虽未明确提出衰老的观念，但是对于人体的生长和衰老已经有较详细的观察总结：“女子……七七，任脉虚，太冲脉衰少，天癸竭，地道不通，故形坏而无子也。”“丈夫……五八，肾气衰，发堕齿槁；六八，阳气衰竭于上，面焦，发鬓颁白；七八，肝气衰，筋不能动，天癸竭，精少，肾脏衰，形体皆极；八八，则齿发去。”《灵枢·天年》中也指出：“五十岁，肝气始衰……六十岁，心气始衰，苦忧悲……七十岁，脾气虚，皮肤枯。八十岁，肺气衰，魄离，故言善误。九十岁，肾气焦，四脏经脉空虚。百岁，五脏皆虚，神气皆去，形骸独居而终矣。”随着人体的年龄增长，肝肾之气也日渐衰竭，人也随之衰老。为什么有些人“年半百而动作皆衰”，有些人“春秋皆度百岁而动作不衰”，《黄帝内经》认为“养老”是关键。《黄帝内经》认为，危害健康和衰老的因素是多样的，所以“医老养老”的措施也应该是复合和综合的，可分别从精神调摄、运动调摄、饮食调摄、起居调摄、养肾调摄等多个方面论述。《黄帝内经》中初现的“医老养老”思想，对后世影响深远。

2. **汉唐形成时期** 《伤寒杂病论》《神农本草经》《诸病源候论》《养性延命录》《备急千金要方》《千金翼方》等均有关于“医老养老”方面的论述，丰富和发展了中(汉)医“医老养老”的学说。张仲景根据“天人相应”的理论，提出了“若人能养慎，不令邪风干忤经络”的养正祛邪理论体系，明确指出老年人注意四时之气的变化，外避邪风，是老年人养老保健的重要环节。老年人一般正气虚，抵御外邪能力低下，同时易伤七情、感外邪，易停积，且病情易缠绵，难于康复。故老年人更应注重自身调节，内养正气，保持气机通畅，元真畅达，气血流利，七情协调，外邪不侵。《金匮要略》提出饮食忌宜：“凡饮食滋味，以养于生，食之有妨，反能为害。”充分强调了饮食对于老年人的重要性。东汉末年，华佗提出“动形养生”的理论，并开发出五禽戏，旨在改善老年人体质和防病能力。孙思邈根据老年人脾胃多虚寒的特点，在《千金翼方》中提出“老人于四时之中，常食温食，不得轻之”，认为老年人的食物多以温软为主，饮食清淡，节制有度，提出老年人的养生与防病应强调养身与养性并重，顺应自然环境而养生，提倡运动、按摩等。《神农本草经》是我国最早的药物学专著，成书于东汉时期，其记载了很多“耐老”“增年”的药物，如

认为人参、茯苓、黄芪、地黄、山药等均有强身益寿之功效。

3. **金元发展时期** 这一时期"医老养老"理论得到全面发展，呈现专业化、体系化特点，其中的突出表现就是这一时期，出现了我国现存最早的老年医学专著《养老奉亲书》。《养老奉亲书》在理论上秉承了《黄帝内经》的养生思想，在实践方面借鉴了孙思邈的养生方法，并根据老年人的生理病理特点，制定了较为全面系统的养生保健方案，指导民众如何侍奉双亲的老年生活，其养老防病思想为后世中医老年病学的发展奠定了理论基础，对我国老年医疗保健体系的建立和完善有重要的参考价值，也为传统中(汉)医专业老年病防治理论树立了样板。《圣济总录》和《普济本事方》对老年病理论及事件亦有较多论述，而《儒门事亲》则为中(汉)医老年医学入门教程，内载许多老年病案例。另外"金元四大家"的学术争鸣和学术贡献，推动了老年病学的理论和实践，使之趋于系统化。

4. **明清进一步完善时期** 这一时期，中(汉)医关于"医老养老"的理论更趋于系统和完善，温病学派的兴起，中(汉)医学大家对老年病的发展更为重视，老年病学专著更为增多，更加切合实际，以《老老恒言》《遵生八笺》为代表，使得中医老年病学更加完善，老年病研究更为深入。"中兴论""治形论""命门之火"等理论的提出，进一步丰富和完善了传统中(汉)医的"医老养老"理论。

5. **中华人民共和国成立至今** 随着西方医学东传和兴起，传统中医与现代医学联袂致力于"医老养老"事业。在医学领域，老年医学作为医学科学的一个重要组成部分，学科分工日益细化，老年基础医学、老年临床医学、老年流行病学、老年预防医学(包括老年保健)及老年社会医学等学科快速发展，在衰老作用机制、延缓衰老方法、老年疾病诊治等领域取得了重要进展。特别是针对老年疾患复杂性、系统性、多变性的特点，中西医结合"医老养老"模式已经成为医学界的共识和主流。

二、中(汉)医"医老养老"的医学阐释和实践

医学之于"医老养老"，主要任务是阐述老人的生理病理特点，揭示老年疾病的病因病机，提出治病防病"医老养老"的医学之策。千百年来，中(汉)医在这方面的理论和实践恐怕是世界上其他传统医学所不能比拟的[7,8]。

(一) 中(汉)医关于老年疾患病因病机的阐释

老年病，即老年人所患的具有老年特点的疾病。老年病通常包括三大类：一类是仅发生在老年人中的疾病，如前列腺肥大、更年期综合征、白内障、痴呆等；一类是随着年纪增加患病概率也随之上升的疾病，如高血压病、冠心病、2 型糖尿病、脑栓塞等老年期的多发病；一类是老年人与青年人同样容易发生的疾病，如感冒、一般外伤等。老年病一般具有病因多不明显，症状和体征不典型，病程长、恢复慢、并发症多等特点。

传统医学关于老年人疾病主要的病因病机有：① 先天不足。先天的差异体现在机体抗病、延缓衰老方面的强弱。先天不足，肾气虚衰，抗病、延缓衰老能力减弱，则易衰老和罹患疾病。② 后天失调。后天失调在衰老因素中占有重要地位，其因素包括很多，如环境、精神、营养、饮食、起居、房事、劳动、锻炼、疾病、药物等。③ 脏腑虚衰。其中肾虚、脾虚是衰老的重要因素。肾为先天之本，元气之根。《黄帝内经》明确指出了机体生、长、壮、老、殁的自然规律与肾中精气的盛衰密切相关。脾为后天之本，气血生化之源，故脾虚是机体衰老的重要环节，老年脾胃虚弱，是导致痰阻、血瘀等病理产物的重要原因。④ 精气神虚衰。精、气、神在中医被称誉为人身之"三宝"。《素问·上古天真论》指出人之所以疾病缠身、半百而衰的原因在于"竭其精""耗散其真""不时御神"。《寿亲养老新书》多处强调这一特点，称"高

年之人,真气耗竭”“老人精气已衰”“凡人衰晚之年,精神耗短……百事懒于施为,盖气血精力之使然也”。中(汉)医认为,精、气、神各自发挥着不同的生理功能,其间又有密切的联系,精、气、神的虚损,可直接导致衰老和寿命的减损。⑤ 邪气壅盛,其中肝郁、痰阻最为突出。肝主疏泄,调畅气机。肝郁则气机郁滞。气为血之帅,初则精血阻滞不行,影响其功能发挥,久则致精血耗竭,从而加速衰老和导致疾病。对于痰阻,朱丹溪在《格致余论·养老论》中说“夫老人内虚脾弱,阴亏性急……阳虚难降则气郁而成痰”。痰浊既是衰老的致病因素,又是衰老的病理产物,其病理基础在于老年气血亏虚,脏腑功能失常,从而导致水谷津液不能正常输布,聚而成痰浊,故痰浊既是脏腑虚衰的病理产物,又是导致脏腑功能进一步减退的因素。

(二) 中(汉)医“医老养老”体系的构建

针对以上老年群体以及老年疾患的病因病机,传统中(汉)医青睐“圣人不治已病治未病”,以预防为主、未病先防、既病防变、注重养生为特点的“治未病”思想逐渐确立,并逐渐成为“医老养老”的主导思想。在这个主导思想之下,形成了以补虚、扶正、祛邪、祛瘀为主要构成的“医老”模式,和以四时养生、食疗养生、情志养生、保健养生、运动养生等为主要构成的“养老”模式,完成了“一体两翼”的中(汉)医“医老养老”体系的构建。

1. 补虚　重在脾肾。脏腑虚损以及精、气、神渐减是衰老和致病的重要原因,五脏之中尤以脾肾最为关键。同时,调神与养形紧密结合,形神共养。脾肾功能健全,形神俱健则“阴平阳秘、精神乃治”。

2. 祛邪　攻补兼施。老年人脏腑功能衰退,虚证固多。因其抗病力减弱,机体调节适应能力锐减,易受到外邪侵袭,致虚实夹杂,阴阳平衡失调。若用药单纯补益恐使实邪滞而不去,单纯攻邪,又恐更伤其正。故中医药延缓衰老祛邪应攻补兼施,寓补于攻。

3. 扶正　调补适宜。老年人虽以补虚为主,但需恰到好处,不可峻补。补之太过,会适得其反。故宜调理脾胃,缓缓调补,做到补而不滞,滋而不腻,养而不燥,达到补虚、延缓衰老的作用。

4. 祛瘀　疏通为要。年迈之人,气血多有瘀滞。老年人脏腑功能衰退,气机升降出入不畅,产生气滞、血瘀、痰阻,加速衰老。故用药多辅以调理气血,解除瘀滞之法。

5. 阴阳　聚阴护阳。重视整体调整阴阳,人体是一个有机的整体,每一脏腑组织出现功能衰退,都会引起全身功能失调,必将造成体内阴阳失衡,使各种动态平衡状态受到破坏,对于老年人,要特别注重聚阴和护阳的结合。

6. 四时养生　顺应四季气候变化,慎防外邪侵袭,减少疾病的发生。

7. 食疗养生　适当进补,延缓衰老,可以药物和食物相结合,中(汉)医讲究药食同源。《养老奉亲书》中提到“高年之人,真气耗竭,五脏衰弱,全仰饮食以资气血”。

8. 情志养生　调节精神情志,平和心态。正如《素问·上古天真论》曰:“恬憺虚无,真气从之,精神内守,病安从来。”

9. 运动养生　活动不息,生命不止。运用五禽戏、八段锦、易筋经、太极拳、武术、散步、郊游、登山等,使老年人筋骨健壮、气血流通,拥有健康体魄。

三、中国传统医学中其他民族医学关于“医老养老”[9-12]

1. 维医　维医气质体液论认为机体气质(干、寒、湿、热)和体液(血液质、黏液质、黄胆质、黑胆质)的失调是疾病产生和早衰的根本。年迈人的气质更趋向于干寒,即体内的黑胆质体液增多,若有强热的作用，黑胆质体液极易发生异常，是导致衰老、老年病及痼疾的根本所在。维医异常黑胆质证与中(汉)医肾虚痰瘀证相似，多见于常见老年病和疑难杂病中，两者可能是机体相同病理生理变化的不同传统医学理论的阐述，而自由基损伤可能是两者部分共同物质基础。故维医认为“重病有黑、年迈有黑、久病易黑”，对老年病的治疗常以成熟剂、清除剂等、清除体内的异常黑胆质为主要的治则治法。

2. **蒙医** 和藏医相似，蒙医以赫依(气)、希拉(火)、巴达干(土和水)三根要素的关系来解释人体的生理、病理现象。老年人属赫依，人在年迈期，胃火和体热能衰减，发生浊不消化、精微不消化，三根、七素间的相互依赖和促进能力减退是老化的根本原因，因此会导致赫依偏盛，体素分化滋生能力下降，脏腑功能衰弱，器官功能减退。治老年病，宜采取助胃火、调理三根、促进体素滋生、强身补养的原则和同时治疗具体病症的原则。

3. **藏医** 对于老年人来讲，藏医认为，隆(气)、赤巴(火)和培根(土和水)三元素中，对生理和病理起主导作用和影响的因素是隆元素。老年人隆的成分大，壮年人赤巴成分大，儿童培根成分大，老年人的体型、个性以及生病等各方面与隆密切相关。隆是诱发一切疾病的主要病因，它既是一切疾病的前导，也是一切疾病的终结。藏医对于防老长寿的理念和方法，受《四部医典》影响较大，具体主要从饮食起居、健康的行为、藏药的滋补及壮阳等方面进行调理和干预。

4. **瑶医** 瑶医认为人体必须具备两个系统，肉身生理系统和灵魂生理系统，肉身形体需要“味”来供养，而灵魂则需要“气”供养，人的两套系统盈亏平衡就是健康，盈亏失衡即为疾病。瑶医的“医老养老”以养为主、养治结合，注重饮食养生、保健养生、药物养生。瑶族有喝油茶的习惯，油茶既是瑶族的饮食特色，又是防病治病的良药。常用药浴来防治风湿病，形成了特色的庞桶药浴疗法以及瑶医药“风亏打盈”理论。

值得关注的现象是，如果以预期寿命来衡量“医老养老”的成效的话，我们有理由相信少数民族地区“医老养老”的做法是成功的。1991 年 11 月，国际自然医学会宣布，苏联的高加索地区、巴基斯坦的罕萨、厄瓜多尔的比尔卡班巴、中国新疆的南疆和广西巴马为全球五大长寿之乡。全球的五大长寿之乡，我国榜上有名的两处均处在少数民族聚集的地区。长寿受许多因素的影响，但一般认为人的寿命15%取决于遗传，10%取决于社会因素，8%取决于医疗条件，7%取决于气候环境，而 60%取决于个体自身的生活习惯等。故除了先天的遗传因素外，得天独厚没有污染的自然环境、恬淡有规律的生活、道地的少数民族药材、药食同源的饮食文化、生活化的保健方法、乐观开朗的心态等都是少数民族“医老养老”的宝贵经验和智慧[13]。

四、西方医学关于“医老养老”

相比较于中国传统医学“医老养老”丰富的理论和实践，西方医学不管是理论还是实践均相对单一。其只是在现代科技和现代医学兴起后，“医老养老”的理论和实践才相对发展迅速。西方医学在“医老养老”的理论和实践方面大致可分为传统医学时期和现代医学两个时期。西方传统医学在“医老养老”方面理论建树偏少，更多地关注老年人的饮食起居。西方医学之父希波克拉底在《希波克拉底文集》中对老人、小孩、男人、女人，在饮食起居、消化能力、体能体质、疾病预后等方面有比较明显的年龄区分意识[14]。阿维森纳《医典》中有专门的章节提到老年摄生的问题，对老年人的饮食、饮酒、疏通体内阻塞、按摩、锻炼、休息等进行了论述。比如他认为适用于老年人的摄生法是具有温煦和滋润作用的饮食、洗浴。老年人的睡眠，其室内的空气质量可直接影响到睡眠的质量，宜选用芳香怡人且“热”性适中的香味剂清新室内空气等[15]。西方现代医学兴起后，“医老养老”的理论和实践突破固有的饮食起居范畴，在细胞学、生物学、病理学等学科的发展和带动下日渐丰富。20 世纪初老年病学(geriatrics)创立，出现了各种关于老年和衰老的理论和学说，提出老年精神病学的概念，也有了激素水平下降导致衰老的理论，认为单纯的甲状腺功能低下即可导致衰老；首次开始注射睾丸液以恢复老人精力，做人类的睾丸移植术防止衰老。这一时期关于老年医学的组织、机构、医院的建立，老年病学理论体系的构建，老年病学考核制度的建立，老年医学体制改革发展，老年医学的研究进展等实现了全面推进，并与现代科学技术，尤其是生命科学技术“捆绑”在一起，形成了具有现代医学特点的老年医学。当前，关于现代医学的“医老养老”，西方也在进行着模式的调整，西方传统医学中注重饮食养生、注重“医老”而忽视“养老”的模式被认为不能适应新时代的需求，也开始更加注重老年人身体功能的养护和生活品质的提升。从这个特点及其发展趋势看，中西医在“医老养老”方面的认识日渐趋同，中西医结合“医老养老”，有着越来越坚实的共同基础和美好的前景。

第二节 中医学及中西医结合在“医老”中的理论与实践

一、中医学及中西医结合与衰老

老年和衰老，医老和养老，这是一个问题的两个方面。老年和衰老，更倾向于认识层面的问题，而医老和养老更倾向于实践层面的问题，所以它们往往不能割裂地去看待。所以老年医学的特殊之处在于关于老年人的医学必然要首先考虑到衰老这一背景。我们关注老年相关疾病，如心血管疾病、内分泌代谢疾病、肿瘤、神经退行性疾病等的时候，不能忽略衰老与老年病的关系，因为年龄本身就是这些疾病的重要关联因素，衰老和这些疾病的发病有着十分密切的关系。为强调衰老对健康的重要影响，英美的科学家于 2008 年在《英国医学杂志》(*British Medical Journal*)以“21 世纪增进健康和预防疾病的新模型”为题撰文指出：21 世纪预防疾病的最佳方法就是延缓衰老，并指出由于衰老的存在，使许多针对老年病的治疗方法很快失去效果，而延缓衰老的多种措施，则可以降低老年性疾病的发生率，提高治疗效果[16]。简言之，老年医学必须要分别关注两类情况，一是共性的衰老问题，二是个性的老年性疾病。中医学及中西医结合在衰老的理论和实践领域均有独特之处，值得我们进一步整理发扬。

(一) 中医关于衰老的理论仍是迄今为止最恰当的衰老描述方式之一

衰老具有广泛性、渐进性、累积性、多层次性等复杂特征。这一点，我们并不容易深刻地认识到。当一个老年人颤颤巍巍地出现在我们面前时，我们注意到了他饱经岁月磨蚀的皮肤上的皱纹，但我们很少想到，他的各个内脏、各种组织细胞也不同程度地经历了岁月磨蚀，他的细胞和儿童的细胞有了重大的差别。事实上也是如此，研究表明，通常认为机体内最活跃的骨髓造血干细胞也表现出显著的“干细胞衰老”。认识到了这一点，通常那些关于衰老理论的局限之处就暴露出来了，如神经内分泌衰老、免疫衰老、炎性衰老等。中医学对衰老的病因及病机变化有独特的理论发挥，中医理论注意到了衰老的广泛性特征，如中医认为肾虚是衰老的主要原因，但中医的肾并不局限于现代医学解剖学的肾，一位肾囊肿的患者，如果他没有腰膝酸软、精神萎靡、记忆力减退、发脱齿摇等一系列肾虚的征象，中医就不可能诊断他是肾虚。相反，一位已经被中医诊断为肾虚的患者，他的症状表现涉及的解剖部位非常广泛，几乎可以说，解剖学的肾在其中没有多少重要性。如中医认为，肾主志，肾虚则记忆力减退，显然这涉及大脑的功能异常;肾主生殖,肾虚则生殖能力减退,显然这涉及神经内分泌与生殖系统;肾主纳气,肾虚则容易呼吸表浅,容易咳喘,显然这涉及呼吸系统。因此中医的证候诊断总是以某种方式描述了涉及机体广泛部位的老化,它是一个整体性的描述。中医学也注意到了衰老的渐进性,如《黄帝内经》描述:男子"五八,肾气衰,发堕齿槁;六八,阳气衰竭于上,面焦,发鬓颁白;七八,肝气衰,筋不能动,天癸竭,精少,肾脏衰,形体皆极。八八则齿发去。"这就体现为一个渐进性的过程,机体先出现了肝气衰,后出现肾脏衰,不是说肝气衰转变成了肾脏衰,最恰当的理解是后面发生的肾脏衰,也包括了时间上更早出现的肝气衰,即把衰老看成一个渐进的、程度越来越严重、涉及面越来越广泛的过程。中医学显然也注意到了衰老的累积性、系统性等特征,中医学论述了衰老过程中不仅正气逐渐亏虚,还必然随之产生瘀血、痰浊等病理产物,机体的上下内外无处不弥漫这种机体代谢产物。

中医学借助气一元论、阴阳五行等理论工具,将衰老概括为某种"证",但"证"本身是一个整体性、渐进性、累积性的概念范畴,从这个角度出发,证是中医学最适合描述复杂的、相互联系为一个整体的对象,在医学中,衰老恰恰表征为这样一个对象。衰老和某个具体疾病不一样,某个具体疾病可能有明确的病因,但衰老没有。一个证可以说描述了一种状态,衰老则更应该认为是一种状态,它很难用某个指标、某个明确的病理改变、某个原因来概括。基于上述理由,我们认为,中医关于衰老的理论仍是迄今为止最恰当的衰老描述方式之一。

(二)中医学有诸多干预衰老的方式

中医学除了有青蒿素、三氧化二砷这样重要和广为人知的科研成果之外,在衰老研究领域中医学同样拥有原创和可能在国际上举足轻重的成果,只是还远没有引起我们的重视。热量限制(caloric restriction,CR)指在提供生物体充分的营养成分如必需氨基酸、维生素等,保证生物体不发生营养不良的情况下,限制每日摄取的总热量,又称为饮食限制(dietary restriction,DR)。McCay等于1935年首次报道CR延长大鼠寿限,迄今70余年来,大量实验已表明CR是除遗传操作以外最强有力的延缓衰老方法,被称为衰老研究领域最重大的发现[17-19]。同时CR还推迟和降低多种老龄相关疾病如肿瘤、心血管疾病、2型糖尿病等的发病[20]。CR已经成为衰老机制及干预措施研究的一个重要模型,并且已有不少研究探索如何在人类实行CR[21]。饮食限制作为迄今最强有力的延缓衰老措施,西方人在1935年才首次报道,但翻阅中医典籍,中国古代记载的辟谷术与饮食限制如出一辙。"辟谷术"起于先秦,对辟谷术的记载也常出现在古医书中,因此不能仅仅认为是道教的产物。收集秦汉前礼仪的《大戴礼记·易本命》说:"食肉者勇敢而悍,食谷者智慧而巧,食气者神明而寿,不食者不死而神。"为辟谷术最早的记载。中医学家及道教人士葛洪在《抱朴子内篇·杂应》中说:"余数见断谷人三年二年者多,皆身轻色好。"《云笈七签》卷五载,孙游岳"茹术却粒,服谷仙丸六十七年,颜彩轻润,精爽秀洁"。古代记载的辟谷术,并不是完全不吃不喝,如服药辟谷,服药方甚多,如豆、枣、胡麻(芝麻)、栗、酥、茯苓、黄精、天冬、白术、人参、蜂蜜等配伍,制成丸膏,于断谷后口服一二丸,以代谷食[22]。这些药方,足够保证辟谷者的蛋白质(豆)和必需营养元素的摄入,实际上取得了和饮食限制完全相同甚至更好的效果(因为还有部分药物的作用)。从饮食限制的历史记载来看,应该最早产生于中医或者中国古代。近来,国际上相继报道了一些小分子物质可以延长模式生物寿命,如白藜芦醇、雷帕霉素等,能否延长哺乳动物,甚至人类的寿命,能否改善老年相关疾病等还需要证据进一步明确。在中医学中,历代积累下来的,可能具有延缓衰老作用的方剂和药物众多。以东汉《神农本草经》为例,该书是现在最早的中药学经典专著,也是载述延缓衰老药物的最早文献。尤其值得注意的是,《神农本草经》在论述这些中药时,常提到"久服耐劳",

"久服轻身延年"等，提示古代中国人对这些药物延缓衰老功效的记载可能来源于长期服用后的效果观察。大量中医典籍中记载的延缓衰老方药，如能系统地研究整理，完全有可能找到延缓衰老和改善老年性疾病的物质。

二、中西医结合在"医老"中的内涵

现代医学在老年医学的各个方面，包括老年生理、病理、老年疾病发病机制等，取得了相当大的成就。老年医学的涵盖范围广泛，以美国为例，不仅有各种研究老年生理和疾病的机构和杂志，也有老年精神行为科学与社会科学的专门研究，并有相应的社会政策支持。美国 1965 年设立老年人医疗保险(medicare)；1966 年开始老年医学专科培训(fellowship)；1974 年在美国国家健康研究院(National Institutes of Health, NIH)创建老年研究所(National Institute on Aging, NIA)。在临床实践层面，有更全面的老年人项目如上门诊疗(elder house call)和家庭病房(home hospital)等，设立更多的专科项目，如老年康复中心、老年髋部骨折专诊(hipfraeture service)、褥疮诊疗、老年精神和心理病症诊治，以及长期住院诊疗保健(long term care)等[23]。我国自 20 世纪 60 年代始有少数学者研究老年医学，近 30 年发展迅速，中华医学会已在 1981 年建立了老年医学学会。中国中西医结合学会于 1984 年成立了老年虚证专业委员会，中国中医药学会也成立了老年病专业委员会。中国老年学学会成立了衰老与抗衰老科学委员会。虽然我国的老年医学取得了快速的发展，但在各个方面相比于欧美发达国家还有相当大的差距。

在学术上，现代医学最主要的特点是在还原论思维的指导下，设定各种局限条件(实验条件)，获得对疾病机制的认识。老年患者是一个特殊而复杂的患者群体，具有生理功能减退和储备能力下降、功能残缺(disability)、特殊的老年问题或综合征(geriatric syndromes)，常见病多见非典型的临床表现，多种慢性病并存(comorbidity)，多重用药(polypharmacy)引起药物相互作用和不良反应，以及受心理、精神、社会和家庭环境多因素的影响等特点。老年患者往往有多系统的损害，也涉及精神行为等问题，充分体现了整体性和系统性变化的特点，不是单一靶标、单一机制所能解决的问题。现代医学建立在还原研究的基础上，对于单一情况可能有很好的效应，但面对如此复杂的情况，目前显得没有很好的解决方法。迄今为止，还没有产生专门针对老年人使用的药物和方法。

与此形成鲜明对照，中医学从外部的功能表现推测人体的内部变化，老年性疾病治愈常很困难，恢复功能往往是治疗的主要目的之一。由于注重功能表现，整体观和系统观成为中医学的特点，任何局部的问题都放在全局的角度来考虑。其次，中医学重视产生疾病的基础条件(或称为土壤)，中医学从未把老年疾病置之于衰老这一背景之外，相反，所有老年疾病的治疗都相当程度地考虑了衰老的作用，并且中医还进一步将衰老分成为各种"证"，分类治疗。最后，在长期的医疗实践中，中医学积累了异常丰富的经验来治疗老年相关疾病，特别是非特异性地改善老年患者的整体功能，中医有一些方药甚至是为中老年人专门制定。但中医在疾病和干预的物质基础及作用机制等的科学研究方面还没有达到高度自觉的程度。因此中西医结合，即把现代医学和中医的优势联合起来，使对疾病的治疗既有重点又能系统考虑，既注重疾病本身也强调疾病发生的背景，从而面对老年患者这样复杂的群体的时候，相应的干预就具有了更显著的优势。

三、中西医结合在"医老"中的实践

从整体看，中医重宏观，现代医学重微观；中医重辨证，现代医学重辨病；中医重整体，现代医学重局部;中医重治本,现代医学重治标;中西医各自有独立的理论体系,各有所长。关于传统医学和现代医学,我们一直在积极倡导和践行“三分法”,即就整体而言,中国传统医学的基本结构主要由以下三个部分组成:已和现代医学形成共识的部分、不自觉地领先于现代医学的部分和需要重新认识或加以摒弃的部分。所以,中西医结合的核心和关键在于要利用现代科学技术和生命科学的理念、方法和手段,充分挖掘传统医学的精华,使传统医学的作用和疗效的基础得以阐明,进一步丰富和发展现代医学[24,25]。中西医结合“医老养老”,关键是要充分利用中西医各自的长处,将中医的辨证和现代医学的辨病有机结合,把两大医学“领先”于对方的优势发挥出来,取长补短,形成综合优势和最好的疗效。故中西医结合既要发挥中医体系的优势,也要发挥现代医学体系的优势,还要注重发挥中西医两者结合的体系优势[26-28]。

1. **取传统医学之所长** 在老年人群体中,很多疾病在早期甚至是青中年时期就出现了,通常到一定年纪或进展到一定程度就会发病。所以老年人一旦发病,多以慢性病为主,且以累及多器官的系统性衰退为常见。因此传统医学的整体治疗和调理对老年病而言非常重要,功能失调性疾病、以老化为背景的疑难杂症等宜主要采取中医治疗。除此之外,有一些传统医学治疗效果明显要胜于现代医学的疾病,比如老年性便秘,应该首选中医,因为现代医药对便秘的治疗较为短效,只能作为应急措施,特别是对于老年群体,通便更不宜过多服用泻药,避免药物依赖和药物不良反应,宜通过调整饮食、调理肠胃来解决。又比如颈椎病、面瘫等疾病,现代医学也没有特别好的办法,而中医理疗针灸类则是治疗此类疾病的一大特色,目前临床疗效确切,一般来说治疗越及时,效果越好。此外,对于一些现代医学化验、拍片检查等发现不了的非器质性疾病,中医治疗和调理应该是首选。

2. **取现代医学之所长** 老年病在临床上往往存在“有病无症”的现象,具体表现为:老年人患病多为慢性病,起病时症状表现不明显,且病情进展缓慢,没有典型的症状和体征表现,老年人很多是在病情进展到一定程度后才会就医,通常在体检时通过相关的检验检查被发现,单纯的传统中医诊疗容易造成漏诊或误诊,而现代医学借助各种辅助技术和设备对疾病进行,往往较少出现漏诊和误诊的情况。如便血按现代医学的诊断方法,必须先使病因明确,究竟是由肿瘤所致引起,还是由消化道溃疡等引起,如果经相关的检查明确为肿瘤所致,如此就不会因为盲目地使用止血的中药治疗而使手术时机延误。此外,在治疗中,针对一些现代医学治疗效果明显的疾病,如明确发病机制的急性疾病、明确感染源的感染性疾病、外科手术指征强烈的疾病以及明显的器质性疾病等,应主要采取现代医学治疗,或者首选现代医学治疗。

3. **取传统医学与现代医学结合之所长** 在老年病学这个领域里,中医和西医各具特点,各有优势,也都有不足之处,将中医的辨证和现代医学的辨病相结合,更符合老年病的特点。比如中西医结合治疗糖尿病,尽管胰岛素应用于临床,口服降糖药不断更新,但中西医结合的综合疗法,具有疗效稳定,副作用小,并有调节机体状态、改善体质等优点,在轻型、中型糖尿病的防治中仍占有一定的优势,对中、重型糖尿病加用中药也能较好地缓解症状、减轻现代医药的副作用并巩固其疗效,防治糖尿病并发症,能在一定程度上预防糖尿病性神经性病变,做到“既病防变、未病先防”。又比如肿瘤的治疗,我们都知道现代医学是首选,但是中医药治疗肿瘤的效果也是值得肯定的,其在肿瘤镇痛、提高机体免疫力、预防放疗和化疗的副作用、提高生活质量、延长寿命等方面有很好的效果。又比如高血压病、心脏病、中风、脑梗死等心脑血管疾病,现代医学在急性发作时有迅速控制症状的作用,但不能根治疾病,中医药主要在改善患者体质、增强免疫力、促进康复等方面发挥调理作用,故治疗应采取中西医结合或先西后中。

故面对机制复杂、临床表现复杂的老年疾患,要熟稔中西医两大医学体系的优势和特点,在治疗时要有侧重。特别是对于中西医治疗各有千秋但是中医、现代医学单独治疗效果均不好的疾病，如心脑血管疾病、糖尿病、肿瘤等复杂性疾病、系统性疾病等，这些疾病往往是老年人的常见病、多发病，应采取中西医结合的方式，将现代医学辨病与中医辨证有机结合，灵活施治，发挥传统医学和现代医学之所长，达到最佳或最优的医治效果。

第三节 中西医结合在“医老养老”中地位与作用的建议

人口老龄化是当今世界面临的一个重大社会问题。《中国人口老龄化发展趋势预测研究报告》指出，2009 年中国 60 岁及以上老年人口已达 1.67 亿，占总人口的 12.5%，80 岁及以上的高龄老人 1 899 万，占老年人口的 11.4%。到 2020 年，老龄人口将达到 2.48 亿，老龄化水平将达到 17.17%；到 2050 年，老年人口总量将达 4 亿，老龄化水平推进到 30%以上。相对于其他进入老龄化社会的国家和地区，中国所走的将是世界前所未有的“在低收入阶段进入老龄化”的道路，故加强社会养老服务体系建设的任务十分繁重。2015 年 11 月 20 日，国务院办公厅转印发《关于推进医疗卫生与养老服务相结合的指导意见》，全面部署进一步推进医疗卫生与养老服务相结合，到 2020 年符合国情的医养结合体制与政策法律基本建立，医养结合服务网络基本形成，为未来“医老养老”指明了方向，提供了根本遵循。

一、中西医结合在“医老养老”中的地位

“老有所医、老有所养”是“医老养老”的美好初衷，“有病治病、无病疗养”是“医老养老”的基本原则，“健康管理、未病先防”是“医老养老”的重要环节。中西医结合兼有“医老”和“养老”双重职能和综合优势，其在“医老养老”中具有不可替代的地位和作用。

(1) 中西医结合能有效地把医院、养老院、社区、家庭等“医老养老”实体有机统一，发挥“医老养老”的系统效应。“医老养老”以政府为主导，医疗机构(医院)、养老机构(养老院)、社区、家庭是主要承载(实体)。宏观看，这些机构似乎关联性不大，医院是医疗机构，以“医老”为主，“养老”的作用发挥非常有限；养老院是“养老”机构(主要是生活层面的“养”，而非医学层面的“养”)，但其“医老”的能力又极其有限；社区作为基层一级行政单位，有自己的“主业”，“医老养老”的能力均不专业，其优势在于作为老人群体聚居和活动的场所，可以为“医老养老”提供服务和平台。所以，目前的“医老养老”(医养结合)面临的主要问题是医老养老“两张皮”的问题，医院不适合养老、养老院不方便就医的问题突出。而医学，作为一门认识人体和生命、治疗人之疾病和维护健康的学科，一门同时具有“医老养老”特色和优势的学科，是将职能和职责关联不大、联系不够紧密的医院、养老院、社区、家庭等实体“团结”在一起的纽带。通过发挥医学，尤其是中西医结合医学的重要作用，可以把这些“医老养老”的“责任主体”链接成一个系统，并发挥系统效应。这是医学特有的“功能”，和政府主导下把这些实体结合并发挥作用有明显的差别，是一种可资推广的“医老养老”机制。

(2) 中西医结合是能发挥整体优势、行之有效的“医老养老”模式。传统中医药在过去丰富的“医老养老”实践中，积累了丰富的“医老养老”理论和临床经验，为中华民族治病防病、繁衍生息做出了巨大贡献。随着现代医学的兴起，传统医学和现代医学经过一段时间的碰撞、磨合、融合，中西医结合作为未来医学的发展方向，越来越得到广泛认同。中西医联手，在治病防病、健康管理等方面的综合优势逐

渐凸显，而这种特点在老年医学领域体现尤为明显。当前，国家和社会“医老养老”的一个重要目的，是要把老年人健康养老服务需求的关口前移，把需求的重点放在“治未病”的健康管理上，达到少生病、生小病、晚生病的目标。如此，既能帮助老年人提升生活质量、幸福指数，又能把疾病耗费的医疗卫生服务资源的压力降到最低，从源头上缓解人口老龄化以及医疗保障制度、医疗卫生服务体系面临的压力。而这正是中西医结合的强项，中西医结合在治病防病、健康管理中得天独厚的优势，决定着其在“医老养老”中不可替代的重要地位，是未来“医老养老”必须依赖的选择。

二、发挥中西医结合“医老养老”作用的意见建议

基于中西医结合与“医老养老”关系的综合阐述，我们提出提高“一个认识”、构建“两大体系”、实施“三个推进工程”的意见建议。

1. **提高“一个认识”** 提高对中西医结合在“医老养老”工程中重要性的理解和认识水平。需要强调的是，这里的中西医结合的概念和内涵，已经不是医院内部的一个实体专科或者医学院校的一个学科或专业，也不仅仅是中医、西医两种医学体系的简单结合。而是基于两种医学体系关于“医老养老”的知识、经验、技能的整合，并且还包括将这个知识和技能体系“释放”，推广运用到国家和社会“医老养老”工程的具体实践中。当前及今后一个时期，凶猛而至的一波一波“银发浪潮”，将会出现大量患有慢性病的老人、失能和半失能的老人，以及由于机体功能衰退明显正在成为失能和半失能的人群，这些都将给国家和社会带来严峻的挑战，如何让这类庞大的人群不易生病，生小病，晚生病，让他们健康的衰老、延缓他们衰老，甚至让他们老有所依、老有所养的同时还能老有所为，这都必须依赖于医学的力量，发挥中医、西医所长，发挥中西医结合的综合优势。

2. **构建“两大体系”** 构建中西医结合“医老养老”的学科体系和临床体系。一是要加大中西医结合与“医老养老”的研究力度和学科建设力度。面向当前及今后相当长一个时期中国老龄化的严峻形势和实际需要，加强中西医结合与“医老养老”的结合，投入相当的经费、精力，从学科的角度，全面整理和挖掘中医、西医、中西医结合关于“医老养老”的系统知识，加快中西医结合“医老养老”领域医生、护士和研究人员的培养，加大中西医结合学科、老年病学、老年科学及“医老养老”相关学科的建设力度，构建完整的中西医结合“医老养老”理论体系；二是基于临床，以临床问题为导向，深入总结传统中医学和现代医学临床上关于“医老养老”的经验、技能、方法与手段，构建面向临床的中西医结合“医老养老”的实践体系，切实强化中西医结合在防治老年病、促进我国“医老养老”事业发展的重要作用。

3. **实施“三个推进工程”** 让中西医结合的理念和实践推广到“医老养老”的各大实体机构，让中西医结合与这些实体实现真正的对接，取得中西医结合在“医老养老”战略中的系统成效。前面分析了，中西医结合“医老养老”不仅仅是一种理念，一门学科，一个专业，它更是有实质内容，是可以联系各大“医老养老”主体，可以广为推广的一种知识、经验和技能的综合体。“三个推进工程”分别是：

(1) 进医院工程。推进中西医结合“医老养老”的理念和实践在医院的深化和提升。当前大的综合性医院都设有老年科、老年康复科等科室，医院是国家“医老养老”中的“第一方队”，是最专业的“医老养老”主体。一方面，医院要加强在中西医结合医治老年病、预防和延缓衰老、促进老年人健康管理、提升老年人护理水平等方面的内涵建设；另一方面，要发挥专业的优势，加强对养老院、社区、家庭的联系和指导，帮助他们提升“医老养老”的意识，普及一些简单实用的医养知识和技能，发挥好医院在“医老养老”中的引领作用。比如我们复旦大学中西医结合研究院中西医结合研究团队，多年来致力于研究

心理状态与慢病的相关性及心理干预和替代医学疗法对患者慢性应激状态的改善机制，在此基础上构建了针对慢性病患者进行心理干预、康复指导、中西医结合治疗及普及相关医学知识的公益性医疗项目——慢病相对时空，该项目2015年荣获“上海市卫生计生系统医疗服务品牌优秀示范项目”、2017年复旦大学附属华山医院(以下简称“华山医院”)中西医结合科因此项目荣获“全国人文爱心科室”，2018年此项目参加全国医院擂台赛，被评为华东赛区“十大价值案例”。“慢病相对时空”自举办以来，受到上海电视台、《文汇报》《东方早报》《大众卫生报》、科学网、东方网、凤凰网等多家媒体报道，社会反响热烈。类似于此，就是医学院校、医疗机构走向社会，走进社区，贴近老人的一种积极探索，是一种可资借鉴和推广的“医老养老”方式。

(2) 进养老院和社区工程。推进中西医结合“医老养老”的理念和实践通过养老院、社区等平台予以大力普及和推广。相比较于医院专业化的“医老养老”水平，养老院和社区的“医老”能力非常有限，“养老”的能力也有待提高。但是它们作为老年人聚居和活动的主要场所，是“医老养老”知识普及和实践的重要载体，其“医老养老”的能力和质量，反映着我国“医老养老”的整体水平。鉴于中西医结合防治老年疾病和“医老养老”的医学优势，建议把中西医结合诊所或小型医院覆盖到每个具有一定规模的养老院和社区，通过养老院和社区，让中西医结合“医老养老”的理念和实践得以普及、推广和应用。

(3) 进家庭。推进中西医结合“医老养老”的理念和实践深入家庭和老人自身群体，这是“医老养老”工程的“末端”，却又是“医老养老”最为关键和最具活力的部分。这个建议是第二个建议的延伸，但是有所侧重。因为家庭和老年人除了知识的接受、理念的接受外，还有个性化的实践。家庭和个人如何践行中西医结合理念和方式，我们认为要大力提倡和丰富居家式和个性化的“医老养老”模式，这是未来“医老养老”的主流。实现途径主要有：一是作为家庭和个人，要主动顺应当前“互联网＋”和人工智能技术快速发展的新形势，积极主动汲取科技的力量为家庭和个人的“医老养老”服务。比如阿里健康平台，用户在“医蝶谷”里可以找到覆盖所有科室的专家名医，线上线下结合，体验最好的医疗服务。通过手机可随时咨询所需的药品信息，得到用户附近连锁药店安全便捷的药品服务。又比如恩福健康管理云平台利用了大数据的优势，每一个用户终端监测的健康数据都会传送到恩福健康管理云平台上，同时平台的专业医生对这些处理过的数据进行分析总结，然后给出一个专业的健康分析报告和健康生活指导方案。二是要借助相关的检测设备，对老人的身体进行及时的检测和了解，对老人的健康状态及时识别、评估，做到未病先防。当前，除了家庭常备的血压计、血糖仪、血脂仪等，现代医学还有遗传易感基因检测、肿瘤基因检测、肠道菌群检测等；中医也开发了证素辨证仪、舌象仪、脉象仪、眼测仪等具有中医特色的理疗产品。三是作为一种居家式和个性化的“医老养老”模式，中西医结合“医老养老”要积极践行生活化、生态化的养生保健方法，尤其是涵盖维医、藏医、蒙医等少数民族在内的“大中医”养生保健方法，注重完善“大中医”治未病服务的内容，发扬四时养生、食疗养生、情志养生、保健养生、运动养生等传统中医学的养生之道，根据老人的个人情况，选择推拿、艾灸、拔罐、贴敷、药膳、药茶、茶饮、药浴、沙疗等中医传统保健方法，从而增强老年人抵抗力，实现少生病、生小病、晚生病的目标，以健康的体魄，良好的心态，助力“医老养老”工程和“健康中国”建设。

⁎ 小结与讨论

随着社会老龄化问题的日趋严峻，“医老养老”日益受到医学层面和社会层面的高度关注，如何从医学层面科学认识、科学治疗，如何在社会层面积极应对、科学规划，越来越成为一个非常紧迫和重要的问题。在长期的历史发展中，我国各民族在中华文明的共同滋养下创造了一体多元的传统医学，也积淀了浓郁的敬老、爱老文化，也形成了理论较为丰富、体系较为完备的“医老养老”理论和实践，提出了很多至今仍然具有重要启示意义的“医老养老”理论，为我国“医老养老”事业积累了宝贵的经验和智慧。但这只是医学在“医老养老”领域的一个方面。随着现代医学的发展，其在医老养老方面，在传统医学的基础上，又为医学在“医老养老”这个问题上增添了新的认识和实践。应该说在科学认识衰老、积极以医学手段医老方面，传统医学和现代医学都有自身的优势，也都存在短板。故而在“医老养老”这个问题上，对于同时拥有发达的传统医学和现代医学体系的中国，发挥两种医学体系的协同作用，积累两种医学体系的宝贵经验和财富，共同应对日趋严峻的“医老养老”任务，是中西医结合学科与“医老养老”结合的必然要求，也是科学应对“医老养老”问题的必然选择。具体而言我们宜取传统医学之所长，取现代医学之所长，在此基础上，更要取传统医学与现代医学结合之所长，将现代医学辨病与中医辨证有机结合，灵活施治，发挥出中西医结合在应对“医老养老”问题上的体系优势，从而在医学层面达到最佳或最优的疗效，在社会层面实现最佳或最优的治理效果，与此同时，也借此推进中医及中西医结合学科的快速发展。

参考文献

[1] 第六次全国人口普查主要数据公报[EB/OL]. http://www.stats.gov.cn/tjsj/pcsj/rkpc/6rp/indexch.htm.

[2] 中国人口老龄化发展趋势预测研究报告今日发布_新闻中心_新浪网[EB/OL]. [2006-02-23]. http://news.sina.com.cn/c/2006-02-23/16388285179s.shtml

[3] 马其南. 祖国医学老年健身养生理论述要[J]. 实用中医内科杂志，2005，19(4)：326-327.

[4] 傅仁杰.《黄帝内经》《伤寒杂病论》与中医老年病学[J]. 中国老年医学，2006(24)：11-12.

[5] 赵春妮，罗永兵，冉川莲. 从孙思邈的《千金方》看老年人的养生与防病[J]. 江苏中医药，2004，25(10)：20-21.

[6] 张玉辉，杜松，刘理想. 陈直老年养生思想探析[J]. 中国中医基础医学，2011，17(1)：8-9.

[7] 张强，刘久贵，于莉. 从中医养生学谈老年病的防治[J]. 中国全科医学，2003，6(9)：761-762.

[8] 王平. 中医药抗衰老的理论与应用[J]. 实用老年医学，2006，16(2)：79-81.

[9] 阿不都热衣木·肉孜，阿不都热依木·玉苏甫. 中药、维吾尔药抗衰老研究进展[J]. 新疆医科大学学报，2013，36(10)：1424-1427.

[10] 甘丽娜. 简述蒙医对老年病的认识[J]. 世界最新医学信息文摘，2017，17(35)：135-136.

[11] 尕藏久美. 藏医药学治未病预防养生观的探析[J]. 中医中药，2014(1)：263-264.

[12] 李克明，唐汉庆，郑建宇，等. 瑶医学养生思想探究[J]. 广西中医药大学学报，2016，19(2)：74-76.

[13] 张扬. 寻访长寿之乡、探求长寿之谜[J]. 科学养生，1995(1)：12-13.

[14] 希波克拉底文集[M]. 赵洪钧，武鹏译注. 北京：中国中医药出版社，2007.

[15] 阿维森纳. 医典[M]. 英格儒勒原译，朱明等译. 北京：人民卫生出版社，2010.

[16] Butler RN, Miller RA, Perry D, et al. New model of health promotion and disease prevention for

the 21st century[J]. BMJ, 2008(337): a399.

[17] Sean J. Morrison, Antoni M. Wandycz, et al. The aging of hematopoietic stem cells[J]. Nature Medicine, 1996(2): 1011 - 1016.

[18] Mccay CM, Crowell MF, Maynard LA. The effect of retarded growth upon the length of life span and upon the ultimate body size[J]. Nutrition, 1989, 5(3): 155 - 171.

[19] Masoro EJ. Overview of caloric restriction and ageing[J]. Mech Ageing Dev, 2005, 126(9): 913 - 922.

[20] Higami Y, Yamaza H, Shimokawa I. Laboratory findings of caloric restriction in rodents and primates[J]. Adv Clin Chem, 2005(39): 211 - 237.

[21] 黄建华,夏世金,沈自尹.热量限制延缓衰老及其在人类中的实践[J].中国老年学杂志,2007,27(22): 2251 - 2253.

[22] 郭见红.辟谷养生术与其他限食疗法比较探讨[J].中国民间疗法,2011,19(2): 5 - 7.

[23] 冷晓.美国老年医学的理念和实践[J].中国实用内科杂志,2011,31(1): 31 - 33.

[24] 董竞成.论中国传统医学的哲学思想意蕴[J].学术前沿,2014,2(18): 84 - 94.

[25] 董竞成.中国传统医学比较研究[M].上海:上海科学技术出版社,2019.

[26] 马晶晶,陈峥,宋岳涛,中西医老年病学比较[J].长春中医药大学学报,2013,29(3): 441 - 442.

[27] 唐已婷,王利敏,赵歆.融中医情志学说建构老年病医学模式的探讨[J].北京中医药大学学报,2012,35(8): 513 - 516.

[28] 司福春,宋雪杰,高燕,等.我国中医"医养结合"养老模式探析[J].中医研究,2016,29(8): 1 - 3.

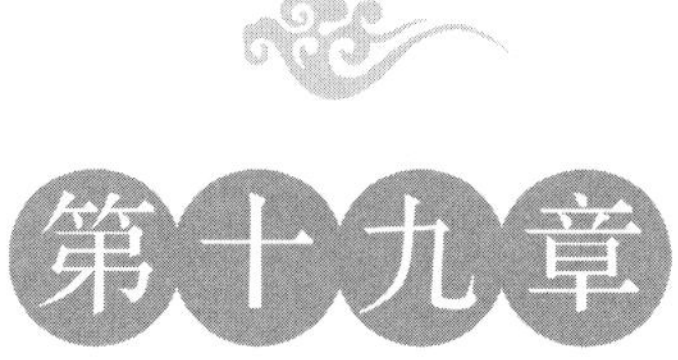

第十九章

“慢病相对时空”

——新时代医学人文的探索与实践

随着时代与社会的发展、科学与技术的进步，医学也在不断向前发展，医学人文精神亦随之延续与发扬，并往往被赋予新的内涵。同时，医学在新的历史阶段，也会不断面临新的问题，为了更好地解决这些问题，也呼唤更加贴合时代发展、更加符合新的医学模式以及促进医患和谐的新的医学人文实践的出现。

近代以后，随着中西方传统医学为“唯一”医学格局的被打破，取而代之的是现代医学为主流以及传统与现代并存的医学发展局面。但是与此相应的，医学人文领域的问题并没有因为医学的进步而减少，反而呈现不断增加和更加复杂的局面。比如现代社会“物质”层面大发展和“精神”层面相对滞后的大环境对医学的浸润与影响的问题，现代医学“科学至上”“技术至上”带来的医学人文旁落的问题，医疗资源的紧张或不均衡等带来的看病难看病贵、医生负担过重、医生关心患者不够、医患沟通不足、医患关系紧张等系列问题。这些问题的存在，预示着在新时期加强医学人文学科建设的紧迫性、必要性和重要性，也要求新时期医学人文建设应紧跟时代和医学发展的步伐及时作出调适，不仅在理论上要进行完善，在实践中也应进行积极探索。

“慢病相对时空”公益性医疗项目，就是根据传统医学和现代医学学科发展规律，结合当代医学发展实际，基于最受疾病困扰和煎熬、最需要给予人文关怀、最需要进行心理疏导的肿瘤患者这一类患者群体，利用复旦大学中西医结合研究院、复旦大学附属华山医院中西医结合科的优质医疗资源和多学科支撑的优势，从中西医结合专业角度给患者以医学和心理支持、引导和帮助，打造的一个以服务肿瘤患者为主且融合传统医学和现代医学的公益性的医疗项目。该项目多年来的运营实施，为“生物—社会—心理”医学模式下医学人文的实践提供了生动的样板，也为了传统医学和现代医学学科发展的新理论与新实践提供了成功的范例，可资借鉴和推广。

第一节

新时代需要新的医学人文

医学人文的话题，既是一个古老的话题，也是一个常说常新的话题。历史上诸如古希腊的希波克拉底“医生誓言”、中国古代的孙思邈“大医精诚”等，是在理论上阐述医学人文精神及在医学实践中践行医学人文精神的典范，为古今中外的医者提供着精神的样板和道义的遵循[1]。医学在向前发展，医学人文精神亦随之延续与发扬，当然这一过程中医学人文的发展也不断被赋予新的内涵，同时也不断面临新的环境、新的问题。突出的问题表现在近代以后，随着中西方传统医学为“唯一”的局面被打破，取而代之的是现代医学为“唯一”或传统与现代并存的医学发展局面。与此相适应的，医学人文的问题也随之激增，再次为世人高度重视。比如现代社会“物质”层面大发展和“精神”层面相对滞后的大环境对医学的浸润与影响的问题；现代医学“科学至上”“技术至上”带来的医学人文旁落的问题；医疗资源紧张或不均衡等带来的看病难看病贵、医生负担过重、医生关心患者不够、医患沟通不足、医患关系紧张等系列问题[2]。诸如此类的问题，每一个都与医学人文紧密相关，都预示着加强新时期医学人文建设与构建新时期医学人文关系的紧迫性和重要性。在时代赓续和医学自身发展的大浪潮中，医学的发展模式和医学人文的内涵等也在随之调整，在原有的基础上，实事求是地添加新的元素，注入新的内涵[2]。

以医学人文为例。近代以来，人们提到医学人文精神、人文情怀，恐怕要数美国医生特鲁多医生(Edward Livingston Trudeau, 1848—1915)那句“有时去治愈，常常去帮助，总是去安慰(To cure sometimes, to relieve often, to comfort always)”的名言最能概述当代的医学人文精神，也最为贴切和形象(图 19 - 1)。这句刻在其墓碑上的墓志铭，不仅是其一生行医的真实写照，也因为其中深刻的医学真谛而闻名于世。在对本章的主题“慢病相对时空”公益性医疗项目的医学人文精神，进行介绍之前，我们不妨先简单分析一下特鲁多医生这句能够集中体现新时期医学人文精神的至理名言[2]。首先，医护人员的天职这是亘古不变的，特鲁多也看到了这一点。“有时去治愈”，这说明扶伤、治病、救人永远是医生的天职，一个好医生首先是能够治病的医生。其次，特鲁多坦言医学的局限性，他所处的时代正是现代医学发展蒸蒸日上并日益显示出强大优越性的时代，其能够看到医学的局限，从“有时去治愈”可以看出其具有的超前且正确的医学观。事实证明，这种有节制的治疗至今仍具有重要的现实意义。最后，特鲁多难能可贵地看到了帮助和安慰的重要性，看到了医学在技术之外可贵的人文精神和人文情怀，而这又何尝不是医学的重要组成部分，甚至在某种程度上，这并不亚于技术或药物治疗的作用。既然医生及其医术并非万能，那么依靠什么可以使其尽可能完美？特鲁多又给我们找到了准确的答案，偶尔的治疗，加上时常的帮助和一直的安慰，这才是一个完美的医生、一种完整的医学，一种和谐的医患关系，一种高尚的人类行为。医学的模式现在已经从过去的“生物医学”模式发展到了“生物—社会—心理”模式，而事实上特鲁多的这句生动的名言，与我们当下医学模式的内涵和精神都是极其契合

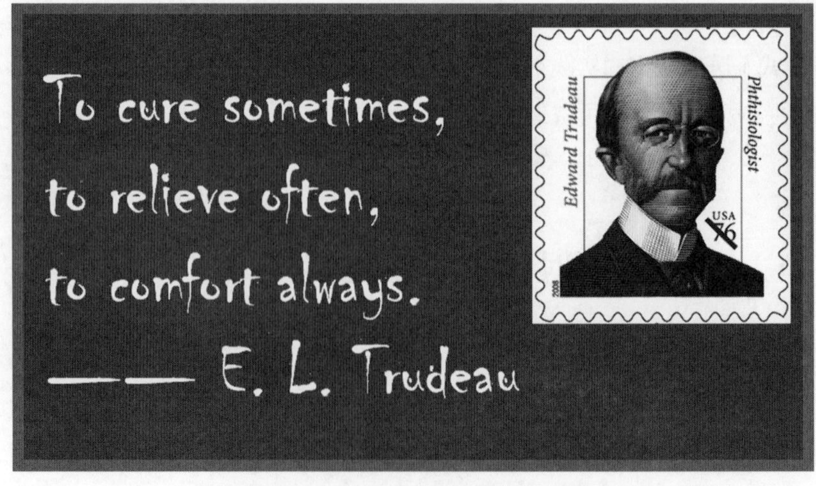

图 19 - 1　特鲁多名言：“有时去治愈，常常去帮助，总是去安慰”

的。正如特鲁多医生曾说的:"医学关注的是在病痛中挣扎、最需要精神关怀和治疗的人,医疗技术自身的功能是有限的,需要沟通中体现的人文关怀去弥补。"也正如我们经常习惯提起的:我们既要关注和治愈"人的病",也要关注和抚慰"病的人"。这两个维度永远都是医学乃至整个社会都必须做到的。说小了,那是医学,是生命,说大了是人性,是整个人类本身。人文即人之理、人之道[3]。医学人文精神简言之就是对生命存在和人的尊严、价值、意义的维护和关切,以及对价值理想或终极理想的执着追求。让医学技术变得更加先进的同时,变得更加人性和人文,理应成为医学追求的目标。从某种角度上可以说,人文精神是医学的灵魂,指引着医学的方向,驾驭着医学发展的全景[4],也是中医和中西医结合学科发展的重要内容。

第二节 "慢病相对时空"公益性医疗项目介绍

一、项目的服务对象

肿瘤等严重慢性疾病(简称"慢病")患者。

二、项目的研究背景

随着人民生活水平不断提高及人口老龄化日益加重,中国居民的疾病谱已悄然改变,高发的疾病种类不再是感染性疾病,而变成了心脑血管病、肿瘤等非感染性慢病。目前中国已有2.6亿人确诊慢病,约占总人口的19%,而其中的80%死于慢病。在众多慢病中,恶性肿瘤等重型慢病由于具有发病率高、治疗时间长、费用高、疗效差等特点,常会给患者带来巨大的精神压力,不仅破坏机体的正常生理功能,也会造成身体形象的改变以及患者在家庭中角色的转换,患者会由此产生痛苦、不安、焦虑、抑郁、恐惧、疑虑、忧郁、绝望等情绪反应,伴发自主神经系统症状和行为异常,甚至产生拒绝治疗、结束生命的念头。研究表明,恶性肿瘤等重型慢病患者中50%~70%患有抑郁症,40%~50%患有焦虑症,10%~40%患有精神衰弱症,至少84%的患者有不同程度的心理问题。有25%~38%的肿瘤等重型慢病患者的直接死亡原因不是肿瘤而是抑郁。抑郁与肿瘤的发生、发展和预后密切相关。研究表明,抑郁可使肿瘤患者的长期生存率降低10%~20%,生活质量降低30%~50%。适用于普通抑郁症的抗抑郁药对肿瘤相关性抑郁的疗效欠佳。有研究发现,抗抑郁药帕罗西汀甚至可增加乳腺癌侵袭转移的风险。

三、项目名称的由来

"慢病相对时空"的创建者即本书编著者董竞成教授及其团队,基于一名临床医生的职责、科学工作者的素养,以及最受疾病困扰和煎熬、最需要给予人文关怀、最需要进行心理疏导的肿瘤患者这一类患者群体,依托复旦大学特别是华山医院多学科综合实力和包括心理科在内的众多专家临床经验,从专业角度给患者以医学和心理支持、引导和帮助,提高患者对肿瘤等重型慢病的病因、治疗、预后及随访的正确认识,及时解决患者心理问题,并指导患者长期坚持多学科综合治疗,改善其生活质量和生存期,这些内涵共同为肿瘤等慢病患者铸就了一个相对和谐、温暖、健康、快乐的时间和空间,"慢病相对时空"名称由此而来。另"相对时空"小想法的启迪,来自爱因斯坦"相对论",爱因斯坦在解释"广义相对论”的时候，曾经打比方说：“当你和一个美丽的姑娘坐上两个小时，你会感到好像坐了一分钟；但要是在炽热的火炉边，哪怕只坐上一分钟，你却感到好像是坐了两小时。”冀望通过各种干预疗法，肿瘤患者能够从那种漫长难捱的时空中，尽早地走出阴影，回归到一般人的平常。这是“慢病相对时空”公益性医疗项目的人文内涵。

四、项目的初衷

根据医学学科发展规律，结合当代医学实际，注重发挥医学人文的潜力和作用，利用复旦大学及复旦大学中西医结合研究院、复旦大学附属华山医院（以下简称“华山医院”）中西医结合科的优质医疗资源和多学科支撑的优势，打造一个以服务肿瘤患者为主的公益性的医疗项目，为“生物—社会—心理”医学模式和当代医学人文建设提供生动的实践样板。

五、项目组织架构和主要工作

“慢病相对时空”公益性医疗项目，在最初设计和推行的时候，即体现了其综合性的医学人文理念和实践。具体而言，体现该公益项目的“医疗”特点，以华山医院中西医结合科室为依托，以该科室医生（含科研人员）—患者（肿瘤患者为主）为成员组成的医患组织。在该组织下，开展三大工作，并动员各方力量为患者服务。三大工作主要是：一是临床一线治疗，主要负责从医学诊疗的角度，根据肿瘤患者的年龄、体质、疾病的症状、严重程度等给予及时的诊断和多学科的治疗。二是科学基础研究：围绕传统医学/补充与替代医学的干预方式，如心理疗法、音乐疗法、导引疗法、太极疗法等，阐明其科学基础。三是加载包括传统医学在内的补充与替代医学干预：在现代医学/生命科学理论的指导下，进行心理疗法、音乐疗法、导引疗法、太极疗法等传统医学/补充与替代医学的干预实践。其中，医学临床诊疗是基础，也是开展本公益性医疗项目的缘由，维系与深化“医生—患者”这对主体关系的前提条件。科学研究是本公益性医疗项目的支撑，可为相关活动的开展提供科学的指导；传统医学的干预是本公益性医疗项目的实践主体和主要内容，是体现医学人文精神和人文关怀的主战场。同时，其与其他两个小分队，相辅相成。一方面其与“医学临床诊疗”对应，从“治病和疗愈”的角度而言，是院内“医学临床诊疗”的院外延伸和辅助治疗。另一方面，其作为实践的主体，为本项目的科学研究提供素材和反馈。上述“慢病相对时空”所开展的工作，体现了传统医学与现代医学的融合，体现了医学学科与人文学科的交叉，更体现了医学技术与医学人文的有机结合。套用特鲁多医生的名言可为“偶尔去治疗，不忘了研究，总是在抚慰。”

六、项目的特色和优势

本项目不同于社会上的癌症俱乐部及其他方式的项目，它是由专业医务人员实施的公益性的医疗行为，其目的是变个体式惊恐就医体验为群体式舒缓就医体验，变单一的生物医学治疗为“医学—社会—心理”综合干预治疗，变单一的院内治疗为院内与院外的协同、持续治疗，变医生治病的单一角色为“医生—老师—朋友”的综合角色，变患者被动的单一医学治疗为主动的多样化治疗。基于此的理论与实践，使得该项目成为有助于全面提升肿瘤患者及其他重型慢性患者就医体验、治疗效果、生活质量等的一种全新的医疗模式，是医学治疗与医学人文的有机结合，其所具有的治疗新理念、科学的基础、理想的干预效果以及其中蕴含的医学人文精神，预示着一种可供未来医学借鉴与推广的全新医疗模式的诞生。

七、项目的宗旨

让医学更有温度，让诊疗更加温馨，让生命更有温情！

第三节
"慢病相对时空"公益性医疗项目的特色疗法与干预方式

一、"慢病相对时空"公益性医疗项目的特色疗法介绍

(一) 改善肿瘤微环境

正常细胞与其周围的组织环境之间存在动态平衡，两者共同作用可以调控细胞活性，决定细胞增殖、分化、凋亡以及细胞表面相关因子的分泌和表达。而肿瘤发生恶变的过程则是不断打破这一平衡的恶性循环过程[5]。肿瘤细胞无限增殖，就需要不停地建立适于自己生长的外部组织环境。而随着恶变的演进，肿瘤外部组织环境中的营养条件已不能满足肿瘤生长的需求；这时肿瘤细胞可以通过诱导血管生成等途径不断构建新的营养代谢网络，促进肿瘤细胞的生长，这一规律贯穿于整个肿瘤进展的过程，是肿瘤不断恶变并发生转移的基础[6]。早在 1889 年，Stephen Paget 提出的"种子与土壤"假说就为肿瘤微环境概念的提出奠定了基础[7]。作为"种子与土壤"假说的扩展，Paget 准确地预测到作为"种子"的肿瘤细胞如果能够定居于适合其生长的"土壤"即远端组织器官，肿瘤细胞必须与它周围的影响因子起协同作用[8]。肿瘤微环境是一个复杂的综合系统，它由许多基质细胞组成，包括成纤维细胞、免疫和炎性细胞、脂肪细胞、胶质细胞、平滑肌细胞以及一些血管细胞等。这些细胞可以被肿瘤细胞诱导，在其周围产生大量的生长因子、细胞趋化因子以及基质降解酶，有利于肿瘤细胞的增殖和侵袭。肿瘤转移与肿瘤微环境中成纤维细胞、转化生长因子、肿瘤相关巨噬细胞、趋化因子及其受体、凝血酶等多种因素密切相关。成纤维细胞通过促进肿瘤血管生成、促进癌细胞与细胞外基质黏附、促进细胞外基质降解等环节参与肿瘤的转移。TGF－β 是由巨噬细胞、间质细胞和肿瘤细胞产生，它能对抗血管内皮的紧密连接和黏附连接，使毛细血管壁完整性受到破坏，从而导致毛细血管通透性增加，使肿瘤细胞从血管中游出进入器官组织中形成种植转移。肿瘤相关性巨噬细胞可合成和分泌表皮细胞生长因子(EGF)等细胞因子，引导肿瘤细胞穿越血管壁，促进肿瘤的转移[9]。趋化因子及其受体对肿瘤细胞的迁移起着决定性的作用。凝血酶能通过影响微环境中其他细胞的行为而为肿瘤转移提供一个相容的环境。明晰肿瘤转移与肿瘤微环境的关系，进而明确在肿瘤发生、发展、转移过程中发挥重要作用的关键分子，寻找其相对应的靶点，对于肿瘤的诊断及治疗具有重要的作用[10]。我们知道，癌症治疗一般采用手术、放化疗，这些普通疗法对人体都会产生一定的伤害。微环境疗法直接针对肿瘤赖以生存的环境，在不破坏人体正常组织和器官的情况下，用最直接的方式治愈肿瘤，现在采用针对肿瘤微环境的疗法来治疗癌症的观点已经得到众多学者的支持。微环境是指邻近的组织细胞及其分泌的各种因子，包括基质纤维原细胞、免疫渗透细胞、血液和淋巴脉管网络以及细胞外基质(extracellular matrix, CM)。微环境调控着细胞的生物学行为变化，它的稳定是保持细胞正常增殖、分化、代谢和功能活动的重要条件，其成分的异常变化可使细胞发生病变。微环境中的正常细胞被癌细胞转化或修改时，产生的多种生长因子，如趋化因子、基质降解酶等，将增强肿瘤的繁殖和入侵[11]。

(二) 音乐治疗与肿瘤

音乐治疗(music therapy, MT)是一门新兴的，集音乐、医学和心理学为一体的边缘交叉学科，可以

唤醒、激发人的音乐潜能。这种本能的感受能力和创造力有助于克服情绪、生理和认知方面的困难[8]。音乐敏感区特定地存在于每个人的大脑中，当音乐声波作用于大脑，使音乐语言与内部的心理产生巨大的共鸣，提高了神经细胞兴奋性，通过神经及神经体液的调节，分泌了一些激素、酶和乙酰胆碱等物质，可以加强新陈代谢，对调节血流量、改善血循环、增加肠胃蠕动、促进唾液分泌都有重要作用[12]。当然，肿瘤患者的微环境也同样会获得改善。音乐声波能使患者自愈力及抵抗力增强，激发其潜能；亦能良性刺激中枢神经系统和内分泌系统，使内分泌系统分泌出有益健康的激素，促进人体新陈代谢，积极调节肿瘤患者的心理问题[13]。音乐干预治疗主要作用于肿瘤患者传导感知系统，通过刺激患者发生内在反应，达到调整自主神经功能，促进其微循环等作用。这种疗法是根据音乐独特的心理、生理效应，来影响肿瘤患者的下丘脑与边缘系统，通过调节分泌肾上腺素和去甲肾上腺素、调整心理应激反应，肿瘤患者心理障碍得到消除，达到治疗目的[14]。辛迪等研究表明抗抑郁药物治疗对改善肿瘤患者心理状态有一定疗效，但音乐治疗组更优于药物治疗组，且随着治疗时间的延长，疗效增加。音乐治疗因具有简便、安全、依从性高等优点，已在国内外广泛应用于肿瘤及情绪问题患者的治疗[9]。

（三）认知行为治疗与肿瘤

认知行为治疗（cognitive behavioral therapy，CBT）源于心理治疗领域，由 20 世纪 60 年代美国精神病学家贝克提出，主要侧重于改变患者对疾病的错误认知并给予相应的放松训练，广泛应用于治疗抑郁症、焦虑症、慢性癌痛等多种身心疾病，疗效良好[15]。这种治疗主要通过对肿瘤患者的认知行为干预，间接影响患者达到治疗目的，着眼的不仅是针对患者行为、情绪、不合理的认知问题等表现，还要分析其思维活动和应付现实的策略，找出错误的认知，通过改变患者对己、对人或对事的看法与态度，来纠正、改变心理问题[10]。许多研究都证实，相当部分肿瘤伴焦虑抑郁患者对肿瘤存在不同程度的认知和行为偏见，对此类患者采取有效的认知行为干预治疗，能使其全面合理地认知罹患的疾病，树立健康的心理和行为，从容面对肿瘤病情，有效控制负面情绪，对焦虑抑郁的治疗也更有利[16]。有临床实验结果显示，认知行为干预治疗后肿瘤患者的血红蛋白、红细胞、血小板指标均趋于正常，恶心呕吐程度减轻，脱发明显改善。患者在功能和症状方面以及整体生活质量方面经过 CBT 干预均有显著的改善和提高，而在呼吸困难、失眠、食欲丧失、便秘、腹泻等负性单项领域经过干预治疗，也均有显著缓解趋势[17]。团体认知行为治疗是以团体小组的形式提供心理帮助，治疗期间大家将讨论共同关心的问题，了解有关自己和别人的心理、情感、人际等，从而改善自己的不良心理和行为，通过以“相信自己能对抗癌症”“管理自己情绪”等为主题的认知行为团体治疗后，能改善患者的抑郁情绪[18]。因此，认知行为治疗被认为能促进肿瘤患者康复，提高其远期生活质量，值得临床推广。

（四）正念冥想治疗与肿瘤

正念冥想治疗（mindfulness meditation therapy，MMT）指以正念为核心的各种心理疗法的统称，广泛应用于治疗和缓解焦虑、抑郁、失眠、酒精依赖、癌痛等有情绪心理问题的心神疾病[19]。它帮助患者放开负面想法，而非沉溺其中；训练患者体验当下，而非顾虑过去或未来，帮助患者内心摆脱焦虑抑郁的怪圈。经过正念冥想治疗，肿瘤患者最明显的心理健康效用就是可以减少焦虑、抑郁的复发，可以帮助患者打破恶性循环，使个体不易受负面情绪影响，从而远离情绪混乱。正念冥想治疗包括正念认知疗法、正念减压疗法、禅修和内观，其讲求练习放松与集中精神[20]。按训练时长来看，临时正念冥想治疗（3 分钟～1 小时）以一种有效的情绪调节方法影响情绪加工，而短期正念冥想治疗训练（4 日～4 个月）和长期禅修训练（10 年以上）则通过增加个体正念意识、增强个体情绪接受力来影响情绪加工。研究表明，正念冥想治疗能有效地调节情绪的原因可能与大脑半球平衡发生改变相关。Davidson等的研究发现脑电图(EEG)偏侧化，正念冥想治疗能激活左侧前额叶脑区，产生更多的正性情绪。接受过正念冥想治疗的肿瘤患者的焦虑和抑郁水平可明显降低，自尊水平增加，证实是有确切疗效的干预方式之一。本团队对焦虑、抑郁患者的研究发现，冥想组左侧前额叶皮层的活动增强，而大脑杏仁核(消极情绪的主要功能区)的活动水平则明显降低。可见，对焦虑、抑郁患者进行冥想训练能通过提高大脑积极情绪相关脑区的活动，降低消极情绪脑区的活动，以减少焦虑症患者对消极自我信念的自动化情绪反应，从而增强个体对情绪的调节能力[21]。

(五) 太极导引疗法与肿瘤

太极导引，又称功法，是修炼者以自力引动肢体所做的俯仰屈伸运动(常和行气、按摩等相配合)，以锻炼形体的一种养生术，与现代的柔软体操相近似，属气功中之动功[22]。道教根据古人所谓"流水不腐，户枢不蠹"的道理，认为人体也应适当运动，通过运动，可以帮助消化，通利关节，促进血液循环，达到祛病延年的目的[22]。影响较大的导引术有太极拳、八段锦、易筋经和五禽戏。太极导引治疗(Tai Chi therapy)主要是强调"用意不用力"，要将内在的心意活动放在极其突出的位置。《十三势行功心解》曰："心为令，气为旗；先在心，后在身。"陈鑫说："打拳心是主，运用在心，此是真诀，运化全在一心中。"这种治疗秉承了中医辨证统一、阴阳相济的哲学思想，拳法姿势贯通一气、绵延相承，动中求静，可舒筋通络、调理气血，通过"轻、柔、匀、缓"的运动节律，协调配合"意、气、力"的精神，来达到思想集中、心平气和，统一身心，这个过程实际上就是一种调节与锻炼心理的过程[22]。太极导引疗法是在大脑的精微控制下，形体、呼吸、意识三者密切配合的全身运动，既练内，又练外，内外俱练，对人体的神经系统、循环系统、消化系统、呼吸系统、生殖系统、运动系统等全身各系统、各器官不仅有积极的保健养生作用，还能提高各系统的功能[22]。在肿瘤伴焦虑抑郁患者的治疗中，太极导引治疗能从生理和心理两个角度发挥作用。生理上，太极拳提高了肿瘤患者的运动功能，减轻活动功能受限，增强机体免疫力，降低BMI指数；心理上，太极拳主要能缓解肿瘤患者的疼痛和悲伤情绪，减轻恐惧焦虑等异常心理，促进睡眠，减少身心疲劳等[23]。太极导引治疗被国内外医学界称为是一项比较安全的运动干预疗法；是内外统一的健身项目、可以解决健康问题的治疗策略或补充替代疗法[24]。

综上所述，肿瘤患者焦虑抑郁的发病率高，焦虑抑郁状态会对患者的身心变化、功能状态、生存质量等产生不同程度的影响，恶化肿瘤的微环境，并可能促进肿瘤侵袭、转移。目前非药物补充替代疗法是肿瘤伴焦虑抑郁患者治疗的有效方法，许多国内外研究证实一些补充替代干预疗法对控制肿瘤患者的焦虑抑郁程度均有意义。因此"慢病相对时空"公益性医疗项目就以上述几种非药物补充替代医学干预方式，针对肿瘤患者的焦虑抑郁等心理状态进行平行对照临床研究，明确音乐治疗、认知行为治疗、正念冥想治疗、太极导引治疗等非药物补充替代医学治疗对肿瘤伴焦虑抑郁患者的疗效，及各种干预方式对肿瘤伴焦虑抑郁患者情绪状态、生存质量等的影响与比较，为恶性肿瘤患者的身心治疗、护理等提供新的思路和实践经验。

二、"慢病相对时空"公益性医疗项目的干预方式介绍

(一) "慢病相对时空"公益性医疗项目的患者人数和疾病种类

见表19-1。

表 19-1 "慢病相对时空"公益性医疗项目的患者人数和疾病种类

患者疾病类别	患者人数
乳腺癌患者	155
肺癌、胸腺癌患者	188
甲状腺癌患者	139
消化道肿瘤	138
肝癌、胰腺癌患者	45
鼻咽癌、口腔癌患者	14
淋巴瘤患者	118
前列腺癌患者	79
其他肿瘤	338
高血压患者	404
糖尿病患者	308
其他慢病患者	403
合　计	2 329

(二) "慢病相对时空"公益性医疗项目患者入组情况

见图 19-2。

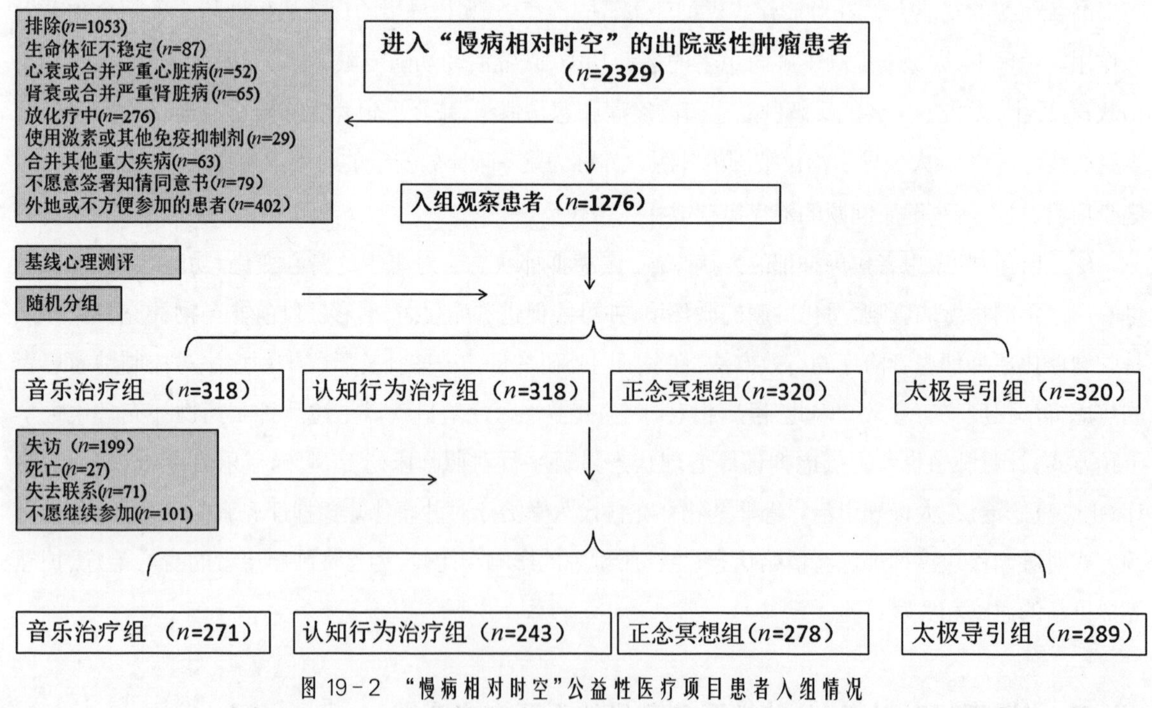

图 19-2 "慢病相对时空"公益性医疗项目患者入组情况

1. **诊断标准** 肿瘤诊断参照文献所制定的肿瘤诊断标准,采用文献分期标准进行 TNM 分期,并采用卡氏功能状态评分表(KPS 评分)、广泛性焦虑障碍量表(GAD-7)、患者健康问卷抑郁症筛查量表

(PHQ－9)和生活质量指数量表(QLI)来评估患者情况状态和生活质量的变化。

2. 纳入标准

(1) 年龄在18～80岁,性别不限。

(2) 经病理学或细胞学肿瘤诊断明确的患者,已接受过肿瘤现代医学常规治疗包括：手术、放化疗、内分泌治疗、靶向、免疫治疗等。

(3) 患者Karnofsky功能状态量表KPS评分≥80分。

(4) 由精神科医生通过DSM－Ⅳ临床诊断为轻-中度焦虑抑郁患者,广泛性焦虑量表GAD－7得分5～14分和患者健康问卷抑郁症筛查量表PHQ－9得分5～14分。

(5) 患者有一定的情感领悟能力,有清晰的语言表达能力,能够参与干预、管理,具有良好依从性并签署知情同意书。

3. 排除标准

(1) 年龄不符、肿瘤诊断标准不符、KPS评分<80分,GAD－7和PHQ－9评分不符者。

(2) 生命体征不稳定或目前身体状态不适合参加者。

(3) 合并有急性感染性疾病、急性心肌梗死、急性脑血管意外、自身免疫性病变、严重消化道疾病及严重肝肾功能不全、出血性疾病及出血倾向等其他系统的严重疾病者。

(4) 依从性差或文化水平有限,无法配合完成干预治疗方案者。

(5) 正在接收其他补充替代疗法进行治疗者。

(6) 重度抑郁、重度焦虑或合并精神分裂症的患者。

(7) 其他不适合入组者,如：具有听觉功能障碍、记忆功能障碍、具有强烈自杀意念、曾发生自杀行为等。

4. 剔除标准

(1) 研究结束后,发现入选病例未曾按方案干预超过目标次数50%以上者。

(2) 研究结束后,发现入选病例无任何随访记录者。

(3) 研究结束后,发现不符合病例入选标准或符合排除标准者。

(4) 研究过程中,发现入选病例焦虑、抑郁状态加重,经精神科医师诊断需进行药物治疗者。

(三)“慢病相对时空”公益性医疗项目的患者干预频率

见表19－2。

表19－2 “慢病相对时空”公益性医疗项目的患者干预频率

内容和特色疗法	5年内开展次数	开展时间段
医学科普讲座	190	每周二上午
团体心理干预	179	每周二中午
太极导引疗法	220	每周五下午
音乐舞动疗法	235	每周二下午
正念冥想疗法	180	每周二下午

(四)"慢病相对时空"公益性医疗项目的患者干预和观察周期

2013 年 3 月—2014 年 3 月前期预试验、随机入组。

2014 年 3 月—2014 年 9 月第一期干预及随访。

2014 年 9 月—2015 年 3 月第二期干预及随访。

2015 年 3 月—2015 年 9 月第三期干预及随访。

2015 年 9 月—2016 年 3 月第四期干预及随访。

2016 年 3 月—2016 年 9 月第五期干预及随访。

2016 年 9 月—2017 年 3 月第六期干预及随访。

2017 年 3 月—2017 年 9 月第七期干预及随访。

2017 年 9 月—2018 年 3 月第八期干预及随访。

2018 年 3 月—2018 年 9 月第九期干预及随访。

2018 年 9 月—2019 年 3 月第十期干预及随访。

(五)"慢病相对时空"公益性医疗项目的分组

采用随机分组的方式,分为对照组和观察组,观察组又分为音乐治疗组、正念冥想组、认知行为治疗组和太极导引治疗组。

(六)"慢病相对时空"公益性医疗项目的干预方式

1. **对照组** 单纯给予对照组肿瘤伴焦虑抑郁患者现代医学常规治疗,门诊或病房随访。

2. **干预组** 各干预组肿瘤伴焦虑抑郁患者在现代医学常规治疗基础上给予不同非药物补充替代干预治疗。

(1) 音乐治疗组

1) 具体方法:根据每次干预治疗的时间表,为免受外界的干扰,安排专门的会议室,让患者采取舒适的体位,先进行 60 分钟被动性音乐治疗,团体训练,即收听音乐并进行逐渐放松肌肉 15 分钟,强化音乐资源 30 分钟,一般音量在 40～60 dB 即可,然后讲出感受交流 15 分钟;再进行 60 分钟逐个主动性音乐治疗,鼓励患者表达自我、交流感受。在治疗过程中需要判断患者是否融入音乐,注意观察其面部表情和身体动作变化,实时关注患者音乐反应,适时选择治疗结束时间,音乐结束后耐心等待患者心境平复,并与患者进行交流与探讨,可通过提问等方式了解患者对音乐的喜好和体验,而患者可通过语言描述表达自己的感受和情绪,以达到释放和宣泄压抑的治疗目的。由我们团队临床医师兼具钢琴十级水平者指导音乐治疗。

2) 干预形式:① 主动性音乐治疗:患者通过唱歌、跳舞或演奏来表达其当时的情绪和心境,逐步培养适应能力。a. 即兴演奏:患者可根据现有乐器如风铃架、沙锤、三角铁等进行自由选择和组合,即兴演奏乐曲,鼓励患者能够接受和参与到治疗中,每轮演奏后请每位成员对刚才的表演进行感受表达。治疗目的是情绪表达和宣泄。b. 情绪卡片:患者根据抽到的卡片上面的心情词汇进行即兴唱歌、跳舞、乐器演奏,表达出自己此刻表达的情绪是什么,并分享感受,即通过唱歌、跳舞、乐器制造出的音乐来表达自己感受和情绪,并与他人有互动。治疗目的也是情绪表达和宣泄,并提高自尊和接纳。② 被动性音乐治疗:让患者感受和聆听音乐。在给患者音乐治疗的过程中通过音乐的旋律、节奏、音色等因素影响其神经系统,起到治疗作用。a. 聆听音乐:患者在聆听音乐的同时,让其进行深呼吸放松、逐渐放松肌肉,并进行音乐引导想象。比如:在聆听的过程中脑海里出现了怎样的画面,或者在聆听时会想些什么，带给自己的感受是什么。治疗目的是帮助肌肉和精神放松，通过聆听音乐降低焦虑和压力水平，减轻疼痛知觉。b. 音乐回忆：播放耳熟能详的音乐供患者欣赏，通过讲出感受，表达自我情绪、个体动力。治疗目的还是情绪表达和宣泄，提高自尊和接纳。

3) 我们团队音乐治疗的情绪监测：每次团体治疗后将家庭作业"焦虑抑郁情绪监测表"发给该组所有患者，要求他们在每次完成音乐治疗后，记录音乐治疗的起止时间及感受、认知、情绪、思维，以了解患者的依从性，保证干预质量，下次治疗前提交。

4) 我们团队音乐治疗常用曲目：① 抗焦虑、制怒类：《春风杨柳》《江南好》《同舟共济》《四大键琴协奏曲》《单簧管协奏曲》《第一长笛四重曲》《百鸟朝凤》《海滨的火焰》等。② 抗抑郁、振奋精神类：《祝您快乐》《春天来了》《乘着歌声的翅膀》《维也纳随想曲》《命运交响曲》《圣母颂》《蓝色狂想曲》等。③ 治疗失眠、多梦类：《月光》《摇篮曲》《夜曲》《梦幻曲》《德堡变奏曲》《浪漫曲》《水之游戏》《大海一样的深情》《精灵》《梦》等。

(2) 认知行为治疗组

1) 具体方法：根据每次干预治疗的时间表，为免受外界的干扰，安排专门的会议室，让患者采取舒适的体位，在 2 位我们团队临床医师兼具国家二级心理咨询师指导下进行训练认知行为治疗(cognitive behavioral therapy，CBT)以及理性情绪疗法(rational-emotive therapy，RET)。具体分为以下几个步骤。① 渐进式肌肉放松训练，按顺序依次放松头面部、颈、肩、前臂、背、胸、腹及下肢，每次大约用时 30 分钟，余下的时间进行认知行为干预治疗。② 治疗早期：建立良好医患关系；识别并指明治疗目标；集中一个主要问题；指导其认知模式；活化其行为；指导对其自动思维的识别、评估及应答方式；使受治疗者社会化，指导其应对策略。了解患者的基本情况，建立治疗关系，倾听和了解患者心理问题，科普患者所患疾病的发病原因、治疗方案、药物作用、病情转归、家庭护理以及可能出现的注意事项等，提高患者对肿瘤的认知程度，建立积极健康的思想，并使其认识到复查随访的重要性。③ 治疗中期：应用"理智的"和"情感的"技术去促进信念的修正。针对患者治疗过程中的各种负面情绪，比如"什么是癌症""为什么我会患癌"等提供理解、共情和精神支持，帮助患者积极思考，认识自己的情绪，消除其消极思想及无谓杂念，确认情绪与健康的关系，学习驾驭情绪，达到改变歪曲认知的作用。④ 治疗后期：建立新的认知方式，在实践中强化、巩固新的认知。通过患者与心理治疗师的分享与交流，探讨烦恼的根源，分析情况，鼓励患者建立健康积极的生活计划并实施，将新的认知行为应对技能应用于现实生活，最终学会宽恕和释放，用爱来关注自己，树立信心，建立希望。⑤ 焦虑抑郁自我监测：每次团体治疗后将家庭作业《焦虑抑郁情绪监测表》发给该组所有患者，要求他们在每次完成认知行为治疗后，记录治疗的起止时间及感受、认知、情绪、思维，以了解患者的依从性，保证干预质量，下次治疗前提交。

2) 我们团队进行 CBT 使用的基本技术：① 识别负性自动思维：采用 A—B—C 序列的方法帮助患者探查负性自动想法。② 识别改变潜在功能失调性假设：通过认知概念化、盘问追根法、行为试验等识别和改变失调性假设。③ 协同检验法(collaborative empiricism)：把其负性自动想法和功能失调性假设视为一种假设加以检验。三栏作业法：自动想法—认知曲解类型—合理想法。④ 此外，我们辅以 RET 疗法，主要步骤如下。a. 心理诊断(psycho diagnosis)：建立良好医患关系，帮助建立自信心；一起协商，制定目标(情绪和行为)；介绍 A—B—C 理论，使其接受理论和认识之间的关系，并对自己当前的问题予以初步分析。b. 领悟(insight)：使患者领悟到是信念引起了情绪和行为后果；他们对自己的情绪和行为问题负有责任,应自我审查和反省;只有改变不合理的信念,才能减轻或消除他们目前存在的症状。c. 修通(working through):采用各种方法与技术,使其修正和放弃非理性观念并代之合理信念,使症状减轻或消除。d. 再教育(re-education):巩固治疗效果,强化新的反应模式。

在认知行为治疗中运用的主要技术有:① 与不合理信念辩论:对患者不合理信念提出挑战和质疑。分质疑式和夸张式。② 合理情绪想象技术:a. 让患者在想象中进入他困扰的情境,体验强烈情绪反应。b. 帮助患者改变不适当的情绪反应并体会适度的情绪反应。c. 停止想象,讲述怎么想就使自己的情绪发生了变化,要强化其新的信念和体验,巩固。③ 认知家庭作业:让受治疗者自己与自己非理性信念进行辩论,它是正式会谈后的继续。

(3) 正念冥想治疗组

具体方法:根据每次干预治疗的时间表,为免受外界的干扰,安排专门的会议室,让患者采取舒适的坐位,对其实施正念冥想训练,包括引入、诱导等训练。由 2 位我们团队临床医师兼具国家二级心理咨询师担任指导。① 引导患者闭上双眼,保持清醒状态,以不困倦及想入睡为度,先进行逐渐放松肌肉的训练,按照头、面部、手臂、上身、腹部、腿部、足部的顺序做收缩、舒张动作,然后再进行 10 次深呼吸。患者注意力随着放松顺序的变化转移至身体,感觉到相应的部位舒适、温暖及血液流动,亦能感受气流进入呼吸道感觉及腹部起伏情况。整个放松过程结束后,患者感觉身心轻松。此阶段时间为 30 分钟。② 让患者调节呼吸节律,默数呼吸次数,极慢地由浅快呼吸调整到深长平缓呼吸,从 1 数到 10,再从 10 数到 1,身体放松与呼吸调节可同时进行。此阶段时间为 5 分钟。③ 以轻柔语言引导患者想象一组画面或选择一幅令人愉快的画仔细观察,尽量让患者记住多个细节。冥想治疗开始后让患者展开想象,将自身想象于美好的画面中或画中,无限畅想自己向往的景象。着重让患者了解和感受自我,引导患者感受自己的情绪、思维、记忆,接纳所有感受的产生及消失。此阶段时间为 20 分钟。④ 休息 5 分钟,再重复一次放松—调节呼吸—引导冥想治疗,最后予患者 5 分钟静息时间以脱离冥想治疗。⑤ 焦虑抑郁自我监测:每次团体治疗后将家庭作业《焦虑抑郁情绪监测表》发给该组所有患者,要求他们在每次完成正念冥想治疗后,记录治疗的起止时间及感受、认知、情绪、思维,以了解患者的依从性,保证干预质量,下次治疗前提交。

(4) 太极导引治疗组:① 练习二十四式杨氏简化太极拳,每周 1 次,每次 2 组,每组 60 分钟(10 分钟热身,40 分钟太极拳训练,10 分钟整理),共干预 12 个月。杨氏太极拳动作比较舒缓平和,更适合肿瘤患者锻炼,而国家体育总局规定的二十四式杨氏简化太极拳在临床使用最为普及。在练习时要注意调息养气,用缓慢柔和的动作影响呼吸,使深、匀、细、长的腹式呼吸与动作相呼应,讲求重意不重力,“含胸拔背”“气沉丹田”“松腰落胯”,让胸部宽静、腹部充实,以内轴引动外轴(以腰为外轴),依次带动全身上下、肌肉关节、四肢百骸都参加活动。由具有 5 年以上教学经验的中医师兼杨氏太极拳传人进行专业指导治疗。② 焦虑抑郁自我监测:每次团体治疗后将家庭作业《焦虑抑郁情绪监测表》发给该组所有患者,要求他们在每次完成太极导引治疗后,记录治疗的起止时间及感受、认知、情绪、思维,以了解患者的依从性,保证干预质量,下次治疗前提交。

(七)“慢病相对时空”公益性医疗项目临床研究工具

1. **肿瘤患者一般资料调查表**　需收集患者基线资料,其中包括了基本资料:性别、年龄、职业、家庭收入、婚姻状况、文化程度等。还有疾病相关资料:临床诊断、癌症分型、TNM 分期、合并症、有无转移、临床治疗方案等。

2. **卡式功能状态评分表(Karnofsky performance score,KPS)** 是Karnofsky开发的行为症状量表,也是最早评估癌症患者预后和选择治疗方法的量表,由生活自理能力及活动情况的评分来体现。该量表共分为11个得分等级,0～100分,每10分代表患者一种功能状态水平,已被证实能够很好地用于癌症患者机体功能状态的评估。其中,100分为基本正常者,90分的是有轻微症状体征且能进行正常活动者,80分为有一些症状体征且勉强进行正常活动者,≤70分的是不能正常生活者,故参与本次研究的是KPS评分≥80分的肿瘤患者。

3. **广泛性焦虑障碍量表(generalized anxiety disorder scale-7 item,GAD-7)** 由Spitzer教授等于2006年编制,用于广泛性焦虑的筛查及症状严重度的评估,是患者健康问卷(patient health questionnaire,PHQ)的一个重要组成部分。该量表由7个项目组成,包括感觉紧张、担忧等7个问题,目的是想要了解患者在过去2周有多少时候感觉受到了困扰。每个项目的分值设置为0～3分,总分范围0～21分。根据得分评估焦虑程度,0～4分提示没有GAD,5～9分提示轻度GAD,10～14分提示中度GAD,15～21分提示重度GAD。参与本次研究的是评分为轻至中度的焦虑状态肿瘤患者(GAD-7在5～14分)。

4. **患者健康问卷抑郁症筛查量表(patients' health questionnaire depression scale-9 item,PHQ-9)** 由Spitzer教授等于1999年根据美国《精神障碍诊断与统计手册(第4版)》(DSM-Ⅳ)的重性抑郁障碍(major depressive disorder,MDD)为标准编制而成的有关抑郁障碍的9项症状编制的自评问卷,评估过去2周患者抑郁症状的发生频率。PHQ-9每个条目的分值设置为0～3分,共有9个条目总分值27分,根据分值评估抑郁程度。通常0～4分提示没有抑郁症,5～9分提示可能有轻微抑郁症,10～14分提示可能有中度抑郁症,15～19分提示可能有中重度抑郁症,20～27分提示可能有重度抑郁症。参与本次研究的是评分为轻至中度的抑郁状态肿瘤患者(PHQ-9在5～14分)。

5. **生活质量指数量表(quality of life-index,QLI)** QLI是1981年由Spitzer教授等人编制的,可区分健康个体及有病患者,广泛应用于癌症治疗疗效的评价。该量表含5个条目,包括了活动能力、日常生活、健康状况、支持帮助、对疾病和生活的认识或态度的状况及其变化。该量表采用3级评分制,总共10分,分别表示患者最差或最好的功能状态,分值越低代表生活质量越差。

6. **耶鲁-布朗强迫症严重程度量表** 评定强迫性障碍(OCD)患者的症状严重程度和类型。

7. **社会功能缺陷筛选量表(SDSS)** 主要评价患者的职业和工作职能、婚姻职能、父母职能、社会性退缩、家庭外的社会活动、家庭内活动、个人生活自理、对外界的兴趣和关心、责任心和计划性等。总分≥2分,为有社会功能缺陷。我国残障人士抽样调查,也以上述分界值为精神残疾的标准。

8. **疲劳量表-14(fatigue scale-14,FS-14)** 系英国国王学院医院心理医学研究室的Trudie Chalder及玛丽医院的G. Berelowitz等许多专家于1992年共同编制的。第一～第八共8个条目反映躯体疲劳(physical fatigue),第九～第十四共6个条目反映脑力疲劳(mental fatigue)。分值越高,反映疲劳越严重。

9. **EORTCQLQ-C 30量表** 欧洲癌症治疗研究组织(the European Organization for Reasearch and Treatment of Cancer,EORTC)历时7年于1993年推出跨文化、跨国家的QOL-C 30(quality of Life questionnare-core 30),从多维角度对QOL进行测评,能较好反映QOL内涵,被应用于欧洲多个国家和地区的癌症患者QOL测量。E0RTC QLQ-C30(V3.0)的30个条目,可分为15个领域,计有5个功能领域(躯体、角色、认知、情绪和社会功能)、3个症状领域(疲劳、疼痛、恶心呕吐)、1个总体健康状况/生命质量领域和6个单一条目(每个作为一个领域)。将各个领域所包括的条目得分相加并除以所包括的条目数即可得到该领域的得分。

(八) 评价指标

1. 短期疗效评价指标

(1) 主要疗效评价指标：对患者治疗前基线水平及第一～第十次随访的心理量表评分进行分析。对患者治疗前后的炎症因子、下丘脑-垂体-肾上腺轴(HPA轴)功能相关指标及其他神经内分泌免疫相关指标进行分析。

(2) 次要疗效评价指标：对QOL中的每项症状分值及KPS量表分值进行计算评估。根据患者家庭作业中的情绪记录进行计算及评估。根据合并用药信息进行分析。

2. 远期疗效评价指标

(1) 主要疗效评价指标

1) 中位生存时间(median survival time, MST)：即当累积生存率为0.5时所对应的生存时间，表示有且只有50%的个体可以活过这个时间。

2) 总体生存期(overall survival)：指从随机化分组至患者死亡的时间间隔。这是Ⅲ期临床研究最重要的研究终点，也是受研究者主观偏倚影响最小的指标。

3) 生存率(survival rate, SR)：是指恶性肿瘤患者经过治疗之后，患者存活的百分比。生存率通常作为判断某项综合疗法治疗恶性肿瘤效果的重要指标，同时也是经过治疗后判断患者预后的指标。

生存率计算方法，以5年生存期为例：某一恶性肿瘤治疗的5年生存率＝某一恶性肿瘤经治疗5年后仍存活的病例数/同一时期中治疗的病例总数×100%。

4) 无疾病进展生存期(progession-free survival, PFS)：是指观察受试者进入试验到肿瘤发生恶化或死亡的时间长度，受试者只要肿瘤恶化或死亡，两者其一先发生，则达到研究的终点。

(2) 次要疗效评价指标

1) 心理量表因子分析。

2) PET评估患者脑功能变化。

3) KPS评分及生命体征(血压、脉搏)。

4) 生活质量：使用QOL量表。

5) 家庭作业(《抑郁情绪监测表》)情况进行分析。

6) 合并用药的详细信息。

7) 实验室检测：采集患者基线及每4周心理干预后清晨空腹血、唾液、诱导痰液等。采用ELISA及放射免疫法测定炎症、HPA轴及其他神经内分泌免疫相关指标变化情况(检测方法参照药盒所附说明书进行测定)。

(九) 统计方法

采用双人整理所有资料，并录入数据库，使用SPSS软件对数据进行分析，计量资料采用均数±标准差(±s)表示。采用 t 检验为组内干预治疗前后的比较，采用单因素方差分析进行组间干预治疗前后比较，采用LSD法进行两两比较，以 $P<0.05$ 表示两组之间差异有统计学意义，$P>0.05$ 表示两组之间差异无统计学意义。

第四节
“慢病相对时空”公益性医疗项目的科学基础与转化

随着人文医疗理念的深入，患者对医院诊疗行为的组织和实施提出了更高的要求。除了常规诊疗外，他们迫切需要更多的康复指导和心理关怀，其中，肿瘤及其他重型慢病患者的心理需求尤为显著。笔者团队自2008年起开展了心理状态与肿瘤相关性的研究。同时，团队还与精神医学科合作引进了心理测评系统，用于客观评价患者的抑郁、焦虑、狂躁等心理状态；系统研究了补肾益气及清热理法方药对肿瘤患者慢性应激状态改善的机制以及对肿瘤微环境炎症、血管新生等环节的作用，并系统发表了影响因子较高的相关文章。特别是在董竞成教授领衔下，我们的研究认为包括传统医学在内的替代医学手段干预肿瘤的疗效的重要机制，很可能是通过影响机体应激机制和调节机体致炎/抑炎平衡调控机制等对肿瘤微环境产生正向作用，这也是“慢病相对时空”所基于的科学基础。

一、“慢病相对时空”公益性医疗项目的相关科学研究

(一) 我们团队成功建立了社交应激抑郁模型

慢性应激模型包括慢性不可预见性应激模型、束缚应激模型、兴趣缺失动物模型(如糖水负荷试验)和绝望行为模型(例如强迫游泳实验和悬尾实验)等。这些模型多用于急性抗抑郁症治疗的研究，但这些动物模型建立的方式与人类抑郁症的发病存在很大的不同。因此，建立一种更接近人类抑郁症病因学的动物模型具有非常重要的意义。有些人群长期处于社会压力的影响下会产生兴趣缺失、焦虑等行为学的改变。同样，小鼠多次暴露于外界压力中也会产生同样的行为学改变，如将小鼠重复地暴露在社交失败的压力下就会引起明显的以兴趣缺乏、焦虑和社交回避行为为特点的抑郁症样表现。

团队课题组通过在同一物种动物之间，建立社交失败的外界应激环境，给实验动物造成一种与人类的心理压力相似的应激，通过软件分析实验动物的运动轨迹、停留时间等行为学的变化，从而对其行为学变化进行评估，建立出一种更好地模拟人类抑郁症状的抑郁动物模型(图19-3)。

1. **模型评价**

(1) 动物运动轨迹图：通过Noldus动物运动轨迹跟踪系统对C57小鼠在社交失败旷场中的运动轨迹进行记录和分析。

(2) 无攻击性CD1小鼠存在时正常对照组和应激组C57小鼠在社交失败旷场中的运动轨迹比较(图19-4)。

在没有攻击性CD1小鼠存在的情况下，正常对照组和应激组C57小鼠的运动轨迹没有太大差异，两者的运动轨迹在整个社交应激失败旷场中都有均匀地分布。

(3) 攻击性CD1小鼠存在时正常对照组和应激组C57小鼠在社交失败旷场中的运动轨迹比较(图19-5)。

在攻击性CD1小鼠存在时，正常对照组与应激组C57小鼠在社交失败旷场中的运动轨迹存在明显的差异，正常对照组C57小鼠在CD1小鼠周围的社交区的运动轨迹明显增加，在角落区及其他区域的运动轨迹较CD1小鼠未出现时有所减少；而应激组C57小鼠在社交区的轨迹明显减少，其运动轨迹主

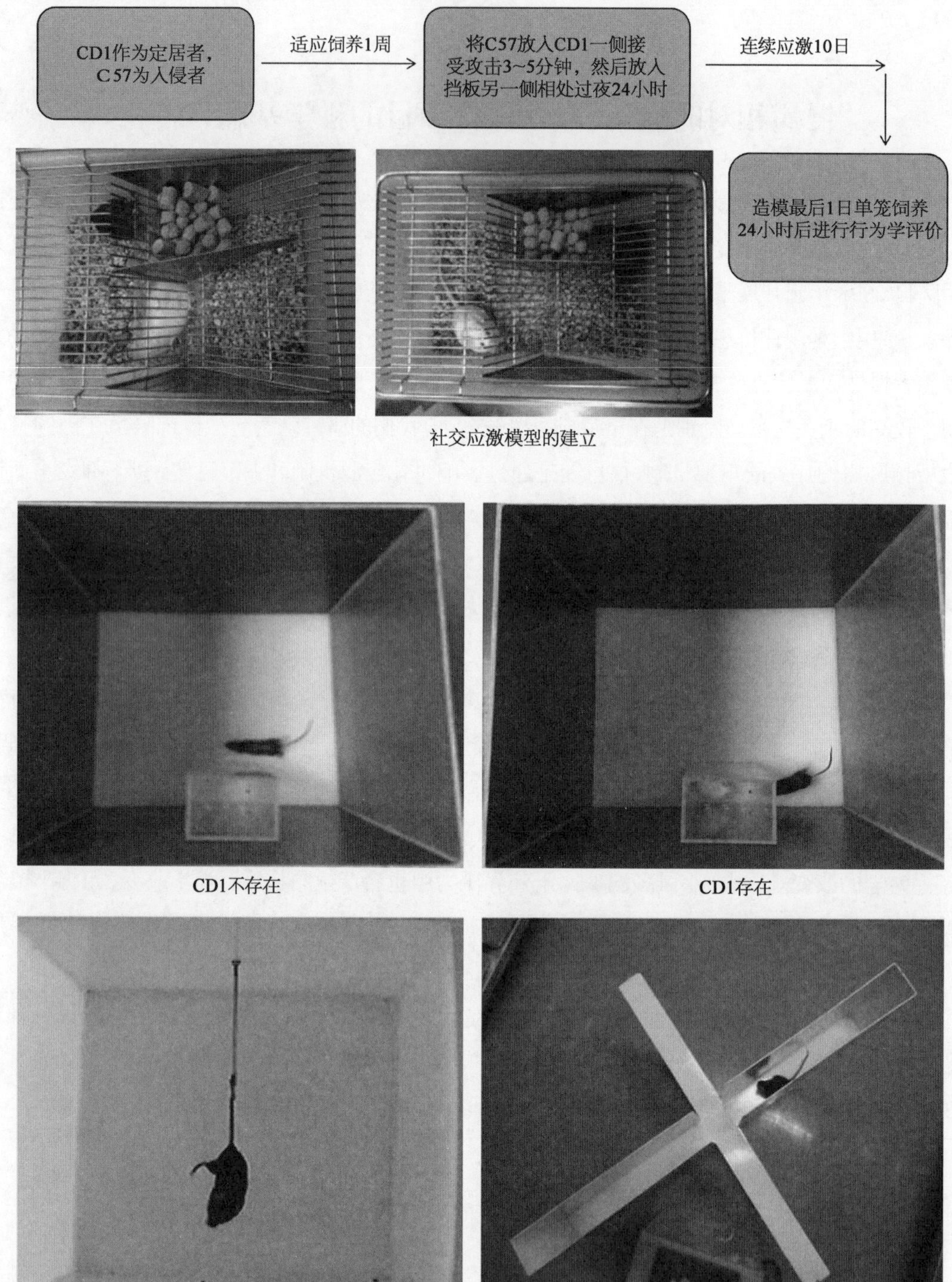

图 19-3　社交应激模型的建立

要分布在角落区及其周围较小范围内的区域。

(4) 社交失败应激对 C57 小鼠社交行为的影响(表 19-3)。使用 Noldus 动物运动轨迹跟踪系统对 C57 小鼠在社交失败旷场中的运动轨迹进行分析和检测，SPSS16.0 软件对所得数据进行分析。各组小鼠在攻击性 CD1 小鼠出现前后在不同区域内运动时间比较：社交失败旷场内无攻击性 CD1 鼠存在时，未接受 CD1 小鼠应激的正常对照组 C57 小鼠较接受 CD1 小鼠应激的应激组 C57 小鼠在社交区停留时间长($P<0.05$)；而相对地在角落区停留的时间短($P>0.05$)；且正常对照组 C57 小鼠比应激组 C57 小

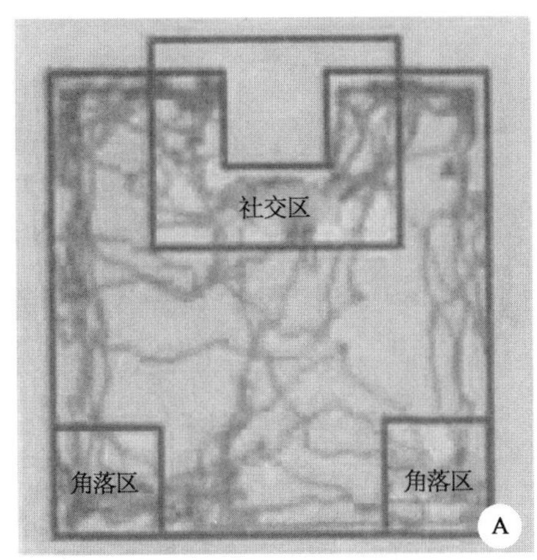

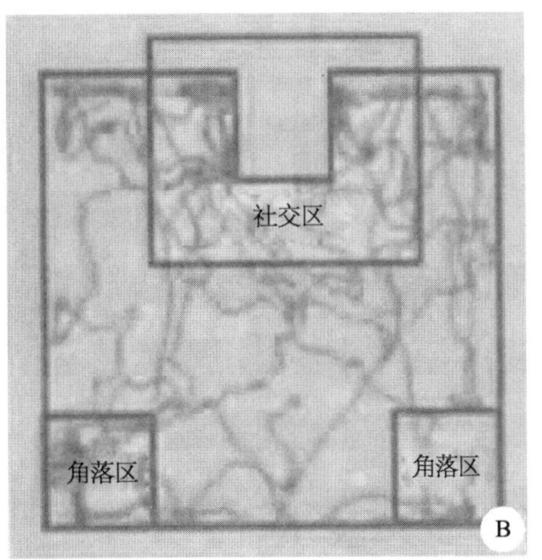

图 19-4　无攻击性 CD1 小鼠存在时，各组 C57 小鼠在社交失败旷场中的运动轨迹

注：A 为正常对照组；B 为应激组

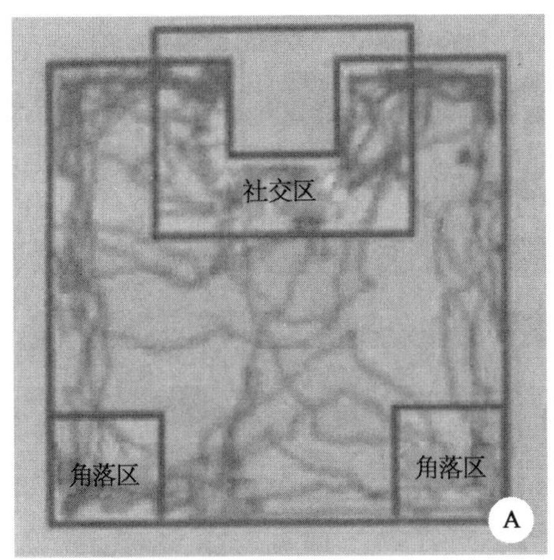

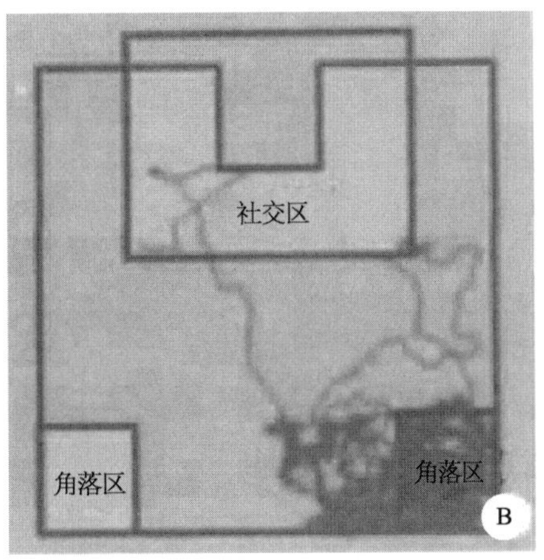

图 19-5　攻击性 CD1 小鼠存在时，各组 C57 小鼠在社交失败旷场中的运动轨迹

注：A 为正常对照组；B 为应激组

鼠更早出现在社交区($P<0.05$)，同时应激组 C57 小鼠首次出现在角落区的时间较正常对照组 C57 小鼠晚($P<0.05$)。攻击性 CD1 小鼠出现在社交应激失败旷场中后，正常对照组 C57 小鼠在社交区停留时间较应激组 C57 明显延长($P<0.05$)，同时正常对照组 C57 小鼠在角落区停留时间较应激组 C57 小鼠短($P<0.05$)；正常对照组 C57 小鼠较应激组 C57 小鼠更早出现在社交区($P>0.05$)，而正常对照组 C57 小鼠较应激组 C57 小鼠更早出现在角落区($P<0.05$)。组内自身比较，正常对照组 C57 小鼠在社交区停留时间较未出现攻击性 CD1 小鼠时有所缩短，但差异无统计学意义($P>0.05$)，在社交区首次出现时间较未出现攻击性 CD1 小鼠时有所延长($P<0.05$)；在角落区，CD1 小鼠出现后，正常对照组 C57 小鼠停留时间有所延长，但差异无统计学意义($P>0.05$)，而在角落区首次出现时间有所缩短($P<0.05$)。CD1 小鼠出现后，应激组 C57 小鼠在社交区停留时间明显缩短($P<0.05$)，首次出现时间有所延长($P<0.05$)，而在角落区的停留时间明显延长($P<0.05$)，在角落区首次出现时间有所延长($P<0.05$)。

2. **两组高架十字实验结果比较(表 19-4)**　与正常组比较，模型组进入开放臂、闭合臂及高架十字总进入次数均减少($P<0.05$)；模型组开放臂进入数，降低($P<0.05$)。

表 19-3 各组小鼠在攻击性CD1小鼠出现前后在不同区域内运动时间比较(s, $\overline{x}\pm s$)

组别	区域	CD1小鼠	n	停留时间	首次出现时间
正常对照	社交区	Y	8	70.08±5.03	26.54±8.89*
		N	8	74.60±2.78	9.28±8.13
	角落区	Y	8	21.50±3.16	15.10±5.49△
		N	8	18.26±4.89	34.86±11.69
应激	社交区	Y	8	22.62±4.34*	41.00±7.67*
		N	8	52.72±10.54	22.72±4.11
	角落区	Y	8	52.80±7.84△	26.32±4.84△
		N	8	24.04±8.73	4.44±1.22

注：与本组社交区未出现CD1小鼠时比较，* $P<0.05$；与本组角落区未出现CD1小鼠时比较，△ $P<0.05$；Y表示CD1小鼠出现，N表示CD1小鼠未出现。

表 19-4 两组高架十字实验结果比较($\overline{x}\pm s$)

组别	n	开放臂(次)	闭合臂(次)	高架迷宫(次)	开放臂次数比(%)
正常	10	13.10±37.57	29.50±3.39	42.66±6.77	29.33±12.71
模型	10	2.83±2.71*	13.50±2.66*	16.33±4.50*	15.00±12.61*

注：与正常组比较，* $P<0.05$。

3. **悬尾实验结果比较(表 19-5)** 与正常组相比，模型组小鼠在悬尾实验中后4分钟内不动时间延长($P<0.05$)。

表 19-5 两组悬尾实验结果比较(s, $\overline{x}\pm s$)

组别	n	不动时间
正常	10	50.49±30.12
模型	10	176.58±44.18*

注：与正常组比较，* $P<0.05$。

4. **两组血清皮质醇水平比较(表 19-6)** 与正常组比较，模型组血清皮质醇水平明显升高($P<0.01$)。

表 19-6 血清皮质醇水平比较(μg/L, $\overline{x}\pm s$)

组别	n	皮质醇水平
正常	10	175.9±68.1
模型	10	579.0±79.1*

注：与正常组比较，* $P<0.01$。

(二) 我们团队成功建立了慢性束缚应激抑郁模型

1. **一般情况和行为学比较** 与正常组比较，慢性束缚应激大鼠的体重显著降低($P<0.01$)(图 19-6)。

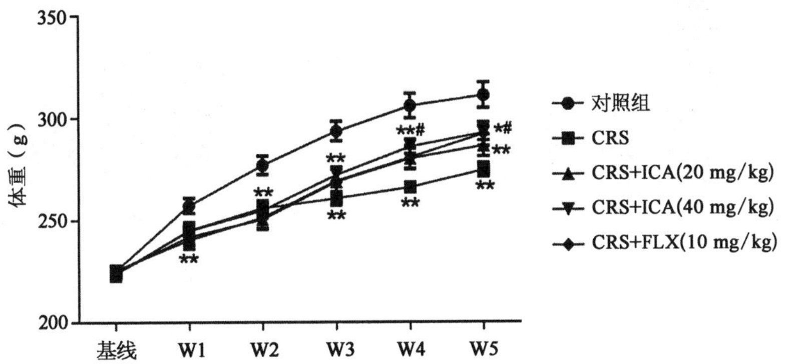

图 19-6 实验期间各组大鼠的体重变化。与正常组比较，** $P<0.01$，* $P<0.05$；与 CRS 组比较，# $P<0.05$。每组 10 只大鼠

与正常组比较，慢性束缚应激大鼠的身体状况评分显著降低($P<0.01$)(图 19-7)。

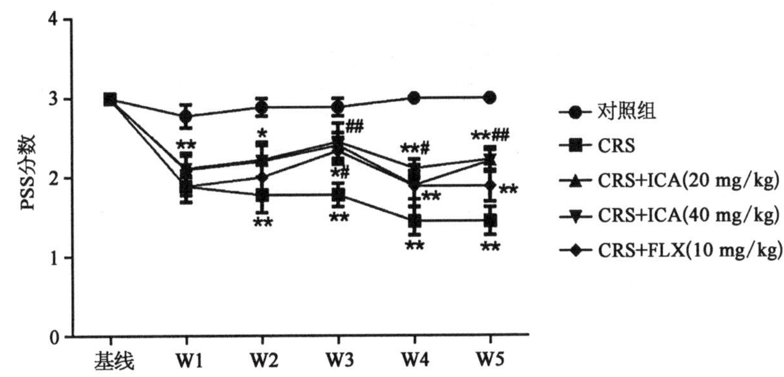

图 19-7 实验期间各组大鼠 PSS 评分的改变。与正常组比较，** $P<0.01$，* $P<0.05$；与 CRS 组比较，## $P<0.01$，# $P<0.05$。每组 10 只大鼠

与正常组比较，慢性束缚应激大鼠的糖水偏好率显著降低($P<0.01$)(图 19-8)。

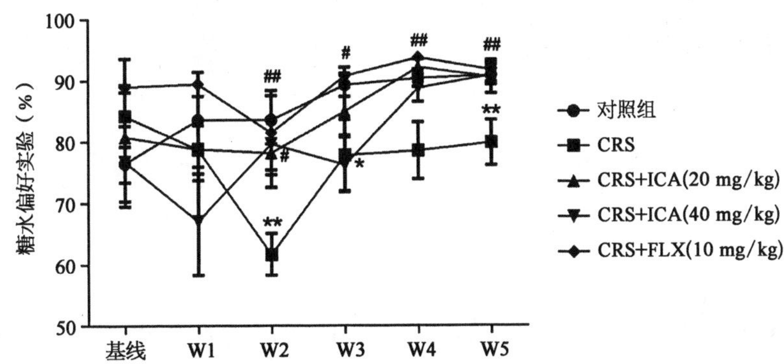

图 19-8 实验期间各组大鼠糖水偏好率的改变。与正常组比较，** $P<0.01$，* $P<0.05$；与 CRS 组比较，## $P<0.01$，# $P<0.05$。每组 9～10 只大鼠

与正常组比较，慢性束缚应激大鼠在强迫游泳和悬尾实验中的不动时间显著增长，挣扎时间显著缩短($P<0.05$)(图 19-9、图 19-10)。

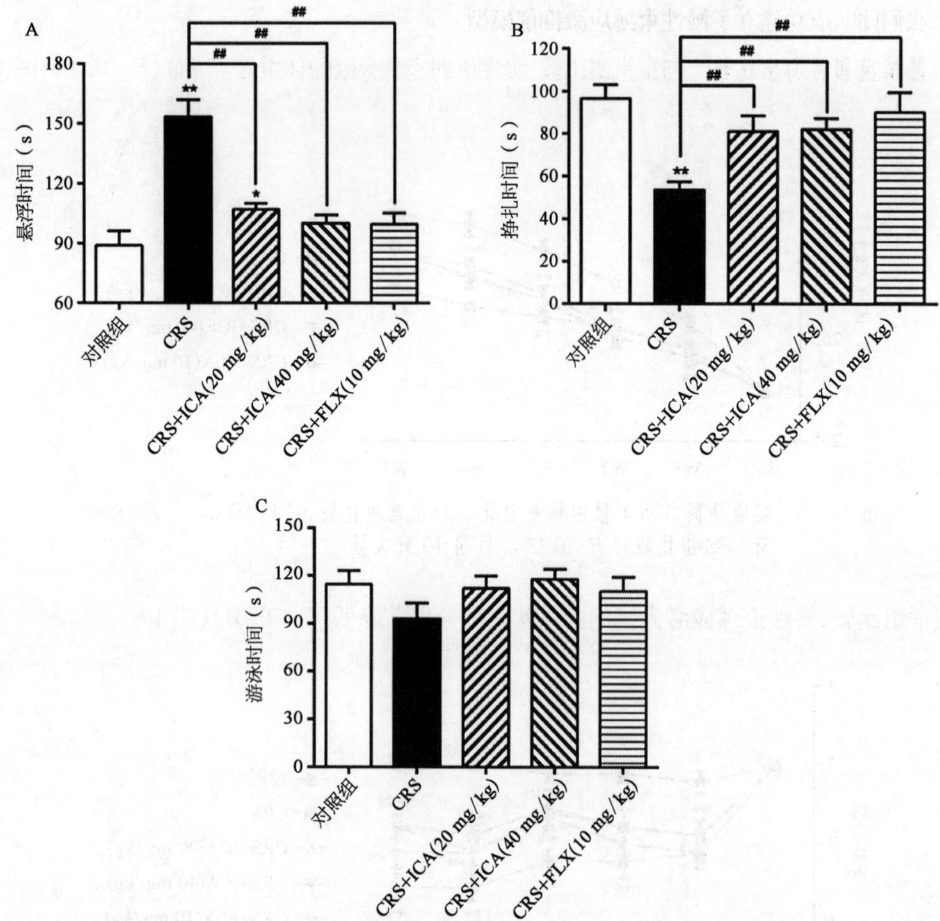

图 19-9　各组大鼠强迫游泳行为学的改变。与正常组比较，** $P<0.01$，* $P<0.05$；与 CRS 组比较，## $P<0.01$。每组 8 只大鼠

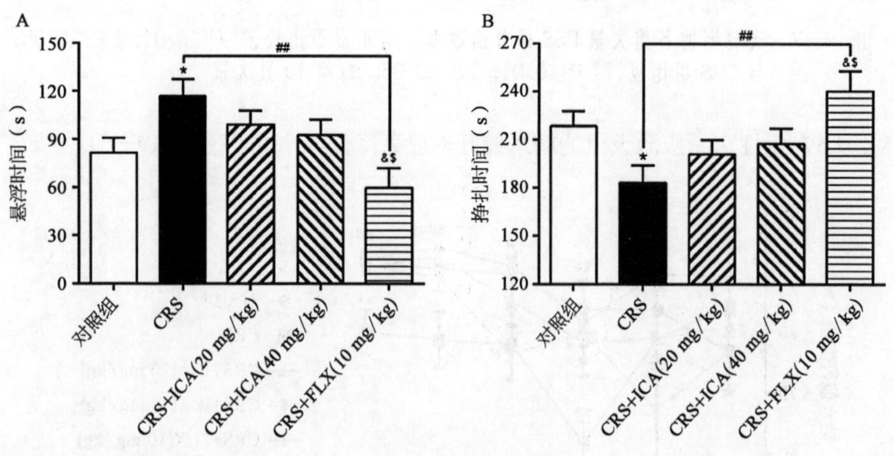

图 19-10　各组大鼠悬尾实验中的行为学改变。与正常组比较，* $P<0.05$；与 CRS 组比较，## $P<0.01$；与淫羊藿苷低剂量组比较，& $P<0.05$；与淫羊藿苷高剂量组比较，$ $P<0.05$。每组 8 只大鼠

在开场实验中，慢性束缚应激大鼠离开中央区潜伏期和中央区逗留时间均显著延长($P<0.05$)。以上行为学结果表明，慢性束缚应激大鼠具有明显的抑郁和焦虑状态(图 19-11)。

2. **应激指标**　慢性束缚应激还可显著促进大鼠双侧肾上腺增生，升高大鼠血清皮质酮、TNF-α 和 IL-6 的表达($P<0.05$)(图 19-12)。

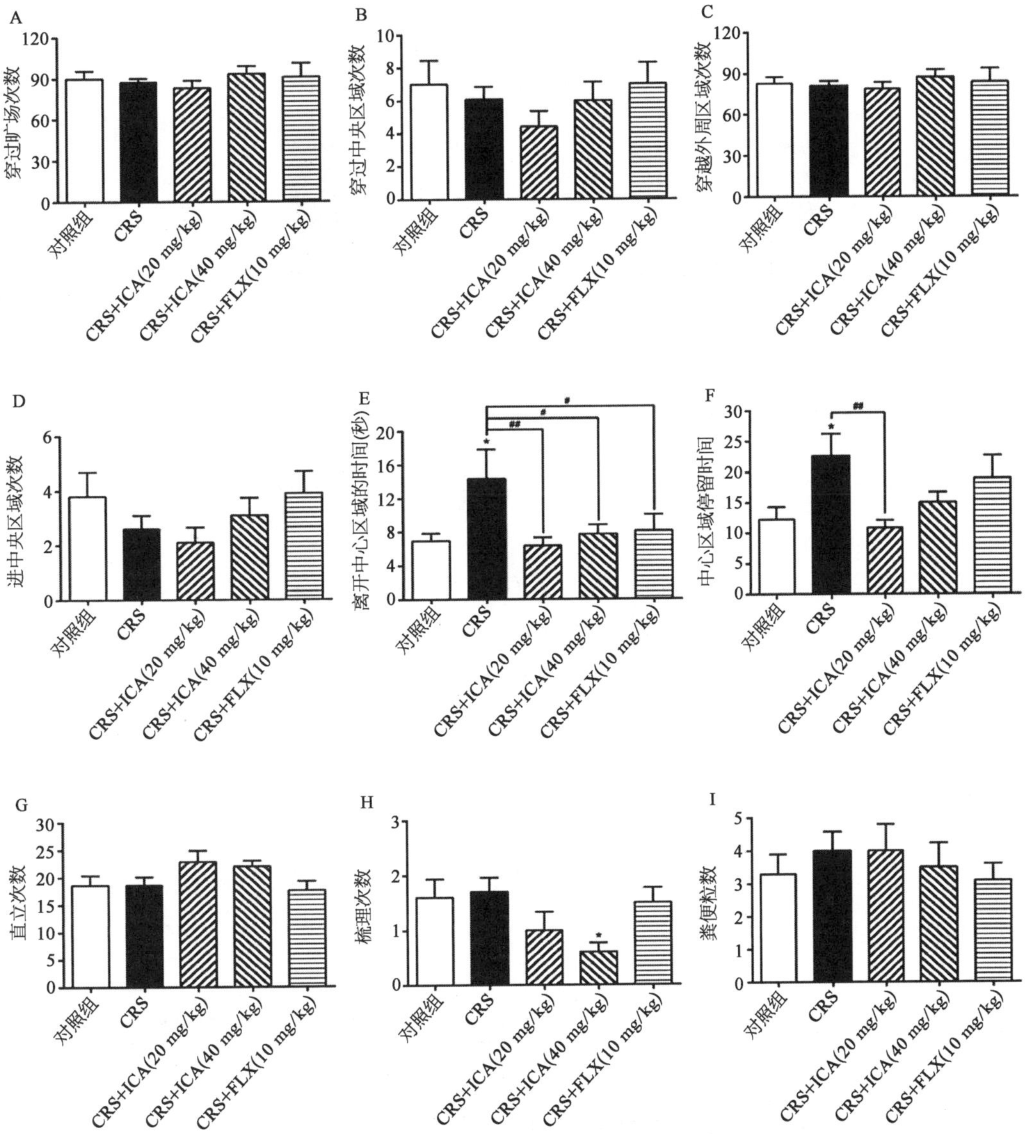

图 19-11 各组大鼠在开场实验中的行为学改变。与正常组比较，* $P<0.05$；与 CRS 组比较，## $P<0.01$，# $P<0.05$。每组 8～10 只大鼠

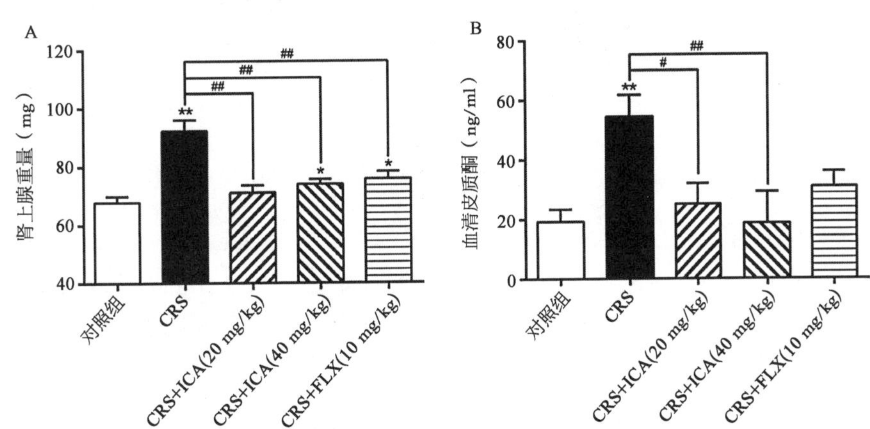

图 19-12 各组大鼠肾上腺重量及血清皮质酮的比较。与正常组比较，** $P<0.01$，* $P<0.05$；与 CRS 组比较，## $P<0.01$，# $P<0.05$。每组 5～6 只大鼠

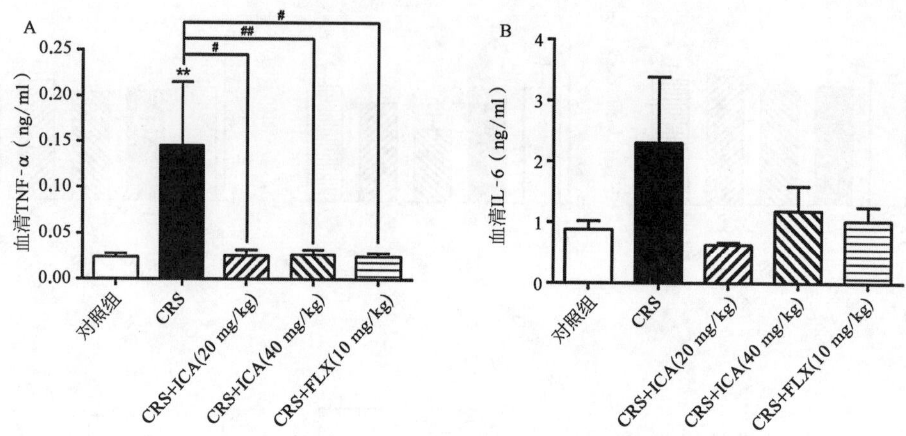

图 19－13　各组大鼠血清 TNF－α、IL－6 表达的比较。与正常组比较，** $P<0.01$；与 CRS 组比较，## $P<0.01$，# $P<0.05$。每组 6 只大鼠

（三）我们团队应用18F－FDG micro－PET/CT 研究了抑郁大鼠脑代谢活性改变

1. **慢性束缚应激抑郁大鼠多脑区脑代谢改变**　研究发现，与正常组比较，慢性束缚应激组大鼠有 12 个脑区的葡萄糖代谢率显著降低：双侧内侧前额叶皮质、双侧背部海马、双侧杏仁核、双侧 Acb Core/Shell、左侧听觉皮质、右侧视觉皮质、右侧扣带回皮质和左侧岛叶皮质；有 7 个脑区的葡萄糖代谢率显著增高：双侧中脑、双侧小脑灰质、双侧小脑白质和延髓。与正常组比较，慢性束缚应激大鼠背部海马、右扣带回中的 Ki－67、Bcl－2，内侧前额叶皮质、杏仁核中的 BrdU、Bcl－2，以及内侧前额叶皮质、左听觉皮质 Ki－67 和左岛叶皮质中的 BrdU 表达均显著降低；背部海马、内侧前额叶皮质中的 Bax 表达显著升高（图 19－14）。

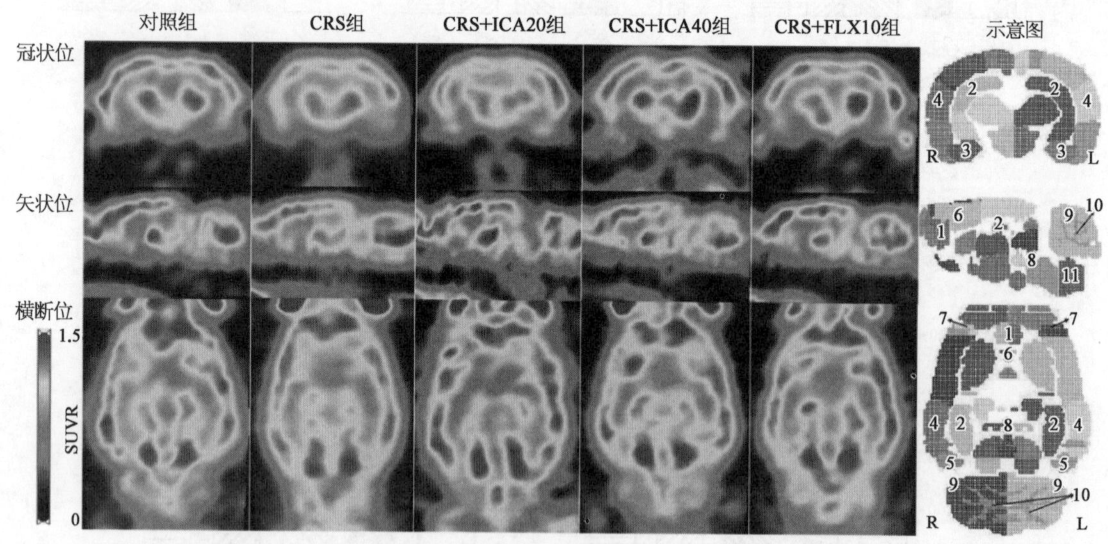

图 19－14　各组大鼠代表性的 micro－PET/CT 脑成像。图像中的深灰色代表较高的葡萄糖代谢率，浅灰色代表较低的葡萄糖代谢率。大鼠脑冠状位、矢状位、横断位的脑区示意图中：1－mPFC，2－ADH，3－Amy，4－Au，5－V，6－Cg，7－I，8－Mid，9－CBG，10－CBW，11－MED；R 右侧，L 左侧

2. **各组大鼠差异脑区葡萄糖代谢率**　该结果表明：在 CRS 诱导的抑郁大鼠模型中，多个脑区参与抑郁的发病，包括部分功能活性降低的脑区和另外一部分功能活性补偿性升高的脑区，前者主要集中在边缘叶－皮质系统，后者主要集中在小脑、中脑及延髓（图 19－15）。

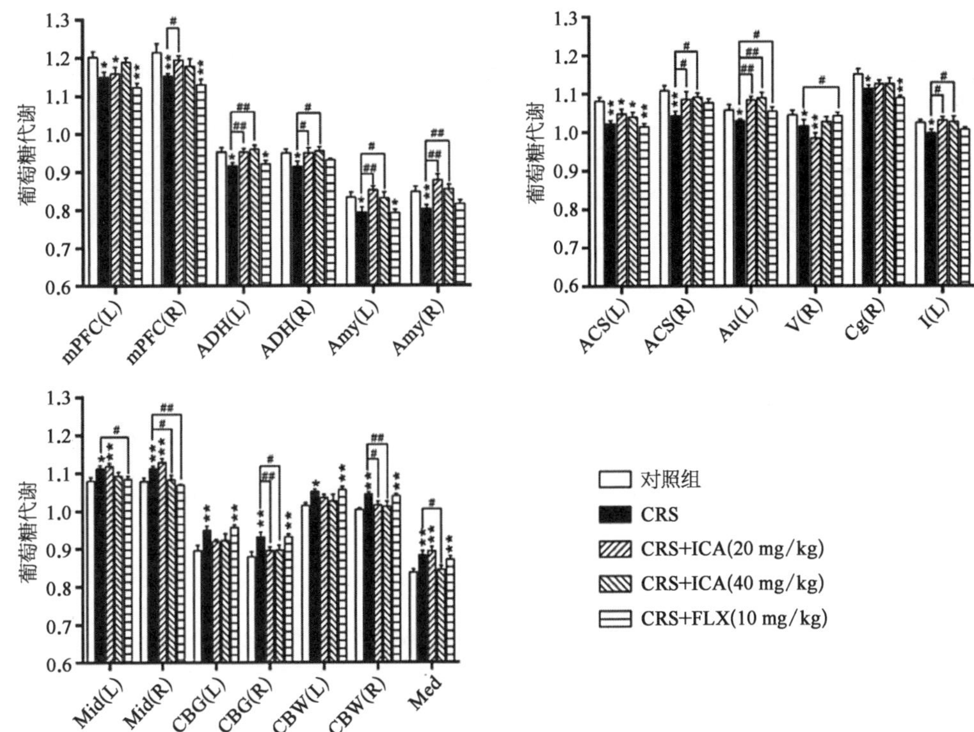

图 19-15 各组大鼠葡萄糖代谢差异脑区的相对葡萄糖代谢率。与正常组比较，** $P<0.01$，* $P<0.05$；与 CRS 组比较，## $P<0.01$，# $P<0.05$。每组 6～7 只大鼠

(四) 我们团队研究了社交应激对小鼠肺癌生长、转移的影响

1. **各组小鼠皮下移植瘤瘤重比较** 结果显示，小鼠给予社交应激 10 日后接种肿瘤，肿瘤重量较单纯肿瘤组明显增加($P<0.05$)，而先接种肿瘤后给予社交应激 10 日，与单纯肿瘤组相比较，肿瘤重量有减轻趋势，但差异无统计学意义($P>0.05$)。先给予社交应激 5 日，接种肿瘤后再给予社交应激 5 日，与单纯肿瘤组相比较，肿瘤重量明显增加($P>0.05$)(表 19-7)。

表 19-7 各组小鼠皮下移植瘤瘤重比较($\bar{x}\pm s$)

分　组	动物数(只)	瘤重(g)
单纯肿瘤组	8	6.3±0.69
瘤前应激组	8	7.03±0.6*
瘤后应激组	7	6.07±0.5
瘤前瘤后应激组	7	7.74±0.35**

注：与单纯肿瘤组比较，* $P<0.05$，** $P<0.01$。

2. **各组小鼠肺脏转移结节数目比较** 结果显示，给予社交应激 10 日后接种肿瘤，肺转移结节数目较单纯肿瘤组明显增加($P<0.01$)，而先接种肿瘤后给予社交应激 10 日，与单纯肿瘤组相比较，肺转移结节数目有减少的趋势，但差异无统计学意义($P>0.05$)。先给予社交应激 5 日，接种肿瘤后再给予社交应激 5 日，与单纯肿瘤组相比，肺转移结节数目明显增加($P<0.01$)(表 19-8)。

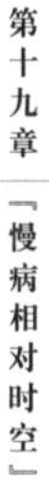

表 19-8　各组小鼠肺转移结节数目比较($\bar{x}\pm s$)

分　组	动物数(只)	肺脏转移结节(个)
单纯肿瘤组	8	8.88±2.1
瘤前应激组	8	14.5±3.38**
瘤后应激组	7	7.71±1.8
瘤前瘤后应激组	7	22.29±4.42**

注：与单纯肿瘤组比较，** $P<0.01$。

3. **各组小鼠在社交区域停留时间比较**　与正常组相比，社交应激模型组在社交区域停留时间明显减少($P<0.01$)，而氟西汀组、淫羊藿苷组可显著改善社交应激小鼠在社交区域的停留时间($P<0.01$)(表 19-9)。

表 19-9　各组小鼠社交区域停留时间的比较(*Mean*±*SD*)

组　别	动物数	社交区域停留时间(s)
正常组	8	50.49±12.15**
模型组	8	26.97±9.61
氟西汀组	8	48.55±13.56**
淫羊藿苷组	8	42.54±25.02**

注：与模型组比较，** $P<0.01$。

4. **各组小鼠血清炎性因子比较**　与正常组相比，社交应激模型组 IL-1β 和 IL-6 显著升高($P<0.01$)，而氟西汀组、淫羊藿苷组可显著降低社交应激模型小鼠 IL-1β 和 IL-6($P<0.01$)(表 19-10)。

表 19-10　各组小鼠血清 IL-1β 和 IL-6 的检测结果(*Mean*±*SD*)

组　别	动物数	IL-1β(pg/ml)	IL-6(pg/ml)
正常组	8	25.75±11.12**	21.63±8.7**
模型组	8	75.5±23.71	110.63±39.66
氟西汀组	8	40.5±20.85**	45.85±25.7**
淫羊藿苷组	8	42.13±15.65**	44.87±28.64**

注：与模型组比较，** $P<0.01$。

以上实验结论：淫羊藿苷能够增加社交应激性抑郁小鼠的社交兴趣，在社交区域内的活动时间增加，并可使血中致炎因子 IL-1、IL-6 等炎性细胞因子水平降低。

(五) 我们团队探索了抑郁的神经元凋亡机制及淫羊藿苷的保护作用

我们研究发现，淫羊藿苷能够通过抑制 MAPK 信号转导通路中关键分子 p38MAPK 磷酸化，保护海马神经元(图 19-16)。

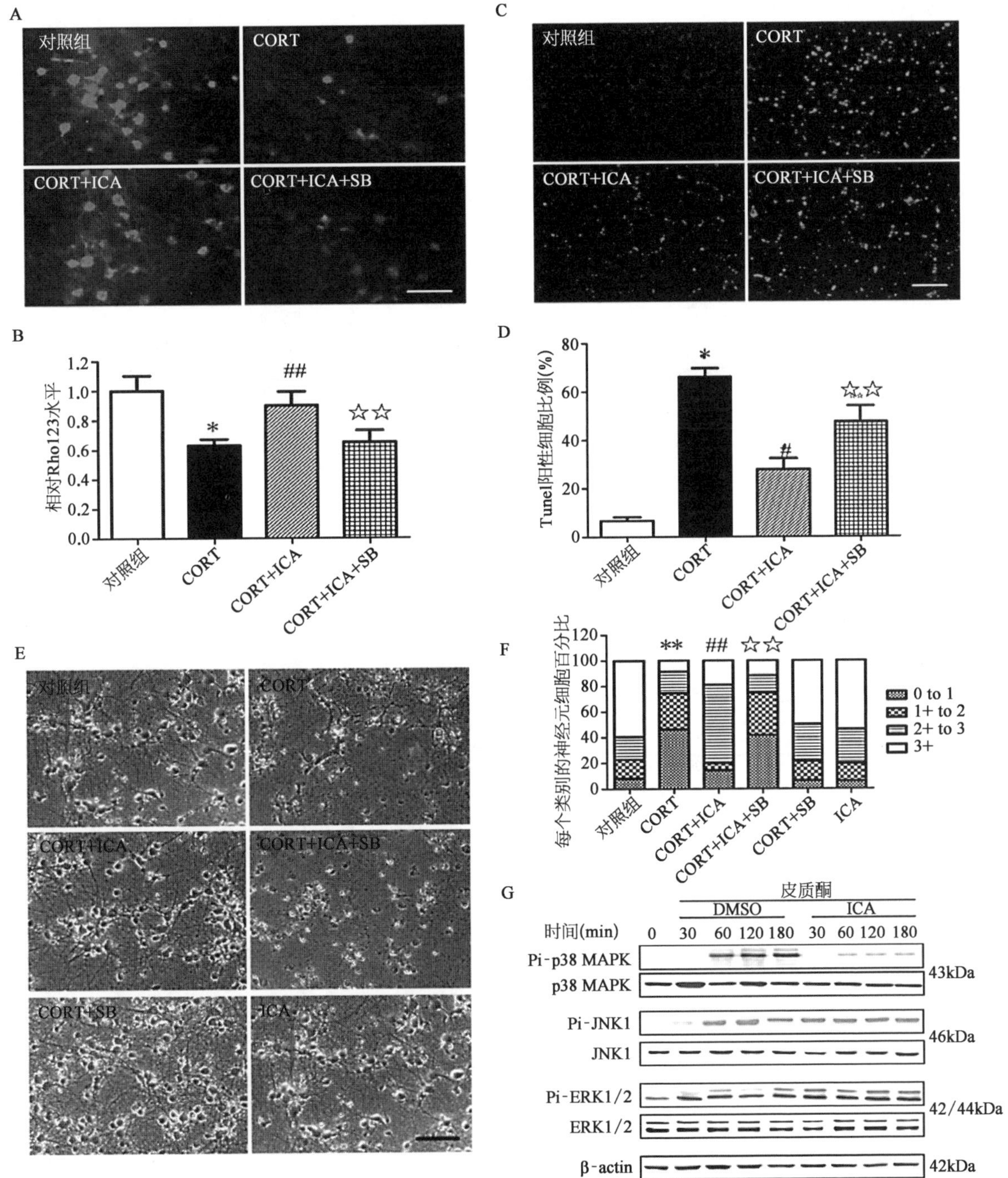

图 19-16 淫羊藿苷对神经元凋亡的保护作用机制

A、B：Rho123 检测线粒体膜电位；C、D：Tunel 检测神经元凋亡；E、F：形态学观察神经元突触；G：淫羊藿苷对 MAPK 通路的影响

二、"慢病相对时空"公益性医疗项目的实践与转化(临床研究部分)

(一) 我们团队基于慢病相对时空项目进行了大样本的临床研究，明确了肿瘤相关性抑郁患者炎性细胞因子变化特点

1. 肿瘤共病抑郁患者 IL-1β、TNF-α 的表达情况 临床研究显示：肿瘤共病抑郁组患者脑脊液和外周血中 IL-1β、TNF-α 等炎性因子的表达显著高于肿瘤不伴有抑郁组、单纯抑郁组和正常对照组(图 19-17)。

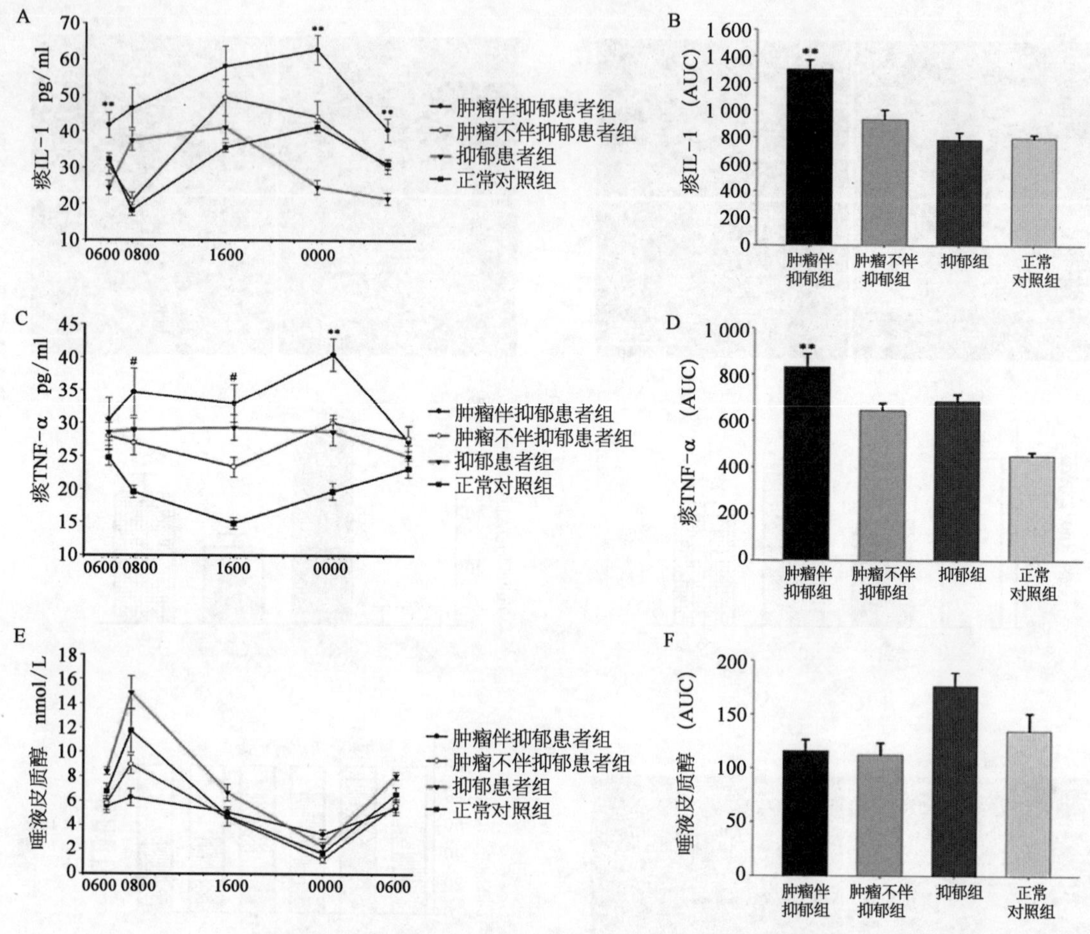

图 19-17 肿瘤共病抑郁患者 IL-1β、TNF-α的表达情况

A：IL-1β昼夜节律；B：IL-1β昼夜曲线下面积(AUC)；C：TNF-α昼夜节律；D：TNF-α昼夜曲线下面积(AUC)；E：唾液皮质醇昼夜节律；F：唾液皮质醇曲线下面积

2. **肿瘤共病抑郁患者 IL-1、TNF-α等炎性因子的 ROC 分析结果** 通过 ROC 分析发现，IL-1β可作为生物标记物在诊断肿瘤相关性抑郁中发挥辅助作用(图 19-18)。

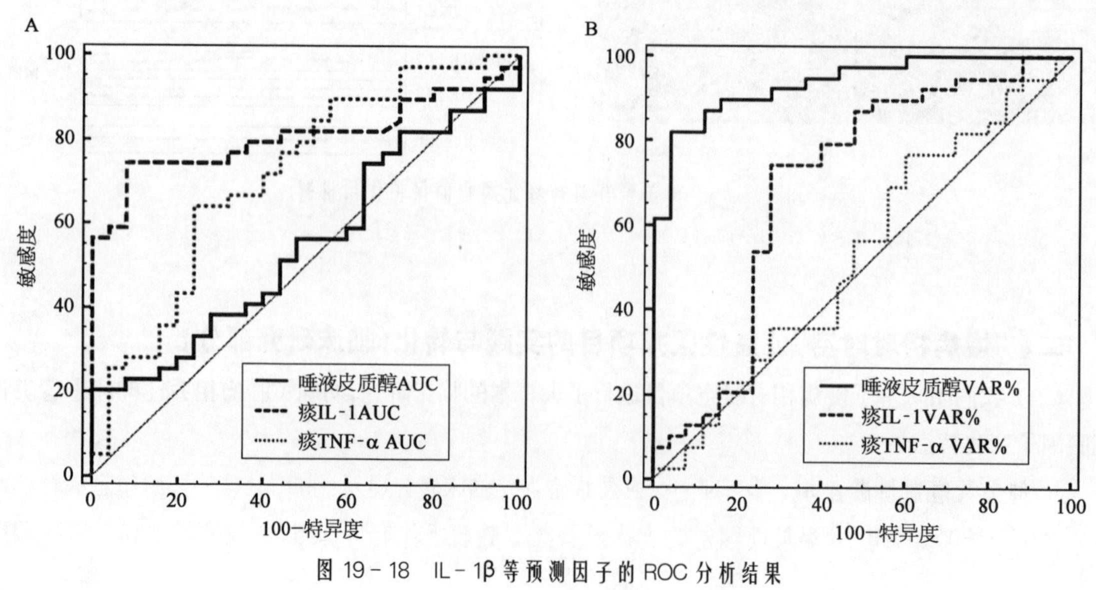

图 19-18 IL-1β等预测因子的 ROC 分析结果

课题组研究发现肿瘤共病抑郁组患者脑脊液和外周血中 IL - 1β、IL - 6 与 TNF - α 等炎性因子的表达显著高于肿瘤不伴有抑郁组、单纯抑郁组和正常对照组,其中 IL - 1β 与抑郁程度最为相关。通过 Logistic 回归分析发现,IL - 1β 是肿瘤相关性抑郁的独立危险因素;通过 ROC 分析发现,IL - 1β 可作为生物标记物在诊断肿瘤相关性抑郁中发挥辅助作用。这些结果发表在《精神神经内分泌学》(*Psychoneuroendocrinology*)及 *Prog Neuropsychopharmacol Biol Psychiatry* 等国际高水平杂志上。

(二) 我们团队基于“慢病相对时空”项目,研究了 ^{18}F - FDG PET /CT 脑成像与唾液皮质醇、唾液 α - 淀粉酶等应激指标的相关性

我们研究发现,经过正念冥想组、音乐治疗组等“慢病相对时空”替代医学干预,肿瘤共病抑郁患者大脑积极情绪脑区活动显著提高,消极情绪脑区活动降低(图 19 - 19、图 19 - 20)。

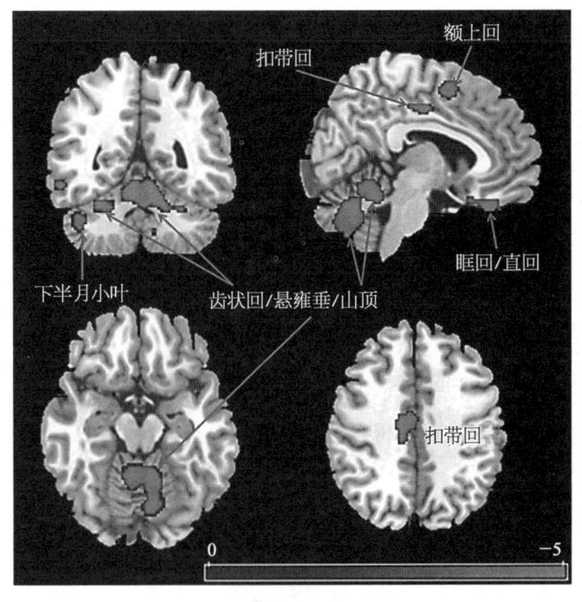

图 19 - 19 肿瘤共病抑郁患者葡萄糖代谢率显著降低的脑区

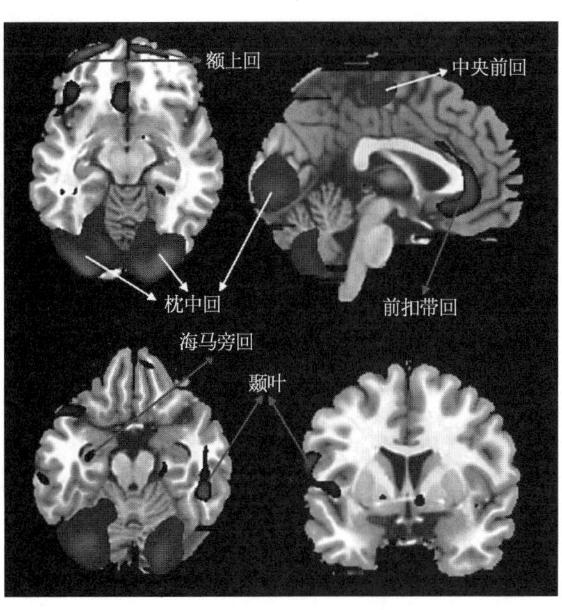

图 19 - 20 干预后肿瘤共病抑郁患者改善的脑区

本研究发现:女性更容易出现抑郁和焦虑情绪,具体表现在焦虑/躯体化、认知障碍及精神性焦虑三个方面;身体质量指数较低的受检者往往具有较为严重的抑郁和焦虑情绪以及较高的多项具体因子评分;肿瘤患者具有较低的身体质量指数,且较容易出现绝望感。抑郁组的汉密尔顿抑郁和焦虑量表评分以及唾液 α 淀粉酶和唾液皮质醇表达均显著高于健康对照组,且抑郁患者左侧边缘叶扣带回(BA24)、左侧额叶额上回(BA6)、眶回(BA11)、直回(BA11)、右侧额叶眶回(BA47)以及小脑前、后叶的葡萄糖代谢率显著低于健康人(表 19 - 11)。

表 19 - 11 与健康人比较,抑郁患者葡萄糖代谢显著降低的脑区及其相对葡萄糖代谢率

脑 区	方位	像素值	坐标 x	坐标 y	坐标 z	Z_{max} 值	健康对照组 (*Mean* ± *SEM*)	抑郁组 (*Mean* ± *SEM*)
边缘叶,扣带回(BA24)	左脑	178	− 4	− 14	42	4.65	92.94 ± 0.94	84.42 ± 0.47***
额叶,额上回(BA6)	左脑	78	− 6	6	54	4.28	93.69 ± 1.01	84.77 ± 0.85***

续 表

脑 区	方位	像素值	坐标 x	坐标 y	坐标 z	Z_{max} 值	健康对照组 (*Mean* ± *SEM*)	抑郁组 (*Mean* ± *SEM*)
额叶,眶回(BA11)	左脑	349	-6	34	-26	4.27	81.47±0.60	73.61±0.98***
额叶,眶回(BA47)	右脑		12	30	-28	4.04	73.85±1.03	62.59±1.63***
额叶,直回(BA11)	左脑		0	24	-24	3.94	80.00±1.25	69.10±1.48***
小脑,前叶,齿状	右脑	2 816	12	-52	20	4.1	79.61±1.15	66.54±1.88***
小脑,前叶,嘴峰	左脑		-6	-52	-14	3.85	78.39±1.32	66.44±1.54***
小脑,后叶,悬雍垂	左脑		-6	-66	-30	4.07	76.58±2.32	60.67±1.85***
小脑,后叶,下半月小叶	左脑	258	-50	-64	-38	3.65	63.70±1.85	52.07±1.47***

注：与健康对照组比较，*** $P<0.001$。

相关性分析结果表明：受检者汉密尔顿量表评分与以上大部分脑区的葡萄糖代谢率呈显著负相关，与唾液α淀粉酶和唾液皮质醇的表达水平呈显著正相关；脑区葡萄糖代谢率亦与受检者唾液α淀粉酶和女性人群、体重降低是抑郁和焦虑的危险因素，值得高度重视。边缘叶扣带回、额叶额上回、眶回、直回，以及小脑前叶、后叶等脑区降低的功能活性可能是抑郁和焦虑的发病机制之一。边缘叶、额叶的葡萄糖代谢率降低程度与唾液α淀粉酶和唾液皮质醇的表达水平，均可反映抑郁和焦虑的严重程度，并可作为辅助诊断抑郁和焦虑，以及评价抑郁和焦虑治疗效果的影像或实验室检查手段(表19-12)。

表19-12 脑区葡萄糖代谢率与HAM量表评分、唾液α淀粉酶和唾液皮质醇的相关性($n=16$)

	HAM量表评分	唾液α淀粉酶	唾液皮质醇
左扣带回(BA24)	$r=-0.569$, $P=0.021$	$r=-0.668$, $P=0.005$	$r=-0.743$, $P=0.001$
左额上回(BA6)	$r=-0.573$, $P=0.020$	$r=-0.646$, $P=0.007$	$r=-0.689$, $P=0.003$
左眶回(BA11)	$r=-0.482$, $P=0.059$	$r=-0.548$, $P=0.028$	$r=-0.546$, $P=0.029$
右眶回(BA47)	$r=-0.545$, $P=0.029$	$r=-0.500$, $P=0.049$	$r=-0.689$, $P=0.003$
左直回(BA11)	$r=-0.697$, $P=0.003$	$r=-0.470$, $P=0.066$	$r=-0.817$, $P<0.001$
HAM量表评分	1	$r=0.766$, $P=0.001$	$r=0.832$, $P<0.001$
唾液α淀粉酶	$r=0.766$, $P=0.001$	1	$r=0.719$, $P=0.002$
唾液皮质醇	$r=0.832$, $P<0.001$	$r=0.719$, $P=0.002$	1

(三) 非药物补充替代医学治疗肿瘤伴焦虑抑郁患者的随机平行对照临床研究

1. **"慢病相对时空"观察组患者焦虑状态改变情况** 我们研究发现，经过干预后，音乐治疗组、认知行为治疗组、正念冥想组和太极导引组的HAMA-14、SAS、GAD-7评分均显著降低。HAMA评分在干预第一年下降最为明显，后渐趋平稳。四种干预方式在抗焦虑方面差别无统计学意义(图19-21～图19-23)。

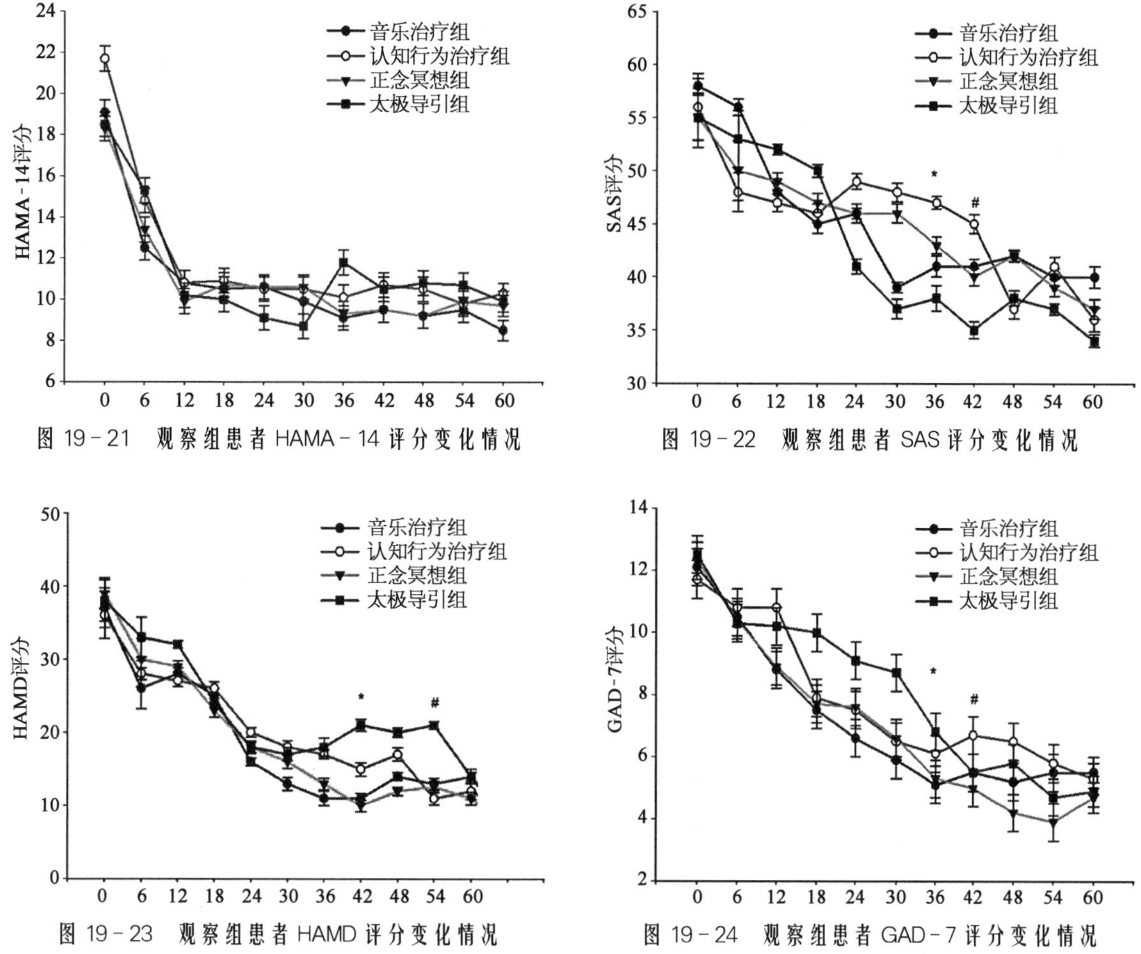

图 19-21　观察组患者 HAMA-14 评分变化情况

图 19-22　观察组患者 SAS 评分变化情况

图 19-23　观察组患者 HAMD 评分变化情况

图 19-24　观察组患者 GAD-7 评分变化情况

2. **"慢病相对时空"观察组患者抑郁状态改变情况**　我们研究发现，经过干预后，音乐治疗组、认知行为治疗组、正念冥想组和太极导引组的 HAMD、PHQ-9 评分均有下降趋势。其中，音乐治疗组、正念组、认知行为治疗组抗抑郁疗效优于太极导引组(图 19-24、图 19-25)。

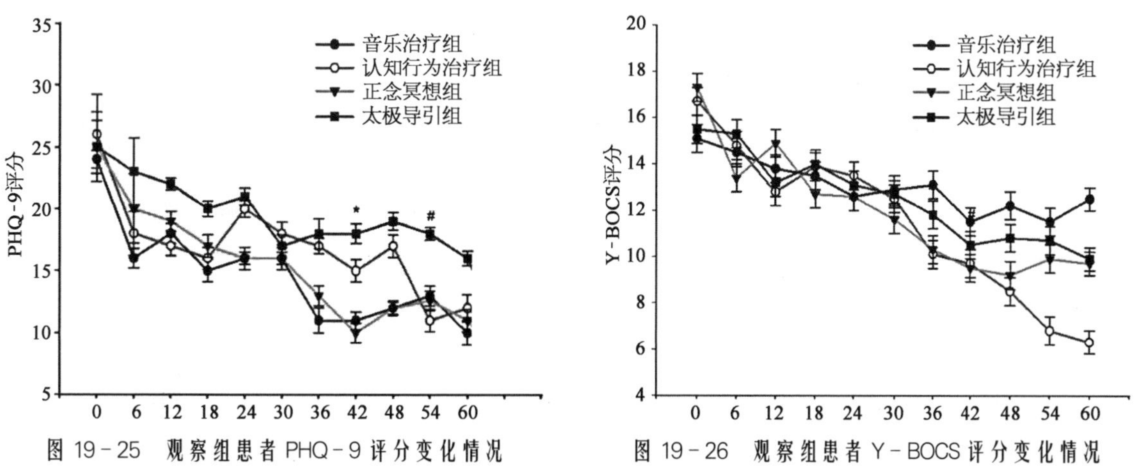

图 19-25　观察组患者 PHQ-9 评分变化情况

图 19-26　观察组患者 Y-BOCS 评分变化情况

3. **"慢病相对时空"观察组患者强迫状态改变情况**　我们研究发现，经过干预后，音乐治疗组、认知行为治疗组、正念冥想组和太极导引组的 Y-BOCS 评分有下降趋势。其中，认知行为治疗组强迫状态改善疗效优于音乐治疗组及太极导引组(图 19-26)。

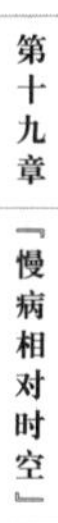

4.“慢病相对时空”观察组患者睡眠状态改变情况　我们研究发现，经过干预后，音乐治疗组、认知行为治疗组、正念冥想组和太极导引组的ISI评分下降趋势明显，失眠情况显著改善。正念组患者主观睡眠质量、睡眠潜伏时间、总睡眠时间、睡眠效率、睡眠紊乱、日间功能情况改善优于太极组及认知行为治疗组。干预REM睡眠行为尤其是多梦情况改善不明显(图19-27～图19-29)。

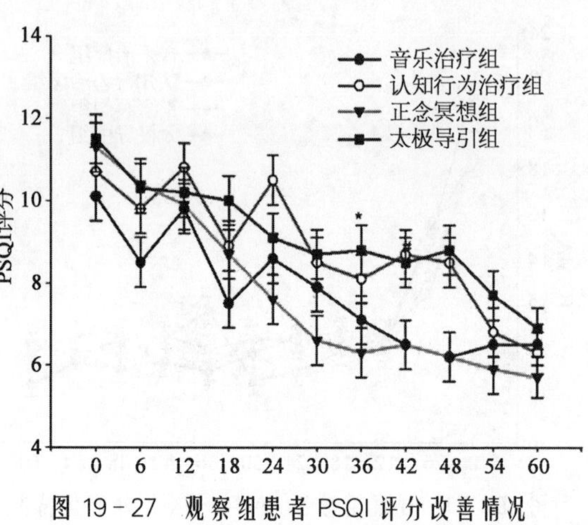

图19-27　观察组患者PSQI评分改善情况

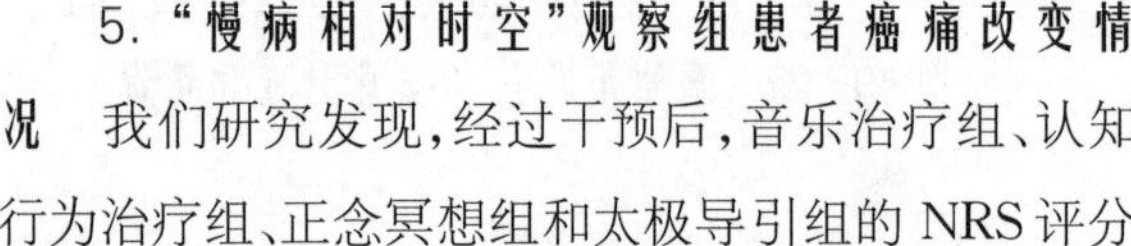

5.“慢病相对时空”观察组患者癌痛改变情况　我们研究发现，经过干预后，音乐治疗组、认知行为治疗组、正念冥想组和太极导引组的NRS评分显著降低。其中，正念冥想组、太极导引组对癌痛干预效果显著优于音乐治疗组。我们研究还发现，经过干预后，音乐治疗组、认知行为治疗组、正念冥想组和太极导引组的SF-MPQ疼痛描述评分均显著降低。其中，太极导引组疗效优于音乐治疗组(图19-30、图19-31)。

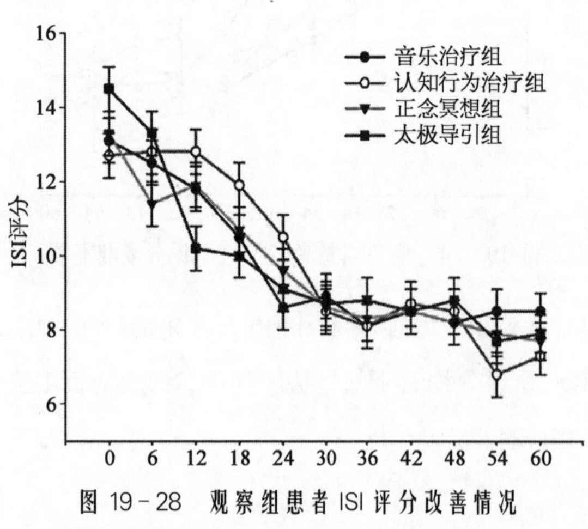

图19-28　观察组患者ISI评分改善情况

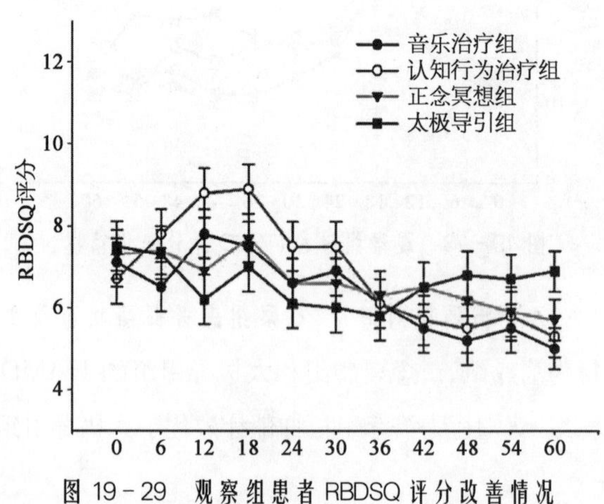

图19-29　观察组患者RBDSQ评分改善情况

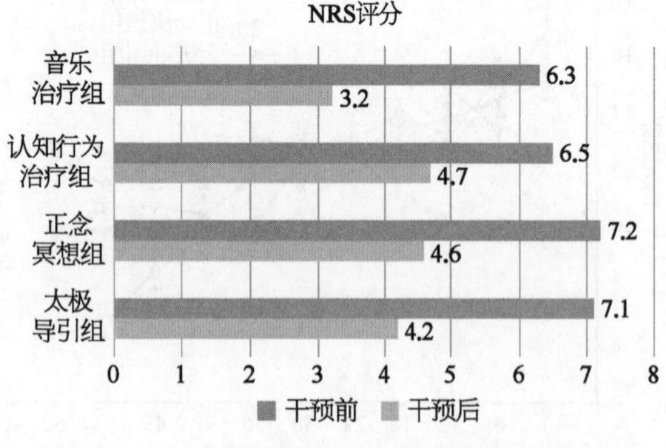

图19-30　观察组患者NRS评分干预前后对比

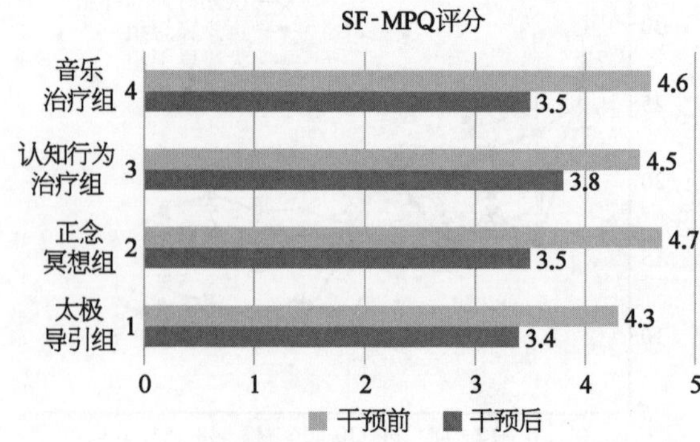

图19-31　观察组患者SF-MPQ评分干预前后对比

6.“慢病相对时空”观察组患者疲劳状态改变情况　我们研究发现，经过干预后，音乐治疗组、认知行为治疗组、正念冥想组和太极导引组的FS-14评分均有明显降低趋势。其中，躯体疲劳改善较脑力疲劳显著。此外，我们研究还发现，音乐治疗组抗疲劳效果优于认知行为治疗组和正念组(图19-32～图19-34)。

7. “慢病相对时空”观察组患者社会功能改变情况 我们研究发现，经过干预后，音乐治疗组、认知行为治疗组、正念冥想组和太极导引组的 SAD 评分显著降低，表明社交回避及社交苦恼改善。太极导引组尤为明显。我们研究发现，经过干预后，音乐治疗组、认知行为治疗组、正念冥想组和太极导引组的 SDSS 评分有降低趋势，表明社会功能缺陷改善。其中，患者婚姻职能、社会性退缩、家庭外的社会活动改善最为明显(图 19－35、图 19－36)。

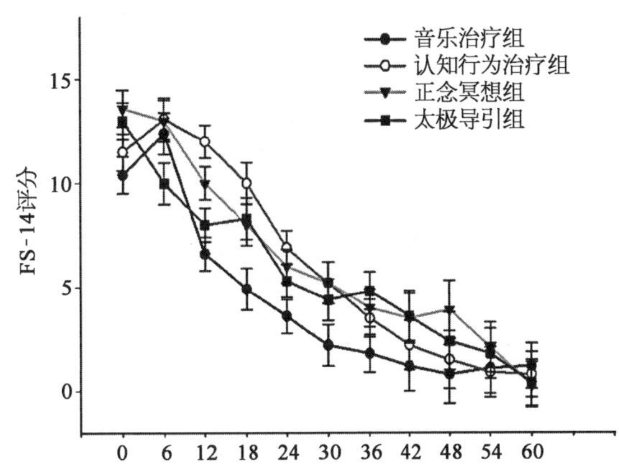

图 19－32 观察组患者 FS－14 评分变化情况

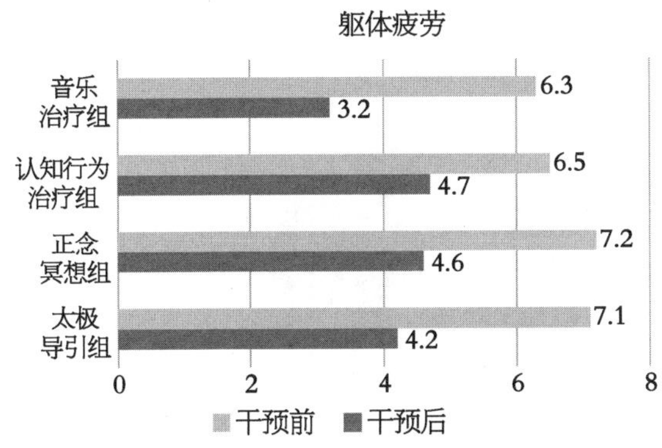

图 19－33 观察组患者躯体疲劳评分前后对比

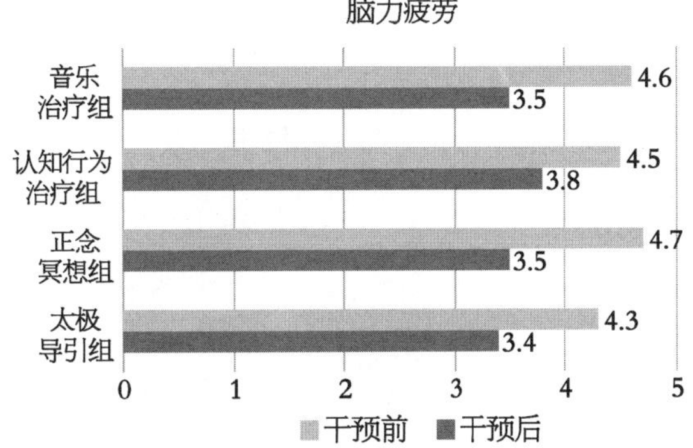

图 19－34 观察组患者脑力疲劳评分前后对比

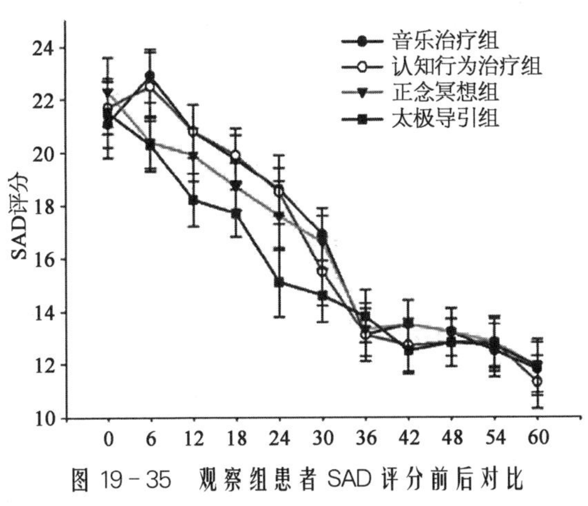

图 19－35 观察组患者 SAD 评分前后对比

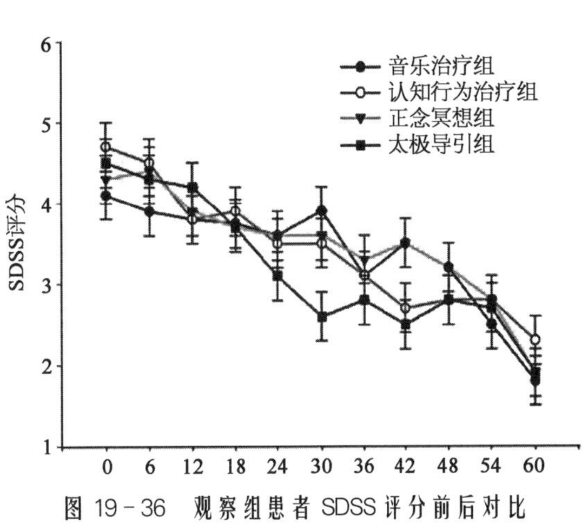

图 19－36 观察组患者 SDSS 评分前后对比

8. “慢病相对时空”观察组患者自我和谐及自尊改变情况 我们研究发现，经过干预后，音乐治疗组、认知行为治疗组、正念冥想组和太极导引组的 SCCS 评分均有升高趋势，表明患者自我和谐程度改善，其中偏执、刻板敌对改善最为明显。另外，我们研究发现，经过干预后，音乐治疗组、认知行为治疗组、正念冥想组和太极导引组的 SES 评分均有升高趋势，表明患者自尊程度、自我价值和自我接纳的总体感受改善(图 19－37、图 19－38)。

9. “慢病相对时空”观察组患者情绪孤独与社交孤立(ESLI)改变情况 我们研究发现，经过干预后，音乐治疗组、认知行为治疗组、正念冥想组和太极导引组的患者情绪孤独及社交孤立情况显著改善。重度情绪孤独和社交孤立情况显著减少(图 19－39)。

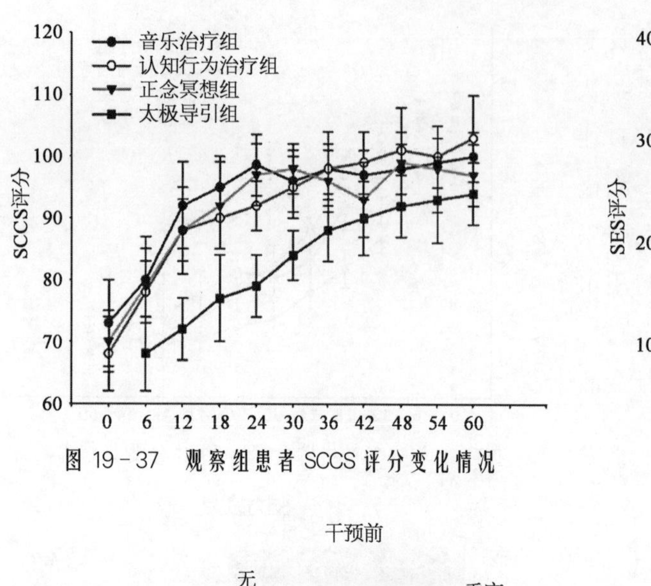

图 19-37 观察组患者 SCCS 评分变化情况

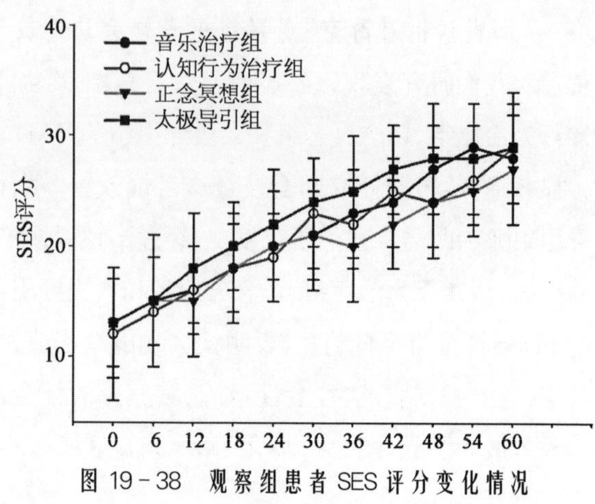

图 19-38 观察组患者 SES 评分变化情况

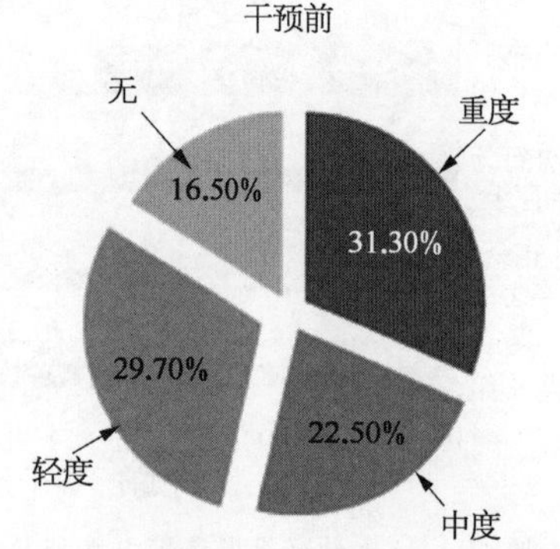

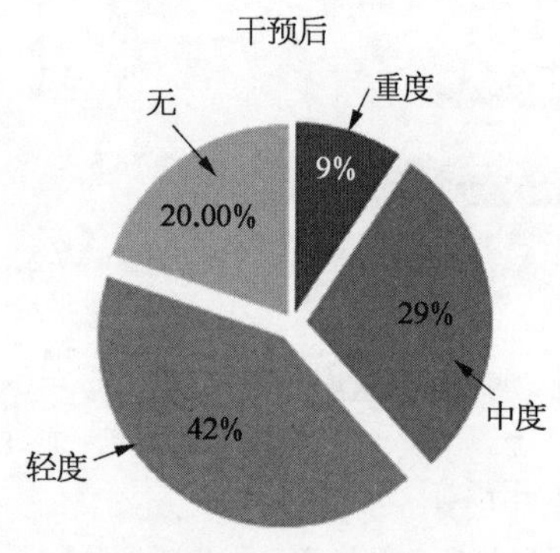

图 19-39 干预前后患者的情绪孤独和社交孤立占比情况

10. **“慢病相对时空”观察组患者心理防御和应对方式改变情况** 我们研究发现，经过干预后，“慢病相对时空”音乐治疗组、认知行为治疗组、正念冥想组和太极导引组的患者不成熟防御机制中抱怨、投射、幻想、分裂、退缩、躯体化程度减轻。干预后，成熟型防御机制中升华、幽默升高。中间型防御机制中回避降低，理想化、假性利他、伴无能之全能评分升高。四个亚组之间无显著性差异。

11. **“慢病相对时空”观察组患者的生命质量改变情况** 我们研究发现，经过干预后，“慢病相对时空”音乐治疗组、认知行为治疗组、正念冥想组和太极导引组的患者的欧洲癌症研究治疗组织生命质量评分在干预后显著降低。其中音乐治疗组及正念冥想组优于认知行为治疗组及太极导引组。总体健康状况、物理症状如疲劳、疼痛与生命质量最为相关。音乐治疗组和正念冥想组是通过改变情绪、认知功能、社会功能等因子改善生命质量的(图 19-40)。

12. **“慢病相对时空”乳腺癌观察组患者治疗功能评价** 我们研究发现，“慢病相对时空”乳腺癌观察组患者经过音乐治疗、认知行为治疗、正念冥想治疗、太极导引干预后，癌症治疗功能评估乳腺癌的四个模块变化情况如下。

躯体健康模块中，“恶心、疲乏”改善最为明显。

家庭/社会模块中，“家人接受了我的疾病，获得家人的情感支持”改善明显。

情感状况模块中，“与疾病斗争的过程中丧失希望、死亡焦虑”改善明显。

功能状况模块中，“享受日常乐趣，对现在的生活质量满足”改善最为明显。

此外，我们研究发现，认知行为治疗对乳腺癌社会、情感改善较其他干预方式效果更为显著(图 19-41～图 19-44)。

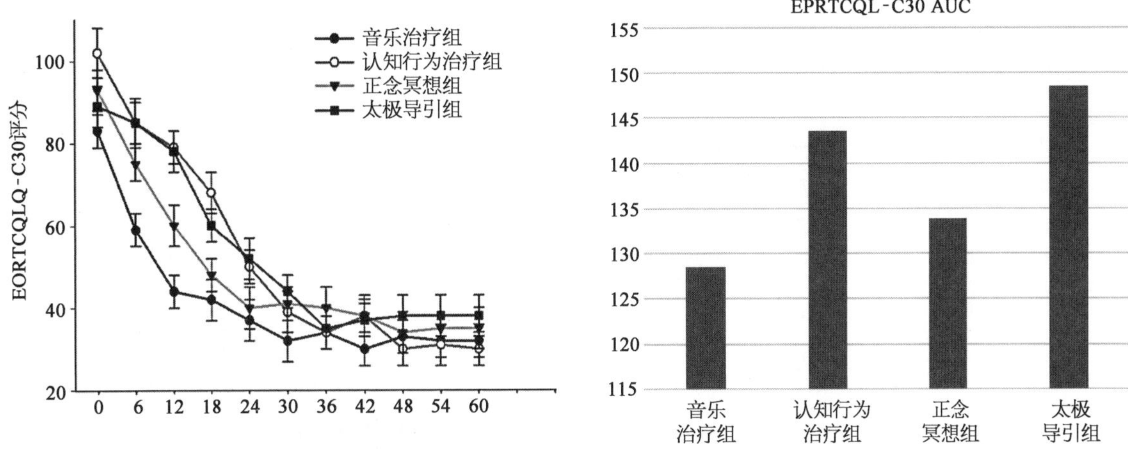

图 19-40　观察组患者 EORTCQLQ-C30 评分动态变化情况及 AUC

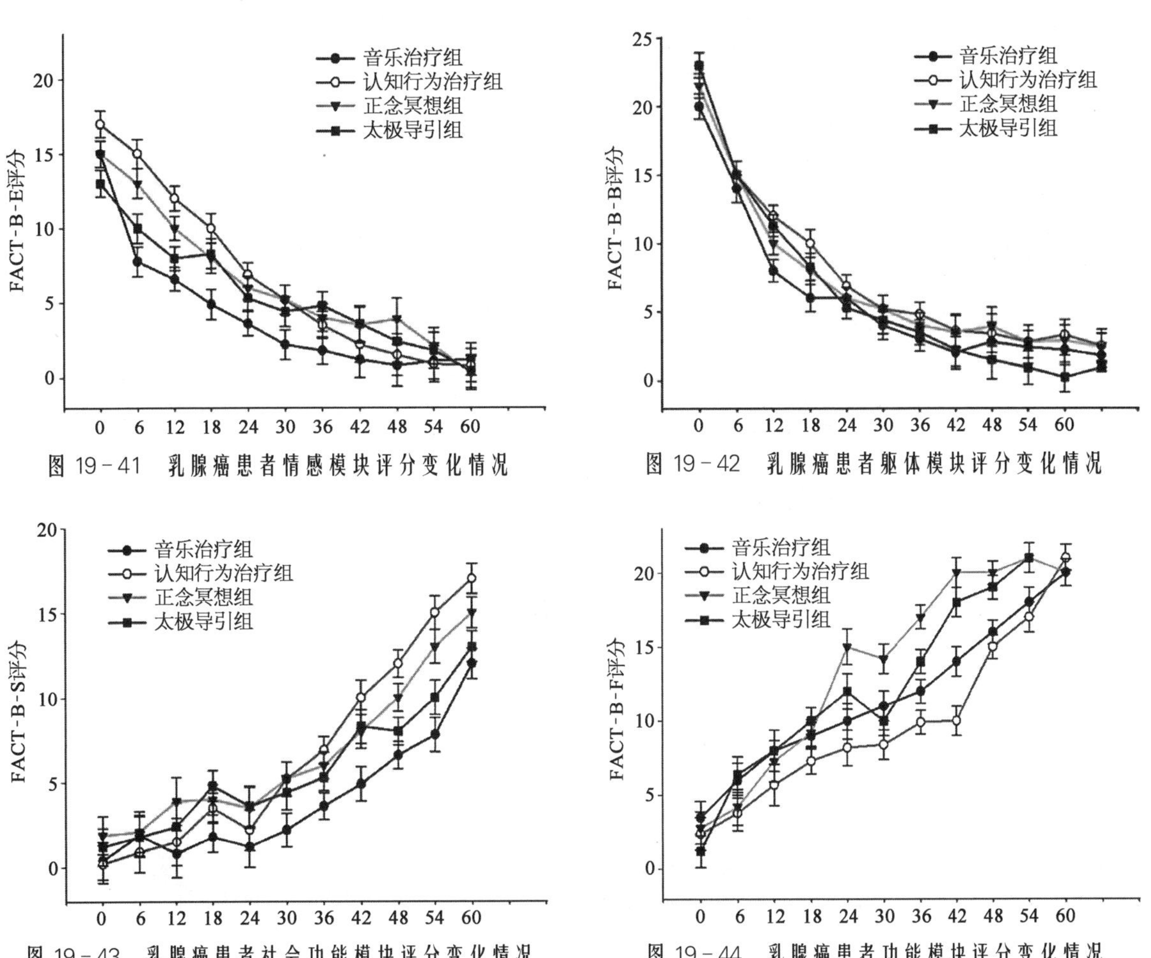

图 19-41　乳腺癌患者情感模块评分变化情况

图 19-42　乳腺癌患者躯体模块评分变化情况

图 19-43　乳腺癌患者社会功能模块评分变化情况

图 19-44　乳腺癌患者功能模块评分变化情况

13. **“慢病相对时空”肺癌观察组患者治疗功能评价**　我们研究发现,“慢病相对时空”肺癌观察组患者经过音乐治疗、认知行为治疗、正念冥想治疗、太极导引干预后,癌症治疗功能评估肺癌的四个模块变化情况如下。

躯体健康模块中,“疼痛、疲乏”改善最为明显。

家庭/社会模块中,“家人和朋友的情感支持”改善明显。

情感状况模块中,“能自豪面对疾病”的人数增加。

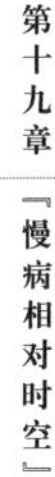

功能状况模块中,“睡眠”改善最为明显。

肺癌特异性症状附加模块中,“胸闷”改善最明显(图 19-45～图 19-48)。

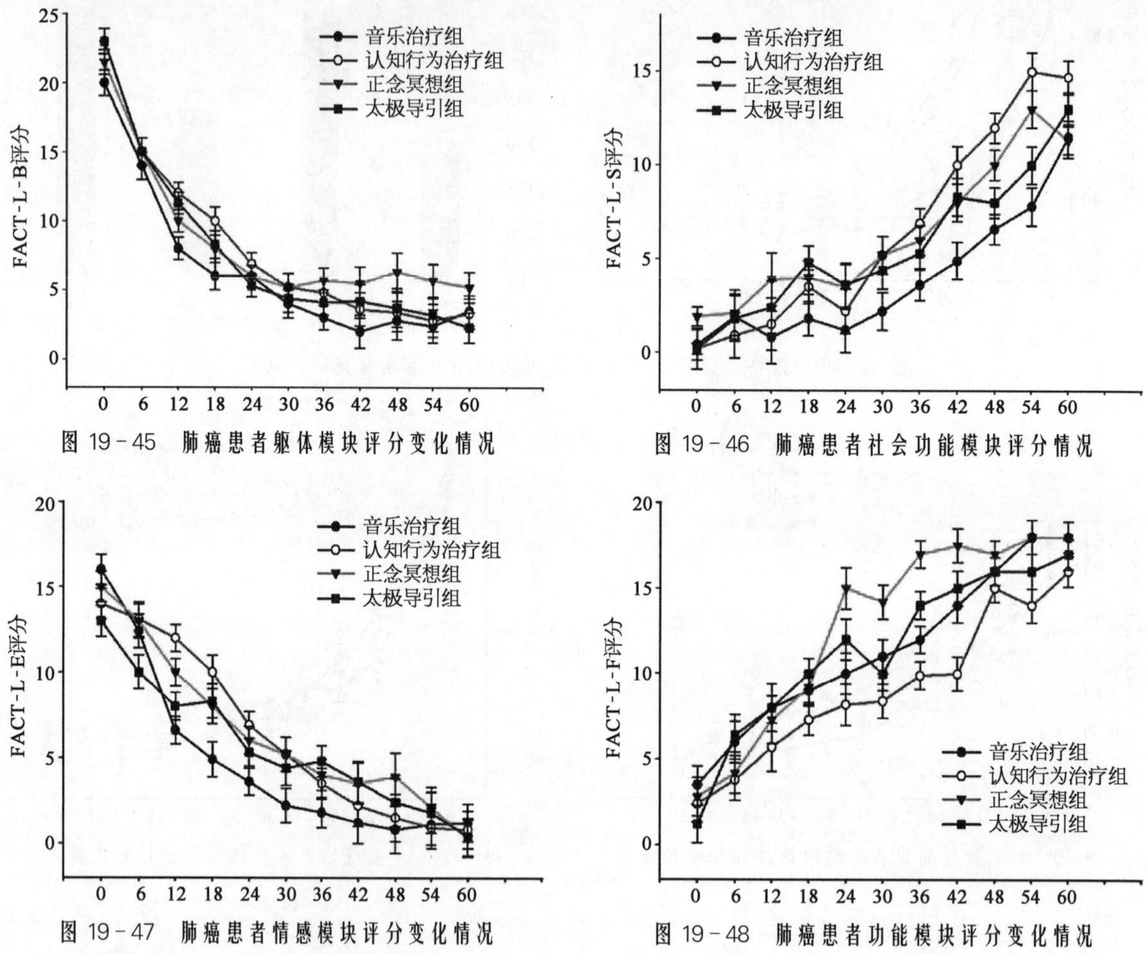

图 19-45　肺癌患者躯体模块评分变化情况

图 19-46　肺癌患者社会功能模块评分情况

图 19-47　肺癌患者情感模块评分变化情况

图 19-48　肺癌患者功能模块评分变化情况

(四)“慢病相对时空”观察组与对照组各项指标对比情况

1. **常规对照组**　经过常规医学治疗后,肿瘤伴焦虑抑郁状态患者的焦虑障碍量表 GAD-7、抑郁症筛查量表 PHQ-9、生活质量指数量表 QLI 评分较干预前无明显统计学差异($P>0.05$)(表 19-13)。

表 19-13　对照组治疗前后 GAD-7、PHQ-9、QLI 总分比较($\bar{x}\pm s$)

	治疗前	治疗后	t	P
GAD-7 总分	10.13±1.07	9.95±1.93	0.762	>0.05
PHQ-9 总分	10.04±2.85	9.27±2.63	0.697	>0.05
QLI 总分	5.82±1.41	6.31±1.04	-0.608	>0.05

2. **干预治疗组**　经过干预治疗后,肿瘤伴焦虑抑郁状态患者的焦虑障碍量表 GAD-7、抑郁症筛查量表 PHQ-9 评分较对照组均显著下降($P<0.01$);生活质量指数量表 QLI 评分较对照组显著升高($P<0.01$);经干预治疗后,其焦虑障碍量表 GAD-7、抑郁症筛查量表 PHQ-9 评分较干预前均显著下降,$P<0.01$ 有统计学差异;生活质量指数量表 QLI 评分较干预前有显著升高,$P<0.01$ 有统计学差异。

(1) 音乐治疗组：经过音乐治疗后，肿瘤患者 GAD-7 评分较对照组显著下降，且差异有统计学意义($P<0.01$)；PHQ-9 评分较对照组显著下降，且差异有统计学意义($P<0.01$)；QLI 评分较对照组显著升高，且差异有统计学意义($P<0.01$)(表 19-14)。

表 19-14　两组治疗后 GAD-7、PHQ-9、QLI 总分比较($\bar{x}\pm s$)

	对照组	音乐治疗组	t	P
GAD-7 总分	9.95±1.93	7.27±1.84	2.376	<0.01
PHQ-9 总分	9.27±2.63	7.25±2.26	2.281	<0.01
QLI 总分	6.31±1.04	8.53±2.17	-1.319	<0.01

(2) 认知行为治疗组：经过认知行为治疗后，肿瘤患者 GAD-7 评分较对照组显著下降，且差异有统计学意义($P<0.01$)；PHQ-9 评分较对照组显著降低，且差异有统计学意义($P<0.01$)；QLI 评分较对照组显著升高，且差异有统计学意义($P<0.01$)(表 19-15)。

表 19-15　两组治疗后 GAD-7、PHQ-9、QLI 总分比较($\bar{x}\pm s$)

	对照组	认知行为治疗组	t	P
GAD-7 总分	9.95±1.93	8.23±1.76	2.851	<0.01
PHQ-9 总分	9.27±2.63	6.98±2.78	2.873	<0.01
QLI 总分	6.31±1.04	7.15±1.64	-1.842	<0.01

(3) 正念冥想治疗组：经过正念冥想治疗后，肿瘤患者 GAD-7 评分较对照组显著下降，且差异有统计学意义($P<0.01$)；PHQ-9 评分较对照组显著降低，且差异有统计学意义($P<0.01$)；QLI 评分较对照组显著升高，且差异有统计学意义($P<0.01$)(表 19-16)。

表 19-16　两组治疗后 GAD-7、PHQ-9、QLI 总分比较($\bar{x}\pm s$)

	对照组	正念冥想治疗组	t	P
GAD-7 总分	9.95±1.93	7.39±2.52	2.153	<0.01
PHQ-9 总分	9.27±2.63	7.82±1.86	1.837	<0.01
QLI 总分	6.31±1.04	8.29±2.27	-1.149	<0.01

(4) 太极导引治疗组：经过太极导引治疗后，肿瘤患者 GAD-7 评分较对照组显著下降，且差异有统计学意义($P<0.01$)；PHQ-9 评分较对照组显著降低，且差异有统计学意义($P<0.01$)；QLI 评分较对照组显著升高，且差异有统计学意义($P<0.01$)(表 19-17)。

(5) 各组组间统计比较：通过两两比较结果可见，5 组肿瘤患者在干预治疗前焦虑、抑郁状态及生活质量均无明显统计学差异($P>0.05$)(表 19-18)。

表 19-17　两组治疗后 GAD-7、PHQ-9、QLI 总分比较($\bar{x} \pm s$)

	对照组	太极导引治疗组	t	P
GAD-7 总分	9.95±1.93	8.46±2.28	2.613	<0.01
PHQ-9 总分	9.27±2.63	8.26±2.34	2.519	<0.01
QLI 总分	6.31±1.04	7.26±1.51	-1.027	<0.01

表 19-18　各组患者干预治疗前 GAD-7、PHQ-9、QLI 总分比较

	对照组	音乐治疗组	认知行为治疗组	正念冥想治疗组	太极导引治疗组	P
GAD-7	10.13±1.07	10.25±2.55	9.86±2.13	10.42±1.67	10.61±2.79	>0.05
PHQ-9	10.04±2.85	9.79±2.45	10.31±2.23	10.13±2.95	10.07±2.97	>0.05
QLI	5.82±1.41	6.13±1.13	5.76±1.09	5.93±1.36	6.05±1.28	>0.05

(6)“慢病相对时空”观察组与对照组患者复查期间应激指标水平：我们研究发现，经过干预，“慢病相对时空”观察组患者与对照组患者相比，观察组患者复查期间皮质醇、唾液淀粉酶等反映机体应激水平的指标升高幅度降低(图 19-49)。

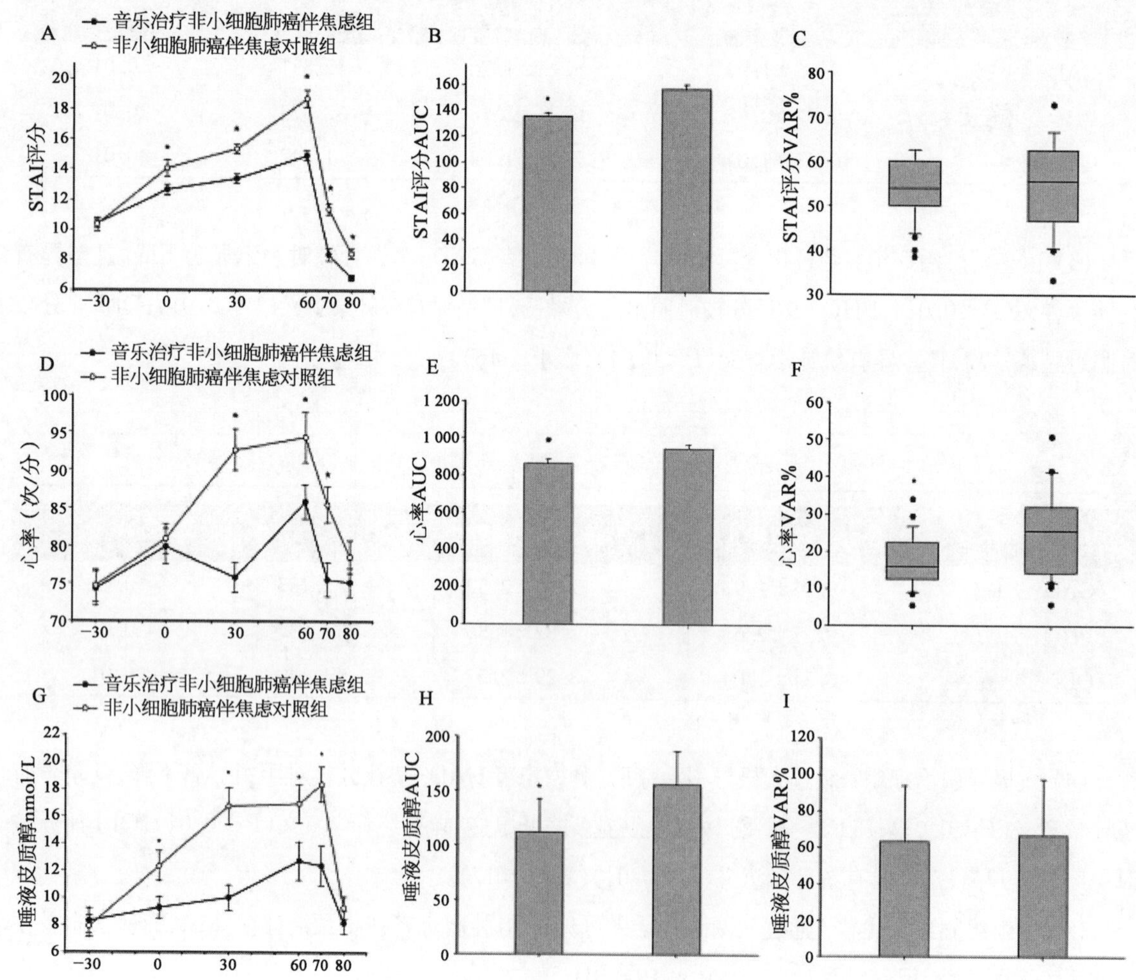

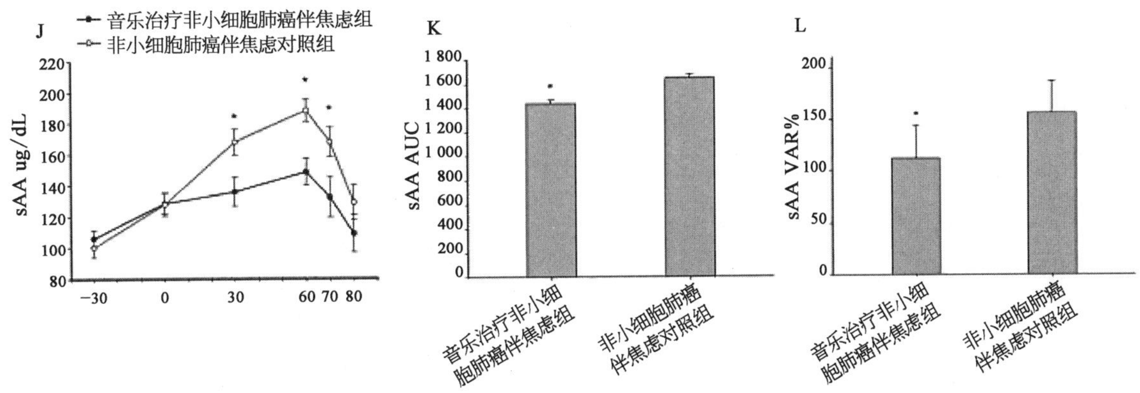

图 19－49　观察组和对照组患者心率、STAI 评分、唾液淀粉酶和唾液皮质醇对比

第五节
“慢病相对时空”公益性医疗项目收效与影响

随着人文医疗理念的深入，患者对医院诊疗行为的组织和实施也提出了更高要求。除常规诊疗外，如何帮助患者进行康复指导与心理关怀考验着医务人员的智慧。2019 年，我们发布了“慢病相对时空”公益性医疗项目 2013—2018 5 年干预效果。截至目前，“慢病相对时空”公益性医疗项目共服务 2 300 余名患者。数据显示，通过心理测评和血液、唾液中相关指标检测发现接受心理干预、音乐治疗、正念冥想和太极导引后，患者抑郁、焦虑、睡眠、疼痛、疲劳、情绪孤独等情况均显著改善，患者体内反映性应激、抑郁、焦虑的指标下降到正常水平，包括众多晚期肿瘤患者在内的总体 5 年生存率达到 92.4%，数十名全身多脏器转移已被有些医院宣布只剩下几个月生存期的患者几年来仍健在，且生活质量大幅提高。

除了在病房、门诊为慢病患者提供优质服务以外，“慢病相对时空”项目年平均邀请医学、心理学等领域专家为患者群体讲座和义诊 40 余次，组织群体文体锻炼 40 余次，在每次讲座后患者与医生和治疗师进行互动交流。项目系统教授适用于肿瘤等慢病患者康复的太极拳、五禽戏、八段锦、郭林气功、音乐疗法、冥想疗法等。项目组织者根据患者病情和兴趣爱好组织了合唱团、舞蹈团、朗诵组、太极拳队等，并聘请专业老师给予指导。鉴于老年人接受知识较慢的特点，还制作发放了健康教育讲义，内容有常见慢病的诊疗、饮食、用药、护理、心理指导、康复心得交流和经验介绍等。比如，2018 年 8 月“慢病相对时空”的医患艺术团应邀在首个中国医师节暨中国医学人文大会上进行汇报表演。医患合作自编自导自演的《蜕变》，是一部基于的现实意义和科学基础，反映“慢病相对时空”公益性医疗项目，以及项目日常运作基本模式的作品，弘扬了医师群体“敬佑生命，救死扶伤，大爱无疆，甘于奉献”的崇高精神，展现了医师群体对当前医患关系的探索与深思，充分表现出了医师这一崇高职业的神圣使命与担当！也从某些方面展示了当前中国患者群体的良好精神风貌。演出获得了圆满成功，并获得中国医师协会颁发的优秀文艺节目奖，充分体现出了医学人文关怀的强大影响力。2016 年起，“慢病相对时空”项目内容较往年更为丰富、实用，按照患者诉求细分为初级班和中级班，初级班延续以往的精华内容，而中级班则引入更深层次、国际认可的替代医学疗法，使患者得到更为细致入微的个性化治疗，深入关怀慢病患者的身心康复。随着该项目受益群体不断扩大，除了华山医院“慢病相对时空”项目总部以外，2015

年 9 月,在华山医院北院建立了“慢病相对时空(华山医院北院分站)”,2016 年 7 月在崇明建立了“慢病相对时空(崇明分站)”,2017 年 12 月在青浦建立了“慢病相对时空(青浦分站)”,目前注册学员 2 000 余人,每月定期派出医生和心理治疗师到当地开展活动。该项目既是医患之间深入交流的稳固平台,也是出院患者院外持续治疗组织和实施的平台,从而实现患者住院—出院—门诊—家庭/社会—住院的系统化管理和干预,同时也是医疗行为由医院向家庭、社会延伸的具体实践。

多年来该项目屡获殊荣。2014 年荣获复旦大学党建特色项目、华山医院“人文关怀、医患沟通”品牌项目。2015 年荣获“上海市卫生计生系统医疗服务品牌优秀示范项目”。2017 年华山医院中西医结合科因此荣获“全国人文爱心科室”。2018 年该项目赴京参加中国医师协会主办的中国医学人文大会获奖。2018 年 10 月参加全国医院擂台赛获得华东赛区“十大价值案例”。“慢病相对时空”自举办以来,受到上海电视台、《文汇报》《东方早报》《大众卫生报》、科学网、东方网、凤凰网等多家媒体报道,社会反响热烈。在“慢病相对时空”的舞台,生命的意义在肿瘤患者深情的演绎中被重新理解和歌赞,特鲁多医生的名言“有时去治疗,常常去帮助,总是去安慰”并不是一句空洞的名言,其呼唤的医学人文精神在这个舞台得到绽放。正如上海市卫健委黄红书记指出:“慢病相对时空”获得上海市卫生计生系统医疗服务品牌优秀示范项目是实至名归,因为该项目是医学行为的延伸和发展,是医学精神文明的重要成果,也是现代医学未来发展的重要方向之一(图 19-50～图 19-57)。

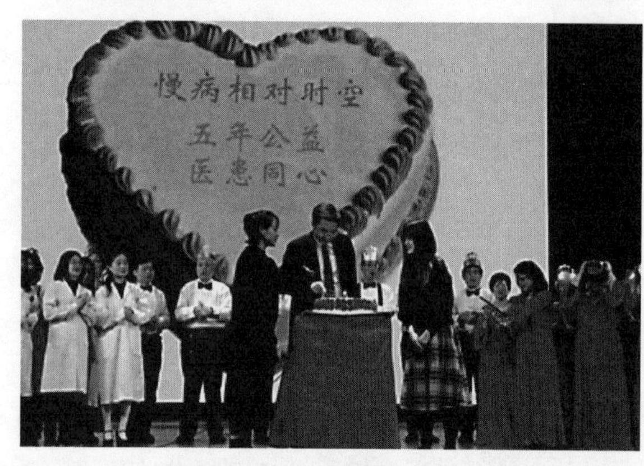

图 19-50　2019 年终总结表彰会暨新春文艺汇演上董竞成教授与大家分享“慢病相对时空”五年公益医患同心巨型蛋糕

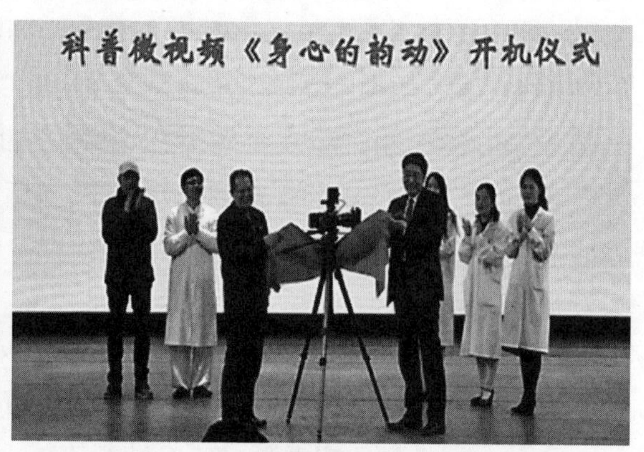

图 19-51　“慢病相对时空”之科普微视频“身心的韵动”开机仪式

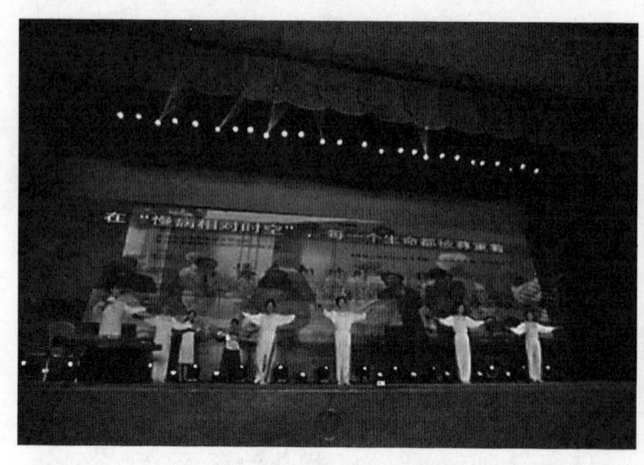

图 19-52　患者表演的屏幕上写着“在慢病相对时空,每一个生命都值得尊敬”

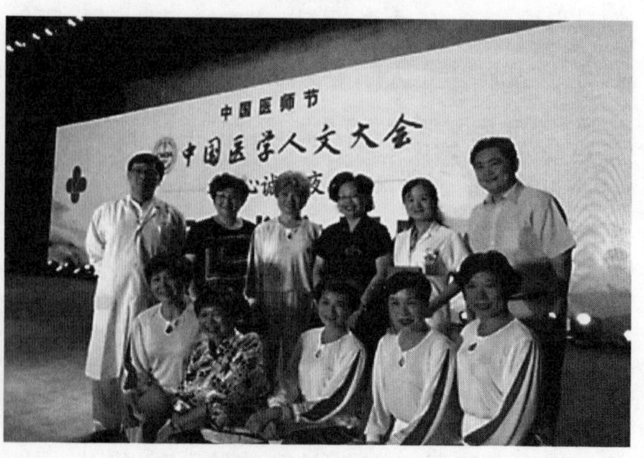

图 19-53　“慢病相对时空”的医患艺术团应邀在首个中国医师节暨中国医学人文大会上进行汇报表演

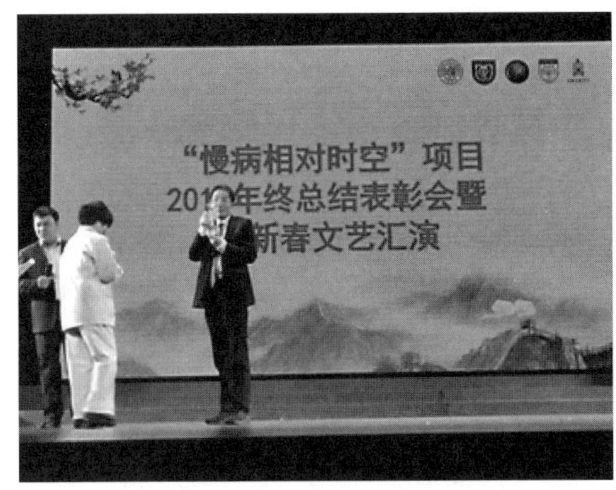

图 19-54　患者给董竞成教授颁发"慢病相对时空"2019 年度十大感动人物的奖杯

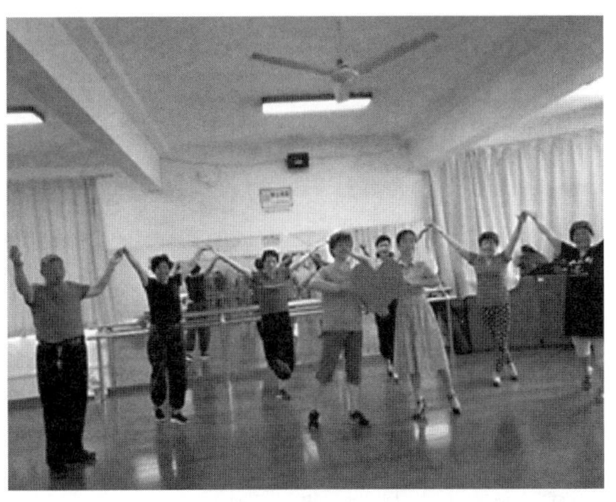

图 19-55　"慢病相对时空"学员平时训练场景，指导老师为团队的杜懿杰医生

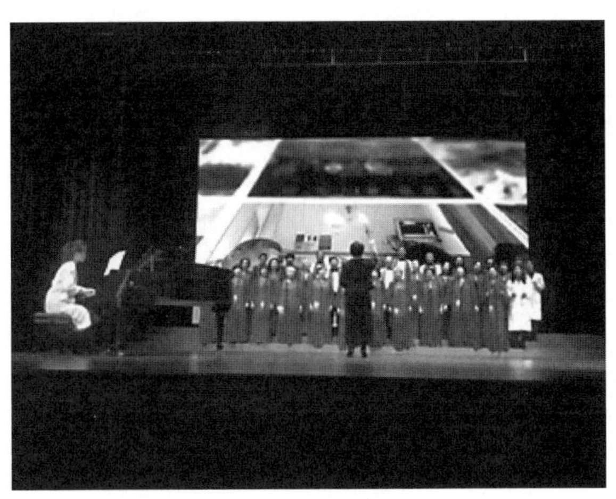

图 19-56　患者大合唱节目，钢琴演奏者为团队的徐一喆医生

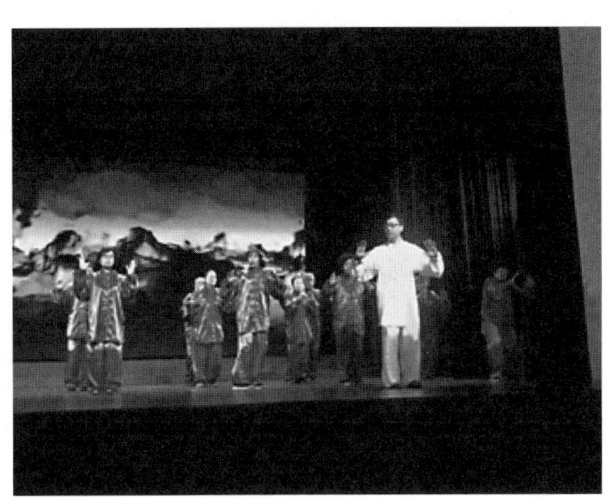

图 19-57　患者太极拳表演，带领老师为团队的易韬医生

⁎ 小结与讨论

(1) 新时代需要新的医学人文。医学人文学科是医学学科一个不可或缺的重要组成部分。医学在向前发展，医学人文精神亦随之延续与发扬，并被赋予新的内涵，同时也不断地面临新的环境、新的问题。突出的问题表现在近代以后，随着中西方传统医学为"唯一"的局面被打破，取而代之的是现代医学为"唯一"或传统与现代并存的医学发展局面。与此相应的，医学人文的问题也随之激增，再次为世人高度重视。现代社会"物质"层面大发展和"精神"层面相对滞后的大环境对医学的浸润与影响的问题；现代医学"科学至上""技术至上"带来的医学人文旁落的问题；医疗资源的紧张或不均衡等带来的看病难看病贵、医生负担过重、医生关心患者不够、医患沟通不足、医患关系紧张等系列问题。诸如此类的问题，都预示着在新时期加强医学人文学科建设的紧迫性、必要性和重要性。

(2) 新时期医学人文建设应紧跟时代和医学发展的步伐及时作出调适，不仅在理论上要进行完善，在实践中也应进行积极探索。"慢病相对时空"公益性医疗项目，是根据传统医学和现代医学学科发展规律，结合当代医学实际，基于最受疾病困扰和煎熬、最需要给予人文关怀、最需要进行心理疏导的肿瘤患者这一类患者群体，利用复旦大学及其复旦大学中西医结合研究院、复旦大学附属华山医院中西医结合科的优质医疗资源和多学科支撑的优势，从专业角度给患者以医学和心理支持、引导和帮助，打造的一个以服务肿瘤患者为主且融合传统医学和现代医学的公益性的医疗项目。该项目不同于社会上的癌症俱乐部及其他方式的项目，它是由专业医务人员实施的公益性的医疗行为，其目的是变个体式惊恐就医体验为群体式舒缓就医体验，变单一的生物医学治疗为“医学—社会—心理”综合干预治疗，变单一的院内治疗为院内与院外的协同、持续治疗，变医生治病的单一角色为“医生—老师—朋友”的综合角色，变患者被动的单一医学治疗为主动的多样化治疗。基于此的理论与实践，使得该项目成为有助于全面提升肿瘤患者及其他重型慢性患者就医体验、治疗效果、生活质量等的一种全新的医疗模式，是医学治疗与医学人文的有机结合，其所具有的治疗新理念、科学的基础、理想的干预效果以及其中蕴含的医学人文精神，为“生物—社会—心理”医学模式和当代医学人文建设提供了生动的实践样板，预示着一种可供未来医学借鉴与推广的全新医疗模式的诞生，也提供一个融合传统医学和现代医学的成功范例。

参考文献

[1] Qian Y, Han Q, Yuan W, et al. Insights into medical humanities education in China and the West [J]. J Int Med Res, 2018, 46(9): 3507 - 3517.

[2] Bleakley A. Invoking the medical humanities to develop a # Medicine WeCan Trust[J]. Acad Med, 2019, 94(10): 1422 - 1424.

[3] Tang W. Propelling medical humanities in China[J]. Biosci Trends, 2017, 11(2): 125 - 127.

[4] Zoorob RJ, Salemi JL, Mejia DGM, et al. A nationwide study of breast cancer, depression, and multimorbidity among hospitalized women and men in the United States[J]. Breast Cancer Res Treat, 2019, 174(1): 237 - 248.

[5] Kugbey N, Meyer-Weitz A, Oppong AK. Access to health information, health literacy and health-related quality of life among women living with breast cancer: depression and anxiety as mediators [J]. Patient Educ Couns, 2019, 102(7): 1357 - 1363.

[6] Vartolomei L, Vartolomei MD, Shariat SF. Bladder cancer: depression, anxiety, and suicidality among the highest-risk oncology patients[J]. Eur Urol Focus, 2019.

[7] Cancer, depression, and St. John's wort[J]. Integr Cancer Ther, 2002, 1(4): 417 - 418.

[8] Denton AE, Roberts EW, Fearon DT. Stromal cells in the tumor microenvironment[J]. Adv Exp Med Biol, 2018(1060): 99 - 114.

[9] Roma-Rodrigues C, Mendes R, Baptista PV, et al. Targeting tumor microenvironment for cancer therapy[J]. Int J Mol Sci, 2019, 20(4).

[10] Hirata E, Sahai E. Tumor microenvironment and differential responses to therapy[J]. Cold Spring Harb Perspect Med, 2017, 7(7).

[11] Wu T, Dai Y. Tumor microenvironment and therapeutic response[J]. Cancer Lett, 2017, 387: 61 - 68.

[12] Hui L, Chen Y. Tumor microenvironment: sanctuary of the devil[J]. Cancer Lett, 2015, 368(1): 7-13.

[13] Yang L, Pang Y, Moses HL. TGF-beta and immune cells: an important regulatory axis in the tumor microenvironment and progression[J]. Trends Immunol, 2010, 31(6): 220-227.

[14] Pickup MW, Owens P, Moses HL. TGF-beta, bone morphogenetic protein, and activin signaling and the tumor microenvironment[J]. Cold Spring Harb Perspect Biol, 2017, 9(5).

[15] Loffek S. Transforming of the tumor microenvironment: implications for TGF-beta inhibition in the context of immune-checkpoint therapy[J]. J Oncol, 2018: 9732939.

[16] Gao J, Chen S, Lin S, et al. Effect of music therapy on pain behaviors in rats with bone cancer pain[J]. J BUON, 2016, 21(2): 466-472.

[17] Tao WW, Jiang H, Tao XM, et al. Effects of acupuncture, Tuina, Tai Chi, Qigong, and traditional Chinese medicine five-element music therapy on symptom management and quality of life for cancer patients: a meta-analysis[J]. J Pain Symptom Manage, 2016, 51(4): 728-747.

[18] Preissler P, Kordovan S, Ullrich A, et al. Favored subjects and psychosocial needs in music therapy in terminally ill cancer patients: a content analysis[J]. BMC Palliat Care, 2016(15): 48.

[19] Gramaglia C, Gambaro E, Vecchi C, et al. Outcomes of music therapy interventions in cancer patients — a review of the literature[J]. Crit Rev Oncol Hematol, 2019, 138: 241-254.

[20] Jasemi M, Aazami S, Zabihi RE. The effects of music therapy on anxiety and depression of cancer patients[J]. Indian J Palliat Care, 2016, 22(4): 455-458.

[21] Peoples AR, Garland SN, Pigeon WR, et al. Cognitive behavioral therapy for insomnia reduces depression in cancer survivors[J]. J Clin Sleep Med, 2019, 15(1): 129-137.

[22] Zhang Q, Li F, Zhang H, et al. Effects of nurse-led home-based exercise & cognitive behavioral therapy on reducing cancer-related fatigue in patients with ovarian cancer during and after chemotherapy: a randomized controlled trial[J]. Int J Nurs Stud, 2018, 78: 52-60.

[23] Chambers SK, Ritterband LM, Thorndike F, et al. Web-delivered cognitive behavioral therapy for distressed cancer patients: randomized controlled trial[J]. J Med Internet Res, 2018, 20(1): e42.

[24] Krisanaprakornkit T, Krisanaprakornkit W, Piyavhatkul N, et al. Meditation therapy for anxiety disorders[J]. Cochrane Database Syst Rev, 2006(1): D4998.

[25] Ando M, Morita T, Akechi T, et al. A qualitative study of mindfulness-based meditation therapy in Japanese cancer patients[J]. Support Care Cancer, 2011, 19(7): 929-933.

[26] Ando M, Morita T, Akechi T, et al. The efficacy of mindfulness-based meditation therapy on anxiety, depression, and spirituality in Japanese patients with cancer[J]. J Palliat Med, 2009, 12(12): 1091-1094.

[27] Capobianco L, Reeves D, Morrison AP, et al. Group metacognitive therapy vs. mindfulness meditation therapy in a transdiagnostic patient sample: a randomised feasibility trial[J]. Psychiatry Res, 2018(259): 554-561.

[28] Wang C, Schmid CH, Iversen MD, et al. Comparative effectiveness of Tai Chi versus physical

therapy for knee osteoarthritis: a randomized trial[J]. Ann Intern Med, 2016, 165(2): 77 - 86.

[29] Mak MK, Wong-Yu IS, Shen X, et al. Long-term effects of exercise and physical therapy in people with Parkinson disease[J]. Nat Rev Neurol, 2017, 13(11): 689 - 703.

[30] Ekelman BA, Hooker L, Davis A, et al. Occupational therapy interventions for adults with rheumatoid arthritis: an appraisal of the evidence[J]. Occup Ther Health Care, 2014, 28(4): 347 - 361.

[31] Abdul-Aziz AA, Altawil M, Lyon A, et al. Lifestyle Therapy for the Management of Atrial Fibrillation[J]. Am J Cardiol, 2018, 121(9): 1112 - 1117.

[32] Qin J, Zhang Y, Wu L, et al. Effect of Tai Chi alone or as additional therapy on low back pain: systematic review and meta-analysis of randomized controlled trials[J]. Medicine (Baltimore), 2019, 98(37): e17099.

第二十章

中国传统医学学科的生发、比较、融合与发展

第一节 医学之生发

一、医学文明与人类文明

著名的医史学家阿尔图罗·卡斯蒂廖尼指出:“医学是随着人类痛苦的最初表达和减轻这份痛苦的最初愿望而诞生的。”医学,即使是在拥有较为成熟的理论、技术、方药之后,其也拥有与人类发展进程相伴相随的漫长历史。医学学科及在医学漫长的历史发展过程中构建的学科分类,同样既表现为发展的复杂多样性,同时也延续着其之所以作为医学学科的恒定性和独立性。

审视人类的医学文明,特别是早期的医学文明,必须置于整个广阔的人类文明的镜像中。人类文明,包括人类所建立的物质文明和精神文明,统称为人类文明。在人类学和考古学中,文明也可以指人类进化脱离了动物与生俱来的野蛮行径,用智慧建立了公平的规则社会。一般认为,当人类彻底脱离了丛林法则和弱肉强食的兽性,人类社会发展建立了相对公平合理的规则规范,文明才真正意义上产生。人类的医学文明,也是人类文明的一种,医学文明开始去除动物本能、脱离巫术神性,转向经验、理论以及经验和理论指导下的医药实践,则是医学文明产生和发展的标志。

一种文明的产生、形式和判断标准,必定是建立在一定的地理空间、一定的历史时期、一定的优秀文明创造基础之上的,这是判断一种文明产生、文明形态和发展水平的基本点。我们认为文明具有历时性、共时性、差异性、进步性。历时性是人类文明的一种进化、发展的状态。共时性是人类发展中某一阶段延伸的人类生产生活及文明水平的整个图景。进步性是文明的共性要素,是各大人类文明最大的共性特征。差异性是人类文明发展的个性,特别在人类文明发展的早期阶段,也是人类文明发展的必经之路和必经阶段。未来人类文明发展的趋同性胜于趋异性的趋势会越来越明显。当然,这是一个复杂的共时性的磨合过程,也是一个漫长的历时性的演进过程。我们认为,人类医学文明特别是基于传统医学学科为主的很长一段历史时期的医学文明,符合和体现了上述文明的基本特征。

历史是对人类文明进程和社会发展的记录,从历史的足迹中探寻发展的经验和规律,是烛照和启迪当下和未来的重要方式。医学是对人类文明的另一种解读和呈现。文明的高度决定医学的高度;不同的文明形态,塑造不同的医学类型。同时,医学的发展与文明的发展同向同行,能较明显地“映射”或者“折射出一种文明的成熟程度、发展水平。对医学的研究,特别是对传统医学及其历史和文化的研究,将其置于链接文明,沟通世界的视角,是看中医、看中国、看中西医结合乃至整个医学文明发展的一种独特视角和方式。

二、传统医学学科及其方法学

学科是一个历史的范畴，它既是时代精神孕育的结果，又总是处于过渡和发展状态，或者说，人类对它的认识也有一个不断深入深化的过程。医学学科及在医学漫长的历史发展过程中构建的学科分类，同样既表现为发展的复杂多样性，同时也延续着其之所以成为医学学科的恒定性和独立性。大体而言，关于医学学科的分类，不管是中国还是西方，宏观上还是以“传统”与“现代”为纲(中国分中医、西医、中西医；欧美等分为主流医学和非主流医学，正统医学和补充与替代医学等)，此原则以下再根据具体的国情、医药卫生政策、本国医药卫生市场等，呈现不同的医学分科以及医学实践。

医学学科的结构要素。结合法国学者莫兰、德国学者黑克豪森的理论，我们具体分析了学科的七项标准，并从医学学科的角度进行了解析和展示。掌握学科的结构性要素，对科学认识该学科具有重要的意义。具体到中国传统医学，从学科的结构性要素进行剖析，对科学认识和建构多元一体的“大中医”等同样具有重要的意义。

对医学发展进行学科角度的概述，可概分为医学“学科前”期、医学学科“形成”期、医学学科的“分化”期、医学学科的“融合”期等四个分期，具体可从医学的历时性动态发展和中西方医学的共时性比较方面，梳理医学发展的重要阶段、重要进程、代表性人物和成果，展现从学科诞生、发展、分化、融合等为角度和特点的医学动态演变过程。

关于医学学科的研究方法。我们认为，构成学科的并非事实本身，而是整理事实的方法。学科一旦有了自己的方法，也就建立了独立性。方法的进步能够促进理论的发展，反过来，新的理论概念又能促进新方法的发展。本书创新性地将几组研究方法引入传统医学学科研究领域，分别是历时性与共时性的研究；结构性和关联性的研究；中西方传统医学的对称性研究；地上史料与地下实物一致性的研究、相似性与差异性研究等。此对促进深化人们对医学学科的宏观思考，对更加科学、理性及辩证地认识医学学科并促进其健康发展，具有重要的意义。并对新时代如何进行医学学科之间的融合，包括传统医学与现代医学的融合(中西医结合)、世界传统医学内部的融合、中国传统医学内部的融合、医学与人文的融合，提出了找寻焦点、建立融合、挖掘共源、扩大境界、灵活应用等富于建设性的医学融合思路。

三、传统医学学科与古代语言文字

人类各大古代文明的交流，始于人类摆脱野蛮蒙昧即文明的形成及成熟，这是一个漫长的渐进过程，生产方式的变迁、商品贸易的出现、阶级的出现、城市的出现、文字的出现、国家的出现等，这些都是人类文明形成和发展的主要“构成要素”，其中文字是文明最为显性的标志，通常在文明发展的初期阶段，一代文明皆有一种文字(书面语言)作为其文明的考量和见证。故而世界四大文明古国皆产生了与其文明发展程度和地位相匹配的文字，比如两河流域人拥有楔形文字，古埃及人拥有古象形文字，古印度人拥有梵文，古代中国人拥有最早的甲骨文等。这些文字的存在既展示了一代文明之成就，也展示了一代的医药文化成果，为后人解读包括早期医学在内的人类文明成果，提供了独此一份的珍贵信息来源。

从殷商甲骨文字的性质、书写介质和方式看，从甲骨文中窥得的殷商时期的医药学知识，一方面，很可能只是当时医学的冰山一角，远不能反映当时医学的整体面貌和真实水平。但是另一方面，作为中国古代最早的医学文字档案，其存在本身的重要价值，以及其关于医或医学零星描述的背后折射出的重要历史价值和医学学术价值，自然不可小觑。我们综合所有的甲骨文中的医学文字和医学内容，从其严谨准确的字义区分、多样准确的病名描述等，依然可以从这样一种极力回避科学(哪怕是经验医学）、具有宗教迷信性质的"文字汇编"，推演出当时处于高位的中国传统医学发展水平。甲骨文不仅验证了商代具有可信的历史，也验证了商代具有可信的医学，同时也从侧面反映出了商代医学可能具有的较高水平。

古文字是古代先民的智慧和创造，凡一代文明之兴盛，必以文字为原始和助推，古文字也是发现中西文明和中西医学的载体和方式。这些文字，是文明在孩提时期留下的作品，是我们看待中西世界和中西医学的一种重要方式。一般认为，两河流域文明、古埃及文明，可能比中华文明发源要早，甚至于同一历史时期比较，两河流域的医学、尼罗河三角洲的医学，可能要比黄河流域的医学要早，其医学发展程度也可能更高，然而文明的诞生不完全代表是医学的诞生。甲骨文字的出现，让我们完全可以以文字为证，以信史为据，把传统中医的历史合理地往前推移，而不是过于强调某一个特定的历史时期；过于强调某几本特殊的著作，所以，科学客观判断各古代传统医学始源的时间，宜跳出医学的单一视域，遵循"文"和"医"的结合，从文化的角度，从社会的角度，从文明的环境和土壤中，去探寻医学发轫的时间和初期的样貌。

语言文字是融合和促进传统医学发展的一个重要的基础条件，在医学学科的构建中扮演了不容忽视的重要角色。不同的区域、不同的民族、不同的区域文化等，构成了区域性特点明显、民族文化多样性明显的各民族传统医学，这种特点决定了各民族传统医学在整个发展过程中，始终具有个性化的语言文字的参与，即很大程度上喜欢或惯用本民族的语言和文字去阐释疾病及其病因病机、治则治法、药物及其名称和功用等。而这种民族医学语言学上的主要特点，就决定了在各民族传统医学的研究中，语言学的价值和意义。

我国少数民族各不相同的语言文字的现实情况，在参与"中医"及大中医学科的建设中，有着正反两方面的作用。正向的作用主要体现在其助力本民族传统医学，通过自己独特的语言表述和文字书写，在中华民族这个大熔炉中和对中（汉）医及其他医学的博采众长中，依然能保持着一定程度的本民族的特色，组建构成中华医学大家庭中"多元"的部分，彰显"大中医"之大。反向作用主要体现在各民族传统医学在本民族语言和文字的助推下，使得本民族医学越来越成为"本民族医学"，其开放性和包容性不够，相似性和体现受到了影响，只在本民族聚居区域内发展，造成了本民族医学发展空间狭小、病源单一、融合创新程度有限等系列问题，这既阻碍了此民族医学的发展，也不利于我国传统医学的一体化构建，削弱了中国传统医学的整体竞争力。

在医学学科的构建中，正确看待世界各国的语言文字，特别是我国不同民族的语言文字情况，并将之正确引导和运用，对我们构建在技术层面融会贯通、文化层面存异求同、具有中华民族共同体意识的"大中医"体系，具有重要的意义。

四、中国传统医学学科与古代的简帛遗存

医学是具有地域性的，尤其是传统医学。与现代医学的地域性仅表现为区域发展不均衡性而并无体系内实质的差异不同，中西方传统医学的地域性始终是其一个重要的特征，是其阐释病因、病理、病机和确定诊治方案的重要法则之一，也是一种传统医学体系内部各学派、流派形成发展的一个重要条件和基础。

我们今天传统医学的发展版图，实际上在《黄帝内经》的时代就已经初步勾勒形成，东西南北中，具有整体性，又各有地方特色，这几乎是一个亘古未变的方案，而且事实上它确实是一个久经考验具有生

命力的方案，而且依然和我国现行《中医药法》界定的“中医药”理念和我们提出的“大中医”理念契合。我们习惯性地接受《黄帝内经》为我们提供的智慧成果，而很少去思考和探究《黄帝内经》的这个医学版图中的来源。故而溯源《黄帝内经》之前的医学，把这个医学的版图绘制得更加完整，同时也把自有文字以来殷商时期到秦汉时期的医学的演进过程进行整理，可以更完整地解释我国传统医学（“大中医”）的演变过程。

我国传统医学实际上就是各民族传统医学的集合，我国传统医学是统一的多民族传统医学。我国传统医学的格局，从某种意义上就是各民族传统医学的分布格局。地域性因素或地域医学的存在，恰恰说明我国传统医学（中医学）本身具有的张力、动力和持续的影响力。从历史上看，中国传统医学不断随着政治区域与文化影响的扩展向周边转播。形成于中原地区的医学理论，在向不同地域发展时常常遇到新问题，于是不断提出解决问题的新理论，这成为中医发展的内在驱动力之一，这种内在的驱动力至今依然存在。这种受地域因素影响而萌生的新理论，并不是突如其来，而是有其内在需求和理论根源的，是因地域的扩展为这些理论的产生和形成提供了较充分的前提和研究的条件，从而取得突破。这些突破源自对中医理论框架丰富内涵的深入开发。纵然有地域性的存在，以及地域医学的合理性，但是总体而论，中华医学文化的主流始终没有变，包括以阴阳五行、整体观念、藏象经络、辨证施治等为基础的主流医学理论、医学思维和逻辑、理法方药的原则等始终没有改变。这些地域医学和主流的中（汉）医学具有一脉相承的同源性和同构性。

从出土的简帛文物当时所处的时间和地点来看中国传统医学的版图分布，早期的中国传统医学，按照古代中国“九州”的概念，大概主要分布在冀州、兖州、豫州等组成的中原地带，以湖北为中心的荆州，以及靠西面的雍州。依今天的说法而言，主要分布在中原地区、江汉平原、西北河西走廊一带的地区。从中国文化发源来看，中国文化的主流发源于中原一带，中国医学的主流也是发源于中原一带，并与疆域的开拓和变化相应，逐渐传播到其他地方，由此逐渐壮大和发展了中医的分支流派，形成了扎根于中华大地上、由中华民族共同创造的医学。当然需要指出的是，从秦汉简帛中的涉医内容看，其中多为简单或单一的病名、药方、药材及养生知识的介绍，缺乏医学理论的痕迹，也无明显辨证论治等的内容，可见秦汉时期的中（汉）医学的理论建构仍处于一个初级阶段，系统性的中（汉）医理论及其指导下的医学实践，并未在全国范围得到普及与运用。

从驱动发展的动力学角度看中国传统医学的动态版图分布，其延伸和发展的动力因素主要有：一是自身医学理论的趋于健全完善，以及社会进步带来的逐渐增长的健康需求；二是随着中国疆域变迁和扩大、交通的便利、交流的频繁等，医学的延伸特别是先进医学对新开发地区、较偏远地区的医学的覆盖和渗透，是社会发展和医学学科发展的必然。从方法学的角度而言，认识传统医学，尤其是早期的传统医学，因为受制于史料的匮乏以及不确定性，往往比较棘手，而且仅从现有文献的挖掘，似乎不能满足医学史发展的要求，特别是早期医学的发展。所以先秦的医学研究或以《黄帝内经》为界限的早期医学的研究，大有挖掘和整理的必要。地下文物是考察医学源流的一种重要方式，地下出土文物和地上已有史料互相印证、补证，是研究传统医学的一种重要的方法。

五、传统医学学科发展的始源和阶段

关于医学始源的几种观点。医学始源问题对其“分型”可谓众说纷纭，比如医源于动物本能说、医源于巫术说、医源于圣人说、医源于劳动说等，莫衷一是。学术界对于传统医学始源的分类，有共识也有分歧，有绝对也有相对，有人对其重视，有人对其淡化，而且不同时期的政治和意识形态，也影响到对这个问题的见解。或许，在中外均没有确切古老文字或文物佐证的前提下，这个问题只能做定性的研究和过程的描述。由于医学起源问题自身的复杂性，决定了任何试图用一句话、一个观点来概括地与圆满地解释医学起源的努力，都注定不会成功。因为在这个问题下，实际上包括了本能行为、经验医学、医学理论等几方面的事实，这些事实之间既有密不可分的联系，又有本质的差异。根据我们关于此问题的观察，认为大家还是要倾向于汇聚那些达成共识的部分，这些认识和观点，可能是最为接近原始始源的那个部分。而关于这一段传统医学发展的历史，从传统医学作为一门技艺，或者一门学科生长、成长的角度，肯定是不可或缺的，故而不妨将其称之为"前"医学状态。特别是古代医学的发展并不是独善其身、孤立发展的，文明的进步、社会的发展、人类智力的开化等是其发展的基础和条件，也是其发展的助力。溯源传统医学的发展，须将传统医学置身于整个文明的进程、文化的背景中去关照，在人类文明的映射下，才能看见"医"之端倪，医学的初貌。传统医学的起源，我们倾向于将其定义为是人类社会早期这个特定的历史发展阶段下与医药实践有关的所有行为的集合，有其特定的时代特征，标志和内涵。

关于传统医学发展的阶段。我们在前人关于此项研究的基础上，进一步进行了梳理，并将整个传统医学按照时代和医学的阶段性典型特征，将其概括分为：传说与传统医学、本能与传统医学、劳动与传统医学、巫术与传统医学、经验与传统医学、理论与传统医学几个部分。其中有意识地体现并进行如下区分。

首先，按照人类认知的层级，我们将人类的传统医学概括分为：不知其然的传统医学、只知其然的传统医学、知其所以然的传统医学三个阶段。上述我们认为的传说中的传统医学阶段、本能的传统医学阶段、巫术的传统医学阶段，我们认为是不知其然的医学阶段，不知其然的医学，是对医学所涵盖的基本要素，包括生命、健康、疾病等，尚处于没有清晰认知、无法解释、无法掌控的状态，是医学的前身。这一阶段的特点是看到了医学的现象(比如与生俱来的疾病、生老病死的规律、男女有别的生理特点、随年龄增长的生理变化等)，但是无法做出医学意义上的认知，而从医学发展的角度而言，该过程又孕育了医学的胚芽，呈现出医学的曙光。故称之为不知其然的医学。这一医学发展阶段，大概有三个范畴：一是原始人类劳动和生活中蕴含的不自觉的医疗实践；二是出自人类本能的医学活动；三是关于介于神灵和巫术之间的医学。其中巫术医学是不知其然的医学的高级形态。知其然的医学，是一种以经验为主导的医学。在哲学上经验是指人们在同客观事物直接接触的过程中通过感觉器官获得的关于客观事物的现象和外部联系的基本认识。辩证唯物主义认为，经验是在社会实践中产生的，它是客观事物在人们头脑中的反映，也是认识的开端。经验有待于深化，有待上升到理论，理论源于实践，实践又检验理论，循环往复，不断演化。故而以经验为主导的经验医学，其上一阶段，是不自觉不知其然地具有医学萌芽的实践，下一发展阶段，就是有意识在经验基础上深化为理论，并着力构建理论，并以理论为指导的医学。也就是说单纯从医学发展的角度而言，只知其然的经验医学是一种高于无意识或不自觉状态的前医学，但是又尚且未进入理论医学的阶段。而知其所以然的传统医学发展阶段则是以理论构建为其标志的。医学从"只知其然"到"知其所以然"，是认识论的规律，也是实践论的必然要求。

其次，从学科的角度，并兼顾传统医学史研究的动态性和整体性，将人类传统医学在其成"医"或"医学"之前的很长一段时间的稚嫩、朦胧发展期，概括总结为"前"医学时期，比如我们提到的本能的传统医学、传说中的传统医学等。从历时性的观点看，这是一个医学发展不可逾越的阶段，但是从共时性来讲，可以支撑医学始源观点的素材可谓是凤毛麟角。但这并不是说其已经没有认识和研究的价值。

人类医学从巫医巫术开始,便呈现实践中的"医疗"特点和理论上传统医学的"学科"雏形,医学作为一门学科,当从巫术医学开始,并逐渐发展成为成熟的经验医学或理论医学。而后期往往是传统医学作为学科的成熟发展阶段,且经验和理论相互之间往往处于融合又并无明显界限的状态。

最后,将传统医学与人类认识层级以及从学科"生长成长"等进行关联的方法,因为它涉及传统医学在人类的一般认识链条中的阶段与层次,可形成一种研究上的对称关系和认识上的递进关系,是解读传统医学可资参考的一种方法。同时,探讨古代传统医学的始源,运用历时性、共时性、结构性和关联性的方法,对其进行过程的描述、整体的关照、定性的概括等,可能要比试图具体的描述,要更能体现或更接近古代医学的初貌,也是解读和研究传统医学新的方式方法。

六、传统医学学科与哲学的关系

摆脱对神灵创世说或神灵决定论等牢固的意识(精神信仰层面除外),而转向对自然物质世界及其规律的探索,是人类文明的一个巨大进步,也是中外古典哲学面临的共同话题。哲学在古希腊称为"智慧之学",并被赋予其循理论智、探究天地社会人间万象演变因由的任务。古希腊哲学是西方哲学最初发生和发展的阶段,也是医学作为一门科学的起源时期。西方传统医学发展到古希腊,开始呈现出科学的曙光。一是呈现出明显地摆脱巫术迷信的束缚,从经验主义开始过渡到理性思维、科学思维。二是开启了医学和哲学交融的时代,是人类历史上较早地从医学以外的学科去关照医学发展的传统医学。三是突破医学实用主义的范畴,开启了医学理论和医学实践并行的时代。四是古希腊唯物主义哲学家的群体创造,为后来以希波克拉底学派为代表的古希腊医学黄金时代的到来创造了条件。

关于中国传统医学与中国古典哲学的关系,我们具体从"道""气""阴阳""五行"等概念及其内涵进行了阐释。关于"道"概念从哲学到医学的变迁。在中国哲学史上,老子首先提出"道"为先于天地生的宇宙本原及其特性。老子提出的"道"论被包括黄老学派的道家各派承继弘扬,如《黄帝四经》《管子·内业》,当然其中无疑也包括《易传》以及医著《黄帝内经》。及至《黄帝内经》,则广泛地运用了作为规律或原理的"道"的概念,来描述、揭示客观事物的变化过程和必然趋势,如"天地之道""阴阳之道""经脉之道""营气之道""卫气之道""持脉之道"等。人体的生理、病理现象也有其一定的变化之道,防治疾病也有其不易之道。顺应自然规律来养生防病与诊治疾病,也就成为《黄帝内经》的基本原则。

关于"气"概念从哲学到医学的变迁。"气"也是中国古典哲学和传统医学密切关联的范畴,"气"最早从一个具象的概念或者哲学层面的概念,逐渐延伸发展成为传统医学范畴的"精气"和"精气神"等概念。庄子论"气",其基础还是沿着老子设计的模式而进行的,其创新之处在于,它将"气"从老子的一种自然观,引入到了生命观的领域,因而最早在古典哲学和传统医学之间建立了联系。长沙马王堆出土的帛书《黄帝四经》提到精气的思想,后来在战国中后期被认为是稷下道家的作品合集《管子》中比较集中地提到的"精气"。到了《黄帝内经》的时代,气、精、神的概念得到进一步发展,气能生精,精能化气,精气生神,神驭精气,三者结合融通的趋势加强,哲学思想淡化,医学意味的精气神概念得以建立,并始用来形容人的形神状态和解释病理生理现象。庄子之后,道家的"气"论逐渐转化为"精气"论,"精气"或"气"日益表现为一种构成人体的精微物质,这使得"气"这一哲学范畴逐步过渡到医学范畴。

关于"阴阳"概念从哲学到医学的变迁。阴阳是中国哲学史上最具中国元素的概念范畴。从哲学史看,最早提出阴阳作为一种哲学概念的是老子,其名言"万物负阴而抱阳,冲气以为和",以阴阳的变化运动来解释万物的构成和运动,阴阳脱离最初的本义始有抽象的意味。庄子承续发展了老子的阴阳学说。在老庄的学说当中，阴阳的概念和道的概念类似，具有两层意思：一层是作为自然之道的阴阳，是宇宙万物的运动和存在方式，是和“气”的概念交叠在一起的，所以有阴气、阳气和冲气的说法。另一层是作为社会和人事之道的阴阳，是指宇宙万物运动和化生的规律，阴阳是“道”之分解。自周以来，出现了以“阴阳”来解释事物运行规律发展的记载，成为当时抗击天命鬼神理论的有力武器。帛书《黄帝四经》的阴阳多为天地自然界之阴阳。《管子》中也有不少关于阴阳的论述，到了《系辞》，阴阳的概念已经运用得非常普遍，而且意义更加抽象。而阴阳学说无疑是《黄帝内经》中一以贯之的指导思想和主体思想。从最初的阴阳互感互生，到阴阳对立制约、阴阳消长平衡、阴阳互根互用、阴阳互相转化，阴阳的概念顺着哲学开辟的道路，在医学领域中找到了滋养壮大的沃土，以其内涵的丰富性、概念的抽象性、朴素的规律性和科学性，成为古人解释人体运行规律、阐释病理生理机制、指导疗愈疾病及促进健康的不二法则。

关于“五行”概念从哲学到医学的变迁。“五行”也是中国古代哲学和医学的重要范畴。五行学说，最早滥觞于殷商时期的东、南、西、北、中五方观念。五方说之后，西周出现了五材说。“五行”作为一个有明确所指的概念则最早出现在成书于商周之际的《尚书·洪范》，体现了先民对宇宙自然的最早萌生的结构性认识，是中国最早的哲学系统理论。五行依然是关于“道”的一种方式，较之于“道”的模糊的意象式呈现，五行则已经具有具体的外在表现和特点，而且呈现出明显的规律性。西周末年，史伯第一次从宇宙本原的高度阐释了“五行”与万物的联系，提出了“五行相杂，以成百物”的哲学命题，“五行”的概念逐渐开始有了组合之意，即为“和则生物”的哲学理念。“五行”的概念从哲学范畴过渡到医学范畴，是通过“五行配五脏”来达到的。五行的概念在医学上的成熟，一是五行与五脏的组合，二是提出相生相克的关系。从医学的形成看，这标志着中(汉)医启蒙于哲学并独立于哲学，并进而形成独立的医学理论及其方法的过程。从五行到五脏，这是医学理论形成的一个重要突破和发展，它直接导致了后来的藏象、经络等后续医学学科内容的诞生和发展。

我们认为，作为富集人类探索和认识世界的规律、方法、逻辑和思想的学科，哲学往往被视为传统学科之母。人类的众多学科，都是探索和发展人类知识体系的某一支系和门类的知识总结和实践，均有可能从哲学这个庞大的体系中汲取营养，犹如参天大树撑展开的支系。中西方传统医学的理论和实践均表明，传统医学虽然有其作为医学学科自身发展的规律，但是和某一区域、某一民族的古典哲学无疑息息相关，甚至可以说古典文明的萌生和发展，特别是其医学理论，肇始于哲学、脱胎于哲学。正如我们提出的传统医学“五要素”理念，即指各民族传统医学核心构成要素大致相同，均为临床经验、原初的基础医学知识、古典哲学、区域性文化、若干群体信仰等构成要素的混合体。其中古典哲学是传统医学构成之不可或缺的结构性要素之一。在此需要指出的是：道、气、阴阳、五行等尽管成为了传统医学的构成要素，促进了传统医学的发展，成为了传统医学不可分割的部分，但哲学毕竟是哲学，而非传统医学本身。

第二节
医学之变迁与比较

人类医学由小到大、由弱到强，之前具有明显地域性、区域性的传统医学，逐渐走向了自身的壮大以及与外界的融合，整个医学在演进变迁中也变得更为丰富和壮观。从学科角度而言，医学学科及其各分支学科的概念、内涵实质等也在发生诸多的变化。概念是反映事物特有属性的思维方式，概念的形成往往是将特殊经验、知识等纳入一般规则或归类的过程。人们思考事物时常涉及类的概念和知识的范畴。概念在不同的发展阶段、不同的文化地域、不同的历史时期可以有不同的存在形态和内容，所以概念自身也在变化和发展。起初与人们的基本物质交换和语言交织在一起，只对周围事物进行简单而又直接的概括，抽象程度不高，认识也不深刻。随着文明的进步和社会实践的发展，概念反映客观世界的广度和深度也随之而发展。它既有确定性，又有灵活性；既是恒定的，又是变化的。但只有经过长期实践证明是符合客观实际和规律的概念才是正确的概念。

一、“中医”作为学科概念的变迁

“中医”作为一个学科门类的概念及其实质，就是一个随着历史演进和实践发展不断深化和丰富的概念。鸦片战争之前，它在最初的“医/毉/醫”的概念基础上产生，最初的“中医”概念只是表明古代医学或医生及其医术的一个等级，但是后来作为中国古代汉文明唯一的医学门类，古“中医”的概念及实质其实无疑是指中国古代的汉族传统医学，其中包含了丰富的中(汉)医思想、理论及其实践。鸦片战争之后，“中医”作为与西方医学/现代医学相对应的概念，才有今之“中医”的概念，即中国传统医学的概念，但其实质仍然是以汉族传统医学为主，人们习以为常认为的“中医”其实就是中(汉)医，一般不包括藏医、蒙医、维医、傣医等少数民族传统医学。同时，西学东渐的大背景以及中华人民共和国成立后国家大力发展中医的举措，使得“中医”作为学科的外延得以扩展，分别形成了“中医—中西医并存—中西医汇通—中西医结合”的发展局面。后董竞成教授等提出“大中医”等系列理念，以及 2017 年国家《中医药法》明确法定“中医”的最新定义，“中医”作为一门学科门类的概念及其内涵与外延有了科学的明晰的界定，“中医”实际是包括中(汉)医、藏医、蒙医、维医、傣医等我国各少数民族传统医学在内的中国传统医学的统称。

从时代发展和人类医学整体格局而言，现代医学是当今人类共同的主流医学，然而传统医学的重要性和地位同样应该受到重视。“中医”作为目前世界传统医学领域中的中坚力量，其必将也应该在坚持“中医”本色的同时，以开放的姿态拥抱其他民族传统医学、拥抱现代科学和现代医学，并且在此新的进程中，得到新的发展，展现新的内涵，从而共促共建人类共同的医学学科新体系。

二、“西医”作为学科概念的变迁

“西医”这个概念严格意义说是一个中国视角和中文语境下的医学概念，是一个从“西”字作为一个地理方位的基本义出发，引入到医学领域，并经历从西域医学到西洋医学到现代医学等演变过程的一个概念。“西医”概念在古代中国，以鸦片战争为界，在古代主要指西域医学(包括处于中原政权西部的少数民族传统医学，以及广义的西域涵盖的外来医学)，西域医学受当时客观因素的影响和时代因素限制，并未以“西学”“西医”的形式和称谓出现，但是其实际上已经承载了中国古代(宋元之前，古丝绸之路东西方陆上交通兴盛的时期)对外医学交流的职责和功能。尽管当时并未有“中医”的称谓及其概念，也未有“西医”的称谓及其概念，但是中医、西医的实质在当时是客观存在的，当时的中西医学经由丝绸之路互相的交流交往也是客观存在的。西域医学无疑丰富并推动了我国古代医学的发展。当时的西域医学(主要是指外来医学的部分)主要还是以香药的贸易、以间接的传播为主，实际上并未对中国正统的中医学造成实质性的冲击，也未对当时中国王朝政权产生可见的消极影响。总体而言，鸦片战争之前的西域医学和西洋医学，依然是一种小众的外来医学，在未对中国本土医学——中医造成实质性冲击之前，同时在封建社会尚未沦为半封建半殖民地社会之前，“西医”作为一个概念及其实质，在中国古代很长一段时间内并未受到从上至下的高度关注。以鸦片战争为历史的分水岭，“西医”的概念在近现代中国，时人为区分中国本土的医学，而采用的对西方医学(不包括西方传统医学)的专称，进而形成了“中医”和“西医”这样一对相辅相成的概念，而其实质也使得“西医”渐渐成为中国特色和中国视角下的医学学术体系和应用体系的分类。“中医”和“西医”两者概念的出现及其实质，都是在当时中国特殊的内外环境之下，以及根据中国医学当时面临的史无前例的医学碰撞对抗和医学格局调整，这一特定时空下诞生的产物。从中西医对抗、中西医汇通、中西医结合等发展历程看，中国医学在经历阵痛的同时也迎来了一次变革的重要推力。

“西医”概念发展至当代，实际上已经突破了西方地域的限制，其实质已经是作为世界上主流医学的现代医学。“西医”在西方国家(近代以后诞生的新兴国家除外)，以文艺复兴为界，之前的医学为西方传统医学，之后的医学为现代医学。西方医学在经历公元16世纪人体解剖学、公元17世纪人体生理学、公元18世纪器官病理学、公元19世纪细胞病理学等为主要标志成果的发展和进步，后又随着抗生素的发明、医学影像学的引入、现代病理生理学的进步、免疫学的发展等，特别是临床医学的全面、全力发展，人类的现代医学终于发展到了我们今天所见的模样，“西医”完成了从传统医学体系到现代医学体系的转变，“西医”学也从一门传统的古代学科转型为现代生命科学，“西医”作为一个学科概念完成了其生长、成长和成熟的过程。“西医”这一概念是特定时空下成长起来的概念，有其局限性，面对西医发展的“过去时”，是一个需要扩充的概念；面对西医发展的“将来时”，是一个需要重塑或调整的概念。当前“西医”已成为世界的主流医学和一门日渐成熟的现代生命科学，其概念和实质实已突破“中”“西”的界定，预示着在新的历史发展和学科发展进程中，这一概念可能需要予以调整和重塑，在新的历史进程中规范和促进其发展，从而为人类的医学文明和卫生健康事业做出新的更大贡献。

三、“中药”作为学科概念的变迁

“中药”作为一个学科概念，随着学科的发展，自身的内涵和实质也在发生演变。“中药”最初的形态是本草，但是最早本草的概念并未盛行，其与“药”“毒药”“百药”“经方”等概念，运用于西汉之前的典籍中，从目前史料看，当时并未出现“中药”一词。《神农本草经》作为中药学影响深远的奠基性专著，首次明确提到了“中药”这个词汇，并明确了其作为药物等级的涵义，同时也强化、提升和扩充了“本草”的概念及其内涵，又因为中药来源确以植物药居多，使用也最为普遍，所以古来相沿把药学称为“本草”。所以自《神农本草经》后实际上已成为“药/中药”的统称，后世中药学涉及药物类、经方类作品以及官修药学典籍，均采用“本草”为正统概念。

“中药”作为古代医学学科的一个重要门类的发展，经历了神农尝百草的传说时期、用药经验的积累期、系统理论的构建期、学科的深化发展期等阶段。自《神农本草经》问世之后，我国古代各朝代本草学都在其创立的本草学(中药学)纲目下有不同程度的发展，概其卓著者有魏晋《神农本草经集注》、唐代《新修本草》、宋代《证类本草》、明代《本草纲目》、清代《本草纲目拾遗》等。此外，还形成了许多聚焦于药性理论、炼丹、炮制、食疗、地方本草等不同特点的专题本草著作。而中药药性理论，作为古代中药学发展的一个重要分支，其发展始终在中医学的总体理论指导下，包括《神农本草经》、张元素及其弟子等的《珍珠囊》《用药法象》《汤液本草》等关于药性理论的阐释，皆启源于中医理论。中医和中药相对独立又互为补充，共同构成了中国传统医药独特完备的学科体系。及至近代，随着具有现代医学特点的西方医药学的输入，“中医”“中药”作为与“西医”“西药”概念相对应的医学体系和医学概念逐渐盛行，“中药”的概念逐渐取代“本草”，成为区别于所谓“西药”的中国药物的统称。

在中药的历史发展进程中，始终存在一种外来药物（或西药）介入以及外来药物（或西药）“中化”的过程。表现为在鸦片战争之前或西方科技革命之前，肇始于欧洲等西方国家和地区的现代医学，尚未在中国成为一门独立的医学体系之前，来自西方（包括西域，指古代中央政权以西的广大区域）的西药，这些本质上仍为传统药物的西药，经过丝绸之路（陆上丝路和海上丝路）等源源不断输入中国，在传统中（汉）医药理论的指导下，被改造成中药，其实质已经是在中医辨证论治及中药药性、用药理论指导下的药物，是一个外来药物“归中”或“中化”的过程。当鸦片战争之后或者西方科技革命之后，随着具有现代医学特点的异质或新质的西医药的输入，不再有这种将西药“中化”的融摄力，西医西药，最终在中国发展并形成了与中医中药相对应的医学体系，今之“中药”的概念及其含义也最终确立。

传统的“中药”学科（传统药学），一般来说，仅仅是指汉族药学的范畴，不涵盖藏药、蒙药、维药、傣药等少数民族药物学的范畴。2016 年颁布、2017 年实施的《中医药法》对中医药的概念从法律上进行了更加科学的界定。中医药（中国传统医药），无疑应是建立在中华民族共同体之上、各民族医学求同存异、多元一体医药学，其内涵和实质，并非仅仅是指汉族单一民族的医药，藏医藏药、蒙医蒙药、维医维药、傣医傣药等都应该融入“归中”的历史进程。中医药是大中医、大中药，这是汉族医药和各民族传统医学自身更好更快发展的要求，也是具有中华民族共同体意识和增强中国医学整体实力与竞争力的要求。当然，当代的中药学科，即中国的药学，其内涵和外延，越来越向“大药学”的方向发展，即“汉医药学—中国各民族医药学—中国传统药学与现代药学结合”，概念及其实质走向复杂化、多样化和高度综合化。未来中药学的发展，现代科学与技术，无疑是中药学发展必须依托的重要力量。要善于借助现代科学和医学，挖掘传统中药中的精华，唤醒传统中药为全人类健康服务的力量。所以，中药与西药的融合，传统药物与现代药物及现代科技的融合，仍然是未来“中药”学发展的重要方向。

四、“麻黄”与中国传统药学学科起源

人类早期的认知水平是非常有限的，因而总是对捉摸不定的自然力和自身构造的各种生理病理现象，产生在今天看来不科学的、幻想的以及错误的观念，诸如万物有灵、灵魂不灭等，这是烙印在古代先民身上的时代痕迹，宗教的思维、群体的信仰，也是早期医学无法褪去的色彩，在医学史上人们也常以巫医混杂时期相称。从某种角度上可以说，在医学起初阶段，早期医学和宗教基本是和谐共生的一种关系（不同于后期的以对立对抗为主），这在对距今 3 800 年左右罗布泊墓葬麻黄的研究中可得到体现。古代罗布泊人对麻黄的信仰和崇拜，主要是基于麻黄针对当地高发疾病的一种普适性的运用以及较为显著的疗效，而非其他原因。中间我们不排除有巫医或者是类似氏族首领等上层人物在其中的助推作用，也不否认古代罗布泊人头脑中确实存在的对麻黄赋予的特殊情感和虚幻的超凡的力量，这些都是特定的历史阶段人们意识形态必然会产生的产物，但是这种古代罗布泊人对麻黄的特有情结，绝不是空穴来风的，而是在为减轻病痛，以及与疾病抗争的实践中萌生的。所以对于巫医混杂时期的早期医学，正确看待巫医巫术在医学起源发展过程中的正向促进作用，看到其在高层医学和民间医学的不同占比和作用，也是分析医学起源问题的重要方面。古罗布泊大型墓葬群留下的遗产，包括其药用麻黄大量使用和实物至今得以留存，这是一个难能可贵的古代社会的全景展示，也是一个较为全面真实的

古人医药认知与运用情况，包括一个氏族或部落从上至下整体运用医药情况的展示。

关于古人认知世界的方式和能力。一种特定的认识往往与当时的社会生产力水平和文明成熟发展程度息息关联，以今天的眼光看，今天看似非常简单古朴的认识，往往代表着时人对宇宙自然的普遍或最高认识。从医药的层面理解，从我们对古罗布泊人对麻黄的认识和使用情况来看，这些认识可能不尽成熟甚至很朴素，但是它无疑是在实践中产生的，也并非想象中早期的医疗行为必须依赖于神灵，借助于虚无虚幻，很大程度上还是现实、实用层面的经验积累。虽然这种经验，在远古时期无法表述成文字，更无法形成医学理论，也无法流传后世而被知晓，但是他们的经验，肯定是在实践中积累的，是共同对付严酷的自然环境、恶劣的生存条件以及由此带来的疾病困扰的实践总结。从古罗布泊墓葬群中的古墓沟一类墓葬看，所有墓葬不管墓主人长幼妇孺，皆随葬麻黄，这既说明麻黄的信仰和麻黄的力量为古罗布泊人所共知，似乎也更可以说明，麻黄是一种古代罗布泊人共有的原初医学基础知识，以及一种共有的古朴的临床实践经验。人类面对疾病和病痛的困扰，可能并不是消极的，而是在不断的适应、调整中进行积极的防御和干预。

关于传统医学的构建模式。透过对古代罗布泊墓葬麻黄的分析，我们似乎可以这样认为，在科学审视古代医药起源的诉求下，古代医学史特别是早期医学史的空白需要依赖于地下医药相关的考古材料的重现去弥补并更新人们的认知，同时也需要在现有的材料的基础上去尝试进行有效的构建，而不能总是在神话传说中蜻蜓点水、泛泛而谈。古罗布泊麻黄向我们展示了一个绝无仅有的药用植物起源的样板，同时也展示了不仅仅是上层阶级也包括下层民众的全景式的生产生活状况，其中可以推演出相对接近于真实的古人医药卫生实践的情况，而这种真实情况的动力和构建模式，除了特殊的地区地理环境、原始的群体性信仰、区域性的文化因素，更包括基于实践基础上获得的原初的医学基础知识和古朴的临床医学经验，而后者往往是早期医学向前发展的主要推动力。同时上述研究和各家的观点也可证明，这几大因素往往交织在一起，是一个“混合体”，是古代原初医学体系(包括医药层面、物质生活、精神文化等的元素)构成的基本要素。

关于局部的医药文化和整体的中华医药文明的关系。古代罗布泊地区的墓葬麻黄，其作为古代药用植物留存中不可多得的实物，研究其透视出来的古罗布泊的自然生态和社会生活情况，研究当地先民对其认知和运用情况，是中华早期医药文明在西域这片方域上的呈现。在其他的地方，医药的起源以及认知、运用情况，应该是大同小异，甚至时间等比古罗布泊时期还要更早更为兴盛。只是没有罗布泊这样个性的地理环境、气候，并在此基础上的遗物保存条件，再者后期罗布泊地区人迹罕至，也促成了罗布泊墓葬群能够在新时期以整体面貌出现并保持其中文物完好无损，这为我们认识和研究史前的中国医学文明提供了可触摸可感知的鲜活素材。罗布泊墓葬麻黄的珍贵价值是不言而喻的，是中国早期药用植物的范本和缩影，为我们认知早期的药物使用提供了实物和实证，对认识早期药物使用乃至整个早期中国传统医学的酝酿和诞生情况，具有重要的意义。

五、从传统本草到现代药学的变迁

疟疾是一种古老的疾病，与人类如影相随，跟随人类历史发展而呈现不同程度的变化发展，至今依然是一种受全球关注的疾病，非洲、东南亚和中南美洲的多数国家和地区依然是疟疾的流行地区。历史上，人类与疟疾进行了不屈不挠的斗争，也取得了不少重大的成果，特别是在文艺复兴和科学革命之后几百年的时间里，金鸡纳树、奎宁、氯喹、磺胺多辛-乙胺嘧啶、青蒿素等抗疟药轮番登场，又几经沉浮。

从金鸡纳到青蒿素，反映的既是一部人类与疟疾旷日持久的斗争史，也是一部从传统药物向现代药物、从本草到科学的进化与发展史。从金鸡纳树到金鸡纳霜和奎宁、氯喹类药物，是从本草到科学的演进过程，是人类伴随着科技革命和现代医学的进步，在抗疟史上一段激昂奋进的历史。但是伴随着现代医学相关药物面临的耐药性等问题的出现，已经取得的重大抗疟成果逐渐付之东流，"神药"不再有奇效，人类在抗疟史上再次陷入困境。中国在屠呦呦等为代表的专家的努力下，从中医典籍中获得灵感，从中国传统药物青蒿出发，从传统的经验出发，类似于当年的美洲传统药物金鸡纳树，经过提纯、分解、合成等现代医学的方法，最终获得了新一代抗疟药青蒿素。

从金鸡纳到氯喹、从青蒿到青蒿素，生动诠释了从传统医药中汲取智慧和启发，化古老为神奇，从中开发出源于传统医学的现代药物，用于人类面临的各种复杂性疾病的治疗。从医学学科的角度而言，这种艰辛中却不断迎来辉煌的历程，一方面是一个传统向现代、本草向科学的进化过程，另一方面也是一个现代向传统、科学向经验回归和学习的过程。类似于金鸡纳到氯喹、从青蒿到青蒿素，本书也概述了从洋金花到抗胆碱能药物、从黄连到小檗碱、洋地黄到地高辛、从古柯叶到普鲁卡因、从山羊豆到二甲双胍、从狗爪豆到左旋多巴、从八角茴香到奥司他韦、从柳树到阿司匹林的进化升级过程，这些从传统药物中汲取灵感和智慧，进而更新换代成为人类抗争疾病的利器的过程和成果，从某种程度而言，这预示着传统医药与现代医药之间的密切关系以及未来医药研发的一个重要思路和方向。

传统医学，包括传统药物，是一座巨大的宝库，其中沉睡的古老智慧，有待于运用现代科技和现代医学的方法，去进行有针对性的挖掘，进而产生原创性的重大成果，推动人类医学文明的进步，造福全人类的健康福祉。当然，尽管所列举的从山羊豆到二甲双胍、从狗爪豆到左旋多巴、从八角茴香到奥司他韦开发的过程相对较为特殊，但从某种意义上也能说明天然的植物是人类开发新药的宝库。传统与现代的兼容和创新，能够更好地展现出人类医学文明的综合优势。

六、中西传统医学学科发展模式与道路的比较

《黄帝内经》和《希氏文集》是公认的中西传统医学奠基之作，它们孕育于东西方文明的土壤，镌刻着中西方医学的烙印，预示着中西方医学不同的发展道路。无论《黄帝内经》还是《希氏文集》都是中西方当时文明模塑的结果，是不同文明形态、民族思维、哲学基础、区域文化等在医学上的映射，造成了中西传统医学的"个体"差异。地理单元相对开放、偏外向型的爱琴文明，锻造了追求辩证、具象、实证而偏离哲学的、疏于理论构建与发展的西方传统医学，而地理单元相对闭合、偏内敛型的中华文明，锻造了追求辨证、抽象、整体且哲学意味浓厚、长于义理阐释和理论构建的中国传统医学。

在中西传统医学发展的前期与中期，从中西方传统医学分别对《黄帝内经》和《希氏文集》两部经典铸起的医学根基、指引方向的继承与发展来看，西方传统医学的后续医派和医家没有据此发扬光大，轻视理论体系的构建和完善、青睐于外科的疗法和实证，作为西方传统医学理论核心的体液学说、气质学说等，其在西方医学发展道路上的表现有点"虎头蛇尾"，与医疗实践也呈现互相脱离的倾向。反观中国传统医学的传承问题，则是可圈可点。自《黄帝内经》搭建的理论大厦起，始终薪火相传，代代为之续力，日臻完善。中药的发达使中医如虎添翼，医药并举，理论和实践均得到了长足的发展。从这方面讲，中国传统医学整体上都是优于西方传统医学的。

在中西传统医学发展的后期，西方世界在文艺复兴和工业革命的刺激下，受现代文明气息的濡染，特别是在现代科学技术的助推下，西方传统医学在追求实证、实验这一个优于中国传统医学的"强项"

上，进行了充分的发展、开拓、创新和突破，在对古希腊式以体液气质学说为代表的传统医学的扬弃基础上，造就了一种全新的医学。反观中国传统医学，其长期在相对安定的历史环境中，一直处在“养尊处优”“自信的保守”的状态中，“守正”有余，创新不足，虽然在一代一代中医人的努力下日臻完善，但是在新的时代和科学的王国里，其创新性和能力日显滞后和不足。

今天医学的发展已然今非昔比，成就巨大。然而，医学的发展也越来越说明，没有一种医学体系是完美无缺的。中西医并重、中西医结合（或者说是传统医学与现代医学共存，传统医学与现代医学融合发展），依然是这个时代医学的应有之义。通过对《黄帝内经》与《希氏文集》的比较分析，我们认为，当下人类依然需要去聆听遥远时代医学的声音，聆听医学先贤的智慧，溯源医学发展的道路，并结合当代进步的成果，聚焦当下的医学问题，凝聚未来发展的共识，致力未来人类医学学科的发展进步事业。

七、科学、技术、文化的综合维度中的传统医学学科

随着人类的进步发展，人类的“科学”“技术”“文化”也随之有了更加丰富的形式和内容，但也有广义和狭义、宽指和专指之分，既相对独立又彼此密切联系。传统医学学科作为与现代医学学科相对应的一种医学体系，不同的人站在不同的职业、不同的角度等从不同的层面去认识传统中医学，因而也就有了不同层面的解读。比如其是否具有现代意义上的“科学”性，如何正确看待其“技术层面”与“文化层面”的构成，这些对传统医学的认识和实践都具有重要的意义。故而梳理“科学”“技术”“文化”的内涵及实质，厘清相互之间的关系将之与“传统医学”这一学科的发展建立关联，从科学、技术、文化的多维层面去认识传统医学学科，特别是中国传统医学即中医学，无疑有助于廓清人们在这方面的认识，增进人们对传统医学的正确理解，进而助力传统医学乃至医学的发展。

科学：从传统科学到现代科学的演变。科学在中国成为一个颇为复杂的概念，究其原因，大概因为其是主要来源于西方世界，进而传播到中国，是掺入了中国科技特点和中国文化因素的一个概念。源于西方的概念，东方语境的阐释，这是人们对科学理解不尽相同或大为不同的原因之一。而其中一个最大的逻辑问题是，中国古代是否存在科学，抑或是人类在近代之前，是否存在科学。同是对现象之本质和规律的揭示，自然科学是科学，那么人文科学是否属于“科学”。笔者认为，从“科学”自身作为一门学科历时性演变的角度，对“科学”进行划界，分为“传统科学与现代科学”，这种划分方法，虽然也并非完美，但是一方面可以在一定程度上廓清人们对于“科学”的认识，另一方面，也可以与“自然科学与社会科学”的分类方法形成互补，共同促进人类对于“科学”的认知和实践。历史的车轮滚滚向前，人类的“科学”也在不断发展，同样，“科学”的内涵外延及实质也处于与时俱进的变化与丰富之中。经历了从传统科学到现代科学的质变，从原初的科学向当代自然科学的跃变。而“科学”，正如其一贯的品质，依然在“不以人的意志为转移”地继续向前发展。

技术：从原初技术到现代技术的演变。随着科学的发展，以及由时代进步等带来的技术在理论层面和实践层面的扩展深化，“技术”这个本来颇为清晰的概念，和“科学”的概念一样，变得丰富和多样。从以蒸汽机的发明和使用为标志的第一次技术革命开始，也伴随着以历史上近代以后科学与技术共同的快速发展，一般认为，人类历史上目前已经经历了 3 次技术革命，正在朝着第四次科技革命挺进。所以，随着时代的发展以及人们认识和改造世界能力的提高，技术总是处于不断的创新和更新中。这就使得技术有了原初与先进之分、简单与复杂之分、传统与现代之分等。

文化：从古典文化到现代文化的演变。文化是一个含义较之科学、技术更为广泛的概念。传统

关于文化的定义认为，文化指整个人类在认识和改造世界的过程中创造的物质财富和精神财富的总和，这是广义的文化的概念。而狭义的文化则尤其指向广义文化中的精神财富。理解文化的定义，需要特别明确的是，文化的核心问题是人，有人才能创造文化，且文化是人类智慧和创造力的体现。不同种族、不同民族的人创造不同的文化，而这正是人类文明大放异彩又精彩纷呈的原因。文化的内涵外延及所指过于宽泛，本章仅从科技文化的视角，认为西方近代科技文化大发展的起点是文艺复兴运动。从全球的视野，以及科技文化自身发展过程来看，文艺复兴的启蒙运动虽然肇始于欧洲，发展于西方世界，但这场声势浩大的变革，特别是其科技思想及文化创新方面影响了全世界，它属于全人类。

科学、技术、文化之间的关系。首先，科学与技术有明确的区分，在涉及的对象、思维方式、目的方面，存在显著差异。其次，尽管科学与技术有诸多差异，但在历史演进中，它们之间形成了一种互相联系、相互促进、相互制约的关系。在现代社会里，技术的发展离不开科学理论的指导，技术已在很大程度上变成了“科学的应用”；同样，科学的发展也离不开技术，技术需要往往会成为科学研究的目的，技术发展还为科学研究提供必要的技术手段。从而促进科学和发展。近代以后，随着科学的兴起，两者的关系才变得复杂多样，一直处于分合的状态以及一体化的进程中。科学与技术，既不消解彼此之间的界限与区别，同时又构成一个彼此之间相互作用、相互结合、相互渗透的统一整体，两者互动、合力推动着人类的发展与进步。同样，科学技术与社会文化之间的关系，从来都不是单向影响与单边作用的，而是双向影响和相互作用的。科学技术为创造和发展文化提供物质基础，文化为科学技术的进步提供精神动力和智力支撑。

传统医学的科学与技术归属。我们倾向于认为，传统医学属于技术层面而非科学层面，其主要是技术层面和文化层面的融合。中国古代并不具备成熟的孕育科学的土壤和条件，科技所承载的功能，具有很强的实用性，主要服务于生产和巩固统治的需要，其所惯用的思维、方法及基于此形成的理论概念，大多是对生产经验的直接记载或对自然现象的直观描述，具有较强的经验性。这些均与现代意义上科学的相应内容，有着本质的差别。相比之下，在古代较之于近现代相对低下的生产力水平、文明发展程度以及非常有限的科技支撑等，在其不是科学或不甚科学的理论，以及相对模糊、宏观的理论指导下的各类技术，却在勤劳智慧的中华儿女身上得到了充分的施展，产生了以“四大发明”为代表的一批具有世界影响的技术，以及产生了像中医一样具有众多“简、便、验、廉”适宜技术、具有确切疗效、拥有深厚群众基础的传统医学。

传统医学的结构性要素及“两个层面”。医学学科之结构性和关联性的研究方法告诉我们，结构性维度描述了一个组织的内部特征，关联性维度描述了影响和改变组织维度的环境。笔者提出：任何传统医学都是临床经验、古典哲学、区域性文化、若干群体信仰、原初的基础医学知识等构成要素的混合体，即“五要素”的混合体；任何传统医学都是“技术层面”和“文化层面”的统一体，即“两个层面”的统一体。在我国虽然各民族传统医学各有自身的特色，但在五千多年绵延不绝的中华文明中，各民族交流互鉴，共同缔造了中华民族，包括传统医学在内的所有传统学科，都无不深深地打上了中华民族的烙印，普遍受到中华文化的熏染，在中华文明的土壤中生长开花。中国传统医学（不限于传统医学）相似性大于差异性，中国传统医学都是建立在中华民族共同体之上的“多元一体”，融会贯通、存异求同是构建和发展中国传统医学的必经之路。故就其技术层面的特征而言，各民族传统医学之间存在着高度的通约性，应该具有全面贯通的可能性和可行性；而根据文化层面的特点及现状，在现阶段可以以求大同存小异的原则为指导，从而持续推动融合及构建中国传统医学大体系（即“大中医”）。

现代科学、技术、文化维度下的传统医学发展。一是促进“技术层面”的融会贯通。在明确的疗效面前，不同医学体系之间，对技术层面的借鉴和吸收趋之若鹜，往往具有自发性，属于传统医学间完全可兼容部分；这部分内容可以通行于不同文明与区域之间，具有标准化和国际化的潜质。二是促进“文化层面”的求同存异。中国传统文化，包括优秀的传统医学文化，包含丰富的“同”“异”的理论和唯物辩证思想。中国传统医学在成立之初就倡导“求同”的思想，《素问・阴阳应象大论》提出“智者察同，愚者察异”。中国传统医学，从其历史发展和实质内涵看，就是一个大同而小异、相似性大于差异性的统一体，是一个以中(汉)医为主体核心，其他藏医、蒙医、维医、傣医等各少数民族医学为学派或医派的统一体。三是促进“技术层面”与“文化层面”即“两个层面”的融合。医学包括现代医学发展的局限，决定了“文化层面”的人文力量依然将在未来医学的发展中占据重要的地位和发挥重要的作用。未来的医学，不管是现代医学还是传统医学，依然需要“技术”与“文化”的结合。医学学科的特殊性及其特有的医学模式，决定了推动和完善医学是“技术层面”和“文化层面”的结合，不是一时的，而是永久的。人类对健康新的理解和标准，决定医学在“技术层面”和“文化层面”融合的广泛性、永恒性。未来医学的发展，不管是传统医学还是现代医学，既要在技术层面不断精益求精，也要不断完善其在文化层面的功能和经营，使医学更加契合时代和社会发展的要求，更富于人性的光辉与美好。四是在“技术层面”和“文化层面”的基础上，促进传统医学“技术层面”的内容不断地向“科学层面”转化发展。传统医学，仅从其过去的状态而言，如前分析，它主要包括“两个层面”，即“技术层面”和“文化层面”。如从当今时代和“传统医学与现代医学并存”的医学体系而言，传统医学的发展必须正视并处理好与现代科学和现代医学之间的关系。现代医学已是当今人类共同的医学文明，是人类医学认知的共同阶段。与现代科学技术息息关联的现代医学，依然是当今人类共同的主流医学。从某种意义上可以说，传统医学的未来，需要在立足现在的“两个层面(技术层面和文化层面)”的同时，既要向着更高的技术层面和更好的文化层面提升，也要努力地向第三个层面(科学层面)转化。

传统医学融入现代医学将促进人类文明的进步。在医学学科的定性上，它除了像物理、化学、数学等自然科学，遵循着极为严谨的“科学”标准外，又兼具人文科学、社会科学的融摄，特别是含有生命科学的复杂与多样性，故而从学科属性的角度而言，实际上医学并非可以“放之四海而皆准”或者是“一刀切”的，这种特殊的属性，也决定了现代医学与传统医学之间，两者彼此不能完全取代对方，且可以形成协同创新、优势互补之势的内在原因，而这可能正是人类医学格局或结构需要重新认识或调整的一个重要原因，是人类医学发展的内生驱动力量。作为当前现存的两大医学学科体系，传统医学和现代医学(我们以中国的现代医学和传统医学为例)的竞争，是一个动态的互动的关系。这种关系越来越成为新型的医学关系，反映着当前医学动态的发展趋势，也预示着未来医学的发展方向。古老的传统医学融入方兴未艾的现代医学，两者互为补充、协同发展，将促进人类文明的进步。

八、医学人文学科的古今变迁

医者不仅要有精湛的医术，还要有高尚的人文精神。然而，随着医疗技术和物质文明的发展，出现了人文精神的淡化和医德滑坡的问题。纵观数千年的中国医学史，和现代医学一样，中国各民族传统医学从古至今均强调医本仁术，以救死扶伤为己任，对患者一视同仁，有睿智及广阔的人文胸怀，在自己的内心深处建立良好的道德良知和社会责任。在卫生事业迅猛发展的今天，医学模式已由传统的生物医学模式向现代的生物—心理—社会医学模式转变，鉴此，现代医者面对问题也应学习传统文化，提高人文素养，以患者为中心，才能真正顺应医学模式的转变，重塑基于生物—心理—社会医学新模式的现代医学人文与医德医风。

科学技术的发展会自发地产生唯科技主义，市场经济会自发产生物本主义，这都是源于单纯生物医学模式等的价值观念的影响，在这种情况下，要超越生物医学模式，避免与缓解其带来的诸如医患关系的异化等问题，应当大力倡导医学人文精神，正确认识医学的科学技术与人文的双重属性。中国传统医学虽无医学人文学的概念，但其本身所具有的人文精神与内涵似乎更适应现代医学的"生物—心理—社会"模式，从这方面来讲古老的文化有时会更适应社会的发展，也有助于培养医者健全的人格、提升综合素质、促进全面发展，有助于推动人类医学学科的健康发展。

医学人文精神，受时代的变迁、社会关系的变化以及医学自身的发展等因素影响，在传承发展中往往会被赋予新的内涵，包括呈现新的情况和特点，遇到新的挑战和问题等，所以作为医学学科的一个重要组成部分，医学人文学科的内容和建设任务等，也需要与时俱进、不断完善。新时期的医学人文精神的培育和建设，不仅仅是医药卫生、医学教育等相关行业的事情，也是一个要求全社会共同关注、共同建设的社会工程；既需要着力提升医护人员、医学生等群体的医学人文素质和水平，也需要想办法提升全体公民的科学素质和医学人文素养。

第三节 医学之融合与发展

一、从中西医学科变迁谈创新中西医结合教育

传承创新发展中医药，推动中西医的深度融合与协同发展，进而发挥其在国家乃至世界卫生健康事业中的重要作用，被提到了新的战略高度、理论高度和实践高度。中西医结合教育，作为我国特有的学科和专业体系，是培养中西医结合人才，发展我国中西医结合事业的基础力量。所谓中西医结合，其实质就是利用现代科学和现代医学的技术、理论与方法挖掘和阐释传统医学的精华，丰富现代医学的内涵，提高传统医学的发展水平。当前世界医学和我国医学发展面临的新形势、新挑战和新问题等，均预示着改革完善中西医结合教育，特别是在现代医学强大的医学院校，尤其是"双一流"院校设立创新型、卓越型、融合型中西医结合教育的重要性。

创新中西医结合教育，旨在为国家和社会培养融通中西的高层次医学创新人才，这是顺应时代发展大势，符合国家战略要求，符合国家和民族利益，符合我国医学发展规律、发展方向和学科自身发展要求的综合之举、基础之策，其意义非凡，当全策全力把这个重要的专业教育办好，办成首屈一指的专业教育品牌，办成服务国家健康战略和各族群众的优质社会工程，从而为中西医结合学科的发展提供人才的支撑。

二、中医学科发展与人工智能的对接

人工智能(AI)，是研究、开发用于模拟、延伸和扩展人的智能的理论、方法、技术及应用系统的技术科学。当前随着人工智能技术的迅速发展以及医疗数据的规范、普及和有效利用，人工智能技术和医学、健康领域的关系越来越密切，在医学教育、医学研究、医学临床以及全民健康领域得到广泛运用。目前人工智能技术广泛运用在现代医学领域，然而和现代医学相比，人工智能在中医领域的应用仅限

于小范围的局部运用，这无疑一定程度上影响了中医的现代化进程。从人工智能需要的“信源”“信息”“解码”三个方面尝试分析了人工智能与现代医学的密切关系以及其与中医的疏远状态。特别是中医作为一门具有辨证施治、个性化治疗特点的传统医学学科，如何让人工智能进入独具特色的中医领域以及中医如何借助人工智能技术推进现代化，据此尝试提出了人工智能与中医结合的思路。方法论层面，坚持定性与定量并举。技术层面，根据中医在“科学”领域常被认为“视之不见、听之不闻、博之不感”的特点，认为通过 TTM 技术等让中医部分内涵可视；建立专家系统、中医大数据让中医可读可闻；建立中医大健康技术平台让中医理疗养生、治未病的理念可触可感，一定程度上可实现人工智能技术与中医学科现代化过程中的科学对接、推广和应用，从而助推中医与中西医结合学科的发展。

三、中西医结合学科与新时代“医老养老”工程

随着当前和今后社会老龄化问题的日趋严峻，“医老养老”日益受到医学层面和社会层面的高度关注，如何从医学层面科学认识、科学治疗，如何在社会层面积极应对、科学规划，越来越成为一个非常紧迫和重要的问题。在长期的历史发展中，我国各民族在中华文明的共同滋养下创造了一体多元的传统医学，也积淀了浓郁的敬老、爱老文化，也形成了理论较为丰富、体系较为完备的“医老养老”理论和实践，提出了很多至今仍然具有重要启示意义的“医老养老”理论，为我国“医老养老”事业积累了宝贵的经验和智慧。但这只是医学在“医老养老”领域的一个方面。随着现代医学的发展，其在医老养老方面，在传统医学的基础上，又为医学在“医老养老”这个问题上增添了新的认识和实践。应该说在科学认识衰老、积极以医学手段医老方面，传统医学和现代医学都有自身的优势，也都存在短板。故而在“医老养老”这个问题上，对于同时拥有发达的传统医学和现代医学体系的中国，发挥两种医学体系的协同作用，积累两种医学体系的宝贵经验和财富，共同应对日趋严峻的“医老养老”任务，是中西医结合学科与“医老养老”结合的必然要求，也是科学应对“医老养老”问题的必然选择。具体而言我们宜取传统医学之所长，取现代医学之所长，在此基础上，更要取传统医学与现代医学结合之所长，将现代医学辨病与中医辨证有机结合，灵活施治，发挥出中西医结合在应对“医老养老”问题上的体系优势，从而在医学层面达到最佳或最优的疗效，在社会层面实现最佳或最优的治理效果，与此同时，借此推动中西医结合学科的进步。

四、新时代医学人文的探索与实践

新时代需要新的医学人文。医学人文学科是医学学科一个不可或缺的重要组成部分。医学在向前发展，医学人文精神亦随之延续与发扬，并被赋予新的内涵，同时也不断地面临新的环境、新的问题。突出的问题表现在近代以后，随着中西方传统医学为“唯一”的局面被打破，取而代之的是现代医学为“唯一”或主流或传统与现代并存的医学发展局面。与此相应的，医学人文的问题也随之激增，再次为世人高度重视。现代社会出现“物质”层面大发展和“精神”层面相对滞后或滑坡的大环境对医学的浸润与影响的问题，现代医学“科学至上”“技术至上”带来的医学人文旁落的问题，医疗资源的紧张或不均衡等带来的看病难看病贵、医生负担过重、医生关心患者不够、医患沟通不足、医患关系紧张等系列问题。诸如此类的问题，都预示着在新时期加强医学人文学科建设的紧迫性、必要性和重要性。

新时期医学人文建设应紧跟时代和医学发展的步伐及时作出调适，不仅在理论上要进行完善，在实践中也应进行积极探索。“慢病相对时空”公益性医疗项目，是根据医学学科发展规律，结合当代医

学实际，基于最受疾病困扰和煎熬、最需要给予人文关怀、最需要进行心理疏导的肿瘤患者这一类患者群体，利用复旦大学及其复旦大学中西医结合研究院、复旦大学附属华山医院中西医结合科的优质医疗资源和多学科支撑的优势，从专业角度给患者以医学和心理支持、引导和帮助，打造的一个以服务肿瘤患者为主且融合中西医的公益性的医疗项目。该示范性项目不同于社会上的癌症俱乐部及其他方式的项目，它是由专业医务人员实施的公益性的医疗行为，其目的是变个体式惊恐就医体验为群体式舒缓就医体验，变单一的生物医学治疗为“医学—社会—心理”综合干预治疗，变单一的院内治疗为院内与院外的协同、持续治疗，变医生治病的单一角色为“医生—老师—朋友”的综合角色，变患者被动的单一医学治疗为主动的多样化治疗。基于此的理论与实践，使得该项目成为有助于全面提升肿瘤患者及其他重型慢性患者就医体验、治疗效果、生活质量等的一种全新的医疗模式，是医学治疗与医学人文的有机结合，其所具有的治疗新理念、科学的基础、理想的干预效果以及其中蕴含的医学人文精神，为“生物—社会—心理”医学模式和当代医学人文建设提供了生动的实践样板，预示着一种可供未来医学借鉴与推广的全新医疗模式的诞生，也是传统医学和现代医学融合的范例。

＊小结与讨论

任何一门学科的发展既有历时性的“动态”呈现，也有某一个历史截面上相对“静态”的共时性的展示。本研究把传统医学的这两种状态作了一个结合，把中国传统医学生发、变迁与比较、融合与发展的过程，与西方传统医学、现代医学等进行了“对称性”的比较研究，并与经济社会发展、古典哲学、区域文化、宗教信仰、交通交流、语言文字、人文建设等进行了“相关性”的比较研究，以期展示一个具有一贯性宏观视角和动态发展特点的中国传统医学学科，同样也强调了传统医学之间的相似性与差异性；传统医学与现代医学之间的相似性与差异性，为更好地认识、构建和发展人类共同的医学学科提供一种基本的方法学。